GO PRACTICAL TOPICS

GINECOLOGIA
& OBSTETRÍCIA

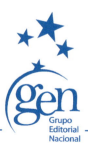

O GEN | Grupo Editorial Nacional – maior plataforma editorial brasileira no segmento científico, técnico e profissional – publica conteúdos nas áreas de ciências da saúde, exatas, humanas, jurídicas e sociais aplicadas, além de prover serviços direcionados à educação continuada e à preparação para concursos.

As editoras que integram o GEN, das mais respeitadas no mercado editorial, construíram catálogos inigualáveis, com obras decisivas para a formação acadêmica e o aperfeiçoamento de várias gerações de profissionais e estudantes, tendo se tornado sinônimo de qualidade e seriedade.

A missão do GEN e dos núcleos de conteúdo que o compõem é prover a melhor informação científica e distribuí-la de maneira flexível e conveniente, a preços justos, gerando benefícios e servindo a autores, docentes, livreiros, funcionários, colaboradores e acionistas.

Nosso comportamento ético incondicional e nossa responsabilidade social e ambiental são reforçados pela natureza educacional de nossa atividade e dão sustentabilidade ao crescimento contínuo e à rentabilidade do grupo.

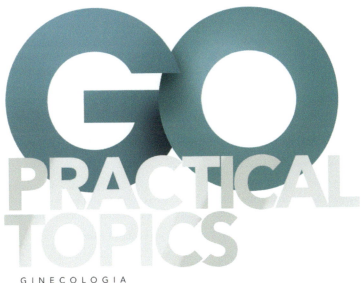

GO PRACTICAL TOPICS

GINECOLOGIA & OBSTETRÍCIA

Agnaldo Lopes da Silva Filho
Professor Titular do Departamento de Ginecologia e Obstetrícia da Universidade Federal de Minas Gerais (UFMG). Professor de programas de pós-graduação na UFMG e na Universidade Estadual Paulista (Unesp). Ex-presidente e atual Diretor Científico da Federação Brasileira das Associações de Ginecologia e Obstetrícia (Febrasgo).

Rivia Mara Lamaita
Professora Adjunta do Departamento de Saúde da Mulher da Faculdade Ciências Médicas de Minas Gerais (FCM-MG) e do Departamento de Ginecologia e Obstetrícia da Universidade Federal de Minas Gerais (UFMG). Presidente da Comissão Nacional Especializada (CNE) em Reprodução Assistida da Federação Brasileira das Associações de Ginecologia e Obstetrícia (Febrasgo). Coordenadora do Serviço de Reprodução Humana da Rede Mater Dei de Saúde.

Eduardo Batista Cândido
Professor Associado do Departamento de Ginecologia e Obstetrícia da Universidade Federal de Minas Gerais (UFMG). Professor Adjunto do Departamento de Saúde da Mulher da Faculdade Ciências Médicas de Minas Gerais (FCM-MG). Presidente da Comissão Nacional Especializada (CNE) em Ginecologia Oncológica da Federação Brasileira das Associações de Ginecologia e Obstetrícia (Febrasgo). Diretor da Associação de Ginecologistas e Obstetras de Minas Gerais (SOGIMIG).

Gabriel Lage Neves
Graduando em Medicina pela Faculdade Ciências Médicas de Minas Gerais (FCM-MG). Aluno voluntário de Iniciação Científica na Faculdade de Medicina da Universidade Federal de Minas Gerais (UFMG). Aluno bolsista de Iniciação Científica na FCM-MG. Membro da Comissão Nacional de Ligas Acadêmicas (CNLigas) da Federação Brasileira das Associações de Ginecologia e Obstetrícia (Febrasgo).

Gabriel Costa Osanan
Professor Associado do Departamento de Ginecologia e Obstetrícia da Universidade Federal de Minas Gerais (UFMG). Diretor da Associação de Ginecologistas e Obstetras de Minas Gerais (SOGIMIG). Vice-presidente da Comissão Nacional Especializada (CNE) em Urgências Obstétricas da Federação Brasileira das Associações de Ginecologia e Obstetrícia (Febrasgo).

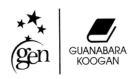

- Os autores deste livro e a editora empenharam seus melhores esforços para assegurar que as informações e os procedimentos apresentados no texto estejam em acordo com os padrões aceitos à época da publicação, *e todos os dados foram atualizados pelos autores até a data do fechamento do livro*. Entretanto, tendo em conta a evolução das ciências, as atualizações legislativas, as mudanças regulamentares governamentais e o constante fluxo de novas informações sobre os temas que constam do livro, recomendamos enfaticamente que os leitores consultem sempre outras fontes fidedignas, de modo a se certificarem de que as informações contidas no texto estão corretas e de que não houve alterações nas recomendações ou na legislação regulamentadora.

- Data do fechamento do livro: 14/03/2025.

- Os autores e a editora se empenharam para citar adequadamente e dar o devido crédito a todos os detentores de direitos autorais de qualquer material utilizado neste livro, dispondo-se a possíveis acertos posteriores caso, inadvertida e involuntariamente, a identificação de algum deles tenha sido omitida.

- **Atendimento ao cliente:** (11) 5080-0751 | faleconosco@grupogen.com.br

- Direitos exclusivos para a língua portuguesa
  Copyright © 2025 by
  Editora Guanabara Koogan Ltda.
  Uma editora integrante do GEN | Grupo Editorial Nacional
  Travessa do Ouvidor, 11
  Rio de Janeiro – RJ – CEP 20040-040
  www.grupogen.com.br

- Reservados todos os direitos. É proibida a duplicação ou reprodução deste volume, no todo ou em parte, em quaisquer formas ou por quaisquer meios (eletrônico, mecânico, gravação, fotocópia, distribuição pela Internet ou outros), sem permissão, por escrito, da EDITORA GUANABARA KOOGAN LTDA.

- Capa: Bruno Sales

- Editoração eletrônica: Eramos Serviços Editoriais

- Ficha catalográfica

CIP-BRASIL. CATALOGAÇÃO NA PUBLICAÇÃO
SINDICATO NACIONAL DOS EDITORES DE LIVROS, RJ

G666

Go practical topics : ginecologia & obstetrícia / Agnaldo Lopes da Silva Filho ... [et al.]. - 1. ed. - Rio de Janeiro : Guanabara Koogan, 2025.
    il.

Inclui bibliografia e índice
ISBN 978-85-277-4065-4

1. Ginecologia. 2. Obstetrícia. I. Silva Filho, Agnaldo Lopes da.

25-96358
    CDD: 618
    CDU: 618

Gabriela Faray Ferreira Lopes – Bibliotecária – CRB-7/6643

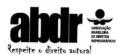

Colaboradores

Alexandre L. de Andrade
Graduando em Medicina pela Universidade Federal de Minas Gerais (UFMG).

Álvaro Luiz Lage Alves
Médico e professor. Graduado em Medicina pela Faculdade Ciências Médicas de Minas Gerais (FCM-MG). Especialista em Ginecologia e Obstetrícia pela Santa Casa de Misericórdia de Belo Horizonte. Mestre e Doutor em Ginecologia e Obstetrícia pela Universidade Federal de Minas Gerais (UFMG). Professor Associado da Faculdade de Saúde e Ecologia Humana (Faseh). Presidente da Comissão Nacional Especializada de Urgências Obstétricas da Federação Brasileira das Associações de Ginecologia e Obstetrícia (Febrasgo). Médico Obstetra do Hospital das Clínicas da UFMG. Instrutor da Estratégia Zero Morte Materna por Hemorragia da Organização Pan-Americana de Saúde (OPAS)/Ministério da Saúde (MS).

Amanda Oliveira Milagres
Graduanda em Medicina pela Faculdade Ciências Médicas de Minas Gerais (FCM-MG).

Ana Beatriz Rezende do Valle
Graduanda em Medicina pela Universidade Federal de Minas Gerais (UFMG).

Ana Julia Bromenschenkel Vasconcelos
Graduanda em Medicina pela Faculdade Ciências Médicas de Minas Gerais (FCM-MG).

Ana Julia Resende Rocha
Graduanda em Medicina pela Faculdade Ciências Médicas de Minas Gerais (FCM-MG).

Ana Madeira Carneiro Braga de Freitas
Graduanda em Medicina pela Faculdade Ciências Médicas de Minas Gerais (FCM-MG).

Ananda Spagnuolo Souza
Graduanda em Medicina pela Universidade Federal de Minas Gerais (UFMG).

Arthur Leitão Salles
Graduando em Medicina pela Universidade Federal de Minas Gerais (UFMG).

Bárbara Isidoro Faria de Pádua
Graduanda em Medicina pela Faculdade Ciências Médicas de Minas Gerais (FCM-MG).

Beatriz Freitas Ribeiro
Graduanda em Medicina pela Faculdade Ciências Médicas de Minas Gerais (FCM-MG).

Bernardo Andrade Silveira
Graduando em Medicina pela Faculdade Ciências Médicas de Minas Gerais (FCM-MG).

Bruna Stancioli Paiva
Médica. Graduada pela Faculdade Ciências Médicas de Minas Gerais (FCM-MG).

Carolina Campos Ribeiro Lago
Graduanda em Medicina pela Faculdade Ciências Médicas de Minas Gerais (FCM-MG).

Claudia L. Soares Laranjeira
Médica. Graduada em Medicina pela Universidade Federal de Minas Gerais (UFMG). Especialista em Ginecologia e Obstetrícia pela Rede Mater Dei de Saúde e Federação Brasileira das Associações de Ginecologia e Obstetrícia (Febrasgo). Mestre em Saúde da Mulher pela UFMG. Doutora em Ciências Aplicadas à Cirurgia e Oftalmologia pela UFMG. Professora Adjunta da Faculdade Ciências Médicas de Minas Gerais (FCM-MG). Supervisora do Programa de Residência Médica de Ginecologia e Obstetrícia da Rede Mater Dei. Diretora Geral da FCM-MG.

Clecio Enio Murta de Lucena
Médico. Graduado em Medicina pela Faculdade de Medicina de Barbacena (Fame). Especialista em Ginecologia e Obstetrícia/Mastologia pela Santa Casa de Belo Horizonte. Mestre e Doutor pela Universidade Federal de Minas Gerais (UFMG). Professor Adjunto da UFMG. Membro da Federação Brasileira das Associações de Ginecologia e Obstetrícia (Febrasgo) e da Sociedade Brasileira de Mastologia (SBM).

Daniel Castelo Branco
Graduando em Medicina pela Faculdade Ciências Médicas de Minas Gerais (FCM-MG).

Débora Beatriz Romão Braga
Graduanda em Medicina pela Faculdade Ciências Médicas de Minas Gerais (FCM-MG).

Débora Regina de Morais Silva
Graduanda em Medicina pela Universidade Federal de Minas Gerais (UFMG).

Eduarda Naves Gonçalves de Almeida
Graduanda em Medicina pela Faculdade Ciências Médicas de Minas Gerais (FCM-MG).

Eduardha Santos Temponi Barroso
Graduanda em Medicina pela Universidade Federal de Minas Gerais (UFMG).

Elisa Evangelista Santos
Graduanda em Medicina pela Universidade Federal de Minas Gerais (UFMG).

Fabiene Bernardes Castro Vale
Médica. Graduada em Medicina pela Faculdade de Medicina de Campos. Especialista em Ginecologia e Obstetrícia pelo Hospital Metropolitano Odilon Behrens. Mestre em Saúde da Mulher pela Faculdade de Medicina da Universidade Federal de Minas Gerais (UFMG). Doutora em Saúde da Mulher pela Faculdade de Medicina da UFMG. Professora Adjunta da Faculdade de Medicina da UFMG. Membro da Comissão Nacional Especializada em Sexologia da Federação Brasileira das Associações de Ginecologia e Obstetrícia (Febrasgo).

Fernanda Carmo Santino Bicalho
Graduanda em Medicina pela Faculdade Ciências Médicas de Minas Gerais (FCM-MG).

Fernanda Maia Alves
Médica. Graduada em Medicina pela Faculdade Ciências Médicas de Minas Gerais (FCM-MG). Especialista em Ginecologia e Obstetrícia pelo Hospital Mater Dei.

Fernanda Toledo Arruda
Graduanda em Medicina pela Faculdade Ciências Médicas de Minas Gerais (FCM-MG).

Gabriel Leda Perondini
Graduando em Medicina pela Universidade Federal de Minas Gerais (UFMG).

Gabriel Martins Cruz Campos
Médico e professor. Graduado em Medicina pela Faculdade Ciências Médicas de Minas Gerais (FCM-MG). Especialista em Medicina Fetal pelo Hospital das Clínicas da Universidade Federal de Minas Gerais (HC-UFMG). Mestre em Perinatalogia – Saúde da Mulher pela UFMG. Professor Auxiliar da FCM-MG. Membro do Comitê de Alto Risco Obstétrico e Medicina Fetal da Associação de Ginecologistas e Obstetras de Minas Gerais.

Gabriel Masini Criscuolo Parreiras
Graduando em Medicina pela Faculdade Ciências Médicas de Minas Gerais (FCM-MG).

Gabriela Resende Lopes de Lacerda
Graduanda em Medicina pela Faculdade Ciências Médicas de Minas Gerais (FCM-MG).

Giovana Rios Pimenta Nogueira
Graduanda em Medicina pela Faculdade Ciências Médicas de Minas Gerais (FCM-MG).

Giovanna Xavier Toledo
Graduanda em Medicina pela Faculdade Ciências Médicas de Minas Gerais (FCM-MG).

Guilherme de Castro Rezende (*in memoriam*)
Doutor em Saúde da Mulher pela Universidade Federal de Minas Gerais (UFMG). Professor Adjunto da Faculdade Ciências Médicas de Minas Gerais (FCM-MG). Presidente da Comissão Nacional Especializada (CNE) de Ultrassonografia em Ginecologia e Obstetrícia da Federação Brasileira das Associações de Ginecologia e Obstetrícia (Febrasgo).

Guilherme Reis Romualdo
Graduando em Medicina pela Universidade Federal de Minas Gerais (UFMG).

Ian Prata Nogueira
Graduando em Medicina pela Faculdade Ciências Médicas de Minas Gerais (FCM-MG).

Jayla Regina Bezerra Santos
Graduanda em Medicina pela Universidade Federal de Minas Gerais (UFMG).

Joana Storino
Médica. Graduada em Medicina pela Faculdade Ciências Médicas de Minas Gerais (FCM-MG). Especialista em Cirurgia Vascular pelo Hospital Governador Israel Pinheiro – IPSEMG. Mestre em Ciências da Saúde pela FCM-MG. Membro da Sociedade Brasileira de Angiologia e Cirurgia Vascular.

João Henrique Ribeiro Fonseca
Graduando em Medicina pela Universidade Federal de Minas Gerais (UFMG).

João Pedro Lins de Sousa Silva
Graduando em Medicina pela Universidade Federal de Minas Gerais (UFMG).

João Vitor da Silva Viana
Graduando em Medicina pela Universidade Federal de Minas Gerais (UFMG).

Júlia Cabral Gomes
Graduanda em Medicina pela Faculdade Ciências Médicas de Minas Gerais (FCM-MG).

Júlia Cardoso Costa
Graduanda em Medicina pela Universidade Federal de Minas Gerais (UFMG).

Júlia de Almeida Barreto
Graduanda em Medicina pela Universidade Federal de Minas Gerais (UFMG).

Julia de Oliveira Abrahão Reis
Graduanda em Medicina pela Faculdade Ciências Médicas de Minas Gerais (FCM-MG).

Laura Pereira Faria
Graduanda em Medicina pela Universidade Federal de Minas Gerais (UFMG).

Lívia Fagundes dos Anjos Araújo
Graduanda em Medicina pela Faculdade Ciências Médicas de Minas Gerais (FCM-MG).

Lucas de Freitas Sommer
Graduando em Medicina pela Faculdade Ciências Médicas de Minas Gerais (FCM-MG).

Luís F. G. de Rezende
Graduando em Medicina pela Faculdade Ciências Médicas de Minas Gerais (FCM-MG).

Luísa de Aguiar Magalhães
Graduanda em Medicina pela Faculdade Ciências Médicas de Minas Gerais (FCM-MG).

Luiz Eduardo Leverentz Souto
Graduando em Medicina pela Universidade Federal de Minas Gerais (UFMG).

Luiz Felipe Vargas Amaral
Graduando em Medicina pela Faculdade Ciências Médicas de Minas Gerais (FCM-MG).

Luiz Gustavo Pessoa Pires Jabour
Graduando em Medicina pela Universidade Federal de Minas Gerais (UFMG).

Luiza Dayrell Ferreira Tavares
Graduanda em Medicina pela Faculdade Ciências Médicas de Minas Gerais (FCM-MG).

Luiza Figueiredo Ribeiro Almeida
Graduanda em Medicina pela Faculdade Ciências Médicas de Minas Gerais (FCM-MG).

Luma Soares Fagundes
Graduanda em Medicina pela Faculdade Ciências Médicas de Minas Gerais (FCM-MG).

Marcela de Castro Bastos Rodrigues
Graduanda em Medicina pela Faculdade Ciências Médicas de Minas Gerais (FCM-MG).

Marcella Cosendey Mendonça
Graduanda em Medicina pela Universidade Federal de Minas Gerais (UFMG).

Marcio Alexandre Hipolito Rodrigues
Médico. Graduado em Medicina pela Faculdade Ciências Médicas de Minas Gerais (FCM-MG). Especialista em Ginecologia e Obstetrícia pela Santa Casa de Belo Horizonte. Mestre em Ginecologia pela Universidade Federal de Minas Gerais (UFMG). Doutor em Ginecologia pela Universidade Estadual Paulista (Unesp) de Botucatu. Professor Associado do Departamento de Ginecologia e Obstetrícia da UFMG. Membro da Comissão Nacional Especializada em Climatério da Federação Brasileira das Associações de Ginecologia e Obstetrícia (Febrasgo). Pós-Doutorado na Unidade de Ginecologia Endócrina do Hospital Cochin da Universidade de Paris. Editor Associado da *Women & Health*.

Maria Clara Silva Rabello
Graduanda em Medicina pela Faculdade Ciências Médicas de Minas Gerais (FCM-MG).

Maria Eduarda de Matos Gomes da Rocha
Graduanda em Medicina pela Universidade Federal de Minas Gerais (UFMG).

Mariana Martins Pires

Médica. Graduada em Medicina pela Universidade Federal de Minas Gerais (UFMG). Residente de Ginecologia e Obstetrícia da Rede Mater Dei de Saúde.

Mariana Seabra Leite Praça

Médica. Graduada em Medicina pela Universidade Federal de Minas Gerais (UFMG). Especialista em Ginecologia e Obstetrícia pelo Hospital das Clínicas da UFMG. Mestre e Doutora em Saúde da Mulher pela Faculdade de Medicina da UFMG. Professora Adjunta da Faculdade de Medicina da UFMG e da Faculdade Ciências Médicas de Minas Gerais (FCM-MG). Membro da Associação de Ginecologistas e Obstetras de Minas Gerais (Sogimig).

Marilene Vale de Castro Monteiro

Professora Associada. Graduada em Medicina pela Faculdade Ciências Médicas de Minas Gerais (FCM-MG). Especialista em Ginecologia e Obstetrícia pelo Hospital da Lagoa, Rio de Janeiro. Mestre e Doutora em Ginecologia pela Universidade Federal do Rio de Janeiro (UFRJ). Professora Associada da Universidade Federal de Minas Gerais (UFMG). Membro da Federação Brasileira das Associações de Ginecologia e Obstetrícia (Febrasgo). Presidente da Associação Brasileira de Uroginecologia e Assoalho Pélvico (Uroginap).

Mateus Saraiva Maciel

Graduando em Medicina pela Universidade Federal de Minas Gerais (UFMG).

Matheus Eduardo Soares Pinhati

Graduando em Medicina pela Universidade Federal de Minas Gerais (UFMG).

Mauro Henrique Agapito da Silva

Graduando em Medicina pela Universidade Federal de Minas Gerais (UFMG).

Olímpio Barbosa de Moraes Filho

Professor. Graduado em Medicina pela Universidade Estadual de Campinas (Unicamp). Especialista em Ginecologia e Obstetrícia pelo Hospital Barão de Lucena. Mestre em Tocoginecologia pela Universidade de Pernambuco (UPE). Doutor em Tocoginecologia pela Unicamp. Professor Adjunto da UPE. Membro da Federação Brasileira das Associações de Ginecologia e Obstetrícia (Febrasgo).

Pedro Henrique Oliveira de Paulo

Médico. Graduado em Medicina pela Universidade Federal de Minas Gerais (UFMG).

Pedro Henrique Tannure Saraiva

Médico. Graduado em Medicina pela Universidade Federal de Minas Gerais (UFMG). Especialista em Ginecologia e Obstetrícia pelo Hospital Metropolitano Odilon Behrens. Mestre em Tocoginecologia pela Universidade Estadual de São Paulo (Unesp). Professor Associado da Universidade Professor Edson Antônio Velano (Unifenas) – Belo Horizonte – MG. Membro da Associação de Ginecologistas e Obstetras de Minas Gerais (Sogimig).

Rafaela Goulart Cruz de Magalhães

Graduanda em Medicina pela Faculdade Ciências Médicas de Minas Gerais (FCM-MG).

Ricardo Marinho

Médico. Graduado em Medicina pela Universidade Federal de Minas Gerais (UFMG). Especialista em Ginecologia e Obstetrícia pelo Hospital Mater Dei. Mestre em Saúde da Mulher pela UFMG. Doutor em Ginecologia pela Escola Paulista de Medicina da Universidade Federal de São Paulo (EPM-Unifesp). Professor Adjunto da Faculdade Ciências Médicas de Minas Gerais (FCM-MG). Diretor Científico da Clínica Huntington Pro Criar.

Ricardo Quintairos

Médico. Graduado em Medicina pela Faculdade de Medicina do Pará. Especialista em Ginecologia pela Federação Brasileira das Associações de Ginecologia e Obstetrícia (Febrasgo). Doutorando pela Santa Casa de Misericórdia de São Paulo. Membro da Sociedade Brasileira de Ginecologia e Obstetrícia. Diretor da Sociedade Brasileira de Endometriose e Cirurgia Minimamente Invasiva.

Samuel Norberto Alves

Graduando em Medicina pela Universidade Federal de Minas Gerais (UFMG).

Sarah Barbosa Leal

Graduanda em Medicina pela Faculdade Ciências Médicas de Minas Gerais (FCM-MG).

Sarah Salomão Jeha

Graduanda em Medicina pela Faculdade Ciências Médicas de Minas Gerais (FCM-MG).

Stephanie Braga Gonçalves da Silva
Graduanda em Medicina pela Faculdade Ciências Médicas de Minas Gerais (FCM-MG).

Sylvano Neves Fioravanti Neto
Graduando em Medicina pela Faculdade Ciências Médicas de Minas Gerais (FCM-MG).

Taílly de Souza Almeida
Graduando em Medicina pela Universidade Federal de Minas Gerais (UFMG).

Teresa Lamaita Lopes
Graduanda em Medicina pela Faculdade Ciências Médicas de Minas Gerais (FCM-MG).

Thalles Nassif de Moraes Rodrigues
Graduando em Medicina pela Universidade Federal de Minas Gerais (UFMG).

Thaynara de Morais Bastos Rezende
Graduanda em Medicina pela Faculdade Ciências Médicas de Minas Gerais (FCM-MG).

Victória Aparecida Limongi Horta Santos
Graduanda em Medicina pela Faculdade Ciências Médicas de Minas Gerais (FCM-MG).

Vinícius Freire Costa Alves
Graduando em Medicina pela Faculdade de Medicina da Universidade de São Paulo (FMUSP).

Vitor Sizo Correa
Médico e Doutor pelo Centro Universitário do Estado do Pará (Cesupa).

Vitor Vasconcelos Montenegro
Graduando em Medicina pela Universidade Federal de Minas Gerais (UFMG).

Vitória Froes Miraglia Martins Ferreira
Graduanda em Medicina pela Faculdade Ciências Médicas de Minas Gerais (FCM-MG).

Apresentação

GO Practical Topics foi concebido para proporcionar um conteúdo objetivo, conciso e atualizado sobre os principais temas da Ginecologia e Obstetrícia, sendo direcionado a acadêmicos de Medicina e a residentes e especialistas que buscam aprimorar seus conhecimentos. Diferentemente dos modelos tradicionais, esta obra adota um formato inovador baseado exclusivamente em tópicos, permitindo uma consulta rápida e eficiente, sem a necessidade de leitura de textos longos e discursivos.

Cada capítulo é desenvolvido a partir da colaboração entre acadêmicos de Medicina e um professor especialista na área, garantindo equilíbrio entre a abordagem teórica e a aplicação prática dos conteúdos. Além dos tópicos, o material também conta com tabelas, fluxogramas e figuras desenvolvidos especialmente para o livro, assegurando que os leitores tenham sempre acesso às informações do modo mais simples possível.

Nosso compromisso é oferecer um recurso didático confiável, prático e atualizado, que auxilie na formação clínica dos acadêmicos de Medicina e sirva de referência para desafios da prática médica encontrados por especialistas e residentes. Os capítulos foram estruturados de maneira objetiva e direta, preservando o rigor científico e facilitando uma leitura ágil e produtiva. Este livro representa uma fonte essencial de conhecimento, apresentada de forma clara e acessível, proporcionando uma experiência de aprendizado eficaz na área de Ginecologia e Obstetrícia.

Estamos certos de que esta obra será um valioso recurso para os estudantes, contribuindo para sua formação e atualização com excelência e qualidade.

Agnaldo Lopes da Silva Filho
Rivia Mara Lamaita
Eduardo Batista Cândido
Gabriel Lage Neves
Gabriel Costa Osanan

Prefácio

Ao sermos convidados para prefaciar um livro, somos invadidos por um sentimento que, suponho, em muito se assemelha ao de um maestro no prelúdio que antecede a verdadeira apresentação ao público. Esta, sim, definitiva e verdadeira. Esta, sim, com a capacidade de oferecer a correta dimensão da obra. Temos, ao prefaciar uma obra, a primazia de, em primeira mão, ter acesso ao seu conteúdo, às suas mensagens e apreciar o seu verdadeiro significado. Temos também a possibilidade de imaginar como será a sua vida real nas mãos e nas mentes de tantos quantos forem os seus leitores. Estes, sim, farão a avaliação definitiva da sua real importância.

Foi nesse cenário de satisfação e responsabilidade que, para cumprir com a honraria recebida, tive o prazer de ler com devida atenção este, agora de todos nós, *GO Practical Topics*. Fica evidente desde as suas primeiras páginas o seu propósito e direcionamento. Com formato e abordagem inovadores, estruturados em tópicos, proporciona aos que se interessam pela Ginecologia e Obstetrícia uma leitura desenvolta, ao mesmo tempo que se presta a ser fonte de consultas diligentes e assertivas com base nos tópicos.

Assim delineado, tem ampla utilidade para uso diário por estudantes, médicos generalistas e especialistas. Ademais, a par de sua utilidade para o cotidiano da atividade médica, constitui-se fonte valiosa para revisões destinadas à realização de provas e concursos. Portanto, com base nos propósitos que serviram de fundamentos e nortearam a sua edição, nota-se que *GO Practical Topics* vem ao encontro de uma necessidade existente dentro do acervo literário médico atual em nosso país. Sem dúvida, um livro eclético, simples e prático, destinado a uma multiplicidade de leitores com finalidades das mais diversas. Chega atual e em boa hora.

Assim pensado, nasce capitaneado em sua elaboração, com brilhantismo, pelo competente Agnaldo Lopes da Silva Filho, Professor Titular do departamento de Ginecologia e Obstetrícia da Faculdade de Medicina da Universidade Federal de Minas Gerais (UFMG) e Diretor Científico da Federação Brasileira das Associações de Ginecologia e Obstetrícia (Febrasgo). Quero também ressaltar que o Professor Agnaldo se fez acompanhar pelos também competentes editores Rivia Mara Lamaita, Eduardo Batista Cândido, Gabriel Lage Neves e Gabriel Costa Osanan, os quais, com absoluta certeza, contribuíram de maneira indelével para o primor desta primeira edição.

Como ginecologista e obstetra, expresso a minha admiração pelo trabalho de cada um dos autores e coautores que emprestaram tempo, conhecimento e inteligência para nos brindar com esta importante e esmerada produção. Fico com a convicção de que os leitores encontrarão neste livro um grande acervo de conhecimentos facilmente acessíveis, com linguagem assertiva e compreensível e que muito lhes facilitará na obtenção dos seus objetivos.

Com enorme respeito!

César Eduardo Fernandes
Professor Titular da disciplina de
Ginecologia da Faculdade de Medicina
do ABC (FMABC), Santo André – SP.
Presidente da Associação Médica Brasileira (AMB)

Sumário

PARTE 1 Fundamentos em Ginecologia e Obstetrícia

1 Fisiologia Menstrual, *3*
Gabriel Lage Neves ▪ Teresa Lamaita Lopes ▪
Eduarda Naves Gonçalves de Almeida ▪
Rivia Mara Lamaita

2 Consulta Ginecológica, *12*
Gabriel Lage Neves ▪ Elisa Evangelista Santos ▪ Jayla
Regina Bezerra Santos ▪ Rivia Mara Lamaita

3 Propedêutica Ginecológica no Rastreamento de Câncer, *22*
Gabriel Lage Neves ▪ Matheus Eduardo Soares
Pinhati ▪ Vinícius Freire Costa Alves ▪
Agnaldo Lopes da Silva Filho

4 Alterações Fisiológicas da Gestação, *28*
Gabriel Lage Neves ▪ Ian Prata Nogueira ▪
Luma Soares Fagundes ▪ Gabriel Martins Cruz Campos

5 Bacia Óssea e Estática Fetal, *37*
Bárbara Isidoro Faria de Pádua ▪ Thaynara de Morais
Bastos Rezende ▪ Gabriel Martins Cruz Campos

6 Mecanismo de Parto, *50*
Júlia Cabral Gomes ▪ Victória Aparecida Limongi
Horta Santos ▪ Gabriel Martins Cruz Campos

7 Assistência Pré-Natal de Risco Habitual, *60*
Gabriel Lage Neves ▪ Débora Beatriz Romão Braga ▪
Ana Julia Bromenschenkel Vasconcelos ▪
Gabriel Martins Cruz Campos

PARTE 2 Ginecologia Geral

8 Doenças Benignas do Trato Genital Inferior, *67*
Gabriel Lage Neves ▪ Marcella Cosendey Mendonça ▪
João Vitor da Silva Viana ▪ Ana Beatriz Rezende
do Valle ▪ Eduardo Batista Cândido

9 Doenças Benignas do Corpo do Útero, *78*
Gabriel Lage Neves ▪ Eduardha Santos Temponi
Barroso ▪ Ana Beatriz Rezende do Valle ▪
Eduardo Batista Cândido

10 Endometriose, *86*
Gabriel Lage Neves ▪ Vitor Sizo Correa ▪
Ricardo Quintairos ▪ Agnaldo Lopes da Silva Filho

11 Massas Anexiais, *96*
Gabriel Lage Neves ▪ Agnaldo Lopes da Silva Filho

12 Sangramento Uterino Anormal, *103*
Ana Julia Resende Rocha ▪ Gabriel Lage Neves ▪
Agnaldo Lopes da Silva Filho

13 Dor Pélvica Crônica, *111*
Gabriel Lage Neves ▪ Luís F. G. de Rezende ▪
Maria Clara Silva Rabello ▪ Joana Storino

14 Lesões Pré-Invasivas de Vulva, Vagina e Colo do Útero, *118*
Gabriel Lage Neves ▪ Matheus Eduardo
Soares Pinhati ▪ Agnaldo Lopes da Silva Filho

15 Câncer de Vulva e Vagina, *124*
Gabriel Lage Neves ▪ Matheus Eduardo
Soares Pinhati ▪ João Pedro Lins de Sousa Silva ▪
Eduardo Batista Cândido

16 Câncer de Colo Uterino, *129*
Matheus Eduardo Soares Pinhati ▪
Gabriel Lage Neves ▪ Guilherme Reis Romualdo ▪
Eduardo Batista Cândido

17 Câncer de Corpo do Útero, *138*
Matheus Eduardo Soares Pinhati ▪
Gabriel Lage Neves ▪ Eduardo Batista Cândido

18 Câncer de Ovário, *146*
Gabriel Lage Neves ▪ Eduardha Santos
Temponi Barroso ▪ Eduardo Batista Cândido

19 Doenças Benignas da Mama, *154*
Eduardha Santos Temponi Barroso ▪ Jayla Regina
Bezerra Santos ▪ Clecio Enio Murta de Lucena

20 Câncer de Mama, *159*
Débora Regina de Morais Silva ▪ Julia de Oliveira
Abrahão Reis ▪ Clecio Enio Murta de Lucena

21 Amenorreia, *167*
Giovana Rios Pimenta Nogueira ▪
Amanda Oliveira Milagres ▪ Rivia Mara Lamaita

xvi GO Practical Topics: Ginecologia & Obstetrícia

22 Síndrome Pré-Menstrual e Dismenorreia, *173*
Júlia de Almeida Barreto ▪ Elisa Evangelista Santos ▪ Rivia Mara Lamaita

23 Síndrome dos Ovários Policísticos, *178*
Júlia de Almeida Barreto ▪ João Vitor da Silva Viana ▪ Rivia Mara Lamaita

24 Puberdade Precoce e Tardia, *186*
Samuel Norberto Alves ▪ Luiz Eduardo Leverentz Souto ▪ Rivia Mara Lamaita

25 Climatério e Menopausa, *192*
Pedro Henrique Oliveira de Paulo ▪ Gabriel Lage Neves ▪ Marcio Alexandre Hipolito Rodrigues

26 Contracepção, *203*
Gabriel Lage Neves ▪ Sarah Salomão Jeha ▪ Luiz Felipe Vargas Amaral ▪ Rivia Mara Lamaita

27 Infertilidade, *218*
Giovana Rios Pimenta Nogueira ▪ Eduardha Santos Temponi Barroso ▪ Ricardo Marinho

28 Abdome Agudo em Ginecologia, *225*
Matheus Eduardo Soares Pinhati ▪ Agnaldo Lopes da Silva Filho

29 Vaginites e Vaginoses, *231*
Ana Julia Bromenschenkel Vasconcelos ▪ Bernardo Andrade Silveira ▪ Beatriz Freitas Ribeiro ▪ Rivia Mara Lamaita

30 Cervicites e Uretrites, *239*
Gabriel Lage Neves ▪ Arthur Leitão Salles ▪ Mauro Henrique Agapito da Silva ▪ Mariana Seabra Leite Praça

31 Úlceras Genitais, *244*
Gabriel Lage Neves ▪ Arthur Leitão Salles ▪ Mauro Henrique Agapito da Silva ▪ Mariana Seabra Leite Praça

32 Doença Inflamatória Pélvica, *254*
Gabriel Lage Neves ▪ Gabriela Resende Lopes de Lacerda ▪ Giovanna Xavier Toledo ▪ Mariana Seabra Leite Praça

33 Infecções do Trato Urinário, *260*
Eduardha Santos Temponi Barroso ▪ Júlia de Almeida Barreto ▪ Marilene Vale de Castro Monteiro

34 Incontinência Urinária, *264*
Samuel Norberto Alves ▪ Luiz Eduardo Leverentz Souto ▪ Marilene Vale de Castro Monteiro

35 Prolapso Genital, *270*
Gabriel Lage Neves ▪ Júlia Cardoso Costa ▪ Pedro Henrique Tannure Saraiva

36 Fisiologia do Ciclo Sexual Feminino e Transtornos Sexuais, *278*
Taílly de Souza Almeida ▪ Ananda Spagnuolo Souza ▪ Fabiene Bernardes Castro Vale

37 Atendimento à Mulher Vítima de Violência Sexual, *284*
Gabriel Lage Neves ▪ Giovana Rios Pimenta Nogueira ▪ Carolina Campos Ribeiro Lago ▪ Olímpio Barbosa de Moraes Filho

PARTE 3 Obstetrícia Geral

38 Parto Vaginal, *291*
Taílly de Souza Almeida ▪ Mauro Henrique Agapito da Silva ▪ Álvaro Luiz Lage Alves

39 Parto Vaginal Instrumentado, *301*
Matheus Eduardo Soares Pinhati ▪ Alexandre L. de Andrade ▪ Álvaro Luiz Lage Alves

40 Cesariana, *312*
Matheus Eduardo Soares Pinhati ▪ Alexandre L. de Andrade ▪ Vitor Vasconcelos Montenegro ▪ Álvaro Luiz Lage Alves

41 Fisiologia do Trabalho de Parto, *320*
Laura Pereira Faria ▪ Álvaro Luiz Lage Alves

42 Indução do Trabalho de Parto, *324*
Laura Pereira Faria ▪ Ananda Spagnuolo Souza ▪ Álvaro Luiz Lage Alves

43 Hiperêmese Gravídica, *330*
Fernanda Toledo Arruda ▪ Daniel Castelo Branco ▪ Fernanda Maia Alves ▪ Claudia L. Soares Laranjeira

44 Hemorragias da Primeira Metade da Gestação, *337*
Luiz Gustavo Pessoa Pires Jabour ▪ Gabriel Costa Osanan

45 Doença Trofoblástica Gestacional, *345*
Luiz Gustavo Pessoa Pires Jabour ▪ Thalles Nassif de Morais Rodrigues ▪ Gabriel Costa Osanan

46 Hemorragias da Segunda Metade da Gestação, *353*
Pedro Henrique Oliveira de Paulo ▪ Gabriel Costa Osanan

47 Prematuridade, *361*
Luiza Figueiredo Ribeiro Almeida ▪ Vitória Froes Miraglia Martins Ferreira ▪ Gabriel Costa Osanan

48 Rotura Prematura de Membranas, *367*
Gabriel Leda Perondini ▪ Marcela de Castro Bastos Rodrigues ▪ Bruna Stancioli Paiva ▪ Gabriel Costa Osanan

49 Gestação Múltipla, *372*

Mateus Saraiva Maciel ▪ Gabriel Leda Perondini ▪ Gabriel Costa Osanan

50 Restrição de Crescimento Intrauterino, *379*

Luísa de Aguiar Magalhães ▪ Sarah Barbosa Leal ▪ Gabriel Costa Osanan

51 Doenças Hipertensivas na Gestação, *384*

Pedro Henrique de Oliveira Paulo ▪ Maria Eduarda de Matos Gomes da Rocha ▪ Gabriel Costa Osanan

52 Infecções na Gestação, *392*

Gabriel Lage Neves ▪ Lucas de Freitas Sommer ▪ Rafaela Goulart Cruz de Magalhães ▪ Guilherme de Castro Rezende (*in memoriam*)

53 Corioamnionites, *400*

Sylvano Neves Fioravanti Neto ▪ Luiza Dayrell Ferreira Tavares ▪ Lívia Fagundes dos Anjos Araújo ▪ Pedro Henrique Tannure Saraiva

54 Infecção do Trato Urinário na Gestação, *405*

Gabriel Lage Neves ▪ Ana Julia Resende Rocha ▪ Débora Beatriz Romão Braga ▪ Pedro Henrique Tannure Saraiva

55 Diabetes e Gestação, *411*

Gabriel Lage Neves ▪ Fernanda Carmo Santino Bicalho ▪ Gabriel Masini Criscuolo Parreiras ▪ Guilherme de Castro Rezende (*in memoriam*)

56 Anemias na Gestação, *419*

João Henrique Ribeiro Fonseca ▪ Gabriel Costa Osanan

57 Puerpério Normal e Patológico, *426*

Ana Madeira Carneiro Braga de Freitas ▪ Mariana Martins Pires ▪ Claudia L. Soares Laranjeira

58 Hemorragia Pós-Parto, *441*

Luiz Gustavo Pessoa Pires Jabour ▪ Giovana Rios Pimenta Nogueira ▪ Álvaro Luiz Lage Alves

59 Lactação e Amamentação, *461*

Gabriel Lage Neves ▪ Stephanie Braga Gonçalves da Silva ▪ Maria Eduarda de Matos Gomes da Rocha ▪ Rivia Mara Lamaita

Índice Alfabético, *467*

PARTE 1

Fundamentos em Ginecologia e Obstetrícia

1 Fisiologia Menstrual, *3*

2 Consulta Ginecológica, *12*

3 Propedêutica Ginecológica no Rastreamento de Câncer, *22*

4 Alterações Fisiológicas da Gestação, *28*

5 Bacia Óssea e Estática Fetal, *37*

6 Mecanismo de Parto, *50*

7 Assistência Pré-Natal de Risco Habitual, *60*

1

Fisiologia Menstrual

Gabriel Lage Neves ▪ Teresa Lamaita Lopes ▪ Eduarda Naves Gonçalves de Almeida ▪ Rivia Mara Lamaita

KEYPOINTS

1. O ciclo menstrual inicia-se no primeiro dia da menstruação, tem duração média de 28 dias e pode ser dividido em duas fases: fase folicular e fase lútea. O evento que marca a transição entre essas duas fases é a ovulação, que geralmente ocorre 14 dias antes da próxima menstruação.
2. Os principais hormônios envolvidos na regulação do ciclo menstrual são os produzidos pelo eixo hipotálamo-hipófise-ovário (HHO): GnRH (produzido pelo hipotálamo), gonadotrofinas (LH e FSH, produzidos pela hipófise) e esteroides sexuais (estrogênios e progesterona, produzidos pelos ovários).
3. A liberação de GnRH ocorre de maneira pulsátil. Enquanto na fase folicular essa liberação apresenta alta frequência e baixa amplitude, na fase lútea ela apresenta baixa frequência e alta amplitude.
4. A liberação do FSH e do LH pela hipófise é influenciada principalmente pelos níveis de estrogênios e progesterona e pelos níveis de peptídeos ovarianos, como a inibina.
5. Em resposta à ação do FSH e do LH, o ovário realiza basicamente dois processos: foliculogênese (recrutamento e desenvolvimento dos folículos ovarianos) e esteroidogênese (produção dos esteroides sexuais a partir do colesterol).
6. Na fase folicular, podemos resumir a foliculogênese nas seguintes etapas: recrutamento dos folículos primordiais, formação dos folículos primários e secundários, formação dos folículos pré-antrais e antrais e seleção do folículo dominante.
7. A esteroidogênese na fase folicular ocorre por meio do mecanismo de duas células.
8. O evento hormonal que desencadeia a ovulação é o pico de LH que ocorre no final da fase folicular. Esse pico de LH é precedido por um pico de estrogênios.
9. A fase lútea do ciclo menstrual caracteriza-se pela produção principalmente de progesterona, mas também de estrogênios, pelo corpo lúteo. Essa produção depende principalmente da estimulação das células luteínicas pelo LH.
10. A involução do corpo lúteo (e a consequente queda dos níveis dos esteroides sexuais) que ocorre no final da fase lútea determina uma nova menstruação, o que dá início a um novo ciclo menstrual.

Highlights

- O ciclo menstrual é um processo fisiológico que ocorre de maneira cíclica no corpo feminino em mulheres na idade fértil
- Esse ciclo pode ser definido como um conjunto de eventos endócrinos dependentes do eixo hipotálamo-hipófise-ovário (HHO) que geram modificações fisiológicas no corpo da mulher

- O ciclo menstrual tem duração média de 28 dias e começa no primeiro dia da menstruação
- O ciclo menstrual pode ser dividido em duas fases:
  - » Fase folicular
  - » Fase lútea
- O evento que marca a transição entre essas duas fases é a ovulação, que geralmente ocorre 14 dias antes da próxima menstruação. Nesse contexto, enquanto a fase folicular apresenta duração

variável, a fase lútea apresenta uma duração fixa de 2 semanas
- A Figura 1.1 apresenta as principais características do ciclo menstrual que serão discutidas ao longo deste capítulo.

Eixo hipotálamo-hipófise-ovário

- Os principais hormônios que compõem o eixo hipotálamo-hipófise-ovário (HHO) incluem:
  » O GnRH (hormônio liberador de gonadotrofinas), produzido pelo hipotálamo de maneira pulsátil
  » O FSH (hormônio folículo-estimulante) e o LH (hormônio luteinizante), produzidos pela hipófise
  » Os estrogênios e a progesterona, produzidos pelo ovário
- Principais características da secreção pulsátil de GnRH pelo hipotálamo:
  » O primeiro passo do eixo HHO é a liberação de GnRH (hormônio liberador de gonadotrofina) pelo hipotálamo
  » A liberação de GnRH ocorre de maneira pulsátil. O aumento na pulsatilidade do GnRH marca o início da vida reprodutiva feminina e a liberação das gonadotrofinas depende diretamente de tal pulsatilidade
  » Em um ambiente hormonal predominantemente estrogênico (fase folicular do ciclo), a liberação pulsátil de GnRH tem alta frequência e baixa amplitude (Figura 1.2)

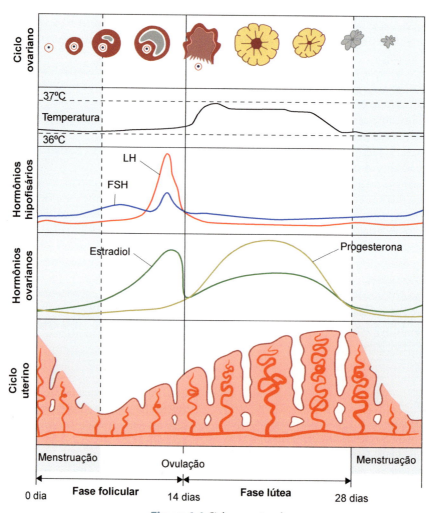

Figura 1.1 Ciclo menstrual.

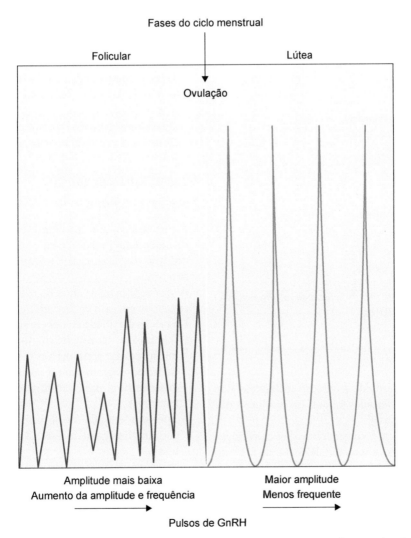

Figura 1.2 Amplitude e frequência dos pulsos de liberação de GnRH em cada uma das fases do ciclo menstrual.

» Já em um ambiente predominantemente progestagênico (fase lútea do ciclo), a liberação pulsátil de GnRH tem baixa frequência e alta amplitude (Figura 1.3)
» Entre os fatores que influenciam a pulsatilidade de GnRH, podemos citar o controle por neurotransmissores e neuromoduladores excitatórios (como noraepinefrina, glutamato, neuropeptídeo Y e kisspeptina) e inibitórios (como dopamina e endorfinas) e fatores ambientais como estresse, desnutrição e prática de exercícios físicos

- Principais características da secreção das gonadotrofinas pela hipófise e dos esteroides sexuais pelos ovários:
  » A secreção das gonadotrofinas (FSH e de LH) pela hipófise ocorre em resposta à secreção pulsátil de GnRH
  » A secreção dos esteroides sexuais (estrogênios e progesterona) pelos ovários depende diretamente da secreção de FSH e de LH
  » As principais funções desses hormônios e seu padrão de secreção serão descritos com detalhes mais adiante neste capítulo

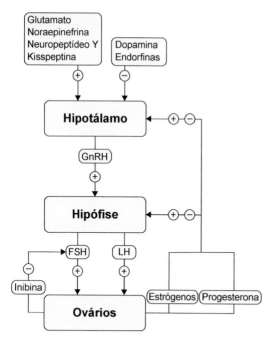

Figura 1.3 Eixo hipotálamo-hipófise-ovário (HHO).

- Os mecanismos de *feedback*: influência dos níveis dos esteroides sexuais na produção das gonadotrofinas
  » Classicamente, considera-se que os estrógenos reduzem a secreção de FSH e de LH pela hipófise mediante um mecanismo de *feedback* negativo e que tal ação é potencializada pela presença da progesterona
  » Entretanto, por um mecanismo de *feedback* positivo paradoxal, os esteroides sexuais também desencadeiam um aumento da produção das gonadotrofinas logo antes da ovulação: considera-se que o pico de LH (e o pico mais discreto de FSH), que ocorre na metade do ciclo menstrual, é consequência direta do pico de estrogênios (e das concentrações crescentes de progesterona) que ocorre no período pré-ovulatório
- Influência dos níveis de inibina na produção das gonadotrofinas:
  » Além dos esteroides sexuais, os ovários também produzem alguns peptídeos que influenciam a produção das gonadotrofinas
  » Entre esses peptídeos, destaca-se a inibina, que age inibindo a secreção de FSH, mas não de LH, pela hipófise
  » Existem dois tipos de inibina: a inibina B e a inibina A
  » A inibina B é produzida pelos folículos em desenvolvimento e está presente principalmente no início da fase folicular do ciclo menstrual
  » A inibina A é produzida pelo folículo dominante e pelo corpo lúteo e está presente principalmente no final da fase folicular e no início da fase lútea do ciclo menstrual

Oogênese: a formação dos gametas femininos

- A oogênese é definida como um processo de divisão celular (meiose) pelo qual as células germinativas se diferenciam para formar os gametas femininos
- A oogênese se inicia antes do nascimento e só é concluída em caso de fecundação
- Descrição detalhada da oogênese (Figura 1.4):
  » Durante o desenvolvimento embrionário inicial, células germinativas derivadas do endoderma migram para o córtex ovariano, o que contribui para a formação das gônadas femininas
  » Após sua "entrada" nos ovários, essas células germinativas passam a ser chamadas "oogônias"
  » Tais oogônias, por sua vez, multiplicam-se repetidamente, de forma que uma população de 6 a 8 milhões de células é atingida entre a 16ª e a 20ª semana de gestação
  » Da 20ª semana em diante, 75% dessas células entram em atresia e são perdidas ainda durante a vida intrauterina. Os 25% restantes iniciam o processo de meiose e passam a ser chamados "oócitos primários"
  » Ao nascimento, a população de oócitos primários é de 1 a 2 milhões de células detidas na prófase I da meiose
  » Durante a infância, os oócitos primários permanecem detidos em prófase I, mas o processo de atresia continua a ocorrer. No início da puberdade, a população de tais células já está reduzida a pouco mais de 400 mil
  » Esses 400 mil oócitos primários presentes no início da puberdade são destinados ao abastecimento de toda a vida reprodutiva da mulher

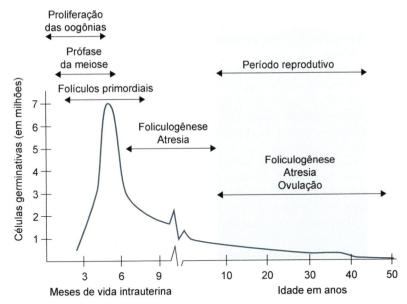

Figura 1.4 População de células germinativas femininas desde a vida intrauterina até o fim do período reprodutivo.

» Durante toda a vida reprodutiva, centenas a milhares desses oócitos primários são recrutados mensalmente e passam pelo processo de foliculogênese, que será descrito mais adiante neste capítulo
» No geral, a cada ciclo menstrual, apenas um oócito primário inicialmente recrutado conclui o processo de foliculogênese e é ovulado (400 a 500 oócitos são ovulados durante toda a vida reprodutiva). O restante sofre atresia
» O oócito que é ovulado está detido na metáfase II da meiose, de modo que o processo de divisão celular só é concluído em caso de fecundação.

Foliculogênese e esteroidogênese

● Em resposta à ação das gonadotrofinas, o ovário realiza basicamente dois processos:
  » Foliculogênese (recrutamento e desenvolvimento dos folículos ovarianos)
  » Esteroidogênese (produção dos esteroides sexuais a partir do colesterol)
● Esses dois processos são cíclicos e estão intimamente relacionados, de modo que o grau de maturação dos folículos e os padrões de secreção hormonal são distintos em cada uma das fases do ciclo menstrual.

Foliculogênese na fase folicular

● Na fase folicular, podemos resumir a foliculogênese nas seguintes etapas:
  » Recrutamento dos folículos primordiais
  » Formação dos folículos primários e secundários
  » Formação dos folículos pré-antrais e antrais
  » Seleção do folículo dominante
● Os processos de recrutamento dos folículos primordiais e de formação dos folículos primários e secundários independem do estímulo pelo FSH. Outras moléculas, como ativinas, BMPs (*bone morphogenetic proteins*) e GDF-9 (*growth differentiation factor-9*), são responsáveis por essa progressão inicial
● A partir do estágio de folículo secundário, o folículo passa a expressar receptores de FSH e seu desenvolvimento vai progressivamente se tornando totalmente dependente da ação desse hormônio
● As etapas de formação dos folículos pré-antrais e antrais e principalmente de seleção do folículo dominante são totalmente dependentes da ação do FSH
● Recrutamento dos folículos primordiais e formação dos folículos primários e secundários:

- » A foliculogênese se inicia com o recrutamento de centenas a milhares de folículos primordiais, que são oócitos primários revestidos por células foliculares planas
- » Assim que os folículos primordiais são recrutados, as células foliculares planas que os revestem se tornam cuboides e passam a ser chamadas "células da granulosa". Nesse momento, esses folículos passam a se chamar "folículos primários"
- » As células da granulosa dos folículos primários, por sua vez, se multiplicam, de forma que o folículo é considerado secundário quando completa duas camadas de células da granulosa
- » Concomitantemente à proliferação das células da granulosa, inicia-se um processo de proliferação das células do estroma ovariano em volta dos folículos primários e secundários, o que promove a formação das células da teca interna e da teca externa
- Formação dos folículos pré-antrais e antrais:
  - » Após a formação do folículo secundário, as células da granulosa e da teca interna e externa continuam se multiplicando
  - » Quando o folículo completa múltiplas camadas de células, a camada granulosa começa a secretar um fluido folicular que progressivamente se acumula entre as células. Nesse momento, o folículo passa a ser chamado "folículo pré-antral"
  - » Após uma produção significativa de fluido folicular, é formada a cavidade antral. Nesse momento, o folículo passa a ser chamado "folículo antral"
  - » O folículo antral é composto de oócito, células da granulosa do *cumulus* (que envolve o oócito), cavidade folicular repleta de líquido, células da granulosa mural e células da teca interna e externa
  - » Das centenas a milhares de folículos primordiais inicialmente recrutados, apenas 8 a 20 não sofrem atresia e chegam ao estágio antral
- Seleção do folículo dominante:
  - » A seleção do folículo dominante geralmente ocorre entre o 5º e o 7º dia do ciclo menstrual
  - » Por mecanismos ainda não muito bem estabelecidos, apenas um dos poucos folículos que chegaram ao estágio antral se destaca e começa a crescer de forma mais acelerada que os demais, o que faz com que ele se torne cada vez mais sensível ao FSH

- » Além disso, no final da fase folicular, níveis aumentados de estrógenos e de inibinas produzidos pelos folículos em desenvolvimento desencadeiam um mecanismo de *feedback* negativo que reduz parcialmente a liberação de FSH
- » Nesse contexto de redução da liberação de FSH, apenas o folículo mais sensível a esse hormônio (que é o folículo dominante) continua se desenvolvendo, os demais entram em atresia
- » Estabelece-se, assim, a dominância folicular, em que apenas um folículo completa seu desenvolvimento e será ovulado.

Esteroidogênese na fase folicular: o mecanismo de duas células

- Os principais hormônios produzidos na fase folicular são os estrogênios, com destaque para o estradiol e para a estrona
- A produção desses estrogênios é feita pelos folículos em desenvolvimento pelo mecanismo ou teoria das duas células (Figura 1.5)
- Os tipos de células dos folículos ovarianos que compõem tal mecanismo são:
  - » Células da granulosa, que são mais internas e apresentam principalmente receptores de FSH
  - » Células da teca, que são mais externas e apresentam principalmente receptores de LH
- Produção hormonal por meio do mecanismo de duas células:
  - » Inicialmente, o colesterol plasmático é fornecido às células da teca pela corrente sanguínea
  - » Em seguida, por ação do LH, as células da teca convertem o colesterol em androgênios (androstenediona e testosterona)
  - » Tais androgênios, por sua vez, são transportados para as células da granulosa por difusão
  - » Por fim, por ação do FSH, as células da granulosa convertem a androstenediona e a testosterona em estrogênios (estrona e estradiol, respectivamente) por um processo denominado "aromatização" (que é promovido pela enzima aromatase).

Ovulação

- Mecanismos hormonais associados à ovulação:
  - » No final da fase folicular, a esteroidogênese aumenta de forma bastante significativa, o que promove um pico de estrogênios

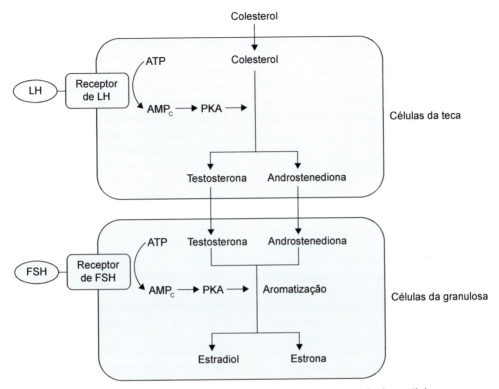

Figura 1.5 Esteroidogênese na fase folicular: o mecanismo de duas células.

- » Esse pico de estrogênios desencadeia, em um mecanismo de *feedback* positivo, um pico de LH
- » Por fim, 10 a 12 horas após o pico de LH ocorre a ovulação
- No final da fase folicular, as células da granulosa do folículo dominante passam a expressar receptores de LH (que até então eram restritos às células da teca)
- Assim, apenas o folículo dominante é capaz de responder ao pico de LH e, portanto, ele é o único folículo ovulado
- Modificações promovidas pelo LH no folículo dominante que favorecem a ovulação:
  - » O LH promove um aumento da produção de substâncias proteolíticas responsáveis pela "digestão" da parede folicular
  - » Além disso, há um aumento da produção de prostaglandinas que agem estimulando células musculares lisas que envolvem o folículo, favorecendo a expulsão do oócito
  - » O LH também aumenta a vascularização das células da teca e da granulosa, o que prepara o folículo dominante para o processo de luteinização após a ovulação.

Foliculogênese e esteroidogênese na fase lútea

- Após a ovulação, as células da parede folicular que permaneceram no ovário entram em processo de luteinização por ação do LH, o que promove a formação do corpo lúteo
- Ao longo da fase lútea, o corpo lúteo se desenvolve e, posteriormente, involui, o que dá início a um novo ciclo menstrual
- Principais características da esteroidogênese na fase lútea:
  - » A esteroidogênese na fase lútea depende da estimulação das células do corpo lúteo pelo LH
  - » Nessa fase são produzidos altos níveis de progesterona e níveis menores, mas, ainda assim, significativos, de estrogênios
- Involução do corpo lúteo e início de um novo ciclo menstrual:
  - » As altas concentrações de progesterona, de estrogênios e de inibina presentes durante a fase lútea causam uma diminuição progressiva da produção de FSH e de LH (por *feedback* negativo)

- » Nesse contexto, os níveis baixos de FSH e de LH causam a involução do corpo lúteo
- » Com a involução do corpo lúteo, a produção dos esteroides sexuais cai e a inibição da produção de FSH e de LH é removida
- » Assim, no final da fase lútea, os níveis de FSH de LH se elevam novamente, o dá início ao crescimento de novos folículos e ao novo ciclo menstrual.

Ciclo endometrial e implantação embrionária

- O endométrio é a camada mais interna da parede uterina e pode ser subdividido morfologicamente em duas porções:
  - » A camada basal corresponde a 1/3 inferior do endométrio e é responsável pela regeneração endometrial após a descamação menstrual
  - » A camada funcional corresponde a 2/3 superiores do endométrio e é a camada que descama mensalmente durante a menstruação
- Durante os ciclos menstruais, enquanto a camada basal permanece quase sem alterações, a camada funcional sofre muitas transformações cíclicas em reposta à esteroidogênese ovariana. O objetivo de tais transformações é preparar o endométrio para a implantação embrionária
- As transformações cíclicas que ocorrem no endométrio fazem com que o ciclo endometrial possa ser dividido em 3 fases distintas:
  - » A fase menstrual, que dura 3 a 7 dias em média e consiste na fase em que o endométrio descama (menstruação)
  - » A fase proliferativa dura, em média, 7 a 11 dias. Consiste na fase em que há proliferação do endométrio
  - » A fase secretora dura, em média, 14 dias. Consiste no período em que o endométrio é estabilizado, tem sua atividade secretora aumentada e é preparado para a implantação
- Enquanto as fases menstrual e proliferativa do ciclo endometrial correspondem à fase folicular do ciclo menstrual, a fase secretora corresponde à fase lútea
- Os mecanismos hormonais associados a cada uma das fases do ciclo endometrial são os seguintes:
  - » No primeiro dia do ciclo, inicia-se a fase menstrual, em que o endométrio descama, provocando a menstruação
  - » Sob forte estimulação dos estrogênios, as células epiteliais e estromais do endométrio começam a proliferar após a menstruação, dando início à fase proliferativa, que dura até a ovulação
  - » Após a ovulação, a progesterona passa a ser predominante. Assim, há uma diminuição da atividade proliferativa. A progesterona aumenta a atividade glandular do endométrio, dando início à fase secretora
  - » Durante a fase secretora, o endométrio é estabilizado, o que prepara o útero para a implantação embrionária
  - » No fim da fase secretora (que coincide com o fim da fase lútea), o corpo lúteo involui. Assim, há uma queda na produção de estrogênios e progesterona, o que promove uma nova descamação endometrial, dando início a um novo ciclo endometrial
- O momento ideal para a implantação embrionária é 7 dias após a ovulação, ou seja, no meio da fase secretora
- Nesse momento, ocorre o pico de produção de progesterona pelo corpo lúteo, o que faz com que o endométrio esteja totalmente estabilizado
- Vale ressaltar que, em caso de implantação, não há involução do corpo lúteo (por ação da gonadotrofina coriônica produzida pelo embrião implantado), o que impede o início de um novo ciclo menstrual.

Leitura complementar

Baker TG. A quantitative and cytological study of germ cells in human ovary. Proc R Soc Lond B Biol Sci. 1963;158:417-33.

Fernandes CE, Silva de Sá MF, Silva-Filho AL, Pompei LM, Machado RB, Podgaec S. Tratado de Ginecologia FEBRASGO. 2. ed. São Paulo: Elsevier; 2019.

Filicori M, Butler JP, Crowley WF Jr. Neuroendocrine regulation of the corpus luteum in the human. Evidence for pulsatile progesterone secretion. J Clin Invest. 1984;73(6):1638-47.

Fritz MA, Speroff L. Clinical gynecologic endocrinology and infertility. 8. ed. Philadelphia: Lippincott Wiliams & Wilkins; 2011.

Hall JE, Schoenfeld DA, Martin KA, Crowley WF Jr. Hypothalamic gonadotropin-releasing hormone secretion and follicle-stimulating hormone dynamics during the luteal-follicular transition. J Clin Endocrinol Metab. 1992;74(3):600-7.

Monniaux D, Clément F, Dalbiès-Tran R, Estienne A, Fabre S, Mansanet C, et al. The ovarian reserve of primordial follicles and the dinamic reserve of antral growing follicles: what is the link? Biol Reprod. 2014;90(4):85.

Munro MG, Critchley HOD, Fraser IS, FIGO Menstrual Disorders Committee. The two FIGO systems for normal and abnormal uterine bleeding symptoms and classification of causes of abnormal uterine bleeding in the reproductive years: 2018 revisions. Int J Gynaecol Obstet. 2018;143(3): 393-408.

Munro MG, Critchley HOD, Fraser IS, FIGO Menstrual Disorders Committee. Int J Gynaecol Obstet. 2019;144:237. Corrigendum to "The two FIGO systems for normal and abnormal uterine bleeding symptoms and classification of causes of abnormal uterine bleeding in the reproductive years: 2018 revisions" [Int J Gynecol Obstet. 2018;143:393-408].

Richards JS. Hormonal control of gene expression in the ovary. Endocr Rev. 1994;15:725.

Stocco C, Telleria C, Gibori G. The molecular control of corpus luteum formation, function, and regression. Endocr Rev. 2007;28(1):117-49.

Treloar AE, Boynton RE, Behn BG, Brown BW. Variation of the human menstrual cycle through reproductive life. Int J Fertil. 1967;(1 Pt 2):12:77-126.

Welt CK, Martin KA, Taylor AE, Lambert-Messerlian GM, Crowley Jr WF, Smith JA, et al. Frequency modulation of follicle-stimulating hormone (FSH) during the luteal-follicular transition: evidence for FSH control of inhibin B in normal women. J Clin Endocrinol Metab. 1997;82(8):2645-52.

2

Consulta Ginecológica

Gabriel Lage Neves ▪ Elisa Evangelista Santos ▪ Jayla Regina Bezerra Santos ▪ Rivia Mara Lamaita

KEYPOINTS

1. A consulta ginecológica é um momento único para uma abordagem integral da saúde da mulher, sendo de extrema importância o acompanhamento da saúde feminina.
2. Durante a anamnese, devem ser seguidos preceitos básicos da semiologia médica acrescidos de informações que são importantes para o raciocínio clínico em Ginecologia e Obstetrícia.
3. Durante a avaliação da história menstrual, informações importantes incluem a data da menarca, a data da última menstruação, a duração, as características do sangramento uterino (frequência, intensidade e duração) e os possíveis sintomas associados à menstruação.
4. Durante a avaliação da história obstétrica, a paciente deve ser questionada principalmente quanto ao número de gestações, partos e abortos, quanto ao tipo de parto, quanto à realização ou não de pré-natal e quanto à ocorrência de complicações na gestação, no parto e no puerpério.
5. Durante a avaliação da história sexual, informações importantes incluem data de início da atividade sexual, frequência do coito, número de parceiros atuais e prévios, uso de preservativo, história prévia de infecções sexualmente transmissíveis e presença de libido, orgasmo, dispareunia ou sinusorragia.
6. Durante a avaliação da história contraceptiva, a paciente deve ser questionada quanto ao método contraceptivo atual, bem como quanto a métodos contraceptivos utilizados anteriormente.
7. Os dois principais componentes do exame físico ginecológico incluem o exame das mamas e o exame pélvico.
8. O exame das mamas inclui inspeção estática e dinâmica, palpação dos linfonodos axilares, supra e infraclaviculares, palpação das mamas e expressão papilar.
9. O exame pélvico inclui principalmente o exame dos genitais externos e dos linfonodos inguinais, o exame especular, o toque vaginal bimanual e o toque retal.
10. Ao fim da consulta ginecológica, é dever do médico informar a paciente acerca das hipóteses diagnósticas desenvolvidas a partir dos dados colhidos na anamnese e no exame físico.

Highlights

- A consulta ginecológica é de extrema importância para o acompanhamento da saúde da mulher
- Ela permite uma abordagem integral da saúde feminina, que vai muito além das queixas relacionadas ao aparelho genital

- Ao mesmo tempo, é um momento que gera constrangimento e medo em algumas pacientes, de modo que é necessário que o médico ginecologista estabeleça uma relação de confiança e crie um ambiente confortável e seguro para a realização da anamnese e do exame ginecológico.

Anamnese

- A anamnese é o primeiro momento da consulta ginecológica
- Durante a anamnese, os preceitos básicos de semiologia médica devem ser seguidos, acrescidos de informações específicas sobre a vida da mulher que são importantes para o raciocínio clínico em Ginecologia e Obstetrícia
- Este momento da consulta inclui:
  - » Identificação
  - » Queixa principal
  - » História da moléstia atual
  - » Antecedentes ginecológicos e obstétricos
  - » Anamnese especial
  - » História pregressa
  - » História familiar
  - » História psicossocial e hábitos de vida
- Alguns princípios que devem ser seguidos durante a anamnese incluem:
  - » Iniciar a anamnese com perguntas abertas, para que a paciente sinta autonomia em detalhar as queixas de acordo com suas percepções individuais
  - » Coletar as informações preferencialmente da própria paciente ou, caso isso não seja possível, de seu acompanhante
  - » Realizar contato visual, utilizar linguagem adequada e assentir ao que está sendo dito, já que tais atitudes emitem confiança e demonstram que o profissional está atento às queixas
  - » Em hipótese alguma o profissional deve proferir julgamentos ou fazer comentários que possam constranger ou desrespeitar a paciente
- A seguir, serão descritos todos os componentes da anamnese ginecológica.

Identificação

- A identificação tem o objetivo de obter dados pessoais e demográficos da paciente
- Tais dados incluem:
  - » Nome
  - » Idade
  - » Raça/etnia
  - » Estado civil e orientação sexual
  - » Profissão e escolaridade
  - » Religião
  - » Naturalidade, procedência e residência
- A relação entre esses elementos e as doenças ginecológicas está resumida na Tabela 2.1.

Tabela 2.1 Relação entre os principais dados da identificação do paciente e as doenças ginecológicas.

Idade

- As incidências das doenças variam conforme a faixa etária
- Em pacientes que estão na infância e na puberdade, as infecções genitais baixas são predominantes
- Na adolescência, verificam-se mais frequentemente queixas relacionadas à maturidade sexual, como distúrbios da função menstrual
- Na vida adulta, queixas reprodutivas, dor pélvica e vulvovaginites são mais comuns
- Por fim, em mulheres de idade avançada, os distúrbios provocados por deficiência estrogênica, distopias pélvicas e neoplasias prevalecem
- As pacientes em idade fértil devem sempre ser orientadas sobre a importância de um planejamento reprodutivo pela interferência da idade avançada nas chances de concepção e prevalência de doenças hormonalmente dependentes.

Raça/etnia

- Certas doenças prevalecem em algumas raças/etnias
- Um dos principais exemplos são os leiomiomas uterinos, que são mais prevalentes na etnia negra.

Profissão e escolaridade

- Algumas doenças são mais prevalentes em determinados tipos de profissões
- Profissionais do sexo estão mais expostas a infecções sexualmente transmissíveis (ISTs)
- Trabalhadoras da área da Saúde estão sujeitas a acidentes de trabalho com material contaminado
- A escolaridade também pode influenciar a prevalência de algumas doenças e ao maior ou menor risco de vulnerabilidades
- Mulheres com pouca escolaridade possuem, em geral, menos conhecimento sobre a prevenção de ISTs e acesso a métodos de rastreamento de doenças.

Religião

- A opção religiosa da mulher deve ser levada em consideração durante a consulta ginecológica, pois ela pode ter relação com conceitos que dizem respeito à atividade sexual, ao uso de métodos contraceptivos e permissão para transfusões sanguíneas
- Deve-se sempre respeitar as vontades da paciente e acolhê-la caso ela demonstre receio ao falar sobre seu corpo.

Estado civil e orientação sexual

- O estado civil e as práticas sexuais da paciente têm muita relevância, visto que a quantidade de parceiros sexuais tem associação direta com a chance de desenvolver ISTs
- Também é recomendado que se pergunte à paciente se ela se relaciona com homens e/ou mulheres
- Dentro desse contexto, vale a pena ressaltar que nem todas as mulheres homoafetivas sentem-se seguras para compartilhar a sua orientação sexual durante a consulta e que tal informação pode ser importante para o raciocínio clínico.

Queixa principal e história da moléstia atual

- A queixa principal deve ser registrada com as palavras ditas pela própria paciente ou por seu acompanhante
- A história da moléstia atual deve ser registrada em linguagem médica e deve ser extremamente minuciosa
- Durante a coleta da história da moléstia atual, deve-se identificar um sintoma-guia e questionar a paciente sobre:
  » Localização do sintoma
  » Intensidade do sintoma
  » Cronologia e evolução do sintoma: início e duração; se o sintoma é agudo ou crônico; quantas vezes a paciente apresentou o sintoma; se o sintoma se modificou ao longo do tempo; como está o sintoma no momento; entre outros
  » Circunstância de ocorrência do sintoma
  » Fatores de melhores ou de piora do sintoma
  » Outros sintomas associados ao sintoma-guia.

Antecedentes ginecológicos e obstétricos

História menstrual e desenvolvimento puberal

- Consiste na coleta de dados referentes ao amadurecimento dos caracteres sexuais da mulher
- Tais dados são importantes para a investigação de transtornos hormonais e emocionais que podem levar a anormalidades fisiológicas no aparelho reprodutor feminino
- Além disso, há relação entre a história menstrual e o desenvolvimento puberal com outros aspectos da vida da mulher, como idade da primeira gravidez, ciclos ovulatórios ou anovulatórios, fertilidade, chance de apresentar obesidade na idade adulta, vida sexual, entre outros
- As informações a serem obtidas nesta parte da anamnese incluem:
  » Data da menarca
  » Data da última menstruação
  » Duração, regularidade e intervalo dos ciclos menstruais
  » Intensidade do fluxo menstrual
  » Sintomas associados à menstruação e como tais sintomas impactam na qualidade de vida da paciente

- Caso a paciente esteja na peri ou na pós-menopausa, deve-se questionar sobre outros aspectos como:
  » Idade da última menstruação ou menopausa
  » Sintomas associados ao climatério
  » Sangramentos após o período menopausal
- Questionar sobre cirurgias prévias ginecológicas, sua indicação, complicações e resultados.

Antecedentes obstétricos

- Consiste na coleta de dados referentes às gestações anteriores da paciente
- As informações que devem ser colhidas nesta parte da anamnese incluem:
  » Número de gestações, de partos e de abortos, utilizando o acrômio GPA
  » Tipo de cada um dos partos (vaginal ou cesáreo)
  » Idade da paciente em cada um dos partos
  » Realização ou não de acompanhamento pré-natal em cada gestação
  » História de intercorrências durante cada gestação
  » História de complicações durante o(s) parto(s)
  » História de complicações durante o(s) puerpério(s).

Antecedentes sexuais

- Esta parte da anamnese deve ser iniciada com perguntas abertas, para que a paciente manifeste queixas espontâneas. Estar apto a orientar sobre possíveis situações de violência e abuso
- Deve-se sempre questionar o assunto de forma respeitosa, sem emitir julgamentos
- As informações que devem ser colhidas nesta parte da anamnese incluem:
  » Data de início da atividade sexual e frequência do coito
  » Número de parceiros atuais e durante a vida
  » Uso de preservativo
  » ISTs prévias
  » Presença de libido e orgasmo
  » Presença de dispareunia e/ou sinusorragia
- Além disso, é dever do profissional oferecer exames de investigação para ISTs, orientar sobre a prevenção de doenças e sobre o uso de preservativo.

Antecedentes contraceptivos

- As informações que devem ser colhidas nesta parte da anamnese incluem:
  - » Método contraceptivo atual
  - » Métodos contraceptivos utilizados anteriormente
  - » Tempo de uso de cada método já utilizado
  - » Sintomas associados ao uso de tais métodos.

Outras informações importantes

- História sobre o rastreamento do câncer de colo uterino:
  - » Deve ser colhida nos casos de pacientes que estiverem dentro do grupo de rastreio com exame citopatológico: pacientes entre 25 e 64 anos e que já iniciaram a vida sexual e após dois resultados consecutivos anuais negativos. Na ausência de fatores de risco, orientar sobre a coleta a cada 3 anos
  - » Deve-se perguntar a data dos últimos exames, seus resultados e como foi feito o acompanhamento em casos de resultados anormais
  - » Questionar sobre a vacinação contra HPV
- Queixas mamárias:
  - » Deve-se perguntar sobre mastalgia, descarga papilar e presença de nódulos
  - » Em pacientes que estiverem dentro do grupo de rastreio para câncer de mama, deve-se questionar sobre a realização da mamografia e sobre o seu resultado
- Corrimento vaginal:
  - » Deve-se questionar sobre diversas características do corrimento vaginal, como cor, volume, odor, prurido, recorrência e relação com o ciclo menstrual
  - » Além disso, a paciente deve ser questionada sobre os tratamentos prévios já realizados para vaginites e vaginoses
- Sintomas urinários:
  - » Em situações específicas, é muito importante identificar a presença de sintomas urinários
  - » Alguns desses sintomas incluem a presença de disúria, urgência miccional, alterações da frequência urinária e incontinência urinária
  - » É importante perguntar também sobre a história de infecções do trato urinário.

Anamnese especial

- A anamnese especial deve abordar os diversos sistemas do corpo:
  - » Cabeça, olhos, orelha, nariz e garganta (COONG)
  - » Sistema respiratório
  - » Sistema cardiovascular
  - » Sistema gastrointestinal
  - » Sistema locomotor
  - » Sistema nervoso
- Algumas afecções que acometem os diversos sistemas corporais podem estar ligadas a queixas ginecológicas:
  - » Alterações do hábito intestinal e outros sintomas gastrointestinais podem indicar afecções de tal sistema e excluir condições ginecológicas
  - » Algumas condições ginecológicas podem influenciar os outros diversos sistemas corporais.

História pregressa

- As principais informações que devem ser colhidas nesta parte da anamnese incluem:
  - » Doenças prévias e sua abordagem
  - » Medicamentos de uso contínuo e suas doses
  - » Cirurgias e internações prévias em outros órgãos
  - » Alergias
  - » Vacinação
  - » Transfusão sanguínea prévia
- Esta parte da anamnese é de extrema importância, pois vários medicamentos e doenças podem predispor ao desenvolvimento de diversas doenças ginecológicas e influenciar, por exemplo, o desfecho reprodutivo das pacientes.

História familiar

- Deve-se questionar a paciente sobre a história de diversas doenças na família como:
  - » Hipertensão arterial sistêmica
  - » Diabetes *mellitus*
  - » Doenças cardiovasculares
  - » Doenças cerebrovasculares
  - » Hipotireoidismo
  - » Tromboembolismo
  - » Osteoporose
  - » Insuficiência ovariana precoce

- A história de câncer na família também é de suma importância, com destaque para:
  - » Câncer de mama
  - » Câncer de endométrio
  - » Câncer de ovário
  - » Câncer de intestino
- Tais doenças precisam ser analisadas principalmente quanto à prevalência na família, idade do surgimento e desfecho.

História psicossocial e hábitos de vida

- As principais informações que devem ser colhidas nesta parte da anamnese incluem:
  - » Etilismo
  - » Tabagismo
  - » Uso de drogas ilícitas
  - » Prática de atividades físicas
  - » Qualidade da alimentação
  - » Qualidade do sono
- Além disso, em situações específicas a paciente também pode ser indagada acerca das:
  - » Condições sanitárias no ambiente em que reside
  - » Suas condições econômicas
  - » Suas atividades de lazer.

Finalização da anamnese

- Antes de concluir a anamnese, é importante questionar se ainda existe algo que a paciente tem interesse em contar
- Essa prática traz mais autonomia para a paciente e traz e aumenta a confiança da paciente para com o ginecologista
- Além disso, permite a exposição de queixas que não foram lembradas durante a consulta ou que não haviam sido relatadas por insegurança ou vergonha
- Por fim, é importante destacar que uma boa relação médico-paciente é essencial para uma anamnese eficiente.

Exame ginecológico

Aspectos gerais

- Princípios gerais do exame físico em Ginecologia:
  - » É essencial explicar à paciente tudo o que será realizado antes e durante o exame

- » Devem estar expostas apenas as partas que serão examinadas, o que ajuda a deixar a paciente mais confortável
- » O ambiente em que será realizado o exame deve proporcionar segurança, privacidade e conforto à paciente
- » Caso haja uma terceira pessoa na sala do exame, a paciente deve consentir com a permanência dela no local. Caso contrário, solicita-se que a pessoa espere do lado de fora
- » Antes de começar o exame, deve ser fornecida à mulher uma vestimenta adequada, que geralmente consiste em um avental ou uma camisola
- » O profissional que fará o exame deve higienizar as mãos e calçar luvas sempre que necessário
- O exame físico em Ginecologia deve incluir:
  - » Ectoscopia
  - » Medição dos dados antropométricos (peso, estatura e circunferência abdominal)
  - » Aferição dos sinais vitais (pressão arterial, frequência cardíaca, frequência respiratória e SpO_2)
  - » Ausculta pulmonar
  - » Ausculta cardíaca e palpação de pulsos
  - » Exame do abdome
  - » Palpação da tireoide
  - » Exame dos membros inferiores
  - » Exame das mamas
  - » Exame pélvico (que inclui o exame dos genitais externos e dos linfonodos inguinais, o exame especular, o toque vaginal bimanual e o toque retal)
- Neste capítulo, serão detalhados apenas os elementos específicos do exame físico em Ginecologia: o exame das mamas e o exame pélvico.

Exame das mamas

- O exame das mamas é composto pelas seguintes etapas:
  - » Inspeção estática e dinâmica
  - » Palpação dos linfonodos axilares, supra e infraclaviculares
  - » Palpação das mamas
  - » Expressão papilar
- Inspeção estática:
  - » É realizada com a paciente sentada, com os membros superiores relaxados e dispostos ao longo do corpo e as mamas desnudadas

CAPÍTULO 2 — Consulta Ginecológica

- » Durante a fase de inspeção estática o ginecologista deve observar:
  - ▲ Forma, volume e simetria mamária
  - ▲ Presença de abaulamentos ou retrações
  - ▲ Presença de alterações cutâneas, cicatrizes
  - ▲ Presença de sinais flogísticos
  - ▲ Aspectos gerais da aréola e da papila
- Inspeção dinâmica:
  - » Ainda com a paciente sentada, durante a inspeção dinâmica o ginecologista deve pedir para que a paciente faça qualquer um dos seguintes movimentos:
    - ▲ Estique os braços ao longo do corpo
    - ▲ Eleve os braços esticados lentamente até encontrar as mãos acima da cabeça
    - ▲ Abaixe os braços esticados lentamente até a posição inicial
    - ▲ Apoie as mãos na cintura
    - ▲ Jogue os cotovelos para frente
    - ▲ Jogue os cotovelos para trás
  - » A inspeção dinâmica permite que alterações que poderiam ter sido observadas durante a inspeção estática, como retrações e abaulamentos, se tornem mais evidentes
- Palpação dos linfonodos axilares, supra e infraclaviculares
  - » A paciente deve permanecer sentada de frente para o examinador
  - » A palpação dos linfonodos axilares deve ser feita da seguinte forma:
    - ▲ O examinador deve utilizar a mão para elevar o braço ipsilateral da paciente
    - ▲ Com a mão contralateral espalmada, o examinador deve realizar a palpação deslizante do recesso axilar e de suas proximidades
  - » Os linfonodos supra e infraclaviculares devem ser palpados com as pontas dos dedos
  - » Linfonodos palpáveis móveis, fibroelásticos e pequenos não são considerados suspeitos
  - » Linfonodos aumentados, endurecidos, fixos e aderidos a planos profundos são indicativos de metástases linfonodais de neoplasias malignas
- Palpação das mamas:
  - » É realizada com a paciente deitada em decúbito dorsal e com os braços atrás da cabeça (occipício)
  - » Apenas a mama que será examinada deve estar exposta
  - » Técnica de palpação das mamas:

- ▲ As mamas podem ser palpadas utilizando a face palmar dos dedos ou com as falanges distais
- ▲ A palpação deve partir da região subareolar e se estender até as regiões paraesternais, infraclaviculares e axilares (o processo axilar da mama também deve ser palpado)
- ▲ O exame é realizado em sentido circular e pode ser feito no sentido horário ou no sentido anti-horário: o essencial é examinar as mamas em sua totalidade, mantendo compressões superficiais, médias e profundas para cobrir toda a extensão do tecido mamário
- » A consistência das mamas varia amplamente dependendo das proporções relativas de tecido adiposo e glandular
- » Caso seja detectado um nódulo palpável, deve-se descrever:
  - ▲ Posição: em qual quadrante o nódulo se encontra
  - ▲ Tamanho: tamanho do nódulo em centímetros
  - ▲ Consistência: fibroelástica, cística ou endurecida
  - ▲ Contornos: regulares, irregulares ou lobulados
  - ▲ Mobilidade: se o nódulo é móvel ou fixo
- Expressão papilar:
  - » Não deve ser realizada de rotina: realiza-se a expressão papilar apenas se a paciente possuir queixas
  - » É realizada com a paciente deitada: o examinador deve realizar uma delicada pressão no nível da aréola e da papila
  - » Caso haja descarga papilar, a digitopressão realizada de forma circular ao redor da aréola pode auxiliar na identificação do ducto comprometido.

Exame pélvico

- O exame pélvico é composto pelas seguintes etapas:
  - » Exame dos genitais externos e dos linfonodos inguinais
  - » Exame especular
  - » Toque vaginal bimanual
  - » Toque retal
- Posicionamento da paciente:
  - » O exame pélvico deve ser idealmente realizado com a paciente na posição de litotomia na

PARTE 1 Fundamentos em Ginecologia e Obstetrícia

mesa ginecológica. Outras posições podem ser necessárias dependendo das condições físicas e restrições de cada paciente (decúbito lateral, com flexão das pernas, genupeitoral, decúbito dorsal com pernas e joelhos fletidos (posição em "diamante")
  » A posição de litotomia correta consiste em:
    ▲ Decúbito dorsal
    ▲ Nádegas junto à borda da mesa de exame
    ▲ Coxas e joelhos fletidos
    ▲ Fossa poplítea (ou pés) descansando sobre as perneiras (ou peseiras)
- Outras características importantes do exame pélvico incluem:
  » O profissional deve estar utilizando luvas de procedimento
  » A bexiga da paciente deve estar vazia
  » A paciente deve estar protegida por um lençol e apenas a região genital deve estar exposta
  » O local de realização do exame deve possuir foco de luz para iluminação dos locais examinados.

Exame dos genitais externos

- O exame dos genitais externos e dos linfonodos inguinais é composto pelas seguintes etapas:
  » Inspeção estática e dinâmica
  » Palpação dos linfonodos inguinais
- Inspeção estática:
  » Durante esta etapa, o profissional deve observar cuidadosamente todas as estruturas anatômicas da genitália externa feminina: monte do púbis, pequenos e grandes lábios, clítoris e seu prepúcio, vestíbulo da vagina, meato uretral e hímen
  » Além disso, também devem ser observadas a região inguinal e o restante do períneo, incluindo as regiões das glândulas vestibulares e a região perianal
  » A abertura, lateralização e tração dos lábios genitais deve ser realizada para facilitar a visualização dessas estruturas
  » Durante esta etapa, o profissional deve descrever:
    ▲ A distribuição dos pelos
    ▲ O trofismo dos pequenos e dos grandes lábios
    ▲ O aspecto da pele e das mucosas
    ▲ A presença ou não de lesões (p. ex., lesões inflamatórias ou infecciosas, como bartolinites ou úlceras genitais, e lesões neoplásicas)
- Inspeção dinâmica:
  » A inspeção dinâmica é realizada pedindo para a paciente realizar a manobra de Valsalva
  » Durante esta etapa, o profissional deve investigar a presença de:
    ▲ Prolapsos dos órgãos genitais
    ▲ Rotura perineal
    ▲ Perda urinária
- Palpação dos linfonodos inguinais
  » As infecções e as neoplasias pélvicas podem se disseminar para os linfonodos inguinais, que devem ser palpados durante o exame
- Linfonodos palpáveis móveis, fibroelásticos e pequenos não são considerados suspeitos
  » Linfonodos aumentados, dolorosos e que apresentem outros sinais flogísticos são indicativos de infecções
  » Linfonodos aumentados, endurecidos, fixos e aderidos a planos profundos são indicativos de metástases linfonodais de neoplasias malignas.

Exame especular

- O exame especular deve ser sempre realizado, desde que a paciente manifeste que já houve rotura himenal
- Para este exame encontram-se disponíveis espéculos metálicos e de plástico de diversos tamanhos que se adéquam ao comprimento e à flexibilidade da vagina
- Alguns princípios que devem ser seguidos durante a introdução do espéculo incluem:
  » O espéculo deve ser introduzido com a mão dominante enquanto a mão não dominante expõe o vestíbulo da vagina (a Figura 2.1 mostra a maneira correta de segurar o espéculo)
  » O espéculo deve ser introduzido fechado e de maneira oblíqua ao períneo (para evitar lesão uretral)
  » O espéculo deve ser introduzido lentamente em direção ao fundo vaginal. Ao mesmo tempo, ele deve ser rodado até que as valvas fiquem paralelas às paredes vaginais anterior e posterior
  » Após a introdução, a borboleta do espéculo deve ser girada no sentido horário para expor o colo uterino
  » Embora tal prática possa aumentar a taxa de amostras insatisfatórias no exame citopatológico, a lubrificação do espéculo com géis

CAPÍTULO 2 Consulta Ginecológica

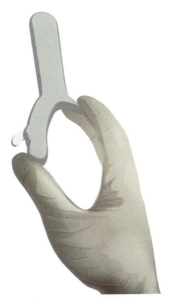

Figura 2.1 Maneira correta de segurar o espéculo.

lubrificantes ou até mesmo com água corrente pode ser realizada para proporcionar conforto à paciente
- Durante o exame especular, devem ser visualizados a vagina e o colo uterino
- A vagina deve ser avaliada quanto a:
    » Coloração
    » Rugosidade
    » Trofismo
    » Presença de lesões e/ou tumorações
- O colo uterino deve ser avaliado quanto à:
    » Forma do orifício externo, que geralmente é puntiforme nas nulíparas e em forma de fenda nas multíparas
    » Presença de nódulos, eversões do endocérvice ou irregularidades como lesões vegetantes
- O exame especular também permite a observação da secreção vaginal. Em caso de manifestação de corrimento anormal, tal material pode ser coletado para a realização dos seguintes testes:
    » Exame a fresco do conteúdo vaginal e avaliação sob microscopia
    » Teste das aminas ou *whiff test*, teste de pH com fita apropriada
- Durante o exame especular, também é realizado o exame de citologia oncótica cervical, que é descrito com detalhes no Capítulo 3, *Propedêutica Ginecológica no Rastreamento de Câncer*.

Toque vaginal bimanual

- Define-se o toque vaginal como sendo a manobra para avaliar os órgãos genitais internos. Durante o toque, procura-se sentir o volume do órgão (útero, ovário, entre outros), a consistência, a superfície, a mobilidade, a posição, a relação com outros órgãos e as dores que, eventualmente, podem surgir
- Alguns princípios que devem ser seguidos durante a realização do toque vaginal incluem:
    » Deve ser realizado após o exame especular
    » O toque deve ser realizado com a mão enluvada
    » O toque pode ser unidigital (quando o examinador introduz apenas o dedo indicador) ou bidigital (quando o examinador introduz os dedos indicador e médio)
    » Os dedos que serão introduzidos no canal vaginal devem estar em extensão e devem estar lubrificados com gel lubrificante
- Inicialmente, o toque vaginal permite uma avaliação minuciosa de características das paredes vaginais e do colo uterino
- As paredes vaginais devem ser avaliadas quanto à:
    » Elasticidade
    » Rugosidade
    » Presença de lesões e/ou tumorações palpáveis
- O colo uterino deve ser avaliado quanto à:
    » Consistência
    » Posição
    » Mobilidade (e eventual presença de dor à mobilização do colo uterino)
    » Presença de nódulos, lesões e/ou tumorações palpáveis
- Posteriormente, realiza-se o toque bimanual com a mão oposta apoiada sobre o abdome inferior, o que permite uma avaliação de características do corpo uterino e dos anexos
- Para a avaliação do corpo uterino, os dedos inseridos no canal vaginal devem ser colocados sob o colo uterino e, aplicando-se pressão ascendente, eleva-se o útero de encontro à mão oposta apoiada na parede abdominal (Figura 2.2). O corpo uterino deve ser avaliado para determinação:
    » Da posição do útero (anteroversoflexão, medioversoflexão ou retroversoflexão)
    » Do volume uterino
    » Da presença de irregularidades na superfície uterina (como pode ocorrer em caso de presença de leiomiomas)

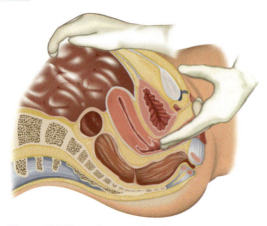

Figura 2.2 Toque bimanual. (Adaptada de Rezende Filho, 2022.)

- Para a avaliação dos anexos, os dedos inseridos no canal vaginal devem elevar os anexos do fundo de saco vaginal ou da fossa ovariana contra a mão oposta apoiada na parede abdominal. Algumas observações importantes acerca da palpação dos anexos incluem:
  » Deve ser sempre observada a presença ou não de massas tumorais anexiais
  » Os ovários de dimensões normais costumam ser palpáveis em pacientes não obesas em idade reprodutiva
  » As tubas uterinas são palpáveis quase somente quando estão aumentadas de volume (p. ex., em casos mais graves de doença inflamatória pélvica)
  » Os anexos não devem ser palpáveis em mulheres na pós-menopausa
- O toque vaginal também permite detectar nódulos e tumorações presentes no fundo de saco vaginal, o que pode significar, por exemplo, endometriose.

Toque retal

- O toque retal durante a avaliação ginecológica não é essencial, mas deve ser realizado em pacientes com indicações específicas como:
  » Necessidade de avaliação do septo retovaginal
  » Dor pélvica
  » Suspeita ou confirmação de massa pélvica
  » Sintomas retais
  » Neoplasia do colo uterino
- Alguns princípios que devem ser seguidos durante a realização do toque retal incluem:
  » O toque deve ser realizado com a mão enluvada (é imprescindível que o examinador troque a luva entre o toque vaginal e o toque retal)
  » O toque deve ser unidigital e o dedo que será introduzido deve estar em extensão e lubrificado com gel lubrificante
- A técnica correta de realização do toque retal em Ginecologia é a seguinte:
  » Inicialmente, o examinador deve introduzir o dedo indicador na vagina e o dedo médio no reto (Figura 2.3)
  » Em seguida, os dedos devem ser aproximados um do outro como uma tesoura, para avaliação do septo retovaginal
  » Por fim, retira-se o dedo indicador e o dedo médio conclui o toque circular da cavidade anal.

Considerações finais

- Ao fim da consulta ginecológica, é dever do médico informar a paciente acerca das hipóteses diagnósticas que foram desenvolvidas a partir dos dados colhidos na anamnese e no exame físico
- A fim de sanar as dúvidas e tranquilizar a paciente, as hipóteses diagnósticas e as orientações devem ser explicadas de forma clara e objetiva
- Caso seja necessário prosseguir com a investigação das queixas, cabe ao profissional definir as condutas mais apropriadas, evitando expor a paciente a procedimentos desnecessários e possivelmente danosos
- O principal dever do profissional no contexto de uma consulta ginecológica é promover a

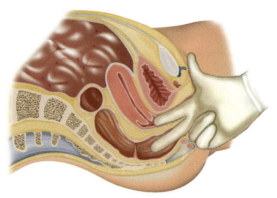

Figura 2.3 Toque retal. (Adaptada de Rezende Filho, 2022.)

saúde da mulher. Por isso, para ter bom aproveitamento das informações obtidas ao longo do atendimento, o profissional deve estar informado acerca das diretrizes mais atuais sobre os diversos temas em Ginecologia e Obstetrícia.

Leitura complementar

Brasil. Política Nacional de atenção integral à saúde da mulher: princípios e diretrizes. Ministério da Saúde, Secretaria de Atenção à Saúde, Departamento de Ações Programáticas Estratégicas. Brasília: Ministério da Saúde; 2004.

Camargos AF, Melo VH, Carneiro MM, Reis FM. Ginecologia ambulatorial baseada em evidências científicas. 2. ed. Belo Horizonte: Coopmed Editora Médica; 2008.

Carrara HHA, Duarte G, Philbert PMP. Semiologia Ginecológica. Medicina, Ribeirão Preto. jan-mar. 1996;29:80-7.

Carusi AD. The gynecologic history and pelvic. UpToDate; 2023. Disponível em: www.uptodate.com/contents/the-gynecologic-history-and-pelvic-examination?search=ginecology%20history%20&source=search_result&selectedTitle=1~52&usage_type=default&display_rank=1#H11. Acesso em: 29 out. 2024.

Federação Brasileira das Associações de Ginecologia e Obstetrícia (Febrasgo). Expectativa da mulher brasileira sobre sua vida sexual e reprodutiva: as relações dos ginecologistas e obstetras com suas pacientes. [online] Disponível em: https://www.febrasgo.org.br/pt/noticias/item/download/242_ad1660bd18e2a591d1c250c36518e7c6. Acesso em: 29 out. 2024.

Fernandes CE, Sá MFSS, Filho ALS, Pompei LM, Machado, RB. Tratado de ginecologia Febrasgo. Rio de Janeiro: Elsevier; 2019.

Joffe GP, Foxman B, Schmidt AJ, Farris KB, Carter RJ, Neumann S, et al. Multiple partners and partner choice as risk factors for sexually transmitted disease among female college students. Sex Transm Dis. 1992;19(5):272-8.

Lisboa RM. Tratado de semiologia médica. Rio de Janeiro: Guanabara Koogan; 2014.

Pereira AL, Silva LR, Palma LM, Moura LC, Moura MA. Impacto do grau de escolaridade e idade no diagnóstico tardio de sífilis em gestantes. Femina. 2020;48(9):563-70. Disponível em: https://docs.bv-salud.org/biblioref/2020/10/1122585/femina-2020-489-563-567.pdf. Acesso em: 29 out. 2024.

Passos EP, Ramos JGL, Martins-Costa SH, Magalhães JA, Menke CH, Freitas F. Rotinas em ginecologia. 7. ed. Porto Alegre: Artmed; 2017.

Rezende Filho J. Obstetrícia. 14. ed. Rio de Janeiro: Guanabara Koogan; 2022.

Rodrigues JL, Falcão MTC. Vivências de atendimentos ginecológicos por mulheres lésbicas e bissexuais: (in)visibilidades e barreiras para o exercício do direito à saúde. Saúde e Sociedade [online]. 2021;30(1). Disponível em: https://doi.org/10.1590/S0104-12902021181062. Acesso em: 15 dez. 2023.

3

Propedêutica Ginecológica no Rastreamento de Câncer

Gabriel Lage Neves ▪ Matheus Eduardo Soares Pinhati ▪ Vinícius Freire Costa Alves ▪ Agnaldo Lopes da Silva Filho

KEYPOINTS

1. O rastreamento é uma estratégia de prevenção secundária que visa detectar doenças em seu estágio assintomático, proporcionando tratamento precoce e redução da morbimortalidade.
2. Quando o assunto são as malignidades ginecológicas, enquanto o rastreamento dos cânceres de colo do útero e de mama apresenta evidências robustas quanto à sua importância, o rastreamento dos cânceres de ovário e de endométrio não demonstrou reduzir mortalidade na população de risco habitual.
3. A mamografia é o principal método utilizado para o rastreamento do câncer de mama, sendo o único que demonstra redução de mortalidade na população de risco habitual.
4. O Ministério da Saúde (MS) e o Instituto Nacional de Câncer (INCA) recomendam o rastreio mamográfico com intervalo bianual para todas as mulheres com idade entre 50 e 69 anos.
5. A Federação Brasileira das Associações de Ginecologia e Obstetrícia (Febrasgo), a Sociedade Brasileira de Mastologia (SBM) e o Colégio Brasileiro de Radiologia e Diagnóstico por Imagem (CBR) recomendam o rastreamento mamográfico com intervalo anual para todas as mulheres com idade entre 40 e 74 anos.
6. Os achados mamográficos são classificados pelo sistema BI-RADS, que estima o risco de câncer das lesões e padroniza o seguimento inicial das pacientes com exames alterados.
7. No Brasil, o método utilizado pelo Sistema Único de Saúde (SUS) para rastreamento do câncer de colo do útero é a citologia oncótica convencional.
8. Conforme orientação de diversas entidades nacionais e internacionais, além da citologia oncótica isolada, o teste de pesquisa do DNA do HPV e o coteste (citologia oncótica + teste para HPV) também podem ser utilizados para o rastreamento do câncer cervical.
9. O MS e o INCA recomendam o rastreamento do câncer de colo do útero com citologia oncótica para todas as mulheres com idade entre 25 e 64 anos que já iniciaram a atividade sexual. Após dois exames normais consecutivos com intervalo de 1 ano, o intervalo de rastreio passa a ser trianual.
10. A depender do tipo de atipia e da faixa etária da paciente, as atipias celulares eventualmente observadas no resultado da citologia oncótica cervical podem indicar desde a manutenção do rastreamento em intervalo habitual até o encaminhamento para a colposcopia.

Highlights

- O rastreamento ou *screening* é uma forma de prevenção secundária que tem como objetivo principal detectar a doença precocemente em sua fase assintomática e, consequentemente, reduzir sua morbimortalidade

- Embora métodos de rastreamento sejam uma ferramenta valiosa para a detecção precoce e para a prevenção dos cânceres ginecológicos, eles devem ser realizados com cuidado para evitar resultados falso-positivos e tratamentos excessivos
- Os principais benefícios e malefícios do rastreio de cânceres ginecológicos são detalhados na Tabela 3.1

- São necessários dois requisitos centrais para que um método de rastreamento seja considerado eficaz:
  » O teste ou procedimento utilizado deve ser capaz de detectar o câncer em sua fase assintomática
  » Deve haver evidências de que o tratamento iniciado como consequência do rastreamento resulta em redução da mortalidade pelo câncer
- Nesse contexto, quando o assunto são os cânceres ginecológicos:
  » O rastreamento universal dos cânceres de colo de útero e de mama apresenta evidências robustas quanto à sua importância, sendo amplamente aceito e praticado
  » O rastreamento dos cânceres de endométrio e de ovário na população assintomática de risco habitual ainda não demonstrou reduzir a mortalidade, estando atualmente restrito às populações de alto risco
- Após um teste de rastreio positivo para um câncer ginecológico, avaliações adicionais são necessárias para descartar ou confirmar o diagnóstico presumido.

Rastreamento do câncer de mama

- O rastreamento do câncer de mama é uma medida eficaz para detectar a doença em seu estágio inicial, reduzir sua mortalidade e reduzir a morbidade do seu tratamento
- Os benefícios do rastreamento do câncer de mama foram avaliados por estudos de coorte, ensaios clínicos randomizados e revisões sistemáticas, e demonstraram uma redução da mortalidade por câncer de mama de cerca de 20%

Tabela 3.1 Possíveis benefícios e malefícios do rastreio de cânceres ginecológicos.

Benefícios	Malefícios
• Detectar o câncer em estágios iniciais • Proporcionar tratamentos mais precoces e efetivos • Reduzir a morbimortalidade por câncer • Prevenir a ocorrência de câncer por meio da identificação e remoção de lesões pré-malignas	• Possibilidade de efeitos adversos relacionados ao teste • Possibilidade de resultados falso-positivos • Excesso de diagnósticos sem alterar a morbimortalidade • Tratamentos excessivos

- A mamografia é o principal método utilizado para o rastreamento do câncer de mama, sendo o único que demonstra redução de mortalidade na população de risco habitual.

Recomendações para rastreamento na população de risco habitual

- De acordo com as recomendações da Federação Brasileira das Associações de Ginecologia e Obstetrícia (Febrasgo), da Sociedade Brasileira de Mastologia (SBM) e do Colégio Brasileiro de Radiologia e Diagnóstico por Imagem (CBR), o rastreamento mamográfico deve ser realizado anualmente por todas as mulheres com idade entre 40 e 74 anos (Tabela 3.2)
- Após os 74 anos, o rastreio mamográfico individualizado pode ser indicado para mulheres que tenham uma expectativa de vida maior do que 7 anos e que possam ser submetidas ao tratamento do câncer, considerando suas comorbidades
- Além da Febrasgo, da SBM e do CBR, outros órgãos e entidades têm recomendações diferentes para o rastreio do câncer de mama (ver Tabela 3.2):
  » O MS e o INCA recomendam o rastreio mamográfico com intervalo bianual para todas as mulheres com idade entre 50 e 69 anos
  » A US Preventive Services Task Force (USPSTF) recomenda o rastreio mamográfico com intervalo bianual para todas as mulheres com idade entre 40 e 74 anos.

Tabela 3.2 Recomendações para rastreio do câncer de mama na população de risco habitual.

Entidade	Recomendação
Febrasgo, SBM e CBR	Rastreio mamográfico **anual** para todas as mulheres com idade entre 40 e 74 anos
MS e INCA	Rastreio mamográfico **bianual** para todas as mulheres com idade entre 50 e 69 anos
USPSTF	Rastreio mamográfico **bianual** para todas as mulheres com idade entre 40 e 74 anos

CBR: Colégio Brasileiro de Radiologia e Diagnóstico por Imagem; Febrasgo: Federação Brasileira das Associações de Ginecologia e Obstetrícia; INCA: Instituto Nacional de Câncer; MS: Ministério da Saúde; SBM: Sociedade Brasileira de Mastologia; USPSTF: US Preventive Services Task Force.

Recomendações para rastreamento na população de alto risco

- De acordo com a Febrasgo, a SBM e o CBR, os seguintes subgrupos de pacientes são considerados populações de alto risco para o câncer de mama e, portanto, têm recomendações especiais de rastreamento:
  - » Mulheres com mutação dos genes *BRCA1* ou *BRCA2*: devem iniciar o rastreamento com mamografia anual a partir dos 30 anos
  - » Mulheres com risco ≥ 20% ao longo da vida, calculado por um dos modelos matemáticos baseados em história familiar: devem iniciar o rastreamento com mamografia anual 10 anos antes da idade do diagnóstico do familiar mais jovem (não antes dos 30 anos)
  - » Mulheres com história de irradiação no tórax entre os 10 e 30 anos: devem iniciar o rastreamento com mamografia anual a partir do oitavo ano após o tratamento radioterápico (não antes dos 30 anos)
  - » Mulheres com diagnóstico ou com história familiar (de parentes de primeiro grau) de síndromes genéticas que aumentam o risco de câncer de mama (p. ex., Li-Fraumeni, Cowden): devem iniciar o rastreamento com mamografia anual a partir do diagnóstico (não antes dos 30 anos).

Mamografia

- A mamografia de rotina inclui a realização de imagens em duas incidências de cada mama: craniocaudal (CC) e médio-lateral oblíqua (MLO)

- O posicionamento correto das mamas durante a mamografia é fundamental para evitar a exclusão de partes da mama do campo de visão e a não visualização de alterações potencialmente malignas
- As principais características mamográficas sugestivas de malignidade incluem:
  - » Nódulos com margens irregulares, com destaque para os nódulos espiculados, que constituem a alteração mamográfica mais específica para o câncer de mama
  - » Nódulos de alta densidade
  - » Microcalcificações agrupadas
  - » Microcalcificações pleomórficas finas
- Após a mamografia, os achados mamográficos são classificados de acordo o sistema BI-RADS (Breast Imaging-Reporting and Data System)
- O sistema BI-RADS classifica os achados mamográficos em sete categorias, estima o risco de câncer das lesões e padroniza o seguimento da paciente (Tabela 3.3)
- O principal fator que limita a sensibilidade da mamografia é a densidade mamária, já que mamas mais densas (com maior componente glandular) são naturalmente mais radiopacas, o que dificulta a visualização de alterações sugestivas de malignidade.

Ultrassonografia e ressonância magnética das mamas

- Em pacientes com risco habitual de câncer de mama:
  - » A utilização da ultrassonografia (USG) mamária e da ressonância magnética (RNM) das mamas como propedêutica complementar à mamografia deve ser reservada aos casos de

Tabela 3.3 Categorias do BI-RADS, recomendação e risco de câncer.		
Categoria	**Recomendação**	**Risco de câncer**
0: Inconclusivo	Necessita de avaliação imaginológica adicional	–
1: Negativo	Rastreamento mamográfico de rotina	0%
2: Achado benigno	Rastreamento mamográfico de rotina	0%
3: Achado provavelmente benigno	Realizar controle precoce (6, 12, 24 e 36 meses)	≤ 2%
4: Achado suspeito 4A: Baixa suspeita de malignidade 4B: Moderada suspeita de malignidade 4C: Alta suspeita de malignidade	Realizar biópsia	> 2 e < 95% 4A: > 2 e ≤ 10% 4B: > 10 e ≤ 50% 4C: > 50 e < 95%
5: Achado altamente sugestivo de malignidade	Realizar biópsia	≥ 95%
6: Malignidade conhecida e comprovada	Tratamento adequado	100%

alta densidade mamária (em geral, aos casos de BI-RADS 0)

- » Nesse cenário de alta densidade mamária em pacientes com risco habitual, a USG geralmente é o método de escolha
- Em pacientes com alto risco de câncer de mama:
  - » Recomenda-se a realização de RNM anual em associação com a mamografia para rastreio do câncer de mama
  - » A USG pode ser utilizada como alternativa à RNM em locais em que não há acesso à ressonância das mamas ou em caso de alguma contraindicação à realização desse exame.

Rastreamento do câncer de colo do útero

- O rastreamento do câncer de colo de útero é eficaz na detecção de lesões precursoras e de doença em estágio inicial de ambos os tipos de câncer cervical (carcinoma espinocelular e adenocarcinoma), o que permite o tratamento precoce dessas lesões e a redução de sua mortalidade
- Nos países em que foi implantado um rastreamento de qualidade, com ampla cobertura, tratamento e seguimento das pacientes diagnosticadas com câncer cervical, houve redução de 80% na incidência do câncer invasor
- Existem três principais métodos para se realizar o rastreamento do câncer de colo de útero:
  - » Citologia oncótica (teste de Papanicolaou), que pode ser convencional ou em meio líquido
  - » Testes de pesquisa do DNA do HPV (teste para HPV)
  - » Coteste (citologia oncótica + teste para HPV)
- Embora alguns estudos tenham sugerido que a sensibilidade da citologia oncótica é inferior à do teste para o HPV, qualquer uma dessas três estratégias é considerada aceitável para rastreio do câncer cervical
- No SUS, ainda não há disponibilidade de rastreio com o teste para HPV, de modo que a triagem para câncer de colo do útero é realizada com a citologia oncótica convencional
- As recomendações para rastreamento de mulheres vacinadas devem ser exatamente as mesmas de mulheres não vacinadas, visto que as taxas de cobertura vacinal e de incidência do câncer de

colo do útero no Brasil e no mundo ainda não atingiram níveis seguros para que sejam sugeridas mudanças nas recomendações.

Recomendações para rastreamento

- O MS e o INCA recomendam o rastreamento do câncer de colo uterino com citologia oncótica para todas as mulheres com idade entre 25 e 64 anos que já iniciaram a atividade sexual
- Os dois primeiros exames devem ser realizados com intervalo anual
- Se os dois primeiros resultados forem negativos, o intervalo de rastreio passa a ser trianual
- Os exames periódicos devem seguir até os 64 anos e só devem ser interrompidos nessa idade quando a mulher apresentar dois exames consecutivos negativos nos últimos 5 anos
- A US Preventive Services Task Force (USPSTF) recomenda o rastreio do câncer de colo uterino para todas as mulheres entre 21 e 65 anos:
  - » Mulheres entre 21 e 29 anos devem ser rastreadas apenas com citologia oncótica a cada 3 anos
  - » Mulheres entre 30 e 65 anos devem ser rastreadas com citologia oncótica a cada 3 anos ou com teste para HPV ou coteste a cada 5 anos
  - » Após os 65 anos, o rastreamento pode ser interrompido caso a mulher não apresente fatores de alto risco para câncer cervical
- O rastreamento do câncer de colo de útero está contraindicado:
  - » Para mulheres antes dos 25 anos de acordo com o MS e o INCA
  - » Para mulheres antes dos 21 anos de acordo com a USPSTF
- Existem algumas situações especiais que podem interferir nas recomendações de rastreamento do câncer de colo do útero:
  - » Mulheres com história de histerectomia total prévia por condição benigna podem ser excluídas do rastreamento
  - » Gestantes devem ser rastreadas normalmente conforme sua faixa etária.

Citologia oncótica cervical

- A citologia oncótica ainda é o exame mais utilizado no Brasil e no mundo para o rastreamento do câncer de colo uterino

- Existem dois tipos de citologia oncótica:
  - » A citologia oncótica convencional é o método mais barato e mais acessível
  - » A citologia oncótica em meio líquido é o método que teoricamente apresenta maior sensibilidade, embora isso ainda não tenha se traduzido em redução da mortalidade
- As orientações para o preparo da paciente para a coleta ideal incluem:
  - » Ausência de sangramento, duchas e medicamentos intravaginais
  - » Abstinência sexual nas 72 horas anteriores à coleta
  - » Mulheres na pós-menopausa com atrofia vulvovaginal podem ser orientadas a realizar estrogenização tópica previamente à realização da coleta
- Embora um preparo ideal seja desejável, a presença dos fatores citados anteriormente não é uma contraindicação absoluta para a realização da citologia oncótica
- Em ambos os tipos de citologia oncótica, a coleta do material deve cumprir os seguintes passos fundamentais:
  - » Inicialmente, deve-se realizar a exposição do colo uterino com o espéculo de Collins
  - » Em seguida, deve-se realizar a coleta do material ectocervical com a espátula de Ayre: a ponta mais longa deve ser encaixada no orifício cervical externo e a espátula deve ser rodada 360° para que seja coletado material de toda a região periorificial
  - » Por fim, deve-se realizar a coleta do material endocervical com a escova endocervical: a escova deve ser introduzida no colo uterino e devem ser realizados três a cinco movimentos rotatórios de vaivém
- Na citologia oncótica convencional, o material coletado deve ser transferido para uma lâmina de vidro identificada e deve ser fixado com álcool 96%
- Já na citologia oncótica em meio líquido, o material coletado deve ser transferido para o frasco que contém o líquido conservante. Além de permitir a análise citológica, a citologia em meio líquido também permite a realização de um teste para HPV no material coletado (coteste)
- Durante a interpretação do resultado da citologia cervical, o médico deve se certificar quanto à adequabilidade da amostra:
  - » Quando a coleta foi feita adequadamente, o resultado indica que a amostra foi satisfatória para a avaliação
  - » Quando a amostra for insatisfatória para avaliação, o exame deve ser repetido em 6 a 12 semanas com correção, quando possível, do problema que motivou esse resultado
  - » Possíveis causas para uma amostra insatisfatória incluem a presença de intensa sobreposição celular, sangue, piócitos, artefatos de ressecamento e contaminantes externos
- Um resultado citológico considerado normal pode conter três tipos de células provenientes do colo uterino:
  - » Células escamosas
  - » Células glandulares (não inclui o epitélio endometrial)
  - » Células metaplásicas
- As alterações eventualmente presentes no resultado da citologia oncótica cervical podem ser divididas em:
  - » Alterações benignas
  - » Atipias celulares
- As alterações benignas eventualmente presentes no resultado da citologia oncótica não apresentam nenhuma relação com o câncer de colo de útero, de modo que não indicam alterações na rotina de rastreamento. Algumas dessas possíveis alterações incluem:
  - » Alterações celulares benignas reativas ou reparativas
  - » Alterações celulares indicando atrofia com inflamação (são comuns em pacientes na pós-menopausa)
  - » Achados microbiológicos (podem corroborar o diagnóstico clínico de algumas infecções, por exemplo, vaginites e vaginoses)
  - » Presença de células endometriais (principalmente em pacientes que tenham esse resultado na pós-menopausa, deve-se avaliar a indicação de investigação de patologias da cavidade endometrial)
- Já as atipias celulares são as alterações da citologia oncótica que podem estar relacionadas ao câncer de colo do útero. A depender do tipo de atipia e da faixa etária da paciente, essas alterações podem indicar desde a manutenção do rastreamento em intervalo habitual até o encaminhamento para a colposcopia (Tabela 3.4).

Tabela 3.4 Resumo de recomendações para conduta inicial em face dos resultados alterados de citologias oncóticas em que estão presentes atipias celulares.

Diagnóstico citopatológico		Faixa etária	Conduta inicial
Células escamosas atípicas de significado indeterminado (ASC-US)	Possivelmente não neoplásicas (ASC-US)	< 25 anos	Repetir em 3 anos
		25 a 29 anos	Repetir a citologia em 12 meses
		> 30 anos	Repetir a citologia em 6 meses
	Não se podendo afastar lesão de alto grau (ASC-H)		Encaminhar para colposcopia
Células glandulares atípicas de significado indeterminado (AGC)	Possivelmente não neoplásicas ou não se podendo afastar lesão de alto grau		Encaminhar para colposcopia
Células atípicas de origem indefinida (AOI)	Possivelmente não neoplásicas ou não se podendo afastar lesão de alto grau		Encaminhar para colposcopia
Lesão de baixo grau (LSIL)		< 25 anos	Repetir em 3 anos
		> 25 anos	Repetir em 6 meses
Lesão de alto grau (HSIL)			Encaminhar para colposcopia
Lesão intraepitelial de alto grau, não se podendo excluir microinvasão			Encaminhar para colposcopia
Carcinoma escamoso invasor			Encaminhar para colposcopia
Adenocarcinoma *in situ* (AIS) ou invasor			Encaminhar para colposcopia

ASC-H: células escamosas atípicas.

Leitura complementar

Federação Brasileira das Associações de Ginecologia e Obstetrícia (Febrasgo). Rastreio, diagnóstico e tratamento do câncer de colo de útero. São Paulo: Febrasgo; 2017.

Girianelli VR, Thuler LC, Silva GA. Predictive capability of HPV and pap tests in screening for cervical cancer over a three-year follow-up. Rev Bras Ginecol Obstet. 2016;38(3):147-53.

Henderson JT, Webber EM, Sawaya GF. Screening for ovarian cancer: updated evidence report and systematic review for the US Preventive Services Task Force. JAMA. 2018;319(6):595-606.

Instituto Nacional de Câncer (INCA). Coordenação de Prevenção e Vigilância. Divisão de Detecção Precoce e Apoio à Organização de Rede. Diretrizes brasileiras para o rastreamento do câncer do colo do útero. 2. ed. rev. atual. Rio de Janeiro: INCA; 2016.

Kim JJ, Burger EA, Regan C, Sy S. Screening for cervical cancer in primary care: a decision analysis for the US Preventive Services Task Force. JAMA. 2018;320(7):706-14.

Koliopoulos G, Nyaga VN, Santesso N, Bryant A, Martin-Hirsch PP, Mustafa RA, et al. Cytology versus HPV testing for cervical cancer screening in the general population. Cochrane Database Syst Rev. 2017;(8):CD008587.

Peirson L, Fitzpatrick-Lewis D, Ciliska D, Warren R. Screening for cervical cancer: a systematic review and meta-analysis. Syst Rev. 2013;2:35.

Ronco G, Dillner J, Elfström KM, Tunesi S, Snijders PJ, Arbyn M, et al. Efficacy of HPV-based screening for prevention of invasive cervical cancer: follow-up of four European randomised controlled trials. Lancet. 2014;383(9916):524-32.

Urban LA, Chala LF, Paula IB, Bauab SP, Schaefer MB, Oliveira AL, et al. Recomendações para o rastreamento do câncer de mama no Brasil do Colégio Brasileiro de Radiologia, da Sociedade Brasileira de Mastologia e da Federação Brasileira das Associações de Ginecologia e Obstetrícia. Femina. 2023;51(7):390-9.

US Preventive Services Task Force; Curry SJ, Krist AH, Owens DK, Barry MJ, Caughey AB, Davidson KW, et al. Screening for cervical cancer: US Preventive Services Task Force Recommendation Statement. JAMA. 2018;320(7):674-86.

US Preventive Services Task Force; Grossman DC, Curry SJ, Owens DK, Barry MJ, Caughey AB. Screening for endometrial cancer: a systematic review and meta-analysis. JAMA. 2019;321(6):563-71.

US Preventive Services Task Force; Grossman DC, Curry SJ, Owens DK, Barry MJ, Davidson KW, Doubeni CA, et al. Screening for ovarian cancer: US Preventive Services Task Force Recommendation Statement. JAMA. 2018;319(6):588-94.

US Preventive Services Task Force; Nicholson WK, Silverstein M, Wong JB, Barry MJ, Chelmow D, Rucker Coker T, et al. Screening for breast cancer: US Preventive Services Task Force Recommendation Statement. JAMA. 2024;331(22):1918-30.

4

Alterações Fisiológicas da Gestação

Gabriel Lage Neves ▪ Ian Prata Nogueira ▪ Luma Soares Fagundes ▪ Gabriel Martins Cruz Campos

KEYPOINTS

1. Ao longo da gravidez, o corpo feminino passará por várias transformações fisiológicas que podem resultar em sinais e sintomas.
2. As alterações fisiológicas que ocorrem na gestação afetam tanto o aparelho reprodutor como, praticamente, todos os demais sistemas do corpo.
3. Com o avançar da gravidez, as alterações fisiológicas que ocorrem na gestante podem gerar sintomas que afetam a qualidade de vida da paciente.
4. As modificações do aparelho reprodutor incluem: aumento do volume uterino, amolecimento do colo, formação do tampão mucoso, arroxeamento da vagina e da vulva, redução do pH vaginal e aumento do tamanho e da vascularização das mamas. Todas essas mudanças fazem com que seja possível observar alguns dos sinais de presunção e de probabilidade da gravidez.
5. Algumas alterações cutaneomucosas que podem ocorrer na gravidez incluem: hiperpigmentação da pele, formação de estrias, eritema palmar, aranhas vasculares, hirsutismo e sudorese aumentada.
6. Em relação ao sistema cardiovascular e hematopoiético, acontece uma síndrome hipercinética. É esperado um aumento do volume sanguíneo, uma elevação da frequência cardíaca e do débito cardíaco e uma redução da resistência vascular periférica e da pressão arterial.
7. Há um aumento fisiológico da necessidade de oxigênio para suprir as demandas maternas e fetais. Associado a isso, há uma elevação do diafragma pelo útero aumentado. Com isso, aconteçam mudanças na frequência respiratória, nos volumes e capacidades pulmonares e na gasometria.
8. Há uma intensa produção de hormônios placentários que atuam de forma sistêmica para permitir a evolução da gravidez. Ocorrem também alterações nos hormônios hipofisários e tireoidianos, gerando modificações metabólicas.
9. A função renal também é afetada, o que modifica a taxa de filtração glomerular e os valores de creatinina e ureia. O sistema coletor e a bexiga também sofrem alterações que podem gerar polaciúria, estase urinária, incontinência urinária, entre outros.
10. Outros sistemas afetados são: gastrointestinal, endócrino, musculoesquelético e sistema nervoso.

Alterações do sistema genital feminino

Alterações no útero

- Durante a gravidez, torna-se necessário que o útero passe por importantes mudanças, por ser o órgão que retém o feto durante todo o seu desenvolvimento e que servirá de força motora para a sua expulsão no trabalho de parto
- Acontece um aumento do volume e do peso uterino
- O crescimento uterino pode ser acompanhado na prática clínica por meio da palpação do fundo uterino após ultrapassar os limites da pelve (cerca de 12 semanas)
- Considera-se um aumento de cerca de 4 cm por mês, de forma que o útero alcança a cicatriz umbilical por volta da 20ª semana e o apêndice xifoide ao termo

CAPÍTULO 4 — Alterações Fisiológicas da Gestação

- Após a 20ª semana de gestação, a descrição clássica estabelece uma relação relativamente fiel entre a idade gestacional e o tamanho uterino (em centímetros). Entretanto, nem sempre tal correlação está presente
- O aumento uterino até a 12ª semana é decorrente de fatores hormonais e o aumento após a 12ª semana de efeito de pressão pelos produtos da concepção
- Para que o aumento do volume uterino aconteça, os leiomiócitos sofrem hiperplasia e hipertrofia, estando dispostos em sistemas de espirais. Essa disposição em espiral facilita o estiramento do útero no decorrer da gravidez e tem papel fundamental no clampeamento fisiológico e nas contrações uterinas pós-parto
- Ocorre um aumento da vascularização uterina, tornando a coloração uterina violácea
- Há aumento progressivo do fluxo sanguíneo uteroplacentário com o passar da gestação
- A consistência do útero gravídico é amolecida, porém se modifica na presença de contração uterina ou aumento do tônus.

Alterações no colo uterino

- Na gestação, acontecem alterações no colo do útero em resposta às modificações vasculares e hormonais
- O colo uterino se torna amolecido ao toque:
  - » Sinal de Goodell: a consistência do colo uterino deixa de ser semelhante à da cartilagem nasal e passa a ser semelhante à do lábio
- Os epitélios do colo uterino ficam mais espessos, passando de 1 a 3 mm para 3 a 6 mm
- O colo uterino se torna mais vascularizado e secretor
- A hipertrofia glandular da endocérvix faz com que aconteça maior produção de muco, espesso e viscoso
- Ocorre a formação do tampão mucoso (ou rolha de Schroeder), que protege o ambiente intrauterino
- Devido à hipervascularização local, o sangramento durante a manipulação do colo pode acontecer com facilidade
- Próximo ao parto, ocorrem perda do tampão mucoso, dilatação e apagamento do colo uterino.

Alterações na vagina e na vulva

A hipervascularização provoca hiperemia e edema da mucosa vaginal e da vulva:

- » A coloração da vagina se torna arroxeada pela retenção sanguínea nos vasos venosos
- » Ocorre vasodilatação das artérias vaginais, sendo possível sentir sua pulsação nos fórnices laterais da vagina
- Ocorre um aumento da espessura e da elasticidade da mucosa vaginal
- A elasticidade adquirida garante a distensão necessária para a formação do canal durante o parto
- O pH vaginal tende a diminuir na gestação:
  - » Na gestação, o epitélio vaginal é submetido a altos níveis de progesterona, o que propicia a proliferação de lactobacilos e, consequentemente, reduz o pH vaginal
  - » Tal alteração do pH vaginal ajuda na defesa contra infecções bacterianas, porém pode facilitar a candidíase.

Alterações nas mamas

- As modificações das mamas acontecem desde o início da gestação:
  - » A gestante relata, com frequência, dor e hipersensibilidade mamária desde o primeiro trimestre, entre 5 e 6 semanas, e tende a apresentar melhora no decorrer da gravidez
  - » Aumento da temperatura mamária e mastalgia são sintomas comuns
  - » Aumento do volume mamário:
    - ▲ O aumento volumétrico das mamas acontece a partir da 6ª semana de gravidez
    - ▲ Parece não haver relação entre o volume mamário durante a gravidez e a capacidade de produção de leite materno
- Acontecem alterações no complexo aréolopapilar:
  - » O mamilo apresenta hiperpigmentação, adquirindo cor acastanhada. Além disso, os limites da aréola se tornam imprecisos, dando origem a uma aréola secundária, chamada "sinal de Hunter"
  - » A papila se encontra mais saliente, mais sensível e com maior capacidade erétil
  - » Com o objetivo de proteger a aréola, ocorre hipertrofia das glândulas sebáceas areolares, formando os tubérculos de Montgomery

- A hipervascularização do tecido glandular faz com que a rede venosa mamária seja visível sob a pele, chamada "rede de Haller"
- Durante a gestação, inicia-se a lactogênese, de forma que o colostro é produzido:
  » A produção do colostro geralmente inicia-se na 16ª semana de gestação
  » A saída de colostro à expressão papilar geralmente pode ser observada a partir da segunda metade da gestação.

Sinais de presunção e de probabilidade decorrentes das alterações no sistema genital feminino

- As alterações fisiológicas da gestação que ocorrem no sistema genital feminino promovem o surgimento de sinais de presunção e de sinais de probabilidade da gravidez (Tabela 4.1).

Alterações cutaneomucosas

Hiperpigmentação

- As alterações hormonais da gravidez estão relacionadas ao aumento da produção e secreção do hormônio melanotrófico da hipófise
- Esse hormônio induz a produção em excesso de melanina, que leva à hiperpigmentação e à presença de máculas hipercrômicas (melasmas)
- A hiperpigmentação atinge preferencialmente os seguintes locais:

Tabela 4.1 Sinais de presunção e de probabilidade de gravidez.
Sinais de presunção
• Tubérculos de Montgomery (8 semanas): hipertrofia de glândulas sebáceas gerando elevações visíveis nas aréolas
• Rede de Haller (16 semanas): hipervascularização venosa da mama, formando uma rede venosa visível
• Sinal de Hunter (20 semanas): limites da aréola mamária se tornam não precisos, dando origem à aréola secundária
Sinais de probabilidade
• Sinal de Hegar (6 a 8 semanas): amolecimento do istmo cervical
• Sinal de Piskacek (8 semanas): assimetria uterina devido à implantação do embrião
• Sinal de Nobile-Budin (8 semanas): ocupação dos fórnices vaginais laterais pelo útero globoso
• Sinal de Osiander (8 semanas): percepção da pulsação das artérias vaginais dilatadas nos fórnices laterais
• Sinal de Jacquemier-Chadwick (8 semanas): consiste na coloração arroxeada da vulva
• Sinal de Kluge (8 semanas): consiste na coloração arroxeada da vagina

  » Face
  » Linha alba (formando a linha *nigricans*)
  » Aréolas (formando o sinal de Hunter)
  » Períneo
  » Axilas.

Formação de estrias

- Cerca de 50% das gestantes apresentam estrias abdominais devido à hiperdistensão da pele local e ao estímulo pelo cortisol
- Quando recentes, as estrias se apresentam de coloração violácea
- Quando antigas, as estrias são esbranquiçadas.

Outras alterações cutaneomucosas

- A vasodilatação periférica pode gerar eritema palmar e aranhas vasculares
  » A vasodilatação periférica é causada principalmente pela redução da resistência vascular periférica e pelo excesso de estrógenos
- Hirsutismo leve a moderado pode ser observado
  » Há aumento da proporção de cabelos anágenos devido à estimulação de estrógenos e andrógenos na segunda metade da gestação
  » Após o final da gravidez, é comum que aconteça um aumento da queda de cabelo em 6 a 16 semanas, chamado "eflúvio telógeno", mais acentuado nas regiões frontal e temporal
- Outras alterações incluem:
  » Sudorese aumentada
  » Secreção sebácea exagerada
  » Unhas quebradiças
  » Acne.

Alterações no sistema cardiovascular e hematopoiético

Principais alterações no sistema cardiovascular

- O aumento do volume sanguíneo inicia-se aproximadamente na 6ª semana de gestação, com aumento mais expressivo no terceiro trimestre (40 a 50% maior em comparação a valores de referência não gravídicos)
- A hipervolemia induzida pela gestação é uma adaptação do organismo materno para suprir as

necessidades fetais e evitar perdas importantes de sangue na hora do parto

- A frequência cardíaca materna se eleva a partir da 4ª semana de gestação. No terceiro trimestre se apresenta 20% maior que os valores de referência em não grávidas
- A frequência cardíaca tende a aumentar durante o trabalho de parto devido à dor e à ansiedade
- Devido ao aumento da frequência cardíaca e do volume sistólico da gestante, por volta da 10ª à 12ª semana de gestação ocorre aumento do débito cardíaco
- A resistência vascular periférica reduz drasticamente até a 20ª semana de gestação:
  - » O aumento dos níveis das prostaciclinas (vasodilatadoras), produzidas pelas paredes dos vasos sanguíneos, sobrepõe-se ao desempenho vasodilatador dos tromboxanos, produzido pelas plaquetas
  - » Ocorre a queda da pressão arterial (PA), sendo a redução da pressão diastólica maior que a redução da pressão sistólica (os menores valores são atingidos por volta da 20ª semana de gestação)
  - » A redução da PA durante a gestação provoca aumento da atividade do sistema renina-angiotensina-aldosterona, de modo que a atividade da renina plasmática e os níveis de aldosterona geralmente estão aumentados durante esse período
- Devido à elevação de 4 cm do diafragma, o coração encontra-se desviado para cima e para a esquerda
- Pela síndrome hipercinética, na avaliação clínica, podem ser detectados sopros cardíacos
- A partir da 20ª semana de gestação, ocorre redução do retorno venoso pela compressão da veia cava inferior pelo útero gravídico (principalmente no 3º trimestre):
  - » Essa compressão pode provocar o desenvolvimento de edema e de varicosidades no membro inferior, além do surgimento de doença hemorroidária
  - » Para reduzir a compressão da veia cava inferior, a paciente deve se deitar em decúbito lateral esquerdo
- As seguintes alterações podem ser observadas no eletrocardiograma:
  - » Desvio do eixo para a esquerda
  - » Encurtamento do intervalo PR
  - » Inversão da onda T, principalmente em D3 e V2
  - » Presença de onda Q em D3 e aVF
  - » Alargamento do intervalo QTc.

Principais alterações no sistema hematopoiético (Figura 4.1)

- Durante a gestação, ocorre aumento da eritropoese: o volume total de eritrócitos da paciente aumenta de 20 a 30%
  - » Entretanto, ocorre uma redução tanto do hematócrito quanto da hemoglobina (por hemodiluição), já que o aumento da eritropoese não acompanha o aumento do volume plasmático
  - » A queda progressiva da hemoglobina que ocorre durante a gestação gera uma anemia fisiológica
  - » Essa anemia fisiológica presente na gestação explica a necessidade de reposição de ferro nas grávidas (40 a 60 mg de ferro elementar por dia)
- Pode ocorrer um leve aumento dos leucócitos totais no decorrer da gestação:
  - » Durante a gravidez, os valores normais de leucócitos totais variam de 5 a 12 mil
  - » No parto e no puerpério, os valores de leucócitos totais podem chegar a 30 mil
- De modo geral, ocorre elevação dos fatores de coagulação (principalmente fibrinogênio) e redução do sistema fibrinolítico
  - » Em associação com a redução do retorno venoso, esse aumento dos fatores de coagulação faz com que pacientes grávidas tenham maior risco de tromboembolismo
- Os níveis plaquetários encontram-se um pouco reduzidos, principalmente devido à hemodiluição.

Alterações no sistema respiratório

Alterações nos volumes e nas capacidades pulmonares (Figura 4.2)

- Durante a gravidez, acontece elevação do diafragma devido à compressão pelo útero aumentado e mudança nas necessidades fisiológicas da gestante e do feto, levando a:
  - » Redução do volume residual pulmonar (20%)
  - » Aumento do volume corrente
  - » Redução do volume de reserva expiratória
- Dessa forma, observam-se as seguintes alterações nas capacidades pulmonares:

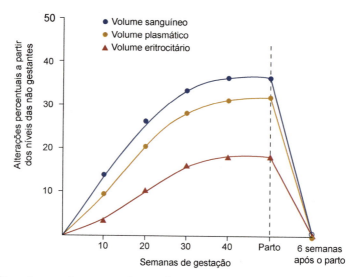

Figura 4.1 Alterações nos sistemas cardiovascular e hematopoiético que ocorrem durante a gestação.

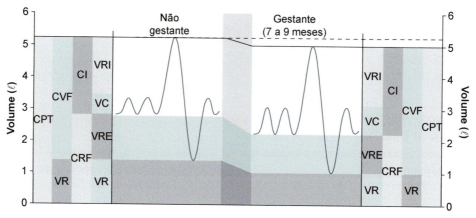

Figura 4.2 Alterações fisiológicas da gestação dos volumes e capacidades pulmonares. CI: capacidade inspiratória; CPT: capacidade pulmonar total; CRF: capacidade residual funcional; CVF: capacidade vital; VC: volume corrente; VR: volume residual; VRE: volume de reserva expiratório; VRI: volume de reserva inspiratório.

- » Redução da capacidade residual funcional
- » Redução da capacidade pulmonar total (cerca de 200 mℓ)
- » Aumento da capacidade inspiratória
- Apesar dessas alterações, a frequência respiratória permanece nos valores pré-gestacionais.

Alterações no equilíbrio ácido-base e na gasometria

- O aumento do volume corrente provoca hiperventilação, aumentando a hematose
- O aumento da hematose leva a um aumento da pressão parcial de oxigênio (pO_2) e diminuição da pressão parcial de dióxido de carbono (pCO_2). Esse fato é importante porque:
  - » Facilita a excreção fetal de CO_2 (do sangue fetal ao sangue materno)
  - » Faz com que mais O_2 seja disponibilizado para o feto
- As alterações nos valores de pO_2 e pCO_2 propiciam uma alcalose respiratória compensada por maior excreção de bicarbonato pelos rins
- Em resumo, observamos as seguintes alterações nos valores da gasometria arterial:

- » Aumento da pO_2
- » Redução da pCO_2
- » Aumento discreto do pH
- » Redução dos níveis de bicarbonato
- » Aumento do *base excess* (BE).

Queixas respiratórias comuns durante a gestação

- As alterações respiratórias descritas podem gerar queixas, que incluem:
  - » Dispneia
  - » Redução da tolerância ao exercício físico
- A vasodilatação dos vasos da cavidade nasal e as alterações hormonais podem levar a:
  - » Congestão nasal por edema
  - » Maior ocorrência de epistaxe.

Alterações nos sistemas endócrino e metabólico

Principais hormônios placentários

- Uma das funções da placenta é ser produtora de hormônios, sendo eles: gonadotrofina coriônica (beta-HCG), hormônio lactogênico placentário (hPL), progesterona e estrógeno
- Com relação ao beta-HCG:
  - » Imediatamente após a implantação, começa a ser produzido pelas células que compõem o sinciciotrofoblasto
  - » Atua na manutenção do corpo lúteo no primeiro trimestre da gestação
  - » Os níveis se elevam progressivamente, dobrando a cada 2 a 3 dias, até a 12ª semana de gestação
  - » Após a 12ª semana de gestação, os níveis de beta-HCG caem e permanecem mais baixos até o final da gestação
  - » A dosagem do beta-HCG não tem correlação precisa com a idade gestacional
- Com relação ao hPL:
  - » Os valores aumentam progressivamente a partir da 4ª semana até o parto
  - » Apresenta funções semelhantes ao hormônio do crescimento (GH) e à prolactina
  - » Também atua como antagonista insulínico, sendo hiperglicemiante (aumenta a resistência periférica materna à insulina)

- » Os valores de hPL são diretamente proporcionais ao peso do recém-nascido e inversamente proporcionais ao risco de restrição ao crescimento fetal
- Com relação aos esteroides sexuais:
  - » No primeiro trimestre da gestação, a produção de estrógeno e de progesterona ocorre pelo corpo lúteo
  - » A partir do segundo trimestre, a placenta se torna autônoma na produção dos esteroides sexuais (estrógeno e progesterona), cujos valores aumentam progressivamente até o parto.

Alterações nos hormônios hipofisários

- Devido ao estímulo do estrogênio durante a gestação, a adeno-hipófise sofre hipertrofia e hiperplasia
- As seguintes alterações nos hormônios hipofisários podem ser observadas:
  - » Aumento da produção de prolactina, que atuará para preparar as mamas para lactação pós-parto
  - » Redução dos níveis de TSH (devido à sua semelhança com o beta-HCG)
  - » Redução dos níveis de FSH e LH (por *feedback* negativo devido ao aumento do estrógeno e da progesterona)
  - » Aumento da liberação de hormônio antidiurético (ADH) (em decorrência da hemodiluição)
  - » O GH e a ocitocina permanecem inalterados (apesar de permanecerem sem alterações durante a gestação, os níveis de ocitocina aumentam durante o parto e no puerpério).

Alterações nos hormônios tireoidianos

- O 1º trimestre da gestação se configura como o momento em que o TSH se encontra mais baixo, haja vista o pico de beta-HCG
- Espera-se que o TSH esteja menor que 2,5 mUI/mℓ no 1º trimestre e menor que 3,5 mUI/mℓ a partir do 2º trimestre
- Apesar de os níveis de TSH estarem diminuídos, os níveis de T4 livre normalmente não diminuem, podendo, inclusive, estar aumentados (principalmente no 1º trimestre)
- Geralmente se observa um aumento do volume da tireoide
- Os níveis de globulinas transportadoras de tiroxina também aumentam durante a gestação, atingindo seu pico com 20 semanas.

Alterações metabólicas e outras alterações endócrinas

- A taxa metabólica se encontra maior que em não grávidas, pois há necessidade de maior consumo de oxigênio para suprir o metabolismo fetal
- As alterações metabólicas na gestante são diferentes, a depender do período da gestação:
  - » Na primeira metade da gestação, a grávida entra em anabolismo para aumentar sua reserva energética
  - » Na segunda metade da gestação, a grávida entra em catabolismo, haja vista as elevadas necessidades nutricionais do feto
- As principais alterações metabólicas na primeira metade da gestação são:
  - » Aumento da produção de insulina (por estímulo dos esteroides sexuais), podendo ocorrer discreta redução da glicemia da paciente
  - » Nesta fase ocorrem principalmente lipogênese, glicogênese e outros processos anabólicos
- As principais alterações metabólicas na segunda metade da gestação são:
  - » Aumento da resistência insulínica materna em decorrência da atuação do hLP, podendo ocorrer aumento da glicemia da gestante (mecanismo associado ao desenvolvimento de diabetes gestacional)
  - » A resistência insulínica reduz o efeito inibitório da insulina sobre a lipólise, favorecendo o recrutamento dos depósitos de gordura em situações de jejum, priorizando a disponibilização de glicose e aminoácidos ao feto
  - » Além disso, os ácidos graxos são essenciais na constituição de estruturas importantes do cérebro e aparelho ocular fetal
- Durante a gestação, a paciente tem um ganho ponderal:
  - » Associado principalmente ao aumento da reserva energética (gordura), da retenção hídrica e do útero gravídico
  - » De forma geral, uma gestante com peso corporal adequado deve ganhar cerca de 12 kg durante a gestação
  - » Quanto maior é o índice de massa corporal (IMC) pré-gestacional da paciente, menos peso ela pode ganhar durante a gestação
  - » A Tabela 4.2 relaciona o IMC pré-gestacional com o ganho de peso esperado durante a gestação.

Tabela 4.2 Ganho de peso esperado durante a gestação.

IMC pré-gestacional (kg/m²)	Ganho de peso esperado durante a gestação (kg)	Ganho de peso por semana no 2º e no 3º trimestre (kg)
< 18,5	12,5 a 18	0,5
18,5 a 24,9	11 a 16	0,4
25 a 29,9	7 a 11,5	0,3
≥ 30	5 a 9	0,2

Alterações no aparelho digestivo

Alterações gerais

- As alterações do aparelho digestivo mais comuns durante a gravidez são náuseas e vômitos, que estão detalhadas no Capítulo 43, *Hiperêmese Gravídica*
- Outras alterações presentes são aumento da sede, do apetite e mudança das preferências alimentares.

Alterações na cavidade oral

- As principais alterações da cavidade oral durante a gestação são gengivite, redução do pH da boca e sialorreia (produção excessiva de saliva)
- A ocorrência da gengivite é facilitada devido à vasodilatação, que torna a gengiva mais hiperemiada e fria
- A redução do pH da boca aumenta a incidência de cáries.

Alterações no trânsito intestinal

- Devido à ação hormonal hipotônica (principalmente da progesterona) e à compressão do sistema gastrointestinal pelo útero gravídico, o trânsito de todo o aparelho digestivo se encontra reduzido durante a gestação, o que pode causar regurgitação, pirose, constipação e flatulência
- Com a evolução da gestação e o crescimento uterino, esses sintomas tendem a se tornar mais frequentes.

Alterações no fígado e nas vias biliares

- Devido à ação relaxante da progesterona na musculatura lisa da vesícula biliar associada à alteração do metabolismo lipídico, as multíparas estão mais propensas à formação de cálculos de colesterol na vesícula biliar

- Ocorre aumento fisiológico da fosfatase alcalina, que pode se apresentar de 2 a 3 vezes maior que o valor de referência
- O fluxo sanguíneo hepático e o diâmetro da veia porta sofrem grande aumento; contudo, o fígado permanece nas mesmas proporções.

Alterações no aparelho urinário
Alterações da função renal

- Alterações na taxa de filtração glomerular (TFG):
  » As alterações hemodinâmicas globais características da gravidez geram um aumento da perfusão renal e, consequentemente, um aumento da TFG
  » De forma secundária a tal aumento da TFG, ocorre uma redução nos níveis séricos de creatinina, ureia e ácido úrico
- Reabsorção de água e sódio:
  » Como mencionado, a redução da pressão arterial da gestante resulta em um aumento da atividade do sistema renina-angiotensina-aldosterona (SRAA), o que aumenta a secreção de aldosterona
  » Além disso, a diminuição da osmolaridade plasmática (em função da hemodiluição) aumenta a ação da vasopressina
  » No contexto do aumento da atividade da aldosterona e da vasopressina, há um favorecimento da retenção hídrica e da reabsorção de sódio
- Glicosúria fisiológica:
  » A necessidade de maior disponibilidade de glicose para o feto, sobretudo na segunda metade da gestação, aumenta também a oferta de glicose no nível renal
  » Então, as gestantes podem desenvolver discreta glicosúria fisiológica
  » Porém, uma glicosúria acentuada pode indicar diabetes gestacional.

Alterações no sistema coletor e na bexiga

- O crescimento progressivo do útero gravídico leva à compressão tanto da bexiga quanto do sistema coletor

- Ademais, a progesterona age na dilatação do sistema coletor e relaxamento da musculatura vesical
- A dilatação dos ureteres e pelve renal (hidronefrose) é comum
  » Esse evento é mais proeminente no lado direito do que no lado esquerdo, já que as posições do cólon sigmoide e da aorta contribuem para "proteger" o sistema coletor à esquerda
  » Essas mudanças podem ser visualizadas na ultrassonografia e se resolvem entre 6 e 12 semanas após o parto
  » Pode haver um acúmulo de urina, que pode servir como reservatório para bactérias, contribuindo para maior risco de pielonefrite, sobretudo na segunda metade da gestação
- Na bexiga, há elevação do trígono vesical, redução do tônus e redução da capacidade volumétrica por compressão extrínseca. Nesse sentido, ocorrências no sistema coletor e bexiga incluem:
  » Polaciúria
  » Estase urinária e aumento do resíduo pós-miccional
  » Incontinência urinária
  » Maior risco de infecções
  » Refluxo vesicoureteral.

Alterações no sistema musculoesquelético
Alterações posturais e de marcha

- Durante a gestação, o útero gravídico causa um deslocamento do seu centro de gravidade para a frente. Com isso, a gestante desenvolve:
  » Hiperlordose da coluna lombar: "projeta o ventre para a frente"
  » Hipercifose toracocervical (para compensar o aumento do útero e mudança no centro de gravidade): "projeta os ombros para trás"
  » Hiperextensão dos joelhos
  » Afastamento dos membros inferiores durante a marcha (marcha anserina)
- Essas alterações posturais geram:
  » Aumento do risco de queda
  » Dores lombares, cervicais e de compressão de raízes nervosas
  » Maior ocorrência de fadiga muscular.

Alterações articulares

- Hormônios envolvidos na gestação (como os estrógenos, a progesterona e a relaxina) aumentam a elasticidade e a mobilidade das articulações durante a gravidez, em um processo denominado "embebição gravídica"
- A embebição gravídica é benéfica para a gestante porque aumenta a mobilidade e a elasticidade de articulações da pelve, o que é importante durante o trabalho de parto vaginal
- Por outro lado, a embebição gravídica predispõe a gestante a dores articulares, entorses, luxações e até fraturas.

Alterações no sistema nervoso

- A principal queixa neurológica da gestante é a sonolência
- Acredita-se que a sonolência seja resultado principalmente do aumento da progesterona, um hormônio depressor do sistema nervoso central, e do desenvolvimento de uma alcalose respiratória fisiológica por parte da gestante
- Outras queixas menos frequentes são:
  - » Enxaqueca
  - » Dificuldade na memorização e na concentração, geralmente no último trimestre
- Com a evolução da gestação, essas queixas tendem a piorar, sendo solucionadas após o parto.

Leitura complementar

Bermans BL. Maternal adaptations to pregnancy: musculoskeletal changes and pain. UpToDate. 11 dec 2023.

Csapo AI, Pulkkinen MO, Wiest WG. Effects of luteectomy and progesterone replacement therapy in early pregnant patients. Am J Obstet Gynecol. 1973;115(6):759-65.

Cunningham FG, Leveno KJ, Bloom SL, Dashe JS, Hoffman BL, Casey BM, Spong CY. Obstetrícia de Williams. Porto Alegre: AMGH; 2021.

Fernandes CE, Silva de Sá MF, editores. Tratado de obstetrícia FEBRASGO. Neto MC, coordenador. Rio de Janeiro: Elsevier; 2019.

Hallberg L, Harwerth H-G, Vanotti A, editors. Iron deficiency: pathogenesis, clinical aspects, therapy. New York: London Academy Press; 1970. 628p.

Herrera E. Lipid metabolism in pregnancy and its consequences in the fetus and newborn. Endocrine. 2002;19(1):43-55.

Lopes da Silva Filho A, Lourdes Soares Laranjeira C, editores. Manual SOGIMIG de ginecologia e obstetrícia. 6. ed. Rio de Janeiro: Medbook; 2017.

Marchant DJ. Alteration in anatomy and function of the urinary tract during pregnancy. Clin Obstet Gynecol. 1978;21(3):855-61.

Martin C. Physiology changes during pregnancy: the mother. In: Quillingan EJ, Kretchmer N, editors. Fetal and maternal medicine. New York: Willey; 1980.

Montenegro CAB, Rezende Filho J. Repercussões da gravidez sobre o organismo materno. 13. ed. Rio de Janeiro: Guanabara Koogan; 2017. p. 80-9.

Pritchard JA, Scott DE. Iron demands during pregnancy: In: Halerg L, Hawerth HG, Thadhani RI, Maynard SE. Maternal adaptations to pregnancy: renal and urinary tract physiology. UpToDate. 7 jun 2022.

Vora R, Gupta R, Mehta M, Chaudhari A, Pilani A, Patel N. Pregnancy and skin. J Fam Med Prim Care. 2014;3(4):318-24.

Zugaib M, Pulcineli Vieira Francisco R, Maganin A, editores. Zugaib obstetrícia. 5. ed. Barueri, SP: Manole; 2023.

5

Bacia Óssea e Estática Fetal

Bárbara Isidoro Faria de Pádua ▪ Thaynara de Morais Bastos Rezende ▪ Gabriel Martins Cruz Campos

KEYPOINTS

1. A pelve é o canal ósseo do parto e pode representar pontos de desafio para a passagem fetal.
2. A pelve menor ou verdadeira tem maior importância obstétrica, já que apresenta três pontos de estreitamento: estreito superior, médio e inferior.
3. Os diâmetros de maior relevância para o prognóstico do parto são: *conjugata* obstétrica, diâmetro bi-isquiático e a *conjugata exitus*.
4. O tipo de bacia da gestante (ginecoide, antropoide, android ou platipeloide) pode estar relacionado com o prognóstico do parto.
5. Os planos de DeLee são a classificação mais utilizada pra avaliar a altura da apresentação fetal.
6. As principais características fetais que servem de referência para a estática fetal incluem os ossos, suturas, fontanelas e diâmetros cranianos.
7. A atitude fetal consiste na relação das diversas partes fetais entre si, ou seja, depende da disposição da cabeça, da coluna e dos membros do feto.
8. A situação fetal consiste na relação entre o maior eixo uterino e o maior eixo fetal. Já a apresentação depende da situação e consiste na região anatômica do feto presente no estreito superior da pelve.
9. A variedade de posição é utilizada para descrever a relação entre um ponto de referência materno fixo e um ponto de referência fetal que depende da apresentação
10. O melhor cenário para um parto vaginal consiste em situação longitudinal e apresentação cefálica fletida nas variedades de posição occipitoanteriores.

Bacia óssea

Ossos da bacia

- A bacia óssea é formada por dois ossos ilíacos, pelo sacro, pelo cóccix e por suas respectivas articulações (sínfise púbica, articulações sacroilíacas e articulação sacrococcígea) (Figura 5.1)
  - » Cada osso ilíaco é formado por três ossos:
    - ▴ Ílio, o maior dos ossos pélvicos, localizado posterossuperiormente
    - ▴ Ísquio, localizado posteroinferiormente
    - ▴ Púbis, localizado anteriormente. Os dois púbis se articulam através da sínfise púbica

- » O sacro está localizado entre os ossos ilíacos e se articula com os dois ílios através das articulações sacroilíacas
- » O cóccix está localizado inferiormente ao sacro, unido a ele pela articulação sacrococcígea. Durante o parto, apresenta mobilidade de aproximadamente 1,5 cm
- A bacia pode ser dividida em:
  - » Pelve grande ou falsa, de menor relevância obstétrica
  - » Pelve pequena, verdadeira ou apenas escavação, que abrange os estreitos superior, médio e inferior e possui grande importância na obstetrícia
- A pelve falsa está separada da pelve verdadeira pelo anel estreito superior, que se estende da borda superior da sínfise púbica ao promontório.

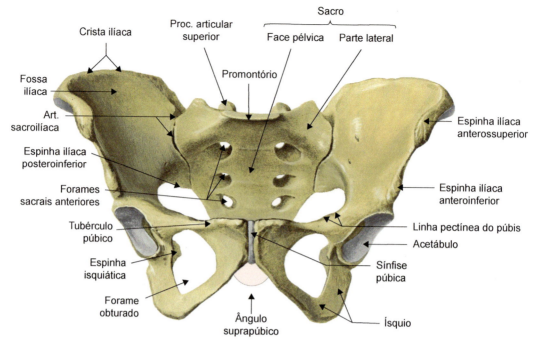

Figura 5.1 Ossos da pelve. (Adaptada de Heidegger, 2006.)

Pelve menor ou verdadeira

- A pelve verdadeira possui grande importância obstétrica, uma vez que constitui o canal ósseo de passagem do feto durante o parto
- A pelve verdadeira pode ser dividida em três estreitos (superior, médio e inferior), que são regiões que podem dificultar a progressão fetal durante o parto:
  » Estreito superior: delimitado, no sentido posteroanterior, pelo promontório, pelas asas do sacro, pelas linhas inominadas, pelas eminências iliopectíneas e pela borda superior da sínfise púbica
  » Estreito médio: delimitado, no sentido posteroanterior, pela concavidade do sacro (entre as vértebras S4 e S5), pela borda inferior dos ligamentos sacroisquiáticos, pelas espinhas isquiáticas e pela borda inferior da sínfise púbica
  » Estreito inferior: delimitado, no sentido posteroanterior, pela ponta do cóccix, pela borda inferior dos ligamentos sacroisquiáticos, pelas faces internas das tuberosidades isquiáticas e pelas bordas inferiores dos ramos isquiopúbicos, até atingir a borda inferior da sínfise púbica

- No estreito superior, é importante ressaltar dois diâmetros anteroposteriores, dois diâmetros transversos e dois diâmetros oblíquos (Figura 5.2 e Tabela 5.1):
  » Os diâmetros anteroposteriores incluem:
    ▲ A *conjugata vera* anatômica (Figura 5.3), que vai do promontório à borda superior da sínfise púbica e que mede aproximadamente 11 cm
    ▲ A *conjugata vera* obstétrica (Figura 5.3), que vai do promontório à face interna da sínfise púbica e que mede aproximadamente 10,5 cm
  » Os diâmetros transversos incluem:
    ▲ O diâmetro transverso máximo, que se estende do ponto mais afastado da linha inominada à linha do lado oposto e que mede aproximadamente 13 cm
    ▲ O diâmetro transverso médio, que é traçado na mediana da *conjugata vera* anatômica e que mede aproximadamente 12 cm
- Os diâmetros oblíquos ou de insinuação vão das eminências iliopectíneas até as articulações sacroilíacas, sendo que ambos medem aproximadamente 12 cm. Esses diâmetros incluem:

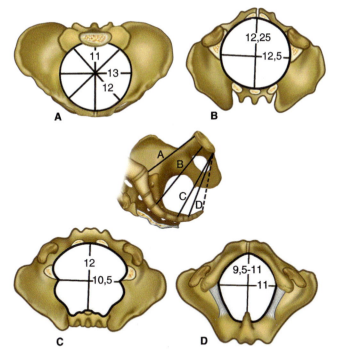

Figura 5.2 Pelve verdadeira. **A.** Estreito superior visto de cima. **B.** Plano de maiores dimensões da pelve verdadeira, visto de baixo. **C.** Estreito médio visto de baixo. **D.** Estreito inferior visto de baixo. No centro, corte sagital indicando os planos de **A**, **B**, **C** e **D**. (Adaptada de Rezende Filho, 2022.)

Tabela 5.1 Principais diâmetros dos estreitos da pelve verdadeira.

Estreito	Diâmetros anteroposteriores	Diâmetros transversos	Diâmetros oblíquos
Superior	Conjugata vera anatômica Conjugata vera obstétrica	Transverso máximo Transverso mínimo	Primeiro oblíquo Segundo oblíquo
Médio	Sacromediopúbico	Bi-isquiático	–
Inferior	Conjugata exitus	Bituberoso	–

- ▲ O primeiro oblíquo, que vai da eminência iliopectínea esquerda à articulação sacroilíaca direita
- ▲ O segundo oblíquo, que vai da eminência iliopectínea direita à articulação sacroilíaca esquerda
- No estreito médio, é importante ressaltar um diâmetro anteroposterior e um diâmetro transverso (Figura 5.2 e Tabela 5.1):
  » O diâmetro anteroposterior do estreito médio (sacromediopúbico) vai da concavidade do osso sacro (S4/S5) até o ponto médio da face posterior da sínfise púbica e mede aproximadamente 12 cm
  » O diâmetro transverso do estreito médio (bi-isquiático) situa-se entre as espinhas isquiáticas e mede aproximadamente 10,5 cm, sendo o ponto de maior estreitamento do trabalho de parto
- No estreito inferior, é importante ressaltar um diâmetro anteroposterior e um diâmetro transverso (Figura 5.2 e Tabela 5.1):
  » O diâmetro anteroposterior do estreito inferior (*conjugata exitus*) vai da borda inferior da sínfise púbica até a ponta do cóccix. Embora sua medida seja de aproximadamente 9,5 cm, com a retropulsão do cóccix que ocorre na fase final da expulsão fetal, esse diâmetro se amplia em aproximadamente 1,5 cm (Figura 5.3)

» O diâmetro transverso do estreito inferior (bituberoso) situa-se entre as faces internas das tuberosidades isquiáticas e mede aproximadamente 11 cm
- A *conjugata diagonalis* (Figura 5.3) é um diâmetro que não pertence a nenhum estreito e que vai do promontório até a borda inferior da sínfise púbica. Em geral, ela mede aproximadamente 12 cm.

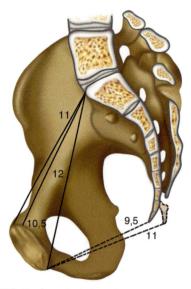

Figura 5.3 Corte sagital da pelve verdadeira mostrando, de superior para inferior e com os valores normais: *conjugata vera* anatômica, *conjugata vera* obstétrica, *conjugata diagonalis* e *conjugata exitus* antes e depois da retropulsão do cóccix. (Adaptada de Rezende Filho, 2022.)

Tipos de bacia

- De acordo com a classificação tradicional, existem quatro tipos fundamentais de bacia que diferem principalmente com base na forma do estreito superior: ginecoide, androide, antropoide e platipeloide (Figura 5.4 e Tabela 5.2)
- O formato da bacia pode ser influenciado por fatores como raça, classe socioeconômica, características nutricionais na infância e adolescência e prática de atividades físicas.

Planos da bacia óssea

Planos de De Lee

- Os planos de De Lee são a classificação atualmente mais utilizada para avaliar a altura da apresentação fetal dentro da bacia óssea
- Como indicado na Figura 5.5, o plano 0 de De Lee situa-se no nível das espinhas isquiáticas (corresponde ao estreito médio)
  » Quando a apresentação estiver acima do plano 0, a altura de De Lee é "negativa" e é medida em centímetros a partir do plano 0 (–1, –2, –3, e assim sucessivamente)
  » Quando a apresentação estiver abaixo do plano 0, a altura de De Lee é "positiva", sendo também medida em centímetros a partir do plano 0 (+1, +2, +3, e assim sucessivamente).

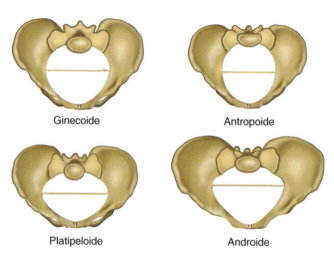

Figura 5.4 Tipos fundamentais de bacia. (Adaptada de Rezende Filho, 2022.)

Tabela 5.2 Principais características dos quatro tipos de bacia.				
Tipo de bacia	Ginecoide	Antropoide	Androide	Platipeloide
Frequência	50%	25%	20%	5%
Estreito superior	Arredondado	Elíptico	Levemente triangular	Ovalado
Diâmetro AP	Grande	Alongado	Pequeno	Reduzido
Prognóstico	Excelente	Ocorrendo insinuação, evolui bem	Distocias crescentes com a descida	Distocia maior na insinuação, amenizada depois

AP: anteroposterior.

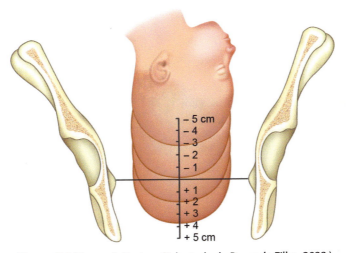

Figura 5.5 Planos de De Lee. (Adaptada de Rezende Filho, 2022.)

Planos de Hodge

- Embora sejam menos aceitos e difundidos do que os planos de De Lee, os planos de Hodge também podem ser utilizados para avaliar a altura da apresentação fetal dentro da bacia óssea
- Os planos de Hodge (Figura 5.6) são traçados a partir dos seguintes pontos de referência:
  » (1) Primeiro plano: parte do promontório e vai até a borda superior do púbis (corresponde ao estreito superior)
  » (2) Segundo plano: situa-se no nível da borda inferior do púbis
  » (3) Terceiro plano: situa-se no nível das espinhas isquiáticas (corresponde ao estreito médio e ao plano 0 de De Lee)
  » (4) Quarto plano: parte da ponta do cóccix e mistura-se com o assoalho pélvico.

Exame clínico da bacia óssea

- O exame da bacia óssea é essencial para se estimar o prognóstico do parto

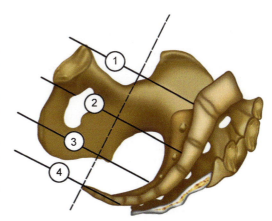

Figura 5.6 Planos de Hodge. (Adaptada de Rezende Filho, 2022.)

- O exame da pelve verdadeira se resume à:
  » Pelvimetria: avaliação dos diâmetros pélvicos
  » Pelvigrafia: avaliação da morfologia pélvica
- A pelvimetria e a pelvigrafia devem ser preferencialmente efetuadas no final do pré-natal e/ou durante o parto para avaliar progressão

- A pelvimetria pode ser externa ou interna (Figura 5.7):
  - » Pelvimetria externa: avalia o diâmetro bituberoso do estreito inferior
  - » Pelvimetria interna: avalia indiretamente o estreito superior. Inicialmente, deve-se medir a *conjugata diagonalis* através do toque ginecológico. Em seguida, subtrai-se 1,5 cm do valor obtido para se obter da medida estimada da *conjugata vera* obstétrica
- A pelvigrafia também pode ser externa ou interna (Figura 5.7):
  - » Pelvigrafia externa: avalia o ângulo ou arco subpúbico, formado pelo ápice do triângulo anterior do estreito inferior
  - » Pelvigrafia interna: avalia a configuração interna da pelve através do toque vaginal. Para isso, avalia-se o estreito superior por meio do arco anterior e o estreito médio por meio das espinhas isquiáticas.

Estática fetal

Características gerais do feto

- As principais características do feto que servem de referência para a estática fetal incluem (Figura 5.8):
  - » Os sete principais ossos do crânio: dois ossos frontais, dois ossos temporais, dois ossos parietais e um osso occipital
  - » As principais suturas que unem esses ossos: sutura sagital, sutura metópica, sutura coronal e sutura lambdoide
  - » As fontanelas estão nos locais de "confluência" das suturas. As principais incluem a anterior (bregma), formada pela junção da suturas sagital, coronária e metópica, e posterior (lambda), formada pela junção das suturas sagital e lambdoide
- É importante também identificar os principais diâmetros da cabeça fetal (Figura 5.9):
  - » Diâmetro occipitomentoniano: vai do lambda até o mento e mede de 13 a 13,5 cm. É o maior diâmetro cefálico
  - » Diâmetro occipitofrontal: vai do lambda até a raiz do nariz e mede aproximadamente 12 cm
  - » Diâmetro suboccipitofrontal: vai do suboccipício até a fronte e mede aproximadamente 10,5 cm

- » Diâmetro suboccipitobregmático: vai do suboccipício até o bregma e mede aproximadamente 9,5 cm
  - » Diâmetro submentobregmático: vai do ângulo da mandíbula até o bregma e mede aproximadamente 9,5 cm
  - » Diâmetro biparietal: une o ponto mais saliente de ambos ossos parietais e mede aproximadamente 9,5 cm
  - » Diâmetro bitemporal: une uma têmpora à outra e mede aproximadamente 7,5 cm
  - » Diâmetro bimalar: une um arco zigomático ao outro e mede aproximadamente 7 cm
- Além das características cranianas, é um importante ressaltar os principais diâmetros das cinturas escapular e pélvica do feto:
  - » Cintura escapular: o principal diâmetro é o biacromial, que une os dois acrômios (na prática, une os dois ombros) e que, antes da insinuação, mede aproximadamente 12 cm. Após a insinuação, por efeito de compressão, o diâmetro biacromial passa a medir cerca de 9 cm
  - » Cintura pélvica: o principal diâmetro é o bitrocantérico, que une os dois trocanteres maiores e que mede aproximadamente 9 cm.

Atitude

- A atitude fetal consiste na relação das diversas partes fetais entre si, ou seja, depende da disposição da cabeça, da coluna e dos membros do feto
- A atitude fetal mais comum é a de flexão generalizada (Figura 5.10), em que há encurvamento da coluna vertebral, flexão e anteriorização dos membros e flexão da cabeça, de forma que o mento se encontre próximo ao esterno
  - » Nessa atitude, a distância entre a fontanela posterior e o cóccix de um feto a termo é de cerca de 25 cm, ou seja, metade de seu comprimento total
- Em algumas situações, o feto pode assumir uma atitude em que há extensão da coluna vertebral e deflexão do polo cefálico, levando a apresentações defletidas de 1º, 2º e 3º graus, descritas posteriormente neste capítulo.

Situação

- A situação fetal consiste na relação entre o maior eixo uterino e o maior eixo fetal:

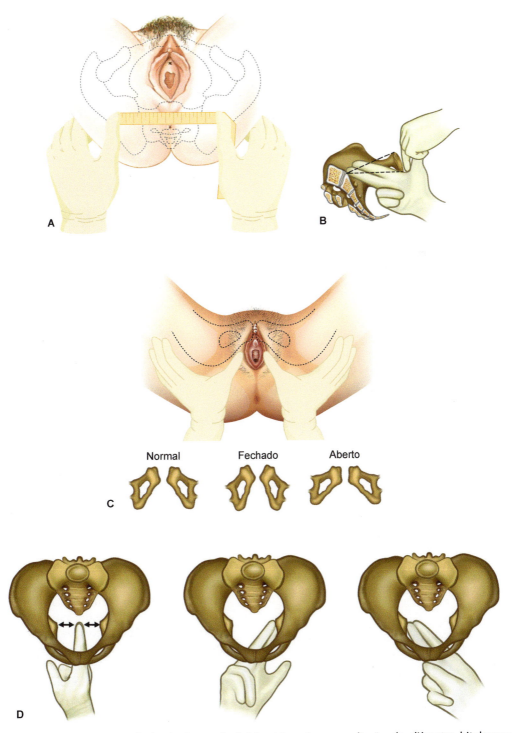

Figura 5.7 Exame clínico da bacia óssea. **A.** Pelvimetria externa: avaliação do diâmetro bituberoso. **B.** Pelvimetria interna: avaliação da *conjugata diagonalis*. **C.** Pelvigrafia externa: avaliação do ângulo subpúbico. **D.** Pelvigrafia interna: avaliação das espinhas isquiáticas. (Adaptada de Rezende Filho, 2022.)

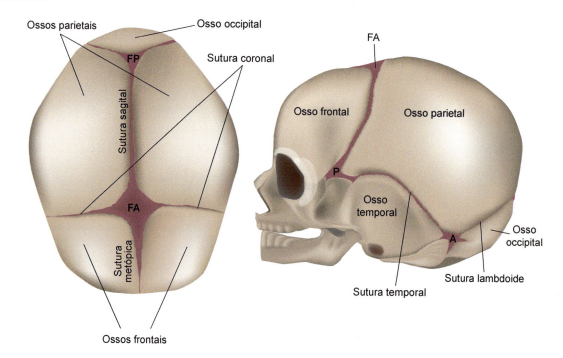

Figura 5.8 Cabeça fetal: ossos, suturas e fontanelas. A: astério; FA: fontanela anterior (bregma); FP: fontanela posterior (lambda); P: ptério.

- Existem três possibilidades de situação fetal (Figura 5.11):
  » Longitudinal: maior eixo fetal e maior eixo uterino coincidem
  » Transversa: o maior eixo fetal é perpendicular ao maior eixo uterino
  » Oblíqua: fase de transição da situação fetal.

Apresentação

- A apresentação consiste na região anatômica do feto presente no estreito superior da pelve materna
- A apresentação fetal pode ser:
  » Cefálica ou pélvica, caso a situação seja longitudinal
  » Córmica ou dorsal, caso a situação seja transversa.

Apresentação cefálica

- A apresentação cefálica é classificada de acordo com o grau de flexão ou deflexão do polo cefálico do feto

- Essa apresentação pode ser de 4 tipos principais (Figura 5.12):
  » Apresentação fletida: toca-se a fontanela posterior. É a apresentação mais comum (mais de 95% dos casos). O diâmetro de insinuação geralmente é o suboccipitobregmático
  » Deflexão de primeiro grau (apresentação de bregma): toca-se a fontanela anterior. O diâmetro de insinuação geralmente é o occipitofrontal
  » Deflexão de segundo grau (apresentação de fronte): tocam-se o nariz e a glabela. O diâmetro de insinuação geralmente é o occipitomentoniano
  » Deflexão de terceiro grau (apresentação de face): tocam-se a boca e o mento. O diâmetro de insinuação geralmente é o submentobregmático.

Apresentação pélvica

- A apresentação pélvica (Figura 5.13) pode ser classificada em:

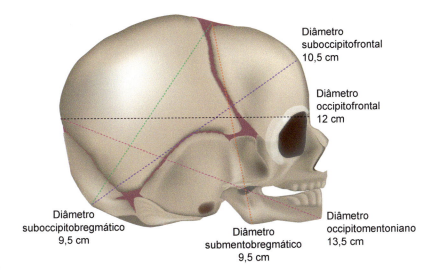
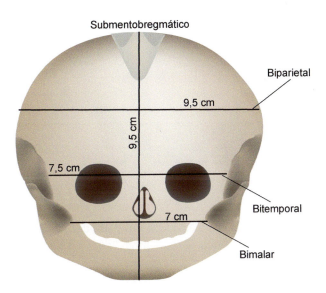

Figura 5.9 Diâmetros da cabeça fetal.

» Pélvica completa: os quadris e um ou os dois joelhos estão flexionados
» Pélvica incompleta modo nádegas ou pélvica franca: os quadris estão flexionados e os joelhos estendidos, de modo que os pés estão próximos à cabeça
» Pélvica incompleta modo de pé ou pélvica podálica: um ou ambos os quadris estão estendidos, de modo que um ou ambos os joelhos e pés estão situados abaixo da nádega
• Nas apresentações pélvicas, o diâmetro de insinuação é o bitrocantérico.

Apresentações córmicas e dorsais

• Quando a situação é transversa, a apresentação geralmente é córmica (Figura 5.14):
  » Nas apresentações córmicas (ou de ombro), o dorso fetal está voltado para anterior ou para posterior
  » No exame pélvico, geralmente toca-se o gradeado costal
• Já as apresentações dorsais superior e inferior são extremamente mais raras e ocorrem quando o dorso fetal se apresenta superior ou inferiormente.

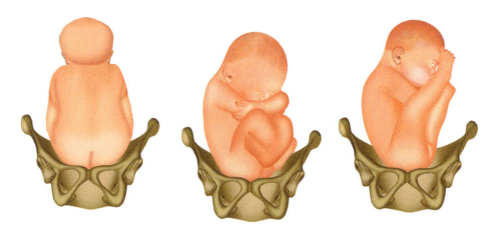

Figura 5.10 Atitude de flexão generalizada do feto. (Adaptada de Rezende Filho, 2022.)

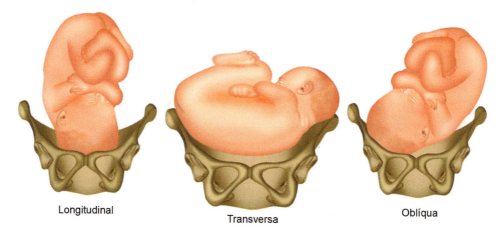

Longitudinal   Transversa   Oblíqua

Figura 5.11 Possibilidades de situação fetal. (Adaptada de Rezende Filho, 2022.)

Variedade de posição

- A variedade de posição é utilizada para descrever a relação entre um ponto de referência fetal e sua linha de orientação e um ponto de referência materno
- O ponto de referência fetal depende da apresentação, conforme descrito na Tabela 5.3
- Já os pontos de referência maternos são fixos e são representados por estruturas presentes na bacia óssea (Figura 5.15)
- Por convenção, a variedade de posição é descrita com três letras:
    » A primeira letra diz respeito ao ponto de referência da apresentação fetal, conforme descrito na Tabela 5.3: O, B, N, M, S ou A

Tabela 5.3 Variedade de posição: pontos de referência fetais de acordo com a apresentação.

Apresentação	Ponto de referência fetal
Cefálica fletida	Occipício (O)
Cefálica de bregma	Bregma (B)
Cefálica de fronte	Nariz (N)
Cefálica de face	Mento (M)
Pélvica	Sacro (S)
Córmica	Acrômio (A)

   » A segunda letra diz respeito ao lado materno para o qual está voltado o ponto de referência fetal: direito (D) ou esquerdo (E). Essa letra é suprimida nas variedades anteroposteriores (sacral ou púbica)

CAPÍTULO 5   Bacia Óssea e Estática Fetal   47

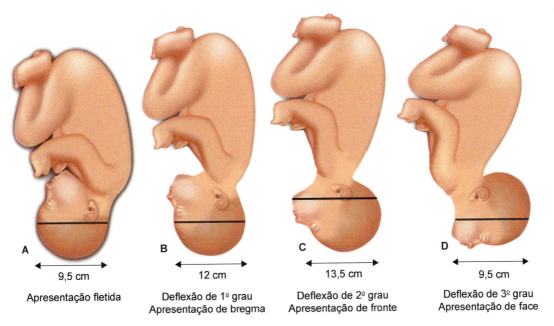

Figura 5.12 Tipos de apresentação cefálica. (Adaptada de Rezende Filho, 2022.)

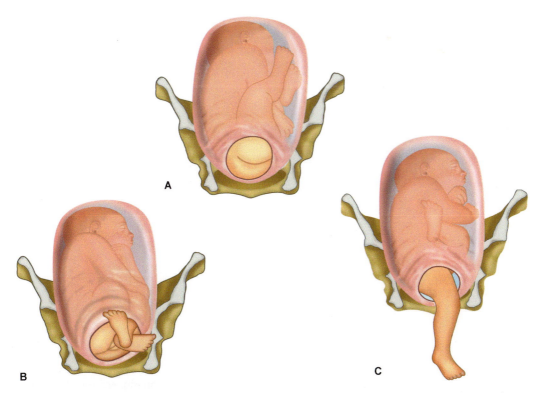

Figura 5.13 Tipos de apresentação pélvica. **A.** Pélvica incompleta (modo nádegas) ou pélvica franca. **B.** Pélvica completa. **C.** Pélvica incompleta (modo de pé) ou pélvica podálica. (Adaptada de Rezende Filho, 2022.)

» A terceira letra indica para qual ponto de referência da bacia óssea materna o ponto de referência fetal está voltado, conforme descrito na Figura 5.15: P, A, T ou S
- A Figura 5.16 mostra as variedades de posição da apresentação cefálica fletida, que é a apresentação fetal mais comum.

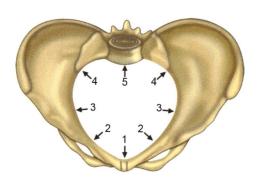

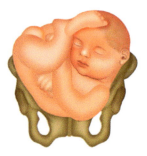

Figura 5.14 Apresentação córmica. (Adaptada de Rezende Filho, 2022.)

Figura 5.15 Variedade de posição: pontos de referência da bacia óssea materna. **1**: púbis (P); **2**: eminência iliopectínea – variedades anteriores (A); **3**: extremidade do diâmetro transverso – variedades transversas (T); **4**: articulação sacroilíaca – variedades posteriores (P); **5**: sacro (S). (Adaptada de Rezende Filho, 2022.)

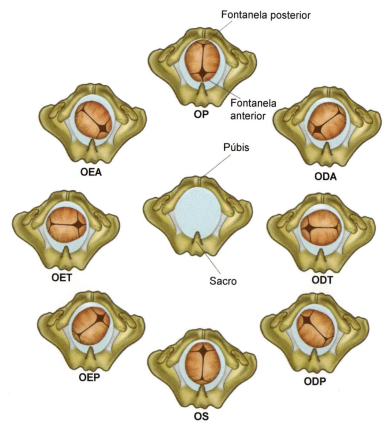

Figura 5.16 Variedade de posição na apresentação cefálica fletida. ODA: occípito-direita-anterior; ODT: occípito-direita-transversa; ODP: occípito-direita-posterior; OEA: occípito-esquerda-anterior; OEP: occípito-esquerda-posterior; OET: occípito-esquerda-transversa; OP: occipitopúbica; OS: occipitossacra. (Adaptada de Rezende Filho, 2022.)

Leitura complementar

Heidegger H. Atlas de anatomia humana. 6. ed. Rio de Janeiro: Guanabara Koogan; 2006.

Paganoti CF, Cabar FR, Mikami FCF, Costa RA, Ribeiro RL, Francisco RP, Bunduki V, et al. Anatomia da pelve feminina. In: Zugaib M, Francisco RPV, organizadores. Zugaib Obstetrícia. Barueri: Manole; 2020. p. 34-49.

Rezende Filho J. Obstetrícia. 14. ed. Rio de Janeiro: Guanabara Koogan; 2022.

Rezende Filho J, dos Santos F, Montenegro CA. Anatomia aplicada à Obstetrícia. In: Fernandes CE, de Sá MFS, editores. Tratado de obstetrícia Febrasgo. Rio de Janeiro: Elsevier; 2019. p. 201-22.

6

Mecanismo de Parto

Júlia Cabral Gomes ■ Victória Aparecida Limongi Horta Santos ■ Gabriel Martins Cruz Campos

KEYPOINTS

1. O mecanismo de parto consiste no conjunto de movimentos que o feto realiza durante sua passagem pelo canal de parto.
2. O mecanismo de parto visa adaptar os diâmetros fetais aos diâmetros dos estreitos da pelve materna.
3. Embora apresente características gerais constantes, as especificidades do mecanismo de parto dependem da morfologia da pelve materna e do tipo de apresentação fetal. O mecanismo típico ocorre na apresentação cefálica fletida em bacia ginecoide.
4. Em apresentações anômalas (cefálicas defletidas, pélvicas e córmicas), o mecanismo de parto está associado a maiores taxas de intervenção obstétrica e parto cesariano.
5. Didaticamente, o mecanismo de parto é dividido em seis tempos: insinuação, descida, rotação interna, desprendimento cefálico, rotação externa e desprendimento das espáduas.
6. A insinuação é a passagem do maior diâmetro da apresentação fetal pelo estreito superior da bacia. Clinicamente, considera-se que o feto está insinuado quando o polo cefálico atinge o nível das espinhas isquiáticas (plano 0 de De Lee).
7. A descida consiste na passagem do feto do estreito superior para o estreito inferior da pelve materna.
8. A rotação interna ocorre concomitantemente à descida e objetiva orientar o diâmetro de insinuação ao maior diâmetro do estreito inferior, a *conjugata exitus*. Na apresentação cefálica fletida, esse tempo geralmente posiciona o polo cefálico na variedade occipitopúbica (OP).
9. O desprendimento cefálico consiste na descida final da cabeça com sua exteriorização pela fenda vulvar. Na apresentação fletida com variedade de posição OP, esse desprendimento ocorre pelo movimento de deflexão ou extensão da cabeça.
10. Após a exteriorização do polo cefálico pela fenda vulvar, ocorre a rotação externa. Em seguida, a espádua anterior se desprende, seguida pela espádua posterior. Após a saída dos ombros, o restante do feto sai sem resistência.

Highlights

- O mecanismo de parto pode ser definido como o conjunto de movimentos aos quais o feto é submetido durante sua progressão pelo canal de parto
- O objetivo dos movimentos do mecanismo de parto é acomodar o feto à forma do canal de parto
  - » Nesse contexto, os maiores diâmetros fetais devem ocupar os maiores diâmetros de cada plano e estreito da pelve
- Destacam-se três componentes importantes do mecanismo de parto:
  - » O feto, que é o "objeto" que passará pelo canal de parto
  - » O canal de parto (Figura 6.1), composto por uma bacia óssea e por partes moles (segmento uterino inferior, cérvice, vagina e região vulvoperineal)
  - » As contrações uterinas, que são a força motriz do trabalho de parto
- Para uma melhor compreensão deste capítulo, é necessário um conhecimento prévio acerca dos

CAPÍTULO 6 Mecanismo de Parto

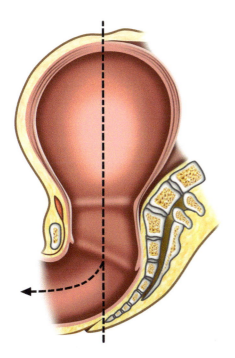

Figura 6.1 Canal de parto. Note que a curvatura inferior confere ao trajeto a ser percorrido pelo feto o formato da letra J. (Adaptada de Rezende Filho, 2022.)

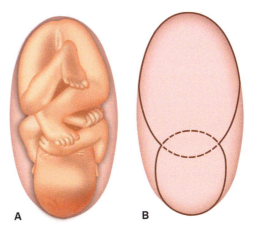

Figura 6.2 Apresentação cefálica fletida: ovoide fetal em flexão generalizada. (Adaptada de Rezende Filho, 2022.)

seguintes conceitos apresentados no Capítulo 5, *Bacia Óssea e Estática Fetal*:
- » Principais características da pelve verdadeira, com destaque para os seus estreitos (superior, médio e inferior), diâmetros e planos
- » Principais características dos 4 tipos clássicos de bacia
- » Principais características do feto, com destaque para os pontos de referência que são utilizados durante o parto e para os diâmetros cranianos
- » Características que definem a atitude, a situação e a apresentação fetal
- » Características que definem a variedade de posição do feto durante o parto
- O mecanismo de parto apresenta características gerais comuns, mas com particularidades de acordo com a apresentação e a variedade de posição fetal e a morfologia da pelve materna
- O mecanismo de parto típico ocorre na apresentação cefálica fletida generalizada (Figura 6.2 e Tabela 6.1) com variedade de posição anterior

Tabela 6.1 Tipos de apresentação fetal e suas frequências relativas.

Situação longitudinal	99,5%
Apresentação cefálica	96,5%
• Cefálica fletida	95,5%
• Cefálica defletida	1%
Apresentação pélvica	3%
• Pélvica completa	2%
• Pélvica incompleta	1%
Situação transversa	< 0,5%
Apresentação córmica	–

Adaptada de Zugaib e Pulcineli, 2023.

- » Além de mais comum, a apresentação cefálica fletida é a mais associada a partos eutócicos com menor necessidade de intervenção obstétrica
- » Outros tipos de apresentação fetal (defletidas, pélvicas e córmicas) são considerados anômalas, em função de sua baixa prevalência (Tabela 6.1) e por serem causas frequentes de trabalho de parto distócico. Entretanto, em geral, essas apresentações não são, por si sós, contraindicações absolutas ao parto vaginal
- A maior parte dos partos ocorre em bacia do tipo ginecoide, que apresenta as seguintes características:
  - » No estreito superior, predominam os diâmetros transverso e oblíquos sobre o anteroposterior

- » No estreito médio, os diâmetros são relativamente iguais
- » No estreito inferior, predomina o diâmetro anteroposterior sobre o transverso
- O conhecimento do mecanismo de parto por parte dos profissionais assistentes ajuda a identificar sinais de anormalidade, o que facilita a resolução de dificuldades no trabalho de parto e traz consequências positivas à gestante e ao feto.

Mecanismo de parto na apresentação cefálica fletida

- De forma didática, o mecanismo de parto pode ser dividido em seis tempos fundamentais (Figura 6.3):
  - » Insinuação
  - » Descida
  - » Rotação interna da cabeça
  - » Desprendimento cefálico
  - » Rotação externa da cabeça
  - » Desprendimento das espáduas
- Apesar dessa divisão, é importante ressaltar que, na realidade, esses tempos ocorrem de maneira contínua e com relativa sobreposição.

Insinuação

- A insinuação consiste na passagem do maior diâmetro da apresentação fetal pelo estreito superior da bacia (nas apresentações cefálicas, o diâmetro comum de insinuação é o biparietal)
  - » Na prática, nas apresentações cefálicas, considera-se que o feto está insinuado quando o polo cefálico atinge o nível das espinhas isquiáticas (plano 0 de De Lee ou terceiro plano de Hodge)
- A insinuação é clinicamente importante pois indica que o estreito superior é adequado para a passagem do feto. A duração desse tempo depende principalmente da paridade da gestante
  - » Nas primíparas, pode ocorrer até dias antes do parto
  - » Nas multíparas, é mais comum ocorrer apenas com o início do trabalho de parto
- Para reduzir os diâmetros fetais e acomodar a cabeça no estreito superior, dois movimentos complementares são executados: orientação de diâmetro e flexão
  - » A orientação de diâmetro ocorre mais frequentemente para os diâmetros mais favoráveis do

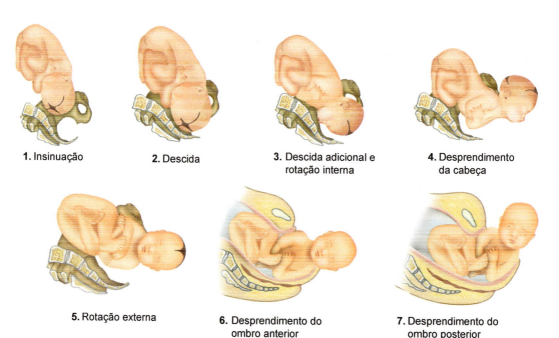

1. Insinuação
2. Descida
3. Descida adicional e rotação interna
4. Desprendimento da cabeça
5. Rotação externa
6. Desprendimento do ombro anterior
7. Desprendimento do ombro posterior

Figura 6.3 Movimentos cardinais do trabalho de parto e do nascimento em posição OP. (Adaptada de Rezende Filho, 2024.)

estreito superior: transverso (60% das vezes) ou oblíquo esquerdo
» A flexão da cabeça é impulsionada pelas contrações e substitui o diâmetro craniano occipitofrontal (12 cm), oferecido antes da insinuação, pelo suboccipitobregmático (9,5 cm), que é o diâmetro de insinuação da apresentação cefálica fletida (Figura 6.4).

Assinclitismo

- Durante a insinuação e as fases subsequentes do mecanismo de parto, a cabeça fetal pode fazer movimentos não só de flexão anteroposterior, mas também de flexão lateral (em "badalo de sino"), o que faz com que um osso parietal desça antes do outro, caracterizando o assinclitismo (Figura 6.5)
- Existem dois tipos de assinclitismo:
  » Assinclitismo anterior (ou obliquidade de Nagele): o parietal anterior desce primeiro, ou seja, a sutura sagital fica mais próxima do sacro. É mais comum em multíparas
  » Assinclitismo posterior (ou obliquidade de Litzmann): o parietal posterior desce primeiro, ou seja, a sutura sagital fica mais próxima do púbis. É mais comum em primíparas
- Quando os parietais descem simultaneamente, dizemos que a cabeça fetal está em sinclitismo, de modo que a sutura sagital é equidistante do sacro e do púbis
- O assinclitismo transitório é fisiológico e facilita a acomodação da cabeça fetal na insinuação e na descida. A sua permanência caracteriza uma possível distocia.

Descida

- A descida consiste na passagem do polo cefálico (ou da apresentação fetal em geral) do estreito superior para o estreito inferior da bacia materna, preenchendo a escavação pélvica
- A descida é promovida pelas seguintes forças: contração uterina, contração da musculatura abdominal pelos esforços maternos, pressão do líquido amniótico e extensão e retificação do corpo fetal

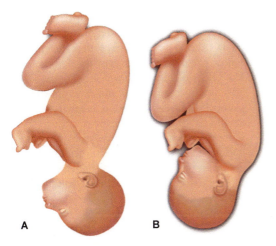

Figura 6.4 Flexão da cabeça fetal. **A.** Cabeça indiferente antes da insinuação. **B.** Cabeça fletida após a insinuação. (Adaptada de Rezende Filho, 2022.)

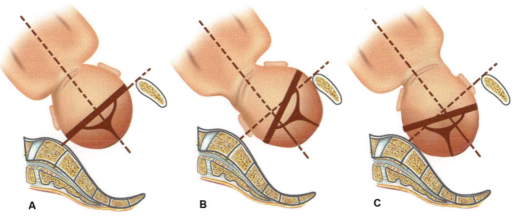

Figura 6.5 A. Sinclitismo. **B.** Assinclitismo posterior. **C.** Assinclitismo anterior. (Adaptada de Rezende Filho, 2022.)

- Embora seja descrito separadamente, esse momento geralmente ocorre de forma sincrônica com o primeiro tempo, o terceiro tempo ou ambos
  - » Enquanto a descida está ocorrendo, a insinuação pode ou não já ter ocorrido e a rotação interna está ocorrendo de maneira concomitante
  - » Em primíparas, embora a insinuação possa ocorrer antes do trabalho de parto, a descida só se inicia após a dilatação completa
  - » Já nas multíparas, a descida geralmente começa junto com a insinuação
  - » Clinicamente, avalia-se a descida (e a insinuação) através dos planos de De Lee, que são mensurados em centímetros a partir das espinhas isquiáticas (conforme demonstrado na Figura 5.5):
  - » Móvel: > –3 cm
  - » Ajustada ou fixada: –3, –2 ou –1 cm
  - » Insinuada: 0 cm (plano 0 de De Lee)
  - » Fortemente insinuada: + 1, + 2 ou + 3 cm
  - » Baixa: + 4 ou + 5 cm (já aflorando na vulva).

Rotação interna

- A rotação interna da cabeça tem como objetivo orientar o diâmetro de insinuação da cabeça fetal (na apresentação fletida, o diâmetro suboccipitobregmático) ao maior diâmetro do estreito inferior da bacia, que é o diâmetro anteroposterior (*conjugata exitus*)
- Em geral, o movimento de rotação interna visa levar o occipício em direção ao púbis
  - » Assim, o occipício se move de sua posição inicial em direção à sínfise púbica, o que caracteriza uma variedade de posição occipitopúbica (OP)
- Para colocar o occipício sob a sínfise púbica, a cabeça em geral realiza a rotação pelo menor ângulo possível:
  - » 45° nas variedades anteriores (OEA e ODA)
  - » 90° nas transversas (OET e ODT)
  - » 135° nas posteriores (OEP e ODP)
- Menos frequentemente, há casos em que a rotação leva à variedade de posição occipitossacra (OS), na qual o desprendimento fetal é mais lento e difícil
  - » A variedade OS após a rotação interna origina-se com mais frequência das variedades de posição posteriores em comparação com as anteriores e transversas, pois a cabeça percorre um caminho curto de 45° para posicionar o occipício sobre o sacro
  - » Aproximadamente 95% dos fetos em OS rodarão para OP até o momento do nascimento
- Concomitantemente à rotação interna da cabeça e à descida, ocorre a penetração das espáduas (ombros) através do estreito superior da pelve.

Desprendimento cefálico

- O desprendimento cefálico consiste na descida final da cabeça com sua exteriorização pela fenda vulvar. Durante o desprendimento, as contrações uterinas e a resistência perineal agem como forças antagônicas sobre o feto, que é impulsionado para baixo e para fora do canal de parto
- Na variedade de posição OP, o desprendimento ocorre pelo movimento de deflexão (ou extensão) da cabeça, devido à curvatura inferior do canal de parto, que possui formato de J
  - » Em OP, a região da cabeça fetal que se fixa ao subpúbis como um ponto de apoio (ou hipomóclio) é o suboccipício, localizado 7 cm abaixo da fontanela posterior
  - » Durante o movimento de deflexão, são externados, em sequência, os seguintes diâmetros anteroposteriores do polo cefálico: suboccipitobregmático, suboccipitofrontal, suboccipitomentoniano
  - » Assim, ocorre, sucessivamente, a exteriorização do bregma, da fronte, do nariz e, por fim, do mento
- Na variedade de posição OS, o desprendimento cefálico é geralmente mais lento
  - » Isso acontece pois, nessa posição, a resistência a ser vencida pelo occipício é proveniente da parede posterior da pelve, que é muito maior do que a da parede anterior
  - » Assim, em OS, as lacerações perineais são mais frequentes e não é incomum que haja a necessidade de auxílio instrumental com fórcipe.

Rotação externa

- A rotação externa da cabeça ou restituição geralmente leva o polo cefálico, já fora da pelve, para o lado materno que ele ocupava no interior do canal de parto antes da rotação interna
- Durante a rotação externa, as espáduas (ombros) também rodam, o que traz o diâmetro biacromial para o sentido anteroposterior (para que ele possar "passar" pela *conjugata exitus*.

Desprendimento das espáduas

- Durante o desprendimento das espáduas, o ombro anterior aparece primeiro sob o púbis, seguido pelo posterior, que rechaça o cóccix e distende o períneo
- Antes do seu desprendimento, as espáduas descrevem movimentos parecidos aos descritos pela cabeça: insinuação, descida, rotação interna e, como já foi descrito, rotação externa para orientar o diâmetro biacromial à *conjugata exitus*
- Após a saída dos ombros, o restante do corpo é prontamente expelido, sem resistência.

Mecanismo de parto nas apresentações anômalas

- Apresentações fetais diferentes da cefálica fletida consistem em causas importantes de intervenção obstétrica e parto cesariano ao redor do mundo
- As principais apresentações anômalas são descritas com detalhes no Capítulo 5, *Bacia Óssea e Estática Fetal*, e incluem:
  » Apresentações cefálicas defletidas de 1º, 2º e 3º graus
  » Apresentações pélvicas
  » Apresentações córmicas
- Nesses casos, a seleção de candidatas para o parto vaginal deve ser cuidadosa, de modo que o parto deve ser assistido por um obstetra experiente e conduzido com a monitorização adequada.

Mecanismo de parto nas apresentações cefálicas defletidas

Cefálica defletida de 1º grau

- A apresentação cefálica de 1º grau ou apresentação de bregma é identificada através da palpação da sutura sagitometópica e da fontanela anterior ao toque vaginal (Figura 6.6)
- Os principais fatores de risco para essa apresentação incluem:
  » Multiparidade
  » Desproporção cefalopélvica
  » Braquicefalia fetal
  » Bacias muito amplas
  » Feto pequeno
- Seu diâmetro de insinuação é o occipitofrontal (12 cm)
  » O diâmetro occipitofrontal é consideravelmente maior do que o diâmetro de insinuação da apresentação fletida, o que pode causar intensa moldagem cefálica e distensão vaginal
  » Assim, apesar de essa apresentação ter chance de evolução para o parto vaginal, a opção pela cesariana se justifica principalmente em caso de baixa vitalidade fetal e de bacias de dimensões inadequadas (bacias não ginecoides)
- Particularidades do mecanismo de parto dessa apresentação incluem:
  » A descida é geralmente mais lenta e acontece sem que que haja modificação na posição da cabeça
  » Durante o desprendimento cefálico, o hipomóclio situa-se entre a glabela e a linha de inserção do couro cabeludo. Quanto mais próximo do bregma, menor o diâmetro de desprendimento e melhor o prognóstico
  » A cabeça de desprende em dois tempos: inicialmente flete e desprende o occipício e, em seguida, deflete e libera a fronte e a face.

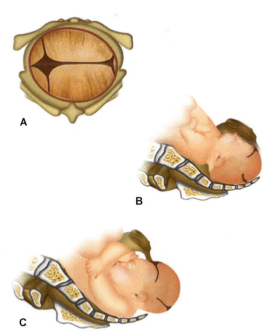

Figura 6.6 Apresentação defletida de 1º grau. **A.** Visão inferior da sutura sagitometópica e do bregma. **B** e **C.** Flexão cefálica no primeiro tempo de desprendimento. (Adaptada de Rezende Filho, 2022.)

Cefálica defletida de 2º grau

- A apresentação cefálica de 2º grau ou apresentação de fronte é identificada através da palpação da glabela e da raiz do nariz ao toque vaginal (Figura 6.7)
- Seus fatores de risco são os mesmos da apresentação defletida de 1º grau, acrescidos de:
  » Feto volumoso
  » Feto pequeno
  » Óbito fetal
  » Dolicocefalia
  » Polidrâmnio
  » Placenta prévia
- Essa apresentação costuma ser transitória, de modo que frequentemente se converte em apresentação fletida, de bregma ou de face
- Seu diâmetro de insinuação é o occipitomentoniano (13 a 13,5 cm), o maior do crânio fetal
  » Com esse diâmetro, o feto só insinua caso for muito pequeno, estiver macerado ou à custa de acentuada moldagem cefálica e deformação fetal
  » Assim, a chance de evolução para parto vaginal em caso de persistência da apresentação de fronte é muito baixa
- Caso o parto vaginal ocorra, peculiaridades acerca de seu mecanismo incluem:
  » A descida e a rotação interna são custosas e muitas vezes a cabeça fetal permanece em variedade transversa
  » O hipomóclio situa-se na glabela ou na raiz do nariz (Figura 6.7)
  » O desprendimento cefálico também ocorre em dois tempos: flexão até a saída do diâmetro subnaso-occipital e deflexão para a liberação do restante da face
  » O parto é distócico quase na totalidade dos casos.

Cefálica defletida de 3º grau

- A apresentação cefálica de 3º grau ou apresentação de face é identificada através da palpação da face (glabela, nariz, boca e mento) ao toque vaginal (Figura 6.8)
- Suas principais causas são fatores que facilitam a extensão ou prejudicam a flexão da cabeça e incluem:
  » Hidrocefalia
  » Tumores cervicais anteriores
  » Polidrâmnio
  » Espirais de cordão ao redor do pescoço
  » Multiparidade
- Seu diâmetro de insinuação é o submentobregmático (9,5 cm) que, em geral, possui uma medida semelhante ao diâmetro de insinuação da apresentação fletida
  » Em razão dessa menor extensão do diâmetro de insinuação, a apresentação de face costuma evoluir bem durante o parto vaginal
- Peculiaridades do mecanismo de parto dessa apresentação incluem:
  » Nas variedades de posição mentoanteriores, a descida e a rotação interna são curtas e não costumam gerar dificuldades
  » Nas variedades de posição mentoposteriores, é imprescindível que ocorra uma rotação complementar durante a descida, com o objetivo

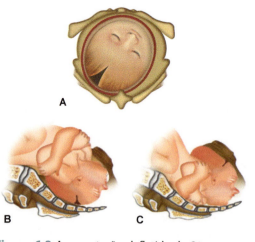

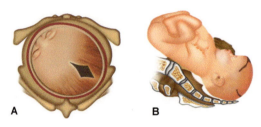

Figura 6.7 Apresentação defletida de 2º grau. **A.** Visão inferior da glabela e da raiz do nariz. **B.** Ponto de hipomóclio na glabela e/ou na raiz do nariz. (Adaptada de Rezende Filho, 2022.)

Figura 6.8 Apresentação defletida de 3º grau em variedade mentoanterior. **A.** Visão inferior da face e do mento. **B.** Ponto de hipomóclio no mento em mentoanterior. **C.** Impossibilidade do desprendimento cefálico em mentoposterior. (Adaptada de Rezende Filho, 2022.)

de trazer o mento para frente. Caso essa rotação não aconteça, é praticamente impossível concluir o parto vaginal (Figura 6.9)
» O hipomóclio situa-se no mento
» O desprendimento ocorre com o movimento de flexão, com liberação sucessiva do mento, da face, da fronte, das regiões parietais e do occipício.

Mecanismo de parto na apresentação pélvica

- Conforme detalhado no Capítulo 5, *Bacia Óssea e Estática Fetal*, a apresentação pélvica pode ser completa ou incompleta
- Os principais fatores de risco para apresentação pélvica incluem:
  » Malformações e anomalias uterinas
  » Inserção anômala da placenta
  » Multiparidade
  » Idade gestacional precoce (a chance de versão cefálica espontânea diminui à medida que a idade gestacional aumenta)
  » Extremos de volume do líquido amniótico
  » Gestação múltipla
  » Malformações cranianas fetais, como hidrocefalia e anencefalia
  » Cordão curto
- A apresentação pélvica pode ser suspeitada através das manobras de Leopold e confirmada através de um exame ultrassonográfico
- Ao toque vaginal, a estrutura palpada depende da variedade da posição pélvica, podendo englobar tuberosidades isquiáticas, nádegas, sacro, ânus e pés
- O principal diagnóstico diferencial desta apresentação é a apresentação cefálica defletida de 3º grau (de face), pelas características semelhantes entre a face e as nádegas
- Com o intuito de reduzir a taxa de apresentação não cefálica ao nascimento, foi desenvolvida a manobra de versão cefálica externa (VCE)
  » A taxa de sucesso da VCE varia de 40 a 77%
  » A VCE consiste na manipulação da apresentação fetal exercendo pressão externa no abdome materno (Figura 6.9)
  » A VCE deve ser oferecida às gestantes que atingem o termo com seus fetos persistindo em apresentação pélvica
- Nas apresentações pélvicas, a morbimortalidade fetal e neonatal do parto vaginal é, em geral, semelhante à da cesariana planejada
- Para que o parto por via vaginal aconteça, são necessários os seguintes requisitos:
  » Apresentação pélvica completa
  » Peso fetal entre 2.500 g e 3.500 g

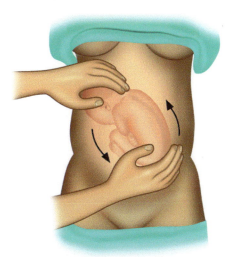 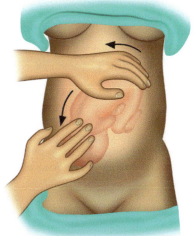

Figura 6.9 Manobra de versão cefálica externa na apresentação pélvica. O profissional aplica pressão sobre os polos fetais com as mãos em sentidos contrários com o intuito de girar o feto e transformar a apresentação fetal em cefálica. (Adaptada de Rezende Filho, 2022.)

» Idade gestacional > 36 semanas
» Cabeça fetal fletida
» Ausência de malformações
» Bolsa íntegra
» Equipe habilitada
- No parto pélvico vaginal, os segmentos fetais apresentados são sucessivamente maiores: cintura pélvica, cintura escapular e cabeça derradeira. Assim o mecanismo de parto pode ser dividido em três etapas (Figura 6.10):
   » Desprendimento da cintura pélvica
   » Desprendimento das espáduas
   » Desprendimento da cabeça derradeira
- Desprendimento da cintura pélvica:
   » A insinuação ocorre com a passagem do diâmetro bitrocanteriano (maior diâmetro perpendicular à linha de orientação) pelo estreito superior da pelve materna
   » A descida se processa com assinclitismo dos quadris anterior e posterior, de forma análoga aos parietais no parto cefálico. É mais lenta porque a nádega, macia, não força tão firmemente sua passagem pelo canal como a cabeça
   » A rotação interna percorre um arco de 45° e orienta o diâmetro bitrocanteriano ao diâmetro anteroposterior do estreito inferior
   » O hipomóclio, que se fixa no subpúbis, é um ponto acima da crista ilíaca do quadril anterior
   » O quadril anterior desprende-se primeiro seguido do posterior
- Desprendimento das espáduas:
   » O diâmetro biacromial se insinua no estreito superior no mesmo diâmetro oblíquo ocupado pelo bitrocanteriano
   » Durante a descida, ocorre a rotação de 45° do diâmetro biacromial para colocar-se em relação ao diâmetro anteroposterior do estreito inferior
   » A espádua anterior aflora a vulva sucedida pela posterior
- Desprendimento da cabeça derradeira:
   » A insinuação da cabeça fetal tende a seguir o diâmetro oblíquo oposto ao usado pelos diâmetros que o antecederam (bitrocanteriano e biacromial) ou no diâmetro transverso
   » A rotação interna percorre 45° (nas insinuações oblíquas) ou 90° (nas insinuações transversas) e leva o suboccipício (hipomóclio) para baixo do púbis
   » A cabeça se desprende por movimento de flexão, liberando mento, face, fronte e occipital em sequência.

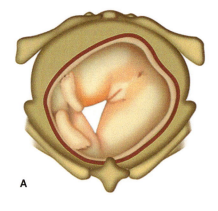

A

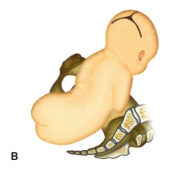

B

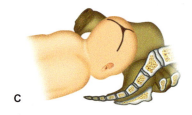

C

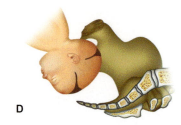

D

Figura 6.10 Apresentação pélvica. **A.** Visão inferior do sulco interglúteo e do sacro. **B.** Desprendimento da cintura pélvica. **C.** Das espáduas. **D.** Da cabeça derradeira. (Adaptada de Rezende Filho, 2022.)

Mecanismo de parto nas apresentações córmicas

- As apresentações córmicas derivam de situação transversa, estando os polos pélvico e cefálico paralelos e dispostos um em cada fossa ilíaca (Figura 6.11). No exame vaginal, tocam-se o gradeado costal e uma das espáduas
- As variações das apresentações córmicas são nomeadas de acordo com a face materna para a qual o dorso fetal se dirige
- Os fatores predisponentes às apresentações córmicas são os mesmos que conduzem à apresentação pélvica
- O parto vaginal é impossível, mesmo que o feto esteja morto
- Na apresentação córmica, preconiza-se a realização de manobras semelhantes à VCE entre 36 e 37 semanas. Se não houver sucesso, a cesariana está indicada.

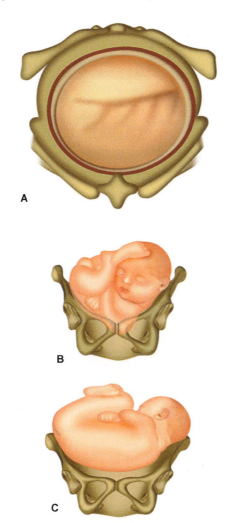

Figura 6.11 Apresentação córmica. **A.** Visão inferior do gradeado costal. **B.** Acromiodireita anterior. **C.** Acromioesquerda posterior. (Adaptada de Rezende Filho, 2022, 2024.)

Leitura complementar

Cunningham FG, Leveno KJ, Bloom SL, Dashe JS, Hoffman BL, Casey BM, et al. Obstetrícia de Williams. 25. ed. Porto Alegre: Artmed; 2021. 1344p.

Fernandes CE, De Sá MFS. Tratado de Obstetrícia Febrasgo. Rio de Janeiro: GEN Guanabara Koogan; 2018. 1160p.

Hofmeyr GJ, Caughey AB, Barss VA. Overview of breech presentation (07 nov. 2023) [Internet]. In: UpToDate. Alphen aan den Rijn: Wolters Kluwer; c2023 [cited 2023 Dec 12]. Available from: https://www.uptodate.com/contents/overview-of-breech-presentation?search=breech%20presentation&source=search_result&selectedTitle=1%7E55&usage_type=default&display_rank=1.

Martins-Costa SH, Ramos JGL, Magalhães JA, Passos EP, Freitas F. Rotinas em Obstetrícia. 7. ed. Porto Alegre: Artmed; 2017. 912p.

Montenegro CAB, De Rezende Filho J. Rezende – Obstetrícia fundamental. 14. ed. Rio de Janeiro: GEN Guanabara Koogan; 2017. 1012p.

Rezende Filho J. Obstetrícia. 14. ed. Rio de Janeiro: Guanabara Koogan; 2022.

Rezende Filho J. Obstetrícia Fundamental. 15. ed. Rio de Janeiro: Guanabara Koogan; 2024.

Sharshiner R, Silver RM. Management of fetal malpresentation. Clin Obstet Gynecol. 2015;58(2):246-55.

Silva CHM, Lourdes C, Osanan GC, Bonomi IBA. Manual SOGIMIG de Assistência ao Parto e Puerpério. Rio de Janeiro: Medbook; 2019. 384p.

Urbanetz AA. Ginecologia e Obstetrícia Febrasgo para o médico residente. 2. ed. São Paulo: Manole; 2020. 1512p.

Zugaib M, Bittar RE, Francisco RPV. Zugaib Obstetrícia básica. São Paulo: Manole; 2014. 456p.

Zugaib M, Pulcineli Vieira Francisco R. Zugaib Obstetrícia. 5. ed. São Paulo: Manole; 2023. 1456p.

7

Assistência Pré-Natal de Risco Habitual

Gabriel Lage Neves ▪ Débora Beatriz Romão Braga ▪ Ana Julia Bromenschenkel Vasconcelos ▪ Gabriel Martins Cruz Campos

KEYPOINTS

1. A assistência pré-natal adequada é essencial para prevenir desfechos obstétricos adversos.
2. Na primeira consulta do pré-natal, é essencial estimar a idade gestacional e a data provável do parto e excluir fatores de risco que indiquem um encaminhamento da gestante para o pré-natal de alto risco.
3. O exame físico deve ser realizado em todas as consultas pré-natais e incluir exame físico geral, exame das mamas, exame pélvico e exame obstétrico.
4. Os componentes fundamentais do exame obstétrico incluem medida da altura uterina, ausculta do batimento cardíaco fetal e determinação da estática fetal.
5. A periodicidade recomendada de consultas no pré-natal de risco habitual inclui, inicialmente, uma primeira consulta assim que a paciente suspeitar da gravidez e um retorno com os resultados dos exames solicitados. A partir de então, as consultas devem ser mensais até 28 semanas, quinzenais entre 28 e 36 semanas e semanais a partir da 36ª semana.
6. Os principais exames laboratoriais que devem ser solicitados durante o pré-natal de risco habitual incluem hemograma, sorologias para toxoplasmose, HIV, sífilis e hepatite B, tipo sanguíneo ABO, fator Rh e Coombs indireto, urina tipo I e urocultura, glicemia em jejum e teste oral de tolerância à glicose (TOTG) e parasitológico de fezes.
7. Em caso de resultado positivo do Coombs indireto, a gestante deve receber profilaxia com imunoglobulina anti-D entre 28 e 34 semanas para prevenir a aloimunização por Rh.
8. A Organização Mundial da Saúde preconiza a realização de três ultrassonografias (US) durante o pré-natal de risco habitual: US morfológica do 1º trimestre (entre 11 e 13 semanas e 6 dias), US morfológica do 2º trimestre (entre 18 e 24 semanas) e US obstétrica do 3º trimestre (entre 32 e 36 semanas).
9. A suplementação de ácido fólico (400 mcg/dia) e ferro (30 a 60 mg/dia) durante toda a gravidez deve ser indicada para todas as gestantes.
10. Gestantes com cartão vacinal completo devem receber apenas uma dose da vacina dTpa a partir de 20 semanas de gestação.

Highlights

- A assistência pré-natal pode ser definida como o atendimento prestado por profissionais da Saúde qualificados para mulheres grávidas a fim de garantir as melhores condições de saúde para a mãe e para o feto
  » Já o pré-natal de risco habitual consiste na assistência prestada a gestantes sem fatores de risco para o agravamento da saúde materno-fetal
- Os aspectos do pré-natal qualificado que serão detalhados neste capítulo incluem:
  » Consulta pré-natal
  » Exames laboratoriais
  » Ultrassonografia
  » Intervenções nutricionais
  » Imunização.

Consulta pré-natal

- A primeira consulta de pré-natal é, muitas vezes, o contato inicial da paciente gestante com o serviço de saúde. Aspectos essenciais dessa consulta incluem:
  - » Estimar a idade gestacional e data provável do parto
  - » Excluir fatores de risco que indiquem o encaminhamento para o pré-natal de alto risco
  - » Iniciar o planejamento do acompanhamento pré-natal
- Aspectos importantes da anamnese incluem:
  - » Informações demográficas e pessoais
  - » Avaliação dos riscos psicossociais
  - » História obstétrica atual
  - » Antecedentes ginecológicos e obstétricos
  - » Antecedentes clínicos pessoais e familiares
- O exame físico deve ser completo e deve incluir:
  - » Exame físico geral
  - » Exame das mamas, principalmente para avaliação do preparo para amamentação
  - » Exame pélvico, com o objetivo de identificar patologias e avaliar o tamanho do útero e o comprimento, a consistência e a dilatação do colo
  - » Exame obstétrico, que permite acompanhar o desenvolvimento do feto
- Os aspectos mais importantes do exame físico na gestação são apresentados na Tabela 7.1.
- A periodicidade recomendada de consultas no pré-natal de risco habitual inclui:
  - » Uma primeira consulta assim que a paciente suspeitar de gravidez, seguida de uma segunda consulta após 15 dias com os resultados dos exames solicitados
  - » A partir de então, as consultas devem ser mensais até 28 semanas e quinzenais de 28 a 36 semanas
  - » A partir de 36 semanas de gestação, as consultas pré-natais devem ser semanais.

Exames laboratoriais

- Os exames laboratoriais solicitados durante a gestação exercem um papel vital no rastreamento e na prevenção de doenças, o que contribui para melhores desfechos obstétricos
- Os principais exames laboratoriais que devem ser solicitados durante a gestação incluem:
  - » Hemograma

Tabela 7.1 Exame físico na gestação.

Exame físico geral
- Dados vitais: padrão respiratório, PA e FC
- Dados antropométricos: peso e estatura
- Exame da pele, das mucosas e dos MMII
- Ausculta cardíaca e respiratória
- Exame abdominal

Exame das mamas
- Inspeção
- Palpação
- Expressão papilar

Exame pélvico
- Inspeção
- Exame especular
- Toque vaginal bimanual

Exame obstétrico
- Inspeção
- Medida da altura uterina (útero-fita): a partir de 12 semanas
- Ausculta do BCF: a partir de 9 a 12 semanas com o sonar Doppler ou de 16 semanas com o estetoscópio de Pinard
- Determinação da estática fetal (manobras de Leopold): em geral, no terceiro trimestre

BCF: batimento cardíaco fetal; FC: frequência cardíaca; MMII: membros inferiores; PA: pressão arterial.

  - » Sorologias para toxoplasmose, HIV, sífilis e hepatite B
  - » Tipo sanguíneo ABO, fator Rh e Coombs indireto
  - » Urina tipo I e urocultura
  - » Glicemia em jejum e TOTG
  - » Parasitológico de fezes
- A Tabela 7.2 apresenta uma sugestão de quais exames devem ser solicitados em cada um dos trimestres da gestação.

Hemograma

- A concentração de hemoglobina e o hematócrito estão ligeiramente reduzidos na gravidez
- Conforme descrito no Capítulo 4, *Alterações Fisiológicas da Gestação*, a causa dessa redução é uma anemia dilucional
- Na gravidez, valores de hemoglobina menores que 11 g/dℓ caracterizam anemia
- Nesses casos, a paciente deve receber investigação adequada conforme descrito no Capítulo 56, *Anemias na Gestação*.

Sorologias

- Na gestação, as principais sorologias que devem ser solicitadas incluem:

Tabela 7.2 Solicitação de exames laboratoriais no pré-natal de risco habitual

Primeiro trimestre

- Hemograma
- Sorologias: sífilis, HIV, toxoplasmose,[a] hepatites B e C
- Tipo sanguíneo, fator Rh e Coombs indireto[a]
- Urina tipo I e urocultura
- Glicemia em jejum
- Parasitológico de fezes
- Citologia oncótica cervical

Segundo trimestre

- TOTG

Terceiro trimestre

- Hemograma
- Sorologias: sífilis e HIV
- Urina tipo I e urocultura

[a]A sorologia para toxoplasmose e o Coombs indireto devem ser solicitados mensalmente a depender dos resultados dos exames laboratoriais no primeiro trimestre (ver adiante). HIV: vírus da imunodeficiência humana; TOTG: teste oral de tolerância à glicose.

» Sífilis: preferencialmente testes treponêmicos, como o teste rápido e o FTA-Abs. Testes não treponêmicos também podem ser utilizados
» HIV: teste rápido ou pesquisa de anticorpos anti-HIV 1 e 2
» Toxoplasmose: pesquisa de anticorpos IgG e IgM
» Hepatites B e C: HbsAg e anti-HCV
- Em caso de sorologias alteradas, pode existir indicação de repetição do exame e/ou de tratamento da doença
- Para mais detalhes acerca do diagnóstico, seguimento e tratamento dessas infecções, o leitor deve consultar o Capítulo 52, *Infecções na Gestação*.

Tipo sanguíneo, fator Rh e Coombs indireto

- Todas as gestantes devem ser caracterizadas quanto ao tipo sanguíneo e ao fator Rh para rastreamento da aloimunização materna
- Caso a paciente seja Rh-negativo, o tipo sanguíneo do parceiro também deve ser identificado:
  » Caso o parceiro seja Rh-negativo, a pesquisa pode ser encerrada
  » Caso o parceiro seja Rh-positivo (ou caso o tipo sanguíneo do parceiro seja desconhecido), o Coombs indireto deve ser solicitado mensalmente durante toda a gestação

- Em caso de resultado negativo do Coombs indireto, a gestante deve receber profilaxia com imunoglobulina anti-D entre 28 e 34 semanas de gestação para prevenir a aloimunização por Rh.

Urina tipo I e urocultura

- A urina tipo I e a urocultura devem ser solicitadas no primeiro e no terceiro trimestre para rastreio de bacteriúria assintomática na gestação
- Para mais detalhes acerca de infecção do trato urinário (ITU) durante a gravidez, o leitor deve consultar o Capítulo 54, *Infecção do Trato Urinário na Gestação*.

Glicemia em jejum e teste oral de tolerância à glicose

- O rastreio de diabetes gestacional inclui solicitação de:
  » Glicemia em jejum no primeiro trimestre
  » TOTG no segundo trimestre
- Os valores de corte para diabetes gestacional e pré-gestacional e as condutas preconizadas para pacientes que apresentam diabetes na gestação são detalhados no Capítulo 55, *Diabetes e Gestação*.

Ultrassonografia

- Este tópico visa apresentar os princípios gerais do ultrassom na gestação, servindo apenas como uma introdução à avaliação ultrassonográfica das características feitas
- Nesse contexto, o aprofundamento para avaliação sistemática da morfologia fetal e de outros parâmetros citados neste capítulo deve ser buscado em tratados especializados de Obstetrícia, Medicina Fetal e Ultrassonografia.

Tipos e indicações de ultrassonografia na gestação

- A Organização Mundial da Saúde preconiza a realização de três ultrassonografias (US) durante o pré-natal de uma gestante de risco habitual:
  » US morfológica do 1º trimestre, que deve ser realizada entre 11 e 13 semanas e 6 dias
  » US morfológica do 2º trimestre, que deve ser realizada entre 18 e 24 semanas

» US obstétrica do 3º trimestre, que deve ser realizada entre 32 e 36 semanas
- Além desses três principais tipos de US gestacional, alguns centros também preconizam a realização de uma US no período embrionário
- A Tabela 7.3 resume as indicações mais comuns, mas não todas, de US durante a gestação
- No Brasil, as recomendações do Sistema Único de Saúde (SUS) para a realização de US gestacional variam principalmente conforme orientação das Secretarias Municipais de Saúde
- A prefeitura de Belo Horizonte, por exemplo, recomenda a realização de apenas uma US de rotina entre 13 e 20 semanas durante o pré-natal de gestantes de risco habitual
- No contexto de realização de apenas uma US durante a gestação:
  » O momento ideal para realização é entre 18 e 20 semanas

Tabela 7.3 Principais indicações de ultrassonografia gestacional.

Primeiro trimestre

- Confirmar gravidez intrauterina
- Estimar idade gestacional
- Diagnosticar e avaliar gestações múltiplas
- Confirmar atividade cardíaca
- Avaliar suspeita de gestação ectópica
- Avaliar sangramento vaginal, dor pélvica e massas pélvicas e/ou uterinas
- Rastrear anomalias cromossômicas
- Detectar malformações graves, como a anencefalia
- Avaliar suspeita de mola hidatiforme
- Guiar procedimentos invasivos, como a biópsia de vilosidades coriônicas

Segundo e terceiro trimestres

- Estimar a datação da gestação
- Avaliar condição fetal nos casos de início de pré-natal tardio
- Avaliar crescimento e bem-estar fetal
- Avaliar sangramento vaginal, dor pélvica e massas pélvicas e/ou uterinas
- Avaliar possível óbito fetal
- Determinar a apresentação fetal
- Verificar discrepância entre tamanho uterino e idade gestacional
- Verificar suspeita de descolamento prematuro de placenta
- Verificar amniorrexe e/ou parto prematuro
- Rastrear e acompanhar anomalias fetais e/ou cromossômicas
- Avaliar e acompanhar placentas de localização anormal (como a placenta prévia)
- Auxiliar na versão cefálica externa
- Avaliar suspeita de mola hidatiforme
- Guiar procedimentos invasivos, como a amniocentese e a cordocentese

» Os parâmetros mais importantes que devem ser avaliados incluem biometria e morfologia fetal, presença de anormalidades cromossômicas, localização da placenta e do cordão umbilical, apresentação e posição fetal e comprimento do colo uterino.

Intervenções nutricionais

- Uma avaliação e uma orientação nutricional adequadas são essenciais para reduzir a ocorrência de desfechos obstétricos desfavoráveis
- As necessidades de determinados micronutrientes estão aumentadas durante a gestação. Assim, há necessidade de suplementação de:
  » Ácido fólico: 400 mcg/dia, para todas as gestantes, durante toda a gestação. Essa suplementação pode, inclusive, ser iniciada no período pré-gestacional
  » Ferro: 30 a 60 mg/dia, para todas as gestantes, do início da gestação até o parto
  » Cálcio: 1,5 a 2 g/dia, para gestantes que apresentam baixa ingesta de leite derivados
- A alimentação das gestantes deve ser equilibrada e incluir principalmente alimentos *in natura* e minimamente processados. O álcool não deve ser consumido e o consumo de cafeína deve ser de, no máximo, 200 mg/dia
- Outras orientações acerca das necessidades nutricionais das gestantes (como o ganho de peso esperado durante a gestação) estão descritas no Capítulo 4, *Alterações Fisiológicas da Gestação.*

Imunizações

- As mulheres devem ser preferencialmente imunizadas antes da gestação. Entretanto, muitas vezes, existe a necessidade de vacinação durante o pré-natal
- No geral, as vacinas atenuadas são contraindicadas na gestação. Essas vacinas incluem, principalmente:
  » Tríplice viral (sarampo, caxumba e rubéola)
  » Varicela
  » Febre amarela
- As principais vacinas que podem ser administradas durante a gestação são inativadas e incluem:
  » dT e dTpa
  » Hepatite B

- A vacinação para gripe também pode ser administrada em qualquer momento da gestação
- As vacinas para raiva, pneumococo e menigococo também podem ser administradas, mas sua indicação é restrita a pacientes em situação de risco.

Vacina dT e dTpa

- Todas as gestantes com esquema vacinal completo para difteria, tétano e pertússis devem receber uma dose de dTpa a partir de 20 semanas de gestação
- Para gestantes com esquema vacinal incompleto:
  » Gestante não vacinada previamente: administrar 3 doses de vacina com intervalo de 60 dias entre as doses (mínimo de 30 dias), sendo 2 doses de dT em qualquer momento da gestação e 1 dose de dTpa a partir da 20ª semana
  » Gestante vacinada com 1 dose de dT: administrar 1 dose de dT em qualquer momento da gestação e 1 dose de dTpa a partir da 20ª semana, com intervalo de 60 dias entre as doses (mínimo de 30 dias)
  » Gestante vacinada com 2 doses de dT: administrar 1 dose da dTpa a partir 20ª semana de gestação.

Vacinação para hepatite B

- A vacinação para hepatite B deve ser indicada para todas as gestantes com esquema vacinal incompleto:
  » Gestante não vacinada previamente: vacinação com 3 doses no esquema 0, 1 e 6 meses
  » Gestante vacinada com 1 dose: administrar a segunda dose assim que possível e programar a terceira dose para 6 meses após a primeira
  » Gestante vacinada com 2 doses: administrar a terceira dose assim que possível
- Mulheres com esquema vacinal completo não têm indicação de vacinação para hepatite B durante a gestação.

Leitura complementar

Brasil. Ministério da Saúde. HIV/AIDS, Hepatites e Outras DST. Caderno de Atenção Básica nº 18. Brasília: Ministério da Saúde; 2006. 196p.

Brasil. Ministério da Saúde. Material instrucional para capacitação em vigilância epidemiológica das hepatites virais. Série A. Normas e Manuais Técnicos. Brasília: Ministério da Saúde; 2008. 115p.

Brasil. Ministério da Saúde. Hepatites virais: O Brasil está atento. Série B. Textos Básicos de Saúde. 3. ed. Brasília: Ministério da Saúde; 2008. 320p.

Brasil. Ministério da Saúde. A B C D E do diagnóstico para as hepatites virais. Série A. Normas e Manuais Técnicos. Brasília: Ministério da Saúde; 2009. 24p.

Brasil. Ministério da Saúde. Nota Técnica referente à vacinação de gestantes contra hepatite B na rede do SUS. Nota Técnica nº 39/09/CGPNI/DEVEP/SVS/MS. Brasília: Ministério da Saúde; 2009.

Brasil. Ministério da Saúde. Atenção ao Pré-Natal de Baixo Risco. Série A. Normas e Manuais Técnicos. Caderno de Atenção Básica nº 32. Brasília: Ministério da Saúde; 2012. 320p.

Brasil. Ministério da Saúde. Gestação de Alto Risco: Manual Técnico. 5. ed. Brasília: Ministério da Saúde; 2012. 301p.

Brasil. Ministério da Saúde. Transmissão vertical do HIV e sífilis: estratégias para redução e eliminação. Brasília (DF): Ministério da Saúde; 2014.

Brasil. Ministério da Saúde. Secretaria de Atenção à Saúde. Atenção ao pré-natal de baixo risco. Brasília (DF): Ministério da Saúde; 2012.

Domingues RM, Viellas EF, Dias MA, Torres JA, Theme-Filha MM, Gama SG, et al. Adequação da assistência pré-natal segundo as características maternas no Brasil. Rev Panam Salud Pública. 2015;37(3):142-5.

Martinelli KG, Santos Neto ET, Gama SGN, Oliveira AE. Adequação do processo da assistência pré-natal segundo os critérios do Programa de Humanização do Pré-natal e Nascimento e Rede Cegonha. Rev Bras Ginecol Obstet. 2014;36(2):56-64.

Oliveira PS, Espíndola D, Souza R, Souza SM, Queiroz NJ, Almeida MR. Avaliando a situação vacinal das gestantes nas estratégias de saúde da família de um município. Epidemiol Serv Saúde. 2015;9(3):4-8.

Rezende J, Montenegro BAC. Obstetrícia Fundamental. 12. ed. Rio de Janeiro: GEN Guanabara Koogan; 2011.

Viellas EF, Domingues RMSM, Dias MAB, Gama SGND, Theme FIMM, Costa JVD, et al. Assistência pré-natal no Brasil. Cad Saúde Pública. 2014;30(1):85-100.

Zanchi M, Gonçalves CV, Cesar JA, Dumith SC. Concordância entre informações do Cartão da Gestante e do recordatório materno entre puérperas de uma cidade brasileira de médio porte. Cad Saúde Pública. 2013;2(5):1019-28.

PARTE 2

Ginecologia Geral

8 Doenças Benignas do Trato Genital Inferior, *67*

9 Doenças Benignas do Corpo do Útero, *78*

10 Endometriose, *86*

11 Massas Anexiais, *96*

12 Sangramento Uterino Anormal, *103*

13 Dor Pélvica Crônica, *111*

14 Lesões Pré-Invasivas de Vulva, Vagina e Colo do Útero, *118*

15 Câncer de Vulva e Vagina, *124*

16 Câncer de Colo Uterino, *129*

17 Câncer de Corpo do Útero, *138*

18 Câncer de Ovário, *146*

19 Doenças Benignas da Mama, *154*

20 Câncer de Mama, *159*

21 Amenorreia, *167*

22 Síndrome Pré-Menstrual e Dismenorreia, *173*

23 Síndrome dos Ovários Policísticos, *178*

24 Puberdade Precoce e Tardia, *186*

25 Climatério e Menopausa, *192*

26 Contracepção, *203*

27 Infertilidade, *218*

28 Abdome Agudo em Ginecologia, *225*

29 Vaginites e Vaginoses, *231*

30 Cervicites e Uretrites, *239*

31 Úlceras Genitais, *244*

32 Doença Inflamatória Pélvica, *254*

33 Infecções do Trato Urinário, *260*

34 Incontinência Urinária, *264*

35 Prolapso Genital, *270*

36 Fisiologia do Ciclo Sexual Feminino e Transtornos Sexuais, *278*

37 Atendimento à Mulher Vítima de Violência Sexual, *284*

8

Doenças Benignas do Trato Genital Inferior

Gabriel Lage Neves ▪ Marcella Cosendey Mendonça ▪ João Vitor da Silva Viana ▪
Ana Beatriz Rezende do Valle ▪ Eduardo Batista Cândido

KEYPOINTS

1. O médico ginecologista deve ser capaz de realizar um diagnóstico diferencial preciso entre as diversas lesões benignas da vulva, da vagina e do colo uterino.
2. Durante a abordagem geral das queixas vulvares, a história clínica deve ser colhida de forma detalhada e as lesões devem ser descritas de acordo com número, morfologia, consistência, tamanho, forma, coloração, regularidade, localização e distribuição.
3. As principais indicações de biópsia vulvar incluem dúvida diagnóstica, suspeita de malignidade, manutenção da lesão após tratamento adequado e desejo da paciente.
4. As dermatoses vulvares são doenças de etiologia inflamatória que têm como principal sintoma o prurido, sendo essencial para o seu tratamento a interrupção do ciclo prurido-fricção.
5. O líquen escleroso (LE) e o líquen plano (LP) são alterações inflamatórias de etiologia desconhecida que podem causar atrofia e alterações anatômicas importantes na vulva.
6. O tratamento de primeira linha para o LE e para o LP é a administração tópica de corticosteroides de ultrapotência.
7. Os principais tumores sólidos benignos da vulva incluem lesões dérmicas e epidérmicas, fibromas, leiomiomas e lipomas. No geral, o tratamento cirúrgico desses tumores só é indicado em caso de sintomas, de suspeita de malignidade ou de desejo da paciente por motivos estéticos.
8. Os cistos e abscessos das glândulas de Bartholin se formam a partir da obstrução de seu ducto. Enquanto cistos assintomáticos não necessitam de tratamento, cistos muito aumentados e infectados devem ser abordados para evitar complicações.
9. As condições benignas da vagina podem ser diagnosticadas no exame especular e incluem principalmente a presença de corpos estranhos, a adenose vaginal, os cistos de Gartner e as vaginites e vaginoses.
10. Os pólipos endocervicais são as neoplasias benignas mais comuns do colo uterino, sendo importantes causadores de sangramento intermenstrual, sinusorragia e sangramento pós-menopausa.

Highlights

- O trato genital inferior, formado pela vagina, pela vulva e pelo colo uterino, é uma sede importante de afecções benignas que se traduzem em queixas no consultório ginecológico
  - » As doenças benignas do trato genital inferior que serão discutidas neste capítulo estão descritas na Tabela 8.1

- Outras doenças benignas que podem afetar o trato genital inferior são discutidas em capítulos específicos e incluem:
  - » Vaginites e vaginoses (Capítulo 29, *Vaginites e Vaginoses*)
  - » Cervicites (Capítulo 30, *Cervicites e Uretrites*)
  - » Úlceras genitais (Capítulo 31, *Úlceras Genitais*)
  - » Endometriose (Capítulo 10, *Endometriose*)
  - » Leiomiomas (Capítulo 9, *Doenças Benignas do Corpo do Útero*)

Tabela 8.1 Doenças benignas do trato genital inferior.

Doenças benignas da vulva

Dermatoses vulvares
- Líquen simples crônico
- Líquen esclose
- Líquen plano
- Dermatite de contato

Tumores sólidos da vulva
- Lesões epidérmicas e dérmicas
- Fibromas
- Leiomiomas
- Lipomas

Tumores císticos da vulva
- Cistos e abscessos das glândulas de Bartholin e Skene
- Cistos sebáceos

Doenças benignas da vagina
- Corpos estranhos
- Adenose vaginal
- Cistos de Gartner

Doenças benignas do colo uterino
- Pólipos endocervicais
- Cistos de Naboth

Abordagem geral das queixas vulvares

História clínica

- Uma boa anamnese é essencial para realizar o diagnóstico diferencial entre as principais queixas vulvares:
  - » O médico deve obter informações detalhadas acerca do aparecimento e da evolução das lesões
  - » Também é importante identificar possíveis fatores de melhora e de piora e possíveis gatilhos para o aparecimento das lesões
  - » Eventuais sinais e sintomas associados, sejam eles vulvares, sejam eles sistêmicos, também podem ajudar no diagnóstico diferencial
- Além disso, é muito importante avaliar se a queixa vulvar da paciente impacta em suas atividades diárias e em sua vida sexual
- Por fim, o médico deve tentar obter informações acerca de exames laboratoriais, biópsias ou tratamentos prévios.

Exame físico

- Durante o exame pélvico, é importante identificar e descrever as lesões vulvares de acordo com as seguintes características:
  - » Morfologia (mácula, pápula, placa, nódulo, erosão, ulceração, tumoração, vesícula, pústula, crosta etc.)
  - » Consistência
  - » Tamanho, forma e coloração
  - » Regularidade de suas bordas
  - » Número, localização e distribuição
  - » Presença de sinais flogísticos ou de outras alterações secundárias
- Com o objetivo de observar mais detalhes à inspeção das lesões, o médico ginecologista pode utilizar o colposcópio para obter uma imagem ampliada da vulva (vulvoscopia)
- Outras regiões próximas à vulva, como todo o períneo, a vagina e o colo uterino, também devem ser examinadas
- Além disso, as lesões vulvares também podem ser manifestações típicas ou atípicas de diversas doenças sistêmicas, o que ajuda a identificação de lesões em qualquer local do corpo no diagnóstico diferencial.

Biópsia vulvar

- As alterações cutâneas vulvares geralmente são inespecíficas, o que faz com que haja necessidade de biópsia para confirmação diagnóstica
- A biópsia vulvar geralmente pode ser realizada em ambiente ambulatorial, com anestesia por infiltração local
- As principais indicações para a realização de biópsia vulvar incluem:
  - » Lesões suspeitas para malignidade (lesões assimétricas, de borda irregular, com variação de cor e/ou sangrantes)
  - » Dúvida diagnóstica após o exame físico e após propedêutica não invasiva
  - » Permanência da lesão mesmo após tratamento da etiologia provável
  - » Desejo da paciente
- O tipo de biópsia utilizado depende da quantidade de tecido que precisa ser analisada:
  - » A biópsia por *shaving* é utilizada em lesões confinadas à epiderme
  - » A biópsia com *punch* é indicada nos casos em que há necessidade de avaliar todas as camadas da derme
  - » Outros tipos de biópsia (como a biópsia incisional simples com utilização apenas de tesoura curva) podem ser utilizados dependendo das características da lesão.

Dermatoses vulvares

- As dermatoses vulvares são alterações de etiologia inflamatória que são responsáveis por até 50% das queixas relacionadas à vulva no consultório ginecológico
- Pacientes que apresentam uma dermatose vulvar se queixam principalmente de prurido, além de também relatarem irritação crônica, dispareunia e perturbações do sono em decorrência dos sintomas
- As principais dermatoses vulvares de etiologia inflamatória incluem o líquen simples crônico (LSC), o LE, o LP e a dermatite de contato
- Os principais diagnósticos diferenciais das dermatoses vulvares de etiologia inflamatória incluem:
    » Vaginites e vaginoses (com destaque para a candidíase)
    » *Tinea cruris*
    » Lesões malignas e pré-malignas da vulva
    » Atrofia vulvovaginal
    » Vulvodínia
    » Doenças dermatológicas sistêmicas, como a psoríase, a dermatite atópica e a dermatite seborreica
- Embora o diagnóstico das dermatoses vulvares seja clínico, a biópsia vulvar pode ser necessária em caso de dúvida diagnóstica ou para excluir malignidade.

Líquen simples crônico

Etiopatogenia e fatores de risco

- LSC é uma doença caracterizada por um traumatismo crônico que decorre do ato de coçar ou friccionar repetidamente a pele
- O LSC pode afetar várias áreas do corpo, incluindo a vulva
- No LSC vulvar, a própria paciente entra em um ciclo prurido-fricção que ajuda a perpetuar a doença
- O LSC pode ser:
    » Primário, quando não é possível identificar uma causa para a coçadura (idiopático)
    » Secundário, quando está sobreposto a uma outra causa de prurido, como fatores ambientais (p. ex., calor e exposição a alérgenos), doenças dermatológicas (p. ex., LE, LP e psoríase) ou causas psicogênicas.

Aspectos clínicos

- O principal sintoma do LSC é o prurido, que pode ser constante ou intermitente, e que pode estar presente há semanas, meses ou anos
- O prurido noturno é comum, de modo que a paciente geralmente relata perturbações do sono e coçaduras noturnas
- Além disso, geralmente há piora dos sintomas com o calor, a umidade e o contato com a menstruação
- Ao exame, a pele dos grandes lábios geralmente se encontra espessada, acinzentada e com marcas exageradas de coçadura (Figura 8.1)
- Em alguns casos, o LSC pode afetar, além dos grandes lábios, toda a área perineal.

Tratamento

- O aspecto central do tratamento do LSC é a interrupção do ciclo prurido-fricção, que envolve modificação do comportamento e remoção dos estímulos desencadeantes
- Corticosteroides tópicos ultrapotentes (como o propionato de clobetasol a 0,05%) podem ser utilizados temporariamente para reduzir o prurido

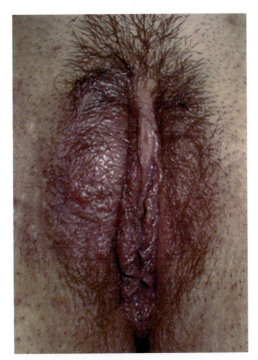

Figura 8.1 Líquen simples crônico: espessamento da pele do grande lábio direito.

- Anti-histamínicos por via oral também podem ajudar a controlar os sintomas, reduzindo, principalmente, as coçaduras noturnas.

Líquen escleroso

Etiopatogenia e fatores de risco
- O LE é uma dermatose crônica de causa desconhecida que tem predileção pela pele da região anogenital
  » Cerca de 15 a 20% dos pacientes com LE podem apresentar lesões extragenitais
- O LE afeta principalmente mulheres na pré-menarca e na pós-menopausa, ocorrendo com menor frequência em mulheres na menacme.

Aspectos clínicos
- Embora algumas mulheres afetadas sejam assintomáticas, pacientes com LE geralmente relatam prurido intenso e escoriações na pele vulvar
- Em casos mais avançados, geralmente há dispareunia e dor à defecação em decorrência da atrofia da região anogenital
- Ao exame, geralmente observa-se acometimento vulvar e perianal por lesões eritematosas, hipocrômicas e atróficas
- Nos casos clássicos de LE, essas lesões podem coalescer e distorcer a anatomia normal (Figura 8.2), de modo que é possível observar perda da arquitetura dos pequenos lábios, encobrimento do clitóris, obstrução uretral e estenose do vestíbulo vaginal
- No LE, o envolvimento da mucosa vaginal é extremamente raro.

Tratamento
- O LE não tem cura definitiva, o que faz com que as metas do tratamento sejam o controle dos sintomas e a prevenção de distorções anatômicas
- Assim como em todas as dermatoses vulvares, é necessário orientar a paciente quanto às medidas que ajudam a diminuir a irritação local e a interromper o ciclo prurido-fricção
- A terapia de primeira linha para o LE é a aplicação local de corticosteroides tópicos ultrapotentes (como o propionato de clobetasol a 0,05%)
- Não existe um consenso universal quanto ao esquema de tratamento com o corticosteroide tópico. Uma alternativa viável é iniciar o tratamento com aplicações diárias durante 3 meses ou até a remissão da doença. Após esse período, deve ser instituído um tratamento de manutenção em que o corticosteroide deve ser aplicado na menor dose e frequência em que é possível manter a paciente em remissão
- Alternativas viáveis aos corticosteroides tópicos incluem cremes vaginais de estrogênio (principalmente em caso de atrofia), retinoides tópicos e inibidores da calcineurina (como o tacrolimo tópico)
- O tratamento cirúrgico deve ser reservado aos casos em que estão presentes alterações cicatriciais graves (como a estenose vaginal), não sendo indicado para o tratamento primário do LE não complicado.

Acompanhamento das pacientes
- Embora seja uma dermatose benigna, pacientes com LE têm maior risco de malignidade vulvar
- Assim, recomenda-se vigilância a cada 6 a 12 meses por toda a vida para mulheres com LE, de modo que lesões persistentemente sintomáticas ou de aspecto atípico devem ser submetidas à biópsia.

Líquen plano

Etiopatogenia e fatores de risco
- O LP é uma doença dermatológica crônica e incomum de caráter recidivante e etiologia

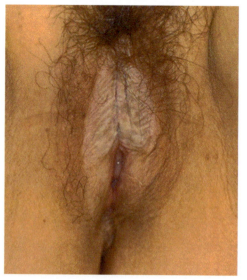

Figura 8.2 Líquen escleroso: lesões hipocrômicas coalescentes promovendo perda da arquitetura vulvar.

desconhecida que pode afetar a pele, as unhas e as mucosas
- O LP vulvar é um subtipo da doença caracterizado pelo acometimento da vulva, de forma que pode ou não haver acometimento concomitante da mucosa vaginal e de outras superfícies cutaneomucosas
- Embora mulheres mais jovens também possam ser afetadas, o LP vulvar é mais comum em mulheres na pós-menopausa
- Existem quatro principais formas de LP que podem afetar a vulva:
  » O LP erosivo é a forma da doença que mais frequentemente causa acometimento vulvar, sendo caracterizada por lesões descamativas e erosivas que podem levar à distorção da anatomia normal (Figura 8.3)
  » As outras duas formas da doença incluem o LP papuloescamoso e o LP hipertrófico. O acometimento da vulva por essas variantes é raro e de difícil diagnóstico.

Aspectos clínicos
- Pacientes com LP vulvar frequentemente se queixam de prurido, dor e queimação na vulva, além de dispareunia e disúria

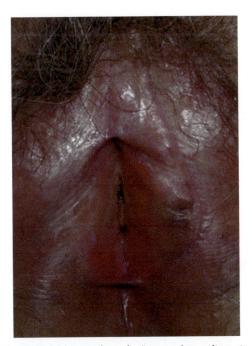

Figura 8.3 Líquen plano: lesões erosivas eritematosas e perda da arquitetura vulvar normal.

- Até 70% das mulheres que têm LP vulvar erosivo apresentam também acometimento vaginal. Nesses casos, é comum observar friabilidade da mucosa vaginal e alterações no corrimento. Em casos mais graves, pode haver formações de sinequias, resultando em obstrução vaginal
- O LP vulvar também está frequentemente associado ao LP oral e ao LP cutâneo. O acometimento de outros locais, como o estômago e o esôfago, também pode acontecer.

Tratamento
- O tratamento de primeira linha para o LP vulvar são os corticosteroides tópicos ultrapotentes (como o propionato de clobetasol a 0,05%). O esquema de tratamento sugerido é o mesmo do LE
- Em caso de acometimento vaginal, o uso de corticosteroides intravaginais (como a hidrocortisona) pode ajudar a minimizar os sintomas
- Assim como no LE, os inibidores tópicos da calcineurina também podem ser utilizados como segunda linha terapêutica e o tratamento cirúrgico deve ser reservado para os casos em que estão presentes alterações anatômicas significativas.

Dermatite de contato

Etiopatogenia e fatores de risco
- A dermatite de contato é uma reação eczematosa que ocorre em resposta a um irritante primário ou a um alérgeno.

Aspectos clínicos
- Quanto ocorre na vulva, a dermatite de contato geralmente causa lesões eritematosas, liquenificadas e pruriginosas
- Alguns agentes que podem gerar dermatite de contato na vulva incluem:
  » Produtos de higiene e de cuidado pessoal, como sabonetes, perfumes íntimos e papel higiênico
  » Alguns absorventes
  » Vestuário muito apertado.

Tratamento
- O tratamento da dermatite de contato vulvar deve envolver:
  » A eliminação dos agentes e/ou práticas ofensores

Tumores sólidos da vulva

Lesões epidérmicas e dérmicas

- As principais lesões epidérmicas e dérmicas da pele que podem se manifestar na vulva incluem:
  » Acrocórdons
  » Ceratose seborreica
  » Siringomas
  » Hidroadenoma papilífero.

Aspectos clínicos e tratamento

- Os acrocórdons são lesões fibroepiteliais benignas que atingem principalmente o pescoço e as áreas de dobras cutâneas (como o períneo e as axilas)
  » Essas lesões podem ser sésseis ou pendunculadas. Quando apresentam dimensões muito aumentadas (> 10 mm), os acrocórdons geralmente são chamados "fibromas moles"
  » Os acrocórdons são mais comuns em pacientes com síndrome metabólica e/ou diabetes e só devem ser ressecados caso estejam causando prejuízo estético ou funcional à paciente
- Ocasionalmente observam-se manifestações vulvares de ceratose seborreica em pacientes com lesões concomitantes em face, pescoço e tronco
  » As lesões da ceratose seborreica são hipercrômicas e circunscritas e apresentam um aspecto verrucoso e graxento
  » O potencial maligno da ceratose seborreica é mínimo, de forma que a exérese dessas lesões só é indicada em caso de desconforto
  » Os siringomas são tumores benignos derivados das glândulas sudoríparas écrinas
  » Mais comuns nas regiões das pálpebras e da face, os siringomas raramente acometem a vulva
  » Quando há acometimento vulvar, os siringomas geralmente se manifestam como pápulas (1 a 4 mm) firmes, múltiplas e bilaterais
  » Caso estejam presentes sintomas vulvares associados aos siringomas, tratamentos possíveis incluem corticosteroides tópicos de baixa potência, eletrocauterização, crioterapia e laserterapia.
- O hidroadenoma papilífero é um tumor benigno derivado das glândulas sudoríparas apócrinas
  » Com predileção pelas áreas vulvar e anal, o hidroadenoma papilífero afeta principalmente mulheres com idades entre 20 e 50 anos
  » Morfologicamente, o hidroadenoma papilífero geralmente se manifesta como um nódulo único, móvel e circunscrito, que pode ser séssil ou pedunculado
  » O tratamento do hidroadenoma papilífero é a excisão cirúrgica, que está indicada principalmente em caso de sintomas ou de suspeita de malignidade.

Fibromas

Etiopatogenia e fatores de risco

- Fibromas são tumores benignos raros da vulva encontrados principalmente nos grandes lábios
- A etiopatogênese dos fibromas vulvares envolve uma proliferação anormal dos fibroblastos do tecido conjuntivo da pele.

Aspectos clínicos

- Os fibromas vulvares são geralmente assintomáticos
- Fibromas de dimensões aumentadas podem se tornar pendunculados e causar dor e dispareunia.

Tratamento

- O tratamento dos fibromas vulvares é feito por meio de excisão cirúrgica
- O tratamento cirúrgico só está indicado para as lesões sintomáticas ou em caso de dúvida diagnóstica.

Leiomiomas

Etiopatogenia e fatores de risco

- Embora sejam mais comuns no útero, os leiomiomas também podem afetar a vulva
- Os leiomiomas vulvares são raros e podem se originar da musculatura lisa da própria genitália ou dos leiomiócitos que envolvem as glândulas sudoríparas e os vasos sanguíneos locais.

Aspectos clínicos
- Clinicamente, os leiomiomas vulvares são nódulos de consistência firme que podem ser múltiplos ou solitários e que aparecem durante a vida reprodutiva da mulher.

Tratamento
O tratamento de escolha para os leiomiomas vulvares é a excisão cirúrgica, e só está indicado nas lesões volumosas e dolorosas, em caso de dúvida diagnóstica ou se a paciente desejar por motivos estéticos.

Lipomas

Etiopatogenia e fatores de risco
- Os lipomas são massas volumosas, macias e móveis que constituem os tumores de partes moles mais comuns
- Os lipomas são formados por meio de uma proliferação de células adiposas maduras.

Aspectos clínicos
- Os lipomas predominam na região da cabeça, do pescoço, dos ombros e do dorso, de forma que o acometimento vulvar é raro
- Quando presentes na vulva, os lipomas são massas subcutâneas macias, móveis e tipicamente indolores

Tratamento
- O tratamento dos lipomas vulvares consiste na excisão cirúrgica, estando reservado aos casos que em há dúvida diagnóstica ou sintomas.

Tumores císticos da vulva

Cistos e abscessos das glândulas de Bartholin
- As glândulas de Bartholin consistem em duas pequenas massas ovais localizadas na região posterolateral do vestíbulo vaginal
- Essas glândulas são parcialmente responsáveis pela produção do muco que umedece a vulva.

Etiopatogenia e fatores de risco
- Os cistos que surgem na área da glândula de Bartholin são resultado da obstrução de seu ducto, que ocorre principalmente por trauma ou infecção local
- Caso o conteúdo do cisto esteja infectado, ocorre a formação de um abscesso no local.

Aspectos clínicos
- Na maioria das vezes, os cistos de ducto da glândula de Bartholin são assintomáticos, exceto por pequeno desconforto durante a atividade sexual
- Nos casos em que os cistos são maiores ou estão infectados, geralmente há dor intensa na vulva
- Ao exame, os cistos são tipicamente unilaterais e arredondados. Se infectados, geralmente estão presentes sinais flogísticos associados (Figura 8.4).

Tratamento
- Cistos assintomáticos não necessitam de tratamento, exceto nos casos em que há suspeita de malignidade
- Cistos maiores e abscessos infectados geralmente são tratados combinando duas técnicas: incisão e drenagem do cisto/abscesso, seguidas de marsupialização e excisão da glândula de Bartholin.

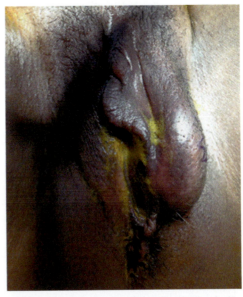

Figura 8.4 Abscesso da glândula de Bartholin à esquerda.

Cistos e abscessos das glândulas de Skene

- As glândulas de Skene estão localizadas ao redor da parte terminal da uretra feminina, de forma que se abrem nas margens laterais do óstio externo da uretra.

Etiopatogenia e fatores de risco

- Assim como ocorre nas glândulas de Bartholin, os ductos das glândulas de Skene também podem sofrer obstrução, o que resulta na formação de cistos e abscessos.

Aspectos clínicos

- Os principais sintomas dos cistos e abscessos das glândulas de Skene incluem obstrução urinária, dispareunia e dor local.

Tratamento e diagnósticos diferenciais

- Nesses casos, há necessidade de uma avaliação urológica completa com o intuito de excluir outras lesões, como os divertículos uretrais
- Enquanto cistos assintomáticos não necessitam de tratamento, abscessos devem ser drenados e excisionados.

Cistos sebáceos

- Os cistos sebáceos ou epidermoides são bastante comuns na região vulvar, ocorrendo com maior frequência nos grandes lábios e ao redor do clitóris.

Etiopatogenia e fatores de risco

- Os cistos sebáceos são geralmente formados em decorrência da obstrução de orifícios de drenagem dos folículos pilosos.

Aspectos clínicos

- Os cistos sebáceos são geralmente arredondados, imóveis e apresentam um orifício pilossebáceo central que pode eliminar material viscoso à expressão.

Tratamento

- Os cistos sebáceos vulvares geralmente são assintomáticos e não necessitam de tratamento

- Se sintomáticos ou secundariamente infectados, são recomendadas incisão, drenagem e excisão cirúrgica. Se necessário, a antibioticoterapia deve ser instituída.

Lesões vaginais

Corpos estranhos

- A presença de corpos estranhos na vagina pode causar traumas, irritação e infecção crônica, o que constitui um importante diagnóstico diferencial de outras doenças vaginais
- Pacientes que apresentam corpos estranhos na vagina geralmente relatam:
  - » História de introdução do corpo estranho ou de múltiplas tentativas para retirá-lo
  - » Alteração nos padrões do corrimento vaginal, e pode haver sangramento associado
  - » Odor fétido vaginal
- A natureza do corpo estranho presente na vagina varia de acordo com a faixa etária:
  - » Objetos pequenos podem se alojar na vagina de crianças durante brincadeiras
  - » Tampões e preservativos rompidos podem eventualmente ser encontrados na vagina de mulheres em idade reprodutiva
  - » Pessários vaginais podem explicar a origem de corpos estranhos encontrados na vagina de mulheres que relatam fazer uso desses dispositivos para tratamento de prolapso de órgãos pélvicos
- Na prática, a presença de qualquer sintoma vaginal indica exame pélvico:
  - » Os corpos estranhos eventualmente identificados ao exame especular devem ser retirados
  - » Caso não haja infecções associadas (como DIP, vaginites e vaginoses), não há necessidade de tratamento adicional
  - » Após a remoção do corpo estranho, não há indicação de lavagem vaginal para limpar a vagina.

Adenose vaginal

- A adenose vaginal é um achado colposcópico anormal não específico caracterizado pela presença de tecido glandular ectópico na parede vaginal
- Existem duas formas principais de adenose vaginal:

» Adenose vaginal associada à exposição intrauterina ao dietilestilbestrol (DES)
» Adenose vaginal adquirida.

Etiopatogenia da adenose vaginal associada à exposição intrauterina ao dietilestilbestrol

- O DES é um estrogênio sintético que, em meados do século XX, foi utilizado para a prevenção de complicações obstétricas e para o tratamento de sintomas climatéricos
- Entretanto, posteriormente, foi observado que a exposição ao DES no ambiente intrauterino fazia com que as filhas das mulheres usuárias apresentassem maior incidência de adenose vaginal e de outras complicações, como malformações do trato reprodutivo, cânceres ginecológicos, infertilidade e menopausa precoce
- Atualmente, o DES não é mais utilizado na prática clínica.

Etiopatogenia da adenose vaginal adquirida

- A adenose vaginal adquirida está presente principalmente em pacientes com história de traumas, infecções ou tratamentos locais
- Os dois tipos de adenose vaginal são idênticos histologicamente, embora a adenose vaginal associada à exposição intrauterina ao DES seja tipicamente mais grave do ponto de vista de extensão das lesões.

Aspectos clínicos

- Os principais sintomas da adenose vaginal incluem irritação vaginal, sangramento anormal e sinusorragia.

Tratamento

- O tratamento de escolha para os casos sintomáticos de adenose vaginal é eletrocauterização.

Cistos de Gartner

Etiopatogenia e fatores de risco

- Os cistos de Gartner são cistos vaginais raros que se desenvolvem a partir de resíduos dos ductos mesonéfricos.

Aspectos clínicos

- A maioria das mulheres é assintomática. Os cistos de Gartner geralmente são achados acidentais durante o exame pélvico
- Mulheres com cistos grandes podem apresentar desconforto vaginal, dispareunia e dificuldade para inserir tampões ou outros dispositivos vaginais.

Tratamento

- Na maior parte dos casos, a conduta deve ser expectante
- Em pacientes sintomáticas, pode-se optar por marsupialização ou excisão cirúrgica.

Lesões cervicais

Ectrópio

- A junção escamocolunar (JEC) é o limite entre o epitélio glandular endocervical e o epitélio escamoso ectocervical
- Geralmente, a JEC está localizada no nível do orifício cervical externo. Entretanto, em algumas mulheres, o epitélio endocervical pode se deslocar fisiologicamente para a região ectocervical, o que desloca, também, a JEC
- Essa condição é denominada "ectrópio" e é caracterizada pela visualização direta da eversão do epitélio glandular e da JEC ao exame especular
- Embora o ectrópio seja um achado normal, uma eventual assimetria do epitélio glandular ao redor do orifício cervical pode ser confundida com lesões malignas e pré-malignas do colo uterino.

Pólipos endocervicais

Etiopatogenia e fatores de risco

- Os pólipos endocervicais são projeções que se originam a partir de uma hipertrofia do tecido glandular endocervical
- Os pólipos endocervicais são considerados as neoplasias benignas mais comuns do colo uterino, de modo que afetam principalmente mulheres na peri e na pós-menopausa
- A etiopatogenia desses pólipos está relacionada a diversos fatores proliferativos que influenciam o epitélio endocervical, como inflamação local e estímulos hormonais.

Aspectos clínicos

- Embora possam ser assintomáticos, os pólipos endocervicais frequentemente causam sangramento uterino anormal
- Nesse contexto, as pacientes relatam principalmente sangramento intermenstrual, sinusorragia e sangramento pós-menopausa.

Exames complementares

- Os pólipos endocervicais podem ser identificados ao exame especular quando se exteriorizam pelo orifício externo do colo uterino (Figura 8.5)
- Quando não exteriorizados pelo orifício externo, os pólipos endocervicais podem ser identificados após a exploração do colo com a pinça de Menkel ou Kogan
- Métodos de imagem que podem auxiliar no diagnóstico incluem a ultrassonografia transvaginal (USTV), a colposcopia e a histeroscopia
- Os pólipos endocervicais podem obstruir o colo uterino e, consequentemente, estar associados a um quadro de infertilidade
- Os principais diagnósticos diferenciais dos pólipos endocervicais incluem os pólipos endometriais e os leiomiomas.

Tratamento

- O tratamento indicado para os pólipos endocervicais sintomáticos e para os casos em que há suspeita de malignidade é a excisão cirúrgica
- No caso de pólipos com base estreita, a polipectomia pode ser realizada em regime ambulatorial apenas com pinças de preensão
- No caso de pólipos com base larga, é preferível uma abordagem em que esteja disponível energia monopolar para eletrocauterização

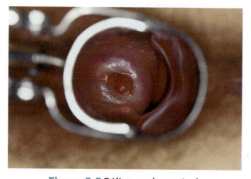

Figura 8.5 Pólipo endocervical.

- A investigação da cavidade uterina na presença de um pólipo endocervical é recomendada, já que existe uma associação importante desses pólipos com os pólipos endometriais. Nesses casos, a histeroscopia é o método de escolha, já que permite o tratamento dessas condições no mesmo momento do diagnóstico.

Cisto de Naboth

Etiopatogenia e fatores de risco

- O tecido glandular presente no endocérvice e no ectrópio atua secretando muco no canal endocervical e na vagina
- Caso haja metaplasia escamosa benigna nesse tecido, o epitélio escamoso recém-formado oclui os orifícios de drenagem do muco que está sendo produzido, o que promove o acúmulo de secreção
- À medida que esse processo benigno vai ocorrendo, são formados os cistos de Naboth.

Aspectos clínicos

- No exame especular, os cistos de Naboth são elevações arredondadas e lisas, de coloração branco-amarelada, presentes no colo uterino.

Tratamento

- Por se tratar de cistos benignos que raramente causam alguma complicação, os cistos de Naboth geralmente não requerem tratamento.

Leitura complementar

Edwards L. Pigmented vulvar lesions. Dermatol Ther. 2010;23(5):449-57.

Gregoriou O, Konidaris S, Vrachnis N, Bakalianou K, Salakos N, Papadias K, et al. Clinical parameters linked with malignancy in endometrial polyps. Climacteric. 2009;12(5):454-8.

Grinberg N, Rotem R, Diamant H, Barg M, Sheizaf B, Yohai D, Weintraub AY. Clinical and microbiological features of Bartholin's gland abscess in pregnant and non-pregnant women. J Matern Fetal Neonatal Med. 2021;34(7):1127-32.

Hassa H, Tekin B, Senses T, Kaya M, Karatas A. Are the site, diameter, and number of endometrial polyps related with symptomatology? Am J Obstet Gynecol. 2006;194(3):718-21.

Heller DS. Benign papular lesions of the vulva. J Low Genit Tract Dis. 2012;16(3):296-305.

Heller DS. Benign tumors and tumor-like lesions of the vulva. Clin Obstet Gynecol. 2015;58(3):526-35.

Kraus CN. Vulvar lichen sclerosus. JAMA Dermatol. 2022;158(9):1088.

Laronda MM, Unno K, Butler LM, Kurita T. The development of cervical and vaginal adenosis as a result of diethylstilbestrol exposure in utero. Differentiation. 2012;84(3):252-60.

Lee A, Fischer G. Diagnosis and treatment of vulvar lichen sclerosus: an update for dermatologists. Am J Clin Dermatol. 2018;19(5):695-706.

Massad LS, Perkins RB, Naresh A, Nelson EL, Spiryda L, Gecsi KS, et al. Colposcopy standards: guidelines for endocervical curettage at colposcopy. J Low Genit Tract Dis. 2023;27(1):97-101.

McPherson T, Cooper S. Vulval lichen sclerosus and lichen planus. Dermatol Ther. 2010;23(5):523-32.

Moyal-Barracco M, Wendling J. Vulvar dermatosis. Best Pract Res Clin Obstet Gynaecol. 2014;28(7):946-58.

Munro MG, Critchley HOD, Fraser IS; FIGO Menstrual Disorders Committee. The two FIGO systems for normal and abnormal uterine bleeding symptoms and classification of causes of abnormal uterine bleeding in the reproductive years: 2018 revisions. Int J Gynaecol Obstet. 2018;143(3):393-408.

Omole F, Kelsey RC, Phillips K, Cunningham K. Bartholin duct cyst and gland abscess: office management. Am Fam Physician. 2019;99(12):760-6.

Salim S, Won H, Nesbitt-Hawes E, Campbell N, Abbott J. Diagnosis and management of endometrial polyps: a critical review of the literature. J Minim Invasive Gynecol. 2011;18(5):569-81.

Van Bogaert LJ. Clinicopathologic findings in endometrial polyps. Obstet Gynecol. 1988;71(5):771-3.

9

Doenças Benignas do Corpo do Útero

Gabriel Lage Neves ■ Eduardha Santos Temponi Barroso ■ Ana Beatriz Rezende do Valle ■ Eduardo Batista Cândido

KEYPOINTS

1. Os miomas uterinos são frequentemente múltiplos e são classificados de acordo com sua localização em intramurais, submucosos e subserosos.
2. A adenomiose pode ser focal ou difusa e consiste na presença de tecido endometrial no miométrio.
3. Os pólipos endometriais são lesões benignas provenientes do tecido endometrial que se projetam para dentro da cavidade uterina.
4. As principais manifestações clínicas dos leiomiomas incluem sangramento uterino anormal, manifestações pélvicas decorrentes de compressão local e disfunções reprodutivas.
5. As principais manifestações clínicas da adenomiose incluem sangramento uterino aumentado, dismenorreia e dor pélvica crônica.
6. As principais manifestações clínicas dos pólipos endometriais incluem sangramento intermenstrual e sangramento na pós-menopausa.
7. O método de escolha para a avaliação inicial das doenças benignas do corpo do útero é a ultrassonografia transvaginal (USTV), de modo que outros métodos de imagem como a ressonância magnética (RM), a histerossonografia e a histeroscopia devem ser utilizados como propedêutica complementar.
8. A indicação da modalidade de tratamento dos leiomiomas (clínico ou cirúrgico) deve ser individualizada e deve levar em consideração diversos fatores como a localização, a quantidade e o tamanho dos miomas, a presença de sintomas, a idade da paciente, o desejo de futuro reprodutivo e o desejo de preservar o útero.
9. No manejo de um quadro sintomático de adenomiose, o tratamento de primeira linha é farmacológico, de modo que a abordagem cirúrgica deve ser reservada aos casos em que o tratamento clínico foi ineficaz, rejeitado ou contraindicado.
10. A polipectomia histeroscópica consiste no tratamento de escolha para os pólipos endometriais, de modo que a conduta expectante deve ser reservada aos casos em que os pólipos são pequenos e assintomáticos e que não há fatores de risco para câncer de endométrio.

Highlights

Miomas uterinos

- São as neoplasias pélvicas mais comuns em mulheres, constituindo uma das principais indicações operatórias na prática do cirurgião ginecológico
- São tumorações frequentemente múltiplas que surgem a partir das células musculares lisas e dos fibroblastos do miométrio

- São descritos de acordo com sua localização em quatro grupos principais:
  - » Leiomiomas intramurais: estão completamente ou quase completamente inseridos no miométrio
  - » Leiomiomas submucosos: estão em contato com o endométrio, de forma que se projetam para dentro da cavidade endometrial
  - » Leiomiomas subserosos: estão em contato com a serosa uterina, de forma que se projetam para dentro da cavidade peritoneal

» Leiomiomas cervicais: são os leiomiomas localizados no colo uterino
• Em 2011, a Federação Internacional de Ginecologia e Obstetrícia (FIGO) propôs uma classificação para padronizar a investigação clínica dos leiomiomas (Tabela 9.1 e Figura 9.1).

Adenomiose

• Consiste na presença de estroma e glândulas endometriais no interior do miométrio, o que produz hipertrofia e hiperplasia das células miometriais, além de aumento do volume uterino
• Está frequentemente associada à endometriose e/ou a leiomiomas uterinos
• A principal maneira de classificar a adenomiose é de acordo com o seu o padrão de distribuição no miométrio (em adenomiose focal ou difusa)
• Outra forma de classificar a adenomiose é de acordo com o grau de penetração no miométrio:
  » Grau 1: acometimento do terço interno do miométrio
  » Grau 2: acometimento de dois terços
  » Grau 3: acometimento de todo o miométrio.

Pólipos endometriais

• Mais comuns em pacientes na perimenopausa, os pólipos endometriais são lesões benignas provenientes do tecido endometrial que se projetam para dentro da cavidade uterina
• São compostos de glândulas, estroma e vasos sanguíneos e podem ser classificados de acordo com sua base de implantação em sésseis ou pediculados.

Numbers

• Mais de 70% das histerectomias realizadas nos EUA são para tratar doenças benignas do corpo uterino
• Cerca de 50% das mulheres apresentam leiomiomas uterinos, com predomínio entre 35 e 50 anos
• Mulheres na pós-menopausa têm risco reduzido em cerca de 90% para o desenvolvimento dos leiomiomas
• A taxa de recorrência de um novo mioma após miomectomia é de 50% em 5 anos
• Em mulheres submetidas a histerectomia, a prevalência da adenomiose varia de 9 a 62%
• Embora a adenomiose tenha sido historicamente associada ao período da perimenopausa (entre 40 e 50 anos), estudos recentes mostram que até 35% das mulheres entre 25 e 35 anos podem apresentar sintomas e aspectos ultrassonográficos compatíveis com o diagnóstico
• Cerca de 75% dos casos de adenomiose cursam com dor pélvica crônica
• A prevalência dos pólipos endometriais é de 7% em mulheres na pré-menopausa e de 13% em mulheres na pós-menopausa.

Tabela 9.1 Classificação dos miomas uterinos (FIGO).

SM – submucosos	0	Submucoso pediculado e intracavitário
	1	Submucoso (< 50% intramural)
	2	Submucoso (≥ 50% intramural)
O – outros	3	100% intramural (contata o endométrio)
	4	100% intramural
	5	Subseroso (≥ 50% intramural)
	6	Subseroso (< 50% intramural)
	7	Subseroso pediculado
	8	Outros (p. ex., leiomioma cervical)
Leiomiomas híbridos – fazem contato com o endométrio e com a serosa		São descritos por dois números separados por um hífen. Por convenção, o primeiro número diz respeito ao componente submucoso e o segundo, ao componente subseroso
	2-5	Submucoso e subseroso; < 50% do seu diâmetro ocupa, respectivamente, as cavidades endometrial e peritoneal

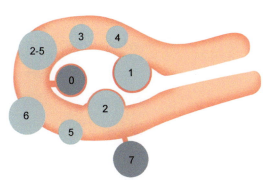

Figura 9.1 Classificação dos miomas uterinos (FIGO).

Etiopatogenia e fatores de risco

Miomas uterinos

- Têm origem em mutações somáticas nas células miometriais que levam à perda do controle do crescimento celular
- Leiomiomas distintos em um mesmo útero apresentam origem monoclonal distinta e comportamento biológico distinto
- São considerados tumores hormônio-dependentes, o que faz com que eles geralmente:
  » Cresçam durante a menacme sob estimulação do estradiol e da progesterona
  » Regridam na pós-menopausa
- Os principais fatores de risco para o desenvolvimento e crescimento dos leiomiomas incluem:
  » Etnia negra
  » Multiparidade
  » Menarca precoce
  » História familiar de leiomiomas
  » Obesidade
  » Estresse crônico
  » Hipertensão
- Além desses fatores de risco, o efeito de alguns hábitos dietéticos no desenvolvimento de leiomiomas também vem sendo estudado:
  » Fatores que aumentam o risco de leiomiomas incluem o etilismo (especialmente o consumo de cerveja) e o consumo de carnes vermelhas e de altas quantidades de carboidratos
  » Fatores que parecem estar associados a menor prevalência dos leiomiomas incluem o consumo de frutas, vegetais e alimentos de origem animal ricos em vitamina A.

Adenomiose

- Ainda é desconhecida, de modo que quatro teorias distintas e complementares sugerem que adenomiose ocorre como consequência de:
  » Invaginação do endométrio para o miométrio
  » Microtraumas na região de interface entre o endométrio e o miométrio
  » Migração de células endometriais provenientes de menstruação retrógrada para o miométrio
  » Proliferação de remanescentes müllerianos pluripotentes
- Acredita-se que o desenvolvimento da adenomiose também esteja relacionado a outros

fatores como hiperestrogenismo local (os focos de adenomiose podem, inclusive, produzir estrogênio), inflamação do tecido miometrial e alterações da peristalse uterina
- Os principais fatores de risco para o desenvolvimento de adenomiose incluem:
  » Menarca precoce
  » Ciclos menstruais curtos
  » Uso prévio de contraceptivos hormonais e/ou tamoxifeno
  » Obesidade
  » Multiparidade
  » História prévia de abortos
  » Cirurgias uterinas prévias.

Pólipos endometriais

- Acredita-se que o surgimento de pólipos endometriais esteja relacionado a diversos fatores, que incluem:
  » Hiperplasia endometrial monoclonal
  » Expressão aumentada da aromatase endometrial
  » Mutações de genes somáticos
  » Expressão aumentada de oncogenes, como o *KRAS*, o *PTEN* e o *TP53*
- O aumento da exposição do tecido endometrial ao estrogênio, sem que haja contraposição da progesterona, também desempenha papel importante na etiopatogenia dos pólipos endometriais
- Os principais fatores de risco para o desenvolvimento de pólipos endometriais incluem:
  » Uso de tamoxifeno
  » Obesidade
  » Síndrome dos ovários policísticos e outras causas de anovulação crônica
  » Tumores ovarianos produtores de estrogênio
  » Menarca precoce
  » Menopausa tardia
- Alguns fatores protetores para o desenvolvimento de pólipos endometriais incluem o uso de contraceptivos orais e do DIU de levonorgestrel.

Aspectos clínicos

Miomas uterinos

- A maior parte dos leiomiomas é pequena e assintomática, de forma que são achados incidentais à ultrassonografia. No entanto, a depender

do tamanho, da quantidade e da localização, os leiomiomas podem desencadear manifestações clínicas e necessitar de tratamento
- As possíveis manifestações clínicas dos leiomiomas podem ser divididas em três grupos principais:
  » Sangramento uterino anormal
  » Manifestações pélvicas decorrentes de compressão local
  » Disfunções reprodutivas
- O sangramento uterino anormal é a manifestação clínica mais comum dos leiomiomas, sobretudo no caso de miomas submucosos que se projetam para a cavidade endometrial:
  » Os sangramentos decorrentes de miomas geralmente se manifestam em um sangramento uterino anormal de duração e intensidade aumentadas
  » Sangramento intermenstrual e sangramento na pós-menopausa também podem ocorrer, de modo que devem-se investigar com mais atenção as patologias endometriais nesses casos
  » Os sangramentos decorrentes dos leiomiomas podem causar tanto prejuízos orgânicos, como a anemia ferropriva, quanto sociais, como disfunções sexuais e interpessoais
- As manifestações pélvicas decorrentes de compressão local pelos leiomiomas são mais comuns no caso de miomas subserosos volumosos que se projetam para a cavidade peritonial:
  » Dor pélvica crônica, dismenorreia e sensação de peso na pelve são sintomas geralmente relatados
  » A presença de miomas volumosos também pode causar compressão da bexiga e do reto, o que resulta em sintomas urinários (como urgência miccional e retenção urinária) e intestinais (como constipação)
- As disfunções reprodutivas decorrentes de leiomiomas são mais comuns no caso de miomas que distorcem a cavidade uterina (submucosos ou intramurais com componente intracavitário). Esses leiomiomas aumentam o risco de parto pré-termo, abortamento espontâneo, restrição do crescimento intrauterino e descolamento prematuro de placenta
- Um exame pélvico completo deve ser realizado em todas as pacientes com suspeita de leiomiomas:

» Miomas submucosos e intramurais pequenos geralmente não causam distorção aparente do útero, de modo que, nesses casos, o exame pélvico é normal
» Em caso de miomas volumosos, o toque bidigital geralmente evidencia um útero de tamanho aumentado e, ocasionalmente, com irregularidades em sua superfície
» Miomas muito volumosos podem ser eventualmente palpados como massas abdominais.

Adenomiose

- As três principais manifestações clínicas da adenomiose incluem:
  » Sangramento uterino aumentado
  » Dismenorreia
  » Dor pélvica crônica
- A adenomiose apresenta um quadro clínico heterogêneo e está frequentemente associada a outras doenças ginecológicas como a endometriose e os leiomiomas.

Pólipos endometriais

- A manifestação clínica mais comum dos pólipos endometriais é o sangramento uterino anormal
- Em mulheres na menacme, esse sangramento é tipicamente intermenstrual e geralmente tem um volume pequeno (*spotting*)
- Os pólipos endometriais também são importante causadores de sangramento na pós-menopausa, o que torna essencial o diagnóstico diferencial com doenças malignas do endométrio
- Os pólipos endometriais também podem ser assintomáticos. Frequentemente são achados incidentais em exames ultrassonográficos, biópsias endometriais e exames citopatológicos
- A menos que ocorra o prolapso, torção pedicular ou expulsão do pólipo, os pólipos endometriais não geram alterações ao exame pélvico.

Exames complementares

- A ultrassonografia transvaginal (USTV) é o exame de escolha para a avaliação inicial de um quadro clínico suspeito de leiomiomas, adenomiose e/ou pólipos endometriais.

Miomas uterinos

- A USTV apresenta sensibilidade de cerca de 95% para o diagnóstico de leiomiomas
- À ultrassonografia, os leiomiomas geralmente se apresentam como massas hiperecoicas, bem delimitadas e circulares, que podem exibir sombra acústica posterior
- A histerossonografia e a histeroscopia podem ser necessárias durante a avaliação de miomas submucosos. Esses exames são especialmente úteis para pacientes que apresentam desejo de fertilidade, pois, nesses casos, é necessário avaliar o risco de possíveis disfunções reprodutivas decorrentes dos leiomiomas
- A ressonância magnética (RM) é útil no planejamento de abordagens cirúrgicas complexas e em caso de suspeita de malignidade
- Exames laboratoriais são úteis na avaliação de possíveis complicações orgânicas dos leiomiomas: hemograma e testes da cinética do ferro são úteis, por exemplo, na avaliação de uma possível anemia ferropriva
- O diagnóstico definitivo dos leiomiomas geralmente é feito por métodos de imagem, de modo que a confirmação histopatológica só é necessária nos casos em que há suspeição de outras lesões de maior gravidade.

Adenomiose

- Embora a USTV seja o exame de escolha na avaliação inicial de um quadro suspeito de adenomiose, a RM desempenha um papel importante nos seguintes casos:
  » Na diferenciação entre as formas focal e difusa da adenomiose
  » Na diferenciação entre adenomiose focal e leiomiomas
  » No planejamento de abordagens cirúrgicas conservadoras em que é retirado apenas o foco de adenomiose
- Os achados sugestivos de adenomiose na USTV e na RM são variáveis e podem incluir:
  » Aumento do volume uterino
  » Aumento da heterogeneidade miometrial
  » Espessamento assimétrico do miométrio
  » Presença de pequenos cistos e/ou pequenas ilhas hiperecoicas no miométrio
  » Aumento da vascularização central nas lesões adenomióticas (em contraste com a vascularização periférica presente nos leiomiomas)
- Embora os sintomas da paciente e os achados aos exames de imagem possam presumir, com boa sensibilidade, o diagnóstico de adenomiose, o diagnóstico definitivo só é feito mediante análise histopatológica pós-operatória.

Pólipos endometriais

- Embora a USTV seja o exame de escolha na avaliação inicial de um sangramento uterino anormal sugestivo de um pólipo, alguns fatores, como a presença de leiomiomas, podem prejudicar a assertividade desse método de imagem
- Nesse contexto, a histerossonografia e a histeroscopia são úteis na avaliação de um quadro suspeito de pólipo endometrial, principalmente nos seguintes casos:
  » Quando a USTV for inconclusiva e/ou não permitir uma visualização completa do endométrio
  » Em pacientes na pós-menopausa com espessamento endometrial
  » Em pacientes candidatas a uma conduta expectante
- O diagnóstico definitivo de um pólipo endometrial só pode ser feito a partir de uma análise histopatológica.

Tratamento

Miomas uterinos

- Os principais objetivos do tratamento dos leiomiomas incluem reduzir os sintomas, melhorar a qualidade de vida e, nos casos em que há desejo de gestação, reduzir o risco de distúrbios reprodutivos
- Possíveis disfunções orgânicas decorrentes dos leiomiomas, como a anemia ferropriva, devem ser investigadas e receber tratamento adequado
- A indicação da modalidade do tratamento deve ser individualizada e levar em consideração diversos fatores como a localização, a quantidade e o tamanho dos miomas, a presença de sintomas, a idade da paciente e o desejo de futuro reprodutivo e de preservar o útero.

Tratamento clínico

- O tratamento clínico de primeira linha para os leiomiomas não é capaz de reduzir o tamanho dos nódulos, mas é eficaz na redução dos sangramentos
- As opções de primeira linha para o tratamento clínico dos miomas podem ser utilizadas isoladamente ou em associação e incluem:
  - » Anti-inflamatórios não esteroidais (AINEs), como o ácido mefenâmico, o ibuprofeno e o naproxeno
  - » Antifibrinolíticos, como o ácido tranexâmico
  - » Métodos hormonais, como DIU de levonorgestrel 52 mg (restrito aos casos em que não há distorção da cavidade endometrial) ou os contraceptivos orais combinados ou só de progestagênio
- As opções de segunda linha para o tratamento clínico dos leiomiomas incluem os agonistas e os antagonistas de GnRH. Apesar de reduzirem significativamente os sintomas e o tamanho dos miomas, esses medicamentos têm sua utilização limitada em decorrência de seus efeitos colaterais.

Tratamento cirúrgico

- O tratamento cirúrgico dos leiomiomas pode ser conservador ou definitivo:
  - » O tratamento conservador consiste em miomectomia
  - » O tratamento definitivo consiste em histerectomia
- A miomectomia consiste na exérese cirúrgica dos miomas com preservação da função menstrual e da função reprodutiva, sendo o tratamento cirúrgico de escolha em mulheres que ainda desejam engravidar
  - » A miomectomia é a melhor opção terapêutica para mulheres que desejam um futuro reprodutivo, já que o tratamento clínico muitas vezes é contraceptivo
  - » A via histeroscópica é a mais adequada para o tratamento cirúrgico de miomas submucosos (FIGO 0, 1 e 2)
  - » Para miomas intramurais e subserosos, a miomectomia deve ser preferencialmente realizada por vias minimamente invasivas (laparoscópica ou robótica), de modo que a via laparotômica deve ser reservada para os miomas gigantes e/ou muito numerosos

- O tratamento cirúrgico definitivo (histerectomia) deve ser reservado a mulheres com prole definida que não desejam preservar o útero e que não obtiveram sucesso ou recusaram o tratamento clínico
  - » De preferência, a via de acesso deve ser minimamente invasiva (vaginal, laparoscópica ou robótica)
  - » Nesses casos, em associação com a histerectomia, é recomendado realizar uma salpingectomia oportunística bilateral (para redução do risco de câncer de ovário)
  - » A menos que haja indicações formais para a ooforectomia (como mutações nos genes *BRCA1* e *BRCA2*), os ovários devem ser preservados
- Nos casos de leiomiomas múltiplos e/ou muito volumosos, alguns medicamentos como os agonistas e os antagonistas de GnRH e o acetato de ulipristal podem ser utilizados no pré-operatório com o objetivo de reduzir o tamanho dos miomas e facilitar abordagem cirúrgica.

Outras modalidades de tratamento

- Outras opções para o tratamento dos leiomiomas incluem:
  - » A embolização de artérias uterinas
  - » A miólise por ultrassom focalizado de alta intensidade (HIFU)
- A embolização de artérias uterinas é um método seguro, minimamente invasivo e eficaz na redução dos sangramentos
- A miólise por HIFU utiliza energia ultrassonográfica de alta intensidade para induzir uma necrose coagulativa dos leiomiomas. Nesse método, cada leiomioma é abordado individualmente e o procedimento pode, inclusive, ser realizado em nível ambulatorial
- Tanto a embolização de artérias uterinas quanto o HIFU apresentam riscos para o futuro reprodutivo e, portanto, devem ser evitados no tratamento de mulheres que desejam gestar. Entretanto, a utilização desses métodos pode ser considerada em casos selecionados, como o de mulheres com miomectomias prévias ou com alto risco de conversão para histerectomia durante a abordagem cirúrgica
- Ambos os métodos não devem ser utilizados em mulheres na pós-menopausa, pelo risco do tratamento inadvertido de um sarcoma uterino, e não de um leiomioma.

Papel da conduta expectante no manejo dos miomas uterinos

- Embora não existam indicações formais para o manejo expectante dos leiomiomas, algumas pacientes que podem ser candidatas a tal conduta incluem:
  - » Aquelas com miomas pequenos
  - » Assintomáticas
  - » Que desejam gestar e que não apresentam risco de desenvolver distúrbios reprodutivos em decorrência dos leiomiomas
  - » Com miomas de tamanho estável
  - » Na peri e na pós-menopausa, que apresentam miomas que estão diminuindo de tamanho
- Todas as pacientes que optam por uma conduta expectante devem ser longitudinalmente reavaliadas quanto à presença de novos sintomas e de complicações decorrentes dos leiomiomas.

Adenomiose

- No manejo de um quadro sintomático de adenomiose, o tratamento de primeira linha é o farmacológico:
  - » Idealmente, deve-se iniciar a terapia com AINEs (como o ácido mefenâmico, o ibuprofeno ou o naproxeno), em associação com DIU de levonorgestrel 52 mg (SIU-LNG 52 mg)
  - » As principais alternativas hormonais ao SIU-LNG 52 mg são contraceptivos orais combinados ou só de progestagênio
  - » Outras classes de medicamentos eventualmente utilizadas incluem agonistas e antagonistas do GnRH e inibidores da aromatase. Entretanto, estudos que envolvem essas opções terapêuticas ainda são limitados
- A abordagem cirúrgica deve ser reservada para pacientes que rejeitaram o tratamento clínico, que apresentam contraindicações às medicações e/ou que não obtiveram melhora clínica após a terapia farmacológica:
  - » A histerectomia é o tratamento definitivo para a adenomiose e deve ser reservada para as pacientes sintomáticas que já têm prole definida
  - » A embolização de artérias uterinas pode ser utilizada como alternativa à histerectomia para reduzir os sintomas da adenomiose. Essa técnica não é indicada para pacientes com desejo de futuro reprodutivo

- » Para pacientes com desejo de futuro reprodutivo e indicação de tratamento cirúrgico, a ressecção dos focos de adenomiose com preservação uterina pode ser uma opção, especialmente em caso de adenomiose focal. Entretanto, essa abordagem é complexa e deve ser realizada por um cirurgião experiente
- O tratamento da adenomiose não está indicado para pacientes assintomáticas.

Pólipos endometriais

- A polipectomia histeroscópica consiste no tratamento de escolha para os pólipos endometriais. A remoção cirúrgica do pólipo é particularmente importante nos seguintes casos:
  - » Em caso de sintomas associados (com destaque para o sangramento intermenstrual e para o sangramento pós-menopausa)
  - » Em caso de pólipos múltiplos ou de tamanho aumentado (já que esses pólipos tendem a se tornar sintomáticos)
  - » Em caso de presença de fatores de risco para hiperplasia e para câncer endometrial (como uso de tamoxifeno, obesidade, síndrome de Lynch, síndrome de Cowden e síndrome dos ovários policísticos)
- Uma conduta expectante pode ser considerada para pacientes com pólipos pequenos e assintomáticos que não apresentam outras indicações para a polipectomia histeroscópica. Nesses casos, o manejo deve ser individualizado e a paciente deve ser acompanhada longitudinalmente quanto ao surgimento de sintomas ou de fatores de risco para câncer endometrial.

Leitura complementar

American College of Obstetricians and Gynecologists (ACOG). The use of hysteroscopy for the diagnosis and treatment of intrauterine pathology. ACOG Committee Opinion No. 800. Obstet Gynecol. 2020;135:e138-48.

Berek JS. Berek and Novak's Gynecology. 15. ed. Philadelphia, PA, USA: Lippincott Williams and Wilkins; 2011.

Federação Brasileira das Associações de Ginecologia e Obstetrícia (Febrasgo). Adenomiose. São Paulo: Febrasgo; 2021 (Protocolo Febrasgo-Ginecologia, nº 77/Comissão Nacional Especializada em Endometriose).

Federação Brasileira das Associações de Ginecologia e Obstetrícia (Febrasgo). Hiperplasia endometrial e câncer do endométrio. São Paulo: Febrasgo; 2021. (Protocolo Febrasgo Ginecologia, nº 9/Comissão Nacional Especializada em Ginecologia Oncológica).

Freitas F. Rotinas em ginecologia. Porto Alegre: Artmed; 2011.

Hanstede MM, Tempany CM, Stewart EA. Focused ultrasound surgery of intramural leiomyomas may facilitate fertility: a case report. Fertil Steril. 2007;88:497.e5.

Laughlin-Tommaso S, Barnard EP, AbdElmagied AM, Vaughan LE, Weaver AL, Hesley GK, et al. FIRSTT study: randomized controlled trial of uterine artery embolization vs focused ultrasound surgery. Am J Obstet Gynecol. 2019;220(2):174.e1-174.e13.

Munro MG, Critchley HO, Fraser IS; FIGO Menstrual Disorders Working Group. The FIGO classification of causes of abnormal uterine bleeding in the reproductive years. Fertil Steril. 2011;95(7):2204-8, 2208.e1-3.

Nathani F, Clark TJ. Uterine polypectomy in the management of abnormal uterine bleeding: A systematic review. J Minim Invasive Gynecol. 2006;13(4):260-8.

Omary RA, Vasireddy S, Chrisman HB, Ryu RK, Pereles FS, Carr JC, et al. The effect of pelvic MR imaging on the diagnosis and treatment of women with presumed symptomatic uterine fibroids. J Vasc Interv Radiol. 2002;13(11):1149-53.

Raffone A, Travaglino A, Saccone G, Insabato L, Mollo A, De Placido G, Zullo F. Endometrial hyperplasia and progression to cancer: which classification system stratifies the risk better? A systematic review and meta-analysis. Arch Gynecol Obstet. 2019;299(5):1233-42.

Sociedade de Ginecologia e Obstetrícia de Brasília. Manual de Ginecologia da Sociedade de Ginecologia e Obstetrícia de Brasília. Brasília: Luan Comunicação Consultoria e Assessoria Ltda.; 2017.

Stewart EA, Cookson CL, Gandolfo RA, Schulze-Rath R. Epidemiology of uterine fibroids: a systematic review. BJOG. 2017;124(10):1501-12.

10

Endometriose

Gabriel Lage Neves ▪ Vitor Sizo Correa ▪ Ricardo Quintairos ▪ Agnaldo Lopes da Silva Filho

KEYPOINTS

1. A endometriose acomete cerca de 10% das mulheres em idade reprodutiva e caracteriza-se pela presença de glândulas e/ou estroma endometriais fora da cavidade uterina.
2. A endometriose pode ser classificada em três principais categorias: endometriose superficial (peritoneal), endometriose ovariana (endometrioma) e endometriose profunda (infiltrativa).
3. A principal teoria que tenta explicar a patogênese da endometriose é a da menstruação retrógrada. Outras hipóteses incluem as teorias da metaplasia celômica, da propagação vascular e linfática e da indução metaplásica.
4. O principal sintoma da endometriose é a dor, que pode se manifestar principalmente como dor pélvica crônica, dismenorreia severa e/ou dispareunia.
5. A endometriose é uma importante causa de infertlidade: até 50% das mulheres inférteis apresentam a doença.
6. A ultrassonografia transvaginal (USTV) e a ressonância magnética (RM) são os exames de escolha para investigar um quadro suspeito de endometriose.
7. O tratamento clínico da endometriose é eficaz no controle da dor pélvica e é feito, inicialmente, com anti-inflamatórios não esteroidais (AINEs) e contraceptivos hormonais. Outros medicamentos que podem ser utilizados incluem agonistas e antagonistas de GnRH, inibidores da aromatase e danazol.
8. O tratamento cirúrgico da endometriose deve ser individualizado e multidisciplinar. Excluindo a infertilidade, a cirurgia é indicada em caso de falha, recusa e/ou contraindicações ao tratamento clínico, na presença de massa anexial suspeita para malignidade e/ou em caso de oclusão (ou suboclusão) intestinal e/ou urinária.
9. A endometriose pode ser classificada durante o ato cirúrgico de acordo com sua extensão em quatro estágios: mínima, leve, moderada e grave. Essa classificação é útil no planejamento perioperatório e no seguimento da paciente.
10. O tratamento da infertilidade relacionada à endometriose é complexo e envolve, de forma isolada ou em associação, o tratamento cirúrgico e as técnicas de reprodução assistida (TRA).

Highlights

- A endometriose é uma síndrome clínica complexa e benigna dependente de estrogênio, sendo a causa mais comum de dor pélvica crônica em mulheres na idade reprodutiva
- A endometriose caracteriza-se pela presença de glândulas e/ou estroma endometriais fora da cavidade uterina. Em vários casos da doença,

também está presente algum grau de fibrose, formando aderências pélvicas

- A endometriose geralmente acomete as estruturas pélvicas, e os locais mais comuns de presença das lesões, em ordem descrescente de frequência, incluem:
  » Ovários
  » Ligamentos do útero (com destaque para os ligamentos largo do útero e uterossacros)

- » Fundo de saco de Douglas (escavação retouterina), eventualmente se estendendo para o septo retovaginal
- » Fundo de saco anterior (escavação vesicouterina)
- » Bexiga
- » Superfície externa do útero e tubas uterinas
- » Reto e cólon sigmoide
- » Apêndice vermiforme
- A endometriose também pode acometer estruturas localizadas fora da pelve. Já foi reportada a presença de endometriose em todos os órgãos abdominais, no diafragma e até mesmo na cavidade torácica, nos ossos e no sistema nervoso central
- A endometriose pode ser classificada em três principais categorias:
  - » Endometriose superficial ou peritoneal: lesões com menos de 5 mm de profundidade
  - » Endometriose ovariana ou endometrioma: consiste na formação de um cisto ovariano a partir de tecido endometrial. O endometrioma geralmente apresenta uma cápsula fibrótica e é preenchido por um líquido com aspecto de "achocolatado"
  - » Endometriose profunda ou infiltrativa: lesões com mais de 5 mm de profundidade
- A endometriose também pode ser descrita de acordo com o principal local acometido (p. ex., no caso da endometriose intestinal).

Numbers

- Estima-se que até 10% das mulheres em idade reprodutiva sejam portadoras de endometriose
- O diagnóstico de endometriose é um desafio para o médico ginecologista: há, em média, um intervalo de 7 a 12 anos entre os primeiros sintomas e o diagnóstico definitivo
- A prevalência da endometriose pode ser de até 50% em mulheres com infertilidade e de até 80% naquelas com dor pélvica crônica
- A endometriose é mais prevalente em mulheres entre 25 e 35 anos
- Entre 2009 e 2013, foram registradas 51 milhões de internações no Brasil, dentre as quais 71.818 (0,14%) em decorrência de endometriose
- Em 2021, foram notificadas pelo Sistema Único de Saúde (SUS) 26.400 internações em decorrência de endometriose

- A incidência anual da endometriose entre mulheres de 15 a 49 anos é de aproximadamente 0,1%.

Etiopatogenia e fatores de risco

- Embora várias teorias tenham sido propostas para explicar a etiopatogenia da endometriose, nenhuma delas ainda é capaz de explicar todos os processos fisiopatológicos da doença. Assim, é provável que a endometriose tenha causa multifatorial e que sua etiopatogenia receba contribuição de todas as teorias propostas
- A teoria mais aceita é a teoria da implantação ou da menstruação retrógrada de Sampson:
  - » A teoria de Sampson afima que, durante a menstruação, algumas mulheres apresentam fluxo tubário retrógrado, o que faz com que células endometriais atinjam a cavidade peritoneal. Entretanto, enquanto até 90% das mulheres com tubas uterinas pérvias apresentam fluxo retrógrado, a maioria não desenvolve endometriose. Portanto, considera-se que as células endometriais provenientes do fluxo retrógrado só conseguem se implantar fora da cavidade uterina na presença de fatores associados, como um ambiente imunológico e hormonal favorável
- Outras teorias que tentam explicar a etiopatogenia da endometriose incluem:
  - » Teoria da metaplasia celômica: propõe que as células do epitélio celômico que originaram o endométrio estão presentes no ovário e no peritônio após a vida intrauterina. Assim, a endometriose poderia surgir nesses locais a partir da metaplasia de tais células
  - » Teoria da propagação vascular e linfática: sugere que pode haver endometriose decorrente de um transporte de células endometriais pelas vias hematogênica e linfática
  - » Teoria da indução metaplásica: sugere que fatores endógenos (como estrogênio, interleucinas e fatores de crescimento) e exógenos presentes na cavidade peritoneal possam induzir a diferenciação de células indiferenciadas em tecido endometrial
- É comprovado que o estrogênio tem um papel importante na etiopatogenia da endometriose, uma vez que os próprios implantes endometróticos expressam enzimas capazes de converter os androgênios em estrogênios, o que contribui para a manutenção da doença

- Ao contrário do tecido endometrial normal, os implantes endometrióticos apresentam um estado de resistência relativa à progesterona, o que impede a atenuação da estimulação do estrogênio nesse tecido
- Os principais fatores de risco para desenvolvimento da endometriose incluem:
  » História familiar de endometriose
  » Nuliparidade
  » Sangramento menstrual volumoso
  » Dismenorreia
  » IMC baixo
  » Fatores que aumentam a exposição da mulher aos estrogênios, como menarca precoce, menopausa tardia e ciclos menstruais mais curtos (≤ 27 dias)
  » Fatores que causam obstrução do fluxo menstrual, como estenose cervical e algumas anomalias müllerianas
- A presença de endometriose aumenta o risco de desenvolvimento de diversas condições, como:
  » Infertilidade
  » Câncer de ovário, com destaque para o carcinoma endometrioide e para o carcinoma de células claras
  » Doença cardiovascular, já que a endometriose e considerada uma doença inflamatória sistêmica que piora o perfil lipídico
  » Depressão, ansiedade e outros distúrbios psiquiátricos.

Aspectos clínicos

- Os aspectos clínicos relacionados à endometriose afetam a saúde geral da mulher e podem causar prejuízos a sua autoestima, atividade profissional e relações interpessoais. Embora isso não seja uma regra, os sintomas da endometriose geralmente ocorrem de forma cíclica
- O sintoma onipresente da endometriose é a dor, que geralmente se manifesta por meio de:
  » Dismenorreia severa
  » Dor pélvica crônica
  » Dispareunia profunda
- A dor da endometriose também pode:
  » Irradiar para a região lombar, para o períneo e para as coxas
  » Estar presente em lugares menos comuns e se apresentar, por exemplo, como vulvodínia, dispareunia superficial e dor em abdome superior

- Outra queixa extremamente comum é a infertilidade: até metade das mulheres que apresentam dificuldade para engravidar tem endometriose
- Outros sintomas eventualmente presentes em caso de endometriose incluem:
  » Sangramento uterino anormal
  » Fadiga crônica
  » Sintomas urinários, como disúria, urgência miccional, polaciúria e hematúria, principalmente nos casos em que há acometimento da bexiga e dos ureteres
  » Sintomas intestinais, como alterações do hábito intestinal, distensão abdominal, diarreia, constipação, disquezia e presença de sangue nas fezes, principalmente nos casos em que há acometimento intestinal
  » Sintomas atípicos que podem indicar lesões em localizações menos usuais, como é o caso da presença de dor torácica, hemoptise, pneumotórax e hemotórax na endometriose torácica
- Ao exame físico, os achados sugestivos de endometriose são variáveis e dependem do local acometido e do tamanho das lesões. Um exame físico normal não descarta a presença da doença
- Os principais achados ao exame físico que podem indicar endometriose incluem:
  » Presença de nódulo ou espessamento no fundo de saco posterior e no septo retovaginal
  » Deslocamento do colo uterino (por envolvimento assimétrico, principalmente dos ligamentos uterossacros)
  » Presença de massas anexiais (na presença de um endometrioma)
  » Visualização direta de implantes endometrióticos ao exame especular.

Exames complementares

Exames laboratoriais

- Ao longo dos anos, vários marcadores séricos e urinários (como o CA-125) vêm sendo estudados para auxiliar no diagnóstico não invasivo da endometriose, mas nenhum deles deve ser solicitado, pois eles ainda não se mostraram efetivos no diagnóstico da doença
- No contexto da endometriose, os exames laboratoriais ajudam apenas a descartar outras causas de dor pélvica. A dosagem de gonatrofina coriônica, por exemplo, ajuda a descartar causas gestacionais.

Exames de imagem

- Embora ainda não tenham substituído a análise histológica como padrão-ouro para diagnóstico de endometriose, os exames de imagem são uma forma pouco invasiva de investigação que ajuda na detecção da doença
- Os principais métodos de imagem utilizados incluem:
  - » USTV
  - » RM
- A USTV e a RM apresentam sensibilidade e especificidade semelhantes para diagnóstico de endometriose. Ambos esses métodos devem ser realizados com preparo intestinal e são capazes de fornecer informações importantes acerca da extensão das lesões e dos principais locais acometidos
- Outros métodos de imagem, como tomografia computadorizada (TC), colonoscopia e enema de duplo contraste, não devem ser utilizados como métodos diagnósticos, mas podem ser solicitados para avaliar a extensão da doença em caso de endometriose intestinal grave.

Laparoscopia diagnóstica

- A laparoscopia com biópsia ainda é o padrão-ouro para diagnóstico e teve, por muito tempo, um papel muito importante como único método diagnóstico para confirmação da doença
- Com o advento dos métodos de imagem, a laparoscopia diagnóstica atualmente é indicada apenas se houver tratamento cirúrgico concomitante, de modo que não deve mais ser solicitada apenas como método diagnóstico.

Tratamento

Tratamento clínico

- O tratamento clínico da endometriose é eficaz no controle da dor pélvica e deve ser o tratamento de escolha na ausência de indicações absolutas para cirurgia
- As vantagens e desvantagens do tratamento clínico da endometriose em relação ao tratamento cirúrgico são apresentadas na Tabela 10.1
- O tratamento clínico inicial geralmente é feito com a associação de um AINE com um contraceptivo hormonal combinado (CHC)

Tabela 10.1 Vantagens e desvantagens do tratamento clínico da endometriose.

Vantagens

- Não há risco de lesão de órgãos pélvicos durante a cirurgia
- Não há risco de formação de adesões pós-operatórias
- Trata implantes endometrióticos não vizualizados durante a cirurgia

Desvantagens

- Efeitos colaterais das medicações
- Alto índice de recorrência se a paciente abandonar o tratamento
- Não trata aderências preexistentes
- Não trata endometriomas
- Não melhora a queixa de infertilidade

- Enquanto os AINEs agem promovendo principalmente analgesia, os CHC agem provocando bloqueio ovulatório e inibição do crescimento endometrial, com consequente atrofia das lesões
- Em caso de contraindicação ao uso de CHC, contraceptivos hormonais só de progesterona também podem ser utilizados
- Em casos de mulheres que tenham o desejo de gestar, indica-se o uso de AINEs de forma isolada. Nesses casos, devem-se evitar os inibidores seletivos da COX-2 (coxibes), já que esses medicamentos podem inibir a ovulação.

Tratamento clínico com agonistas do GnRH

- Os agonistas do GnRH agem ocupando os receptores de GnRH no hipotálamo e, consequentemente, inibindo a produção de FSH e LH, promovendo um estado de hipoestrogenismo
- Apesar de ser um tratamento bastante eficaz para endometriose, o uso de agonistas de GnRH causa importantes efeitos adversos hipoestrogênicos. Assim, no geral, evita-se o uso prolongado, uma vez que esses medicamentos geralmente são utilizados por um período de apenas 3 a 6 meses
- Para reduzir os efeitos adversos, uma terapia de acréscimo hormonal (*add-back therapy*) deve ser prescrita concomitantemente à prescrição dos agonistas de GnRH. Podem ser utilizados esquemas combinados ou apenas com progestagênio
- Geralmente considera-se o uso de agonistas de GnRH no tratamento da endometriose apenas se o tratamento clínico inicial com AINEs e contraceptivos hormonais falhar

- Outros medicamentos aprovados para tratamento clínico da endometriose, mas que são pouco utilizados, incluem:
  » Danazol
  » Antagonistas de GnRH
  » Inibidores da aromatase.

Tratamento cirúrgico

- Excluindo a infertilidade, que será abordada mais adiante neste capítulo, o tratamento cirúrgico da endometriose é indicado nas seguintes situações:
  » Em caso de falha, recusa e/ou contraindicações ao tratamento clínico
  » Na presença de massa anexial (endometrioma) suspeita para malignidade
  » Em caso de oclusão (ou suboclusão) intestinal e/ou urinária
- A intensidade da dor também deve ser levada em consideração para a indicação do tratamento: pacientes que apresentam dor intensa (EVA [escala visual analógica] ≥ 7) são mais propensas a optarem pela abordagem cirúrgica
- Pacientes na perimenopausa devem ser tratadas de forma mais conservadora em comparação a pacientes jovens com doença avançada e sintomas graves
- Pacientes que já foram submetidas a múltiplas cirurgias para endometriose têm menor chance de sucesso terapêutico em caso de nova abordagem cirúrgica
- A via laparoscópica é considerada padrão-ouro para o tratamento cirúrgico da endometriose, que envolve tanto diagnóstico definitivo da doença quanto tratamento das lesões por meio de alguma terapia destrutiva
- O primeiro passo de qualquer ato cirúrgico para tratamento da endometriose deve ser a exploração da cavidade abdminopélvica com classificação da doença pelo sistema da American Society for Reproductive Medicine (ASRM):
  » A classificação da ASRM é feita a partir da extensão da endometriose e é útil no planejamento perioperatório e no seguimento das pacientes
  » Essa classificação gradua a endometriose em mínima (estágio I), leve (estágio II), moderada (estágio III) ou severa (estágio IV), com base em um escore (Tabela 10.2).

Princípios do tratamento cirúrgico da endometriose superficial

- Os implantes da endometriose superficial podem ser tratados cirurgicamente por:
  » Ablação, que consiste na erradicação das lesões com utilização de *laser* ou eletrocirurgia
  » Excisão, que consiste na exérese das lesões
- Em geral, há uma preferência pela técnica de excisão, já que ela proporciona a obtenção de um diagnóstico histopatológico definivo da doença.

Princípios do tratamento cirúrgico da endometriose profunda ou infiltrativa

- A endometriose infiltrativa deve ser tratada realizando-se a exérese completa das lesões
- Nesses casos, diversas estruturas como os ligamentos pélvicos, os fundos de saco anterior e posterior e o septo retovaginal podem ser acometidas. Não é incomum a presença de endometriose intestinal e das vias urinárias, de endometriomas e de aderências pélvicas
- Assim, a abordagem cirúrgica geralmente é complexa. Alguns princípios que devem ser seguidos e que auxiliam no sucesso do tratamento incluem:
  » A abordagem cirúrgica deve ser individualizada e o tratamento, realizado preferencialmente em centros especializados
  » A utilização de pontos de referência e a dissecção dos espaços avasculares da pelve são essenciais para a prevenção de possíveis lesões nervosas, vasculares e viscerais
  » Uma abordagem cirúrgica multidisciplinar em que o cirurgião ginecológico é auxiliado, por exemplo, por coloproctologistas e urologistas, pode ser utilizada em situações específicas.

Princípios do tratamento cirúrgico da endometriose intestinal

- A endometriose intestinal deve ser tratada com a ressecção da área acometida
- Existem três técnicas para o tratamento da endometriose intestinal:
  » *Shaving*: consiste na retirada da lesão por meio de uma raspagem
  » Ressecção em disco: consiste na retirada da lesão por meio de uma excisão do implante

Tabela 10.2 Classificação da endometriose da American Society for Reproductive Medicine (ASMR).

Estágio I (mínima)	1 a 5
Estágio II (leve)	6 a 15
Estágio III (moderada)	16 a 40
Estágio IV (severa)	> 40

	Endometriose	< 1 cm	1 a 3 cm	> 3 cm
Peritônio	Superficial	1	2	4
	Profunda	2	4	6
Ovário	D superficial	1	2	4
	Profunda	4	16	20
	E superficial	1	2	4
	Profunda	4	16	20

	Parcial	Completa
Obliteração do fundo de saco posterior	4	40

	Aderências	< 1/3 envolvido	1/3 a 2/3 envolvidos	> 2/3 envolvidos
Ovário	D velamentosa	1	2	4
	Densa	4	8	16
	E velamentosa	1	2	4
	Densa	4	8	16
Trompa	D velamentosa	1	2	4
	Densa	4*	8*	16
	E velamentosa	1	2	4
	Densa	4*	8*	16

*Se fímbrias tubárias estiverem totalmente envolvidas, mudar o escore para 16.
O escore final da endometriose é a soma dos escores parciais da extensão da doença no peritônio, no ovário direito e esquerdo, da obliteração do fundo de saco posterior e das aderências ovarianas e tubárias à direita e à esquerda.

(e de todas as camadas do intestino que o envolvem), seguida de uma sutura intestinal em dois planos

» Ressecção segmentar: consiste na retirada da lesão por meio de uma ressecção segmentar do intestino, seguida de uma anastomose intestinal

- As características do implante endometriótico determinam a técnica a ser realizada:
  » A técnica de *shaving* é a mais simples e deve ser realizada apenas caso as lesões sejam pequenas e estejam restritas à serosa
  » A técnica de ressecção em disco deve ser utilizada para implantes endometrióticos únicos e < 3 cm
  » A técnica de ressecção segmentar deve ser utilizada em implantes endometróticos > 3 cm e/ou caso estejam presentes múltiplas lesões.

Princípios do tratamento cirúrgico de endometriomas (Figura 10.1)

- O tratamento cirúrgico de endometriomas geralmente é indicado nas seguintes situações:
  » Nos casos em que os sintomas prejudicam as atividades diárias da mulher
  » Nos casos em que há suspeita de malignidade
- Embora o risco de malignidade de um endometrioma seja baixo, considera-se a suspeita de malignidade nas seguintes situações:
  » Tamanho ≥ 6 a 9 cm
  » Crescimento acelerado do endometrioma
  » Idade ≥ 45 anos
- O endometrioma pode ser tratado cirurgicamente por:
  » Cistectomia pela técnica de *stripping*: visa preservar a maior quantidade de parênquima

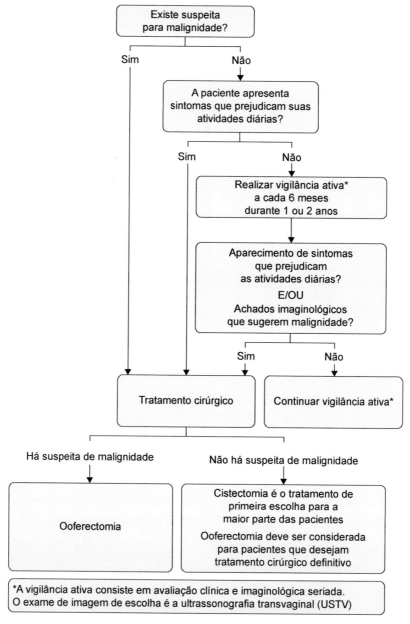

Figura 10.1 Manejo de um endometrioma.

ovariano possível. A parede do cisto deve ser excisionada por completo e não eletrocauterizada. É importante discutir com a paciente a possibilidade de recidiva, que varia de 15 a 30% em 5 anos
» Ooforectomia: está indicada quando estão presentes fatores que aumentam o risco de malignidade, bem como em cistos recorrentes ou nos casos em que a paciente deseja tratamento definitivo
- A abordagem cirúrgica de um endometrioma pode resultar em redução da reserva ovariana
- O marcador mais importante da reserva ovariana é o hormônio antimülleriano (AMH). Outro marcador que pode ser utilizado é a contagem de folículos antrais

- Enquanto os endometriomas em si parecem não reduzir a reserva ovariana, a cistectomia causa redução dos níveis séricos de AMH
- Cistectomias repetidas são, em geral, mais prejudiciais para a reserva ovariana do que uma cistectomia única
- Embora essa redução não influencie a probabilidade de concepção espontânea, ela pode prejudicar o sucesso do tratamento de infertilidade com a fertilização *in vitro* (FIV)
- Assim, a decisão de proceder ao tratamento cirúrgico de um endometrioma deve envolver uma discussão detalhada com a paciente no que diz respeito ao impacto na reserva ovariana e na fertilidade.

Tratamento da infertilidade relacionada à endometriose

- Antes de atribuir a infertilidade à endometriose, tanto a paciente quanto o seu parceiro devem ser avaliados quanto à presença de outras causas de infertilidade
- As opções de tratamento da infertilidade relacionada à endometriose incluem, de forma isolada ou em associação, o tratamento cirúrgico e as técnicas de reprodução assistida (TRA)
- O tratamento deve ser individualizado e a paciente deve estar envolvida em todas as decisões diagnósticas e terapêuticas
- No tratamento da infertilidade relacionada à endometriose por TRA, há, em geral, uma preferência pela FIV
- A estimulação ovariana controlada associada à inseminação intrauterina (EOC + IIU) também pode ser utilizada, principalmente em pacientes com endometriose mínima e leve (estágios I e II). Entretanto, a chance de gestação no primeiro ciclo da FIV é significativamente maior do que a taxa cumulativa de gestação em seis ciclos de EOC + IIU)
- Pacientes com endometriose e sem queixas álgicas importantes devem ser encaminhadas diretamente para TRA (Figura 10.2). Nesses casos, o tratamento cirúrgico só em considerado após falha de duas tentativas de FIV

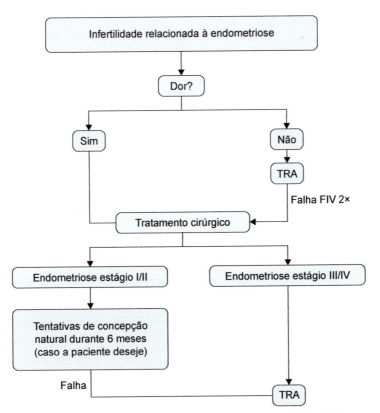

Figura 10.2 Manejo de pacientes com endometriose e infertilidade.

- A paciente deve ser submetida ao tratamento cirúrgico antes das TRA (Figura 10.2) em caso de:
  » Presença de dor intensa (EVA ≥ 7) é a indicação mais precisa do tratamento cirúrgico imediato da endometriose em caso de infertilidade
  » Ausência de sintomas álgicos, caso seja de desejo da paciente ou não haja disponibilidade de TRA.

Seguimento de pacientes inférteis submetidas ao tratamento cirúrgico da endometriose (Figura 10.2)

- Pacientes que apresentavam endometriose mínima ou leve (estágios I e II) podem prosseguir com tentativas de concepção natural durante 6 meses, caso assim desejarem. Se tais tentativas falharem, a paciente deve ser encaminhada para TRA
- Pacientes que apresentavam endometriose moderada ou grave (estágios III e IV) devem ser encaminhadas imediatamente para TRA após a cirurgia.

Criopreservação de oócitos antes do tratamento cirúrgico da infertilidade associada à endometriose

- Está indicada para pacientes com idade superior a 30 anos e/ou em caso de baixa reserva ovariana (que deve ser avaliada antes da cirurgia com a dosagem do AMH e da contagem de folículos antrais)
- Outra situação em que a criopreservação de oócitos deve ser considerada é na presença de endometriomas grandes e bilaterais (já que, nesses casos, o risco de dano ao parênquima ovariano durante o ato cirúrgico é maior).

Leitura complementar

Abrao MS, Gonçalves MOC, Dias JA Jr, Podgaec S, Chamie LP, Blasbalg R. Comparison between clinical examination, transvaginal sonography and magnetic resonance imaging for the diagnosis of deep endometriosis. Hum Reprod. 2007; 22(12):3092-7.

ACOG Practice bulletin No. 114: management of endometriosis. Obstet Gynecol 2010;116(1):223-36.

Agarwal SK, Chapron C, Giudice LC, Laufer MR, Leyland N, Missmer SA, et al. Clinical diagnosis of endometriosis: a call to action. Am J Obstet Gynecol. 2019;220(4):354.e1-354.e12.

Amro B, Aristondo MER, Alsuwaidi S, Almaamari B, Hakim Z, Tahlak M, et al. New understanding of diagnosis, treatment and prevention of endometriosis. Int J Environ Res Public Health. 2022;19(11):6725.

Anaya JM, Gómez L, Castiblanco J. Is there a common genetic basis for autoimmune diseases? Clin Dev Immunol. 2006;13(24):185-95.

Arruda MS, Petta CA, Abrão MS, Benetti-Pinto CL. Time elapsed from onset of symptoms to diagnosis of endometriosis in a cohort study of Brazilian women. Hum Reprod Apr. 2003;18(4):756-9.

Becker CM, Bokor A, Heikinheimo O, Horne A, Jansen F, Kiesel L, et al. ESHRE Endometriosis Guideline Group. ESHRE guideline: endometriosis. Hum Reprod Open. 2022(2):hoac009.

Bonavina G, Taylor HS. Endometriosis-associated infertility: From pathophysiology to tailored treatment. Front Endocrinol (Lausanne). 2022;13:1020827.

Brichant G, Laraki I, Henry L, Munaut C, Nisolle M. New therapeutics in endometriosis: a review of hormonal, non-hormonal, and non-coding RNA treatments. Int J Mol Sci. 2021;22(19):10498.

Bulun SE, Yilmaz BD, Sison C, Miyazaki K, Bernardi L, Liu S, et al. Endometriosis. Endocr Rev. 2019; 40(4):1048-79.

Cornillie FJ, Oosterlynck D, Lauweryns JM, Koninckx PR. Deeply infiltrating pelvic endometriosis: histology and clinical significance. Fertil Steril. 1990;53(6):978-83.

Crosignani P, Olive D, Bergqvist A, Luciano A. Advances in the management of endometriosis: an update for clinicians. Hum Reprod Update. 2006;12(2):179-89.

De Paula Andres M, Borrelli GM, Kho RM, Abrão MS. The current management of deep endometriosis: a systematic review. Minerva Ginecol. 2017;69(6):587-96.

Donselman GAJ, Vermulen N, Becker C, Calhaz-Jorge C, D'Hooghe T, De Bie B, et al. ESHRE guideline: management of women with endometriosis. Hum Reprod. 2014;29(3):400-12.

Filip L, Duică F, Prădatu A, Crețoiu D, Suciu N, Crețoiu SM, et al. Endometriosis associated infertility: a critical review and analysis on etiopathogenesis and therapeutic approaches. Medicina (Kaunas). 2020;56(9):460.

França PRC, Lontra ACP, Fernandes PD. Endometriosis: a disease with few direct treatment options. Molecules. 2022;27(13):4034.

Gruenwald P. Origin of endometriosis from the mesenchyme of the celomic walls. Am J Obstet Gynecol. 1942;44(3):470-4.

Janssen EB, Rijkers ACM, Hoppenbrouwers K, Meuleman C, D'Hooghe TM. Prevalence of endometriosis diagnosed by laparoscopy in adolescents with dysmenorrhea or chronic pelvic pain: a systematic review. Hum Reprod Update. 2013;19(5):570-82.

Khan KN, Masuzaki H, Fujishita A, Kitajima M, Hiraki K, Miura S, et al. Peritoneal fluid and serum levels of hepatocyte growth factor may predict the activity of endometriosis. Acta Obstet Gynecol Scand. 2006;85(4):458-66.

Koninckx PR, Fernandes R, Ussia A, Schindler L, Wattiez A, Al-Suwaidi S, et al. Pathogenesis based diagnosis and treatment of endometriosis. Front Endocrinol (Lausanne). 2021;12:745548.

Lin Y-H, Chen Y-H, Chang H-Y, Au H-K, Tzeng C-R, Huang Y-H. Chronic niche inflammation in endometriosis-associated infertility: current understanding and future therapeutic strategies. Int J Mol Sci. 2018;19(8):2385.

Nisolle M, Donnez J. Peritoneal endometriosis, ovarian endometriosis, and adenomyotic nodules of the rectovaginal septum are three different entities. Fertil Steril. 1997;68(4):585-96.

Podgaec S. Manual de endometriose: Febrasgo. Rio de Janeiro: Elsevier; 2014. p. 1123.

Practice Committee of the American Society for Reproductive Medicine. Treatment of pelvic pain associated with endometriosis: a committee opinion. Fertil Steril. 2014; 101(4):927-35.

Ribeiro HSAA, Ribeiro PAAG, Rodrigues FC, Donadio N, Auge APF, Aoki T. Double-contrast barium enema in the diagnosis of intestinal deeply infiltrating endometriosis. Rev Bras Ginecol Obstet. 2008;30(8):400-5.

Ridley JH. The histogenesis of endometriosis: a review of facts and fancies. Obstet Gynecol Survey. 1968;23(1):1-35.

Sachedina A, Todd N. Dysmenorrhea, endometriosis and chronic pelvic pain in adolescents. J Clin Res Pediatr Endocrinol. 2020;12(1):7-17.

Sampson JA. Metastatic or embolic endometriosis due to the menstrual dissemination of endometrial tissue into the venous circulation. Am J Pathol. 1927;3(2):93-110.

Sampson JA. Peritoneal endometriosis due to the menstrual dissemination of endometrial tissue into the pelvic cavity. Am J Obstet Gynecol. 1927;14(4):422-69.

Saunders PTK, Horne AW. Endometriosis: Etiology, pathobiology, and therapeutic prospects. Cell. 2021;184(11):2807-24.

Smolarz B, Szyłło K, Romanowicz H. Endometriosis: epidemiology, classification, pathogenesis, treatment and genetics (review of literature). Int J Mol Sci. 2021;22(19):10554.

Vannuccini S, Clemenza S, Rossi M, Petraglia F. Hormonal treatments for endometriosis: The endocrine background. Rev Endocr Metab Disord. 2022;23(3):333-55.

11

Massas Anexiais

Gabriel Lage Neves ■ Agnaldo Lopes da Silva Filho

KEYPOINTS

1. O diagnóstico diferencial entre massas anexiais benignas e malignas é fundamental.
2. As massas anexiais são tumores que têm origem principalmente ginecológica; as de origem não ginecológica constituem diagnóstico diferencial.
3. As massas anexiais ocorrem em mulheres de todas as faixas etárias, mas sua etiologia e sua frequência variam de acordo com a idade.
4. Idade e história familiar ou pessoal de câncer de mama ou de ovário são os fatores de risco mais importantes para a malignidade de uma massa anexial.
5. A maior parte das massas anexiais é benigna, assintomática e diagnosticada por acaso.
6. As massas anexiais malignas causam sintomas múltiplos, persistentes e inespecíficos.
7. A ultrassonografia transvaginal (USTV) é a propedêutica mais eficaz para a avaliação de massa anexial.
8. Alguns testes de marcadores séricos, como o CA-125, podem auxiliar no diagnóstico.
9. As massas anexiais benignas são candidatas a uma conduta expectante.
10. As massas anexiais malignas são neoplasias de prognóstico ruim que devem ser abordadas por ginecologistas oncológicos.

Highlights

- Massas anexiais são tumores de ovário, da tuba uterina ou dos tecidos circunjacentes que necessitam de investigação minuciosa para diagnóstico e manejo adequados
- A maioria das massas anexiais é de origem ginecológica e pode apresentar comportamento biológico benigno ou maligno
- As massas anexiais de origem não ginecológica são menos comuns e constituem um diagnóstico diferencial
- A Tabela 11.1 apresenta as principais causas ginecológicas e não ginecológicas de massas anexiais
- As massas anexiais podem ser classificadas em quatro grupos de acordo com sua origem histológica:

» Tumores epiteliais: constituem o tipo mais comum e são responsáveis por cerca de 90% das massas anexiais. Podem ser benignos, como é o caso dos cistoadenomas, *borderline*, ou malignos, como é o caso dos cistoadenocarcinomas e dos carcinomas de células claras
» Tumores estromais: incluem os fibromas, os tecomas, os tumores de células da granulosa, os tumores de células Leydig-Sertoli e os coriocarcinomas
» Tumores de células germinativas: incluem principalmente os teratomas, que podem ser maduros (benignos) ou imaturos (malignos). Além dos teratomas, outros tumores de células germinativas incluem gonadoblastomas, disgerminomas e tumores de saco vitelínico

Tabela 11.1 Principais causas ginecológicas e não ginecológicas de massas anexiais.

Causas ginecológicas	Causas não ginecológicas
Benignas	**Benignas**
• Cistos simples	• Abscessos diverticulares
• Endometriomas	• Abscessos apendiculares
• Cistoadenomas serosos e mucinosos	• Divertículos vesicais
• Teratomas maduros	• Divertículos ureterais
• Abscessos tubo-ovarianos	• Rim pélvico
• Hidrossalpinge	
• Gestação ectópica	
• Torção ovariana	
Malignas	**Malignas**
• Tumores *borderline*	• Metástases de neoplasias mamárias
• Carcinomas epiteliais	• Metástases de neoplasias gastrointestinais (tumor de Krukenberg)
• Tumores de células germinativas	
• Tumores estromais ou de cordão sexual	
• Carcinomas de tuba uterina	
• Metástases de neoplasias endometriais	

» Tumores metastáticos: as principais sedes de metástases para os ovários incluem o endométrio, o trato gastrointestinal (tumor de Krukenberg) e as mamas.

Numbers

- A etiologia e a frequência das massas anexiais variam de acordo com a faixa etária e com o período reprodutivo
- A real incidência de massas anexiais na população em geral é desconhecida, pois a maioria é assintomática e não diagnosticada
- As massas anexiais são responsáveis por cerca de 300 mil laparotomias e laparoscopias por ano nos EUA
- Estima-se que, na pós-menopausa, 8 a 17% das mulheres podem apresentar massas anexiais
- Apesar de as massas anexiais serem predominantemente benignas em todas as faixas etárias, o risco de malignidade de tais massas varia de acordo com a faixa etária da paciente:
  - » Massas anexiais em meninas no período pré-puberal apresentam 25% de risco de malignidade
  - » Massas anexiais em mulheres na pré-menopausa apresentam 5 a 10% de risco de malignidade

- » Massas anexiais em mulheres na pós-menopausa apresentam 46 a 59% de risco de malignidade
- A etiologia e a frequência das massas anexiais variam de acordo com a faixa etária e com o período reprodutivo:
  - » Massas anexiais em pacientes no período pré-puberal incluem principalmente os teratomas, que representam 55 a 70% dos tumores de ovário em crianças
  - » Massas anexiais em mulheres na pré-menopausa incluem principalmente cistos foliculares, endometriomas, teratomas e tumores epiteliais benignos e malignos
  - » Massas anexiais em mulheres na pós-menopausa incluem principalmente teratomas e tumores epiteliais benignos, *borderline* e malignos
- O câncer ovariano é a 4ª principal causa de morte por câncer em mulheres e a 1ª entre os cânceres ginecológicos.

Etiopatogenia e fatores de risco

- O risco de malignidade de uma massa anexial e a frequência do câncer ovariano aumentam consideravelmente com a idade, sendo tal neoplasia relativamente rara antes dos 50 anos
- Apesar de a idade avançada contribuir para maior risco de câncer ovariano, o fator de risco mais importante para esse tipo de câncer é a história pessoal ou familiar de câncer de mama ou de ovário, que pode ou não estar associado a mutações nos genes *BRCA1* e *BRCA2*
- Outros fatores de risco para câncer de ovário incluem:
  - » Etnia caucasiana
  - » Nuliparidade
  - » Menarca precoce
  - » Menopausa tardia
  - » Endometriose
  - » Obesidade
  - » Tabagismo
  - » Terapia de reposição hormonal
  - » Síndrome de Lynch
- O tipo histológico, o comportamento biológico e a etiologia de uma massa anexial variam de acordo com a idade:
  - » Massas anexiais em pacientes no período pré-puberal incluem principalmente os teratomas,

- que representam 55 a 70% dos tumores de ovário em crianças
  - » Massas anexiais em mulheres na pré-menopausa incluem principalmente cistos foliculares e hemorrágicos, endometriomas e teratomas maduros
  - » Massas anexiais em mulheres na pós-menopausa podem ser de diversos tipos histológicos e apresentar diferentes padrões de comportamento biológico. O tumor mais comum nessa faixa etária é o cistoadenoma seroso.

Aspectos clínicos

- Os aspectos clínicos das massas anexiais são variáveis e inespecíficos. Tanto a história quanto o exame clínico devem ser levados em consideração
- A maior parte das massas anexiais benignas é assintomática e descoberta incidentalmente
- Durante a anamnese, deve-se dar atenção específica aos fatores de risco para malignidade citados, com destaque para a idade avançada e para uma possível história familiar ou pessoal de câncer de mama ou de ovário
- Algumas massas anexiais benignas podem gerar sintomas:
  - » Dismenorreia e dispareunia severas são sugestivas de endometriomas
  - » Febre e hipersensibilidade à palpação dos anexos podem indicar abscessos tubo-ovarianos
- Os sintomas de massas anexiais malignas são extremamente inespecíficos, aparecem de forma súbita, recente e persistente e incluem:
  - » Dor pélvica e/ou abdominal
  - » Empachamento
  - » Aumento do volume abdominal
  - » Alteração do hábito intestinal
- Outros eventuais sintomas sugestivos de malignidade incluem:
  - » Sintomas similares aos da síndrome do intestino irritável
  - » Sintomas gástricos inespecíficos
  - » Fadiga
  - » Perda de peso
- Em caso de suspeita clínica de massas anexiais, o exame clínico deve ser completo. Um foco maior deve ser dado à palpação abdominal, ao exame especular, ao toque vaginal, ao exame dos membros inferiores e à palpação de linfonodos

- Embora o exame clínico tenha baixa sensibilidade para detectar massas anexiais, ele pode fornecer alguns critérios para diferenciar lesões benignas de malignas
- O principal achado do exame clínico sugestivo de malignidade é a palpação de massas anexiais grandes, fixas e com irregularidades associadas a um quadro de ascite
- Outros eventuais sinais sugestivos de malignidade incluem:
  - » Emagrecimento
  - » Implante na cicatriz umbilical (sinal da Irmã Maria José)
  - » Edema de membros inferiores
- A Tabela 11.2 mostra os aspectos clínicos de massas anexiais sugestivos de malignidade.

Exames complementares

- A ultrassonografia transvaginal (USTV) é considerada a maneira mais eficaz de avaliar uma massa anexial
- Os principais aspectos ultrassonográficos sugestivos de malignidade incluem:
  - » Presença de componente sólido e/ou multiloculado
  - » Ecogenicidade aumentada
  - » Tamanho aumentado (> 10 cm)
  - » Septação espessa e projeções papilares
- Os achados ultrassonográficos classificados como benignos são padrões clássicos que incluem, por exemplo:
  - » O cisto simples ovariano, que geralmente é homogêneo, apresenta contornos regulares e conteúdo anecoico
  - » O cisto hemorrágico, que geralmente apresenta um conteúdo com aspecto ecográfico heterogêneo linear
  - » O endometrioma, que geralmente apresenta um conteúdo homogêneo hipoecoico

Tabela 11.2 Sinais e sintomas sugestivos de malignidade.

Sintomas	Achados no exame clínico
Dor pélvica e/ou abdominal Empachamento Aumento do volume abdominal Alteração do hábito intestinal Sintomas súbitos e persistentes	Emagrecimento Massas anexiais grandes, fixas e com irregularidades Ascite Sinal da Irmã Maria José Edema de membros inferiores

em vidro fosco, com pequenos pontos hiperecogênicos

- Critérios ultrassonográficos do grupo International Ovarian Tumor Analysis (IOTA):
  » O IOTA padroniza critérios para ajudar os ultrassonografistas a estimar o risco de malignidade de uma massa anexial no pré-operatório
  » O IOTA propõe dois sistemas principais para estimar tal risco de malignidade: *Simple Rules* e *ADNEX*
  » As *Simple Rules* incluem um total de dez características ultrassonográficas geralmente presentes em massas anexiais benignas e malignas
  » O *ADNEX* é uma calculadora que leva em consideração três características clínicas da paciente e seis características ultrassonográficas das massas anexiais
  » É importante salientar que nenhum desses sistemas do IOTA deve ser utilizado para rastreio de massas anexiais, somente para encaminhamento para centros especializados de tratamento.
- A ultrassonografia abdominal, a tomografia computadorizada (TC), a ressonância magnética (RM) e a tomografia por emissão de pósitrons (PET) não são recomendadas na avaliação inicial de massas anexiais
- Entre esses métodos de imagem, a RM é o método mais utilizado para avaliação imaginológica adicional após uma USTV. A RM é útil, principalmente na avaliação da presença de ascite e de metástases para o peritônio e para outros órgãos da cavidade abdominal
- Além dos métodos de imagem, alguns marcadores tumorais séricos podem auxiliar no diagnóstico das massas anexiais. Esses marcadores devem ser utilizados em associação com os exames de imagem e com informações clínicas, de modo a auxiliar na definição do risco de malignidade
- O principal marcador sérico utilizado é o CA-125, que está aumentado em cerca de 80% das pacientes com câncer de ovário, especialmente em tumores avançados
- Outros marcadores séricos que podem auxiliar no diagnóstico incluem:
  » Alfafetoproteína (AFP), lactato desidrogenase (LDH) e β-hCG, que devem ser solicitados somente entre mulheres com menos de 40 anos com massas anexiais complexas, devido à possibilidade de tumores de células germinativas
  » HE4, que pode ser potencialmente útil na distinção entre massas benignas e malignas, principalmente em mulheres na pós-menopausa
  » Inibina B, estrogênio e androgênios, que podem estar aumentados principalmente em tumores de células da granulosa
- Alguns outros exames laboratoriais que devem ser realizados incluem:
  » Hemograma completo, que pode evidenciar leucocitose, o que auxilia no diagnóstico diferencial de doenças infecciosas como os abscessos tubo-ovarianos
  » β-hCG, que é obrigatório para todas as mulheres em idade reprodutiva com suspeita de massas anexiais e ajuda a descartar a gestação e doenças relacionadas.

Tratamento

- O câncer ovariano não surge a partir de massas anexiais de aparência benigna. Uma conduta expectante deve ser considerada nas situações em que não há risco de malignidade
- É importante ressaltar que o uso de anticoncepcionais hormonais não apresenta nenhum benefício na resolução de massas anexiais de aparência benigna, como cistos simples e funcionais
- Conduta expectante em mulheres na pré-menopausa:
  » Mulheres na pré-menopausa com cistos simples < 5 cm e corpos lúteos clássicos não precisam de acompanhamento, pois tais cistos geralmente se resolvem ao longo de três ciclos menstruais
  » Mulheres na pré-menopausa com cistos simples entre 5 e 7 cm necessitam de acompanhamento anual por USTV
  » Mulheres na pré-menopausa com cistos simples > 7 cm e/ou com cistos persistentes ou que aumentaram de tamanho devem ser consideradas para realização de RM, de forma que o tratamento cirúrgico pode ser necessário
  » Endometriomas assintomáticos também podem ser tratados de forma conservadora, pois sua remoção cirúrgica reduz a reserva ovariana e prejudica a fertilidade
- Conduta expectante em mulheres na pós-menopausa:
  » Mulheres na pós-menopausa com cistos ovarianos assintomáticos, unilaterais, uniloculados e

- < 5 cm e com níveis séricos normais de CA-125 são candidatas a um tratamento conservador
  - » Essas mulheres devem ser submetidas a nova avaliação por USTV em intervalos de 4 a 6 meses, para que possam ser dispensadas de acompanhamento após 1 ano se o cisto permanecer inalterado ou diminuir de tamanho e os níveis de CA-125 continuarem normais
- Massas anexiais complexas e suspeitas presentes em qualquer faixa etária necessitam de avaliação cirúrgica especializada por um ginecologista oncológico
- Os critérios do American College of Obstetricians and Gynecologists (ACOG) para o encaminhamento de pacientes com massas anexiais complexas para a oncologia ginecológica podem ser utilizados e incluem:
  - » Pós-menopausa, elevação dos níveis de CA-125, USTV com características de malignidade, ascite, massa pélvica nodular ou fixa, ou evidência de metástase abdominal a distância
  - » Pré-menopausa, elevação dos níveis de CA-125, USTV com características de malignidade, ascite, massa pélvica nodular ou fixa, ou evidência de metástase abdominal a distância
  - » Pré ou pós-menopausa com risco aumentado na avaliação por testes multimodais como os algoritmos IRM e ROMA (descritos posteriormente) e/ou na avaliação pelos sistemas do grupo IOTA
- Apesar da existência de tais critérios, de forma prática, podemos encaminhar para a oncologia ginecológica todas as pacientes com suspeita de malignidade ovariana, pois há evidência de que pacientes com câncer de ovário tratadas por um ginecologista oncológico apresentam melhor prognóstico.

Tratamento cirúrgico de massas anexiais benignas e suspeitas

- O tratamento cirúrgico de massas anexiais benignas e suspeitas é indicado principalmente em caso de massas anexiais grandes, sintomáticas e que aumentaram de tamanho
- A cirurgia minimamente invasiva é considerada o tratamento-padrão para massas anexiais benignas e suspeitas, pois gera menor tempo de hospitalização e apresenta menos complicações pós-operatórias

- Durante o procedimento, o extravasamento e o derramamento intraperitoneal do conteúdo do cisto devem ser evitados, especialmente em caso de massas anexiais suspeitas, uma vez que as avaliações pré e intraoperatórias não excluem a malignidade em absoluto
- A rotura de massas anexiais suspeitas pode, inclusive, alterar o estadiamento em caso de confirmação pós-operatória de malignidade
- O *endobag* deve ser utilizado para a remoção da peça cirúrgica pelo portão umbilical, com uma pequena incisão de Pfannenstiel ou por via transvaginal
- Se não houver suspeita nenhuma de malignidade (p. ex., em caso de teratomas maduros e endometriomas), o parênquima ovariano normal deve ser sempre preservado para evitar quedas muito expressivas da reserva ovariana.

Tratamento cirúrgico de massas anexiais malignas

- O tratamento cirúrgico do câncer de ovário, bem como a realização de quimioterapia pré e pós-operatória, será discutido com mais detalhes no Capítulo 18, *Câncer de Ovário*
- Vale ressaltar que todas as pacientes com doença entre os estágios II e IV devem ser submetidas a cirurgia para citorredução completa, mesmo em casos em que já houve cirurgia não oncológica prévia.

Biópsia por congelação e suspeita intraoperatória de malignidade

- Muitas vezes, a diferenciação entre massas anexiais benignas e malignas não é possível apenas com aspectos clínicos e exames complementares. Assim, muitas vezes é comum o cirurgião suspeitar de malignidade no intraoperatório
- Nesse contexto, quando disponível, é recomendada uma biópsia por congelação para diagnóstico intraoperatório de uma massa anexial suspeita
- Em caso de impossibilidade de diagnóstico definitivo pré e intraoperatório de uma massa anexial suspeita, a remoção do cisto sem extravasamento do conteúdo deve ser realizada, o que ajudará a definir a natureza da doença e a necessidade de tratamento cirúrgico adicional.

Considerações finais

- Após a discussão estabelecida neste capítulo, fica claro que a informação mais importante durante o diagnóstico e o manejo de uma massa anexial é o diagnóstico diferencial entre massas tumorais malignas e benignas
- Assim, estimar o índice de risco de malignidade é essencial durante a avaliação de uma massa anexial
- A Tabela 11.3 apresenta os principais fatores que definem o risco de malignidade de uma massa anexial
- Além da estratificação do risco de massas anexiais pelos critérios descritos, existem alguns testes multimodais que podem auxiliar a distinção entre massas anexiais benignas e malignas. Dois desses testes incluem:
  - » O algoritmo IRM (índice de risco de malignidade), que leva em consideração os níveis séricos de CA-125, a USTV e o *status* da menopausa
  - » O algoritmo ROMA (risco de malignidade ovariana), que leva em consideração os níveis séricos de CA-125 e de HE4 e o *status* da menopausa
- Apesar de serem úteis para avaliar o risco de malignidade e para indicar tratamento em centros oncológicos especializados, os algoritmos IRM e ROMA são preditores piores do que a avaliação subjetiva pela USTV para discriminar massas anexiais benignas e malignas.

Tabela 11.3 Estratificação de risco de massas anexiais.

Característica	Alto risco de malignidade	Baixo risco de malignidade
Idade	> 50 anos	< 50 anos
História familiar	Presente	Ausente
Sintomas	Múltiplos e persistentes	Ausentes
Achados no exame clínico	Massa grande, fixa e irregular e ascite	Não sugestivos de alto risco
Achados ultrassonográficos	> 10 cm Componente sólido e/ou multiloculado Ecogenicidade aumentada Septação espessa	< 10 cm Componente cístico e/ou unilocular Hipoecoico/anecoico Septação ausente ou fina
Marcadores tumorais	Elevados	Normais

Leitura complementar

American College of Obstetricians and Gynecologists' Committee on Practice Bulletins—Gynecology. Practice Bulletin No. 174: Evaluation and Management of Adnexal Masses. Obstet Gynecol. 2016;128(5):e210-e226.

Biggs WS, Marks ST. Diagnosis and management of adnexal masses. Am Fam Physician. 2016; 93(8):676-81.

Ebell MH, Culp MB, Radke TJ. A systematic review of symptoms for the diagnosis of ovarian cancer. Am J Prev Med. 2016;50(3):384-94.

Goff BA, Mandel LS, Melancon CH, Muntz HG. Frequency of symptoms of ovarian cancer in women presenting to primary care clinics. JAMA. 2004;291(22):2705-12.

Graffeo R, Livraghi L, Pagani O, Goldhirsch A, Partridge AH, Garber JE. Time to incorporate germline multigene panel testing into breast and ovarian cancer patient care. Breast Cancer Res Treat. 2016;160(3):393-410.

Hermans AJ, Kluivers KB, Janssen LM, Siebers AG, Wijnen MHWA, Bulten J, et al. Adnexal masses in children, adolescents and women of reproductive age in the Netherlands: A nationwide population-based cohort study. Gynecol Oncol. 2016;143(1):93-7.

Kelleher CM, Goldstein AM. Adnexal masses in children and adolescents. Clin Obstet Gynecol. 2015;58(1):76-92.

Lima RA, Viotti LV, Cândido EB, Silva-Filho AL. Abordagem das massas anexiais com suspeita de câncer de ovário. Femina. 2010;38(6):259-62.

Meys EM, Kaijser J, Kruitwagen RF, Slangen BF, Van Calster B, Aertgeerts B, et al. Subjective assessment versus ultrasound models to diagnose ovarian cancer: A systematic review and meta-analysis. Eur J Cancer. 2016;58:17-29.

Morgan RJ, Armstrong DK, Alvarez RD, Bakkum-Gamez JN, Behbakht K, Chen LM, et al. Ovarian Cancer, Version 1.2016: Clinical Practice Guidelines in Oncology. J Natl Compr Canc Netw. 2016;14(9):1134-63.

Rauh-Hain JA, Melamed A, Buskwofie A, Schorge JO. Adnexal mass in the postmenopausal patient. Clin Obstet Gynecol. 2015;58(1):53-65.

Ring KL, Garcia C, Thomas MH, Modesitt SC. Current and future role of genetic screening in gynecologic malignancies. Am J Obstet Gynecol. 2017;217(5):512-21.

Royal College of Obstetricians and Gynaecologists (RCOG). Ovarian masses in premenopausal women, management of suspected. London: RCOG; 2011.

Royal College of Obstetricians and Gynaecologists (RCOG). The management ovarian cysts in postmenopausal women. London: RCOG; 2016.

Silva Filho AL, Moretti-Marques R, Carvalho JP. Massa anexial: diagnóstico e manejo. Femina. 2020;48(7):391-7|.

Yin BW, Lloyd KO. Molecular cloning of the CA125 ovarian cancer antigen: identification as a new mucin, MUC16. J Biol Chem. 2001;276(29):27371-5.

12

Sangramento Uterino Anormal

Ana Julia Resende Rocha ▪ Gabriel Lage Neves ▪ Agnaldo Lopes da Silva Filho

KEYPOINTS

1. O sangramento uterino anormal (SUA) consiste em uma alteração de frequência, regularidade, duração e/ou volume menstrual que pode gerar repercussões físicas, emocionais, sociais e materiais na qualidade de vida da mulher.
2. O SUA é uma queixa comum no consultório ginecológico, afetando até 40% das mulheres no mundo.
3. As causas estruturais (pólipos endometriais, adenomiose, leiomiomas e malignidades) e não estruturais (coagulopatias, disfunções ovulatórias, causas endometriais e causas iatrogênicas) de SUA podem ser apresentadas pelo acrônimo PALM-COEIN.
4. O diagnóstico preciso de um quadro de SUA é um desafio e geralmente envolve avaliação clínica, determinação do impacto do sangramento e solicitação de propedêutica complementar com base nas principais hipóteses diagnósticas.
5. A ultrassonografia transvaginal (USTV) é o principal método de imagem utilizado para investigação de um quadro de SUA, sendo considerada o exame de primeira linha para a identificação de causas estruturais.
6. Alguns dos exames laboratoriais que podem ser solicitados em contextos específicos para a investigação de um quadro de SUA incluem hemograma, testes de cinética do ferro, teste de gravidez, coagulograma e testes de função tireoidiana.
7. O tratamento do SUA deve ser individualizado, principalmente de acordo com a forma de apresentação clínica (crônico ou agudo), a causa do sangramento e o desejo de gestação futura.
8. O tratamento clínico do SUA crônico inclui opções hormonais e não hormonais e deve ser considerado para todas as pacientes sem anormalidades estruturais significativas, além de ser padrão-ouro caso não seja possível determinar uma causa orgânica para o quadro.
9. O tratamento cirúrgico do SUA crônico é utilizado para tratamento definitivo das causas estruturais e deve ser considerado em caso de falha, contraindicação ou recusa do tratamento clínico.
10. Os objetivos do tratamento do SUA agudo incluem estabilização hemodinâmica e controle sintomático do quadro até que seja possível estabelecer um diagnóstico definitivo.

Highlights

- SUA pode ser definido como perda menstrual excessiva com repercussões físicas, emocionais, sociais e materiais na qualidade de vida da mulher
- O SUA também pode ser definido como uma alteração de um ou mais parâmetros da menstruação normal

- Os parâmetros menstruais que devem ser avaliados para determinar se o sangramento é normal ou anormal incluem frequência, regularidade, duração, volume e presença de sangramento intermenstrual (Tabela 12.1)
- A definição da regularidade do sangramento menstrual depende da idade da paciente:
  » Em mulheres com idade entre 26 e 41 anos, a variação entre os ciclos pode ser de até 7 dias

PARTE 2 Ginecologia Geral

Tabela 12.1 Parâmetros menstruais normais e anormais.

Parâmetro	Normal	Anormal
Frequência (do ciclo)	≥ 24 e ≤ 38 dias	Ausente: amenorreia Frequente: < 24 dias Infrequente: > 38 dias
Regularidade	Regular: variação entre os ciclos de até 7 a 9 dias	Irregular: variação entre os ciclos maior do que 7 a 9 dias
Duração (da menstruação)	≤ 8 dias	Prolongada: > 8 dias
Volume	Paciente considera normal (e/ou volume entre 5 e 80 mℓ)	Paciente considera aumentado (e/ou volume > 80 mℓ) Paciente considera diminuído (e/ou volume < 5 mℓ)
Sangramento intermenstrual	Ausente	Presente de forma acíclica Presente de forma cíclica: pode ocorrer no início, no meio ou no fim do ciclo

» Em mulheres com idade ≤ 25 anos e ≥ 42 anos, a variação entre os ciclos pode ser de até 9 dias
- Alterações no volume menstrual podem ser determinadas de duas formas diferentes:
  » Com o relato da própria paciente (forma mais utilizada na prática clínica): nesse contexto, são importantes relatos acerca de alterações recentes no volume menstrual e do impacto do volume menstrual na qualidade de vida
  » Com a quantificação do volume menstrual (utilizada principalmente em estudos clínicos): o volume menstrual normal varia de 5 a 80 mℓ. Qualquer valor fora desse intervalo é considerado anormal
- Além de poder ser cíclico ou acíclico, o sangramento intermenstrual também pode definido como:
  » Sangramento (de fato), quando está presente em maior quantidade e há necessidade de uso de absorventes
  » *Spotting*, quando está presente em menor quantidade e não há necessidade de uso de absorventes
- Por se tratar de uma terminologia confusa que não tem definições claras, os termos menorragia, metrorragia, polimenorreia, hipermenorreia e oligomenorreia não devem ser utilizados para descrever um quadro de SUA.

Numbers

- O SUA é uma condição comum que afeta até 40% das mulheres no mundo

- A prevalência do SUA em que há perda menstrual excessiva:
  » Varia de 9 a 14%, considerando um volume menstrual > 80 mℓ
  » Varia de 8 a 52%, considerando avaliações subjetivas e autorrelatos
- Cerca de 66% das mulheres com SUA relatam que a condição prejudica sua qualidade de vida, afetando sua vida social e profissional e seus relacionamentos
- O SUA é uma importante causa de anemia. Aproximadamente 35% das mulheres com SUA agudo manifestaram anemia no momento do atendimento, enquanto 13% manifestaram anemia grave
- O diagnóstico preciso e a caracterização do SUA ainda são um desafio para o médico ginecologista, já que:
  » Cerca de 40% das mulheres com SUA de volume aumentado o consideram normal
  » Cerca de 15% das mulheres que relatam SUA têm, na verdade, um sangramento normal.

Etiopatogenia e fatores de risco

- A Federação Internacional de Ginecologia e Obstetrícia (FIGO) propôs, em 2011, o sistema PALM-COEIN como uma forma de apresentar as causas de SUA
- Esse sistema divide as causas de SUA em estruturais e não estruturais (Tabela 12.2), além de excluir as causas obstétricas, que devem ser estudadas separadamente.

Tabela 12.2 Sistema PALM-COEIN.

PALM: causas estruturais	COEIN: causas não estruturais
• Pólipos	• Coagulopatias
• Adenomiose	• Disfunções ovulatórias
• Leiomiomas	• Disfunções endometriais
• Malignidades e hiperplasia	• Causas iatrogênicas
	• Causas não classificadas

P – Pólipos

- Mais frequentes em mulheres na peri e na pós-menopausa, os pólipos endometriais são uma causa comum de SUA
- O sintoma mais associado aos pólipos endometriais é o sangramento intermenstrual
- Outras formas de SUA associadas aos pólipos endometriais incluem aumento do volume menstrual, sinusorragia e sangramento pós-menopausa
- Embora possa ser diagnosticado por outros métodos de imagem (p. ex., a USTV), o método padrão-ouro para diagnóstico dos pólipos endometriais é a histeroscopia.

A – Adenomiose

- Adenomiose é uma doença em que há presença de estroma e glândulas endometriais no miométrio
- O SUA decorrente da adenomiose geralmente se manifesta por um sangramento menstrual prolongado e de volume aumentado
- Dismenorreia, dor pélvica crônica e dispareunia são alguns dos outros sintomas eventualmente relatados por uma paciente com adenomiose.

L – Leiomiomas

- Os leiomiomas são os tumores ginecológicos mais comuns em mulheres e constituem uma causa importante de SUA
- Segundo a FIGO, os leiomiomas podem ser classificados de acordo com a sua localização na parede uterina em nove tipos (FIGO 0 a 8). Os leiomiomas mais associados ao SUA são os submucosos (FIGO 0, 1 e 2).

M – Malignidades e hiperplasia

- A hiperplasia e os adenocarcinomas endometriais são importantes causas de SUA, principalmente na peri e na pós-menopausa

- Outras malignidades eventualmente relacionadas a um quadro de SUA incluem os sarcomas uterinos e a doença trofoblástica gestacional maligna.

C – Coagulopatias

- Qualquer coagulopatia pode se manifestar clinicamente como SUA (geralmente há sangramento menstrual de volume aumentado)
- A presença de uma coagulopatia também pode agravar o quadro de SUA de outras etiologias
- A coagulopatia mais frequentemente associada a um quadro de SUA é a doença de von Willebrand (DvW)
- A DvW geralmente causa um sangramento menstrual intenso desde a menarca
- A DvW é a causa mais comum de anemia na adolescência
- Outras coagulopatias que podem resultar em SUA incluem disfunções plaquetárias, hemofilia, púrpura trombocitopênica, insuficiência renal, insuficiência hepática e neoplasias hematológicas.

O – Disfunções ovulatórias

- A oligo-ovulação e a anovulação constituem importantes causas de SUA. Nesses casos, há alteração principalmente de frequência do sangramento menstrual
- As causas mais comuns de SUA relacionado a oligo-ovulação e anovulação incluem:
  » A imaturidade do eixo hipotálamo-hipófise-ovário nos primeiros anos após a menarca. Assim, a presença ciclos irregulares e de menstruações infrequentes é comum e fisiológica em adolescentes
  » As alterações hormonais que ocorrem durante o climatério. No início da transição menopáusica, os ciclos são encurtados e as menstruações, frequentes. Em uma fase mais tardia, os ciclos se tornam cada vez mais longos e a menstruação se torna infrequente, até que ocorra, de fato, a menopausa
  » Síndrome dos ovários policísticos (SOP), que constitui a causa mais comum de menstruações infrequentes e amenorreia em mulheres em idade reprodutiva

Outras condições

- Outras condições que podem causar SUA por meio de oligo-ovulação e anovulação incluem:
  - » Estresse
  - » Desnutrição
  - » Excesso de exercícios físicos (amenorreia da mulher atleta)
  - » Doenças tireoidianas (hiper e hipotireoidismo)
  - » Hiperprolactinemia
  - » Síndrome de Cushing.

E – Disfunções endometriais

- As disfunções endometriais não estruturais que causam SUA incluem, principalmente:
  - » Alterações na hemostasia local
  - » Processos inflamatórios e infecciosos
- Alterações de hemostasia do endométrio, principalmente maior produção de prostaglandinas e exacerbação do sistema fibrinolítico local. Essas alterações podem ser responsáveis por sangramentos prolongados e de volume aumentado, mas com frequência normal
- Processos inflamatórios e infecciosos do endométrio que podem causar SUA incluem, principalmente:
  - » Doença inflamatória pélvica (DIP)
  - » Endometrite crônica
  - » Endometrite pós-parto.

I – Causas iatrogênicas

- A principal causa iatrogênica de SUA é a contracepção hormonal
- Qualquer contraceptivo hormonal pode causar SUA, mas essa condição é mais frequentemente relatada por pacientes que utilizam contraceptivos só de progestagênios
- O SUA associado ao uso de contraceptivos hormonais geralmente se manifesta como sangramento prolongado, sangramento intermenstrual e/ou *spotting*
- Outras causas iatrogênicas de SUA incluem:
  - » Utilização do DIU de cobre, que pode causar um fluxo menstrual mais prolongado e de maior volume
  - » Utilização de diversos medicamentos, como anticoagulantes, antiagregantes plaquetários, antipsicóticos e corticosteroides.

N – Causas não classificadas

- As principais causas não classificadas de SUA incluem:
  - » Istmocele
  - » Malformações arteriovenosas uterinas
  - » Anomalias müllerianas
  - » Vascularização miometrial aumentada.

Aspectos clínicos

- A inexistência de uma abordagem padronizada para investigar e classificar as possíveis etiologias do SUA constitui um desafio à prática clínica
- O manejo de uma paciente com SUA deve buscar um direcionamento para as principais causas de sangramento com base nas seguintes etapas diagnósticas:
  - » Determinação do impacto do sangramento
  - » Avaliação clínica inicial: história clínica e exame físico
  - » Solicitação de propedêutica complementar.

Determinação do impacto do sangramento

- A avaliação do impacto do sangramento na vida diária da mulher é um aspecto muito importante da abordagem do SUA
- A Tabela 12.3 apresenta uma sugestão do grupo HELP – *Heavy Menstrual Bleeding: Evidence-Based Learning for Best Practice* de perguntas-chave que ajudam em tal avaliação.

Tabela 12.3 Perguntas-chave para determinação clínica do impacto do sangramento uterino anormal.

Aspecto investigado	Perguntas-chave
Como o sangramento menstrual afeta sua vida diária?	• Você tem que organizar suas atividades sociais fora do período de sangramento? • Você se preocupa em ter algum acidente relacionado ao sangramento?
Como você é afetada fisicamente?	• Você apresenta perda de grandes coágulos durante o período de sangramento? • Alguma vez você se sentiu fraca ou com falta de ar durante o período de sangramento?

Avaliação clínica inicial

- Uma avaliação clínica completa talvez seja a etapa mais essencial para o diagnóstico de SUA
- A idade da paciente pode, por si só, indicar a necessidade de uma investigação mais minuciosa do quadro:
  - » Mulheres em idade reprodutiva que apresentarem um episódio isolado de sangramento anormal podem não necessitar de avaliação complementar
  - » Por outro lado, qualquer episódio de sangramento em uma mulher na pós-menopausa (mesmo que isolado) é indicação de investigação com propedêutica complementar
- Inicialmente, é importante elucidar dados acerca da história menstrual e do padrão de sangramento da paciente:
  - » É essencial determinar a frequência, a regularidade e a duração da menstruação
  - » Outro ponto importante é avaliar se há sangramento intermenstrual (se houver, é essencial determinar qual é o padrão desse sangramento)
  - » O médico ginecologista também deve estar atento à presença de outros sintomas durante o período menstrual que possam sugerir etiologias específicas (dismenorreia severa e dispareunia podem, por exemplo, sugerir endometriose e/ou adenomiose)
  - » É muito importante avaliar o quão intenso é o sangramento, de modo que o próprio relato espontâneo da paciente já determina o início dessa investigação. Também podem ser utilizadas perguntas-chave (Tabela 12.4)
- Os antecedentes da paciente também podem auxiliar na definição etiológica do quadro, como:

Tabela 12.4 Perguntas-chave que ajudam a quantificar o volume menstrual.

Perguntas-chave

- Com que frequência você tem que trocar o seu absorvente?
- Você necessita trocar absorventes durante a noite?
- Você apresenta coágulos menstruais?
- Algum médico já te disse que você é anêmica?

Mulheres com volume normal geralmente:

- Trocam o absorvente em intervalos ≥ 3 horas
- Quase nunca acordam à noite para trocar o absorvente
- Apresentam coágulos menstruais < 2 a 3 cm
- Não são anêmicas

- » História sexual: algumas infecções sexualmente transmissíveis (ISTs), como as cervicites, podem causar SUA
- » Método contraceptivo utilizado: todos os métodos hormonais e alguns métodos não hormonais (como DIU de cobre) podem causar diferentes padrões de SUA
- » Procedimentos obstétricos e ginecológicos: enquanto uma cesariana prévia pode causar istmocele, uma miomectomia prévia pode sugerir a recorrência dos leiomiomas
- » Presença de fatores de risco para hiperplasia e câncer endometrial (como idade avançada, obesidade, menarca precoce, menopausa tardia, nuliparidade, SOP e uso de tamoxifeno) pode sugerir uma causa neoplásica
- » Outros: história prévia de doenças tireoidianas, distúrbios da coagulação ou uso de alguns medicamentos (como anticoagulantes, antiagregantes plaquetários, antipsicóticos e corticosteroides) também pode sugerir etiologias específicas de SUA
- No exame físico geral, deve-se procurar principalmente por:
  - » Equimoses, que podem indicar distúrbios de coagulação
  - » Alterações morfológicas da glândula tireoide, que sugerem doenças tireoidianas
  - » Evidências de hiperandrogenismo, que sugerem SOP
- O restante do exame físico deve ser completo e compreender principalmente a palpação abdominal, o exame especular e o toque bimanual:
  - » O aumento do volume uterino ao toque bimanual pode indicar, por exemplo, gravidez, leiomiomas, adenomiose ou malignidades
  - » A presença e o volume do sangramento cervical e/ou vaginal devem ser notados
  - » Locais de sangramento em estruturas como a vulva, a uretra, o ânus e o períneo podem sugerir diagnósticos diferenciais.

Exames complementares

- Os exames complementares para a investigação de um quadro de SUA devem ser solicitados de acordo com as suspeitas diagnósticas provenientes da história e do exame clínico
- Grande parte das pacientes necessitará de uma USTV durante a investigação de um quadro de SUA

- A USTV constitui a primeira linha propedêutica para a identificação de causas estruturais
- Além de confirmar ou excluir causas estruturais, a USTV também é capaz de identificar causas não classificadas de SUA, como anomalias müllerianas, malformações arteriovenosas e istmocele.

Exames laboratoriais

- Hemograma completo e testes de cinética do ferro (ferritina, ferro sérico e índice de saturação da transferrina): são utilizados para investigação de anemia ferropriva
- Testes de gravidez (beta-hCG quantitativo): deve ser solicitado para todas as pacientes em idade fértil (para excluir causas obstétricas)
- Testes de coagulação (tempo de protrombina [TP] e tempo de tromboplastina parcialmente ativada [TTPa]): devem ser solicitados em caso de suspeita de distúrbios da coagulação
- Testes de função tireoidiana (TSH e T4 livre): devem ser solicitados em caso de suspeita de tireoidopatias
- Prolactina: deve ser dosada em caso de suspeita de hiperprolactinemia
- Andrógenos: devem ser dosados em caso de suspeita de SOP ou de outras causas de hiperandrogenismo
- LH, FSH e estrogênios: devem ser dosados em caso de suspeita de disfunção hipotalâmica em decorrência de desnutrição ou excesso de exercícios físicos, assim como em caso de suspeita de insuficiência ovariana prematura.

Biópsia endometrial

- A biópsia endometrial deve ser realizada nas pacientes com SUA que apresentarem suspeita e/ou fatores de risco para hiperplasia e câncer de endométrio.

Tratamento

Princípios gerais

- O principal objetivo do tratamento do SUA é diminuir as repercussões negativas do sangramento na vida da paciente
- O médico deve sempre oferecer informações à paciente e discutir todas as opções terapêuticas

- O tratamento do SUA deve ser individualizado e orientado de acordo com os seguintes princípios:
  - » Forma de apresentação clínica (SUA crônico ou agudo)
  - » Causa (estrutural ou não estrutural)
  - » Desejo de gestação da paciente
  - » Aceitabilidade do método
  - » Efetividade no alívio dos sintomas
  - » Tolerância de efeitos colaterais
  - » Duração do tratamento
  - » Presença de condições clínicas e/ou comorbidades subjacentes.

Tratamento clínico do SUA crônico

- O tratamento clínico deve ser considerado para todas as pacientes sem anormalidades estruturais significativas, e é padrão-ouro caso não seja possível determinar uma causa orgânica para o quadro
- As principais alternativas para tratamento clínico do SUA crônico incluem as opções hormonais e não hormonais (Tabela 12.5)
- É fundamental discutir com a paciente as opções existentes antes de definir o tratamento:
  - » As opções hormonais são consideradas a primeira linha de tratamento para as pacientes que não desejam engravidar, sendo preferível a utilização do sistema intrauterino liberador de levonorgestrel (SIU-LNG)
  - » Pacientes que desejam gestar devem ser tratadas com opções não hormonais. Nesses casos, é essencial investigar causas que estejam associadas a anovulação/infertilidade
  - » As preferências da paciente e sua tolerância a eventuais efeitos colaterais também devem ser consideradas
  - » Obviamente, o diagnóstico e o tratamento clínico de condições subjacentes que possam interferir no SUA (como doenças tireoidianas

Tabela 12.5 Alternativas para o tratamento clínico do SUA.	
Hormonais	**Não hormonais**
• Anticoncepcionais só de progestagênio (SIU-LNG, orais e injetáveis) • Anticoncepcionais hormonais combinados • Análogos de GnRH • Acetato de ulipristal*	• Anti-inflamatórios não esteroidais (AINEs) • Ácido tranexâmico

*O acetato de ulipristal deve ser utilizado apenas em casos de miomas volumosos.

e anemia) devem ser imediatamente implementados
- A Figura 12.1 apresenta uma sugestão do grupo HELP – *Heavy Menstrual Bleeding: Evidence-Based Learning for Best Practice* de manejo clínico do SUA crônico.

Tratamento cirúrgico do SUA crônico

- Embora algumas causas estruturais possam ser tratadas clinicamente, o tratamento definitivo dessas condições é quase sempre cirúrgico
- A polipectomia laparoscópica é considerada padrão-ouro para tratamento dos pólipos endometriais
- O tratamento definitivo da adenomiose é feito por histerectomia. Entretanto, para mulheres que desejam preservar a fertilidade, o tratamento com AINEs e/ou métodos hormonais também constitui uma opção viável
- Existem diversas opções cirúrgicas para o tratamento dos leiomiomas, como miomectomia, histerectomia e embolização de artérias uterinas
- O tratamento cirúrgico também deve ser considerado em caso de falha, contraindicação ou recusa do tratamento clínico. Nesses casos, as principais opções incluem ablação endometrial e histerectomia
- Antes de a paciente optar por essas modalidades de tratamento cirúrgico, é importante que ela esteja completamente informada acerca de todas as opções terapêuticas disponíveis e que ela não tenha o desejo de engravidar e/ou de preservar a fertilidade.

Tratamento do sangramento uterino anormal agudo

- Os objetivos do tratamento do SUA agudo incluem:
  » Estabilização hemodinâmica, se necessário
  » Controle sintomático do quadro até que seja possível estabelecer um diagnóstico definitivo
- Pacientes com SUA agudo que se apresentarem hemodinamicamente instáveis devem ser internadas e tratadas imediatamente
- A abordagem inicial consiste em reposição volêmica com fluidos intravenosos
- A medida terapêutica preferida para essas pacientes é a dilatação seguida de curetagem uterina, um procedimento que é, ao mesmo tempo, curativo e diagnóstico, além de não prejudicar a fertilidade
- A administração de estrogênio conjugado intravenoso 25 mg a cada 4 a 6 horas, durante 24 horas, é a melhor opção para tratamento clínico do SUA agudo com instabilidade hemodinâmica. Entretanto, essa opção terapêutica ainda não está disponível no Brasil
- Algumas outras opções alternativas para o tratamento desses quadros incluem estrogênio por via oral em altas doses, embolização de artérias uterinas e ácido tranexâmico

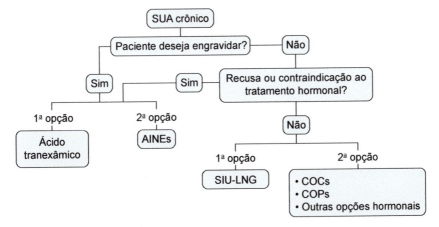

Figura 12.1 Fluxograma para manejo clínico do SUA crônico. AINEs: anti-inflamatórios não esteroidais; COC: contraceptivos orais combinados; COP: contraceptivos orais só de progestagênio; SIU-LNG: sistema intrauterino liberador de levonorgestrel; SUA: sangramento uterino anormal.

- A histerectomia deve ser realizada apenas em último caso, após esgotamento de todas as outras medidas terapêuticas disponíveis
- Pacientes com SUA agudo que se apresentarem hemodinamicamente estáveis geralmente apresentam um sangramento autolimitado e podem ser tratadas em ambulatório:
  » Para pacientes em que a etiologia suspeita for a anovulação, é recomendado o tratamento com progestagênios por via oral em altas doses
  » Para as demais pacientes, estrogênios por via oral em altas doses ou contraceptivos hormonais combinados em altas doses são o tratamento hormonal de escolha
  » Para pacientes que apresentarem contraindicação à terapia hormonal, o ácido tranexâmico constitui uma opção viável.

Leitura complementar

American College of Obstetricians and Gynecologists. ACOG committee opinion no. 557: Management of acute abnormal uterine bleeding in nonpregnant reproductive-aged women. Obstet Gynecol. 2013;121(4):891-96.

Bayer SR, DeCherney AH. Clinical manifestations and treatment of dysfunctional uterine bleeding. JAMA. 1993;269(4):1823-8.

Bofill Rodriguez M, Dias S, Brown J, Lethaby A, Lensen SF, Wise MR, et al. Interventions for the treatment of heavy menstrual bleeding. Cochrane Database Syst Rev. 2018;2018(11):CD013180.

Chuong CJ, Brenner PF. Management of abnormal uterine bleeding. Am J Obstet Gynecol. 1996;175(3 Pt 2):787-92.

Committee on Practice Bulletins—Gynecology. Practice bulletin no. 136: management of abnormal uterine bleeding associated with ovulatory dysfunction. Obstet Gynecol. 2013;122(1):176-85.

Committee on Practice Bulletins—Gynecology. Practice bulletin no. 128: diagnosis of abnormal uterine bleeding in reproductive-aged women. Obstet Gynecol. 2012; 120(1):197-206.

Fraser IS, Langham S, Uhl-Hochgraeber K. Health-related quality of life and economic burden of abnormal uterine bleeding. Exp Rev Obstet Gynecol. 2009;4(2):179-89.

Hurskainen R, Grenman S, Komi I, Kujansuu E, Luoto R, Orrainen M, et al. Diagnosis and treatment of menorrhagia. Acta Obstet Gynecol Scand. 2007;86(6):749-57.

Matteson KA, Rahn DD, Wheeler TL 2nd, Casiano E, Siddiqui NY, Harvie HS, et al. Nonsurgical management of heavy menstrual bleeding: systematic review. Obstet Gynecol. 2013;121(3):632-43.

Matteson KA, Raker CA, Pinto SB, Scott DM, Frishman GN. Women presenting to an emergency facility with abnormal uterine bleeding: patient characteristics and prevalence of anemia. J Reprod Med. 2012;57(1-2):17-25.

Munro MG, Critchley HO, Broder MS, Fraser IS; FIGO Working Group on Menstrual Disorders. FIGO classification system (PALM-COEIN) for causes of abnormal uterine bleeding in nongravid women of reproductive age. Int J Gynaecol Obstet. 2011;113(1):3-13.

Munro MG, Critchley HOD, Fraser IS; FIGO Menstrual Disorders Committee. The two FIGO systems for normal and abnormal uterine bleeding symptoms and classification of causes of abnormal uterine bleeding in the reproductive years: 2018 revisions. Int J Gynaecol Obstet. 2018;143(3):393-408.

Silva-Filho AL, Rocha ALL, Ferreira MCF, Celani M, Lamaita RM, Candido EB, et al. Heavy menstrual bleeding: management proposal of the Heavy Menstrual Bleeding: Evidence-Based Learning for Best Practice Group (HELP). Femina. 2015;43(4):161-6.

Singh S, Best C, Dunn L, Leyland N, Wolfman WL; Clinical Practice – Gynaecology Committee. Abnormal uterine bleeding in pre-menopausal women. J Obstet Gynaecol Can. 2013;35(5):473-5.

13

Dor Pélvica Crônica

Gabriel Lage Neves ▪ Luís F. G. de Rezende ▪ Maria Clara Silva Rabello ▪ Joana Storino

KEYPOINTS

1. A dor pélvica crônica (DPC) acomete cerca de 12% da população feminina mundial e consiste em dor na região inferior do abdome com duração igual ou superior a 6 meses.
2. A causa ginecológica mais comum de DPC é a endometriose. Outras causas ginecológicas frequentes incluem adenomiose, varizes pélvicas e aderências pélvicas.
3. Causas não ginecológicas de DPC incluem causas vasculares (como as varizes pélvicas), gastrointestinais (como a síndrome do intestino irritável), urológicas (como a síndrome da bexiga dolorosa) e musculoesqueléticas (como a síndrome da dor pélvica miofascial).
4. Depressão, ansiedade, distúrbios do sono, história prévia de abuso sexual ou físico e outros quadros psiquiátricos são condições geralmente associadas à queixa de DPC.
5. Diante de uma queixa de DPC, o médico deve colher a história clínica detalhada e realizar um exame físico minucioso. A dor deve ser caracterizada e devem ser pesquisados sinais, sintomas e antecedentes pessoais que possam direcionar o diagnóstico etiológico.
6. A complementação da investigação de um quadro de DPC com exames laboratoriais, e principalmente com exames de imagem, varia, a depender das hipóteses diagnósticas levantadas.
7. O exame de escolha em caso de suspeita de DPC decorrente de causas ginecológicas é a ultrassonografia transvaginal (USTV). A ressonância magnética (RM) pode ser utilizada como método complementar.
8. O tratamento de DPC de causa estabelecida ou provável deve ser específico e direcionado para a etiologia em questão.
9. Em caso de DPC de causa indeterminada ou de falha de terapia prévia específica e direcionada, o tratamento deve visar principalmente à melhora clínica do sintoma álgico, e não ao tratamento da etiologia.
10. O tratamento cirúrgico da DPC não deve ser indicado rotineiramente e é reservado aos casos em que há altíssima chance de melhora clínica em decorrência da cirurgia.

Highlights

- A DPC é definida como dor não cíclica localizada abaixo da cicatriz umbilical com duração igual ou superior a 6 meses
- Uma dor não pode ser definida como DPC se for causada pela gestação ou tiver associação exclusiva com o coito
- A DPC geralmente causa prejuízos às atividades diárias e necessita de tratamento
- A DPC pode impactar diversos aspectos da vida da paciente, causando prejuízos físicos e psicológicos e alterando seu comportamento nos ambientes familiar e profissional
- A DPC constitui um grande desafio para o médico ginecologista, seja pela dificuldade diagnóstica, seja pela resposta inadequada ao tratamento.

Numbers

- A DPC acomete cerca de 12% da população feminina mundial
- A maior parte das mulheres com DPC se encontra em idade reprodutiva
- Embora apenas um terço das portadoras de DPC procure atendimento médico, estima-se que essa condição seja responsável por 10 a 20% das consultas ginecológicas
- Entre as mulheres com DPC:
  » Cerca de 25% passam 2 ou 3 dias por mês acamadas
  » Cerca de 90% relatam dispareunia associada
  » Mais de 50% queixam-se de tristeza ou desenvolvem depressão.

Etiopatogenia e fatores de risco

- Embora possa ser causada por uma única condição, a DPC é frequentemente multifatorial
- No que se refere às etiologias primárias de DPC, podemos dividi-las em causas ginecológicas e não ginecológicas. As causas não ginecológicas podem, por sua vez, ser divididas em causas vasculares, gastrointestinais, urológicas e musculoesqueléticas
- A frequência relativa de cada uma dessas causas varia de acordo com a população estudada e de acordo com as características individuais de cada serviço.

Causas ginecológicas

- A causa ginecológica mais comum de DPC é a endometriose. Cerca de 20 a 80% das mulheres com DPC submetidas a laparoscopia são diagnosticadas com essa condição
- Outras causas ginecológicas comuns de DPC incluem:
  » Doença inflamatória pélvica (DIP) prévia: aproximadamente 30% das mulheres com DIP prévia apresentam DPC
  » Aderências pélvicas: geralmente causam desconforto pélvico pouco específico
  » Adenomiose: geralmente associada à endometriose infiltrativa, essa condição é uma importante causadora de DPC
- Causas ginecológicas menos comuns de DPC incluem:
  » Leiomiomas

- » Massas anexiais
- » Síndrome do ovário remanescente
- » Malignidade cervical, endometrial e/ou ovariana.

Causas vasculares

- A síndrome da congestão pélvica é a causa vascular mais importante de DPC
- A síndrome da congestão pélvica é caracterizada pela presença de varizes pélvicas, que são responsáveis por cerca de 16 a 31% de todos os casos de DPC.

Causas intestinais

- As causas gastrointestinais mais comuns de DPC incluem:
  » Síndrome do intestino irritável (SII)
  » Doença inflamatória intestinal (DII)
  » Doença diverticular
  » Doença celíaca
- Causas gastrointestinais menos comuns de DPC incluem:
  » Constipação crônica
  » Câncer colorretal
  » Pseudo-obstrução intestinal crônica
  » Hérnias da parede abdominal.

Causas urológicas

- A causa urológica mais importante de DPC é a síndrome da bexiga dolorosa ou cistite intersticial, que consiste em uma inflamação crônica da bexiga
- Outras causas urológicas de DPC incluem:
  » Neoplasia de bexiga
  » Infecção do trato urinário (ITU) de repetição
  » Nefrolitíase
  » Divertículo uretral
  » Síndrome uretral.

Causas musculoesqueléticas

- A causa musculoesquelética mais importante de DPC é a síndrome da dor pélvica miofascial, causada por espasmos involuntários da musculatura do assoalho pélvico
- Outras causas musculoesqueléticas de DPC incluem:

- » Fibromialgia
- » Dor de origem postural
- » Osteíte púbica.

Outras causas de dor pélvica crônica

- Além das causas citadas, uma causa neurológica relevante de DPC é a lesão nervosa:
  - » Pacientes com história prévia de cirurgia pélvica e/ou abdominal podem apresentar DPC secundária à lesão dos nervos ílio-hipogástrico, ilioinguinal, genitofemoral, cutâneo femoral lateral e pudendo
  - » Pacientes que realizam atividades em que há impacto na pelve e no períneo, como andar de bicicleta e montar a cavalo, podem apresentar DPC
- O abuso sexual e/ou físico também está frequentemente associado ao quadro: até 47% das mulheres com DPC relatam história prévia de abuso
- A DPC também pode estar presente como um componente de outros quadros como:
  - » Dependência de opiáceos
  - » Depressão, ansiedade e outros quadros psiquiátricos
  - » Distúrbios do sono.

Aspectos clínicos

- Uma anamnese minuciosa e um exame físico detalhado são fundamentais para a elucidação da etiologia da DPC
- Durante a anamnese, é fundamental descrever as seguintes características da dor:
  - » Início da dor: a paciente deve descrever quando a dor começou e se o início foi súbito ou insidioso
  - » Localização: deve-se pedir para que a paciente aponte os locais acometidos pela dor
  - » Aspecto físico da dor: é importante descrever se a dor é em queimação, em pontada, em aperto ou do tipo cólica
  - » Intensidade da dor: pode ser avaliada por meio da escala de dor EVA
  - » Irradiação
  - » Frequência e duração
  - » Fatores de melhora ou de piora
- A identificação de sintomas e antecedentes pessoais associados à DPC também é de suma importância, já que a presença desses aspectos pode direcionar a propedêutica e o diagnóstico (Tabela 13.1)

Tabela 13.1 Sintomas e antecedentes pessoais geralmente associados à dor pélvica crônica e suas causas.

Sintomas e antecedentes associados à dor pélvica crônica	Provável(is) causa(s)
Dismenorreia intensa e dispareunia profunda	Endometriose
Dismenorreia intensa e SUA	Adenomiose
História prévia de cirurgias pélvicas e/ou abdominais	Aderências pélvicas
Comportamento sexual de risco	DIP prévia
Multiparidade, dispareunia prolongada após a relação sexual, peso na pelve após longos períodos em pé ou sentada	Varizes pélvicas
Sintomas intestinais	Endometriose intestinal SII, DII ou outras causas intestinais
Incontinência urinária, polaciúria e urgência miccional	Síndrome da bexiga dolorosa ou outras causas urológicas

DII: doença inflamatória intestinal; DIP: doença inflamatória pélvica; SII: síndrome do intestino irritável; SUA: sangramento uterino anormal.

- Durante a anamnese, também é importante fazer uma avaliação psicológica da paciente. Pode ser necessária uma avaliação psiquiátrica, principalmente em casos em que há depressão, ansiedade e/ou história de abuso sexual/físico
- O exame físico deve ser completo e incluir principalmente:
  - » Palpação abdominal completa
  - » Inspeção da genitália externa
  - » Exame especular
  - » Toque vaginal bimanual
  - » Inspeção do orifício anal e toque retal
  - » Avaliação da musculatura do assoalho pélvico
- O exame físico deve validar ou descartar as possíveis hipóteses diagnósticas levantadas durante a anamnese. A Tabela 13.2 apresenta achados sugestivos de etiologias específicas de DPC.

Exames complementares

- A complementação da investigação de um quadro de DPC com exames laboratoriais, exames de imagem ou até mesmo com cirurgia varia, a depender das hipóteses diagnósticas levantadas
- A dependência exclusiva de exames complementares para diagnóstico da etiologia da DPC

Tabela 13.2 Possíveis achados do exame físico de uma paciente com dor pélvica crônica e suas causas.

Achados ao exame físico	Provável(is) causa(s)
Nódulo ou espessamento em fundo de saco posterior ou em septo retovaginal Deslocamento do colo uterino (envolvimento assimétrico dos ligamentos uterossacros)	Endometriose infiltrativa
Útero de consistência amolecida	Adenomiose
Útero de volume aumentado e consistência irregular	Leiomiomas
Redução da mobilidade uterina	Aderências pélvicas
Aumento dos anexos uterinos	Endometriomas, DIP prévia, massas anexiais ou malignidades ovarianas
Ascite	Malignidade ovariana
Veias dilatadas nas regiões vulvar, perineal, inguinal e glútea	Varizes pélvicas
Dor, contraturas e fasciculações à palpação dos músculos do assoalho pélvico	Síndrome da dor pélvica miofascial

DIP: doença inflamatória pélvica.

pode levar a erros, sendo fundamental uma abordagem que valorize a história clínica e o exame físico.

Exames laboratoriais

- A DPC geralmente não causa anormalidades laboratoriais, o que faz com que os exames laboratoriais sejam pouco úteis na confirmação diagnóstica da etiologia da dor
- Entretanto, alguns exames são importantes, principalmente para a exclusão de outras afecções associadas:
  - » Exame de urina de rotina, urocultura, PCR e hemograma ajudam a excluir possíveis causas infecciosas, como ITUs
  - » Teste de gravidez ajuda a excluir gestação
  - » Testes para ISTs podem ser solicitados para excluir tais infecções.

Exames de imagem

- USTV:
  - » Pode ser útil principalmente em caso de suspeita de causas ginecológicas
  - » Principalmente quando estão presentes achados que sugiram endometriose, adenomiose, leiomiomas, varizes pélvicas e massas anexiais, a USTV deve ser considerada como abordagem inicial
- RM:
  - » A RM geralmente é utilizada como um método complementar à USTV, podendo auxiliar principalmente no diagnóstico de endometriose e adenomiose
- Outros exames de imagem que podem auxiliar no diagnóstico incluem:
  - » Colonoscopia em caso de suspeita de causas gastrointestinais, como DII, doença diverticular e câncer colorretal
  - » Avaliação urodinâmica e cistoscopia em caso de suspeita de causas urológicas.

Laparoscopia diagnóstica

- Embora possa ser útil no diagnóstico de diversas causas de DPC (como endometriose, aderências pélvicas e varizes pélvicas), a laparoscopia diagnóstica é um procedimento cirúrgico invasivo que apresenta riscos e que não deve ser indicado rotineiramente
- Nesse contexto, a laparoscopia diagnóstica só deve ser indicada após avaliação individualizada e adequada, principalmente nos casos em que a paciente se beneficiará de tratamento cirúrgico laparoscópico concomitante.

Tratamento

- Para iniciar o tratamento de um quadro de DPC, o médico deve estar atento aos anseios da paciente e considerar seus tratamentos prévios e seu desejo reprodutivo
- O sucesso do tratamento de mulheres com DPC é muito facilitado quando se pode contar com a confiança da paciente. Para isso, o médico deve

permitir que a paciente exponha suas aflições, acolhendo-a e validando sua queixa

- O tratamento da DPC pode ser multiprofissional:
  » O acompanhamento psicológico (e também psiquiátrico) é benéfico na maior parte dos casos de DPC, especialmente nos casos em que há associação com depressão, ansiedade e abuso sexual/físico
  » Caso a DPC seja decorrente de uma afecção gastrointestinal, pode ser necessário o acompanhamento com um coloproctologista e/ou com um gastroenterologista
  » Pacientes com DPC de causa musculoesquelética podem se beneficiar de acompanhamento fisioterapêutico
  » Em caso de fibromialgia, pode ser necessário acompanhamento com um reumatologista
  » Em caso de varizes pélvicas, é necessário acompanhamento com um angiologista
- A abordagem terapêutica da DPC pode seguir quatro linhas principais:
  » Extensa avaliação diagnóstica, seguida de tratamento específico da causa confirmada
  » Tratamento empírico da(s) causa(s) provável(is)
  » Tratamento da DPC de causa indeterminada
  » Tratamento de pacientes com DPC que não obtiveram melhora após tratamento específico e/ou empírico.

Melhor linha de tratamento para a dor pélvica crônica

- Apesar de o tratamento específico de uma causa confirmada de DPC ser provavelmente a linha de tratamento ideal, a tentativa de confirmação diagnóstica antes do tratamento pode ser prejudicial, já que a investigação pode demorar e a paciente pode, inclusive, ser submetida a exames desnecessários
- Outras linhas de tratamento são cada vez mais utilizadas
- Não existe uma definição de qual é a melhor linha de tratamento: a abordagem deve ser individualizada.

Tratamento de pacientes com dor pélvica crônica de causa confirmada

- O tratamento da DPC com causa confirmada deve ser específico e direcionado para a etiologia em questão

- O manejo das principais causas de DPC é complexo e, algumas vezes, é realizado por outro profissional que não o ginecologista. Assim, a Tabela 13.3 é apenas um resumo, pois diretrizes específicas devem ser consultadas para o manejo de tais condições
- Como deve ser o tratamento de pacientes com DPC de causa provável?
  » Para essas pacientes, o tratamento inicial é empírico e deve ser direcionado para a(s) causa(s) provável(is)
  » Em caso de melhora clínica, não é necessário tratamento adicional
- Como deve ser o tratamento de pacientes com DPC de causa não identificada ou que não obtiveram melhora após o tratamento empírico?

Tabela 13.3 Manejo das principais causas de dor pélvica crônica.

Diagnóstico	Tratamento
Adenomiose, endometriose ou leiomiomas	Tratamento individualizado hormonal e/ou cirúrgico
Varizes pélvicas	Tratamento hormonal, uso de flebotônicos, fisioterapia pélvica, embolização com molas e escleroterapia
Aderências pélvicas	Considerar adesiólise apenas em caso de acometimento intestinal (pelo risco de obstrução)
SII	Modificações de estilo de vida e dieta e tratamento medicamentoso (podem ser utilizados laxantes, antidiarreicos, antiespasmódicos e antidepressivos)
DII	Tratamento medicamentoso (podem ser utilizados aminossalicilatos, corticoides, imunomoduladores, agentes biológicos) e/ou cirúrgico
Síndrome da bexiga dolorosa	Modificações de estilo de vida, tratamento medicamentoso oral (amitriptilina é o tratamento de primeira linha) e/ou intravesical e, em casos refratários, tratamento cirúrgico
Síndrome da dor pélvica miofascial	Fisioterapia pélvica, tratamento medicamentoso oral (gabapentina, ADT e ciclobenzaprina são geralmente utilizados) e/ou injetável (injeções locais de anestésicos e/ou toxina botulínica)

ADT: antidepressivos tricíclicos; DII: doença inflamatória intestinal; SII: síndrome do intestino irritável.

- » Para essas pacientes, o manejo visa principalmente o tratamento da dor em vez de tratamento das causas específicas
- » A terapia farmacológica inicial pode ser feita com anti-inflamatórios não esteroidais (AINEs), dipirona, paracetamol, analgésicos tópicos e relaxantes musculares
- » A terapia hormonal é indicada em casos em que há exacerbação cíclica da dor
- » Em caso de permanência da dor, mesmo após essas medidas farmacológicas iniciais, a utilização de fármacos que agem nas vias centrais da dor deve ser considerada. Algumas opções incluem antidepressivos tricíclicos (como amitriptilina e nortriptilina), anticonvulsivantes (como gabapentina e pregabalina) e inibidores da recaptação de serotonina e noraepinefrina (como venlafaxina, desvenlafaxina e duloxetina)
- » A utilização de analgésicos opioides para tratamento da DPC é desencorajada, devido ao alto potencial aditivo desses medicamentos
- » Medidas não farmacológicas que podem auxiliar no tratamento incluem psicoterapia, fisioterapia, exercícios físicos, neuromodulação periférica e acupuntura
- Em quais situações está indicado o tratamento cirúrgico?
  - » O tratamento cirúrgico da DPC só é considerado nos casos em que há alta chance de resposta clínica à cirurgia
  - » Exemplos de condições em que o tratamento cirúrgico deve ser considerado incluem endometriose infiltrativa, massas anexiais suspeitas e alguns casos de adenomiose, leiomiomas e malignidades
  - » Não existem evidências suficientes que sustentem a realização de cirurgias neuroablativas como forma de tratamento para a DPC.

Leitura complementar

ACOG Committee on Practice Bulletins—Gynecology. ACOG Practice Bulletin No. 51. Chronic pelvic pain. Obstet Gynecol. 2004;103(3):589-605.

Antignani PL, Lazarashvili Z, Monedero JL, Ezpeleta SZ, Whiteley MS, Khilnani NM, et al. Diagnosis and treatment of pelvic congestion syndrome: UIP consensus document. Int Angiol. 2019;38(4):265-83.

As-Sanie S, Clevenger LA, Geisser ME, Williams DA, Roth RS. History of abuse and its relationship to pain experience and depression in women with chronic pelvic pain. Am J Obstet Gynecol. 210(4):317.e1-317.e8.

Bair MJ, Robinson RL, Katon W, Kroenke K. Depression and pain comorbidity: a literature review. Arch Intern Med. 2003;163(20):2433-45.

Choung RS, Herrick LM, Locke GR 3rd, Zinsmeister AR, Talley NJ. Irritable bowel syndrome and chronic pelvic pain: a population-based study. J Clin Gastroenterol. 2010;44(10):696-701.

De Maeseneer MG, Kakkos SK, Aherne T, Baekgaard N, Black S, Blomgren L, et al. Editor's Choice – European Society for Vascular Surgery (ESVS) 2022 Clinical Practice Guidelines on the Management of Chronic Venous Disease of the Lower Limbs. Eur J Vasc Endovasc Surg. 2022;63(2):184-267. [Erratum in: Eur J Vasc Endovasc Surg. 2022;64(2-3):284-5.]

Fall M, Baranowski AP, Elneil S, Engeler D, Hughes J, Messelink EJ, et al. EAU guidelines on chronic pelvic pain. Eur Urol. 2010;57(1):35-48.

Fernandes CE, Silva de Sá MF, Silva-Filho AL, Pompei LM, Machado RB, Podgaec S. Tratado de Ginecologia FEBRASGO. 2. ed. São Paulo: Elsevier; 2019.

Goesling J, Clauw DJ, Hassett AL. Pain and depression: an integrative review of neurobiological and psychological factors. Curr Psychiatry Rep. 2013;15(12):421.

Grace VM, Zondervan KT. Chronic pelvic pain in New Zealand: prevalence, pain severity, diagnoses and use of the health services. Aust N Z J Public Health. 2004;28(4):369-75.

Latthe P, Latthe M, Say L, Gülmezoglu M, Khan KS. WHO systematic review of prevalence of chronic pelvic pain: a neglected reproductive health morbidity. BMC Public Health. 2006;6:177.

Mathias SD, Kuppermann M, Liberman RF, Lipschutz RC, Steege JF. Chronic pelvic pain: prevalence, health-related quality of life, and economic correlates. Obstet 7Gynecol. 1996;87(3):321-7.

Meissner MH, Gibson K. Clinical outcome after treatment of pelvic congestion syndrome: Sense and nonsense. Phlebology. 2015;30(1 Suppl):73-80.

Meltzer-Brody S, Leserman J, Zolnoun D, Steege J, Green E, Teich A. Trauma and posttraumatic stress disorder in women with chronic pelvic pain. Obstet Gynecol. 2007;109(4):902-8.

Porpora MG, Picarelli A, Prosperi Porta R, Di Tola M, D'Elia C, Cosmi EV. Celiac disease as a cause of chronic pelvic pain, dysmenorrhea, and deep dyspareunia. Obstet Gynecol. 2002;99(5 Pt 2):937-9.

Raphael E, Van Den Eeden S, Gibson CJ, Tonner C, Thom DH, Subak L, Huang AJ. Interpersonal violence and painful bladder symptoms in community-dwelling midlife to older women. Am J Obstet Gynecol. 2022;226(2):230.e1-230.e10.

Royal College of Obstetricians and Gynaecologists. The Initial Management of Chronic Pelvic Pain (Green-top Guideline No. 41). 2012;41.

Sharp HT. Myofascial pain syndrome of the abdominal wall for the busy clinician. Clin Obstet Gynecol. 2003;46(4):783-8.

Stanford EJ, Dell JR, Parsons CL. The emerging presence of interstitial cystitis in gynecologic patients with chronic pelvic pain. Urology. 2007;69(4 Suppl):53-9.

Tu FF, Fitzgerald CM, Kuiken T, Farrell T, Harden RN. Comparative measurement of pelvic floor pain sensitivity in chronic pelvic pain. Obstet Gynecol. 2007;110(6):1244-8.

Walling MK, Reiter RC, O'Hara MW, Milburn AK, Lilly G, Vincent SD. Abuse history and chronic pain in women: I. Prevalences of sexual abuse and physical abuse. Obstet Gynecol. 1994;84(2):193-9.

Worman RS, Stafford RE, Cowley D, Prudencio CB, Hodges PW. Evidence for increased tone or overactivity of pelvic floor muscles in pelvic health conditions: a systematic review. Am J Obstet Gynecol. 2023;228(6):P657-674.e91.

Zondervan KT, Yudkin PL, Vessey MP, Dawes MG, Barlow DH, Kennedy SH. Patterns of diagnosis and referral in women consulting for chronic pelvic pain in UK primary care. Br J Obstet Gynaecol. 1999;106(11):1156-61.

Zondervan KT, Yudkin PL, Vessey MP, Dawes MG, Barlow DH, Kennedy SH. Prevalence and incidence of chronic pelvic pain in primary care: evidence from a national general practice database. Br J Obstet Gynaecol. 1999;106(11):1149-55.

Zondervan KT, Yudkin PL, Vessey MP, Jenkinson CP, Dawes MG, Barlow DH, Kennedy SH. Chronic pelvic pain in the community--symptoms, investigations, and diagnoses. Am J Obstet Gynecol. 2001;184(6):1149-55.

14

Lesões Pré-Invasivas de Vulva, Vagina e Colo do Útero

Gabriel Lage Neves ▪ Matheus Eduardo Soares Pinhati ▪ Agnaldo Lopes da Silva Filho

KEYPOINTS

1. As neoplasias intraepiteliais vulvares (NIV) podem ser divididas em HPV-dependentes, como as lesões intraepiteliais escamosas de baixo e de alto grau (LSIL e HSIL vulvares), e HPV-independentes, como a NIV do tipo diferenciado (dNIV).

2. As neoplasias intraepiteliais vaginais (NIVa) podem ser classificadas em três grupos de acordo com a sua profundidade de invasão epitelial: NIVa 1, NIVa 2 e NIVa 3.

3. As neoplasias intraepiteliais cervicais são as lesões pré-invasivas mais prevalentes do trato genital inferior. Elas são divididas em três grupos de acordo com a classificação histológica de Richart: NIC 1 (lesão de baixo grau) e NIC 2 e 3 (lesões de alto grau).

4. O adenocarcinoma *in situ* (AIS) é considerado a lesão precursora do adenocarcinoma cervical, podendo aparecer de forma isolada ou em associação com as neoplasias intraepiteliais cervicais.

5. O principal fator de risco para as lesões pré-invasivas de vulva, vagina e colo do útero é a infecção pelo HPV. Enquanto lesões de baixo grau (LSIL vulvar, NIVa 1 e NIC 1) estão associadas aos subtipos de baixo risco oncogênico, lesões de alto grau (HSIL vulvar, NIVa 2 e 3 e NIC 2 e 3) geralmente estão associadas a subtipos de alto risco.

6. Dermatoses vulvares como o líquen escleroso constituem o principal fator de risco para as lesões pré-invasivas vulvares HPV-independentes (dNIV).

7. Para pacientes com lesões pré-invasivas vulvares e vaginais de baixo grau (LSIL vulvar e NIVa 1), a conduta deve ser expectante. As lesões de alto grau (HSIL vulvar, dNIV e NIV 2 e 3) geralmente são tratadas com excisão cirúrgica.

8. Por apresentarem altos índices de regressão espontânea, as lesões intraepiteliais cervicais de baixo grau (NIC 1) devem ser submetidas a uma conduta expectante. Caso persistam por mais de 2 anos, o tratamento definitivo pode ser considerado.

9. Para lesões intraepiteliais cervicais de alto grau (NIC 2 e 3), é preconizado o tratamento definitivo com cirurgia de alta frequência (CAF), conização ou ablação. A conduta expectante deve ser considerada apenas para pacientes com lesões NIC 2 que tenham idade inferior a 25 anos e desejo de gestar.

10. O tratamento-padrão para o AIS de colo do útero é a histerectomia simples/extrafascial. Para pacientes com desejo de preservar a fertilidade, a CAF e a conização constituem opções viáveis.

Highlights

Neoplasia intraepitelial vulvar

- A NIV consiste em lesões precursoras do carcinoma de células escamosas (CCE) da vulva
- Ao longo das últimas décadas, múltiplas classificações agruparam as lesões pré-malignas de vulva em diferentes grupos (Tabela 14.1)

- Atualmente, a classificação mais utilizada é da International Society for the Study of Vulvovaginal Disease (ISSVD) de 2015, que reúne as neoplasias intraepiteliais vulvares em três grupos principais:
  » LSIL da vulva (LSIL vulvar, condiloma plano ou efeito do papilomavírus humano [HPV])

CAPÍTULO 14 Lesões Pré-Invasivas de Vulva, Vagina e Colo do Útero

Tabela 14.1 Evolução da terminologia utilizada para a classificação das NIV.

ISSVD (1986)	ISSVD (2004)	LAST (2012)	ISSVD (2015)
NIV 1 (displasia leve)	Condiloma (efeito do HPV)	LSIL	LSIL vulvar
NIV 2 (displasia moderada) NIV 3 (displasia grave)	NIV tipo usual: • Verrucosa • Basaloide • Mista	HSIL	HSIL vulvar
NIV diferenciada	NIV diferenciada	–	dNIV

dNIV: lesões pré-invasivas vulvares HPV-independentes; HSIL: lesão intraepitelial escamosa de alto grau; ISSVD: International Society for the Study of Vulvovaginal Disease; LAST: Lower Anogenital Squamous Terminology; LSIL: lesão intraepitelial escamosa de baixo grau; NIV: neoplasia intraepitelial vulvar.

» HSIL da vulva (HSIL vulvar, tipo usual de NIV [uNIV])

» NIV do tipo diferenciada (dNIV) ou simplex

- O principal fator levado em consideração pela classificação da ISSVD é a relação entre as neoplasias intraepiteliais vulvares e a infecção pelo HPV:

» As LSIL vulvares são consideradas dependentes de subtipos de baixo risco do HPV

» As HSIL vulvares são consideradas dependentes de subtipos de alto risco do HPV

» As dNIV são consideradas HPV-independentes, associadas a outros fatores de risco.

Neoplasia intraepitelial vaginal

- A neoplasia intraepitelial vaginal (NIVa) consiste em lesões precursoras do carcinoma de células escamosas (CCE) de vagina

- Por ser muito mais rara do que as lesões pré-malignas vulvares e cervicais, a NIVa é uma doença ainda não totalmente compreendida, o que a torna difícil de diagnosticar e tratar e aumenta o seu potencial de evolução para câncer invasivo

- As NIVa consistem na presença de atipias restritas ao epitélio escamoso da vagina. Essas lesões podem ser classificadas em três grupos principais de acordo com a sua profundidade de invasão epitelial:

» NIVa 1: atipias presentes apenas no terço inferior do epitélio. São consideradas lesões de baixo grau

» NIVa 2: atipias presentes nos dois terços inferiores do epitélio. São consideradas lesões de grau intermediário e, na maior parte das vezes, podem ser reclassificadas em NIVa 1 ou 3 após revisão de lâmina

» NIVa 3: atipias presentes em toda a extensão do epitélio. São consideradas lesões de alto grau.

Neoplasia intraepitelial cervical

- A neoplasia intraepitelial cervical (NIC) consiste em lesões precursoras do CCE de colo do útero

- As NICs são classificadas em três graus, de acordo com a classificação histológica de Richart, de 1967:

» NIC 1, antes chamada "displasia leve", é uma lesão de baixo grau em que estão presentes atipias apenas no terço basal do epitélio

» NIC 2, antes chamada "displasia moderada", é uma lesão de alto grau em que estão presentes atipias nos dois terços basais do epitélio

» NIC 3, antes chamada "displasia grave" ou "carcinoma in situ", é uma lesão de alto grau em que estão presentes atipias em toda a extensão do epitélio

- Além da classificação histológica de Richart, o sistema Bethesda, de 2001, descrito com detalhes no Capítulo 3, *Propedêutica Ginecológica no Rastreamento de Câncer*, padroniza os achados citopatológicos da citologia oncótica cervical

- Conforme demonstrado na Tabela 14.2, existe uma relação esperada entre a classificação histológica de Richart e o sistema Bethesda, o que ajuda na padronização dos achados citopatológicos e histológicos das lesões pré-invasivas cervicais

- O AIS consiste em lesão precursora do adenocarcinoma cervical. Ao contrário das NIC, o AIS não é graduado

» Em cerca de 50% dos casos, o AIS está associado a alguma NIC

» Em pacientes que recebem o diagnóstico histológico de AIS, a citologia oncótica cervical

Tabela 14.2 Relação esperada entre a classificação de Richart e o sistema Bethesda.

Classificação histológica de Richart (1967)	Sistema Bethesda (2001) de achados citopatológicos
–	Alterações benignas
–	Atipias de significado indeterminado (ASC-US, ASC-H e AOI)
NIC 1	Lesão de baixo grau (LSIL)
NIC 2	Lesão de alto grau (HSIL)
NIC 3	
Carcinoma escamoso ou adenocarcinoma invasor	Carcinoma escamoso ou adenocarcinoma invasor

HSIL: lesão intraepitelial escamosa de alto grau; LSIL: lesão intraepitelial escamosa de baixo grau; NIC: neoplasia intraepitelial cervical.

prévia geralmente revela anormalidades glandulares (AGC, AIS ou adenocarcinoma), embora anormalidades escamosas (principalmente HSIL) também possam estar presentes.

Numbers

Neoplasia intraepitelial vulvar

- A incidência de NIV quase duplicou nas últimas duas décadas, passando de 1,2 para 2,1/100 mil mulheres/ano. Apesar disso, não se observou um aumento significativo na prevalência do câncer de vulva
- A dNIV representa menos de 10% de todas as lesões pré-malignas da vulva e tem potencial de transformação maligna maior que a HSIL
- Um câncer escamoso invasivo precoce subjacente pode estar presente em até 20% das doentes com HSIL, sendo essa percentagem ainda mais elevada em caso de dNIV.

Neoplasia intraepitelial vaginal

- A NIVa representa 0,4% das lesões pré-malignas do trato genital inferior feminino
- A incidência de NIVa varia de 0,2 a 2 por 100 mil mulheres/ano (cerca de 100 vezes menor que a incidência de NIC.

Neoplasia intraepitelial cervical

- A incidência anual de NIC entre as pacientes que realizam rastreamento para câncer de colo do

útero é de aproximadamente 4% para as lesões de baixo grau (NIC 1) e 5% para as lesões de alto grau (NIC 2 e 3)
- As lesões de alto grau (NIC 2 e 3) são mais prevalentes em pacientes entre 25 e 35 anos.

Etiopatogenia e fatores de risco

Neoplasia intraepitelial vulvar

- Conforme descrito, as neoplasias intraepiteliais vulvares podem ser divididas em:
  - » Dependentes de subtipos de baixo risco do HPV (como os HPV 6 e 11): LSIL vulvar. No geral, essas lesões apresentam baixíssimo potencial de transformação maligna
  - » Dependentes de subtipos de alto risco do HPV (como os HPV 16 e 33): HSIL vulvar. Essas lesões são consideradas precursoras dos CCE clássicos ou bowenoides de vulva
  - » HPV-independentes: dNIV. Essas lesões são consideradas precursoras dos CCE queratinizantes de vulva
- O principal fator de risco para o desenvolvimento de LSIL e HSIL vulvares é o comportamento sexual de risco, que aumenta o risco de infecção pelo HPV
- O principal fator de risco específico para o desenvolvimento de dNIV são as dermatoses vulvares, com destaque para o líquen escleroso
- Fatores de risco compartilhados por todas as neoplasias intraepiteliais vulvares incluem:
  - » Tabagismo
  - » Imunodeficiências
- Enquanto pacientes na menacme apresentam maior probabilidade de desenvolverem lesões dependentes do HPV (LSIL e HSIL), pacientes na pós-menopausa apresentam mais lesões HPV-independentes (dNIV).

Neoplasia intraepitelial vaginal

- Assim como nas lesões vulvares e cervicais, a infecção pelo HPV é o principal fator de risco para as NIVas
- Os subtipos mais associados às lesões de alto grau (NIVa 3) incluem os HPV 16 e 18
- Outros fatores de risco importantes incluem o tabagismo e as imunodeficiências.

Neoplasia intraepitelial cervical

- A NIC está quase invariavelmente associada à infecção pelo HPV:
  - » Os subtipos de HPV de baixo risco oncogênico (como os HPV 6 e 11) causam apenas lesões de baixo grau (NIC 1)
  - » Já os subtipos de HPV de alto risco oncogênico (como os HPV 16, 18, 31, 33, 45, 52 e 58) estão fortemente associados ao desenvolvimento de lesões de alto grau (NIC 2 e 3) e à progressão dessas lesões para carcinoma invasor
- Como descrito no Capítulo 16, *Câncer de Colo Uterino*, a maioria das infecções por HPV é transitória, de modo que apenas uma minoria das pacientes apresentará as infecções persistentes necessárias para o desenvolvimento das NIC
- As lesões pré-invasivas de colo do útero não necessariamente progridem para um carcinoma invasor, de forma que podem, inclusive, regredir, sendo essa regressão mais frequente em pacientes com idade inferior a 25 anos
- Os fatores de risco para as lesões pré-invasivas de colo do útero são os mesmos do câncer cervical e incluem, além da infecção pelo HPV:
  - » Comportamento sexual de risco: início precoce da atividade sexual, múltiplos parceiros sexuais e história de infecções sexualmente transmissíveis (IST)
  - » Multiparidade
  - » Tabagismo
  - » Baixo acesso a programas de prevenção primária (vacinação) e secundária (rastreamento) do câncer cervical
  - » Imunossupressão.

Aspectos clínicos e exames complementares

- Todas as pacientes que apresentam lesões pré-invasivas vulvares, vaginais e cervicais (com exceção da dNIV, que é uma lesão HPV-independente) devem ser investigadas clinicamente quanto à presença de outras doenças relacionadas ao HPV
- Além disso, essas pacientes devem ser orientadas a manter um acompanhamento clínico longitudinal em decorrência do risco aumentado para o desenvolvimento de câncer do trato genital inferior.

Neoplasia intraepitelial vulvar

- O sintoma mais frequente das NIV é o prurido, presente em até 70% das pacientes. Cerca de 20% delas são assintomáticas
- A aparência da NIV é variável:
  - » A NIV pode ser unifocal ou multifocal
  - » A coloração pode ser branca, cinza, vermelha ou marrom
  - » Sua superfície pode ser lisa, áspera ou micropapilar
  - » Podem estar presentes alterações vasculares
- O diagnóstico definitivo das NIVs é obtido mediante análise histopatológica após biópsia de uma área suspeita
- Em alguns casos, a colposcopia vulvar pode auxiliar na investigação de pacientes que apresentam sintomas, mas que não têm lesões vulvares visíveis.

Neoplasia intraepitelial vaginal

- A maior parte das pacientes com NIVa é assintomática
- Na maior parte das vezes, a lesão se localiza no terço superior da vagina
- A biópsia seguida de análise histopatológica também é a principal forma de obter um diagnóstico definitivo de NIVa
- A indicação de biópsia vaginal pode decorrer:
  - » Da visualização de lesões suspeitas ao exame especular
  - » Da visualização de áreas suspeitas durante a colposcopia vaginal
  - » De um resultado alterado de citologia oncótica (como descrito no Capítulo 15, *Câncer de Vulva e Vagina*, uma vez que até 20% dos casos de câncer de vagina são detectados devido ao rastreamento do câncer de colo do útero)
- Assim como no caso de NIC, a colposcopia é o principal momento para a realização da biópsia vaginal, principalmente nos casos de lesões suspeitas que não foram visualizadas ao exame especular.

Neoplasia intraepitelial cervical

- As NIC geralmente são diagnosticadas por uma sucessão de exames complementares:
  - » Inicialmente, são identificadas atipias celulares no resultado da citologia oncótica cervical,

realizada de rotina para rastreio do câncer de colo do útero

» Caso o resultado da citologia oncótica indique propedêutica complementar, a paciente deve ser encaminhada para a colposcopia, procedendo-se à biópsia da área afetada do colo uterino

» Assim, com o laudo anatomopatológico da biópsia, é possível confirmar o diagnóstico de NIC e definir o tratamento adequado

- Os resultados de citologia oncótica cervical que indicam encaminhamento para a colposcopia estão descritos com mais detalhes no Capítulo 3, *Propedêutica Ginecológica no Rastreamento do Câncer* e incluem ASC-H, AGC, AOI, HSIL e AIS, além das atipias celulares que sugerem carcinoma invasor

- Além da citologia oncótica, testes de biologia molecular para o HPV também constituem uma opção viável para o rastreamento das lesões pré-invasivas e do câncer de colo do útero. Entretanto, esses testes são pouco utilizados pelo Sistema Único de Saúde (SUS).

Tratamento

- A definição da modalidade de tratamento das neoplasias intraepiteliais de vulva, vagina e colo do útero depende principalmente do grau da lesão pré-invasiva

- Entretanto, especialmente nas lesões cervicais, que são as mais prevalentes, a idade da paciente e o desejo reprodutivo também devem ser levados em consideração.

Neoplasia intraepitelial vulvar

- Por não terem potencial de transformação maligna, as lesões de baixo grau (LSIL vulvar) não necessitam de tratamento específico:

» Na maior parte dos casos, a conduta deve ser expectante

» Para pacientes que apresentam sintomas ou queixas estéticas relacionadas aos condilomas, a principal opção de tratamento é a aplicação tópica de imiquimode e/ou de ácido tricloroacético

- As lesões de alto grau (HSIL) devem ser tratadas com terapia destrutiva:

» Para pacientes com alto risco de lesões malignas associadas (p. ex., em caso de lesões ulceradas ou irregulares e em caso de presença de fatores de risco como imunossupressão), o tratamento preconizado é a excisão cirúrgica

» Terapias mais conservadoras, como a ablação e o tratamento tópico com imiquimode, podem constituir uma opção em casos selecionados.

- Devido ao alto risco de evolução para doença invasiva, as NIV do tipo diferenciado (dNIV) devem ser tratadas com excisão cirúrgica

- Após o tratamento cirúrgico, pacientes que apresentam dermatoses vulvares (como líquen escleroso) devem ser tratadas com corticoides tópicos de alta potência para reduzir o risco de recorrência.

Neoplasia intraepitelial vaginal

- Para pacientes com NIVa 1, é preconizada uma conduta expectante, devido ao baixíssimo risco de transformação maligna

- Pacientes com NIVa 2 e 3 devem ser tratadas com terapia destrutiva:

» A excisão cirúrgica consiste na principal modalidade de tratamento

» Principalmente nos casos em que as lesões são multifocais, a terapia ablativa constitui uma opção viável

» Para pacientes com lesões recorrentes, a terapia tópica com imiquimode é uma boa opção para evitar múltiplas abordagens cirúrgicas.

Neoplasia intraepitelial cervical

- As pacientes que foram diagnosticadas com lesões pré-invasivas do câncer de colo do útero apresentam duas opções principais de tratamento:

» Conduta expectante: consiste no acompanhamento semestral com citologia oncótica e colposcopia durante 2 anos. Permite monitorar uma possível regressão da lesão

» Tratamento definitivo: consiste na exérese ou ablação da lesão. Pode ser realizado por diversas técnicas, como a cirurgia de alta frequência (CAF), a conização a frio, a conização a *laser* e as terapias ablativas (como a crioterapia).

Tratamento das lesões de baixo grau (NIC 1)

- No geral, recomenda-se uma conduta expectante para pacientes com lesões de baixo grau, pois os índices de regressão da NIC 1 em 2 anos podem ser de até 90%
- Caso a lesão persista após 2 anos, é preferível continuar com a conduta expectante, embora o tratamento definitivo também seja uma opção viável.

Tratamento das lesões de alto grau (NIC 2 e 3)

- No geral, recomenda-se tratamento definitivo para pacientes com lesões de alto grau (NIC 2 e 3)
- Para pacientes com lesões NIC 2, a conduta expectante também constitui uma opção viável, especialmente para pacientes com idade inferior a 25 anos e para aquelas que ainda desejam gestar. Caso não haja regressão da lesão após 2 anos de acompanhamento, está indicado o tratamento definitivo.

Tratamento do adenocarcinoma *in situ*

- No geral, recomenda-se histerectomia simples/extrasfacial como padrão-ouro de tratamento para todas as pacientes diagnosticadas com AIS de colo do útero com prole completa
- Para pacientes que ainda desejam gestar, terapias excisionais como a CAF, a conização a frio e a conização a *laser* constituem opções viáveis.

Leitura complementar

Castle PE, Schiffman M, Wheeler CM, Solomon D. Evidence for frequent regression of cervical intraepithelial neoplasia-grade 2. Obstet Gynecol. 2009;113(1):18-25.

Federação Brasileira das Associações de Ginecologia e Obstetrícia (FEBRASGO). Lesões pré-invasivas da vulva, da vagina e do colo uterino. São Paulo: FEBRASGO; 2021. (Protocolo FEBRASGO – Ginecologia, n. 7/ Comissão Nacional Especializada em Ginecologia Oncológica.)

Garland SM, Joura EA, Ault KA, Bosch FX, Brown DR, Castellsagué X, et al. Human papillomavirus genotypes from vaginal and vulvar intraepithelial neoplasia in females 15-26 years of age. Obstet Gynecol. 2018;132(2):261-70.

Kesic V, Carcopino X, Preti M, Vieira-Baptista P, Bevilacqua F, Bornstein J, et al. The European Society of Gynaecological Oncology (ESGO), the International Society for the Study of Vulvovaginal Disease (ISSVD), the European College for the Study of Vulval Disease (ECSVD), and the European Federation for Colposcopy (EFC) consensus statement on the management of vaginal intraepithelial neoplasia. Int J Gynecol Cancer. 2023;33(4):446-61.

Lawrie TA, Nordin A, Chakrabarti M, Bryant A, Kaushik S, Pepas L. Medical and surgical interventions for the treatment of usual-type vulval intraepithelial neoplasia. Cochrane Database Syst Rev. 2016;2016(1):CD011837.

Li Z, Liu P, Wang Z, Zhang Z, Chen Z, Chu R, et al. Prevalence of human papillomavirus DNA and p16INK4a positivity in vulvar cancer and vulvar intraepithelial neoplasia: a systematic review and meta-analysis. Lancet Oncol. 2023;24(4):403-14.

McAllum B, Sykes PH, Sadler L, Macnab H, Simcock BJ, Mekhail, AK. Is the treatment of CIN 2 always necessary in women under 25 years old? Am J Obstet Gynecol. 2011;205(5):478.e1-7.

McCredie MR, Sharples KJ, Paul C, Baranyai J, Medley G, Jones RW, et al. Natural history of cervical neoplasia and risk of invasive cancer in women with cervical intraepithelial neoplasia 3: a retrospective cohort study. Lancet Oncol. 2008;9(5):425-34.

Moscicki AB, Schiffman M, Burchell A, Albero G, Giuliano AR, Goodman MT, et al. Updating the natural history of human papillomavirus and anogenital cancers. Vaccine. 2012;30 Suppl 5(0 5):F24-33.

Perkins RB, Guido RS, Castle PE, Chelmow D, Einstein MH, Garcia F, et al. 2019 ASCCP Risk-Based Management Consensus Guidelines for Abnormal Cervical Cancer Screening Tests and Cancer Precursors. J Low Genit Tract Dis.2020; 24(2):102-31.

Preti M, Joura E, Vieira-Baptista P, Kesic V, Carcopino X, Bevilacqua F, et al. The European Society of Gynaecological Oncology (ESGO), the International Society for the Study of Vulvovaginal Disease (ISSVD), the European College for the Study of Vulval Disease (ECSVD) and the European Federation for Colposcopy (EFC) consensus statements on pre-invasive vulvar lesions. Int J Gynecol Cancer. 2022;32(7):830-45.

Tainio K, Athanasiou A, Tikkinen KAO, Aaltonen R, Cárdenas Hernándes J, Glazer-Livson S, et al. Clinical course of untreated cervical intraepithelial neoplasia grade 2 under active surveillance: systematic review and meta-analysis. BMJ. 2018;360:k499.

Van de Nieuwenhof HP, van der Avoort IA, de Hullu JA. Review of squamous premalignant vulvar lesions. Crit Rev Oncol Hematol. 2008;68(2):131-56.

15

Câncer de Vulva e Vagina

Gabriel Lage Neves ■ Matheus Eduardo Soares Pinhati ■ João Pedro Lins de Sousa Silva ■ Eduardo Batista Cândido

KEYPOINTS

1. Os cânceres de vulva e vagina constituem, respectivamente, a 4ª e 5ª neoplasias ginecológicas mais comuns no Brasil e no mundo.
2. O principal tipo histológico, tanto do câncer de vulva quanto do câncer de vagina, é o carcinoma de células escamosas (CCE).
3. Os principais fatores de risco compartilhados pelos cânceres vulvar e vaginal incluem a infecção pelo HPV, o comportamento sexual de risco, o tabagismo e as imunodeficiências. Fatores de risco específicos para cada um desses cânceres incluem, respectivamente, o líquen escleroso vulvar e a adenose vaginal.
4. O câncer de vulva geralmente se apresenta como uma lesão vulvar em forma de placa, úlcera ou massa unifocal. Os principais sintomas associados incluem prurido ou sangramento.
5. O sintoma mais comum do câncer de vagina é o sangramento vaginal anormal, principalmente após relação sexual ou após a menopausa. Entretanto, até 20% das pacientes são assintomáticas.
6. Tanto o câncer de vagina quanto o câncer de vulva são diagnosticados por meio de biópsia e análise histopatológica.
7. Na maior parte dos casos (estágios I, II, III e IVA), o tratamento do câncer de vulva é inicialmente cirúrgico. A radioterapia adjuvante deve ser indicada para pacientes com acometimento linfonodal ou com tumores maiores do que 4 cm.
8. Para pacientes com doença vulvar estágio IVB e para outros tumores vulvares irressecáveis, o tratamento consiste principalmente em quimioterapia.
9. A excisão cirúrgica constitui a primeira opção de tratamento para o câncer de vagina estágio I. Em casos selecionados, a radioterapia também pode ser considerada.
10. Para pacientes com doença vulvar estágios II, III e IV, o tratamento recomendado é a quimioterapia. Nesses casos, a radioterapia isolada ou em associação com a quimioterapia também constitui uma opção viável.

Highlights

- Os cânceres de vulva e vagina constituem os dois cânceres ginecológicos menos comuns, sendo menos prevalentes do que as malignidades cervicais, endometriais e ovarianas
- O principal tipo histológico tanto do câncer vulvar quanto do câncer vaginal é o CCE, que representa até 80% dos casos das neoplasias primárias de vulva e de vagina

- Outros possíveis tipos histológicos incomuns dos cânceres de vulva e vagina que não serão detalhados neste capítulo estão descritos na Tabela 15.1.

Numbers

- O câncer de vulva é o 4º câncer ginecológico mais comum no Brasil e no mundo, sendo responsável por 5% de todos os cânceres que acometem o sistema genital feminino

Tabela 15.1 Tipos histológicos incomuns dos cânceres de vulva e vagina.

Câncer de vulva	Câncer de vagina
• Carcinoma verrucoso	• Adenocarcinoma
• Carcinoma de células basais	• Sarcoma
• Melanoma	• Melanoma
• Sarcoma	
• Doença de Paget extramamária	
• Carcinoma de glândulas de Bartholin	

- O câncer de vagina corresponde a apenas 1 a 2% de todos os cânceres ginecológicos. Além disso, apenas 10% das neoplasias malignas presentes na vagina são primárias, uma vez que a maioria provém de invasão vaginal direta por tumores cervicais localmente avançados
- A idade média de diagnóstico dos cânceres vulvar e vaginal é de:
  » 68 anos para o câncer de vulva
  » 67 anos para o câncer de vagina
- No ano de 2020:
  » O câncer de vulva foi responsável por 45.240 casos e 17.427 óbitos em todo o mundo
  » O câncer de vagina foi responsável por 17.908 novos casos e 1.995 mortes
- A infecção pelo papilomavírus humano (HPV) está mais associada ao câncer de vagina (75% dos casos) do que ao câncer de vulva (39% dos casos)
- Após a disseminação da vacina de HPV como prevenção para o câncer cervical, foi registrada uma redução na incidência de lesões pré-malignas de vulva e vagina em mulheres vacinadas.

Etiopatogenia e fatores de risco

- Tanto o câncer de vagina quanto o câncer de vulva se originam principalmente a partir de neoplasias intraepiteliais (lesões pré-malignas), descritas com detalhes no Capítulo 14, *Lesões Pré-Invasivas de Vulva, Vagina e Colo do Útero*
- No geral, existem duas vias principais para o desenvolvimento de CCE de vulva:
  » Via HPV-independente: causa os CCEs queratinizantes, que são mais comuns em pacientes mais idosas (55 a 85 anos) e que estão associados principalmente a lesões inflamatórias crônicas da vulva, como o líquen escleroso
  » Via HPV-dependente: causa os CCEs clássicos ou bowenoides, que geralmente são diagnosticados em pacientes mais jovens (35 a 65 anos) e que estão altamente associados à infecção pelo HPV, especialmente pelos subtipos 16, 18 e 33

- A etiopatogenia do câncer de vagina também pode ser dividida, de forma geral, pela associação ou não com infecção por HPV:
  » Assim como nas pacientes com câncer cervical e vulvar, o HPV-16 é o subtipo de papilomavírus que aparece com a maior frequência nos casos de câncer de vagina
  » Possíveis etiologias, além da infecção pelo HPV para o câncer de vagina, incluem, por exemplo, a adenose vaginal, que pode ou não estar associada à exposição intrauterina ao dietilestilbestrol (DES), um estrógeno sintético historicamente utilizado para prevenir complicações obstétricas na segunda metade do século XX
- A Tabela 15.2 resume os principais fatores de risco para os cânceres de vulva e vagina.

Aspectos clínicos

- O câncer de vulva geralmente se apresenta como uma lesão vulvar, por vezes assintomática, mas podendo apresentar também prurido ou sangramento
- A maioria das lesões é em forma de placa, úlcera ou massa unifocal nos lábios maiores, com menor envolvimento dos lábios menores, períneo e clitóris
- O prurido é o sintoma mais descrito, especialmente se houver uma dermatose vulvar associada, como o líquen escleroso
- Outros sintomas e sinais menos comuns incluem dor, disúria, disquezia, hematoquezia e linfadenomegalias inguinais

Tabela 15.2 Fatores de risco para os cânceres de vulva e vagina.

Fatores de risco compartilhados

- Infecção pelo HPV
- Comportamento sexual de risco:
  » Início precoce da atividade sexual
  » Múltiplos parceiros sexuais
  » História de IST
- Tabagismo
- Imunodeficiencia

Fatores de risco específicos para o câncer de vulva

- Líquen escleroso vulvar

Fatores de risco específicos para o câncer de vagina

- Exposição intrauterina ao DES
- Adenose vaginal

DES: dietilestilbestrol; IST: infecções sexualmente transmissíveis.

PARTE 2 Ginecologia Geral

- É importante realizar o diagnóstico diferencial do câncer de vulva com outros tipos de lesões vulvares, como lesões pré-invasivas, úlceras genitais, dermatoses vulvares, cistos de inclusão epidérmica, condilomas acuminados, alterações da glândula de Bartholin e acrocórdons
- A parede posterior do terço superior da vagina é o sítio mais comum de neoplasia maligna primária de vagina
- O sintoma mais comum do câncer de vagina é o sangramento vaginal anormal, principalmente após relação sexual ou a menopausa:
  » Pacientes também podem reportar presença de massa vaginal, e a extensão do tumor pode provocar sintomas dos tratos urinário e gastrointestinal, como disúria, hematúria, tenesmo e constipação
  » Se presente, a dor pélvica é um sinal de doença mais avançada
- Cerca de 20% das mulheres diagnosticadas com câncer de vagina são assintomáticas. Assim, um exame pélvico completo é capaz de identificar tanto lesões malignas sintomáticas quanto assintomáticas eventualmente presentes na vagina
- Alguns diagnósticos diferenciais de câncer de vagina incluem lesões pré-invasivas, câncer cervical, trauma ou atrofia vaginal e condições benignas como pólipos, cistos de Gartner e adenose vaginal
- Tanto em caso de câncer de vulva quanto em caso de câncer de vagina, a história prévia de outras lesões causadas pelo HPV (como o câncer cervical) é bastante relevante
- Por geralmente causarem sintomas precoces, os cânceres de vulva e vagina são costumam ser diagnosticados em estágios mais iniciais.

Exames complementares

- Tanto o câncer de vulva quanto o câncer de vagina são diagnosticados por biópsia e análise citopatológica
- A biópsia vulvar deve ser feita em caso de lesões suspeitas observadas no exame pélvico
- A biópsia vaginal pode ser realizada tanto em caso de lesões visíveis ao exame especular quanto em caso de lesões identificadas na colposcopia vaginal
- Papel da citologia oncótica e da colposcopia no diagnóstico do câncer de vagina:

  » Citologia oncótica: amplamente utilizada no rastreio do câncer cervical, a citologia oncótica também pode auxiliar no diagnóstico do câncer vaginal. Até 20% dos casos de câncer de vagina são detectados devido ao rastreamento do câncer de colo do útero
  » Colposcopia vaginal: após um resultado citológico alterado, a paciente é encaminhada para a colposcopia, sendo submetida a uma análise microscópica, não só do colo do útero, mas também da vagina. Assim, a colposcopia permite a identificação e a biópsia de lesões sugestivas de câncer de vagina não visualizadas no exame especular
- Exames de imagem como ultrassonografia transvaginal (USTV), raios X, tomografia computadorizada (TC), ressonância magnética (RM), tomografia por emissão de pósitrons com fluorodesoxiglicose (PET/CT), cistoscopia e proctoscopia podem ser utilizados em casos selecionados, principalmente para planejamento terapêutico de quadros mais avançados.

Estadiamento

- O sistema da Federação Internacional de Ginecologia e Obstetrícia (FIGO) de 2021 (Tabela 15.3) deve ser utilizado para o estadiamento do câncer de vulva
- O estadiamento do câncer de vulva é híbrido, de modo que devem ser levados em consideração tanto fatores clínicos quanto fatores da biópsia e cirúrgicos
- O câncer de vagina também deve ser estadiado de acordo com o sistema da FIGO de 2021 (Tabela 15.4)
- O estadiamento do câncer de vagina leva em consideração aspectos clínicos, da biópsia e de eventuais exames complementares solicitados, como cistoscopia, proctoscopia e radiografia de tórax.

Tratamento

Câncer de vulva

- Na maior parte das vezes, o tratamento do câncer de vulva é inicialmente cirúrgico. A abordagem inicial depende do estadiamento clínico da doença:
  » Estágio I: excisão radical local

Tabela 15.3 Estadiamento do câncer de vulva (FIGO, 2021).

Estágio[a]	Descrição
I	**O carcinoma é confinado à vulva**
IA	Tumor ≤ 2 cm em todas as dimensões e invasão estromal ≤ 1 mm[a]
IB	Tumor > 2 cm em qualquer dimensão ou invasão estromal > 1 mm
II	**Tumor de qualquer tamanho com disseminação para o terço inferior das estruturas adjacentes (uretra, da vagina e/ou ânus) e sem metástases linfonodais**
III	**Tumor de qualquer tamanho com disseminação para a parte superior das estruturas adjacentes ou com qualquer quantidade de linfonodos não fixos e não ulcerados acometidos**
IIIA	Extensão aos dois terços superiores da uretra ou aos dois terços superiores da vagina ou à mucosa vesical ou retal ou com metástases nos linfonodos regionais[a] ≤ 5 mm
IIIB	Metástases nos linfonodos regionais[a] ≥ 5 mm
IIIC	Metástases nos linfonodos regionais[a] com disseminação extracapsular
IV	**Tumor de qualquer tamanho fixo ao osso, metástases para linfonodos regionais[a] fixos ou ulcerados ou metástases a distância**
IVA	Tumor fixo no osso pélvico ou metástases para linfonodos regionais[a] fixos ou ulcerados
IVB	Metástases a distância

[a]Linfonodos regionais: linfonodos inguinais ou femorais.

Tabela 15.4 Estadiamento do câncer de vagina (FIGO, 2021).

Estágio[a]	Descrição
I	O carcinoma é confinado à vagina
II	Invade tecidos paravaginais, mas não a parede pélvica lateral
III	Tumor se estende à parede pélvica e/ou causa hidronefrose ou rim não funcionante
IV	Invasão da mucosa da bexiga ou do reto e/ou extensão para além da pelve verdadeira e/ou metástases a distância
IVA	Invasão da mucosa da bexiga ou do reto e/ou extensão para além da pelve verdadeira
IVB	Metástases a distância

» Estágio II: vulvectomia radical modificada
» Estágios III e IVA: excisão individualizada, quando possível. Pode ser necessário quimiorradioterapia neoadjuvante
- A decisão pela modalidade da linfadenectomia também segue orientações específicas:

» Em pacientes com doença estágio IA e sem linfonodos inguinofemorais palpáveis, a linfadenectomia é dispensável
» Em pacientes com doença estágios IB e II que apresentam baixo risco para metástases linfonodais (lesões < 2 cm, de localização lateral ou linfonodos não palpáveis), a conduta deve ser linfadenectomia inguinofemoral unilateral ou biópsia de linfonodo sentinela
» Em caso de linfonodos palpáveis, a conduta geralmente é linfadenectomia inguinofemoral bilateral
- Terapia adjuvante:
» A radioterapia adjuvante deve ser indicada para todos os pacientes com acometimento linfonodal
» Pacientes com linfonodos negativos devem receber terapia adjuvante nos casos em que o tumor for maior do que 4 cm
» Em caso de margens cirúrgicas positivas, uma nova abordagem cirúrgica parece ser uma conduta mais adequada do que a terapia adjuvante
- Para pacientes estágio IVB (metástases a distância) e para outros tumores irressecáveis, o tratamento de escolha é a quimioterapia, associada ou não à radioterapia
- Para pacientes com doença recidivada locorregional, tanto a excisão cirúrgica quanto a radioterapia parecem ser condutas aceitáveis.

Câncer de vagina

- O tratamento do câncer de vagina depende principalmente do estadiamento do tumor
- Questões psicossexuais, como o desejo da paciente em manter uma vagina funcional, devem ser levadas em conta ao definir o melhor tratamento
- Tratamento da doença estágio I:
» Nesses casos, a conduta geralmente é excisão cirúrgica, principalmente nos casos em que o tumor estiver na porção superior da vagina
» Nos tumores localizados nas porções média e inferior da vagina e nos tumores maiores do que 2 a 3 cm, a radioterapia, seguida ou não de cirurgia, é o tratamento de escolha
- Tratamento da doença estágios II a IV:
» Nesses casos, a conduta mais adequada é a quimioterapia, de modo que a excisão cirúrgica geralmente não é realizada

- » A radioterapia isolada ou em associação com a quimioterapia também constitui uma opção viável
- Para pacientes com doença recidivada locorregional e/ou com tumor em estágio IVA, a exenteração pélvica pode ser uma opção em casos selecionados.

Leitura complementar

Alkatout I, Schubert M, Garbrecht N, Weigel MT, Jonat W, Mundhenke C, Günther V. Vulvar cancer: epidemiology, clinical presentation, and management options. Int J Womens Health. 2015;7:305-13.

Berek JS, Karam A. Vulvar cancer: Epidemiology, diagnosis, histopathology, and treatment. UpToDate. 2024.

Kaltenecker B, Dunton CJ, Tikaria R. Vaginal cancer. Disponível em: StatPearls. 2023.

Karam A, Berek JS, Kidd EA. Vaginal cancer. UpToDate. 2024.

Li Z, Liu P, Wang Z, Zhang Z, Chen Z, Chu R, et al. Prevalence of human papillomavirus DNA and p16INK4a positivity in vulvar cancer and vulvar intraepithelial neoplasia: a systematic review and meta-analysis. Lancet Oncol. 2023;24(4):403-14.

Rodrigues AN, Tsunoda A, Paulino E. Manual do Grupo Brasileiro de Tumores Ginecológicos. 1. Ed. Belo Horizonte, MG: Coopmed; 2021.

Salani R, Backes FJ, Fung MF, Holschneider CH, Parker LP, Bristow RE, Goff BA. Posttreatment surveillance and diagnosis of recurrence in women with gynecologic malignancies: Society of Gynecologic Oncologists recommendations. Am J Obstet Gynecol. 2011;204(6):466-78.

Sociedade Brasileira de Cirurgia Oncológica (SBCO). Tratado Brasileiro de Cirurgia Oncológica da Sociedade Brasileira de Cirurgia Oncológica (SBCO). Rio de Janeiro: Rubio; 2022.

Sznurkowski JJ. Vulvar cancer: initial management and systematic review of literature on currently applied treatment approaches. Eur J Cancer Care (Engl). 2016;25(4):638-46.

Tjalma WA, Monaghan JM, Lopes AB, Naik R, Nordin AJ, Weyler JJ. The role of surgery in invasive squamous carcinoma of the vagina. Gynecol Oncol. 2001;81(3):360-5.

World Health Organization. Globocan. International Agency for Research on Cancer. Geneva: World Health Organization; [s.d.] [cited 2024 November 7]. Available from: https://gco.iarc.fr/en.

16

Câncer de Colo Uterino

Matheus Eduardo Soares Pinhati ▪ Gabriel Lage Neves ▪ Guilherme Reis Romualdo ▪ Eduardo Batista Cândido

KEYPOINTS

1. O câncer de colo de útero é o câncer ginecológico mais comum em mulheres no Brasil e no mundo, estando associado principalmente à infecção do epitélio cervical pelo papilomavírus humano (HPV).
2. Os principais tipos histológicos do câncer cervical incluem o carcinoma de células escamosas (CCE) e o adenocarcinoma.
3. Os principais fatores de risco para o câncer de colo de útero incluem comportamento sexual de risco, multiparidade, tabagismo e baixo acesso aos programas de prevenção primária (vacinação) e secundária (rastreamento).
4. A apresentação clínica do câncer cervical depende principalmente da localização e da extensão do tumor. Embora a maior parte das pacientes seja assintomática, sintomas comuns incluem sinusorragia, *spotting* intermenstrual e corrimento vaginal alterado.
5. O diagnóstico do câncer de colo de útero é feito mediante análise histopatológica de uma biópsia cervical. Essa biópsia deve ser realizada preferencialmente durante uma colposcopia, após um resultado alterado de citologia oncótica.
6. O estadiamento do câncer de colo uterino envolve principalmente os achados do exame clínico e da biópsia. Exames de imagem, por sua vez, podem complementar o estadiamento com informações adicionais.
7. O câncer cervical em estágio inicial compreende os estágios IA, IB1, IB2 e IIA1 e tem como tratamento-padrão a cirurgia, com a possibilidade de terapia adjuvante caso estejam presentes fatores de risco histopatológicos.
8. No câncer cervical, a cirurgia preservadora de fertilidade é uma opção principalmente para mulheres em idade reprodutiva que apresentem tumores ≤ 2 cm (estágios IA1, IA2 e IB1).
9. O câncer cervical localmente avançado (estágios IB3, IIA2, III e IVA) tem como tratamento-padrão a quimiorradioterapia.
10. Para pacientes com doença metastática ao diagnóstico (estágio IVB), o tratamento de escolha é a quimioterapia.

Highlights

- O câncer de colo do útero é o câncer ginecológico mais comum em mulheres, quase invariavelmente associado à infecção pelo HPV
- Os tipos histológicos mais comuns de câncer de colo do útero incluem:
  - » O CCE, que se origina do epitélio ectocervical e é responsável por 75 a 80% dos casos
  - » O adenocarcinoma, que se origina do epitélio endocervical e é responsável por 20 a 25% dos casos

- Outros tipos histológicos eventualmente presentes incluem o carcinoma misto (adenoescamoso), sendo menos comuns os tumores neuroendócrinos, sarcomas e linfomas
- A prevenção do câncer de colo do útero envolve:
  - » Estratégias de prevenção primária, como a vacinação contra o HPV
  - » Estratégias de prevenção secundária, como o rastreamento com citologia oncótica, teste para HPV ou coteste
- Atualmente, as principais recomendações do Sistema Único de Saúde (SUS) para a prevenção

primária e secundária do câncer de colo do útero incluem:

» Vacinação com vacina HPV quadrivalente em dose única para meninos e meninas de 9 a 14 anos (segundo o Programa Nacional de Imunizações [PNI])

» Rastreamento para câncer de colo do útero com citologia oncótica para todas as mulheres com idade entre 25 e 64 anos que já iniciaram a atividade sexual (segundo o Ministério da Saúde [MS] e o Instituto Nacional de Câncer [INCA]).

Numbers

- Em 2020, o câncer de colo de útero foi responsável por 604 mil novos casos e 342 mil óbitos a cada ano em todo o mundo
- No Brasil, o câncer de colo de útero é o 3º câncer mais prevalente em mulheres:

  » Para cada ano do triênio 2023-2025, são estimados 17.010 novos casos de câncer cervical

  » Em 2022, o câncer de colo uterino foi responsável por 6.627 óbitos no país

- A incidência e a mortalidade do câncer de colo de útero estão diretamente relacionadas à vacinação e à presença de programas de rastreamento, variando de forma significativa entre os países do mundo:

  » Em países desenvolvidos, as taxas de incidência e mortalidade do câncer cervical foram reduzidas em cerca de 75% nos últimos 50 anos, tornando-se inferiores às taxas de câncer de corpo uterino e de ovário

  » Em 2020, 84% dos casos de câncer de colo de útero ocorreram em países em desenvolvimento, nos quais as estratégias de prevenção e rastreamento ainda não foram implementadas de forma adequada.

Etiopatogenia e fatores de risco

- A infecção pelo HPV, um vírus transmitido por via sexual, é o fator central para o desenvolvimento do câncer cervical, sendo detectável em 99,7% dos casos
- Os subtipos de HPV são divididos em dois grandes grupos (alto e baixo risco) de acordo com seu potencial oncogênico (Tabela 16.1)

Tabela 16.1 Subtipos do HPV.

Subtipos de alto risco oncogênico
• 16, 18, 26, 31, 33, 35, 39, 45, 52, 56, 58, 59, 68, 69, 73, 82

Subtipos de baixo risco oncogênico
• 6, 11, 40, 42, 43, 44, 54, 61, 72, 81

- Entre os subtipos de HPV:

  » Os de baixo risco raramente estão associados ao câncer invasor, de forma que causam principalmente condilomas (verrugas anogenitais) e lesões de baixo grau

  » Os de alto risco, especialmente os subtipos 16 e 18 (detectados em até 77% dos casos), são os grandes responsáveis pelo câncer cervical

- Existem quatro etapas principais na carcinogênese cervical (Figura 16.1):

  » O primeiro passo consiste na infecção do epitélio do colo do útero (preferencialmente da zona de transformação) por um subtipo de alto risco oncogênico do HPV

  » Em seguida, é necessário que essa infecção se torne persistente

  » Após a persistência da infecção viral, deve haver uma progressão para uma lesão pré-invasiva

  » Por fim, a lesão pré-invasiva pode progredir para um carcinoma invasor, causando câncer de colo de útero

- Como a progressão da lesão pré-invasiva para câncer cervical requer vários anos, esse é o momento ideal da história natural da doença para que seja feito o diagnóstico com os programas de rastreamento
- Durante o processo de carcinogênese cervical, inúmeros fatores contribuem para que o câncer só se desenvolva em uma minoria das pacientes infectadas (Figura 16.1):

  » Na maior parte das pacientes que contraem HPV (70 a 90%), a infecção é transitória e, portanto, não se torna persistente

  » Uma parcela significativa das pacientes que desenvolvem lesões pré-invasivas não apresenta progressão para carcinoma invasor, de modo que essas lesões podem, inclusive, regredir (especialmente as de baixo grau)

- Os principais fatores de risco para câncer de colo de útero associados à infecção pelo HPV incluem:

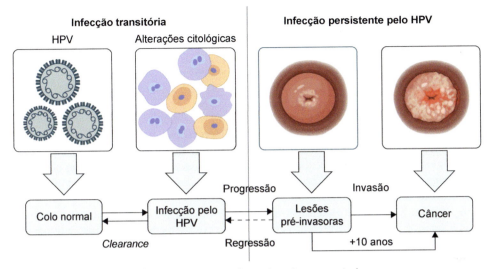

Figura 16.1 Etapas da carcinogênese cervical.

- » Comportamento sexual de risco: início precoce da atividade sexual, múltiplos parceiros sexuais e história de infecções sexualmente transmissíveis (como o herpes genital)
- » Multiparidade
- » História prévia de lesões pré-invasivas e/ou de câncer de vulva ou vagina (já que a infecção pelo HPV também é a principal etiologia dessas neoplasias)
- Já os principais fatores de risco para câncer de colo de útero que não estão associados à infecção pelo HPV incluem:
  - » Tabagismo: aumenta o risco apenas de CCE, não estando associado a maiores riscos de desenvolver adenocarcinoma
  - » Baixo acesso a programas de prevenção primária (vacinação) e secundária (rastreamento) do câncer cervical
- A relação entre os contraceptivos orais e o risco de câncer cervical permanece controversa: embora alguns estudos tenham demonstrado um aumento do risco em pacientes que utilizam contraceptivos orais há mais de 5 anos, outros estudos não encontraram evidências suficientes para fazer essa associação.

Aspectos clínicos

- Na maior parte dos casos, especialmente nos carcinomas de estágio inicial, o câncer de colo uterino é assintomático, o que reforça ainda mais a importância dos programas de rastreamento
- Em pacientes sintomáticas, a apresentação clínica depende principalmente da localização e da extensão do tumor, que variam conforme a doença progride (Figura 16.2). Os sintomas mais comuns incluem:
  - » Sangramento intermenstrual (*spotting*)
  - » Sinusorragia (sangramento pós-coito é o sintoma mais específico)
  - » Sangramento uterino irregular ou aumentado
- Algumas pacientes podem se queixar de alterações no corrimento vaginal, o que faz com que vaginites e cervicites constituam um importante diagnóstico diferencial
- Em fases mais avançadas, os sintomas são decorrentes da progressão do tumor para tecidos paracervicais e paramétrios, bexiga, ureteres, reto e parede pélvica
- As mulheres com suspeita ou diagnóstico de câncer cervical devem ser submetidas a um exame pélvico completo, com destaque para o exame especular e para o toque vaginal, que permitem a visualização do colo do útero, a realização da citologia oncótica cervical e o estadiamento do tumor
- Do ponto de vista de alterações ao exame pélvico:
  - » A presença de um colo normal em pacientes com diagnóstico de câncer cervical pode

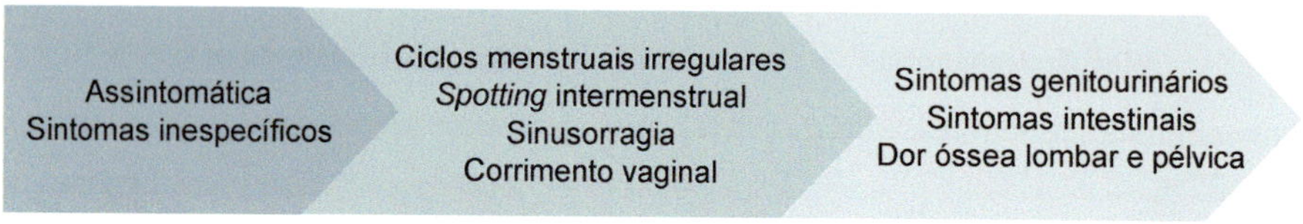

Figura 16.2 Evolução dos sintomas conforme a progressão do câncer cervical.

sugerir doença microinvasiva ou lesões localizadas no canal endocervical

» As lesões visíveis ao exame especular podem se apresentar das mais diferentes formas: pode haver crescimento exofítico ou endofítico, formato polipoide ou papilar e presença de ulceração e necrose. Não é rara a presença de secreção purulenta e/ou sanguinolenta associada

» O exame deve incluir a avaliação de toda a região pélvica, de modo a inspecionar todo o períneo, e a realização do toque retal. Isso permite identificar possíveis invasões metastáticas ou outras lesões neoplásicas primárias associadas ao HPV, como câncer de vagina, vulva e canal anal

» Os linfonodos inguinais aumentados e endurecidos podem ser palpáveis na doença metastática

• Como será descrito mais adiante neste capítulo, o exame pélvico também é essencial para o estadiamento da doença

• Os principais diagnósticos diferenciais do câncer cervical incluem outras condições que resultam em sangramento uterino ou vaginal anormal, corrimento vaginal ou lesões cervicais visíveis.

Exames complementares

Citologia oncótica, colposcopia e biópsia cervical

• Como foi discutido no Capítulo 3, *Propedêutica Ginecológica no Rastreamento de Câncer*, a citologia oncótica cervical é o principal método de rastreio para o câncer de colo de útero

• Entretanto, o diagnóstico definitivo não é feito pelo resultado da citologia oncótica, e sim após a análise histopatológica de uma biópsia cervical

• A biópsia cervical deve ser realizada preferencialmente durante uma colposcopia, que consiste em um exame que permite a visualização

microscópica do colo uterino por meio de um colposcópio

• Em caso de suspeita de câncer cervical, a paciente deve ser encaminhada diretamente para a colposcopia:

» A maior parte das pacientes é encaminhada com base em um resultado alterado de citologia oncótica cervical

» Conforme também foi discutido no Capítulo 3, *Propedêutica Ginecológica no Rastreamento de Câncer*, os resultados citológicos que indicam encaminhamento para a colposcopia incluem ASC-H, AGC, AOI, HSIL, lesão intraepitelial de alto grau não podendo excluir microinvasão, carcinoma escamoso invasor e adenocarcinoma *in situ* (AIS) ou invasor

» Outra indicação de encaminhamento para a colposcopia é a suspeita clínica de câncer cervical pela identificação de lesões cervicais sugestivas de malignidade ao exame especular e ao toque vaginal

» Em países subdesenvolvidos, é comum o encaminhamento para a colposcopia após alterações em testes de rastreamento menos sensíveis do que a citologia oncótica, como o teste do ácido acético e o teste de Schiller

• Durante a colposcopia, o médico ginecologista deve realizar a biópsia no local de maior alteração colposcópica. A biópsia deve ser feita por meio de pinça específica ou conização, e o fragmento deve ser o mais representativo possível da lesão.

Outros métodos diagnósticos

• Embora os exames de imagem não sejam indicados para diagnóstico do câncer cervical, eles podem auxiliar na avaliação e no estadiamento de pacientes que já têm malignidade conhecida

• Os principais exames de imagem utilizados na avaliação de uma paciente com câncer cervical incluem:

- » Ressonância magnética (RM)
- » Tomografia computadorizada (TC)
- » Tomografia por emissão de pósitrons com fluorodesoxiglicose (PET/CT)
- » Cistoscopia e proctoscopia
- Tanto a RM quanto a TC são úteis para avaliação do tamanho, da localização e da invasão do tumor no paramétrio, na parede pélvica e nos órgãos adjacentes. Esses exames são úteis, por exemplo, no planejamento pré-operatório de pacientes com doença em estágio inicial, principalmente quando o tratamento cirúrgico proposto envolve preservação da fertilidade
- A PET/CT é a melhor modalidade para avaliar a doença metastática nodal e extrapélvica e é recomendada em pacientes com alto risco de envolvimento linfático. É bastante útil, por exemplo, para determinar a extensão do campo de radiação no tratamento da doença localmente avançada
- A cistoscopia e a proctoscopia são úteis em caso de necessidade de confirmação histopatológica de invasão da bexiga ou do reto.

Estadiamento

- O sistema da Federação Internacional de Ginecologia e Obstetrícia (FIGO), de 2018 (Tabela 16.2), deve ser utilizado para o estadiamento do câncer de colo de útero
- O estadiamento do câncer cervical deve ser realizado no momento do diagnóstico, sendo essencial para definição do tratamento e do prognóstico da paciente
- O estadiamento do câncer de colo de útero pode ser feito exclusivamente por meio do exame físico e dos achados da biópsia
- Quando disponíveis, exames de imagem podem ser utilizados, uma vez que auxiliam na avaliação da extensão da doença e podem impactar na escolha do tratamento.

Tratamento

Doença em estágio inicial

- O câncer cervical em estágio inicial é definido pelos estágios IA, IB1, IB2 e IIA1
- Nesses casos, o tratamento-padrão é a cirurgia, com a possibilidade de terapia adjuvante baseada em fatores de risco histopatológicos

Tabela 16.2 Estadiamento do câncer de colo de útero (FIGO, 2018).

Estágio[a]	Descrição
I	**O carcinoma é confinado ao colo do útero (deve-se desconsiderar a extensão em relação ao corpo do útero)**
IA	Carcinoma diagnosticado apenas por microscopia, com profundidade máxima de invasão ≤ 5 mm[b]
IA1	Invasão do estroma ≤ 3 mm de profundidade
IA2	Invasão do estroma > 3 mm e ≤ 5 mm de profundidade
IB	Carcinoma com invasão de profundidade > 5 mm (maior que estágio IA) com lesão restrita ao colo[c]
IB1	Lesão > 5 mm de profundidade e ≤ 2 cm na maior dimensão
IB2	Lesão > 2 e ≤ 4 cm na maior dimensão
IB3	Lesão > 4 cm na maior dimensão
II	**O carcinoma se estende para além do colo uterino, mas não até a parede pélvica ou até o terço inferior de vagina**
IIA	Limitado aos dois terços superiores de vagina, sem invasão parametrial
IIA1	Carcinoma invasor ≤ 4 cm na maior dimensão
IIA2	Carcinoma invasor > 4 cm na maior dimensão
IIB	Envolvimento parametrial, mas não até a parede pélvica
III	**O carcinoma se estende até o terço inferior de vagina, e/ou até a parede pélvica, e/ou causa hidronefrose ou rim não funcionante, e/ou envolve linfonodos pélvicos, e/ou para-aórticos**
IIIA	Extensão até o terço inferior de vagina, mas não até a parede pélvica
IIIB	Extensão até a parede pélvica e/ou causa hidronefrose ou rim não funcionante (a menos que seja de outra causa)
IIIC	Envolvimento de linfonodos pélvicos e/ou para-aórticos, independentemente do tamanho e da extensão do tumor (com anotações r e p)[d]
IIIC1	Apenas metástases nos linfonodos pélvicos
IIIC2	Metástases nos linfonodos para-aórticos
IV	**Extensão para além da pelve verdadeira, ou envolvimento comprovado por biópsia da bexiga ou mucosa retal**
IVA	Disseminação para órgãos pélvicos adjacentes
IVB	Metástases a distância

[a]Exames de imagem e avaliação patológica podem ser utilizados, quando disponíveis, para complementar os achados clínicos em relação ao tamanho e à extensão do tumor em todos os estágios. Os achados patológicos substituem os achados clínicos e de imagem. [b]Deve-se medir a profundidade de invasão a partir da base do epitélio de onde o tumor se origina. [c]Embora influencie no tratamento, a invasão do espaço vascular não altera o estadiamento do câncer cervical. A extensão lateral do tumor também não é mais considerada. [d]Devem-se acrescentar as anotações r (exames de imagem) e/ou p (patologia), para indicar o método que foi utilizado para atribuir o estágio IIIC (p. ex., estágio IIICp). Quando houver dúvida, deve-se atribuir sempre o estágio.

- Para pacientes que apresentam contraindicação cirúrgica com múltiplas comorbidades ou que recusem o tratamento cirúrgico, a radioterapia pélvica externa seguida de braquiterapia é uma alternativa viável.

Tipo de cirurgia

- O tipo de cirurgia (conização, histerectomia simples/extrafascial, histerectomia radical modificada ou histerectomia radical) depende principalmente do estágio da doença
- O tratamento de escolha para cada um dos estágios do câncer cervical em estágio inicial é apresentado na Tabela 16.3.

Via de acesso

- Quanto à via de acesso para o tratamento cirúrgico de pacientes com câncer cervical em estágio inicial:
  » Para pacientes com doença em estágios IA2, IB1, IB2 e IIA1 que serão submetidas a histerectomia radical modificada ou radical, a via de acesso deve ser a laparotômica, visto que as vias minimamente invasivas estão associadas a menor sobrevida livre de doença, menor sobrevida global e maiores taxas de recorrência
  » Para pacientes com tumores menores (p. ex., estágio IA1) que serão submetidas a histerectomia simples/extrafascial, a utilização de vias minimamente invasivas (laparoscopia convencional ou cirurgia robótica) pode ser considerada.

Avaliação do *status* linfonodal

- A avaliação dos linfonodos é uma parte crucial da abordagem cirúrgica do câncer de colo de útero:
  » Nesse contexto, a linfadenectomia pélvica bilateral, que consiste na ressecção das cadeias ilíacas internas, ilíacas externas, ilíacas comuns e obturatórias, é considerada o tratamento-padrão
  » Entretanto, para o câncer cervical de estágio inicial, a biópsia de linfonodo sentinela constitui uma opção viável, já que que está associada a menor morbidade e parece não comprometer os resultados oncológicos.

Necessidade de tratamento adjuvante

- Para pacientes com câncer cervical em estágio inicial, o tratamento adjuvante com quimiorradioterapia após a cirurgia deve ser indicado caso estejam presentes na peça cirúrgica final achados histopatológicos que sugiram risco intermediário (critérios de Sedlis) ou alto (critérios de Peters) para recorrência (Tabela 16.4).

Tabela 16.3 Tratamento cirúrgico de escolha para o câncer cervical em estágio inicial.

IA1 sem IELV

O tratamento de escolha depende das margens cirúrgicas da biópsia previamente realizada:
- Margens negativas: doença tratada[a]
- Margens positivas: repetir a conização ou realizar histerectomia simples/extrafascial

Não é necessário realizar LNFD

IA1 com IELV

Histerectomia simples/extrafascial com LNFD

IA2 e IB1

O tratamento de escolha depende da presença de critérios de baixo risco de invasão estromal:[b]
- Critérios presentes: histerectomia simples/extrafascial com LNFD
- Critérios ausentes: histerectomia radical modificada com LNFD

IB2 e IIA1

Histerectomia radical com LNFD

IELV: invasão do espaço linfovascular; LNFD: linfadenectomia pélvica bilateral. [a]Caso seja desejo da paciente um tratamento definitivo, a histerectomia simples pode ser considerada. [b]Critérios de baixo risco de invasão estromal: invasão < 10 mm na biópsia ou < 50% na ressonância magnética (RM).

Tabela 16.4 Critérios de Sedlis e Peters para tratamento adjuvante do câncer cervical em estágio inicial.

Critérios de Sedlis (risco intermediário)

- Presença de IELV + invasão estromal do terço profundo em tumores de qualquer tamanho
- Presença de IELV + invasão estromal do terço médio em tumores ≥ 2 cm
- Presença de IELV + invasão estromal do terço superficial em tumores ≥ 5 cm
- Ausência de IELV + invasão estromal do terço médio ou profundo em tumores ≥ 4 cm

Critérios de Peters (risco alto)

- Margens cirúrgicas positivas
- Linfonodos pélvicos positivos
- Invasão microscópica dos paramétrios

IELV: invasão do espaço linfovascular.

Preservação da fertilidade

- Para pacientes com câncer cervical em estágio inicial que desejam preservar a fertilidade, uma abordagem cirúrgica conservadora pode ser considerada na maior parte dos casos
- As pacientes que são as melhores candidatas para uma cirurgia preservadora de fertilidade são aquelas em idade reprodutiva que apresentam tumores ≤ 2 cm (*i. e.*, estágios IA1, IA2 e IB1)
- Cirurgia preservadora de fertilidade no estágio IA1:
  - » Para pacientes no estágio IA1 sem invasão do espaço linfovascular (IELV), o tratamento de escolha é a conização a frio (CAF) ou a *laser*
  - » Já em pacientes no estágio IA1 com IELV, a traquelectomia radical com linfadenectomia é o procedimento mais realizado. Entretanto, estudos recentes sugerem que abordagens mais conservadoras, como a traquelectomia simples ou a conização, também constituem opções viáveis
- Cirurgia preservadora de fertilidade nos estágios IA2 e IB1:
  - » Nesses estágios, o procedimento de escolha para preservação da fertilidade ainda é a traquelectomia radical com linfadenectomia pélvica ou biópsia de linfonodo sentinela
- Assim como ocorre no tratamento definitivo, achados histopatológicos que sugiram risco intermediário (critérios de Sedlis) ou alto (critérios de Peters) para recorrência são indicativos de tratamento adjuvante:
  - » No geral, essas pacientes devem ser tratadas com radioterapia ou quimiorradioterapia adjuvante
  - » Devido ao risco de perda da fertilidade por radiação pélvica, a transposição ovariana e o congelamento de óvulos podem ser discutidos e oferecidos para a paciente antes da radioterapia
  - » Em pacientes que apresentam apenas margens comprometidas, especialmente em caso de tumores menores (p. ex., estágio IA1), uma nova abordagem cirúrgica pode ser considerada em caso de viabilidade técnica
  - » Outra opção que pode ser discutida em alguns casos é a complementação do tratamento cirúrgico com histerectomia radical.

Doença localmente avançada

- O câncer cervical localmente avançado é definido pelos estágios IB3, IIA2, III e IVA
- Os princípios do tratamento do câncer cervical localmente avançado incluem radioterapia associada a quimioterapia:
  - » Para a doença restrita à pelve, a radioterapia pélvica externa, seguida de braquiterapia, é a recomendação-padrão
  - » Em caso de acometimento dos linfonodos para-aórticos, o campo da radioterapia deve ser estendido
  - » Concomitantemente à radioterapia, deve ser realizada quimioterapia (preferencialmente com cisplatina, embora a carboplatina também seja uma opção viável)
- Atualmente, a cirurgia desempenha um papel muito limitado no tratamento do câncer cervical localmente avançado:
  - » Tanto a cirurgia como conduta inicial quanto a histerectomia pós-quimiorradiação não aumentam a sobrevida das pacientes.

Doença metastática ou recidivada

- O câncer cervical metastático ou recidivado compreende as pacientes que apresentam metástases a distância ao diagnóstico (estágio IVB) ou aquelas com recidiva da doença após tratamento inicial
- Para pacientes que apresentam recidiva locorregional do câncer cervical, estão disponíveis as seguintes modalidades de tratamento:
  - » Pacientes que nunca receberam radioterapia prévia devem ser submetidas a quimiorradioterapia
  - » Pacientes que já foram tratadas com radioterapia e que apresentam doença ressecável devem ser receber tratamento cirúrgico. Nesse contexto, a exenteração pélvica constitui uma opção potencialmente curativa
- Para pacientes com doença metastática ao diagnóstico (estágio IVB), doença recidivada metastática e doença recidivada locorregional irressecável, o tratamento de escolha é a quimioterapia:
  - » O tratamento-padrão consiste na associação de cisplatina com paclitaxel. Outras associações também constituem opções viáveis

» A adição de bevacizumabe à quimioterapia está associada à melhora da sobrevida dessas pacientes.

Seguimento e controle pós-tratamento

- Após o tratamento do câncer cervical, recomenda-se a avaliação periódica pela história clínica e pelo exame físico:
  » A cada 3 a 6 meses durante os 2 primeiros anos
  » A cada 6 a 12 meses por mais 3 a 5 anos
  » Anualmente até o fim da vida
- A frequência das avaliações depende, principalmente, do risco de recidiva:
  » Pacientes de alto risco (estágios avançados, tratadas com quimiorradioterapia primária ou cirurgia seguida de terapia adjuvante) podem necessitar de avaliações mais frequentes
  » Nas pacientes de baixo risco (estágios iniciais, tratadas apenas com cirurgia), essa avaliação pode ser mais espaçada
- Durante as consultas de seguimento, é essencial realizar um exame pélvico detalhado, incluindo exame especular, toque bimanual e retovaginal, além da avaliação de outras áreas suscetíveis a lesões pelo HPV, como vagina, vulva e reto
- As pacientes devem ser orientadas a relatar possíveis manifestações clínicas que indiquem possibilidade de recidiva, como dor pélvica, sangramento vaginal, linfedema e sintomas geniturinários
- A indicação de realização de citologia oncótica cervical anual no controle pós-tratamento de pacientes com câncer cervical ainda é um assunto controverso na literatura:
  » Existe evidência, por exemplo, de que a radioterapia frequentemente causa atipias em células escamosas
  » Nesse contexto, embora a realização de citologia oncótica cervical anual seja capaz de identificar possíveis recidivas, cuidados adicionais na interpretação do exame devem ser tomados, principalmente em pacientes com história de radioterapia
- Os exames de imagem, por sua vez, devem ser utilizados apenas nos casos em que houver suspeita clínica ou citopatológica de recidiva, visto que não há evidências do benefício da realização periódica desses exames.

Leitura complementar

Bhatla N, Aoki D, Sharma DN, Sankaranarayanan R. Cancer of the cervix uteri. Int J Gynaecol Obstet. 2018;143(Suppl 2):22-36.

Bhatla N, Berek JS, Cuello Fredes M, et al. Revised FIGO staging for carcinoma of the cervix uteri. Int J Gynaecol Obstet. 2019;145(1):129-35 [Published Erratum:Int J Gynaecol Obstet. 2019 Nov;147(2):279-80].

Bosch FX, Manos MM, Muñoz N, Sherman M, Jansen AM, Peto J, et al. Prevalence of human papillomavirus in cervical cancer: a worldwide perspective. International biological study on cervical cancer (IBSCC) Study Group. J Natl Cancer Inst. 1995;87(11):796-802.

Chichareon S, Herrero R, Muñoz N, Bosch FX, Jacobs MV, Deacon J, et al. Risk factors for cervical cancer in Thailand: a case-control study. J Natl Cancer Inst. 1998;90(1):50-7.

Cibula D, Raspollini MR, Planchamp F, Centeno C, Chargari C, Felix A, et al. ESGO/ESTRO/ESP Guidelines for the management of patients with cervical cancer – Update 2023. Int J Gynecol Cancer. 2023;33(5):649-66.

Cohen PA, Jhingran A, Oaknin A, Denny L. Cervical cancer. Lancet. 2019;393(10167):169-82.

Federação Brasileira das Associações de Ginecologia e Obstetrícia (FEBRASGO). Câncer do colo do útero. São Paulo: FEBRASGO; 2021. (Protocolo FEBRASGO Ginecologia, n. 8/Comissão Nacional Especializada em Ginecologia Oncológica.)

Federação Brasileira das Associações de Ginecologia e Obstetrícia (FEBRASGO). Rastreio, diagnóstico e tratamento do câncer de colo de útero. São Paulo: FEBRASGO; 2017.

Höhn AK, Brambs CE, Hiller GGR, May D, Schmoeckel E, Horn L-C. 2020 WHO Classification of Female Genital Tumors. Geburtshilfe Frauenheilkd. 2021;81(10):1145-53.

Instituto Nacional de Câncer (INCA). Números de câncer [Internet]. 2022. [citado 10 Dez 2023]. Disponível em: https://www.gov.br/inca/pt-br/assuntos/cancer/numeros.

Kjellberg L, Hallmans G, Ahren AM, Johansson R, Bergman F, Wadell G, et al. Smoking, diet, pregnancy and oral contraceptive use as risk factors for cervical intra-epithelial neoplasia in relation to human papillomavirus infection. Br J Cancer. 2000;82(7):1332-8.

Li N, Franceschi S, Howell-Jones R, Snijders PJ, Clifford GM. Human papillomavirus type distribution in 30,848 invasive cervical cancers worldwide: Variation by geographical region, histological type and year of publication. Int J Cancer. 2011;128(4):927-35.

National Comprehensive Cancer Network. NCCN Clinical Practice Guidelines in Oncology. Cervical Cancer. Version 1. 2024 [Internet]. c2024 [Cited 2023

December 10]. Available from: https://www.nccn.org/professionals/physician_gls/pdf/cervical.pdf.

Olawaiye AB, Baker TP, Washington MK, Mutch DG. The new (Version 9) American Joint Committee on Cancer tumor, node, metastasis staging for cervical cancer. CA Cancer J Clin. 2021;71(4):287-98.

Pessini SA, Carvalho JP, Reis RD, Filho ALDS, Primo WQSP. Fertility preservation in gynecologic cancer patients. Rev Bras Ginecol Obstet. 2023;45(3):161-8.

Plante M, Kwon JS, Ferguson S, Samouëlian V, Ferron G, Maulard A, et al. An international randomized phase III trial comparing radical hysterectomy and pelvic node dissection vs simple hysterectomy and pelvic node dissection in patients with low-risk early-stage cervical cancer (LRESCC): A Gynecologic Cancer Intergroup study led by the Canadian Cancer Trials Group (CCTG CX.5-SHAPE). J Clin Oncol. 2023;41(suppl; abstr LBA5511).

Pretorius R, Semrad N, Watring W, Fotherongham N. Presentation of cervical cancer. Gynecol Oncol. 1991;42(1):48-52.

Querleu D, Morrow CP. Classification of radical hysterectomy. Lancet Oncol. 2008;9(3):297-303.

Ramirez PT, Frumovitz M, Pareja R, Lopez A, Vieira M, Ribeiro R, et al. Minimally invasive versus abdominal radical hysterectomy for cervical cancer. N Engl J Med. 2018;379(20):1895-904.

Selman TJ, Mann C, Zamora J, Appleyard T-L, Khan K. Diagnostic accuracy of tests for lymph node status in primary cervical cancer: a systematic review and meta-analysis. CMAJ. 2008;178(7):855-62.

Sung H, Ferlay J, Siegel RL, Laversanne M, Soerjomataram I, Jemal A, Bray F. Global Cancer Statistics 2020: GLOBOCAN Estimates of Incidence and Mortality Worldwide for 36 Cancers in 185 Countries. CA Cancer J Clin. 2021;71(3):209-49.

Sung H, Kearney KA, Miller M, Kinney W, Sawaya GF, Hiatt RA. Papanicolaou smear history and diagnosis of invasive cervical carcinoma among members of a large prepaid health plan. Cancer. 2000;88(10):2283-89.

Wright TC Jr, Schiffman M. Adding a test for human papillomavirus DNA to cervical-cancer screening. N Engl J Med. 2003;348(6):489-90.

17

Câncer de Corpo do Útero

Matheus Eduardo Soares Pinhati ▪ Gabriel Lage Neves ▪ Eduardo Batista Cândido

KEYPOINTS

1. O câncer de endométrio é o 2º câncer ginecológico mais comum em mulheres no Brasil e no mundo.
2. A incidência de câncer de endométrio aumenta com a idade e está associada a fatores de risco que aumentam a exposição ao estrogênio sem que haja contraposição de progesterona, como obesidade, menarca precoce, menopausa tardia, nuliparidade e uso de tamoxifeno.
3. Cerca de 90% das pacientes com câncer endometrial apresentam sangramento uterino anormal em fases precoces da doença, o que permite o diagnóstico em estágios mais iniciais.
4. A biópsia endometrial para diagnóstico definitivo do câncer de endométrio deve ser solicitada para todas as pacientes que apresentam sangramento uterino anormal de provável causa maligna.
5. Embora o câncer de endométrio seja tradicionalmente classificado em tipos I e II, essa divisão não é capaz de representar a heterogeneidade da doença. Assim, as principais classificações utilizadas atualmente incluem a classificação em tipos moleculares (POLEmut, MMRd, NSMP, p53abn) e a classificação em tipos histológicos.
6. O estadiamento do câncer de endométrio é cirúrgico e leva em consideração principalmente o grau da lesão, o tipo histológico, a presença de invasão do espaço linfovascular, o grau de invasão do miométrio e das estruturas adjacentes e a presença de metástases. Quando viável, a classificação molecular também deve ser realizada.
7. O tratamento de escolha para câncer endometrial em estágios iniciais é a histerectomia total com salpingo-ooforectomia bilateral. A biópsia de linfonodo sentinela surge como uma alternativa promissora em relação à linfadenectomia sistemática.
8. Após o tratamento cirúrgico, os pacientes são classificados em grupos de risco para determinar a necessidade de terapia adjuvante.
9. Pacientes com baixo risco e risco intermediário-baixo de recorrência não devem ser submetidas a terapia adjuvante.
10. Tratamento adjuvante com radioterapia, quimioterapia e/ou imunoterapia pode ser necessário para pacientes com risco intermediário-alto e alto de recorrência e para pacientes com doença recidivada ou metastática.

Highlights

- O câncer de corpo do útero é o 2º câncer ginecológico mais comum em mulheres em todo o mundo e tem como sintoma cardinal o sangramento uterino anormal
- O câncer de endométrio é a malignidade ginecológica mais comum em países desenvolvidos e a 2ª mais comum no Brasil e em países subdesenvolvidos (atrás do câncer cervical)

- O principal tipo histológico do câncer de corpo do útero é adenocarcinoma endometrial, geralmente chamado apenas "carcinoma ou câncer de endométrio".

Numbers

- Em 2020, o câncer de endométrio foi responsável por 417 mil novos casos em todo o mundo

No Brasil, o câncer de endométrio é o 7º câncer mais prevalente em mulheres:
- » Para cada ano do triênio 2023-2025, são estimados 7.840 novos casos de carcinoma endometrial
- » Em 2020, o câncer de endométrio foi responsável por 1.944 óbitos no país
- A idade média de diagnóstico do câncer de endométrio é de 61 anos. Entretanto, cerca de 5 a 30% das mulheres têm menos de 50 anos no momento do diagnóstico
- O Brasil é o 3º país em que a incidência do câncer de endométrio mais cresce, o que é um reflexo principalmente do aumento da prevalência da obesidade na população atual.

Etiopatogenia e fatores de risco

- O principal fator de risco para o carcinoma endometrial é o excesso de estrogênio, de origem exógena ou endógena, sem que haja a oposição da progesterona
- A hiperplasia endometrial, especialmente a hiperplasia com atipias (neoplasia endometrial intraepitelial), é considerada a principal lesão precursora do câncer de endométrio
- Assim como o câncer de endométrio, a hiperplasia endometrial também é considerada dependente de estrogênio
- Possíveis fontes endógenas de estrogênio que constituem fatores de risco para o câncer de endométrio incluem:
  - » Obesidade e síndrome metabólica (o aumento de 5 kg/m² no IMC aumenta em 54% o risco de câncer endometrial)
  - » Síndrome dos ovários policísticos (SOP) e outras causas de anovulação crônica
  - » Tumores produtores de estrogênio
  - » Nuliparidade
  - » Menarca precoce e menopausa tardia
- Já as fontes exógenas de estrogênio que podem causar câncer de endométrio incluem:
  - » Uso de tamoxifeno
  - » Terapia de reposição hormonal no climatério com estrogênio e sem progesterona (em mulheres com útero)
- Outros fatores de risco para câncer endometrial incluem:
  - » Idade avançada

- » Doenças hereditárias, como a síndrome de Lynch e a síndrome de Cowden
- A Tabela 17.1 resume como cada um dos principais fatores de risco para o câncer de endométrio aumenta o risco de desenvolver a doença
- Os principais fatores protetores para o câncer de endométrio incluem:
  - » Uso de contraceptivos hormonais combinados
  - » Multiparidade
  - » Idade avançada no último parto
  - » Tabagismo
  - » Amamentação.

Aspectos clínicos

- Apesar de a maior parte dos casos de câncer de endométrio ser diagnosticada após a menopausa, cerca de 15% dos diagnósticos são feitos na menacme
- A apresentação clínica mais comum do câncer de endométrio é o sangramento uterino anormal, presente em até 90% dos casos:
  - » Na menacme, as apresentações mais comuns incluem sangramento uterino intenso, prolongado ou intermenstrual, sendo esse último o mais preditivo de câncer endometrial
  - » Na pós-menopausa, o câncer de endométrio é responsável por até 15% dos casos de sangramento
- Como o sangramento decorrente do câncer endometrial geralmente ocorre no início da história natural da doença, a maioria das pacientes é diagnosticada em estágios iniciais
- O exame físico geralmente é normal em pacientes com carcinoma endometrial em estágio

Tabela 17.1 Risco relativo (RR) dos principais fatores de risco para câncer de endométrio.		
Fator de risco		RR
Nuliparidade		2 a 3
Menopausa tardia (após 52 anos)		2 a 4
Obesidade	Sobrepeso entre 10 e 23 kg	3
	Sobrepeso > 23 kg	10
Diabetes *mellitus*		2,8
Terapia estrogênica sem reposição (dose e tempo-dependentes)		4 a 8
Uso de tamoxifeno		2 a 3
Hiperplasia endometrial atípica		8 a 30
Síndrome de Lynch		20

inicial, uma vez que elas não costumam ter um útero aumentado ou sensível, como nos estágios mais avançados
- A doença localmente avançada pode apresentar-se com distensão abdominal, dor e disfunção urinária ou intestinal.

Exames complementares

- A investigação para câncer endometrial frequentemente se inicia com a solicitação de uma ultrassonografia transvaginal (USTV) após relato de sangramento uterino anormal:
  » Na pós-menopausa, o risco de câncer aumenta à medida que a espessura endometrial se aproxima de 20 mm na USTV (uma espessura endometrial < 4 mm está associada a um baixo risco para a doença)
  » Em pacientes na pré-menopausa, a espessura do endométrio não se correlaciona com o risco de câncer
- O diagnóstico definitivo do câncer de endométrio só pode ser feito mediante análise histopatológica do tecido endometrial
- Recomenda-se a realização da biópsia de endométrio para todas as pacientes com sangramento uterino anormal que apresentem fatores de risco para câncer endometrial
- A biópsia em consultório (método de Pipelle) é o método mais utilizado e apresenta sensibilidade, especificidade, valores preditivos positivo e negativo e acurácia de, respectivamente, 75%, 100%, 100%, 97,9% e 98%
- Alternativas ao método de Pipelle incluem a dilatação e curetagem e a histeroscopia com biópsia, sendo essa última considerada o padrão-ouro
- Outros exames complementares:
  » Exames laboratoriais são pouco úteis no diagnóstico de câncer de endométrio. O CA-125 pode estar aumentado em estágios avançados e nos subtipos serosos
  » Outros exames de imagem como tomografia computadorizada (TC), ressonância magnética (RM) e tomografia por emissão de pósitrons com fluorodesoxiglicose (PET/CT) podem ser úteis em caso de suspeita de doença metastática
  » Células glandulares atípicas em amostras de citologia cervical são relatadas em até 50% dos casos de câncer endometrial.

Todavia, a citologia cervical não é considerada um método efetivo de rastreio para câncer de endométrio.

Rastreamento do câncer de endométrio

- Ainda não existem estratégias eficazes de prevenção secundária do adenocarcinoma endometrial, de modo que diversos órgãos e entidades nacionais e internacionais apresentam recomendações contrárias ao rastreamento do câncer de endométrio em pacientes assintomáticas
- Com exceção de síndromes genéticas específicas, também não existe um programa de rastreamento eficaz para pacientes que apresentam alto risco para a doença
- Para as pacientes com síndrome de Lynch, é recomendada a realização de biópsia endometrial a cada 1 ou 2 anos, a partir dos 30 a 35 anos. Essa conduta também é aceitável para pacientes que apresentam síndrome de Cowden.

Classificações e estadiamento

Classificação em tipos I e II

- Tradicionalmente, o câncer endometrial é classificado em tipos I e II com base no sistema de Bokhman, de 1983 (Tabela 17.2)
  » Apesar de facilitar a compreensão dos diversos tipos de câncer de endométrio, atualmente o sistema de Bokhman não é capaz de representar a diversidade clínica e biológica da doença, não sendo mais utilizado nos principais centros de ginecologia oncológica do mundo.

Classificação em subtipos histológicos

- Em 2020, a Organização Mundial da Saúde (OMS) propôs uma classificação alternativa que agrupa as neoplasias malignas endometriais de acordo com sua histologia (Tabela 17.3).

Classificação em subtipos moleculares

- Em 2013, a publicação do Atlas do Genoma do Câncer permitiu uma mudança no modelo dualista tradicional do câncer de endométrio e a adoção de uma classificação que reflete a natureza heterogênea da doença

Tabela 17.2 Sistema de Bokhman (1983).

Características	Tipo I	Tipo II
Frequência relativa	80 a 90% dos casos	10 a 20% dos casos
Histologia	Endometrioide (baixo grau – G1 e G2)	Endometrioide (alto grau – G3), carcinoma seroso, carcinoma de células claras, carcinossarcoma
Dependência do estrogênio	Estrogênio-dependente	Estrogênio-independente
Idade do diagnóstico	Pré e perimenopausa	Pós-menopausa
Lesão precursora	Hiperplasia atípica complexa	Atrofia endometrial
Prognóstico	Bom prognóstico	Mau prognóstico
Mutações gênicas associadas	*PTEN, K-RAS*	*p53*

Tabela 17.3 Classificação da OMS para o câncer endometrial (2020).

- Carcinoma endometrioide (75%)
- Carcinoma seroso (< 10%)
- Carcinoma de células claras (4%)
- Carcinoma indiferenciado (< 1%)
- Carcinoma misto (10%)
- Outros carcinomas endometriais (< 1%)
- Carcinossarcoma (3%)

- Nesse contexto, foi possível classificar o câncer endometrial em quatro subtipos moleculares distintos:
  - » POLEmut (*POLE-mutated subtype*): caracterizado por mutações patogênicas no domínio exonuclease da DNA polimerase, resultando em uma carga mutacional tumoral ultra-alta. Representa 7 a 9% dos casos
  - » MMRd (*mismatch repair-deficient subtype*): perda de proteínas de reparo do DNA, o que causa instabilidade de microssatélites. Representa 26 a 30% dos casos
  - » NSMP (*no specific molecular profile*): não tem características moleculares identificadoras. Representa 45 a 50% dos casos
  - » p53abn (*p53 abnormal*): tem baixa carga mutacional no tumor e alterações somáticas no número de cópias. Representa 13 a 18% dos casos.

Estadiamento

- A partir dos avanços recentes na compreensão da natureza heterogênea do câncer de endométrio, a Federação Internacional de Ginecologia e Obstetrícia (FIGO) definiu, em 2023, um novo sistema de estadiamento para o câncer endometrial (Tabela 17.4)

- O câncer de endométrio é estadiado cirurgicamente após avaliação histopatológica. Em todos os estágios, o grau da lesão, o tipo histológico e o grau de invasão do espaço linfovascular devem ser registrados
- Os principais objetivos desse novo sistema de estadiamento incluem definir melhor os grupos prognósticos e orientar de maneira mais adequada as modalidades de tratamento
- Quando viável, a adição do subtipo molecular aos critérios de estadiamento permite melhor previsão do prognóstico da paciente. Assim, a FIGO encoraja a realização da classificação molecular completa (POLEmut, MMRd, NSMP, p53abn) em todos os casos de câncer endometrial:
  - » Bom prognóstico: POLEmut
  - » Prognóstico intermediário: MMRd e NSMP
  - » Prognóstico ruim: p53abn
- A atribuição do subtipo molecular pode ser feita no material biopsiado, caso em que não precisa ser repetida no espécime de histerectomia. Quando realizadas, essas classificações moleculares devem ser registradas em todos os estágios
- A representação dessa classificação no estágio FIGO é feita com a adição de um "m" para classificação molecular e de um subscrito indicando o *status* molecular (p. ex., estágio IAm$_{POLEmut}$)
- Quando a classificação molecular é conhecida (Tabela 17.5):
  - » Estágios FIGO I e II: caso a classificação molecular revele o *status* POLEmut ou p53abn, o estágio inicial da FIGO é modificado (ver Tabela 17.4). Os *status* MMRd ou NSMP não modificam a classificação molecular, mas devem ser sempre registrados

PARTE 2 Ginecologia Geral

Tabela 17.4 Estadiamento do câncer de endométrio (FIGO, 2023).

Estágio	Descrição
I	Confinado ao corpo do útero e ao ovário
IA	Doença limitada ao endométrio, OU tipo histológico não agressivo[a] (*i. e.*, EEC de baixo grau) com invasão de menos da metade do miométrio, sem IELV ou com IELV focal, OU doença de bom prognóstico **IA1** Tipo histológico não agressivo limitado a um pólipo endometrial OU confinado ao endométrio **IA2** Tipos histológicos não agressivos[a] envolvendo menos da metade do miométrio sem IELV ou com IELV focal **IA3** Carcinomas endometrioides de baixo grau limitados ao útero e ao ovário[b]
IB	Tipos histológicos não agressivos[a] com invasão de metade ou mais do miométrio e sem IELV ou com IELV focal
IC	Tipos histológicos agressivos[a] limitados a um pólipo ou confinados ao endométrio
II	Invasão do estroma cervical sem extensão extrauterina OU com IELV substancial, OU tipos histológicos agressivos[a] com invasão miometrial
IIA	Invasão do estroma cervical de tipos histológicos não agressivos[a]
IIB	IELV substancial[c] de tipos histológicos não agressivos[a]
IIC	Tipos histológicos agressivos[a] com qualquer envolvimento miometrial
III	Disseminação local e/ou regional do tumor de qualquer subtipo histológico
IIIA	Invasão da serosa uterina, dos anexos ou de ambos por extensão direta ou metástase **IIIA1** Disseminação para o ovário ou tubas uterinas (exceto quando atender aos critérios do estágio IA3) **IIIA2** Envolvimento da subserosa uterina ou disseminação através da serosa uterina
IIIB	Metástase ou disseminação direta para a vagina e/ou para os paramétrios ou o peritônio pélvico **IIIB1** Metástase ou disseminação direta para a vagina e/ou para os paramétrios **IIIB2** Metástase no peritônio pélvico
IIIC	Metástase nos linfonodos pélvicos ou para-aórticos ou em ambos **IIIC1** Metástase para os linfonodos pélvicos **IIIC1i** Micrometástases **IIIC1ii** Macrometástases **IIIC2** Metástase nos linfonodos para-aórticos até os vasos renais, com ou sem metástase nos linfonodos pélvicos **IIIC2i** Micrometástases **IIIC2ii** Macrometástases
IV	Disseminação para a mucosa da bexiga e/ou mucosa intestinal, e/ou metástase a distância **IVA** Invasão da mucosa da bexiga e/ou da mucosa intestinal/do intestino **IVB** Metástase peritoneal abdominal além da pelve **IVC** Metástase a distância, incluindo metástase em qualquer linfonodo extra ou intra-abdominal, acima dos vasos renais, pulmões, fígado, cérebro ou ossos

EEC: carcinoma endometrioide; IELV: invasão do espaço linfovascular. [a]Quanto ao grau/agressividade do tipo histológico:

- Adenocarcinomas serosos, adenocarcinomas de células claras, carcinomas do tipo mesonéfrico, carcinoma endometrial mucinoso do tipo gastrointestinal, carcinomas indiferenciados e carcinossarcomas são tipos histológicos considerados de alto grau por definição
- Para EECs, o grau é baseado na proporção de áreas sólidas: baixo grau = G1 (≤ 5%), G2 (6 a 0%) e alto grau = G3 (> 50%). Atipia nuclear excessiva para o grau aumenta o grau de um tumor G1 ou G2. A presença de atipia nuclear incomum em um tumor arquitetonicamente de baixo grau deve levar à avaliação de p53 e à consideração de carcinoma seroso. Adenocarcinomas com diferenciação escamosa são classificados de acordo com as características microscópicas do componente glandular
- Assim, enquanto tipos histológicos não agressivos incluem EECs de baixo grau (G1 e G2), os tipos histológicos agressivos incluem EECs de alto grau (G3) e os subtipos serosos, de células claras, indiferenciados, mistos, do tipo mesonéfrico, carcinomas do tipo mucinoso gastrointestinal e carcinossarcomas
- Deve-se notar que carcinomas endometrioides de alto grau (G3) constituem o tipo histológico mais heterogêneo em termos de prognóstico, sendo o tipo de tumor que mais se beneficia da aplicação da classificação molecular. Porém, para fins práticos e para evitar o subtratamento de pacientes, se a classificação molecular for desconhecida, carcinomas endometrioides de alto grau foram agrupados com os tipos histológicos agressivos na classificação da FIGO.

[b]EECs de baixo grau envolvendo tanto o endométrio quanto o ovário são considerados como tendo um bom prognóstico, de modo que nenhum tratamento adjuvante é recomendado se todos os critérios a seguir forem atendidos. A doença limitada a EECs de baixo grau envolvendo o endométrio e os ovários (estágio IA3) deve ser distinguida da disseminação extensa do carcinoma endometrial para o ovário (estágio IIIA1) pelos seguintes critérios: (1) não mais do que invasão miometrial superficial está presente (< 50%), (2) ausência de IELV extensa/substancial, (3) ausência de metástases adicionais e (4) o tumor ovariano é unilateral, limitado ao ovário, sem invasão/rotura da cápsula. [c]Conforme definido pela OMS em 2021, a IELV é extensa/substancial se ≥ 5 vasos estiverem envolvidos.

Tabela 17.5 Estadiamento do câncer endometrial após classificação molecular (FIGO, 2023).

Estágio	Achados moleculares em pacientes com câncer endometrial inicial (estágios I e II após o estadiamento cirúrgico)
Estágio $IAm_{POLEmut}$	Carcinoma endometrial $POLE_{mut}$, confinado ao corpo uterino ou com extensão cervical, independentemente do grau de IELV ou do tipo histológico
Estágio $IICm_{p53abn}$	Carcinoma endometrial $p53_{abn}$ confinado ao corpo uterino com qualquer invasão miometrial, com ou sem invasão cervical e independentemente do grau de IELV ou do tipo histológico

» Estágios FIGO III e IV: o estágio inicial da FIGO não é modificado pela classificação molecular. Entretanto, o *status* molecular deve ser sempre registrado.

Tratamento

Tratamento cirúrgico

- O tratamento-padrão do câncer de endométrio ressecável é a histerectomia simples/extrafascial com salpingo-ooforectomia bilateral
- A via preferencial de realização do tratamento cirúrgico é a minimamente invasiva (laparoscópica convencional ou robótica)
- A avaliação do *status* linfonodal em pacientes com câncer de endométrio é um assunto controverso:
  » As principais opções para estadiamento linfonodal incluem a biópsia de linfonodo sentinela e a linfadenectomia sistemática
  » Não existe consenso acerca da melhor abordagem nesse contexto. Fatores que devem ser levados em consideração incluem a probabilidade pré-operatória de metástases, a dificuldade de acessar os linfonodos durante a cirurgia e o desejo da paciente
  » Entretando, atualmente, a tendência das principais sociedades internacionais de Ginecologia Oncológica é recomendar biópsia de linfonodo sentinela para todas as pacientes com carcinoma endometrial que não apresentem evidências claras de metástases linfonodais no pré-operatório
  » As diretrizes da ESGO-ESTRO-ESP (European Society of Gynaecological Oncology, European Society for Radiotherapy and Oncology e European Society of Pathology), por exemplo, permitem uma biópsia de linfonodo sentinela em todas as pacientes com carcinoma de endométrio, o que é endossado pela FIGO

- Em subtipos histológicos específicos (como nos casos de carcinomas serosos e indiferenciados e carcinossarcomas), o estadiamento também requer omentectomia infracólica
- Em pacientes com acometimento cervical pelo câncer de endométrio, a histerectomia radical pode ser uma opção viável como alternativa à histerectomia simples/extrafascial.

Estratificação de risco e terapia adjuvante

- Após tratamento cirúrgico e estadiamento e na ausência de doença residual, as pacientes devem ser estratificadas de acordo com o risco de recorrência em quatro grupos:
  » Baixo risco
  » Risco intermediário-baixo
  » Risco intermediário-alto
  » Alto risco
- Nos casos em que a classificação molecular não estiver disponível, essa estratificação deve seguir as orientações da Figura 17.1
- Nos casos em que for possível realizar classificação molecular, as pacientes devem ser estratificadas de acordo com a Tabela 17.6
- A depender do risco atribuído, as principais opções de terapia adjuvante incluem:
  » Pacientes com baixo risco e risco intermediário-baixo: não existe indicação de terapia adjuvante
  » Pacientes com risco intermediário-alto: é recomendado realizar radioterapia (braquiterapia) adjuvante
  » Pacientes com alto risco: a terapia adjuvante é fundamental e pode envolver braquiterapia ou radioterapia pélvica (como nos estágios I e II de carcinomas do tipo não endometrioide) ou quimioterapia, associada ou não à imunoterapia (como nos estágios III e IV e em todos os carcinomas de endométrio com classificação molecular p53abn).

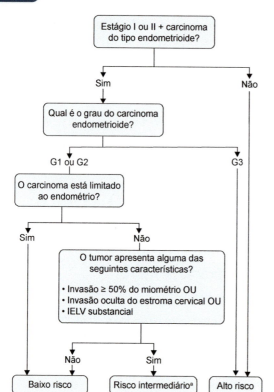

Figura 17.1 Estratificação de risco pós-operatório do câncer de endométrio em caso de indisponibilidade da classificação molecular. IELV: invasão do espaço linfovascular. ªO risco intermediário deve, ainda, ser subclassificado em risco intermediário-baixo e intermediário-alto de acordo com os seguintes três critérios: presença e invasão miometrial profunda, histologia G2 e presença de IELV. São classificadas como risco intermediário-alto as pacientes com 70 anos ou mais que apresentam pelo menos um critério, as pacientes entre 50 e 69 anos com pelo menos dois critérios e as pacientes com 18 anos ou mais que apresentem todos os três critérios.

Tratamento do câncer de endométrio metastático ou recorrente

- Para pacientes com câncer de endométrio metastático (estágio IV), recomendam-se:
  » Cirurgia de citorredução, quando possível
  » Tratamento sistêmico adjuvante com quimioterapia + imunoterapia.
- Para pacientes com doença recorrente:

Tabela 17.6 Estratificação de risco do câncer de endométrio com base no estadiamento e na classificação molecular.

Grupos de risco	Descrição
Baixo risco	• Estágios I e II POLEmut, tipo endometrioide G1-G2-G3 • Estágio IA MMRd ou NSMP, tipo endometrioide G1-G2 e IELV ausente ou focal
Risco intermediário-baixo	• Estágio IA MMRd ou NSMP, tipo endometrioide G3 e IELV ausente ou focal • Estágio IB MMRd ou NSMP, tipo endometrioide G1-G2 e IELV ausente ou focal • Estágio II MMRd ou NSMP, endometrioide G1 e IELV ausente ou focal
Risco intermediário-alto	• Estágio I MMRd ou NSMP, endometrioide G1-G2-G3 e IELV substancial • Estágio II MMRd ou NSMP, endometrioide G1 e IELV substancial • Estágio IB MMRd ou NSMP, endometrioide G3, independentemente da IELV • Estágio II MMRd ou NSMP, endometrioide G2-G3, independentemente da IELV
Alto risco	• Qualquer estágio com classificação molecular p53abn • Qual estágio de carcinomas do tipo não endometrioide (serosos, de células claras, do tipo mesonéfrico, mucinosos do tipo gastrointestinal, indiferenciados e carcinossarcomas) • Estágios III e IV, independentemente da histologia ou subtipo molecular

IELV: invasão do espaço linfovascular.

» Em caso de recidiva locorregional, a radioterapia é o tratamento de escolha para pacientes que ainda não foram irradiadas
» Pacientes com recidiva locorregional que recusam a radioterapia ou que já foram irradiadas devem ser submetidas a tratamento cirúrgico
» Em caso de recidiva sistêmica, as principais opções terapêuticas incluem principalmente a imunoterapia, embora a quimioterapia também seja uma opção em casos selecionados.

Leitura complementar

Berek JS, Matias-Guiu X, Creutzberg C, Fotopoulou C, Gaffney D, Kehoe S. FIGO staging of endometrial cancer: 2023. Int J Gynaecol Obstet. 2023;162(2):383-94.

Bokhman JV. Two pathogenetic types of endometrial carcinoma. Gynecol Oncol. 1983;15(1):10-7.

Cancer Genome Atlas Research Network; Kandoth C, Schultz N, Cherniack AD, Akbani R, Liu Y, Shen H, et al. Integrated genomic characterization of endometrial carcinoma. Nature. 2013;497(7447):67-73.

Clarke MA, Long BJ, Del Mar Morillo A, Arbyn M, Bakkum-Gamez JN, Wentzensen N. Association of endometrial cancer risk with postmenopausal bleeding in women: a systematic review and meta-analysis. JAMA Intern Med. 2018;178(9):1210-22.

Crosbie EJ, Kitson SJ, McAlpine JN, Mukhopadhyay A, Powell ME, Singh N. Endometrial cancer. Lancet. 2022;399(10333):1412-28.

D'Angelo E, Prat J. Uterine sarcomas: a review. Gynecol Oncol. 2010;116(1):131-9.

Ferrandina G, Aristei C, Biondetti PR, Cananzi FCM, Casali P, Ciccarone F, et al. Italian consensus conference on management of uterine sarcomas on behalf of S.I. G.O. (Societa' italiana di Ginecologia E Ostetricia). Eur J Cancer. 2020;139:149-68.

Giannini A, Golia D'Augè T, Bogani G, Laganà AS, Chiantera V, Vizza E, et al. Uterine sarcomas: A critical review of the literature. Eur J Obstet Gynecol Reprod Biol. 2023;287:166-70.

Gusberg SB. Virulence factors in endometrial cancer. Cancer. 1993;71(4 Suppl):1464-6.

Haoula Z, Salman M, Atiomo W. Evaluating the association between endometrial cancer and polycystic ovary syndrome. Hum Reprod. 2012;27(5):1327-31.

Herrington CS, editor. WHO classification of tumours female genital tumours. 5th ed. Lyon: International Agency for Research on Cancer; 2020.

Ilavarasi CR, Jyothi GS, Alva NK. Study of the Efficacy of Pipelle Biopsy Technique to Diagnose Endometrial Diseases in Abnormal Uterine Bleeding. J Midlife Health. 2019;10(2):75-80.

Instituto Nacional de Câncer (Brasil). Estimativa 2023: incidência de câncer no Brasil / Instituto Nacional de Câncer. Rio de Janeiro: INCA; 2022.

Iversen L, Sivasubramaniam S, Lee AJ, Fielding S, Hannaford PC. Lifetime cancer risk and combined oral contraceptives: the Royal College of General Practitioners' Oral Contraception Study. Am J Obstet Gynecol. 2017;216(6):580.e1-580.e9.

Karlsson B, Granberg S, Wikland M, Ylöstalo P, Torvid K, Marsal K, Valentin L. Transvaginal ultrasonography of the endometrium in women with postmenopausal bleeding: a Nordic multicenter study. Am J Obstet Gynecol. 1995;172(5):1488-94.

Lortet-Tieulent J, Ferlay J, Bray F, Jemal A. International patterns and trends in endometrial cancer incidence, 1978-2013. J Natl Cancer Inst. 2018;110(4):354-61.

Lu KH, Schorge JO, Rodabaugh KJ, Daniels MS, Sun CC, Soliman PT, et al. Prospective determination of prevalence of lynch syndrome in young women with endometrial cancer. J Clin Oncol. 2007;25(33):5158-64.

Pennant ME, Mehta R, Moody P, Hackett G, Prentice A, Sharp SJ, Lakshman R. Premenopausal abnormal uterine bleeding and risk of endometrial cancer. BJOG. 2017;124:404-11.

Shepherd JH. Revised FIGO staging for gynaecological cancer. Br J Obstet Gynaecol. 1989;96(8):889-92.

Soliman PT, Oh JC, Schmeler KM, Sun CC, Slomovitz BM, Gershenson DM, et al. Risk factors for young premenopausal women with endometrial cancer. Obstet Gynecol. 2005;105(3):575-80.

Sung H, Ferlay J, Siegel RL, Laversanne M, Soerjomataram I, Jemal A, Bray F. Global cancer statistics 2020: GLOBOCAN estimates of incidence and mortality worldwide for 36 cancers in 185 countries. CA Cancer J Clin. 2021;71(3):209-49.

Talhouk A, McConechy MK, Leung S, Li-Chang HH, Kwon JS, Melnyk N, et al. A clinically applicable molecular-based classification for endometrial cancers. Br J Cancer. 2015;113(2):299-310.

Win AK, Reece JC, Ryan S. Family history and risk of endometrial cancer: a systematic review and meta-analysis. Obstet Gynecol. 2015;125(1):89-98.

Zaino RJ, Kurman R, Herbold D, Gliedman J, Bundy BN, Voet R, Advani H. The significance of squamous differentiation in endometrial carcinoma. Data from a Gynecologic Oncology Group study. Cancer. 1991;68(10):2293-302.

Ziel HK, Finkle WD. Increased risk of endometrial carcinoma among users of conjugated estrogens. N Engl J Med. 1975;293(23):1167-70.

18

Câncer de Ovário

Gabriel Lage Neves ■ Eduardha Santos Temponi Barroso ■ Eduardo Batista Cândido

KEYPOINTS

1. O câncer de ovário é o 3º câncer ginecológico mais comum em mulheres no Brasil e no mundo.
2. Os principais tipos histológicos do câncer de ovário incluem os carcinomas seroso de alto grau (responsável por até 80% dos casos), seroso de baixo grau, mucinoso, endometrioide e de células claras.
3. O principal fator de risco para o carcinoma ovariano é a história familiar de câncer de mama ou de ovário (principalmente em caso de mutações nos genes *BRCA1* e *BRCA2*). Outros fatores de risco importantes incluem idade avançada, etnia caucasiana, nuliparidade, menarca precoce, menopausa tardia e endometriose.
4. Os tumores *borderline* de ovário podem ser do tipo seroso, mucinoso ou endometrioide e consistem em neoplasias intermediárias entre os cistadenomas e os carcinomas epiteliais.
5. As manifestações clínicas do câncer de ovário são bastante inespecíficas. Os principais sintomas incluem dor abdominal ou pélvica, distensão abdominal, empachamento e alteração dos hábitos urinários e intestinais.
6. O manejo inicial de um quadro suspeito de câncer de ovário envolve aspectos clínicos, imaginológicos (principalmente ultrassonografia transvaginal) e laboratoriais (principalmente marcadores tumorais, como o CA-125).
7. O estadiamento do câncer de ovário é eminentemente cirúrgico. O tratamento-padrão deve envolver, de forma isolada ou em associação, citorredução completa e quimioterapia.
8. Pacientes com doença estágios IA e IB devem ser tratados com cirurgia e, em caso de citorredução completa, podem ser poupadas de quimioterapia.
9. Pacientes com doença estágios IC, II, III e IV devem ser submetidas a citorredução completa, seguida de quimioterapia adjuvante com carboplatina + paclitaxel.
10. A conduta ideal para pacientes com doença inicialmente irressecável é quimioterapia neoadjuvante, seguida de cirurgia citorredutora (se possível) e quimioterapia adjuvante.

Highlights *e* numbers

- O câncer de ovário é o 3º câncer ginecológico mais comum em mulheres no Brasil, em outros países subdesenvolvidos e no mundo
- Em países desenvolvidos, o câncer de ovário ocupa a 2ª colocação na lista de neoplasias ginecológicas mais prevalentes
- Cerca de 95% dos casos do câncer de ovário são do tipo epitelial, entre os quais cerca de 80% são serosos
- Em decorrência de sua alta prevalência, os carcinomas epiteliais de ovário serão o foco deste capítulo. As demais neoplasias malignas ovarianas incluem os tumores estromais e de células germinativas
- Em 2022, o câncer de ovário foi responsável por 325 mil novos casos e 207 mil óbitos em todo mundo
- No Brasil, o câncer de ovário é o oitavo câncer mais prevalente em mulheres:

» Para cada ano do triênio 2023-2025, são estimados 7.310 novos casos de câncer de ovário
» Em 2021, o câncer de ovário foi responsável por 4.037 óbitos no país
- O câncer de ovário é mais prevalente na sexta e na sétima década de vida
- Cerca de 75% dos casos de câncer de ovário são diagnosticados após a disseminação peritoneal da doença.

Etiopatogenia e fatores de risco

- O carcinoma epitelial de ovário pode ser dividido em cinco tipos histológicos principais: seroso de baixo e de alto grau, mucinoso, endometrioide e de células claras (Tabela 18.1)
- O principal fator de risco para o carcinoma ovariano é a história familiar de câncer de mama ou de ovário. Esse risco é potencializado em pacientes que, além de história familiar, também apresentam:
  » Mutações nos genes *BRCA1* e/ou *BRCA2*
  » Síndrome de Lynch
- Outros fatores de risco incluem:
  » Idade avançada
  » Etnia caucasiana
  » Fatores que aumentam o número de ovulações durante a vida, como nuliparidade, menarca precoce e menopausa tardia
  » Endometriose (principalmente carcinomas endometrioide e de células claras)
- Fatores considerados protetores para o câncer de ovário incluem:
  » Salpingo-ooforectemia prévia (a salpingectomia por si só já reduz em até 70% o risco de carcinoma ovariano)
  » Uso de contraceptivos orais
  » Amamentação
  » Multiparidade

- Existem pelo menos três vias de carcinogênese que tentam explicar a origem do câncer epitelial de ovário e seu comportamento heterogêneo:
  » A maioria dos casos parece originar-se da formação de cistos de inclusão a partir de células epiteliais do ovário e, principalmente, da porção distal da tuba uterina. Nesses casos, a mutação do gene *TP53* parece exercer um papel primordial na carcinogênese. Atualmente, considera-se essa via a responsável principalmente pelo surgimento de tumores agressivos de alto grau
  » Poucos casos parecem surgir a partir do acúmulo de mutações genéticas que causam transformação de cistos benignos em tumores *borderline* e, posteriormente, em carcinomas invasores. Nesses casos, mutações envolvem principalmente os genes *KRAS*, *BRAF*, *ERBB2*, *CTNNB-1*, *PTEN*, *PIK3CA* e *ARID1A*. Atualmente, considera-se essa via como responsável, principalmente, pelo desenvolvimento de tumores indolentes de baixo grau
  » Uma terceira via propõe que o câncer de ovário se origina a partir de uma predisposição familiar que envolve mutações nos genes *BRCA1* e *BRCA2*. Mutações na proteína p53 também parecem ser essenciais para que haja progressão da carcinogênese. Atualmente, considera-se essa via como responsável pelo surgimento dos carcinomas hereditários de ovário (que, em sua maior parte, são serosos de alto grau)
- Com o objetivo de agrupar os subtipos histológicos do câncer de ovário, foi proposta uma divisão dualística em tumores dos tipos I e II:
  » Tumores do tipo I (de baixo grau): incluem os carcinomas serosos de baixo de grau, mucinoso, endometrioide e de células claras. Geralmente se comportam de forma mais indolente, apresentam prognóstico mais favorável e tendem a ser diagnosticados quando ainda estão confinados aos anexos
  » Tumores do tipo II (de alto grau): incluem principalmente os carcinomas serosos de alto grau. Geralmente se comportam de forma mais agressiva, apresentam prognóstico mais reservado e tendem a ser diagnosticados em estágios mais avançados
- Além desses cinco subtipos histológicos, este capítulo também destacará as neoplasias *borderline* de ovário, que constituem até 15% de todas as massas anexiais suspeitas.

Tabela 18.1 Principais subtipos histológicos do câncer de ovário e suas frequências relativas

Subtipo	Frequência relativa
Carcinoma seroso de baixo grau	< 5%
Carcinoma seroso de alto grau	70 a 80%
Carcinoma mucinoso	3 a 5%
Carcinoma endometrioide	10%
Carcinoma de células claras	10%

Carcinoma seroso de alto grau

- O carcinoma seroso de alto grau (CSAG) é o tipo mais comum de câncer de ovário, sendo responsável por até 80% de todas as malignidades ovarianas
- Sobre o momento do diagnóstico:
  - » O CSAG geralmente é diagnosticado em estágios mais avançados (III ou IV) e apresenta prognóstico reservado
  - » Em menos de 10% dos casos, o CSAG é restrito ao ovário no momento do diagnóstico
- Sobre o padrão molecular:
  - » Cerca de 10% dos CSAG estão associados a mutações nos genes *BRCA1* e *BRCA2*
  - » Independentemente do *status* dos genes *BRCA*, até 80% dos CSAG apresentam mutações no gene *TP53*
- Junto dos carcinomas endometrioides, os CSAG constituem o tipo histológico mais sensível à quimioterapia à base de platina.

Carcinoma seroso de baixo grau

- O carcinoma seroso de baixo grau (CSBG) é responsável por menos de 5% dos casos de câncer de ovário
- Sobre o momento do diagnóstico:
  - » O CSBG, assim como o CSAG, geralmente é diagnosticado em estágios mais avançados
  - » Entretanto, em relação ao CSAG, o CSBG apresenta comportamento biológico distinto, sendo menos agressivo, crescendo mais lentamente e apresentando um melhor prognóstico
- Sobre o padrão molecular, o CSBG está associado principalmente a mutações nos genes *KRAF* e *BRAF*
- Ao contrário dos CSAG, os CSBG apresentam relativa resistência à terapia à base de platina.

Carcinoma mucinoso

- O carcinoma mucinoso é responsável por 3 a 4% dos casos de câncer de ovário
- Sobre o momento do diagnóstico, o carcinoma mucinoso geralmente é diagnosticado em estágios mais iniciais (geralmente estágio I)
- Sobre o padrão molecular, mais de 75% dos carcinomas mucinosos apresentam mutações no gene *KRAS*.

Carcinomas endometrioide e de células claras

- Juntos, os carcinomas endometrioides e de células claras são responsáveis por cerca de 20% dos casos de câncer de ovário
- Sobre o momento do diagnóstico:
  - » Ambos os carcinomas geralmente são diagnosticados em estágios mais iniciais (I ou II)
  - » Esses tumores são mais prevalentes em pacientes na perimenopausa (na quarta e quinta décadas de vida)
- Sobre o padrão molecular:
  - » Os carcinomas endometrioides estão relacionados principalmente a mutações nos genes *CTNNB-1, PTEN, PIK3CA* e *ARID1A*
- Enquanto o carcinoma endometrioide apresenta boa resposta à quimioterapia à base de platina, a resposta do carcinoma de células claras a essa forma de tratamento geralmente é mais limitada
- Tanto o carcinoma endometrioide quanto o carcinoma de células claras têm a endometriose como um importante fator de risco
- Porém, como essas condições compartilham fatores de risco, alguns autores sugerem que não é possível afirmar que exista, de fato, uma relação causal entre endometriose e câncer de ovário
- O carcinoma endometrioide é o tipo de câncer de ovário mais frequentemente associado ao carcinoma de endométrio (essa associação ocorre em 15 a 20% dos casos).

Outros tipos histológicos

- Além dos cinco tipos histológicos clássicos, outras formas de carcinoma epitelial do ovário geralmente descritas incluem:
  - » Carcinoma de células transicionais (CCT)
    - ▲ Historicamente, era definido como uma neoplasia histologicamente semelhante ao urotélio e proveniente de uma transformação maligna de um tumor de Brenner
    - ▲ Entretanto, atualmente, estudos moleculares identificaram que os CCT constituem apenas uma variante dos carcinomas serosos de alto grau, de forma que esses tumores não representam mais um tipo histológico distinto

» Carcinoma indiferenciado
  ▲ Representam os carcinomas ovarianos que não apresentam nenhuma ou quase nenhuma diferenciação
  ▲ Esses tumores são raros, altamente agressivos e apresentam prognóstico semelhante aos carcinomas serosos de alto grau.

Tumores *borderline* de ovário

- Os tumores *borderline* de ovário consistem em neoplasias ovarianas que não apresentam características malignas claras (como invasão), mas que apresentam certo grau de proliferação epitelial atípica
- Em geral, os tumores *borderline* são considerados intermediários entre os cistoadenomas e os carcinomas ovarianos
- Os principais tipos histológicos de neoplasias *borderline* ovarianas incluem:
  » Tumores *borderline* serosos (60% dos casos)
  » Tumores *borderline* mucinosos
  » Tumores *borderline* endometrioides.

Aspectos clínicos

- Embora o câncer de ovário tenha sido historicamente chamado *silent killer* ("matador silencioso"), estudos recentes mostram que esse termo não deve ser mais utilizado, já que a maior parte das pacientes com carcinoma apresenta manifestações clínicas
- Entretanto, a sintomatologia do câncer de ovário é inespecífica e pode estar presente em diversos outros transtornos comuns, sejam eles ginecológicos, sejam eles intestinais ou urinários
- Alguns sintomas inespecíficos que ocorrem significativamente mais em mulheres com câncer de ovário do que na população feminina em geral incluem:
  » Dor abdominal e/ou pélvica
  » Distensão abdominal
  » Empachamento
  » Sintomas urinários, como urgência miccional e polaciúria
- Outros sintomas comuns, mas que ocorrem em mulheres com câncer de ovário e na população feminina em geral na mesma proporção, incluem:
  » Alterações do hábito intestinal
  » Fadiga

» Dispareunia
» Irregularidades menstruais
- Uma suspeita de câncer de ovário também pode ser levantada com base nos dados obtidos no exame físico:
  » A ascite é uma manifestação relativamente comum, especialmente em pacientes com doença em estágio avançado
  » No exame pélvico, uma massa anexial é geralmente identificada ao toque bimanual. Massas anexiais grandes, fixas e com irregularidades apresentam maior risco de serem malignas.

Exames complementares

- Conforme é detalhado no Capítulo 11, *Massas Anexiais*, em caso de suspeita clínica de câncer de ovário, a diferenciação inicial entre as massas anexiais malignas e benignas leva em consideração:
  » Aspectos clínicos
  » Exames de imagem
  » Exames laboratoriais
- O principal exame de imagem solicitado como propedêutica inicial é a ultrassonografia transvaginal (USTV)
  » Os principais aspectos imaginológicos sugestivos de malignidade incluem presença de componente sólido, septações e projeções papilares e aumento da ecogenicidade e do tamanho da massa (> 10 cm)
  » Diversos sistemas, descritos no Capítulo 11, podem ser utilizados para auxiliar na diferenciação entre tumores benignos e malignos
- O marcador tumoral CA-125 deve ser o principal exame laboratorial solicitado
- Cerca de 80% das pacientes com câncer de ovário apresentam níveis elevados de CA-125
- Um nível basal de CA-125 deve ser sempre estabelecido, pois os valores desse marcador podem ser utilizados para monitorar resposta ao tratamento e recorrência
- Outros marcadores que devem solicitados em casos selecionados (como HE-4, alfafetoproteína [AFP], lactato desidrogenase [LDH], β-hCG, inibina B, estrogênio e androgênios) também estão descritos no Capítulo 11
- Após a avaliação clínica, imaginológica e laboratorial inicial, um diagnóstico provável geralmente é estabelecido. Exames adicionais que podem ser solicitados incluem:

- » Tomografia computadorizada (TC) e ressonância magnética (RM) de abdome e pelve: são úteis no pré-operatório, principalmente para avaliar a presença de ascite e de metástases
- O diagnóstico histopatológico do câncer de ovário é estabelecido apenas após o tratamento cirúrgico inicial, já que o ovário não pode ser submetido a biópsia guiada por imagem (pelo risco de rompimento do tumor com disseminação de células malignas para a cavidade peritoneal, o que aumenta o estágio da doença e piora o prognóstico).

Estadiamento

- O sistema da Federação Internacional de Ginecologia e Obstetrícia (FIGO) (Tabela 18.2) de 2021 deve ser utilizado para o estadiamento do câncer de ovário
- O estadiamento do carcinoma ovariano é eminentemente cirúrgico, desempenhando papel fundamental tanto no prognóstico quanto no tratamento da doença
- No momento do diagnóstico:
  - » Um terço das pacientes geralmente apresenta doença em estágios iniciais (I e II)
  - » Dois terços apresentam doença em estágios avançados (III e IV).

Tratamento

- Os pilares do tratamento do câncer de ovário incluem:
  - » Tratamento cirúrgico
  - » Quimioterapia

Tabela 18.2 Estadiamento do câncer de ovário, tubário e peritoneal (FIGO, 2018).	
Estágio[a]	**Descrição**
I	**Tumor restrito aos ovários ou às tubas uterinas**
IA	Tumor restrito a um ovário (cápsula intacta) ou tuba uterina; ausência de tumor na superfície ovariana; ausência de células malignas no líquido ascítico ou lavado peritoneal
IB	Tumor restrito aos dois ovários (cápsula intacta) ou tubas uterinas; ausência de tumor na superfície ovariana; ausência de células malignas no líquido ascítico ou lavado peritoneal
IC	Tumor restrito a um ou ambos os ovários ou tubas uterinas, com: **IC1:** extravasamento cirúrgico **IC2:** cápsula rompida antes da cirurgia ou tumor na superfície do ovário ou tuba uterina **IC3:** células malignas no líquido ascítico ou lavado peritoneal
II	**Tumor envolvendo um ou ambos os ovários ou tubas uterinas com extensão pélvica (abaixo da borda pélvica) ou câncer peritoneal**
IIA	Extensão e/ou implantes no útero e/ou tubas uterinas e/ou ovários
IIB	Extensão e/ou implantes em outros tecidos intraperitoneais pélvicos
III	**Tumor envolvendo um ou ambos os ovários ou tubas uterinas, ou câncer peritoneal com metástases peritoneais confirmadas microscopicamente fora da pelve, e/ou metástase para os linfonodos retroperitoneais**
IIIA1	Somente linfonodos pélvicos positivos: **IIIA1(i):** metástases ≤ 10 mm na maior dimensão **IIIA1 (ii):** metástases > 10 mm na maior dimensão
IIIA2	Envolvimento peritoneal microscópico extrapélvico (para além da borda pélvica), com ou sem linfonodos retroperitoneais positivos
IIIB	Metástases peritoneais macroscópicas que se estendem para além da pelve e têm ≤ 2 cm na maior dimensão, com ou sem linfonodos retroperitoneais positivos
IIIC	Metástases peritoneais macroscópicas que se estendem para além da pelve e têm > 2 cm na maior dimensão, com ou sem linfonodos retroperitoneais positivos (inclui extensão para a cápsula do fígado e/ou do baço sem comprometimento do parênquima do órgão)
IV	**Metástases a distância (exceto metástases peritoneais)**
IVA	Derrame pleural com citologia positiva
IVB	Metástase parenquimatosa e/ou metástases em órgãos extra-abdominais (incluindo linfonodos inguinais e linfonodos fora da cavidade abdominal)

- Essas modalidades podem ser utilizadas isoladamente ou, mais comumente, em associação:
  - » O tratamento inicial normalmente é cirúrgico. A decisão pela realização de quimioterapia adjuvante depende do estadiamento pós-operatório
  - » Em casos selecionados, é realizada a quimioterapia neoadjuvante
  - » Para pacientes com tumores irressecáveis e para aquelas sem condições de serem submetidas ao tratamento cirúrgico, a quimioterapia isolada constitui uma opção viável.

Princípios do tratamento e do estadiamento cirúrgico

- É essencial que a abordagem cirúrgica de uma paciente com diagnóstico suspeito ou confirmado de câncer de ovário seja realizada por um ginecologista oncológico, já que múltiplos estudos demonstram que essa abordagem resulta em melhores desfechos oncológicos
- O procedimento-padrão para estadiamento completo da doença inclui:
  - » Coleta de líquido ascítico ou lavado peritoneal para exame citológico
  - » Histerectomia simples/extrafascial com salpingo-ooforectomia bilateral
  - » Omentectomia infracólica
  - » Linfadenectomia pélvica e para-aórtica até a altura da veia renal esquerda
  - » Inspeção completa de toda a superfície peritoneal e de todos os órgãos abdominais, com biópsia de achados suspeitos
- Em todos os estágios, o objetivo cirúrgico deve ser a citorredução completa, ou seja, a remoção de todos os focos da doença com ausência de doença residual macroscópica após a cirurgia:
  - » A sobrevida livre de doença é significativamente maior em pacientes de qualquer estágio que atingem citorredução completa em comparação àquelas que apresentam doença residual
  - » Em estágios iniciais (I ou II), a citorredução é praticamente restrita à pelve
  - » Em estágios avançados (III ou IV), a citorredução pode demandar intervenções mais radicais, que podem incluir apendicectomia, ressecções intestinais, peritonectomia, cistectomia, ureteroneocistostomia e abordagens de órgãos do abdome superior

- Papel da biópsia por congelação:
  - » Se o diagnóstico histopatológico não for feito antes da cirurgia (como ocorre na maior parte dos casos), a biópsia por congelação pode ser útil para a confirmação intraoperatória do câncer de ovário
  - » A utilização da biópsia por congelação é ainda mais importante nos casos em que existe a possibilidade de diagnósticos diferenciais como tumores benignos ou *borderline*
- Durante a abordagem cirúrgica, é essencial evitar o rompimento do tumor nas situações em que houver suspeita ou confirmação de câncer de ovário:
  - » Para isso, a prática de remover o ovário por completo (ooforectomia) é preconizada, de forma que a cistectomia não deve ser realizada
  - » Caso a via de acesso seja minimamente invasiva, o *endobag* deve ser utilizado para retirar o tumor da cavidade abdominal
- Via de acesso para o tratamento cirúrgico:
  - » A laparotomia é considerada a abordagem cirúrgica-padrão para o câncer de ovário, sendo amplamente utilizada em todos os estágios e quase indispensável na abordagem da doença em estágios mais avançados (III e IV)
  - » Entretanto, a cirurgia minimamente invasiva (MIS) vem se mostrando uma ferramenta útil para a abordagem cirúrgica inicial de pacientes com doença em estágio presumido inicial (I ou II)
  - » Durante a abordagem por MIS, a biópsia por congelação se torna ainda mais essencial, já que possíveis diagnósticos diferenciais benignos podem, inclusive, dispensar a necessidade de estadiamento completo
  - » A MIS pode dificultar alguns aspectos técnicos do tratamento cirúrgico, como a excisão sem rompimento do tumor, a inspeção de toda a cavidade abdominal e a linfadenectomia
  - » A laparoscopia também pode ser importante para determinar se uma doença em estágio presumido avançado (III e IV) é ou não ressecável.

Quimioterapia adjuvante

- A quimioterapia adjuvante deve ser indicada para:
  - » Todas as pacientes com doença estágios IC, II, III e IV

- » Todas as pacientes com carcinomas serosos de alto grau e de células claras, independentemente do estágio
- » Todas as pacientes que não foram estadiadas corretamente e que não podem ou não desejam ser submetidas a novo procedimento cirúrgico
- O tratamento adjuvante-padrão consiste em seis ciclos de quimioterapia com carboplatina e paclitaxel
  - » Em casos selecionados (p. ex., em pacientes com alto risco de recorrência), a imunoterapia com bevacizumabe pode ser adicionada ao esquema terapêutico
- Após uma reposta inicial à quimioterapia-padrão:
  - » Pacientes com doença estágios I e II não necessitam de terapia de manutenção
  - » Pacientes com doença estágios III e IV se beneficiam da quimioterapia de manutenção com inibidores de PARP, como o niraparibe.

Quimioterapia neoadjuvante

- A quimioterapia deve ser indicada para pacientes com doença considerada irressecável, ou seja, em caso de baixa probabilidade pré-operatória de citorredução completa
- Nesses casos, a sequência ideal de tratamento inclui:
  - » Quimioterapia neoadjuvante com três ciclos de carboplatina + paclitaxel
  - » Citorredução (se a doença se tornar ressecável)
  - » Quimioterapia adjuvante com mais três a seis ciclos de carboplatina + paclitaxel
- Caso a paciente ainda apresente doença irressecável após os três ciclos iniciais de quimioterapia neoadjuvante, mais três ciclos de carboplatina + paclitaxel podem ser administrados e, posteriormente, a paciente pode ser novamente reavaliada quanto à possibilidade do tratamento cirúrgico.

Preservação da fertilidade

- Em pacientes jovens e sem prole definida, a cirurgia com preservação de fertilidade pode ser uma possibilidade. Seriam candidatas a essa conduta pacientes portadoras de:
  - » Carcinomas epiteliais estágio IA
  - » Tumores *borderline* de ovário
  - » Tumores de células germinativas

- Nesses casos, a abordagem cirúrgica deve envolver estadiamento cirúrgico completo com preservação do útero e de todo o ovário ou parte de um deles.

Seguimento e controle pós-tratamento

- Após o tratamento do câncer de ovário, recomenda-se a avaliação periódica por meio da história clínica e do exame físico:
  - » A cada 3 meses durante os 2 primeiros anos
  - » A cada 6 meses por mais 3 a 5 anos
  - » Anualmente até o fim da vida
- Durante as consultas de seguimento, é essencial realizar um exame físico detalhado, e as pacientes devem ser orientadas a relatar possíveis manifestações clínicas que indiquem possibilidade de recidiva
- Os exames de imagem e o CA-125 devem ser solicitados de maneira individualizada, principalmente se houver suspeita clínica de recidiva.

Leitura complementar

Armstrong DK, Bundy B, Wenzel L, Huang HQ, Baergen R, Lele S, et al. Intraperitoneal cisplatin and paclitaxel in ovarian cancer. N Engl J Med. 20065;354(1):34-43.

Burger RA, Brady MF, Bookman MA, Fleming GF, Monk BJ, Huang H, et al. Incorporation of bevacizumab in the primary treatment of ovarian cancer. N Engl J Med. 2011;365(26):2473-83.

Clamp AR, James EC, McNeish IA, Dean A, Kim JW, O'Donnell DM, et al. Weekly dose-dense chemotherapy in first-line epithelial ovarian, fallopian tube, or primary peritoneal carcinoma treatment (ICON8): primary progression free survival analysis results from a GCIG phase 3 randomised controlled trial. Lancet. 2019;394(10214):2084-95.

Colombo N, Guthrie D, Chiari S, Parmar M, Qian W, Swart AM, et al. International Collaborative Ovarian Neoplasm trial 1: a randomized trial of adjuvant chemotherapy in women with early-stage ovarian cancer. J Natl Cancer Inst. 2003;95(2):125-32.

Colombo N, Sessa C, du Bois A, Ledermann J, McCluggage WG, McNeish I, et al. ESMO-ESGO consensus conference recommendations on ovarian cancer: pathology and molecular biology, early and advanced stages, borderline tumours and recurrent disease. Ann Oncol. 2019;30(5):672-705.

Fagotti A, Gueli Alletti S, Corrado G, Cola E, Vizza E, Vieira M, et al. The INTERNATIONAL MISSION Study: Minimally invasive surgery in ovarian neoplasms after neoadjuvant chemotherapy. Int J Gynecol Cancer. 2019;29(1):5-9.

Ferlay J, Colombet M, Soerjomataram I, Parkin DM, Piñeros M, Znaor A, Bray F. Cancer statistics for the year 2020: An overview. Int J Cancer. 2021.

Gershenson DM, Bodurka DC, Coleman RL, Lu KH, Malpica A, Sun CC. Hormonal maintenance therapy for women with low-grade serous cancer of the ovary or peritoneum. J Clin Oncol. 2017;35(10):1103-11.

González-Martín A, Harter P, Leary A, Lorusso D, Miller RE, Pothuri B, et al. Newly diagnosed and relapsed epithelial ovarian cancer: ESMO Clinical Practice Guideline for diagnosis, treatment and follow-up. Ann Oncol. 2023;34(10):833-48.

Gore M, Hackshaw A, Brady WE, Penson RT, Zaino R, McCluggage WG, et al. An international, phase III randomized trial in patients with mucinous epithelial ovarian cancer (mEOC/GOG 0241) with long-term follow-up: and experience of conducting a clinical trial in a rare gynecological tumor. Gynecol Oncol. 2019;153(3):541-8.

Harter P, Sehouli J, Lorusso D, Reuss A, Vergote I, Marth C, et al. A randomized trial of lymphadenectomy in patients with advanced ovarian neoplasms. N Engl J Med. 2019;380(9):822-32.

Instituto Nacional de Câncer (Brasil). Estimativa 2023: incidência de câncer no Brasil / Instituto Nacional de Câncer. Rio de Janeiro: INCA; 2022. Disponível em: https://www.inca.gov.br/sites/ufu.sti.inca.local/files//media/document//estimativa-2023.pdf.

Katsumata N, Yasuda M, Isonishi S, Takahashi F, Michimae H, Kimura E, et al. Long-term results of dose-dense paclitaxel and carboplatin versus conventional paclitaxel and carboplatin for treatment of advanced epithelial ovarian, fallopian tube, or primary peritoneal cancer (JGOG 3016): a randomised, controlled, open-label trial. Lancet Oncol. 2013;14(10):1020-6.

Konstantinopoulos PA, Norquist B, Lacchetti C, Armstrong D, Grisham RN, Goodfellow PJ, et al. Germline and somatic tumor testing in epithelial ovarian cancer: ASCO Guideline. J Clin Oncol. 2020;38(11):1222-45.

Kurman RJ, Carcangiu ML, Young RH, Herrington CS. WHO Classification of tumours of female reproductive organs. N. 6. 4. ed. Lyon: International Agency for Research on Cancer; 2014. 307 p.

Muggia FM, Braly PS, Brady MF, Sutton G, Niemann TH, Lentz SL, et al. Phase III randomized study of cisplatin versus paclitaxel versus cisplatin and paclitaxel in patients with suboptimal stage III or IV ovarian cancer: a gynecologic oncology group study. J Clin Oncol. 2000;18(1):106-15.

Perren TJ, Swart AM, Pfisterer J, Ledermann JA, Pujade-Lauraine E, Kristensen G, et al. A phase 3 trial of bevacizumab in ovarian cancer. N Engl J Med. 2011365(26):2484-96.

Piccart MJ, Bertelsen K, James K, Cassidy J, Mangioni C, Simonsen E, et al. Randomized intergroup trial of cisplatin-paclitaxel versus cisplatin-cyclophosphamide in women with advanced epithelial ovarian cancer: three-year results. J Natl Cancer Inst. 2000;92(9):699-708.

Sandercock J, Parmar MKB, Torri V, Qian W. First-line treatment for advanced ovarian cancer: paclitaxel, platinum and the evidence. Br J Cancer. 2002;87(8):815-24.

Trimbos JB, Parmar M, Vergote I, Guthrie D, Bolis G, Colombo N, et al. International Collaborative Ovarian Neoplasm trial 1 and Adjuvant ChemoTherapy In Ovarian Neoplasm trial: two parallel randomized phase III trials of adjuvant chemotherapy in patients with early-stage ovarian carcinoma. J Natl Cancer Inst. 2003;95(2):105-12.

Tsunoda AT, Ribeiro R, Reis RJ, da Cunha Andrade C, Moretti Marques R, Baiocchi G, et al. Surgery in ovarian cancer. Brazilian Society of Surgical Oncology consensus. BJOG. 2018;125(10):1243-52.

Vermorken JB, Harper PG, Buyse M. The role of anthracyclines in epithelial ovarian cancer. Ann Oncol. 1999;10 Suppl 1:43-50.

19

Doenças Benignas da Mama

Eduardha Santos Temponi Barroso ▪ Jayla Regina Bezerra Santos ▪ Clecio Enio Murta de Lucena

KEYPOINTS

1. A maioria das afecções que acometem as mamas é benigna.
2. A propedêutica quando se descobre um nódulo mamário se baseia em três pilares: exame clínico, exames de imagem e exame anatomopatológico.
3. Em caso de nódulos palpáveis, deve-se realizar o diagnóstico diferencial com lesões malignas, por meio da palpação das mamas, correlação com exames de imagem e biópsia.
4. O melhor momento para a realização do exame físico das mamas é 1 semana após a menstruação.
5. As alterações benignas da mama são mais comuns em mulheres em idade fértil entre 30 e 50 anos.
6. Após identificar a lesão, deve-se descrever suas principais características, como: consistência, limites, regularidade, tamanho e localização. Essas informações são importantes para a caracterização e para seu seguimento.
7. Nas mulheres, os nódulos palpáveis mais comuns são os cistos e os fibroadenomas.
8. Muitas das microcalcificações observadas no exame de mamografia são ocasionadas por doenças benignas.
9. O primeiro passo importante na investigação de um nódulo mamário é a punção aspirativa por agulha fina (PAAF).
10. Após o estabelecimento do diagnóstico benigno e do tratamento, há a tranquilização da paciente e o alívio sintomático da lesão benigna.

Highlights

- Anamnese e exame físico bem-feitos são imprescindíveis para o diagnóstico de nódulos mamários
- As doenças benignas da mama atingem uma faixa etária diversa e representam um grande grupo de lesões com sinais e sintomas vastos
- Esses achados costumam, muitas vezes, induzir a paciente a procurar o(a) ginecologista, pois geram angústia, medo e devem sempre ser esclarecidos e tratados, se necessário
- É de grande importância na avaliação de um nódulo mamário que o(a) médico(a) ginecologista exclua neoplasias da mama

- Deve haver a pesquisa detalhada de fatores de risco associados a neoplasias como história familiar positiva
- Os nódulos benignos apresentam consistência fibroelástica, limites regulares e são geralmente móveis. Ao contrário dos nódulos malignos, que apresentam consistência endurecida, limites irregulares e são pouco móveis ou aderidos
- As doenças benignas da mama podem ser classificadas em grupos distintos, sendo os principais: as anomalias do desenvolvimento, os processos inflamatórios da mama, as alterações funcionais da mama e os tumores benignos
- As Tabelas 19.1 a 19.4 apresentam os principais grupos de doenças mamárias benignas e seus aspectos gerais

CAPÍTULO 19 Doenças Benignas da Mama | 155

Tabela 19.1 Anomalias do desenvolvimento que levam a alterações mamárias relacionadas a volume ou número.

Volume	Número
Hipomastia: mama de pequeno volume, uni ou bilateral. Não responsiva ao tratamento hormonal	Amastia: condição muito rara caracterizada por ausência total da glândula, uni ou bilateral
Hipertrofia: mama de volume aumentado, uni ou bilateral. Gera danos posturais e psicológicos	Amazia: ausência adquirida – mais comum – do tecido mamário ou congênita
	Polimastia: presença de mais de duas glândulas mamárias. Pode se apresentar de forma completa com aréola e mamilo ou apenas com parênquima, ocorrendo na crista ou linha mamária, que vai da região axilar até a região inguinal
	Politelia: presença de mamilo acessório, localizado, geralmente, na região torácica inferior e no abdome superior

Tabela 19.3 Principais alterações funcionais das mamas e seus aspectos gerais.

Alterações funcionais	Aspectos gerais
Mastalgia	Dividida em dois subtipos: cíclica e não cíclica. A cíclica está associada a mudanças hormonais (estrógeno e progesterona) do ciclo menstrual, que vão estimular a proliferação do tecido glandular. A não cíclica tem associação com mamas pendulares, dieta e estilo de vida 3ª causa: mastalgia extramamária – ortopédica (mais comum), cardiovascular, processos inflamatórios (doença de Mondor), nevralgias etc.
Cistos	São estruturas redondas derivadas da unidade do ducto lobular terminal. Apresenta maior incidência entre a 4ª década de vida e o o início da menopausa. Grande parte dessas lesões é subcíclica, caracterizada como microcistos

Tabela 19.2 Lista dos principais processos inflamatórios das mamas e seus aspectos gerais.

Processos inflamatórios	Aspectos gerais
Mastite aguda	Ocorre frequentemente no puerpério, por volta da 3ª à 4ª semana. É causada na maior parte dos casos pelo estafilococo penicilinase – resistente. A quebra dos mecanismos de defesa do organismo ocorre em casos prévios de fissura mamilar ou de queimadura da pele
Ectasia ductal	Dilatação dos ductos terminais com acúmulo de restos celulares, podendo gerar derrame papilar e uma reação inflamatória periductal. Sua frequência aumenta com a idade. Acomete mulheres na 4ª década de vida e na pós-menopausa
Eczema areolar	Dermatite descamativa e exsudativa, muitas vezes bilateral e pruriginosa, que pode se localizar ou envolver completamente o mamilo e a aréola

Tabela 19.4 Lista dos principais tumores benignos das mamas e seus aspectos gerais.

Tipo de tumor	Aspectos gerais
Fibroadenoma	É o tumor benigno da mama mais comum, que ocorre frequentemente em mulheres com menos de 30 anos. É frequentemente descoberto como achado incidental durante a mamografia de rastreio. É um tumor misto, originando-se do componente estromal e epitelial. É responsivo a hormônios e tende a aumentar de tamanho durante o período menstrual, durante a gravidez e amamentação e regride após a menopausa
Papiloma intraductal	É um nódulo solitário, de tamanho menor que 2 a 3 mm, localizado nos ductos terminais. Acomete mulheres frequentemente entre a 3ª e a 5ª década de vida
Lipoma	Tumor benigno composto de adipócitos maduros, não apresenta elementos histológicos do tecido mamário nem atipias. Sem relação com câncer de mama

- É importante distinguir os fibroadenomas dos tumores filoides, pois se trata de um tipo de tumor classificado histologicamente como benigno, maligno ou *borderline* com alta incidência de recorrência e potencial metastático (apenas na variante maligna – é um sarcoma)
  - » É um tumor móvel, lobulado e indolor
  - » A grande diferença clínica entre o tumor filoide e o fibroadenoma é seu crescimento rápido e sua capacidade de atingir tamanhos maiores, podendo ocupar toda a mama.

Numbers

- Aproximadamente 75% dos casos de pacientes com nódulos mamários são benignos
- Até 50% das mulheres terão um nódulo mamário não cancerígeno em algum momento de suas vidas e aproximadamente um quarto dessas lesões é cisto
- A incidência aumenta durante a 2ª década de vida e apresenta picos entre a 4ª e a 5ª década
- Nódulos mamários são queixas extremamente comuns, representando 60% dos motivos de consultas com mastologistas
- Cerca de 70% das mulheres vão apresentar pelo menos um episódio de mastalgia ao longo da vida
- Os fibroadenomas representam até 70% das alterações mamárias benignas, sendo mais frequentes em mulheres negras na 3ª década
- O tumor filoide é muito raro, é mais comum após os 40 anos e na maioria das vezes (cerca de 80%) é benigno
- A associação do tumor filoide com fibroadenoma pode ocorrer em 30% dos casos.

Etiopatogenia e fatores de risco

- O parênquima da glândula mamária se altera durante o desenvolvimento e o amadurecimento feminino, especialmente entre a menarca e a menopausa
- O estímulo sinérgico do estradiol e da progesterona na unidade do ducto lobular terminal induz a proliferação do epitélio e do estroma, gerando a nodularidade e a dor na fase pré-menstrual
- Após a menopausa, a mama sofre um processo de lipossubstituição na maior parte dos casos ou de fibrossubstituição

- A maior parte dos cistos decorre de processos involutivos da mama
- Uma resposta focal exagerada na mama após a menarca, em decorrência dos estímulos hormonais fisiológicos, caracteriza o fibroadenoma
- Acredita-se que o fibroadenoma tenha origem no lóbulo mamário, com grande relação hormonal, aumentando em momentos de lactação e regredindo na pós-menopausa
- A proliferação do epitélio intraductal dá origem a uma lesão hiperplásica chamada "papiloma intraductal"
- A proliferação benigna das células lipídicas dá origem ao lipoma.

Aspectos clínicos

- Os principais achados clínicos das doenças benignas da mama estão listados nas Tabelas 19.5 a 19.7.

Exames complementares

- Os achados do exame físico são muito importantes para o direcionamento do profissional. No entanto, nem sempre consegue-se distinguir uma massa benigna de uma maligna, pois alguns achados podem ser sutis ou semelhantes. Assim, a correlação com exames de imagem é imprescindível

Tabela 19.5 Lista dos principais processos inflamatórios das mamas e seus achados clínicos.

Processos inflamatórios	Quadro clínico
Mastite aguda	Sinais de inflamação: dor, calor, rubor, que podem ou não estar associados a sinais sistêmicos (febre, mal-estar e calafrios). Há a presença de adenopatia axilar
Ectasia ductal	Derrame papilar de secreção amarelo-esverdeada, comum no período de peri ou pós-menopausa. Com o tempo, pode ocorrer rotura dos ductos e inflamação adjacente, caracterizando sinais típicos de mastite
Eczema areolar	Geralmente bilateral, bordas indefinidas, lesões descamativas papilares com prurido associado

CAPÍTULO 19 Doenças Benignas da Mama

- Considera-se a ultrassonografia (US) mais eficiente que a mamografia quando se trata de nódulos palpáveis
  - » A US é o método mais sensível para diagnóstico dos cistos, sendo capaz de detectar cistos a partir de 2 mm
  - » O fibroadenoma pode apresentar-se à US como imagem nodular, circunscrita, ovalada, hipoecoica e com margens bem definidas

Tabela 19.6 Lista das principais alterações funcionais das mamas e seus achados clínicos.

Alterações funcionais	Quadro clínico
Mastalgia	Cíclica: presença de dor bilateral, difusa, e mais intensa no quadrante superior externo (devido à maior quantidade de tecido mamário) Acíclica: dor tende a ser mais localizada e geralmente é unilateral Extramamária: característica variável, dependente da causa primária
Cistos	São tumores de aparecimento rápido e autolimitados. São estruturas redondas ou ovoides, preenchidas por líquidos. Seu diagnóstico diferencial deve ser feito com fibroadenoma e tumores intracísticos. O aumento agudo dessa lesão pode gerar dor intensa e localizada de início súbito. Com frequência regridem de forma espontânea

Tabela 19.7 Lista dos principais tumores benignos das mamas e seus achados clínicos.

Tumor benigno	Quadro clínico
Fibroadenoma	Apresenta-se como um nódulo (único ou múltiplos) circunscrito de consistência fibroelástica, de superfície lisa ou lobulada, móvel e indolor. Tende a involuir após a menopausa
Papiloma intraductal	Derrame papilar sanguinolento ou seroso e nódulo subareolar em metade dos casos, porém o quadro pode ser assintomático na maioria dos casos
Lipoma	Nódulo de consistência amolecida e elástica, indolor e bem delimitado, geralmente solitário e clinicamente semelhante aos lipomas localizados em outras partes do corpo

- » Em faixas etárias mais elevadas em mulheres com fibroadenoma, apresenta-se como imagem nodular, circunscrita, ovalada, de média densidade e eventualmente com calcificações grosseiras, com aspecto de "pipoca"
- Algumas características na US indicam benignidade da lesão, como demonstrado na Tabela 19.8
- Na presença dos seguintes achados, é aconselhável a confirmação histológica por meio da biópsia:
  - » Achados ultrassonográficos inconclusivos
  - » Evidência (clínica e ultrassonográfica) de tendência ao crescimento
  - » Nova massa palpável em pacientes na menopausa
  - » Massa encontrada em pacientes com fatores de risco (história familiar positiva, mutação de *BRCA*)
  - » Massa com microcalcificações suspeitas na mamografia
- A biópsia por agulha fina auxilia na avaliação citológica, podendo ser realizada em ambiente ambulatorial, sendo padrão-ouro na diferenciação entre lesões sólidas e císticas
- Biópsia percutânea com agulha grossa permite maiores sensibilidade e especificidade diagnóstica
- O diagnóstico definitivo dos fibroadenomas só pode ser confirmado com uma biópsia ou excisão
- O acompanhamento semestral com exames de imagem deve ser realizado na maioria das pacientes com nódulos benignos, durante 2 anos, e, se estáveis, as pacientes devem retornar à triagem de rotina.

Tratamento

- O tratamento para nódulos benignos pode variar dependendo do tipo específico de nódulos,

Tabela 19.8 Características ultrassonográficas dos nódulos mamários e seus padrões comuns em lesões benignas.

Característica	Padrão de benignidade
Forma	Redonda, elipsoide ou com até 3 lobulações
Margens	Bem definidas
Arquitetura	Sem distorções
Relação altura/largura	Relação < 1
Sombra acústica	Ausente
Tamanho	Menor que 2 cm

- idade da paciente, grau de suspeição, das características individuais, bem como do desejo de cada paciente
- Geralmente a equipe opta pela monitorização, visando, com isso, observar possíveis mudanças significativas e impedir cirurgias desnecessárias
- A biópsia cirúrgica excisional só deve ser realizada em casos que necessitem de terapias específicas ou nos casos suspeitos e com divergência diagnóstica
- Em lesões císticas, a punção tem caráter curativo, devido à drenagem do conteúdo. Entretanto, essas alterações são autolimitadas, com tendência à regressão espontânea e, dessa forma, usualmente faz-se apenas acompanhamento de rotina
- Os fibroadenomas não requerem tratamento. Porém, em pacientes sintomáticas ou com progressão, podem ser removidos por excisão cirúrgica ou por excisão a vácuo guiada por ultrassom
- Para definir benignidade ou malignidade no tumor filoide, deve haver a análise do estroma, de figuras de mitose, atipias celulares e comprometimento das margens
- Em casos raros, indica-se a remoção cirúrgica quando a lesão ocasiona sintomas desconfortáveis e/ou quando houver suspeita de malignidade.

Considerações finais

- Nódulos mamários preocupam muito as pacientes. Diante disso, para os casos de benignidade, deve-se realizar uma abordagem efetiva visando tranquilizar a paciente
- Normalmente nódulos em mulheres em idade fértil são benignos
- Alterações hormonais podem influenciar a aparência mamária, o que é fisiológico.

Leitura complementar

Fernandes CE, de Sá MFS, editores. Tratado de ginecologia Febrasgo. Rio de Janeiro: Elsevier; Febrasgo; 2019.

Nazário ACP, Rego MF, Oliveira VM. Nódulos benignos da mama: uma revisão dos diagnósticos diferenciais e conduta. Rev Bras Ginecol Obstet. 2007;29(4):211-9.

Passos EP, Ramos JGL, Martins-Costa SH, Magalhães JA, Menke CH, Freitas F. Rotinas em Ginecologia. 7. ed. Porto Alegre: Artmed; 2017.

Primo WQSP, Corrêa FJS, Guarrido A, Brasileiro JPB. Manual de Ginecologia da Sociedade de Ginecologia e Obstetrícia de Brasília. 2. ed. Brasília: Luan Comunicação; 2017.

Resende LMPD, Matias MARF, Oliveira GMBD, Salles MA, Melo FHC, Gobbi H. Avaliação de microcalcificações mamárias de acordo com as classificações do Breast Imaging Reporting and Data System (BI-RADS TM) e de Le Gal. Rev Bras Ginecol Obstet. 2008;30(2):75-9.

Sabel MS. Clinical manifestations, differential diagnosis, and clinical evaluation of a palpable breast mass [Internet]. UpToDate. 2023 [Cited 2023 December 13]. Available from: https://www.uptodate.com/contents/clinical-manifestations-differential-diagnosis-and-clinical-evaluation-of-a-palpable-breast-mass?search=benign%20breast%20diseases&topicRef=806&source=see_link#H1.

Sabel MS. Overview of benign breast diseases [Internet]. UpToDate. 2023 [2023 December 13]. Available from: https://www.uptodate.com/contents/overview-of-benign-breast-diseases?sectionName=Fibroadenomas&search=benign%20breast%20diseases&topicRef=804&anchor=H14&source=see_link#H14.

Stachs A, Stubert J, Reimer T, Hartmann S. Benign breast disease in women. Dtsch Arztebl Int. 2019;116(33-4):565-74.

Urbanetz AA, coordenador. Ginecologia e Obstetrícia: Febrasgo para o médico residente. 2. ed. Barueri, SP: Manole; Febrasgo; 2021.

Vieira AV, Toigo FT. Classificação BI-RADS™: categorização de 4.968 mamografias. Radiol Bras. 2002;35(4):205-8.

20

Câncer de Mama

Débora Regina de Morais Silva ▪ Julia de Oliveira Abrahão Reis ▪ Clecio Enio Murta de Lucena

KEYPOINTS

1. É o câncer mais incidente e com a maior mortalidade entre mulheres no Brasil e no mundo.
2. O câncer não hereditário (esporádico) representa a maior parte dos casos – aproximadamente 90%.
3. Os principais fatores de risco são ser do sexo feminino e ter mais de 50 anos.
4. Gravidez e amamentação antes dos 30 anos e hábitos de vida saudáveis, que incluem atividade física regular e alimentação balanceada, são os fatores protetores para a afecção.
5. Nódulo endurecido, fixo e geralmente indolor é a principal manifestação clínica do câncer de mama.
6. O método de escolha para rastreamento do câncer de mama é a mamografia, recomendada anualmente para mulheres de risco habitual a partir dos 40 anos. O autoexame é contraindicado como método de rastreamento.
7. A ultrassonografia (US) mamária e a ressonância magnética (RM) podem ser importantes exames complementares à mamografia em casos específicos e para avaliar alterações detectadas no exame clínico, especialmente os nódulos.
8. A conduta terapêutica depende de avaliação histológica, imuno-histoquímica e do estadiamento feito pela classificação TNM do tumor, além das particularidades de cada paciente.
9. As possibilidades de tratamento do câncer de mama incluem cirurgia, radioterapia, quimioterapia, hormonioterapia e imunoterapia.
10. O planejamento terapêutico atual do câncer de mama é absolutamente dependente da classificação biológica dos tumores, baseada na classificação imuno-histoquímica ou por meio das plataformas genéticas. Esses tumores podem ser classificados como luminais A ou B, HER2 hiperexpresso ou triplo-negativos.

Highlights

- O câncer de mama é uma doença multifatorial, provocada pela proliferação anormal e desordenada das células que compõem o tecido mamário
- A patogênese envolve fatores genéticos e ambientais
- As mutações que provocam a doença podem ocorrer ao longo da vida e/ou serem adquiridas por transmissão hereditária. O câncer mais frequente é o esporádico (não hereditário), responsável por 90 a 95% dos casos. O câncer de mama hereditário, portanto, representa a menor parte – 5 a 10% dos casos

- A maior parte dos tumores malignos da mama surge das células epiteliais e são denominados "carcinomas". Podem ser classificados como *in situ* ou *invasor*, a depender da presença ou não de infiltração no estroma
- Os cânceres de mama podem ser subdivididos de acordo com a expressão de receptores hormonais, e essa informação é de grande valor prognóstico e terapêutico. A maior parte é positiva para receptores hormonais, seja de estrogênio (RE), seja de progesterona (RP); alguns apresentam superexpressão do gene HER2, independentemente de serem RP ou RE-positivos. Os tumores que não têm nenhum desses receptores

expressos são denominados "triplo-negativos" e apresentam um comportamento mais agressivo

- Os locais mais comuns de metástases pela via linfática são as cadeias linfonodais da axila, da mamária interna e da fossa supraclavicular. Pela via hematogênica, os ossos, os pulmões, o cérebro e o fígado são os sítios mais frequentes de disseminação.

Numbers

- É o câncer mais incidente em mulheres no mundo, com estimativa de 2,3 milhões de casos novos diagnosticados em 2020 (24,5% de todos os casos de câncer diagnosticados em mulheres)
- No Brasil, excluindo o câncer de pele não melanoma, é o câncer mais incidente no sexo feminino em todas as regiões do país. As taxas são maiores nas regiões desenvolvidas (Sul e Sudeste) e menores na região Norte
- Anualmente, em torno de 30% dos novos casos diagnosticados de câncer em mulheres têm a mama como sítio primário
- É a principal causa de morte por câncer em mulheres no Brasil (16,4% do total de óbitos por câncer em 2021)
- A incidência e a mortalidade apresentam crescimento progressivo após os 40 anos
- Embora raro, também pode acometer homens. A estimativa é que 1% dos casos ocorra no sexo masculino.

Etiopatogenia e fatores de risco

- Os principais fatores de risco são ser do sexo feminino e ter idade avançada: 99% dos casos de câncer de mama acontecem no sexo feminino e sua incidência aumenta conforme a idade, sendo consideravelmente maior a partir dos 50 anos
- Condições que aumentam a exposição ao estrógeno também são consideradas fatores de risco para a afecção. Entre essas condições, destacam-se menarca precoce, menopausa tardia, nuliparidade e primigestação tardia
- Quanto à exposição exógena ao estrógeno, o risco de câncer de mama é ligeiramente maior em mulheres que fazem uso de ACO em comparação àquelas que nunca fizeram. O risco depende do tempo de uso e é maior quanto maior o período utilizado. Quanto à terapia de reposição hormonal, embora não tenha sido observada alteração no índice de mortalidade, há maior probabilidade de desenvolvimento da doença nos grupos de mulheres que fazem uso dos medicamentos. Nos dois casos, a decisão pelo uso dos hormônios deve ser estabelecida com a paciente, após avaliação das indicações e da coexistência de outros fatores de risco para o câncer de mama

- Mulheres com mamas densas, ou seja, que apresentam maior proporção entre a quantidade de tecido glandular e estromal em comparação ao tecido gorduroso, têm maior probabilidade de desenvolver a doença
- A associação entre padrões mamográficos de maior densidade e o câncer de mama é bem estabelecida e tem relação tanto com a maior quantidade de atipias presentes devido ao processo intenso de renovação celular, quanto pela maior dificuldade de visualização de nódulos nos métodos de imagem. Nessas mulheres, a complementação do exame de rastreio com métodos de imagem de maior acurácia pode auxiliar na detecção precoce da doença
- Há importante relação entre o consumo de álcool e o risco de desenvolvimento de câncer de mama. O aumento nos níveis circulantes de estrógenos e andrógenos e a produção de espécies reativas de oxigênio por danos ao DNA são os principais mecanismos envolvidos na patogênese
- Ainda que não haja níveis seguros de ingestão de álcool, o risco de câncer está diretamente relacionado à quantidade de doses consumidas e ao tempo de exposição à substância
- Câncer de mama bilateral ou precoce (antes de 45 anos), história familiar de câncer de mama e ovário em parentes de primeiro grau e história de câncer de mama em homens são aspectos importantes que alertam para a possibilidade de câncer de mama hereditário
- Os principais fatores de risco relacionados ao câncer de mama estão apresentados na Tabela 20.1
- Como fatores protetores para o câncer de mama, destacam-se a primigestação e a amamentação antes dos 30 anos, a realização de atividade física regular e os hábitos alimentares saudáveis (dieta com baixo teor de gordura, sal e açúcar e rica em fibras, grãos, vegetais e frutas), incluindo o cessamento do uso do álcool

Tabela 20.1 Principais fatores de risco para o câncer de mama.

Fatores de risco
Sexo feminino
Idade maior que 50 anos
Exposição estrogênica prolongada
História pessoal de CA de ovário ou endométrio
História familiar de CA de mama em familiares de primeiro grau
Exposição à radiação ionizante
Obesidade na menopausa
Tabagismo e etilismo

Tabela 20.2 Principais sinais e sintomas sugestivos de malignidade.

Achados clínicos
Nódulo endurecido, aderido, imóvel e indolor
Edema cutâneo
Hiperemia
Inversão ou ulceração do mamilo
Identificação de nódulos em axila, fossa supraclavicular ou infraclavicular
Retração cutânea
Secreção papilar espontânea, unilateral, uniductal, de aspecto sanguinolento ou em "água de rocha"

- A fisiopatologia envolve o acúmulo de mutações no DNA celular, que passa a expressar oncogenes e deflagra o processo da carcinogênese. A multiplicação desordenada de células atípicas do tecido mamário, com capacidade de infiltração tecidual e migração para diferentes órgãos, caracteriza o tumor maligno
- As mutações relacionadas ao câncer de mama hereditário ocorrem principalmente nos genes *BRCA1* e *BRCA2*.

Aspectos clínicos

- Nódulo endurecido, fixo e geralmente indolor é a principal manifestação da doença, estando presente em mais de 90% dos casos
- Outros sinais de câncer de mama são:
  - » Edema cutâneo (se associado a hiperemia, pode apresentar aspecto semelhante a casca de laranja, sendo importante considerar câncer de mama inflamatório)
  - » Retração cutânea
  - » Inversão do mamilo
  - » Hiperemia
  - » Dor (embora não seja um sinal típico, uma dor constante e persistente deve ser investigada)
  - » Descamação ou ulceração do mamilo
  - » Secreção papilar, especialmente quando é unilateral, uniductal, espontânea, de aspecto sanguinolento ou em "água de rocha"
  - » Nódulos em região axilar, fossa supraclavicular ou infraclavicular
- Os principais aspectos clínicos dos nódulos mamários sugestivos de malignidade estão presentes na Tabela 20.2

- O diagnóstico diferencial de uma massa mamária palpável inclui etiologias benignas e malignas, sendo a maioria de etiologia benigna
- Aproximadamente 90% ou mais dos nódulos mamários palpáveis em mulheres entre 20 e 50 anos são benignos. No entanto, excluir o câncer de mama é essencial em mulheres de qualquer idade
- O diagnóstico definitivo de benignidade ou malignidade de um nódulo mamário é feito por biópsia
- Qualquer nódulo mamário em mulheres com mais de 50 anos deve ser investigado. Em mulheres mais jovens, todo nódulo deve ser investigado se persistir por mais de um ciclo menstrual e apresentar características clínicas ou imaginológicas suspeitas de malignidade
- A anamnese é de grande importância na suspeita e no diagnóstico do câncer de mama. Nela, é importante atentar-se, além das queixas espontâneas, à idade da paciente (avaliação da incidência dos nódulos conforme a faixa etária) e aos fatores de risco citados, identificando-os
- O exame físico completo da mama inclui inspeção estática, dinâmica e palpação de ambas as mamas, dos linfonodos supra e infraclaviculares e da cadeia linfonodal de ambas as axilas. Também é feita a expressão do complexo areolopapilar (CAP)
- A localização do nódulo, bem como qualquer anormalidade encontrada no exame clínico, deve ser documentada em prontuário com precisão. O tamanho de qualquer massa deve ser medido em centímetros e sua localização, mobilidade e consistência pela palpação também necessitam ser registradas

- Em casos de suspeita de malignidade, é necessário realizar propedêutica complementar
- O autoexame das mamas não é uma prática recomendada como forma de rastreamento do câncer de mama, não impactando na mortalidade por câncer de mama e, jamais, como substituto da mamografia
- É importante o autoconhecimento do corpo por parte das mulheres, de modo que, identificadas alterações persistentes, elas procurem atendimento médico.

Exames complementares

- O método de escolha dos programas de rastreamento é a mamografia. O rastreamento é uma medida eficaz para detectar a doença no estágio inicial e reduzir a mortalidade. Além disso, o diagnóstico precoce permite maior gama de opções terapêuticas e redução da morbidade do tratamento
- Os benefícios do rastreamento mamográfico foram avaliados por estudos de coorte, revisões sistemáticas e ensaios clínicos randomizados, que demonstraram redução da mortalidade por câncer de mama de 22 a 30% em mulheres de 40 a 74 anos
- Rastreamento mamográfico das mulheres com risco populacional usual é recomendado anualmente para mulheres entre 40 e 74 anos (recomendação categoria A). A partir dos 75 anos, recomenda-se continuar o rastreamento se não houver comorbidades que reduzam a expectativa de vida e que esta seja de pelo menos 7 anos (recomendação categoria D)
- A mamografia de rotina inclui a realização de duas visualizações: craniocaudal (CC) e médio-lateral oblíqua (MLO) de cada mama
- O posicionamento correto das mamas é fundamental. Se feito de forma inadequada, pode levar à exclusão de partes da mama do campo de visão e possivelmente à não visualização de um câncer
- Principais características de malignidade observadas na mamografia incluem:
  » Massas com margem irregular, principalmente espiculada (Figura 20.1), visto que é a característica mamográfica mais específica do câncer de mama invasivo
  » Microcalcificações agrupadas
  » Calcificações pleomórficas

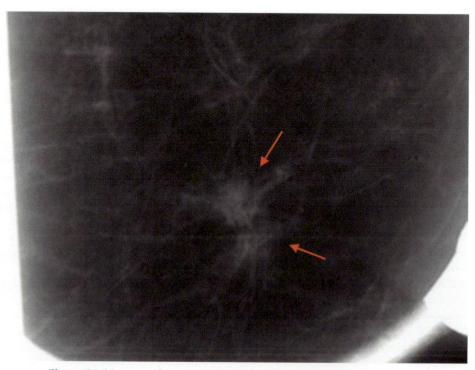

Figura 20.1 Mamografia mostrando duas massas espiculadas adjacentes.

- Após a mamografia, a lesão é atribuída a uma das categorias de avaliação do Breast Imaging-Reporting and Data System (BI-RADS), para avaliar qual manejo adicional é recomendado. A Tabela 20.3 demonstra a classificação BI-RADS
- A US mamária é um importante complemento diagnóstico à mamografia e ao exame clínico. O uso da US é considerado em situações específicas de maior risco (pacientes com mamas densas, risco intermediário e alto risco). Não se recomenda como método isolado para mulheres com risco habitual
- A RM é considerada o exame de maior sensibilidade para o câncer de mama. Entretanto, não é recomendada como método isolado para o rastreamento de mulheres com risco habitual, devido a sua especificidade limitada em razão do realce de lesões benignas
- Em mulheres portadoras de mutação genética ou com forte história familiar de câncer de mama, existem fortes evidências científicas da importância em complementar o rastreamento com RM, em virtude da redução de câncer de intervalo (aquele que aparece entre os períodos de rastreamento) e da maior taxa de detecção de tumores em estágios precoces
- A mama densa é um fator que se associa à redução da sensibilidade mamográfica. Nesse sentido, a Comissão Nacional da Mamografia (CNM) recomenda que, em mulheres com mamas densas sem outros fatores de risco, o rastreamento deve ser feito com mamografia anual a partir dos 40 anos, com a opção do uso de métodos suplementares (US ou RM)
- Outro exame complementar é a tomossíntese, técnica derivada da mamografia digital que possibilita a avaliação tridimensional da mama. Ao reduzir a sobreposição do tecido mamário, esse exame possibilita maior detecção de tumores e resulta em menor taxa de reconvocação. Porém, até o momento, nenhum estudo avaliou os efeitos da tomossíntese na mortalidade por câncer de mama.

Tratamento

- O prognóstico do câncer de mama e a conduta terapêutica geralmente são baseados no estadiamento TNM, no grau histológico, classificação biológica do tumor baseada no *status* dos receptores hormonais (estrógeno e progesterona), na expressão de HER2, no marcador KI-67 (substância liberada durante divisão celular), nas comorbidades, no perfil genético, no *status* do ciclo reprodutivo e na idade da paciente. Ademais, é sempre importante considerar as preferências da paciente
- O planejamento terapêutico atual do câncer de mama é absolutamente dependente da classificação biológica dos tumores baseada na classificação imuno-histoquímica ou por meio das plataformas genéticas. Esses tumores podem ser classificados como luminais A ou B, HER2 hiperexpresso ou triplo-negativos
- Para definição da sequência terapêutica adequada para cada caso, é essencial uma avaliação histológica e imuno-histoquímica do tumor
- As possibilidades atuais de tratamento incluem:
  » Radioterapia
  » Quimioterapia
  » Tratamento cirúrgico (mastectomia ou cirurgia conservadora) com inclusão de cirurgia

Tabela 20.3 Categorias do BI-RADS, recomendações e probabilidade de câncer.		
Categoria	Recomendação	Probabilidade de câncer
0 – Inconclusivo	Necessita de avaliação de imagem adicional	–
1 – Negativo	Rastreamento mamográfico de rotina	0%
2 – Achado benigno	Rastreamento mamográfico de rotina	0%
3 – Achado provavelmente benigno	Acompanhamento de curto intervalo (6 meses) ou mamografia de vigilância contínua	$\leq 2\%$
4 – Achado suspeito	Realizar biópsia	2 a 95%
5 – Achado altamente sugestivo de malignidade	Realizar biópsia	$\geq 95\%$
6 – Malignidade conhecida e comprovada	Tratamento adequado	100%

reparadora sempre que possível (reconstrução total ou parcial das mamas)

- » Imunoterapia
- » Hormonioterapia.

Terapia sistêmica

- Pode ser pré-operatória (neoadjuvante), pós-operatória (adjuvante) ou ambas
- É o subtipo do câncer de mama (classificação biológica) que vai orientar qual, quando e se a terapia sistêmica está indicada
- Em casos de tumores menos agressivos, como aqueles com receptores hormonais-positivos, sem expressão da proteína HER2, com um KI67 baixo (< 20%) e de menor tamanho, é preferível a realização de cirurgia *up-front*
- No tratamento do câncer de mama com metástase locorregional, os principais objetivos são eliminar o tumor da mama e dos linfonodos regionais, prevenir a ocorrência de recidiva locorregional e de aparecimento de metástase a distância
- No tratamento do câncer de mama com metástase a distância, os principais objetivos são aumento da expectativa de vida e melhora dos sintomas.

Tratamento cirúrgico

- O tratamento cirúrgico do câncer de mama pode ser radical, com a mastectomia, ou pode ser feita cirurgia conservadora da mama. Atualmente, dá-se preferência para a mastectomia com preservação do CAP sempre que possível
- As principais candidatas à realização da mastectomia são:
  - » Pacientes com carcinoma localmente avançado (CLAM) que não realizaram terapia sistêmica neoadjuvante
  - » Pacientes que não tiveram resposta satisfatória à terapia neoadjuvante
  - » Pacientes com diagnóstico de carcinoma inflamatório pós-quimioterapia neoadjuvante
  - » Pacientes com mutação genética patogênica (mastectomia bilateral)
  - » Tumores multicêntricos (mais de um tumor localizado em quadrantes diferentes).
- As denominadas "mastectomias preservadoras" ou "poupadoras" são feitas de forma a preservar a pele ou, também, o CAP com o objetivo de manter o máximo de tecido saudável, proporcionando melhores resultados estéticos na reconstrução mamária.

Cirurgia conservadora

- A cirurgia conservadora (CC) da mama pode ser realizada por meio de uma quadrantectomia ou setorectomia (mais realizada)
- Tem como objetivo o tratamento efetivo do tumor com preservação estética. Quando disponível, é importante buscar a reparação parcial dessas mamas pela oncoplastia mamária, melhorando a autoestima e minimizando o estigma da doença
- O tratamento cirúrgico do câncer de mama pode resultar em algumas complicações, como:
  - » Infecção
  - » Necrose de pele
  - » Seroma
  - » Aderência e deiscência cicatricial
  - » Alteração sensorial
  - » Limitação da amplitude de movimento do ombro
  - » Fraqueza muscular
  - » Linfedema.
- A radioterapia adjuvante em toda a mama é um componente-padrão da terapia conservadora da mama
- Na mastectomia, a radioterapia adjuvante deve ser feita em casos específicos, como tumores maiores que 5 cm, presença de margens comprometidas, carcinoma inflamatório e na presença de metástases nos linfonodos regionais
- Uma metanálise realizada pelo Early Breast Cancer Trialists' Collaborative Group (EBCTCG), envolvendo 10.801 pacientes, mostrou que a realização de radioterapia após setorectomia contribuiu para a redução de recidivas locorregionais ou a distância em aproximadamente metade (de 35 para 19,3%) em 10 anos. Em relação à mortalidade por câncer de mama, em 15 anos reduziu em um sexto: de 25,2 para 21,4%.

Avaliação dos linfonodos axilares

- É feita por exame físico, US e biópsia do linfonodo sentinela
- É fundamental na definição da conduta terapêutica e no estadiamento TNM do câncer de mama

- Em linfonodos axilares positivos para metástases ou suspeitos, é indicada a terapia sistêmica neoadjuvante e posteriormente, durante a cirurgia, é realizada a biópsia do linfonodo sentinela para reavaliação do acometimento. Caso venha positivo, é indicado o esvaziamento axilar ou radioterapia axilar
- Na ausência de linfonodos axilares suspeitos identificados em exame físico e US, durante a cirurgia é realizada a biópsia do linfonodo sentinela para avaliar a necessidade de esvaziamento axilar. Se positivo para até dois linfonodos, pode ser feita a ressecção somente deles. Se houver mais de dois linfonodos acometidos, é indicado esvaziamento axilar
- Atualmente, em casos selecionados, pode ser realizada apenas a radioterapia axilar.

Hormonioterapia

- Tem como finalidade bloquear receptores de estrogênio, o qual desempenha importante ação no crescimento tumoral. Portanto, a hormonioterapia é fundamental em pacientes com câncer de mama HR+
- As principais modalidades de hormonioterapia são:
  - » Moduladores seletivos do receptor de estrogênio (SERMs) como o tamoxifeno: é um antagonista competitivo dos receptores de estrogênio, eficaz em mulheres na pré e pós-menopausa
  - » Inibidores de aromatase (IAs) como anastrozol: inibe a conversão de andrógenos em estrógeno pela enzima aromatase, diminuindo os níveis de estrogênio. São eficazes apenas em mulheres na pós-menopausa
- O câncer de mama classificado como triplo-negativo não apresenta receptores hormonais e não produz a proteína HER2, sendo considerado um tumor com pior prognóstico. O tratamento-padrão, nesse caso, consiste em quimioterapia neoadjuvante ou adjuvante. Entretanto, para esse subtipo, a imunoterapia tem se mostrado um tratamento promissor tanto em associação à quimioterapia quanto, em alguns casos, em monoterapia
- A indicação da imunoterapia deve ser feita de forma individualizada, considerando o estágio do tumor e os biomarcadores, podendo ser feita de forma adjuvante ou neoadjuvante. Exemplos de imunoterapias são o atezolizumabe e o pembrolizumabe.

Leitura complementar

Brasil. Ministério da Saúde. Instituto Nacional de Câncer (INCA). Dados e números sobre câncer de mama: relatório anual 2023. Brasília: 2023.

Brasil. Ministério da Saúde, Instituto Nacional de Câncer (INCA). Câncer de mama: vamos falar sobre isso? 8. ed. Brasília: 2023.

Brasileiro G. Bogliolo Patologia. Rio de Janeiro: GEN Guanabara Koogan; 2016.

Carvalho FM, Ken LM. The Pathology and cytology in the screening and diagnosis of breast alterations. Rev Brasil Mastologia. 2013;23(2):42-47.

Cruz IL, Siqueira, PF, Cantuaria LR, Câmara AC, Branquinho RC, Lira TM, et al. Câncer de mama em mulheres no Brasil: epidemiologia, fisiopatologia, diagnóstico e tratamento: uma revisão narrativa. Braz J Dev. 2023;9(2):7579-89.

Early Breast Cancer Trialists' Collaborative Group (EBCTCG). Effect of radiotherapy after breast-conserving surgery on 10-year recurrence and 15-year breast cancer death: meta-analysis of individual patients data for 10.801 women in 17 randomized trials. Lancet. 2011;378(9804):1707-16.

Esserman LJ, Joe BN, Hayes DF, Whitman GJ. Diagnostic evaluation of suspected breast cancer. Waltham, MA: UpToDate. 2022.

Filho ALS. Tratado de Ginecologia Febrasgo. Rio de Janeiro: Elsevier; 2019.

Guindalini R, Viana D, Kitajima J, Rocha VM, López RVM, Zheng Y, et al. Detection of germline variants in Brazilian breast cancer patients using multigene panel testing. Sci Rep. 2022;12(1):4190.

Hadadi I, Rae W, Clarke J, McEntee M, Ekpo E. Diagnostic performance of adjunctive imaging modalities compared to mammography alone in women with non-dense and dense breasts: a systematic review and meta-analysis. Clin Breast Cancer. 2021;21(4):278-91.

Marchbanks PA, McDonald JA, Wilson HG, Folger SG, Mandel MG, Daling JR, et al. Oral contraceptives and the risk of breast cancer. N Engl J Med. 2002;346(26):2025-32.

McCormack VA, Santos I. Breast density and parenchymal patterns as markers of a breast cancer risk: a meta-analysis. Cancer Epidemiol Biomarkers Prev. 2006;15(6):1159-69.

Mørch LS, Skovlund CW, Hannaford PC, Iversen L. Contemporary Hormonal Contraception and the Risk of Breast Cancer. N Engl J Med. 2017;377(23):2228-39.

Page DL, Anderson TJ. Diagnostic histopathology of the breast. Edinburgh: Churchill Livingstone; 1987. p. 157.

Parise CA, Bauer KR, Brown MM, Caggiano V. Breast cancer subtypes as defined by the estrogen receptor (ER), progesterone receptor (PR), and the human epidermal growth factor receptor 2 (HER2) among women with invasive breast cancer in California, 1999-2004. Breast J. 2009;15(6):593-602.

Sabel MS. Clinical manifestations, differential diagnosis, and clinical evaluation of a palpable breast mass. Waltham, MA: UpToDate. 2022.

Sikov WM, Burstein HJ, Vora SR. Choice of neoadjuvant chemotherapy for HER2-negative breast cancer. Waltham, MA: UpToDate. 2020.

Singletary KW, Gapstur, SM. Alcohol and breast cancer: review of epidemiologic and experimental evidence and potential mechanisms. JAMA, 2001;286(17):2143-51.

Urban LABD, Chala LF, Paula IBD, Bauab SDP, Schaefer MB, Oliveira ALK, et al. Recomendações do Colégio Brasileiro de Radiologia e Diagnóstico por Imagem, da Sociedade Brasileira de Mastologia e da Federação Brasileira das Associações de Ginecologia e Obstetrícia para o rastreamento do câncer de mama no Brasil. Radiol Bras. 2023;56:207-14.

Venkataraman S, Slanetz PJ, Lee CI. Breast imaging for cancer screening: Mammography and ultrasonography. UpToDate. 2018.

Waks AG, Winer EP. Breast cancer treatment: a review. JAMA. 2019;321(3):288-300.

Wolfe JN. Risk for breast cancer development determined by mammographic parenchymal pattern. Cancer. 1976;37(5):2486-92.

21

Amenorreia

Giovana Rios Pimenta Nogueira ▪ Amanda Oliveira Milagres ▪ Rivia Mara Lamaita

KEYPOINTS

1. A amenorreia consiste na ausência de menstruação, podendo ser transitória ou permanente.
2. A amenorreia pode ser classificada em dois grupos principais: amenorreia primária e amenorreia secundária.
3. A amenorreia é uma condição que pode resultar de diversas disfunções: hipotalâmicas, hipofisárias, ovarianas ou uterinas.
4. A amenorreia primária é inicialmente avaliada determinando a presença ou não de útero, de caracteres sexuais secundários e dos níveis de hormônio folículo-estimulante (FSH).
5. A análise do cariótipo em pacientes com amenorreia primária deve ser feita em pacientes que não têm útero e vagina.
6. Em casos de suspeita de amenorreia secundária, a primeira hipótese deve ser gravidez.
7. Afastada a possibilidade de gravidez na paciente portadora de amenorreia secundária, deve-se iniciar a propedêutica com a pesquisa dos níveis de prolactina (PRL), hormônio tireoestimulante (TSH) e FSH.
8. O tratamento da amenorreia é direcionado de acordo com o diagnóstico etiológico, devendo obedecer aos anseios da mulher e visar, quando desejado, à restauração da feminilidade e da fertilidade.
9. A depender da causa, o tratamento pode ser clínico, cirúrgico ou expectante.
10. O tratamento clínico das diversas causas de amenorreia pode incluir: mudanças no estilo de vida, terapia cognitivo-comportamental (TCC), terapia farmacológica e técnicas de reprodução assistida, entre outras medidas mais específicas.

Highlights

- A amenorreia consiste na ausência de menstruação
- A amenorreia pode ser classificada em dois grupos principais:
  » Amenorreia primária
  » Amenorreia secundária
- A amenorreia primária pode ser definida como:
  » Ausência de fluxo menstrual em meninas até os 13 anos, sendo observada completa ausência de caracteres sexuais secundários (telarca e pubarca)
  » Ausência de fluxo até os 15 anos em meninas com caracteres sexuais secundários presentes (pelos pubianos e mamas)
  » Até 5 anos após o início do desenvolvimento das mamas, se isso não tiver ocorrido antes dos 10 anos
  » Se o desenvolvimento das mamas não se iniciar até os 13 anos, também requer investigação
- A amenorreia secundária pode ser definida como:
  » Ausência de fluxo menstrual por mais de 3 meses em mulheres com ciclos previamente regulares
  » Ausência de fluxo menstrual por mais de 6 meses em mulheres com ciclos previamente irregulares
- Além dessa definição clássica, as seguintes situações indicam investigação imediata para amenorreia:

» Presença de características sexuais secundárias antes dos 16 anos e ausência de menstruação, porém com dor pélvica cíclica:
  ▲ Nesse caso, deve-se iniciar investigação pelo risco de criptomenorreia
» Criptomenorreia consiste na situação em que as menstruações ocorrem, porém não se exteriorizam por obstrução canalicular causada por agenesia de porção mülleriana da vagina ou defeito do seio urogenital, como hímen imperfurado
» Presença de alteração dos órgãos genitais ou de estigmas somáticos sugestivos de alterações genéticas (p. ex., presença de características da síndrome de Turner).

Numbers

- A prevalência das principais causas de amenorreia primária inclui:
  » Disgenesia gonadal: 43% dos casos
  » Agenesia mülleriana: 15%
  » Puberdade tardia fisiológica: 14%
  » Síndrome dos ovários policísticos (SOP): 7%
  » Deficiência de GnRH: 5%
  » Septo vaginal transverso: 3%
  » Desordens alimentares/desnutrição: 2%
- Outras causas menos comuns de amenorreia primária (que correspondem a < 1% cada) incluem:
  » Hímen imperfurado
  » Insensibilidade androgênica (síndrome de Morris)
  » Hiperprolactinemia (por prolactinoma ou idiopática)
  » Hiperplasia adrenal congênita não clássica
  » Hipotireoidismo
  » Síndrome de Cushing
- A causa mais comum de amenorreia secundária é, sem dúvida alguma, a gravidez
- Excluindo-se a gravidez, a prevalência das principais causas de amenorreia secundária inclui:
  » Causas ovarianas (como a SOP, que corresponde a 20% dos casos): 40%
  » Causas hipotalâmicas (como estresse, desnutrição, excesso de exercício físico etc.): 35%
  » Causas hipofisárias (como a hiperprolactinemia, que corresponde a 13% dos casos): 17%
  » Causas anatômicas (como sinequias uterinas pós-parto): 7%.

Etiopatogenia e fatores de risco

- Várias condições podem causar amenorreia, seja ela primária, seja ela secundária
- A Tabela 21.1 resume as principais causas de amenorreia.

Tabela 21.1 Principais causas de amenorreia.

Anatômicas

Congênitas:
- Agenesia uterina (síndrome de Mayer-Rokitansky-Kuster-Hauser)
- Insensibilidade androgênica (síndrome de Morris)
- Hímen imperfurado
- Septo vaginal transverso

Adquiridas:
- Sinequias uterinas pós-parto (síndrome de Asherman)
- Estenose cervical

Hipotalâmicas

- Puberdade tardia fisiológica
- Estresse/emoções
- Desordens alimentares/desnutrição
- Processos infecciosos, inflamatórios e/ou degenerativos
- Doenças autoimunes (p. ex., diabetes *mellitus* tipo 1 e doença celíaca)
- Excesso de exercício físico (amenorreia da atleta)
- Deficiência congênita e isolada de GnRH (síndrome de Kallmann e síndrome adipogenital/de Froelich)
- Traumatismos cranianos
- Tumores (hamartomas e germinomas)

Hipofisárias

- Tumores (prolactinomas, que causam hiperprolactinemia)
- Necrose hipofisária pós-parto (síndrome de Sheehan)
- Síndrome da sela vazia
- Traumatismos

Ovarianas

- Síndrome dos ovários policísticos
- Insuficiência ovariana prematura
- Radioterapia/quimioterapia
- Disgenesia gonadal pura (síndrome de Swyer)
- Disgenesia gonadal com estigmas somáticos (síndrome de Turner)
- Tumores ovarianos (com destaque para os endometriomas e para os tumores derivados do estroma/cordões sexuais, como os tecomas, os tumores de células da granulosa e os tumores de Sertoli-Leydig)
- Retirada cirúrgica dos ovários

Outras

- Gravidez
- Doenças da tireoide (principalmente hipotireoidismo)
- Síndrome de Cushing
- Hiperplasia adrenal não clássica
- Hiperprolactinemia idiopática
- Insuficiência renal
- Insuficiência hepática
- Causas iatrogênicas (p. ex., uso de alguns medicamentos)

Aspectos clínicos

- O principal aspecto clínico da amenorreia é, obviamente, a ausência de menstruação
- A amenorreia é um diagnóstico sindrômico e, portanto, os demais aspectos clínicos dessa condição dependem da causa da ausência de fluxo menstrual
- A anamnese e o exame físico são fundamentais para conduzir o diagnóstico
- Na investigação de um quadro de amenorreia primária, devem ser considerados os seguintes aspectos:
  - » A escala de Tanner deve ser utilizada para avaliar o desenvolvimento dos caracteres secundários, sendo considerada um marcador da ação estrogênica
  - » Fácies típica ou anormalidades anatômicas observadas durante o exame ginecológico (p. ex., presença de hímen imperfurado) podem auxiliar no diagnóstico de etiologias genéticas
  - » Na síndrome de Turner, a paciente apresenta estigmas somáticos como pescoço alado, baixa estatura, tórax em barril, implantação capilar posterior em tridente e unhas convexas
  - » A avaliação de história familiar de puberdade atrasada ou ausente e menopausa precoce pode auxiliar no diagnóstico
  - » Causas anatômicas como hímen imperfurado e septo vaginal transverso podem causar dor pélvica e massas perirretais por acúmulo de sangue retido
- Na investigação de um quadro de amenorreia secundária, devem ser considerados os seguintes aspectos:
  - » Sintomas relacionados ao climatério devem ser investigados em mulheres na menacme, como fogachos, queda de libido e redução da lubrificação íntima, indicando insuficiência ovariana prematura (IOP)
  - » Alguns medicamentos podem diminuir a secreção de GnRH e, consequentemente, das gonadotrofinas
  - » Os hábitos das pacientes devem ser investigados, pois podem revelar que são atletas que praticam exercício físico de forma excessiva ou que são portadoras de distúrbios alimentares/desnutrição
  - » Sinais de hiperandrogenismo associados podem indicar SOP, sendo importante avaliar a gravidade pelo índice de Ferriman-Gallwey

- » Sintomas de fadiga, lentidão mental, queda de cabelo, constipação intestinal, ganho de peso e depressão podem indicar hipotireoidismo
- » Pacientes com hiperprolactinemia podem apresentar galactorreia, diminuição de libido e até mesmo da densidade óssea em casos crônicos.

Exames complementares

Investigação da amenorreia primária

- O exame físico e a ultrassonografia transvaginal (USTV) ou abdominal são fundamentais para avaliar a presença de útero e identificar malformações que podem estar obstruindo o fluxo menstrual
- Caso a paciente tenha útero, é fundamental dosar o nível de FSH para avaliar a reserva ovariana:
  - » Se aumentado, sugere insuficiência ovariana ou disgenesias gonadais
  - » Se reduzido ou normal, devem ser consideradas outras causas de amenorreia primária
- O cariótipo é solicitado principalmente em caso de ausência de útero
- A Figura 21.1 resume a investigação de amenorreia primária.

Investigação da amenorreia secundária

- A gonadotrofina coriônica humana (beta-hCG) deve ser o primeiro exame solicitado para descartar a probabilidade de gestação nas mulheres em menacme
- Em seguida, devem ser solicitados FSH, PRL e TSH
- Análise dos níveis de PRL:
  - » Um aumento dos níveis de PRL sugere hiperprolactinemia
- Análise dos níveis de TSH:
  - » Alterações nos níveis de TSH indicam hipo ou hipertireoidismo, que são possíveis causas de amenorreia
- Análise dos níveis de FSH:
  - » Um aumento dos níveis de FSH sugere principalmente IOP
  - » Níveis normais de FSH sugerem anovulação crônica e podem indicar diversas patologias, como SOP (para fechar o diagnóstico de SOP, devem ser utilizados os critérios de Rotterdam)

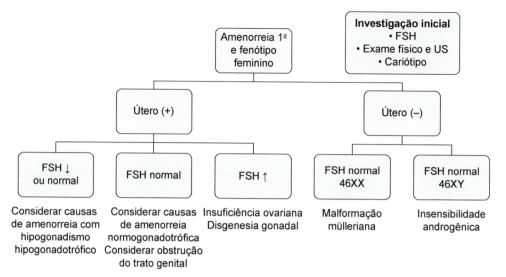

Figura 21.1 Fluxograma de investigação diagnóstica para amenorreia primária. FSH: hormônio folículo-estimulante; US: ultrassonografia.

- » Níveis reduzidos de FSH indicam causas hipotalâmicas e/ou hipofisárias de amenorreia (p. ex., estresse, desnutrição, excesso de exercícios físicos, síndrome de Sheehan, tumores etc.)
- Outros exames complementares que podem ser solicitados incluem:
  - » USTV, que auxilia, por exemplo, no diagnóstico de SOP e de tumores ovarianos
  - » Histeroscopia, que auxilia, por exemplo, no diagnóstico de sinequias intrauterinas
  - » Dosagem de androgênios séricos, que auxilia, por exemplo, no diagnóstico de SOP
  - » RNM ou TC de crânio, que auxiliam no diagnóstico de tumores da sela túrcica
- A Figura 21.2 resume a investigação da amenorreia secundária.

Tratamento

- O tratamento da amenorreia é direcionado de acordo com o diagnóstico etiológico
- O tratamento da amenorreia deve obedecer aos anseios da paciente e visar, quando desejado, à restauração da feminilidade e da fertilidade
- O tratamento pode ser clínico, cirúrgico ou apenas de acompanhamento
- O tratamento de algumas das causas de amenorreia será descrito a seguir
- Papel de mudanças no estilo de vida no tratamento da amenorreia:
  - » Algumas orientações de mudança do estilo de vida podem ser suficientes em alguns casos de amenorreia
  - » Ganho de peso e terapia nutricional podem ser suficientes em caso de desnutrição e/ou transtornos alimentares
  - » Redução do estresse pode ser suficiente em caso de amenorreia secundária ao estresse
  - » Adequação da frequência da prática de exercícios físicos pode ser suficiente em caso de amenorreia da atleta
- Papel da TCC no tratamento da amenorreia:
  - » Independentemente da causa, quase todas as pacientes que apresentam amenorreia podem se beneficiar de uma TCC, já que tal condição traz anseios sobre a fertilidade e a autoestima feminina
  - » Uma indicação mais específica de TCC no contexto da amenorreia é para pacientes com história de transtornos alimentares e resistência às orientações em relação ao peso e à prática de atividades físicas
  - » Além disso, a TCC também é importante em pacientes com amenorreia secundária ao estresse, de forma que, em casos refratários, um acompanhamento psiquiátrico pode ser necessário para tratar transtornos de humor
- Tratamento de algumas causas mais específicas de amenorreia:

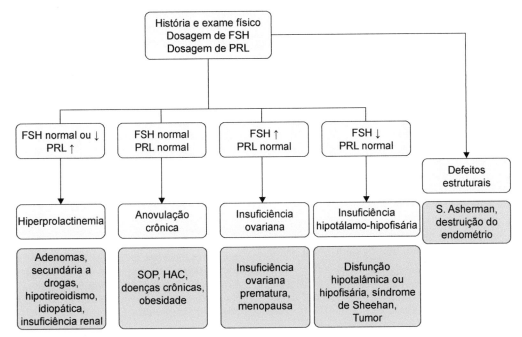

Figura 21.2 Fluxograma de investigação diagnóstica para amenorreia secundária. FSH: hormônio folículo-estimulante; HAC: hiperplasia adrenal congênita; PRL: prolactina; SOP: síndrome dos ovários policísticos.

» O tratamento de uma das principais causas de amenorreia, a SOP, está detalhado no Capítulo 23, *Síndrome dos Ovários Policísticos*
» Tratamento cirúrgico pode ser necessário, por exemplo, em caso de hímen imperfurado e/ou septo vaginal transverso
» Outros tratamentos cirúrgicos (p. ex., criação de neovaginas) podem ser necessários em pacientes com alterações congênitas
» A estrogenoterapia auxilia no tratamento de diversas causas de amenorreia, como em caso de IOP, disgenesia gonadal e insensibilidade androgênica
» A hiperprolactinemia é tratada com a administração de agonista dopaminérgico (cabergolina ou bromocriptina), de modo que o tratamento cirúrgico (exérese do prolactinoma) geralmente não é necessário
» O hipotireoidismo é tratado com reposição de levotiroxina
» Técnicas de reprodução assistida, doação de óvulos ou útero de substituição podem ser utilizados em último caso para pacientes com amenorreia primária e desejo de gestar em que não se foi capaz de reverter o quadro por meio de outros tratamentos.

Leitura complementar

American Academy of Pediatrics Committee on Adolescence; American College of Obstetricians and Gynecologists Committee on Adolescent Health Care; Diaz A, Laufer MR, Breech LL. Menstruation in girls and adolescents: using the menstrual cycle as a vital sign. Pediatrics. 2006; 118(5):2245-50.

Bachmann GA, Kemmann E. Prevalence of oligomenorrhea and amenorrhea in a college population. Am J Obstet Gynecol. 1982;144(1):98-102.

Crowley WF Jr, Jameson JL. Clinical counterpoint: gonadotropin-releasing hormone deficiency: perspectives from clinical investigation. Endocr Rev. 1992;13(4):635-40.

Euling SY, Herman-Giddens ME, Lee PA, Selevan SG, Juul A, Sørensen TI, et al. Examination of US puberty-timing data from 1940 to 1994 for secular trends: panel findings. Pediatrics. 2008;121 Suppl 3:S172-91.

Federação Brasileira das Associações de Ginecologia e Obstetrícia (Febrasgo). Amenorreia. São Paulo: Febrasgo; 2021. (Protocolo Febrasgo-Ginecologia, n. 25/Comissão Nacional Especializada em Ginecologia Endócrina.)

Fourman LT, Fazeli PK. Neuroendocrine causes of amenorrhea — an update. J Clin Endocrinol Metab. 2015;100(3):812-24.

Kriplani A, Goyal M, Kachhawa G, Mahey R, Kulshrestha V. Etiology and management of primary amenorrhoea: A study of 102 cases at tertiary centre. Taiwan J Obstet Gynecol. 2017;56(6):761-4.

Master-Hunter T, Heiman DL. Amenorrhea: evaluation and treatment. Am Fam Physician. 2006;73(8): 1374-82.

Pettersson F, Fries H, Nillius SJ. Epidemiology of secondary amenorrhea. I. Incidence and prevalence rates. Am J Obstet Gynecol. 1973;117(1):80-6.

Practice Committee of the American Society for Reproductive Medicine. Current evaluation of amenorrhea. Fertil Steril. 2006;86(5 Suppl 1):S148-55.

Practice Committee of the American Society for Reproductive Medicine. Current evaluation of amenorrhea. Fertil Steril. 2008;90(5 Suppl):S219-25.

Practice Committee of the American Society for Reproductive Medicine. Current evaluation of amenorrhea: a committee opinion. Fertil Steril. 2024;122(1):52-61.

Reindollar RH, Byrd JR, McDonough PG. Delayed sexual development: a study of 252 patients. Am J Obstet Gynecol. 1981;140(4):371-80.

Reindollar RH, Novak M, Tho SP, McDonough PG. Adult-onset amenorrhea: a study of 262 patients. Am J Obstet Gynecol. 1986;155(3):531-43.

Sowińska-Przepiera E, Andrysiak-Mamos E, Jarząbek-Bielecka G, Walkowiak A, Osowicz-Korolonek L, Syrenicz M, et al. Functional hypothalamic amenorrhoea — diagnostic challenges, monitoring, and treatment. Endokrynol Pol. 2015;66(3):252-60.

Tucker EJ, Grover SR, Bachelot A, Touraine P, Sinclair AH. Premature ovarian insufficiency: new perspectives on genetic cause and phenotypic spectrum. Endocr Rev. 2016;37(6):609-35.

Warren MP, Hagey AR. The genetics, diagnosis and treatment of amenorrhea. Minerva Ginecol. 2004;56(5):437-55.

Welt CK, Barbieri RL. Causes of primary amenorrhea. UpToDate. 2023.

Welt CK, Barbieri RL. Epidemiology and causes of secondary amenorrhea. UpToDate. 2023.

Welt CK, Barbieri RL. Evaluation and management of primary amenorrhea. UpToDate. 2023.

Welt CK, Barbieri RL. Evaluation and management of secondary amenorrhea. UpToDate. 2023.

22

Síndrome Pré-Menstrual e Dismenorreia

Júlia de Almeida Barreto ▪ Elisa Evangelista Santos ▪ Rivia Mara Lamaita

KEYPOINTS

1. A síndrome pré-menstrual (SPM) é considerada um distúrbio altamente prevalente entre as mulheres em idade reprodutiva e abrange manifestações somáticas e psicológicas significativas que se iniciam na fase lútea do ciclo, sob ação da progesterona, e que aliviam com o início do fluxo menstrual.
2. Fatores genéticos, endócrinos e neurobiológicos estão envolvidos na etiopatogenia da síndrome, com destaque para alterações de função serotoninérgica.
3. A SPM apresenta manifestações clínicas que podem levar a sofrimento substancial e prejuízo funcional das mulheres na menacme.
4. As queixas mais comuns incluem: alterações de apetite, aumento de peso, constipação, mastalgia, dismenorreia, cefaleia, lombalgia, edema em membros inferiores, acne, labilidade emocional, irritabilidade, inquietação e choro.
5. A dismenorreia representa uma das principais condições relacionadas ao período pré-menstrual, com prevalência estimada de até 95% das mulheres em idade reprodutiva.
6. A recorrência dos ciclos de dor pode predispor a dores crônicas pélvicas e extrapélvicas em mulheres não tratadas, devido a mecanismos de sensibilização central à dor.
7. O diagnóstico da SPM é dificultado pela ausência de sinais e sintomas explícitos e específicos à anamnese e ao exame físico, além da constante subvalorização dos sintomas pelas pacientes e pelos profissionais da Saúde.
8. Seu manejo deve ser individualizado conforme as necessidades de cada paciente e consiste em terapia combinada de medidas farmacológicas e não farmacológicas para o controle dos sintomas.
9. Há bom prognóstico quanto ao controle dos sintomas; entretanto, a interrupção do tratamento geralmente é acompanhada de retorno das queixas. Exceções para a recidiva sintomatológica são a menopausa e a ooforectomia.
10. O diagnóstico diferencial com patologias agravadas pelo ciclo menstrual – mas não decorrentes dele –, bem como outras desordens endócrinas e distúrbios do humor e psiquiátrico que possam mimetizar o quadro sintomatológico, faz-se imprescindível para melhor entendimento e manejo da SPM.

Highlights

- A SPM, em um aspecto geral, pode ser classificada em quatro grupos (A, H, C e D) conforme a manifestação principal
  - » Grupo A: caracterizado por predomínio dos sintomas de ansiedade, irritabilidade e tensão
  - » Grupo H: predominam o edema, as dores abdominais, o ganho de peso e a sensibilidade nos seios
  - » Grupo C: maior frequência de cefaleia e alterações de apetite
  - » Grupo D: o quadro mais preponderante é o de depressão, confusão, choro e distúrbios do sono
- O American College of Obstetricians and Gynecologists classifica a SPM e seus efeitos como de leves a graves, segundo critérios autorreferidos pelas pacientes

- A SPM é considerada leve se houver até três sintomas somáticos e/ou emocionais recorrentes em período menstrual ou imediatamente a ele precedente
- É considerada moderada se houver até quatro sintomas
- Enquadra-se como grave quando há relato de cinco ou mais queixas
- A dismenorreia, importante componente da SPM, é definida como dor do tipo cólica, em região de hipogástrio, com início imediatamente precedente ao primeiro dia do ciclo menstrual, podendo estender-se até o segundo dia de fluxo
- Pode-se classificar a dismenorreia como primária ou secundária, segundo a etiologia
  » Dismenorreia primária caracteriza-se por cólica menstrual na ausência de doenças pélvicas orgânicas que a elucidem
  » Dismenorreia secundária apresenta evidência clínica de doença pélvica preexistente.

Numbers

- Cerca de 80% das mulheres apresentam sintomas físicos e/ou psíquicos no período menstrual
- Uma em cada 10 mulheres alega sintomatologia suficiente para necessidade de auxílio profissional
- Aproximadamente dois terços das mulheres apresentam distúrbios pré-menstruais, com duração variável entre 3 e 7 dias, e 11,4% relatam persistência dos sintomas por período de 8 a 14 dias, mensalmente
- 94,5% das mulheres que sofrem com a SPM descrevem a presença de mais de um sintoma de forma recorrente.

Etiopatogenia e fatores de risco

- A SPM tem etiologia complexa e ainda não completamente esclarecida
- Atualmente, considera-se uma confluência de ações dos sistemas endócrino, reprodutor e serotoninérgico como reguladora do comportamento e dos sintomas manifestados
- A etiopatogenia da SPM inclui as variações cíclicas fisiológicas ovarianas e os efeitos do estradiol e da progesterona sobre neurotransmissores durante a fase lútea do período menstrual em mulheres mais sensíveis, como descrito a seguir

- Papel do sistema GABAérgico na etiopatogenia da SPM:
  » Grande parte da etiopatogenia da SPM pode ser explicada pela ação da alopregnanolona, um metabólito esteroide neuroativo da progesterona que atua como forte modulador positivo dos receptores de GABA, um inibidor do SNC
  » Flutuações nos níveis de alopregnanolona causam alterações conformacionais nos receptores GABA-A, determinando comportamentos de inquietação e de ansiedade, comuns na SPM
- Papel da serotonina na etiopatogenia da SPM:
  » A ação dos hormônios esteroides estradiol e progesterona sobre as enzimas monoamina oxidase (MAO) aumenta a degradação de serotonina
  » Com isso, níveis mais baixos desse neurotransmissor, que está relacionado ao bem-estar, causam alterações de humor, sono, libido, apetite, ansiedade, temperatura corporal, ritmo cardíaco, sensibilidade emocional e sensibilidade à dor
- Papel de mediadores inflamatórios na etiopatogenia da SPM:
  » Os hormônios ovarianos apresentam importantes propriedades antioxidantes e anti-inflamatórias
  » A redução da progesterona e do estradiol, ao fim da fase lútea, leva ao aumento do estresse oxidativo no endométrio e à consequente liberação de citocinas pró-inflamatórias associadas aos sintomas de cefaleia, dor, fadiga, depressão e ansiedade
  » O mecanismo inflamatório decorrente da queda dos hormônios ovarianos também provoca um aumento da síntese de ácido araquidônico e da liberação de prostaglandinas, que, por sua vez, promovem vasoconstrição e contração do miométrio, o que repercute em isquemia e em contrações uterinas de maiores intensidade e frequência, resultando em dismenorreia
- É importante ressaltar que a concentração sérica de progesterona em mulheres com e sem sintomas de SPM é similar
- O que define se uma mulher terá ou não sintomas da SPM é principalmente o aumento da sensibilidade às flutuações dos níveis desse esteroide e de seu metabólito
- Alguns fatores de risco para SPM incluem:

CAPÍTULO 22 Síndrome Pré-Menstrual e Dismenorreia

- » História familiar de sintomas relacionados à SPM
- » Deficiência prévia de serotonina
- » Funcionamento anormal do eixo hipotálamo-hipófise-adrenal
- » Níveis aumentados ou maior sensibilidade à prolactina
- » Distúrbios de metabolismo da glicose
- » Estresse.

Aspectos clínicos

- A SPM caracteriza-se pela ocorrência de sintomas físicos e comportamentais que acontecem repetidamente na segunda metade do ciclo menstrual
- De maneira geral, as manifestações da SPM podem diferir entre as mulheres e entre os ciclos. A sintomatologia pode ser dividida em afetiva e somática:
  - » A primeira caracteriza-se por sintomas de depressão, ansiedade, irritabilidade e choro fácil
  - » A segunda, por dor e inchaço nas mamas, distensão e desconforto abdominal, cólicas e dores pélvicas e cefaleia
- Outras manifestações possíveis são:
  - » Instabilidade emocional
  - » Aumento da quantidade de conflitos nos relacionamentos
  - » Perda de interesse em atividades habituais
  - » Dificuldade de concentração
  - » Sonolência excessiva ou dificuldade para dormir
  - » Alterações no apetite
  - » Fadiga e letargia
  - » Ganho de peso
- Tais sintomas devem desaparecer com a ocorrência da menstruação ou logo após o seu fim e causar prejuízo funcional
- Quanto à dismenorreia, devem-se investigar alterações no hábito alimentar e intestinal que podem levar ao surgimento de:
  - » Cólicas
  - » Náuseas
  - » Vômitos
  - » Diarreia
- É fundamental investigar para a exclusão de causas não associadas ao período menstrual
- É possível realizar uma classificação da intensidade da cólica menstrual por meio da escala

denominada "Avaliação subjetiva da severidade da dismenorreia", de Andersch e Milsorn (1982), que mensura a intensidade da dor a partir do impacto que esta causa na vida das mulheres, de forma autorrelatada

- A Tabela 22.1 mostra os critérios de classificação da dismenorreia
- O principal diagnóstico diferencial da SPM é o transtorno disfórico pré-menstrual (TDPM). Ele é mais grave e é caracterizado pelos mesmos sintomas da SPM, mas em intensidade maior e que gera grande prejuízo nas atividades diárias. Além disso, costuma ser crônico e requer uso de medicamento para ser tratado
- Outras doenças que podem ser confundidas com a SPM incluem:
  - » Transtorno depressivo
  - » Transtorno de ansiedade generalizada
  - » Transtorno bipolar
  - » Alterações na função da glândula tireoidiana
  - » Anemia
- Nesses casos, os sintomas não melhoram completamente após o fim da menstruação, diferentemente da SPM e do TDPM, em que não há

Tabela 22.1 Critérios de classificação para avaliação subjetiva da severidade da dismenorreia.

Classificação da dismenorreia	Sintomas relatados
Dismenorreia leve	• Cólica menstrual sem outros sintomas associados • Raramente impacta as atividades diárias • Uso raro de medicação analgésica
Dismenorreia moderada	• Afeta as atividades diárias, porém não de forma suficiente para causar absenteísmo do trabalho, de atividades escolares e de exercícios físicos • Há sintomas associados, como a cefaleia • Melhora quase total do quadro clínico com o uso de analgésicos • Pouco efeito com uso de antiespasmódicos
Dismenorreia intensa	• Impede atividades diárias • Absenteísmo do trabalho e de outras atividades • Paciente acamada em razão da dor • Sintomas associados incluem: cefaleia, diarreia e náuseas • Pouco efeito obtido com o uso de analgésicos • Procura frequente por atendimento médico para alívio da dor menstrual

sintomas aproximadamente entre os dias 4 e 12 de um ciclo menstrual de 28 dias
- É importante ressaltar que a mulher pode ter alguma dessas síndromes associada a outras doenças. Portanto, deve-se dar atenção a todas as queixas da paciente para verificar se ela tem algum transtorno de saúde subjacente e que se confunde com as principais hipóteses que estão sendo investigadas.

Exames complementares

- Não existe exame específico para o diagnóstico de SPM
- Podem ser feitos exames de sangue, como:
  - » Dosagem de hormônios tireoidianos
  - » Hemograma
- O objetivo é o de auxiliar na exclusão de diagnósticos diferenciais, como hipotireoidismo, hipertireoidismo e anemia
- Pode-se solicitar à paciente que ela faça um registro diário com os sintomas que ela percebeu ao longo do ciclo menstrual para esclarecer a periodicidade e a intensidade das manifestações.

Tratamento

- O tratamento da SPM e da dismenorreia pode ser feito de maneira conservadora ou com o uso de medicamentos.

Tratamento conservador

- Deve ser a primeira recomendação. Inclui a prática de atividade física regularmente, uso de técnicas de relaxamento, cuidados com a alimentação e boa ingesta hídrica
- Exercício físico: ajuda a reduzir o estresse e a ansiedade, além de gerar alterações fisiológicas benéficas para o corpo, como melhora no metabolismo de glicose
- Técnicas de relaxamento: também auxiliam na diminuição dos níveis de estresse e de ansiedade. Incluem prática de meditação, terapia musical, hipnose e técnicas de respiração.

Tratamento medicamentoso

- Feito com uso de antidepressivos e de pílulas anticoncepcionais
- Inibidores seletivos da recaptação de serotonina:

  - » São altamente efetivos no tratamento da SPM: 60 a 75% das mulheres têm melhora dos sintomas
  - » Alguns medicamentos da classe são fluoxetina, sertralina, citalopram e paroxetina
  - » Quanto ao uso, pode não ser necessário tomar a medicação todos os dias do mês, mas somente na segunda metade do ciclo menstrual
  - » Caso surjam efeitos colaterais, pode-se reduzir a dose ou trocar o medicamento por outro da mesma classe ou alternativas, como venlafaxina e escitalopram.

Pílulas anticoncepcionais

- Esse método pode ter efeito de melhora dos sintomas da SPM, mas também pode agravar o quadro
- A mulher pode tomar a pílula continuamente, para que não tenha sangramento e as mudanças hormonais ao longo do ciclo sejam evitadas. Caso ela prefira fazer um intervalo, recomenda-se que ele seja menor do que os típicos 7 dias das pílulas convencionais. O uso de placebo por somente 4 dias do ciclo, por exemplo, em vez de 1 semana, pode evitar o surgimento de sintomas
- Deve-se atentar à história de doenças da paciente, visto que há contraindicações para o uso de pílulas anticoncepcionais, como episódios de trombose.

Agonistas de gonadotrofina (GnRH)

- São medicamentos que levam à interrupção temporária da produção de estrogênio e de progesterona pelos ovários. Isso provoca um quadro fisiológico semelhante à menopausa e que melhora os sintomas da SPM
- Contudo, a diminuição drástica dos níveis de estrogênio pode resultar em sintomas típicos da menopausa, como fogacho e diminuição da densidade óssea
- Para evitar o surgimento desses efeitos colaterais, é recomendado que se utilizem estrogênio e progesterona em doses baixas conhecida como "terapia hormonal *add-back* combinada"
- O uso de GnRH é uma última opção caso os tratamentos descritos anteriormente não sejam eficientes. Apesar da sua eficiência, ele tem um custo alto e requer acompanhamento médico de qualidade.

Considerações finais

- A SPM é constituída por um conjunto de sintomas inespecíficos, entre eles a dismenorreia, e que variam entre as pacientes
- Visto que não existem exames com boa especificidade para o diagnóstico da SPM e da dismenorreia, o médico deve fazer uma anamnese de qualidade para identificar a periodicidade e a intensidade dos sintomas relatados pela paciente
- Os transtornos associados ao início da menstruação podem impactar negativamente a qualidade de vida da mulher e devem ser tratados
- A abordagem terapêutica precisa ser aliada às vontades da paciente e as doenças associadas precisam ser investigadas, sempre com o objetivo de promover a melhora da saúde feminina.

Leitura complementar

Andersch B, Milsom I. An epidemiologic study of young women with dysmenorrhea. Am J Obstet Gynecol. 1982;144(6):655-60.

Borenstein JE, Dean BB, Yonkers KA, Endicott J. Using the daily record of severity of problems as a screening instrument for premenstrual syndrome. Obstet Gynecol 2007;109(5):1068-75.

Chan AF, Mortola JF, Wood SH, Yen SS. Persistence of premenstrual syndrome during low-dose administration of the progesterone antagonist RU 486. Obstet Gynecol. 1994;84(6):1001-5.

Federação Brasileira das Associações de Ginecologia e Obstetrícia (Febrasgo) Publicação oficial da Federação Brasileira das Associações de Ginecologia e Obstetrícia. Femina. 2020;48(9). Disponível em: https://www.febrasgo.org.br/pt/femina/item/1138-revista-femina-2020-vol-48-n-09. Acesso em: 27 jan. 2025.

Gudipally PR, Sharma GK. Premenstrual syndrome. [Updated 2023 Jul 17]. In: StatPearls [Internet]. Treasure Island (FL): StatPearls Publishing. 2021.

Majewska MD, Harrison NL, Schwartz RD, Barker JL, Paul SM. Steroid hormone metabolites are barbiturate-like modulators of the GABA receptor. Science. 1986;232(4753):1004-7.

Management of Premenstrual Disorders: ACOG Clinical Practice Guideline No. 7. Obstet Gynecol. 2023;142(6):1516-33.

Mishra S, Elliott H, Marwaha R. Premenstrual dysphoric disorder. [Updated 2023 Feb 19]. In: StatPearls [Internet]. Treasure Island (FL): StatPearls Publishing. 2023. Available from: https://www.ncbi.nlm.nih.gov/books/NBK532307/.

Panay N, Studd JW. The psychotherapeutic effects of estrogens. Gynecol Endocrinol. 1998;12(5):353-65.

Schmidt PJ, Purdy RH, Moore PH Jr, Paul SM, Rubinow DR. Circulating levels of anxiolytic steroids in the luteal phase in women with premenstrual syndrome and in control subjects. J Clin Endocrinol Metab. 1994;79(5):1256-60.

Tiranini L, Nappi RE. Recent advances in understanding/management of premenstrual dysphoric disorder/premenstrual syndrome. Fac Rev. 2022;11:11.

Valadares GC, Ferreira LV, Correa Filho H, Romano-Silva MA. Transtorno disfórico pré-menstrual revisão: conceito, história, epidemiologia e etiologia. Arch Clin Psychiatry (São Paulo). 2006;33(3): 117-23.

Veras A, Brilhante M, Paiva A, Bilhar M, Carvalho C, Arcanjo S, et al. Síndrome pré-menstrual e síndrome disfórica pré-menstrual: aspectos atuais. Femina. 2010;38(7):373-8. Disponível em: http://files.bvs.br/upload/S/0100-7254/2010/v38n7/a373-378.pdf. Acesso em: 27 jan. 2025.

Waldige C, Nogueira M, Pinto J. Prevalência dos Sintomas da Síndrome Pré-menstrual [Prevalence of symtoms in Premenstrual Syndrome]. Trabalhos Originais [Internet]. RBGO. 2000;22(6):347-51. Disponível em: https://www.scielo.br/j/rbgo/a/MmvkQNS9wfnMT5YDrkPyFjR/?format=pdf&lang=pt. Acesso em: 27 jan. 2025.

Wardlaw SL, Thoron L, Frantz AG. Effects of sex steroids on brain beta-endorphin. Brain Res. 1982;245(2):327-31.

23

Síndrome dos Ovários Policísticos

Júlia de Almeida Barreto ▪ João Vitor da Silva Viana ▪ Rivia Mara Lamaita

KEYPOINTS

1. A síndrome dos ovários policísticos (SOP) é a endocrinopatia mais prevalente entre as mulheres em idade reprodutiva.
2. Constitui causa importante de irregularidade menstrual.
3. Sua etiologia é multifatorial e complexa e sua apresentação clínica é heterogênea, sendo o diagnóstico frequentemente realizado de forma tardia.
4. Quanto à fisiopatologia, constitui uma desordem endócrina funcional de fenótipo variado que cursa com alterações reprodutivas, hormonais e cardiometabólicas.
5. É caracterizada pela presença de dois dos três fatores: sinais hiperandrogênicos (clínicos/laboratoriais), ciclos oligoamenorreicos e/ou aspecto morfológico polimicrocístico de pelo menos um dos ovários à ultrassonografia.
6. O caráter policístico dos ovários pode ser visualizado, na maioria das mulheres, por ultrassonografia transvaginal (USTV). Contudo, a identificação de múltiplos cistos ovarianos entre 2 e 9 mm à ultrassonografia pode ser achado fisiológico, não sendo específico de mulheres portadoras de SOP.
7. A doença não apresenta cura definitiva conhecida.
8. Sua terapêutica consiste no controle dos sintomas apresentados.
9. O manejo da SOP deve incluir o acompanhamento periódico com ginecologista e o apoio de multiprofissional com nutricionistas, psicólogos e educadores físicos para abordagem mais completa da síndrome.
10. Hiperplasia adrenal congênita, hiperprolactinemia e patologias da tireoide são diagnósticos diferenciais de exclusão para síndrome ovariana policística.

Highlights

- A SOP é um distúrbio hormonal com diversas manifestações sistêmicas, principalmente caracterizada por hiperandrogenismo e presença de ciclos anovulatórios
- Os critérios de Rotterdam são amplamente utilizados para estabelecer o diagnóstico clínico. Considera-se SOP quando há pelo menos duas das seguintes condições, nenhuma sendo obrigatória:
  » Oligo e/ou amenorreia
  » Hiperandrogenismo clínico e/ou laboratorial

  » Morfologia de ovários policísticos à ultrassonografia em pelo menos um dos ovários
- A oligomenorreia é caracterizada por ciclos longos, com intervalos de pelo menos 35 dias entre os ciclos
- Menos comum, a SOP pode cursar com amenorreia, descrita como ausência de sangramento menstrual por 3 ou mais meses consecutivos
- Hirsutismo é definido pelo crescimento excessivo de pelos no corpo da mulher, distribuídos de forma caracteristicamente masculina (índice de Ferriman-Gallwey $\geq$ 8). São exemplos: aumento de pilificação no tórax, abdome, ao redor dos mamilos e em locais de barba e bigode

- Sinais clínicos de hiperandrogenismo incluem hirsutismo, acne e perda de cabelo
- Sinais de virilização (presença de voz mais grave, clitoromegalia) são menos comuns e indicam suspeita de tumor secretor de androgênio.

Numbers

- A prevalência da SOP varia de 6 a 16% entre as mulheres em idade reprodutiva
- A hereditariedade em mães e irmãs de mulheres com SOP é estimada em 20 a 40%
- Os achados de ovários policísticos à ultrassonografia são encontrados em 4 a cada 10 adolescentes com irregularidades menstruais
- Metade das pacientes com SOP pode apresentar obesidade e 40 a 70% apresentam resistência à insulina
- Entre as mulheres com SOP, 80% apresentam hirsutismo
- Em casos em que não é possível realizar ensaios para dosagem de testosterona, a presença de hirsutismo, de forma moderada ou severa, pode ser usada como evidência clínica de hiperandrogenismo com 85% de especificidade
- Cerca de um terço das pacientes com SOP relata atraso diagnóstico superior a 2 anos.

Etiopatogenia e fatores de risco

- A SOP é caracterizada por apresentar uma etiopatogenia multifatorial ainda não completamente conhecida, mas que já demonstrou envolver componentes multigênicos, metabólicos pré e pós-natais, distúrbios endócrinos hereditários e fatores ambientais
  - » Fatores endócrinos: alterações de regulação do eixo hipotálamo-hipófise-ovário, caracterizadas por secreção atípica de GnRH, determinam pulsos anárquicos com estímulo à hipersecreção de hormônio luteinizante (LH) – importante marcador da síndrome. Em resposta aos níveis aumentados de LH, há consequente aumento da produção de androgênios, sobretudo de testosterona livre
  - » Fatores genéticos: mulheres com SOP frequentemente apresentam fatores genéticos que tornam os tecidos músculo estriado e adiposo resistentes à ação da insulina
  - » Fatores metabólicos: a resistência à insulina leva ao aumento da liberação do hormônio

hipoglicemiante pelo pâncreas e do fator de crescimento semelhante à insulina do tipo 1 (IGF-1), o que determina o estado de hiperinsulinemia compensatória. A insulina, como hormônio de ação sinérgica ao LH, atua nas células da teca, estimulando também a hiperprodução de andrógenos
  - ▴ O estado hiperinsulinêmico acarreta, também, redução dos níveis de globulina carreadora de esteroides sexuais (SHBG) – proteína sintetizada no fígado e que, quando ligada aos hormônios sexuais, os torna indisponíveis aos tecidos. Logo, a redução da SHBG determina maior fração de androgênios circulando em forma ativa e maiores efeitos arrenomiméticos
  - » Fatores ambientais: podem interferir diretamente na evolução da doença, constituindo formas de prevenção e de tratamento. A prática de atividades físicas, a alimentação balanceada, o controle do peso e a ausência de resistência à insulina estão entre os fatores determinantes da síndrome
- A disfunção do eixo hipotálamo-hipófise-ovário, característica da SOP, é a responsável pela presença de ciclos anovulatórios
  - » A elevada produção de inibina pelos folículos antrais em crescimento pode culminar com redução, detectável ou não, dos valores de hormônio folículo-estimulante (FSH) em pacientes com SOP
  - » Com a redução do FSH, há interrupção precoce do desenvolvimento folicular, situação que propicia anovulação crônica definida por: ciclos longos, presença de oligoamenorreia e infertilidade
- A morfologia policística do ovário pode ser explicada pela intensa atividade de recrutamento e ativação folicular aliada à redução da atresia de folículos em estágios iniciais em razão da menor sensibilidade hipotalâmica ao *feedback* negativo realizado pelos hormônios ovarianos estrogênio e progesterona
- As alterações dos níveis de gonadotrofinas e de estrogênio são discretas na síndrome
- A Figura 23.1 ilustra, de forma esquemática e resumida, a etiopatogenia da SOP
- Os principais fatores de risco para SOP incluem:
  - » Predisposição genética
  - » História familiar positiva para SOP

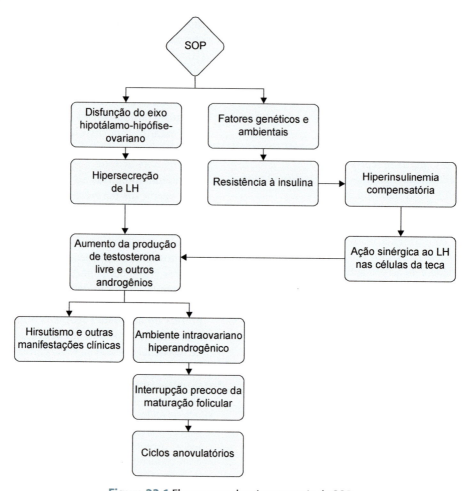

Figura 23.1 Fluxograma da etiopatogenia da SOP.

- » Resistência à insulina
- » Baixo peso ao nascer
- » Peso aumentado
- » Sedentarismo
- » Síndrome metabólica
- » Pubarca precoce
- » Distúrbios de nutrição fetal
- » Uso de antiepilépticos, especialmente valproato.

Aspectos clínicos

- As principais características clínicas são:
  - » Ciclos menstruais irregulares (oligo ou anovulação)
  - » Hiperandrogenismo (como hirsutismo, alopecia e acne)
- As manifestações da SOP são diversas, o que dificulta o diagnóstico quando os indicativos mais marcantes não estão presentes em conjunto. As pacientes normalmente apresentam uma mescla dos seguintes sinais e sintomas:
  - » Irregularidade menstrual (principalmente oligoamenorreia)
  - » Infertilidade
  - » Obesidade
  - » Resistência à insulina – independentemente se magra ou obesa
  - » Diabetes *mellitus* tipo 2
  - » Risco cardiovascular aumentado
  - » Depressão, ansiedade e transtornos alimentares
  - » Apneia do sono
  - » Esteato-hepatite não alcóolica
  - » Hiperplasia e câncer de endométrio
- Ao exame físico:
  - » Acantose *nigricans*

- » Hirsutismo
- » Acne
- » Alopecia androgênica
- » Ovários aumentados de tamanho ao toque bimanual
- O hirsutismo pode ser avaliado segundo o escore modificado de Ferriman-Gallwey (Figura 23.2). Na aplicação do escore, é importante considerar possíveis variações entre avaliadores, por subjetividade. Em geral, considera-se que há hirsutismo quando o escore total é ≥ 8
- O diagnóstico de SOP é de exclusão. Portanto, é preciso que se afastem as outras causas de hiperandrogenismo e anovulação:
  - » Disfunção tireoidiana
  - » Síndrome de Cushing
  - » Hiperprolactinemia
  - » Hiperplasia adrenal congênita não clássica (NCCAH)
  - » Tumor de ovário ou suprarrenal secretor de andrógenos
  - » Hipertecose ovariana
  - » Hipogonadismo hipogonadotrófico
  - » Insuficiência ovariana prematura
  - » Uso de anabolizantes
- » Mudanças na voz e aumento do clitóris são raramente vistos e podem indicar tumores produtores de andrógenos
- » Em 2023, novos algoritmos trouxeram mudanças no diagnóstico e tratamento de SOP. Estes foram estabelecidos e dispostos pela *International evidence-based guideline for the assessment and management of polycystic ovary syndrome 2023* e serão seguidos como base para as recomendações descritas aqui. Os critérios de Rotterdam, adotados como os mais inclusivos, foram atualizados de acordo com novas evidências, agora incluindo a possibilidade de dosagem de hormônio antimülleriano (AMH) como alternativa à ultrassonografia
- » A Tabela 23.1 apresenta os critérios para o diagnóstico de SOP segundo os critérios de Rotterdam modificados de acordo com a Diretriz Internacional Baseada em Evidências de 2018 e as atualizações de 2023
- O algoritmo que visa contribuir para o diagnóstico define diversos passos que devem ser seguidos:
  - » O primeiro passo determina que, se presentes ciclos irregulares e manifestações clínicas

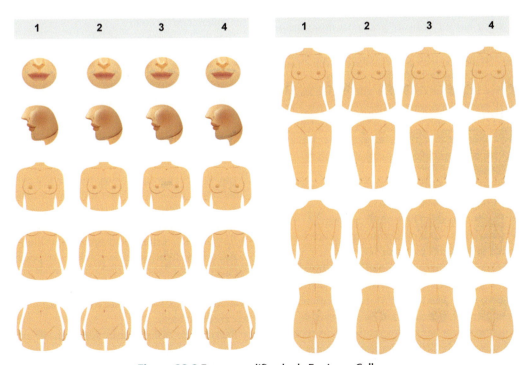

Figura 23.2 Escore modificado de Ferriman-Gallwey.

PARTE 2 Ginecologia Geral

Tabela 23.1 Critérios para diagnóstico de SOP.
Critérios de Rotterdam modificados **Dois ou mais critérios devem ser preenchidos para o diagnóstico**
Oligo e/ou anovulação Hiperandrogenismo clínico e/ou laboratorial Ovários policísticos à ultrassonografia OU dosagem de AMH

de hiperandrogenismo, a ultrassonografia ou AMH não são necessários. Como SOP é diagnóstico de exclusão, exames laboratoriais (descritos na seção "Exames complementares") devem ser solicitados

» O segundo passo requer que, se o hiperandrogenismo não se manifestar clinicamente e excluídas outras causas, deve-se solicitar dosagem de testosterona total e livre. Se o resultado for elevado, o diagnóstico é estabelecido

» O terceiro passo contempla pacientes que apresentam apenas ciclos irregulares ou hiperandrogenismo. Em adultas, deve-se solicitar USTV ou a dosagem de AMH. Se resultado positivo e afastados outros diagnósticos, considerar SOP

» No terceiro passo para adolescentes, considerar que a ultrassonografia e a dosagem de AMH apresentam baixa especificidade. A conduta é definir como "em risco de SOP" e reavaliar posteriormente

- Desse modo, os fenótipos que pacientes com SOP podem apresentar são:
  » A: clássico, apresentando os três critérios
  » B: anovulação e hiperandrogenisno presente, mas sem morfologia de ovário policístico à ultrassonografia
  » C: ciclo regular, mas com hiperandrogenismo e imagem de ovário policístico
  » D: não apresenta hiperandrogenismo

- Os fenótipos A e B predominam e representam cerca de 80% dos casos de SOP

- Em mulheres na pós-menopausa, a investigação e a confirmação de história de disfunção menstrual e hirsutismo durante a menacme reforçam a hipótese. Caso os sintomas de hirsutismo sejam agravados ou de início recente, a realização de USTV é indicada para descartar outros diagnósticos

- A presença de alterações metabólicas, como resistência à insulina e dislipidemia, implica aumento do risco cardiovascular.

Exames complementares

- A USTV é dispensável para o diagnóstico de SOP, mas pode ser auxiliar em determinados casos. As principais alterações ultrassonográficas que definem um ovário com morfologia policística, segundo os critérios de Rotterdam modificados, são:
  » Mais de 12 folículos em pelo menos um ovário, medindo de 2 a 9 mm de diâmetro
  » Ovário aumentado de volume (≥ 10 mℓ)
  » Número de folículos por secção (FNPS) ≥ 10 cm, no mínimo 1 ovário

- O achado de hiperecogenicidade central é reconhecido como forte indicativo de ovários policísticos (devido à hiperplasia estromal). Contudo, pode haver incerteza por parte dos avaliadores na hora de determiná-lo

- O achado de cistos não é critério ultrassonográfico para SOP

- Por ser diagnóstico de exclusão, é preciso que se afaste a possibilidade de outros diagnósticos diferenciais. Os principais exames que devem ser solicitados incluem
  » Beta-hCG (afastar gravidez)
  » TSH e T4 livre
  » 17-OH progesterona
  » Testosterona total ou livre
  » Prolactina
  » SDHEA (na suspeita de tumor adrenal)

- A dosagem de LH em amostra isolada pode ser normal em até 50% das mulheres, o que faz com que o exame tenha baixo valor preditivo

- Na SOP, espera-se que o diagnóstico seja principalmente clínico, considerando que a maior parte das pacientes apresentará irregularidade menstrual e hiperandrogenismo clínico

- A Tabela 23.2 resume os diagnósticos diferenciais com as alterações laboratoriais que podem estar presentes

- Investigações adicionais e suporte que devem contemplar o pós-diagnóstico de adultos e adolescentes incluem:
  » Rastreio de dislipidemia, hipertensão arterial sistêmica (HAS) e diabetes *mellitus* (Tabela 23.3)

CAPÍTULO 23 Síndrome dos Ovários Policísticos

Tabela 23.2 Relação entre diagnósticos diferenciais e alterações laboratoriais esperadas.

Diagnósticos diferenciais	Alterações esperadas
Hipertireoidismo	TSH reduzido
Hipotireoidismo	TSH elevado
Síndrome de Cushing	Cortisol elevado
Hiperprolactinemia	Prolactina (PRL) elevada
Hiperplasia adrenal congênita de início tardio	17-hidroxiprogesterona acima de 200 ng/dℓ
Tumor de ovário ou de suprarrenal secretor de andrógenos e hipertecose ovariana	Testosterona total elevada (geralmente acima de 150 a 200 ng/dℓ). Para tumores adrenais, SDHEA também elevado (geralmente acima de 700 a 800 mcg/dℓ)
Hipogonadismo hipogonadotrófico	FSH, LH e estradiol reduzidos
Insuficiência ovariana prematura	FSH e LH aumentados Estradiol reduzido
Uso de anabolizantes	Investigação toxicológica

Tabela 23.3 Exames complementares na avaliação de pacientes com síndrome dos ovários policísticos.

Exames	Frequência
Perfil lipídico	A depender de alterações, fatores de risco adicionais e/ou risco cardiovascular
Aferição de pressão arterial	Anualmente e quando intenção de gravidez
Teste oral de tolerância à glicose (TOTG) (75 g de dextrose)	A cada 1 a 3 anos, a depender de fatores de risco individuais

» Rastreio de apneia obstrutiva do sono (independentemente do índice de massa corporal [IMC]). É recomendada a investigação com o uso do questionário de Berlim ou outras ferramentas
» Atenção a possíveis sintomas de depressão, ansiedade e transtornos alimentares
- O risco de hiperplasia de endométrio e câncer endometrial é marcadamente aumentado em pacientes com SOP. O rastreamento de rotina não é aconselhado devido à baixa probabilidade geral de desenvolvimento desse câncer
- Com esses exames mais a medida da circunferência abdominal, é possível avaliar se a paciente cumpre os critérios para síndrome metabólica segundo os critérios do NCEP-ATP III.

Tratamento

- O profissional da Saúde deve orientar sobre o diagnóstico e a importância do tratamento diante dos fatores de risco. As decisões devem ser compartilhadas para maior aderência, visto o alto grau de insatisfação com o tratamento de SOP
- O tratamento não medicamentoso deve ser a primeira conduta:
  » O médico deve estimular a mudança no estilo de vida da paciente, visando à prática de exercícios físicos anaeróbicos e aeróbicos e alimentação balanceada
  » A prevenção do ganho de peso deve ser uma das prioridades e, caso necessário, adotar medidas para controle de peso
  » O cálculo do IMC deve corresponder ao peso adequado
- Outros profissionais contribuem para o tratamento, de modo a englobar todas as demandas da paciente:
  » O acompanhamento com nutricionista auxilia na definição e adequação da dieta
  » Terapia psicológica é altamente recomendável para as pacientes com sintomas de ansiedade, depressão, alterações de autopercepção e autocontrole
- O tratamento medicamentoso depende da clínica da paciente. Para mulheres que não desejam engravidar, as condutas são as seguintes:
  » Pílulas anticoncepcionais orais combinadas devem ser prescritas para tratamento da irregularidade menstrual e hirsutismo de pacientes diagnosticadas e adolescentes em risco de SOP. Preferir pílulas com a menor dose efetiva de etinilestradiol
  » Exemplo de primeira linha seria etinilestradiol associado a drospirenona
  » O tratamento de segunda linha recomendado é o de 35 µg de etinilestradiol mais acetato de ciproterona devido aos efeitos colaterais, como tromboembolismo
  » O uso de medicamentos com progesterona contribui para a proteção endometrial
  » Considerar associar ao anticoncepcional um medicamento antiandrogênico, caso o hirsutismo não apresente resposta satisfatória após 6 meses do início do tratamento
  » Entre os agentes farmacológicos antiandrogênicos, a espironolactona é o medicamento de primeira escolha

- » Considerar efeitos colaterais de antiandrogênicos como a flutamida, associada à hepatotoxicidade
- » Sempre utilizar o agente antiandrogênico em combinação com contracepção eficaz, se ACO for contraindicado
- Em relação ao uso de metformina no tratamento da SOP:
  - » Considerar prescrever metformina se paciente apresentar alto risco metabólico, resistência à insulina, fatores de risco para diabetes, alteração no TOTG indicando intolerância à glicose e IMC acima de 30 kg/m²
  - » Não é recomendada a prescrição de metformina para mulheres grávidas
  - » O uso de metformina para regulação do ciclo menstrual no tratamento de adolescentes apresenta evidências limitadas
- As indicações de fármacos para tratamento da obesidade, por exemplo, sibutramina, liraglutida e orlistate, bem como a cirurgia bariátrica, devem contemplar as diretrizes de indicação para a população em geral
- O uso de depilação a *laser*, entre outros métodos de remoção mecânica, contribui para o tratamento do hirsutismo. O creme de cloridrato de eflornitina (13,9%) previne que os pelos cresçam novamente
- O algoritmo de tratamento da infertilidade disposto pela *International evidence-based guideline for the assessment and management of polycystic ovary syndrome 2023* contempla as seguintes condutas:
  - » Sempre estimular a mudança do estilo de vida, com prática de exercícios físicos e alimentação saudável
  - » A indução da ovulação deve ser feita com o letrozol (primeira escolha). Clomifeno e metformina associados seriam outra opção em caso de contraindicação ao letrozol
  - » Se a ovulação não for detectada, a terapia de segunda linha é a prescrição de gonadotrofinas com acompanhamento ultrassonográfico (maior probabilidade de gravidez múltipla). A cirurgia ovariana laparoscópica pode ser considerada como alternativa
  - » Se a ovulação ainda assim não for detectada, a terceira linha de tratamento é a fertilização *in vitro* (FIV)
- O uso de clomifeno pode requerer acompanhamento ultrassonográfico, assim como as gonadotrofinas.

Leitura complementar

Barry JA, Azizia MM, Hardiman PJ. Risk of endometrial, ovarian and breast cancer in women with polycystic ovary syndrome: a systematic review and meta-analysis. Hum Reprod Update. 2014;20(5):748-58.

Fernandes CE, Sá MFS. Tratado de ginecologia Febrasgo. Rio de Janeiro: Elsevier; 2019. 998p.

Hoffman BL, Schorge JO, Schaffer JI, Halvorson LM, Bradshaw KD, Cunningham FG. Ginecologia de Williams. 2. ed. Porto Alegre: Artmed; 2014. 1189p.

Legro RS, Silva AA, Ehrmann DA, Hoeger KM, Murad MH, Pasquali R, et al. Clinical practice guideline: diagnosis and treatment of polycystic ovary syndrome: an Endocrine Society Clinical Practice guideline. JCEM. 2013;98(12):4565-92.

Martin KA, Chang RJ, Ehrmann DA, Ibanez L, Lobo RA, Rosenfield RL, et al. Evaluation and treatment of hirsutism in premenopausal women: an endocrine society clinical practice guideline. J Clin Endocrinol Metab. 2008;93(4):1105-20.

Nandalike K, Strauss T, Agarwal C, Coupey SM, Sin S, Rajpathak S, et al. Screening for sleep disordered breathing and excessive daytime sleepiness in adolescent girls with polycystic ovarian syndrome. J Pediatr. 2011;159(4):591-6.

NIH Office of Disease Prevention. Evidence-based Methodology Workshop on Polycystic Ovary Syndrome (PCOS). NIH Office of Disease Prevention Website [Internet]. [citado 2023 November 8]. Available from: https://prevention.nih.gov/research-priorities/research-needs-and-gaps/pathways-prevention/evidence-based-methodology-workshop-polycystic-ovary-syndrome-pcos.

Randeva HS, Tan BK, Weickert MO, Lois K, Nestler JE, Sattar N, et al. Cardiometabolic aspects of the polycystic ovary syndrome. Endocr Rev. 2012;33(5):812-41.

Rosenfield RL, Ehrmann DA, Littlejohn EE. Adolescent polycystic ovary syndrome due to functional ovarian hyperandrogenism persists into adulthood. JCEM[Internet]. 2015;100(4):1537-43.

Rocha AL, Oliveira FR, Azevedo RC, Silva VA, Peres TM, Candido AL, et al. Recent advances in the understanding and management of polycystic ovary syndrome. F1000Res. 2019;8:F1000 Faculty Rev-565.

Rosa-e-Silva AC. Síndrome dos ovários policísticos. São Paulo: Federação Brasileira das Associações de Ginecologia e Obstetrícia (Febrasgo); 2018. Capítulo 1, Conceito, epidemiologia e fisiopatologia aplicada à prática clínica; p. 1-15. (Série Orientações e Recomendações Febrasgo, n 4, Comissão Nacional de Ginecologia Endócrina.)

Rosenfield RL. Perspectives on the international recommendations for the diagnosis and treatment of polycystic ovary syndrome in adolescence. J Pediatr Adolesc Gynecol. 2020;33(5):445-7.

Rosenfield RL, Ehrmann DA. The pathogenesis of polycystic ovary syndrome (PCOS): the hypothesis of PCOS as functional ovarian hyperandrogenism revisited. Endocr Rev. 2016;37(5):467-520.

Stein IF, Leventhal ML. Amenorrhea associated with bilateral polycystic ovaries. Am J Obstet Gynecol. 1935;29(2):181-91.

Teede HJ, Tay CT, Laven JJE, Dokras A, Moran LJ, Piltonen TH, et al. Recommendations from the 2023 international evidence-based guideline for the assessment and management of polycystic ovary syndrome. European Journal of Endocrinology. Eur J Endocrinol. 2023;189(2):G43-G64.

24

Puberdade Precoce e Tardia

Samuel Norberto Alves ■ Luiz Eduardo Leverentz Souto ■ Rivia Mara Lamaita

KEYPOINTS

1. Nas meninas, a puberdade normal inicia entre 8 e 13 anos, a partir de uma ativação do eixo hipotálamo-hipófise-ovário, e seus principais eventos incluem a telarca, a pubarca e a menarca. A principal escala utilizada para avaliar esse desenvolvimento é a escala de Tanner.
2. A puberdade precoce em meninas é definida por um início do desenvolvimento dos caracteres sexuais secundários antes dos 8 anos (ou em uma idade 2 a 2,5 desvios-padrão menor do que a média da população).
3. A puberdade tardia em meninas é definida pela ausência de telarca aos 12 a 13 anos (ou em uma idade 2 a 3 desvios-padrão maior do que a média da população). Outras definições geralmente utilizadas incluem a ausência de pubarca aos 14 anos e a ausência de menarca aos 16 anos ou 5 anos após o início da puberdade.
4. A puberdade precoce pode ser classificada como completa quando há manifestação precoce de todos os caracteres sexuais secundários, ou incompleta quando há manifestação de apenas um caractere. A puberdade precoce completa pode, por sua vez, ser subdividida em central ou periférica.
5. Enquanto a puberdade precoce central geralmente é idiopática, a principal causa de puberdade precoce periférica (que costuma ser benigna e autolimitada) são os cistos de ovário.
6. A puberdade tardia pode ser classificada em duas categorias principais: hipogonadismo hipogonadotrófico (que inclui o atraso constitucional do crescimento) e hipogonadismo hipergonadotrófico.
7. Os aspectos clínicos das alterações puberais variam amplamente. A avaliação deve considerar a idade e a velocidade do desenvolvimento sexual e do crescimento estatural, história de doenças do sistema nervoso ou de doenças sistêmicas, antecedentes familiares e história de exposição a fontes exógenas de hormônios.
8. Os principais exames complementares utilizados para avaliar quadros de puberdade precoce e tardia incluem a radiografia de mão e punho esquerdos, para determinar a idade óssea, e dosagens hormonais (como LH, FSH, TSH, T4 livre e androgênios). Exames adicionais devem ser solicitados com base nas etiologias mais prováveis.
9. No tratamento da puberdade precoce central idiopática, pode-se considerar a utilização de análogos de GnRH. Outros casos de puberdade precoce devem ser tratados com abordagem específica da etiologia previamente definida.
10. Quando a etiologia da puberdade tardia é conhecida, o tratamento consiste na abordagem direta da causa da alteração puberal. Em caso de atraso constitucional do crescimento, o tratamento com ferramentas hormonais pode ser considerado em casos selecionados.

Highlights

Puberdade normal

- Mecanismo de início da puberdade normal:
  - » A puberdade inicia-se com a reativação do eixo hipotálamo-hipófise-ovário (eixo HHO)

que, em meninas com desenvolvimento puberal normal, ocorre entre 8 e 13 anos
  - » Nesse contexto, o hipotálamo passa a liberar o hormônio liberador de gonadotrofinas pulsáteis, que, por sua vez, promove a secreção das gonadotrofinas: hormônio

luteinizante (LH) e hormônio folículo-estimulante (FSH)

» O LH e o FSH, por sua vez, agem estimulando os ovários a produzirem os esteroides sexuais: estrógenos e progesterona

- Os principais eventos da puberdade nas meninas são a telarca, a pubarca e a menarca. Em 85% das vezes, esses eventos acompanham a seguinte ordem:
  » 1º evento: telarca (surgimento do broto mamário)
  » 2º evento: pubarca (surgimento dos pelos pubianos) – ocorre, em média, 6 meses a 1 ano após a telarca
  » 3º evento: menarca (primeira menstruação) – ocorre, em média, 2 a 2,5 anos após a telarca
- Outros eventos marcantes da puberdade incluem maior oleosidade da pele, o surgimento de acne e o estirão de crescimento
- Com o intuito de avaliar o grau de desenvolvimento dos caracteres sexuais secundários e a progressão do desenvolvimento puberal, é utilizada a escala de Tanner (Tabela 24.1)
- Em média, o intervalo entre dois estágios puberais é de 1 ano; quando inferior a 6 meses, deve ser considerado anormal. Na maioria dos casos, o processo se completa em cerca de 3 a 4 anos
- O estirão de crescimento (pico máximo da velocidade de crescimento) geralmente ocorre entre os estágios 2 e 3 no sexo feminino e é seguido de uma fase de desaceleração progressiva até o fechamento completo das epífises. Todos esses eventos são regulados pelas ações dos esteroides sexuais.

Puberdade precoce

- A puberdade precoce em meninas é definida pelo início do desenvolvimento dos caracteres sexuais secundários antes dos 8 anos ou em uma idade 2 a 2,5 desvios-padrão menor do que a média da população
- A puberdade precoce pode ser classificada como incompleta ou completa:
  » Puberdade precoce completa: ocorre quando há manifestação precoce de todos os caracteres sexuais secundários
  » Puberdade precoce incompleta: ocorre quando há manifestação precoce de apenas um dos caracteres sexuais secundários. Geralmente são variações consideradas benignas ou não progressivas, idiopáticas e autolimitadas
- A puberdade precoce completa é classificada como de origem central ou de causa periférica:
  » Puberdade precoce central (PPC): ocorre devido a um desenvolvimento precoce do eixo HHO e é considerada dependente das gonadotrofinas. Nas meninas, representa 80% dos casos
  » Puberdade precoce periférica (PPP): é desencadeada pela disponibilidade excessiva de esteroides sexuais, sendo considerada independente das gonadotrofinas
- A PPC é isossexual, ou seja, os caracteres sexuais secundários desenvolvidos são exclusivamente femininos
- Já a PPP pode se apresentar como isossexual (caracteres sexuais femininos) ou heterossexual (virilização das meninas)
- Na PPC, a ordem dos eventos puberais (telarca, pubarca e menarca) geralmente é normal
- Na PPP, a ordem dos eventos puberais (telarca, pubarca e menarca) pode, mais frequentemente, não seguir o habitual
- A puberdade precoce incompleta é considerada uma variante benigna e autolimitada do desenvolvimento puberal normal que geralmente não requer tratamento. Suas duas principais formas incluem:
  » Telarca precoce isolada (aparecimento precoce isolado do broto mamário)
  » Pubarca precoce isolada (aparecimento precoce isolado de pelos pubianos)
- A puberdade acomete cerca de 10 a 23 vezes mais meninas do que meninos, e sua prevalência é de aproximadamente 2%.

Tabela 24.1 Escala de Tanner para avaliação dos estágios de desenvolvimento puberal.

Mamas	Pelos pubianos
M1 – Pré-puberal, não há tecido mamário palpável	**P1** – Pré-puberal, ausência de pelos
M2 – Broto mamário palpável sobre a aréola (**representa a telarca, em torno dos 10 a 11 anos**)	**P2** – Pelos longos, finos e esparsos ao longo dos grandes lábios (**representa a pubarca, em torno dos 11 anos ou 6 a 12 meses após a telarca**)
M3 – Tecido mamário palpável fora da aréola, sem separação dos contornos da aréola e das mamas	**P3** – Pelos mais escuros e grossos, distribuídos pela sínfise púbica
M4 – Crescimento da aréola, que se encontra em duplo contorno em relação à mama	**P4** – Pelos escuros e grossos, mas que não atingem a raiz da coxa
M5 – Mama de aspecto adulto com aréola e mama tendo os mesmos contornos (a partir dos 14 anos)	**P5** – Pelos escuros e grossos que atingem a raiz da coxa (a partir dos 13,5 anos)

Puberdade tardia

- A puberdade tardia em meninas consiste na ausência de telarca aos 12 a 13 anos ou em uma idade 2 a 3 desvios-padrão maior do que a média da população. Outras definições geralmente utilizadas incluem:
  » Ausência de pubarca aos 14 anos
  » Ausência de menarca aos 16 anos ou 5 anos após o início da puberdade
- A puberdade tardia pode ser classificada em duas categorias principais:
  » Hipogonadismo hipogonadotrófico, que inclui o atraso constitucional do crescimento (responsável por cerca de 30% dos casos): caracterizado por níveis muito baixos ou ausentes das gonadotrofinas (LH e FSH)
  » Hipogonadismo hipergonadotrófico: caracterizado por níveis altos das gonadotrofinas (LH e FSH) e baixos dos esteroides sexuais (estrógenos e progesterona)
- A prevalência da puberdade tardia é de cerca de 5%.

Etiopatogenia e fatores de risco

Puberdade precoce central

- Em meninas, a PPC é idiopática em cerca de 80 a 90% dos casos
- Em algumas situações, o desenvolvimento precoce do eixo HHO que causa a PPC pode ter uma causa identificável, como ocorre em caso de:
  » Lesões do sistema nervoso central, como hamartromas e outros tumores hipotalâmicos, infecções e irradiação craniana
  » Alterações genéticas: a mutação mais relacionada à PPC é a perda de função do gene *MKRN3*, embora possa haver também alterações dos genes *KISS1*, *DLK1*, *PROKR2*, *GPR54* e *MKRN3*
  » Contato prévio com elevados níveis de esteroides sexuais, como ocorre nos casos de hiperplasia adrenal congênita, em que não há controle precoce efetivo da doença.

Puberdade precoce periférica

- A principal causa de PPP em meninas são cistos ovarianos funcionantes que estimulam o desenvolvimento precoce dos caracteres sexuais secundários

- Outras condições que podem estar associadas ao desenvolvimento de PPP incluem:
  » Administração exógena e iatrogênica de estrogênio: como ocorre em caso de contato acidental com cremes e outras fontes de hormônios sexuais
  » Tumores ovarianos produtores de esteroides sexuais, como os tumores de células da granulosa
  » Hipotireoidismo grave
  » Patologias adrenais, como no caso da hiperplasia adrenal congênita
  » Síndrome de McCune-Albright, que tem como tríade clínica a displasia fibrosa óssea, manchas café com leite e puberdade precoce, que é caracterizada principalmente pela formação de cistos ovarianos funcionantes recorrentes.

Puberdade tardia

- O hipogonadismo hipogonadotrófico tem como um de seus principais representantes o atraso constitucional do crescimento
- Embora a etiologia dessa forma de puberdade tardia ainda não esteja totalmente elucidada, sabe-se que o atraso constitucional do crescimento apresenta forte componente genético, de modo que as pacientes afetadas frequentemente apresentam história familiar de puberdade tardia
- Alguns autores também relacionam o atraso constitucional do crescimento a alterações do controle neuroendócrino, como falhas no desenvolvimento dos neurônios de GnRH e alterações nos receptores de gonadotrofinas
- O hipogonadismo hipogonadotrófico também pode estar associado a diversas doenças e condições sociais, como:
  » Desnutrição
  » Obesidade
  » Ambiente social conturbado
  » Hipotireoidismo
  » Ansiedade e depressão
  » Hipogonadismo hipogonadotrófico congênito (como ocorre na síndrome de Kallman, que é caracterizada por hipogonadismo hipogonadotrófico + anosmia)
  » Doenças crônicas (como diabetes *mellitus*, anemia falciforme, doença inflamatória intestinal, doença celíaca, síndrome de Cushing e hiperprolactinemia)

- O hipergonadismo hipergonadotrófico geralmente é causado por distúrbios gonadais, que podem incluir:
  » Síndromes genéticas, como Turner e Klinefelter
  » Lesões gonadais, como em caso de quimioterapia e radioterapia.

Aspectos clínicos

- Os aspectos clínicos das alterações puberais são extremamente variáveis
- As principais características da anamnese e do exame físico que ajudam a direcionar o diagnóstico etiológico incluem, principalmente:
  » Idade e velocidade de desenvolvimento das características sexuais secundárias (principalmente mamas e pelos pubianos). Todas as pacientes devem ser classificadas de acordo com a escala de Tanner
  » Antecedentes de traumatismos cranianos ou infecções do sistema nervoso central
  » Aceleração ou lentificação da velocidade de crescimento em estatura
  » História familiar de puberdade precoce ou tardia
  » Contato com medicamentos ou substâncias constituídas por esteroides.

Sinais e sintomas da puberdade precoce central

- A PPC é isossexual em todas as situações, de modo que há desenvolvimento precoce das características femininas nas meninas
- A PPC apresenta características semelhantes à puberdade fisiológica, porém em idade precoce. Desse modo, a ordem de aparecimento dos caracteres sexuais secundários (telarca, pubarca e menarca) geralmente se mantém.

Sinais e sintomas da puberdade precoce periférica

- A PPP pode ser tanto isossexual (quando há desenvolvimento precoce das características femininas nas meninas) quanto heterossexual (quando há masculinização das meninas)
- Na PPP, a ordem de aparecimento dos caracteres sexuais secundários (telarca, pubarca e menarca) geralmente está alterada.

Sinais e sintomas da puberdade tardia

- Ausência do desenvolvimento das mamas até os 13 anos
- Ausência do desenvolvimento dos pelos pubianos
- Baixa estatura e velocidade de crescimento lenta.

Exames complementares

Avaliação complementar da puberdade precoce

- O primeiro exame a ser solicitado é a radiografia de mão e punho esquerdos, que permite verificar a idade óssea e auxilia na decisão pelo tratamento
- Idade óssea com aumento maior do que dois desvios-padrão em relação à idade cronológica é indicativa de aceleração da maturidade óssea pela ação estrogênica precoce, o que geralmente indica variantes não benignas de puberdade precoce
- A dosagem laboratorial das gonadotrofinas (LH e de FSH) permite diferenciar a puberdade precoce central da periférica
- LH em concentrações maiores do que as esperadas na faixa pré-puberal (*i. e.*, > 0,2 a 0,3 mUI/mℓ) e razão LH/FSH maior que 1 são sugestivos de puberdade precoce central
- Concentrações de LH normais para a faixa pré-puberal (< 0,2 mUI/mℓ) são indicativas de puberdade precoce periférica ou de alterações puberais benignas (como telarca ou pubarca precoce isoladas)
- Outros exames que podem auxiliar na definição da causa de puberdade precoce incluem:
  » Ressonância magnética de crânio: em caso suspeito de lesões do sistema nervoso
  » Ultrassonografia pélvica: pode fornecer informações sobre cistos ou tumores ovarianos que podem causar PPC
  » Dosagem de 17OH-progesterona e perfil androgênico (testosterona total e livre, androstenediona e S-DHEA): úteis na investigação de causas adrenais
  » TSH e T4 livre: em caso de suspeita de distúrbios tireoidianos.

Avaliação complementar da puberdade tardia

- Assim como na puberdade precoce, a idade óssea também deve ser avaliada pela radiografia de

mão e punho esquerdos, o que também auxilia na decisão pelo tratamento
- A diferenciação entre o hipogonadismo hipogonadotrófico e o hipogonadismo hipergonadotrófico é feita por dosagens hormonais:
  - » As dosagens de LH e FSH são os principais exames utilizados (concentrações elevadas desses hormônios são indicativas de hipogonadismo hipergonadotrófico)
  - » Outros hormônios que também podem ser dosados incluem os androgênios (como a testosterona), os hormônios tireoidianos (TSH e T4 livre) e a prolactina
- Em caso de hipogonadismo hipogonadotrófico, exames adicionais dependem da etiologia mais provável:
  - » Ressonância magnética de sela túrcica pode ser solicitada em caso de suspeita de patologias do sistema nervoso, como os prolactinomas
  - » Testes olfatórios podem ser solicitados em caso de suspeita de síndrome de Kallmann
  - » As dosagens de fator de crescimento semelhante à insulina do tipo 1 (IGF-1) são úteis em caso de suspeita de deficiência congênita de hormônio do crescimento (GH)
  - » A determinação do cariótipo pode ser necessária em caso de suspeita das síndromes de Turner e Klinefelter.

Tratamento
Puberdade precoce central

- A PPC de origem idiopática pode ser tratada com análogos de GnRH (como a leuprorrelina)
  - » Os análogos de GnRH ligam-se aos receptores de GnRH na hipófise anterior, competindo com o GnRH endógeno e impedindo a sua ação
- A PPC desencadeada por alterações do sistema nervoso central deve ser tratada por abordagem direta da lesão, o que pode incluir cirurgia, quimioterapia, radioterapia ou apenas tratamento medicamentoso.

Puberdade precoce periférica

- O tratamento da PPP deve ser realizado por intervenção direta sobre a causa do excesso de esteroides sexuais:
  - » Cistos foliculares funcionantes: na maioria das vezes, a conduta é expectante, já que os

cistos frequentemente regridem de modo espontâneo
- » Tumores de adrenais ou de ovário: geralmente é realizada a intervenção cirúrgica
- » Hipotireoidismo grave: reposição com levotiroxina
- » Contato com esteroides sexuais exógenos: impede-se o contato com a fonte exógena
- » Hiperplasia adrenal: geralmente são utilizados glicocorticosteroides
- » Síndrome de McCune-Albright: geralmente utilizam-se inibidores de aromatase ou bloqueadores estrogênicos para reduzir a produção de estrógenos.

Puberdade tardia

- Quando a causa do hipogonadismo é conhecida, o tratamento da puberdade tardia é feito diretamente sobre esse fator
- Quando a causa é desconhecida e/ou quando o diagnóstico é de atraso constitucional do crescimento, pode-se considerar fazer o uso de ferramentas hormonais, como a disponibilização, em baixas doses, de estrogênios para meninas.

Leitura complementar

Apter D, Hermanson E. Update on female pubertal development. Curr Opin Obstet Gynecol. 2002;14(5):475-81.

Damiani D, Soares Júnior JM, Almeida JAM, Baracat EC. Puberdade tardia: diagnóstico e tratamento. In: Condutas em ginecologia baseadas em evidências: protocolos assistenciais, clínica ginecológica. Hospital das Clínicas – FMUSP. São Paulo: Atheneu; 2016.

Dwyer AA, Phan-Hug F, Hauschild M, Elowe-Gruau E, Pitteloud N. Hypogonadism in adolescence. Eur J Endocrinol. 2015;173(1):R15-24.

Fonseca MFM, Monteiro DLM. Puberdade tardia por deficiência de 17alfa-hidroxilase-17-20 liase: Relato de caso. Rev HUPE. 2016;15(2):187-92.

Macedo DB, Cukier P, Mendonca BB, Latronico AC, Brito VN. Avanços na etiologia, no diagnóstico e no tratamento da puberdade precoce central. Arq Bras Endocrinol Metab. 2014;58(2):108-17.

Palmert MR, Dunkel L. Clinical practice. Delayed puberty. N Engl J Med. 2012;366(5):443-53.

Sedlmeyer IL, Palmert MR. Delayed puberty: analysis of a large case series from an academic center. J Clin Endocrinol Metab. 2002;87(4):1613-20.

Silva ACC, Adan LFF. Crescimento em meninos e meninas com puberdade precoce. Arq Bras Endocrinol Metab. 2003;47(4):422-31.

Silveira LF, Latronico AC. Approach to the patient with hypogonadotropic hypogonadism. J Clin Endocrinol Metab. 2013;98(5):1781-8.

Tusset C, Trarbach E, Silveira LF, Beneduzzi D, Montenegro L, Latronico AC. Aspectos clínicos e moleculares do hipogonadismo hipogonadotrófico isolado congênito. Arq Bras Endocrinol Metab. 2011;55(8):501-11.

Xu Y-Q, Li G-M, Li Y. Advanced bone age as an indicator facilitates the diagnosis of precocious puberty. J Pediatr (Rio J). 2018;94(1):69-75.

25

Climatério e Menopausa

Pedro Henrique Oliveira de Paulo ▪ Gabriel Lage Neves ▪ Marcio Alexandre Hipolito Rodrigues

KEYPOINTS

1. O climatério é definido como a fase de transição entre o período reprodutivo e não reprodutivo da mulher, e a menopausa é definida como última menstruação, identificada retrospectivamente após 12 meses de amenorreia.
2. No Brasil, a idade média de ocorrência da menopausa é de 48 anos.
3. O climatério é um período de intensas modificações e adaptações que apresenta uma etiologia complexa, ampla e multifacetada, baseada principalmente em uma aceleração da atresia folicular fisiológica que ocorre durante a perimenopausa.
4. As alterações mais marcantes do climatério são os sintomas vasomotores, com destaque para os fogachos.
5. Outras alterações eventualmente presentes incluem alterações no ciclo menstrual, sintomas geniturinários e sexuais, bem como alterações osteoarticulares, metabólicas, cardiovasculares, cognitivas e de saúde mental.
6. O diagnóstico da síndrome climatérica é eminentemente clínico e não necessita de propedêutica complementar para confirmação.
7. A consulta médica da mulher no climatério é uma oportunidade única para a realização de rastreio de neoplasias e de doenças crônicas, como câncer de mama, câncer de colo uterino, câncer colorretal, osteoporose, HAS, DM2, dislipidemias e síndrome metabólica.
8. O tratamento mais eficaz para a sintomatologia do climatério é a terapêutica hormonal (TH), que tem indicações, contraindicações, benefícios e riscos estabelecidos em extensa literatura.
9. A TH consiste na utilização de estrogênios combinados à progesterona natural ou progestagênios para mulheres com útero e estrogênios isolados para aquelas sem útero.
10. Alternativas à TH para o tratamento dos sinais e sintomas do climatério, especialmente para os sintomas vasomotores, incluem fármacos, como inibidores seletivos da recaptação de serotonina (ISRS) e inibidores seletivos da recaptação de noraepinefrina (ISRN), e medidas não farmacológicas que devem ser recomendadas a todas as mulheres, como redução do peso corporal e prática de atividades físicas.

Highlights

- O climatério é a fase de transição entre o período reprodutivo e não reprodutivo da mulher, compreendendo parte da menacme até a menopausa
- A menopausa é definida como última menstruação, identificada retrospectivamente após 12 meses de amenorreia
- A menopausa ocorre com idade estimada entre 45 e 55 anos:
  » Quando ocorre após os 55 anos, a menopausa é considerada tardia
  » Quando ocorre entre 40 e 45 anos, a menopausa é considerada precoce
  » Quando ocorre antes dos 40 anos, a menopausa é denominada "insuficiência ovariana prematura"
- O intervalo compreendido entre o início dos sintomas do climatério e o primeiro ano após a menopausa é denominado "perimenopausa"
- A classificação do período de transição menopausal e das demais fases da vida reprodutiva da mulher é fundamental do ponto de vista clínico e científico

- Para realizar tal classificação, utiliza-se o sistema de estadiamento do *Stages of Reproductive Aging Workshop + 10* (STRAW + 10) (Tabela 25.1). Essa classificação divide a vida reprodutiva da mulher em 10 estágios, descritos por uma terminologia-padrão
- A base para a classificação da mulher nos estágios reprodutivos do sistema STRAW + 10 são as características do ciclo menstrual
- A classificação com base em critérios de apoio e na sintomatologia só é realizada caso a paciente seja portadora de doenças que causem alterações no ciclo menstrual (como síndrome dos ovários policísticos [SOP] e insuficiência ovariana primária) ou caso a paciente tenha sido submetida a um procedimento cirúrgico que altere o ciclo menstrual sem determinar o esgotamento dos hormônios ovarianos (como ablação endometrial ou histerectomia).

Numbers

- De acordo com o último censo de 2022 do Instituto Brasileiro de Geografia e Estatística (IBGE), estima-se que aproximadamente 44% das mulheres tenham mais de 40 anos
- Cerca de 32% das mulheres brasileiras têm entre 40 e 65 anos. Isso significa que, a cada 3 pacientes atendidas, ao menos 1 estará no climatério
- Aproximadamente 80% das mulheres no climatério experimentarão sintomas vasomotores
- Segundo dados do IBGE, a média etária da ocorrência da menopausa no Brasil é de 48 anos.

Etiopatogenia

- O climatério é um período de intensas modificações e adaptações, que apresenta uma etiologia complexa, ampla e multifacetada
- Essa etiologia tem como pedra angular a atresia folicular fisiológica que ocorre durante toda a vida da mulher e que chega ao seu estágio final no climatério
- Esse estágio final de atresia folicular é responsável pelas seguintes alterações hormonais que ocorrem nos períodos de peri e pós-menopausa:
  » À medida que há uma redução acelerada do *pool* folicular nos últimos anos de vida reprodutiva, a menor quantidade e a pior qualidade dos folículos fazem com que haja uma redução dos níveis de inibina B (que é um potente inibidor do FSH produzido pelas células da granulosa dos folículos em desenvolvimento)
  » Na escassez de tal fonte de inibição, ocorre um aumento dos níveis de FSH
  » Enquanto um número mínimo de folículos ainda estiver presente, os altos níveis de FSH fazem com que haja manutenção dos níveis de estradiol (em uma primeira fase), o que pode culminar em ovulação e, também, causar sinais de hiperestrogenismo, como cefaleia, mastalgia, entre outros
  » Com o passar do tempo, a contínua perda da reserva ovariana causa, finalmente, uma redução dos níveis de estradiol (segunda fase ou fase final), que se tornam insuficientes para estimular o pico de LH, encerrando, assim, os ciclos ovulatórios
  » Os ciclos se tornam anovulatórios, os níveis de progesterona caem (devido à não formação do corpo lúteo ou à formação de um corpo lúteo inadequado) e os ciclos menstruais se tornam cada vez mais longos até que haja, de fato, a ocorrência da amenorreia
- O *status* menopausal também pode ser reconhecido como um período de hipogonadismo (redução da produção dos esteroides sexuais) hipergonadotrófico (aumento da secreção do GnRH e das gonadotrofinas hipofisárias em consequência da ausência de *feedback* negativo que seria promovido caso os esteroides sexuais estivessem presentes)
- Mesmo sem produzir hormônios sexuais femininos, o estroma ovariano mantém a produção de androgênios (precursores dos estrogênios), os quais são, por sua vez, transformados em um estrogênio mais fraco, a estrona, nos tecidos periféricos ricos em aromatase, como o tecido adiposo. Os androgênios provenientes das suprarrenais têm um decréscimo com o envelhecimento
- A estrona é, portanto, o estrogênio predominante no organismo da mulher após a menopausa
- A Figura 25.1 resume as principais alterações hormonais que ocorrem no climatério
- A velocidade da atresia folicular e a idade da menopausa dependem de diversos fatores, que incluem:
  » Fatores genéticos

Tabela 25.1 Sistema de estadiamento do *Stages of Reproductive Aging Workshop + 10* (STRAW + 10).

	Menarca						Data da última menstruação			
Estágios	−5	−4	−3b	−3a	−2	−1	+1a	+1b	+1c	2
	Reprodutivo				Transição menopausal		Pós-menopausa			
Terminologia	Inicial	Pico	Final		Inicial	Final	Inicial			Final
					Perimenopausa					
Duração	Variável				Variável	1 a 3 anos	2 anos (1 + 1)	3 a 6 anos		Até o fim da vida
Critérios principais										
Ciclo menstrual	Variável a regular	Regular	Regular	Variações sutis no fluxo e na duração	Duração variável	Amenorreia > 60 dias				
Critérios de apoio										
Endócrinos			Baixo	Variável	Levemente elevado	> 25 UI/ℓ	Elevado	Estabilizado		
FSH			Baixo	Baixo	Baixo	Baixo	Baixo	Muito baixo		
AMH			Baixo	Baixo	Baixo	Baixo	Baixo	Muito baixo		
Inibina B					Baixo					
CFA			Baixa	Baixa	Baixa	Baixa	Muito baixa	Muito baixa		
Características descritivas										
Sintomas					Sintomas vasomotores	Sintomas vasomotores	Sintomas vasomotores			Sintomas urogenitais

AMH: hormônio anti-mülleriano; CFA: contagem de folículos antrais; FSH: hormônio folículo-estimulante.

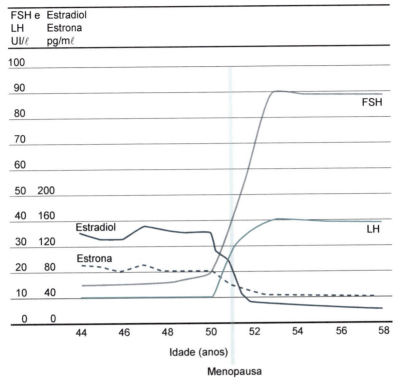

Figura 25.1 Alterações hormonais que ocorrem no climatério.

» Fatores comportamentais e ambientais, como tabagismo, altitude, estado nutricional e paridade
» Fatores iatrogênicos, como quimioterapia, radioterapia pélvica, cirurgias ovarianas e histerectomias.

Aspectos clínicos

- Os sinais e sintomas presentes no climatério podem ser explicados principalmente pela redução dos níveis de estrogênio e progesterona que ocorre durante a perimenopausa
- O aparecimento de sintomas dependerá não somente das variações hormonais, mas também da sensibilidade de cada paciente e de fatores ambientais, socioculturais e econômicos
- As alterações que serão descritas a seguir influenciam diretamente a saúde geral da mulher e podem afetar sua qualidade de vida, autoestima, risco cardiovascular e expectativa de vida.

Alterações no ciclo menstrual

- O início da transição menopáusica é caracterizado por ciclos menstruais geralmente encurtados
- Em uma segunda fase, os ciclos tornam-se cada vez mais longos, até que ocorra a parada definitiva dos ciclos menstruais.

Sintomas neurogênicos e vasomotores

- Os sinais e sintomas vasomotores são os grandes marcadores clínicos do climatério
- Fogachos (talvez o sintoma mais clássico do climatério), suores noturnos e ondas de calor são experimentados por, aproximadamente, 80% das mulheres nesse período
- Os sintomas vasomotores são frequentemente acompanhados de outros sintomas, como tonturas, insônia, irritabilidade e fadiga
- Principais características do fogacho:

» Súbita sensação de calor intenso que se inicia na face, no pescoço e na parte superior dos troncos e braços e que pode ou não se estender a outras partes do corpo
» Os episódios de fogachos duram aproximadamente 2 a 4 minutos, podem ocorrer várias vezes durante o dia e são particularmente comuns durante a noite, o que pode prejudicar a qualidade do sono.

Fisiopatologia do fogacho

- A fisiopatologia do fogacho não é plenamente conhecida, mas estudos sugerem que o hipoestrogenismo provoca alterações em neurotransmissores cerebrais, causando instabilidade no centro termorregulador presente no hipotálamo. Essa instabilidade ocorre em função do encurtamento da zona termorreguladora, o que altera o limiar de troca de calor
- Outros fatores eventualmente relacionados incluem alterações nos sistemas noradrenérgico, opioide e serotoninérgico
- Estudos mais recentes também mostram uma relação dos fogachos com a neurocinina-3, um neuropeptídeo hipotalâmico produzido pelos neurônios que expressam a kisspeptina, um importante regulador do eixo reprodutivo.

Duração dos sintomas vasomotores

- Em mulheres sintomáticas, os sintomas vasomotores duram, em média, 7,4 anos, sendo 4,5 anos desse total vivenciados após a menopausa
- Algumas mulheres podem apresentar sintomas vasomotores por mais de 10 anos após a data da última menstruação
- A duração desses sintomas é altamente variável. O fator que mais aumenta tal duração é a presença dos sintomas no período inicial da transição menopáusica
- Outros fatores relacionados à maior duração dos sintomas incluem IMC elevado, tabagismo, ansiedade, estresse e sintomas depressivos.

Sintomas geniturinários e sexuais

- Os sintomas geniturinários e sexuais presentes em mulheres na pós-menopausa caracterizam a síndrome geniturinária da menopausa (SGU) ou atrofia vulvovaginal (AVV)

- O hipoestrogenismo presente no período de pós-menopausa causa as seguintes alterações nos sistemas genital e urinário da mulher:
  » Atrofia dos pequenos e dos grandes lábios
  » Alcalinização do pH vaginal
  » A vagina se torna menos rugosa e elástica, mais curta e estreita e seu epitélio se torna mais fino
  » A uretra se torna hiperemiada e proeminente
  » Maior propensão a prolapsos genitais
- A mulher que tem a SGU pode referir diversos sintomas, como:
  » Genitais e sexuais: ressecamento/ausência de lubrificação, ardência e irritação vaginal, dispareunia
  » Urinários: aumento da frequência urinária, urgência miccional, noctúria, disúria, incontinência urinária e infecções recorrentes do trato urinário
- A mulher na pós-menopausa geralmente também refere perda de libido, uma alteração fortemente influenciada por fatores hormonais, psicológicos, sociais e culturais.

Alterações osteoarticulares

- Os estrogênios são hormônios que atuam suprimindo a reabsorção óssea ao agirem promovendo a apoptose de osteoclastos e inibindo as proteases produzidas por tais células
- O hipoestrogenismo característico do período de pós-menopausa causa um aumento da atividade dos osteoclastos, o que gera uma perda anual de massa óssea
- Pacientes na pós-menopausa apresentam risco aumentado para osteoporose e fraturas ósseas.

Alterações metabólicas e cardiovasculares

- O novo perfil hormonal da pós-menopausa propicia aumento do LDL e da glicemia e diminuição do HDL, o que leva a um aumento do risco cardiovascular e da prevalência da síndrome metabólica
- Há maior tendência à resistência insulínica
- A pós-menopausa também causa uma redistribuição da gordura corporal, com maior tendência à obesidade do tipo androide.

Alterações cognitivas e de saúde mental

- Durante a perimenopausa, cerca de 60% das pacientes reportam prejuízos cognitivos como perda de concentração, diminuição da atenção e perda de memória
- Mulheres que estão na transição menopáusica também apresentam risco 3 vezes maior de desenvolver quadros depressivos e outros transtornos de saúde mental
- Tanto as alterações cognitivas quanto as de saúde mental que ocorrem na perimenopausa são decorrentes não só do hipoestrogenismo, mas de um conjunto de outros fatores que se relacionam, por exemplo, com os demais sinais e sintomas do climatério.

Outras alterações

- Alterações de saúde bucal: há maior risco de gengivites, retrações e problemas periodontais
- Alterações nas mamas: ocorre intensa lipossubstituição do tecido mamário, que pode ser notada por alterações sensoriais e estéticas da estrutura da mama
- Alterações de pele: o hipoestrogenismo gera diminuição da elasticidade e da espessura da pele, ressecamento e surgimento de manchas e de rugas
- Alterações de fâneros: o cabelo geralmente se torna mais fino e pode haver, inclusive, queda capilar.

Exames complementares

- Em mulheres com idade sugestiva e sinais e sintomas de hipoestrogenismo (como fogachos), o diagnóstico da síndrome climatérica é eminentemente clínico e não necessita de propedêutica complementar para confirmação
- Em um cenário de incerteza diagnóstica, podem-se utilizar duas dosagens de hormônio folículo-estimulante (FSH), considerando os seguintes aspectos:
  - » O exame deve ser colhido entre o 3º e o 5º dia do ciclo
  - » São necessárias duas dosagens com intervalo de 4 a 6 semanas entre elas
  - » Valores acima de 25 mUI/mℓ sugerem o início da transição menopáusica

- Mulheres com idade inferior a 40 a 45 anos que apresentarem sangramento uterino anormal (SUA) e ciclos menstruais infrequentes devem ter propedêutica complementar estendida, mesmo na presença de sinais e sintomas de hipoestrogenismo, a fim de excluir outras causas de SUA.

Rastreamento de doenças cardiovasculares e metabólicas e identificação de seus fatores de risco

- A hipertensão arterial sistêmica (HAS) deve ser rastreada pela aferição da PA em todas as consultas
- A obesidade deve ser rastreada por meio do cálculo do IMC em todas as consultas
- O diabetes *mellitus* tipo 2 (DM2) deve ser rastreado em todas as pacientes > 45 anos. Quanto à periodicidade:
  - » Recomenda-se rastreio anual em pacientes com fatores de risco
  - » Recomenda-se rastreio a cada 3 a 5 anos em pacientes sem fatores de risco
- As dislipidemias devem ser rastreadas em todas as pacientes > 45 anos com periodicidade de a cada 4 a 6 anos. Caso estejam presentes fatores de risco, o rastreio pode ser feito de forma mais precoce e com uma periodicidade mais reduzida
- Fatores de risco para doenças cardiovasculares e metabólicas como história familiar, tabagismo e etilismo devem ser rastreados pela anamnese em todas as consultas.

Rastreamento do câncer de mama

- Recomendação da Federação Brasileira das Associações de Ginecologia e Obstetrícia (Febrasgo) para rastreio do câncer de mama:
  - » O rastreio deve ser feito com a mamografia e deve ser iniciado aos 40 anos
  - » A periodicidade é anual
  - » Deve-se interromper o rastreamento quando houver expectativa de vida < 7 anos ou não houver condições clínicas para diagnóstico/tratamento de exame alterado
- Recomendação do Ministério da Saúde para rastreio do câncer de mama:
  - » O rastreio deve ser feito com a mamografia e deve ser iniciado aos 50 anos

- » A periodicidade é bianual (a cada 2 anos)
- » Deve-se interromper o rastreamento aos 69 anos
- Caso a mamografia seja inconclusiva, sobretudo em paciente de mamas densas, recomenda-se a complementação do rastreio com ultrassonografia das mamas.

Rastreamento do câncer de colo uterino

- Segundo recomendação do Ministério da Saúde, espera-se que a paciente, no climatério, tenha dado início ao rastreio para câncer de colo uterino por citologia oncótica ainda na juventude
- O rastreio é realizado da seguinte forma:
  - » Deve ser iniciado aos 25 anos e após a sexarca
  - » Inicialmente, realizam-se dois exames com intervalo anual
  - » Caso ambos exames sejam negativos para malignidade, é dado seguimento ao rastreio com periodicidade trianual (a cada 3 anos)
  - » O rastreio para o câncer de colo uterino pode ser interrompido aos 64 anos caso a paciente tenha dois exames prévios e consecutivos negativos para malignidade nos últimos 5 anos.

Rastreamento do câncer colorretal

- O rastreamento do câncer colorretal pode ser feito com:
  - » Exames estruturais, como é o caso da colonoscopia
  - » Exames não estruturais, como é o caso da pesquisa de sangue oculto nas fezes
- As principais sociedades internacionais de coloproctologia afirmam que o mais importante é rastrear o câncer colorretal, independentemente do método utilizado. Assim, considera-se como padrão-ouro para rastreamento o exame disponível, seja ele estrutural ou não estrutural
- No Brasil, para mulheres de risco habitual, o Ministério da Saúde recomenda:
  - » Rastreio para pacientes com idade entre 50 e 75 anos
  - » Rastreio com pesquisa de sangue oculto nas fezes em intervalo bianual (a cada 2 anos)
  - » Rastreio com colonoscopia se sangue oculto nas fezes positivo ou em caso de presença de sinais e sintomas sugestivos de câncer colorretal.

Rastreamento de osteoporose

- A osteoporose é rastreada por meio do exame de densitometria óssea
- Recomendações de rastreio:
  - » A osteoporose deve ser rastreada em todas as mulheres > 65 anos
  - » Recomenda-se o rastreamento para mulheres no climatério com idade < 65 anos que tenham ao menos um fator de risco para osteoporose.

Rastreamento de outras doenças

- O rastreamento de doenças do útero e do ovário no climatério pela ultrassonografia transvaginal (USTV) não é recomendado para mulheres assintomáticas
- As doenças da tireoide são mais prevalentes em mulheres e devem ser rastreadas com exame físico e dosagem de TSH em mulheres no climatério
- As infecções sexualmente transmissíveis (IST) no climatério não podem ser subestimadas, devendo ser rastreadas com base na história clínica de cada paciente.

Tratamento

Terapêutica hormonal

- A principal forma de tratamento dos sinais e sintomas do climatério é a TH (nível de evidência A)
- A TH não deve ser uma medida isolada e única, de modo que deve ser parte de uma estratégia que inclua adequação da dieta, prática de exercícios físicos e cessação do tabagismo e do alcoolismo
- A Tabela 25.2 apresenta as principais indicações e contraindicações da TH
- Além das indicações e contraindicações, a prescrição de TH também deve levar em consideração o conceito de janela de oportunidade:
  - » O conceito de janela de oportunidade define o período em que, no geral, os benefícios da TH são superiores aos seus riscos
  - » Esse período de janela de oportunidade é, em geral, definido como os primeiros 10 anos pós-menopausa
  - » Nessa janela, além do alívio dos sintomas do climatério, há também redução do risco de doença cardiovascular e de perda óssea.

Tabela 25.2 Indicações e contraindicações da terapêutica hormonal.

Indicações

- Tratamento de sintomas vasomotores graves a moderados
- Tratamento dos sintomas geniturinários e sexuais
- Tratamento e prevenção de fraturas osteoporóticas
- Tratamento de mulheres com hipogonadismo, falência ovariana primária ou menopausa precoce cirúrgica

Contraindicações absolutas

- Doença trombótica ou tromboembólica venosa atual
- Doença hepática descompensada
- Câncer de mama ou de endométrio em tratamento
- Sangramento vaginal de causa desconhecida
- Porfiria cutânea tardia

Contraindicações relativas

- Idade > 65 anos e ausência de terapêutica hormonal prévia
- Câncer de mama ou de endométrio prévios
- Lesão precursora para o câncer de mama
- Alto risco de câncer de mama
- Doença trombótica ou tromboembólica prévia*
- Doença arterial coronariana/alto risco cardiovascular*
- Doença cerebrovascular*
- Doenças hepatobiliares*
- Calculose biliar*
- Lúpus eritematoso sistêmico
- Meningioma (apenas progestagênio)

*Apenas administração via oral.

Requisitos para prescrição da terapêutica hormonal

- O ginecologista deve realizar anamnese e exame físico detalhado
- A paciente deve ter mamografia de rastreamento realizada há, no máximo, 1 ano
- Deve ser realizado rastreamento de doenças metabólicas com solicitação de perfil lipídico e glicemia em jejum
- Não há evidências que justifiquem a necessidade de realização de USTV antes do início da TH em mulheres assintomáticas.

Interrupção da terapêutica hormonal

- A duração da TH deve ser uma decisão compartilhada entre o ginecologista e a paciente
- A Sociedade Brasileira de Arritmias Cardíacas (Sobrac) considera que não há duração máxima para uso da TH, e que ela deve ser suspensa quando os benefícios não forem mais necessários ou quando a relação risco-benefício for desfavorável

- Assim, o tempo de manutenção da TH é uma decisão individualizada, de modo que o ginecologista deve estar sempre atento ao surgimento de contraindicações não existentes previamente (p. ex., câncer de mama, doença cardiovascular, tromboembolismo etc.)
- Ainda não existem evidências significativas acerca da forma de suspensão da TH, pois ainda não foi comprovado que uma suspensão gradativa seria mais benéfica do que uma suspensão imediata, ou vice-versa.

Regimes terapêuticos, doses e vias de administração da terapêutica hormonal

- A TH pode ser dividida em duas categorias:
  - » TH combinada (estrogênio + progestagênio): utilizada para pacientes com útero
  - » TH estrogênica isolada (apenas estrogênio): utilizada para pacientes sem útero
- A adição de progestagênio ao esquema terapêutico para pacientes com útero é necessário para proteção endometrial e redução do risco de hiperplasia e câncer de endométrio
- O regime terapêutico da TH também é diferente a depender da fase do climatério em que a paciente se encontra:
  - » Regime cíclico: é geralmente utilizado em mulheres na pré-menopausa e consiste na administração diária dos estrogênios e cíclica dos progestagênios (que devem ser administrados durante 10 a 14 dias na segunda metade do ciclo menstrual)
  - » Regime contínuo: é geralmente utilizado em mulheres na pós-menopausa e consiste na administração diária tanto de estrógenos quanto de progestagênios
- A TH apresenta duas principais vias de administração:
  - » Via oral
  - » Via transdérmica
- Duas outras vias de administração eventualmente utilizadas incluem:
  - » A via vaginal, que é reservada ao tratamento dos sintomas geniturinários do climatério
  - » A via intrauterina, que é reservada para a administração de levonorgestrel por meio dos dispositivos intrauterinos (DIU) hormonais.

Via sistêmica de administração da terapêutica hormonal (oral ou transdérmica)

- O risco de hipertrigliceridemia, tromboembolismo, AVC e doenças da vesícula biliar é maior em caso de administração de estrogênios por via oral do que por via transdérmica
- Estrogênios administrados por via oral causam redução dos níveis de LDL e aumento dos níveis de HDL, enquanto os administrados por via transdérmica não apresentam esse efeito. Entretanto, não existe evidência de que tal efeito seja benéfico a longo prazo
- Estrogênios administrados por via oral contribuem para a redução da concentração sérica da testosterona livre de forma mais significativa do que os administrados por via transdérmica, o que pode impactar negativamente na libido e na função sexual
- A via transdérmica apresenta maior comodidade de administração e, por não haver necessidade de primeira passagem hepática, não altera o sistema de coagulação
- As Tabelas 25.3 e 25.4 apresentam os principais estrogênios e progestagênios utilizados na TH.

Doses ideais para terapêutica hormonal

- No geral, recomenda-se iniciar a TH com prescrição de estrogênios em doses baixas
- Se os sintomas da paciente não melhorarem com tais doses reduzidas, há indicação de aumento da dose

Tabela 25.3 Principais estrogênios utilizados na terapêutica hormonal.

Produto	Doses	Via de administração
Valerato de estradiol	1 e 2 mg/dia	Oral
17-β-estradiol micronizado	1 e 2 mg/dia	Oral
Estrogênios conjugados	0,3 e 0,625 mg/dia	Oral
Estriol	2 a 6 mg/dia	Oral
Estradiol gel	0,5, 1, 1,5 e 3 mg/dia	Transdérmica
Estradiol *patch*	25, 50 e 100 µg/dia	Transdérmica
Estrogênios conjugados	0,625 mg/dia	Vaginal
Estriol	0,5 mg/dia	Vaginal
Promestrieno	10 mg/dia	Vaginal

Tabela 25.4 Principais progestagênios utilizados na terapêutica hormonal.

Produto	Doses	Via de administração
Progesterona micronizada	100, 200 e 300 mg/dia	Oral
Didrogesterona	5, 10 e 20 mg/dia	Oral
Acetato de ciproterona	1 mg/dia	Oral
Noretisterona	0,35 e 0,7 mg/dia	Oral
Acetato de noretisterona	0,35, 0,5 e 1 mg/dia	Oral
Acetato de nomegestrol	2,5 e 5 mg/dia	Oral
Drospirenona	2 mg/dia	Oral
Acetato de medroxiprogesterona	1,5, 2,5, 5 e 10 mg/dia	Oral
Trimegestona	0,125, 0,25 e 0,5 mg/dia	Oral
DIU de levonorgestrel	10 a 20 µg/dia (Mirena®) 7,5 a 17,5 µg/dia (Kyleena®)	Intrauterina
Acetato de noretisterona	135, 140 e 150 µg/dia	Transdérmica
Progesterona micronizada	100, 200 e 300 mg/dia	Vaginal

DIU: dispositivo intrauterino.

- Caso a paciente tenha útero, os progestagênios devem ser utilizados nas doses mínimas para a efetiva proteção endometrial.

Terapêutica não hormonal no climatério

- Além da TH, existem alternativas farmacológicas e não farmacológicas para o manejo dos sinais e sintomas do climatério, especialmente dos sintomas vasomotores
- As principais alternativas farmacológicas, cuja posologia está resumida na Tabela 25.5, incluem:
  - » ISRS e ISRN
  - » Anticonvulsivantes, como a gabapentina e a pregabalina
  - » Agonistas alfa-adrenérgicos, como a clonidina
  - » Anticolinérgicos, como a oxibutinina.

Tabela 25.5 Dose e posologia das alternativas farmacológicas para tratamento não hormonal dos sintomas vasomotores da menopausa.

ISRS e ISRN

- Paroxetina 10 a 25 mg/dia
- Escitalopram 10 a 20 mg/dia
- Citalopram 10 a 20 mg/dia
- Desvenlafaxina 100 a 150 mg/dia
- Venlafaxina 37,5 a 150 mg/dia

Anticonvulsivantes

- Gabapentina 900 a 2.400 mg/dia, dividida em 3 vezes/dia
- Pregabalina 150 a 300 mg/dia, dividida em 2 vezes/dia

Agonista alfa-adrenérgicos

- Clonidina 100 a 150 µg/dia, dividida em 2 a 3 vezes/dia

Anticolinérgico

- Oxibutinina 5 a 10 mg/dia, dividida em 2 vezes/dia

ISRN: inibidores seletivos da recaptação de noraepinefrina; ISRS: inibidores seletivos da recaptação de serotonina.

- As principais alternativas não farmacológicas incluem:
  - » Mudanças de estilo de vida, como utilização de vestimentas mais leves, ventiladores e ares-condicionados, consumo de bebidas frias ou geladas e cessação do tabagismo
  - » Redução do peso corporal
  - » Prática de atividades físicas
  - » Técnicas de relaxamento e respiração
  - » Terapia cognitivo-comportamental (TCC)
  - » Bloqueio de gânglio estrelado.

Considerações finais

- Tem emergido, sobretudo nos últimos anos, uma utilização indiscriminada e irracional de implantes hormonais
- Na grande parte das vezes, os chamados "*chips da beleza*" e outros implantes hormonais, especialmente à base de gestrinona, vêm sendo utilizados para fins estéticos, de antienvelhecimento e para "modulação hormonal" no climatério
- Esses métodos não são aprovados pela Agência Nacional de Vigilância Sanitária (Anvisa) e não são recomendados pelo Conselho Federal de Medicina (CFM)
- Não é razoável que, considerando a extensa gama de formulações de TH disponíveis no mercado, devidamente testadas em relação à eficácia e à segurança, a paciente seja exposta

a métodos irracionais, sem respaldo ético e científico e com desfechos clínicos totalmente desconhecidos.

Leitura complementar

Baber RJ, Panay N, Fenton A; IMS Writing Group. 2016 IMS recommendations on women's midlife health and menopause hormone therapy. Climacteric. 2016; 19(2):109-50.

Baccaro LF, Paiva LH, Nasser EJ, Valadares AL, Silva CR, Nahas EA, et al. Propedêutica mínima no climatério. Femina. 2022;50(5):263-71.

Brasil. Ministério da Saúde. Secretaria de Atenção à Saúde. Departamento de Ações Programáticas Estratégicas. Manual de Atenção à Mulher no Climatério/Menopausa / Ministério da Saúde, Secretaria de Atenção à Saúde, Departamento de Ações Programáticas Estratégicas. Brasília: Editora do Ministério da Saúde; 2008. 192p. (Série A. Normas e Manuais Técnicos) (Série Direitos Sexuais e Direitos Reprodutivos – Caderno, nº 9.)

Davis SR, Baber RJ. Treating menopause – MHT and beyond. Nat Rev Endocrinol. 2022;18(8):490-502.

de Villiers TJ, Hall JE, Pinkerton JV, Pérez SC, Rees M, Yang C, Pierroz DD. Revised global consensus statement on menopausal hormone therapy. Maturitas. 2016;91:153-5.

Federação Brasileira das Associações de Ginecologia e Obstetrícia (Febrasgo). Câncer do colo do útero. São Paulo: Febrasgo; 2021. (Protocolo Febrasgo – Ginecologia, nº 8/Comissão Nacional Especializada em Ginecologia Oncológica.)

Federação Brasileira das Associações de Ginecologia e Obstetrícia (Febrasgo). Ética e ginecologia. São Paulo: Febrasgo; 2021. (Protocolo Febrasgo – Obstetrícia, nº 14/Comissão Nacional Especializada do TEGO.)

Federação Brasileira das Associações de Ginecologia e Obstetrícia (Febrasgo). Hiperplasia endometrial e câncer do endométrio. São Paulo: Febrasgo; 2021. (Protocolo Febrasgo – Ginecologia, nº 9/Comissão Nacional Especializada em Ginecologia Oncológica.)

Federação Brasileira das Associações de Ginecologia e Obstetrícia (Febrasgo). Insuficiência ovariana prematura. São Paulo: Febrasgo; 2021. (Protocolo Febrasgo – Ginecologia, nº 26/Comissão Nacional Especializada em Ginecologia Endócrina.)

Federação Brasileira das Associações de Ginecologia e Obstetrícia (Febrasgo). Terapêutica hormonal: benefícios, riscos e regimes terapêuticos. São Paulo: Febrasgo; 2021. (Protocolo Febrasgo – Ginecologia, nº 57/Comissão Nacional Especializada em Climatério.)

Harlow SD, Gass M, Hall JE, Lobo R, Maki P, Rebar RW, et al. Executive summary of the Stages of Reproductive Aging Workshop + 10: addressing the unfinished agenda of staging reproductive aging. J Clin Endocrinol Metab. 2012;97(4):1159-68.

Hipolito Rodrigues MA, Gompel A. Micronized progesterone, progestins, and menopause hormone therapy. Women Health. 2021;61(1):3-14.

Ministério da Saúde. Instituto Sírio-Libanês de Ensino e Pesquisa. Protocolos da atenção básica: saúde das mulheres. Brasília (DF): Ministério da Saúde; 2016.

Pedro AO, Albergaria BH, Steiner ML. Diagnóstico e tratamento da osteoporose na pós-menopausa. São Paulo: Federação Brasileira das Associações de Ginecologia e Obstetrícia (Febrasgo); 2018. (Protocolo Febrasgo – Ginecologia, nº 58/ Comissão Nacional Especializada em Osteoporose.)

Pompei L M, Machado, Rogério B, Wender COM, Fernandes CE. Consenso Brasileiro de Terapêutica Hormonal da Menopausa – Associação Brasileira de Climatério (Sobrac). São Paulo: Leitura Médica; 2018.

Stuenkel CA, Davis SR, Gompel A, Lumsden MA, Murad MH, Pinkerton JV, Santen RJ. Treatment of symptoms of the menopause: an Endocrine Society Clinical Practice Guideline. J Clin Endocrinol Metab. 2015;100(11):3975-4011.

Tepper PG, Brooks MM, Randolph JF Jr, Crawford SL, El Khoudary SR, Gold EB, et al. Characterizing the trajectories of vasomotor symptoms across the menopausal transition. Menopause. 2016;23(10):1067-74.

The North American Menopause Society. The 2017 hormone therapy position statement of The North American Menopause Society. Menopause. 2017;24(7):728-53.

Utian WH. Ovarian function, therapy-oriented definition of menopause and climacteric. Exp Gerontol. 1994;29(3-4):245-51.

26

Contracepção

Gabriel Lage Neves ▪ Sarah Salomão Jeha ▪ Luiz Felipe Vargas Amaral ▪ Rivia Mara Lamaita

KEYPOINTS

1. A contracepção é fundamental para a saúde feminina, contribuindo para a garantia de direitos sexuais e reprodutivos. Existem diversas categorias de contraceptivos, que incluem os métodos comportamentais, de barreira, hormonais e cirúrgicos.
2. A Organização Mundial da Saúde (OMS) definiu, em 1996, critérios de elegibilidade que devem ser considerados pelos ginecologistas para garantir segurança na indicação individualizada dos métodos contraceptivos.
3. Os métodos comportamentais dependem do conhecimento do paciente sobre a fisiologia menstrual e incluem técnicas como os métodos de Ogino-Knaus, de Billings e da temperatura basal, o método sintotérmico, o coito interrompido e a amenorreia lactacional.
4. Os métodos de barreira, representados principalmente pelo preservativo masculino, atuam impedindo a ascensão dos espermatozoides para a cavidade uterina. Além disso, alguns desses métodos também protegem contra infecções sexualmente transmissíveis.
5. Os contraceptivos hormonais combinados (CHCs) são classificados em quatro grupos conforme a via de administração: oral, vaginal (anel vaginal), intramuscular (CHCs injetáveis) e transdérmica (adesivo contraceptivo). Eles agem inibindo a ovulação, espessando o muco cervical e exercendo um efeito antiproliferativo no endométrio.
6. Os contraceptivos orais combinados (COCs) podem apresentar diferentes doses de estrogênios e progestagênios, sendo o etinilestradiol o principal estrogênio utilizado. Existem diferentes regimes de uso, como os regimes cíclicos, estendidos e contínuos, todos igualmente eficazes.
7. As vantagens do anel vaginal, dos CHCs injetáveis e do adesivo contraceptivo em relação aos COCs incluem menor taxa de falha por esquecimento, ausência de efeito de primeira passagem hepática e liberação hormonal controlada. Já as desvantagens variam entre os métodos e incluem expulsão e sensação do anel, dor durante as injeções e descolamento do adesivo.
8. Os contraceptivos hormonais só de progestagênio são classificados em quatro grupos conforme a via de administração: oral, intramuscular (injetáveis trimestrais), subdérmica (implante contraceptivo) e intrauterina (DIU hormonal).
9. Os métodos anticoncepcionais reversíveis de longa duração (LARC, *Long-Acting Reversible Contraceptives*) são métodos reversíveis de alta eficácia que proporcionam contracepção de longa duração (3 a 10 anos, a depender do método) e que incluem o DIU de levonorgestrel, o DIU de cobre e os implantes subdérmicos de progestagênio.
10. Os métodos cirúrgicos são considerados esterilizantes, definitivos e incluem laqueadura tubária e vasectomia. No Brasil, a Lei nº 14.443/2022 permite a esterilização a homens e mulheres com mais de 21 anos ou com dois filhos vivos, sem a necessidade de consentimento do cônjuge.

Highlights

- Os contraceptivos desempenham um papel fundamental na saúde reprodutiva feminina, por oferecerem opções para que a mulher tenha a possibilidade de escolha do número de filhos, do momento em que ela deseja ter filhos e do espaçamento entre as gravidezes
- Os seguintes direitos sexuais e reprodutivos da mulher são garantidos com a utilização do método contraceptivo correto:
  - » Direito de decidir a quantidade de filhos e quando tê-los
  - » Direito de desfrutar de uma relação sexual sem receio de gravidez ou de ISTs
  - » Direito ao acesso aos métodos contraceptivos
- Os métodos contraceptivos podem ser separados nas seguintes categorias:
  - » Métodos comportamentais
  - » Métodos de barreira
  - » Métodos hormonais, que incluem os contraceptivos hormonais combinados e os contraceptivos hormonais só de progestagênio
  - » Métodos cirúrgicos.

Categorias e critérios de elegibilidade para uso dos métodos contraceptivos

- A OMS definiu, em 1996, critérios de elegibilidade para a utilização dos métodos contraceptivos. Esses critérios sempre devem ser levados em consideração pelo médico ginecologista, para que o contraceptivo seja indicado com segurança
- Esses critérios ajudam o profissional na indicação de um método das seguintes maneiras:
  - » De acordo com as características individuais ou condições médicas prévias de cada paciente, cada método anticoncepcional é classificado dentro de quatro categorias (Tabela 26.1)
  - » De acordo com a categoria em que o método é classificado, utiliza-se um juízo clínico para saber se o método pode ou não ser indicado (Tabela 26.2)
  - » Para mais detalhes acerca dos critérios de elegibilidade para uso dos métodos contraceptivos, o leitor deve consultar a diretriz gratuita disponível no *site* da OMS
  - » A OMS também possui o *WHO Contraception Tool*, um aplicativo para dispositivos móveis

que auxilia o médico ginecologista a seguir os critérios de elegibilidade para a indicação de determinado contraceptivo.

Tabela 26.1 Categorias para elegibilidade do uso de métodos contraceptivos.

Categoria	Definição
1	Condição em que não há restrição para o uso do método contraceptivo
2	Condição em que as vantagens de usar o método geralmente superam os riscos
3	Condição em que os riscos de usar o método geralmente superam as vantagens
4	Condição que representa um risco de saúde inaceitável se o método contraceptivo for utilizado

Tabela 26.2 Classificação dos critérios de elegibilidade.

Categoria	Indicamos o uso do método?
1	Use o método em qualquer circunstância
2	De modo geral, use o método
3	Uso do método não é recomendado, exceto se outros métodos adequados não estiverem disponíveis ou não forem aceitáveis
4	Não use o método

Métodos comportamentais

- Baseiam-se na identificação do período fértil e na abstinência sexual durante esse período ou na prática do coito interrompido
- Dependem do conhecimento da fisiologia menstrual por parte da paciente
- Os métodos comportamentais incluem:
  - » Método de Ogino-Knaus (da tabelinha, ritmo ou calendário)
  - » Método de Billings (do muco cervical)
  - » Método da temperatura basal
  - » Método sintotérmico
  - » Coito interrompido
  - » Amenorreia lactacional.

Método de Ogino-Knaus (da tabelinha, ritmo ou calendário)

- O método da tabelinha consiste na abstinência sexual entre o primeiro e o último dia fértil da mulher

- Para iniciar a utilização desse método, a mulher deve registrar o número de dias de cada ciclo menstrual durante pelo menos 6 meses
  - » Se a diferença entre o ciclo mais longo e o ciclo mais curto for maior do que 10 dias, esse método não deve ser utilizado
- Em seguida, ela seve seguir a seguinte regra prática:
  - » Subtrair 18 do número de dias do ciclo mais curto para determinar o primeiro dia fértil do ciclo
  - » Subtrair 11 do número de dias do ciclo mais longo para determinar o último dia fértil do ciclo
  - » Assim, ela determina o seu período fértil e sabe quais dias deve permanecer em abstinência sexual
  - » Como exemplo: se o ciclo mais curto for de 25 dias e o ciclo mais longo for de 30 dias, a abstinência sexual deve ocorrer entre o 7º (25 – 18) e o 19º (30 – 11) dia do ciclo menstrual (13 dias de abstinência)
- Essa regra prática se baseia nas seguintes características da fisiologia menstrual e sexual:
  - » A ovulação ocorre 12 a 16 dias após a menstruação
  - » O espermatozoide pode permanecer no trato genital feminino por 24 a 72 horas
  - » O óvulo permanece no trato genital feminino em condições de ser fecundado por 24 horas
  - » Assim, o número 18 considera o primeiro dia em que pode ocorrer a ovulação (16) + o número médio de dias em que o espermatozoide pode permanecer viável (2), e o número 11 considera o último dia em que pode ocorrer a ovulação (12) – o número de dias em que o óvulo permanece viável após a ovulação (1)
- Existe um método da tabelinha "simplificado" denominado "método dos dias fixos" que pontua, em um ciclo de 26 a 32 dias, o período fértil como o período entre o 8º e o 19º dia do ciclo (12 dias de abstinência)
- Índice de falha
  - » Uso perfeito: 3%
  - » Uso típico: 25%.

Método de Billings (do muco cervical)

- Consiste na abstinência sexual durante o período em que o muco cervical permanece filante/elástico (com aspecto de clara de ovo)

- Esse método se baseia na monitorização do muco cervical e leva em consideração o fato de que tal secreção é abundante, mais clara e extremamente elástica durante o período fértil
- Índice de falha:
  - » Uso perfeito: 3%
  - » Uso típico: 32%.

Método da temperatura basal

- Baseia-se no fato de haver aumento constante da temperatura basal nas proximidades do período fértil (a ovulação geralmente ocorre no 3º dia de aumento constante)
- Esse aumento ocorre pela ação da progesterona sobre o centro termorregulador do hipotálamo
- Para utilizar o método da temperatura basal, a paciente deve cumprir as seguintes recomendações:
  - » Registrar a temperatura basal diariamente e pela manhã
  - » Verificar em quais dias do ciclo ocorre uma elevação de pelo menos 0,2°C por pelo menos 3 dias consecutivos
  - » Utilizar esses dados de forma retrospectiva (utilizar dados de ciclos anteriores) para que haja abstinência sexual no período fértil
- A eficácia do método da temperatura basal está diretamente relacionada ao seguimento de um protocolo rígido para a medição da temperatura:
  - » Deve-se utilizar sempre o mesmo termômetro
  - » A temperatura deve ser aferida pela manhã antes de qualquer atividade e após no mínimo 5 horas de repouso
  - » A via de mensuração (axilar, oral, vaginal ou retal) deve ser sempre a mesma
  - » As mensurações devem ser anotadas em um local que facilite a visualização (p. ex., papéis quadriculados)
  - » Deve ser anotada qualquer intercorrência que possa alterar a temperatura corporal: mudança de horário na medição, ingestão de bebidas alcoólicas, perturbações do sono, infecções etc.
- Índice de falha:
  - » Uso perfeito: 3%
  - » Uso típico: 25%.

Método sintotérmico

- Consiste na associação dos seguintes métodos comportamentais:

PARTE 2 — Ginecologia Geral

» Método de Billings
» Método da tabelinha
» Método da temperatura basal
- O método de Billings é a base para esse método, e as outras técnicas fornecem uma "verificação dupla"
- As mulheres também podem utilizar outras alterações fisiológicas que auxiliem na identificação do período fértil, como verificação da consistência e posição do colo uterino, alterações de sensibilidade mamária, presença de dor ovulatória e/ou de sangramento de ovulação.

Coito interrompido

- Consiste na retirada do pênis da vagina antes da ejaculação
- Não é um método contraceptivo habitualmente recomendado pois, além de não apresentar eficácia real satisfatória, pode desencadear distúrbios como:
  » Insatisfação sexual
  » Diminuição da libido
  » Ejaculação precoce
  » Impotência sexual masculina
- Índice de falha:
  » Uso perfeito: 4%
  » Uso típico: 27%.

Amenorreia lactacional

- É considerada um método anticoncepcional "natural" responsável por prevenir até 50% de novas gestações em países subdesenvolvidos
- Esse método é baseado no fato de que habitualmente a lactação age impedindo novas ovulações
- O mecanismo fisiológico que explica a amenorreia lactacional é o seguinte:
  » O aleitamento materno gera, na lactante, um aumento nos níveis de prolactina
  » A hiperprolactinemia gera, por sua vez, uma desorganização do eixo hipotálamo-hipófise-ovário, alterando a produção das gonadotrofinas e dos esteroides sexuais e, consequentemente, inibindo a ovulação
- A amenorreia lactacional é considerada um método contraceptivo viável apenas se:
  » A lactante se encontrar de fato em amenorreia
  » O lactente tiver até 6 meses de vida e se encontrar em regime de aleitamento materno exclusivo, já que a concentração de prolactina depende diretamente de sucções frequentes e efetivas
- Não substitui a utilização de outros métodos anticoncepcionais no puerpério.

Métodos de barreira

- Atuam impedindo a ascensão dos espermatozoides para a cavidade e para as tubas uterinas por meio de ações mecânicas e/ou químicas
- Os métodos de barreira, especialmente os preservativos, também apresentam, além de sua ação contraceptiva, a ação de proteção contra ISTs
- A taxa de falha dos métodos de barreira está associada, na maior parte das vezes, à não utilização correta pelo usuário
- Os métodos de barreira incluem:
  » Preservativo masculino
  » Preservativo feminino
  » Diafragma
  » Espermicidas
  » DIU de cobre.

Preservativo masculino

- Também conhecidos como "camisinhas" ou *condoms*, os preservativos masculinos talvez sejam o método contraceptivo mais utilizado e de mais fácil acesso no mundo
- Os preservativos masculinos são dispositivos que envolvem o pênis e que impedem o contato direto do sêmen com o trato genital feminino
- A maior parte das camisinhas comercializadas no Brasil é feita de látex e pode ou não conter lubrificantes e/ou espermicidas
- Além de evitar gravidez indesejada, as camisinhas são a maneira mais importante e eficaz de prevenção contra IST, uma vez que apresentam uma taxa estimada de 80 a 95% de prevenção contra o HIV
- A técnica de inserção, retirada e descarte da camisinha está descrita a seguir e é essencial para diminuir as falhas relacionadas ao seu uso:
  » A camisinha deve ser colocada com o pênis ereto e seco, antes da penetração vaginal
  » A camisinha deve ser desenrolada da glande até a base do pênis pelo lado correto (face enrolada com a borda para cima)
  » Ao desenrolar a camisinha, deve-se pressionar o reservatório situado em sua extremidade

superior para que não haja entrada de ar nesse local

» Imediatamente após a ejaculação, o pênis deve ser retirado da vagina ainda ereto, devendo-se certificar de que a camisinha continua aderida ao pênis até que todo o órgão seja retirado da vagina

» Antes de descartar a camisinha no lixo, deve-se dar um nó em sua base para aprisionar o seu conteúdo

- Índice de falha:
  » Uso perfeito: 2%
  » Uso típico: 15%.

Preservativo feminino

- Muito menos utilizados do que os preservativos masculinos, os preservativos femininos ("camisinhas femininas") são dispositivos que têm a forma de um tubo transparente, apresentando um anel em cada extremidade
- Os preservativos femininos agem impedindo que o pênis e o sêmen entrem em contato com o trato genital feminino
- Assim como as camisinhas masculinas, as camisinhas femininas também são geralmente feitas de látex e são eficazes na prevenção contra ISTs
- A técnica de inserção, retirada e descarte da camisinha feminina está descrita a seguir e é essencial para diminuir as falhas relacionadas ao seu uso:
  » Enquanto o anel externo cobre a área ao redor do óstio vaginal, o anel interno é utilizado para inserção e para manter o preservativo corretamente posicionado durante a relação sexual
  » Inicialmente, deve-se comprimir o anel interno e inseri-lo completamente na vagina
  » Em seguida, deve-se colocar o dedo no interior da camisinha e empurrar o anel interno até o fundo vaginal. O anel externo deve permanecer recobrindo a vagina
  » Durante a penetração, deve-se certificar de que o pênis não penetrou por fora do preservativo
  » A camisinha deve ser removida torcendo-se o anel externo e puxando-a suavemente para fora. O descarte deve ser feito no lixo
- Índice de falha:
  » Uso perfeito: 5%
  » Uso típico: 21%.

Diafragma

- O diafragma é um dispositivo contraceptivo vaginal reutilizável que consiste em um capuz envolto por uma borda flexível e que está disponível em vários tamanhos
- Atua como uma barreira mecânica que veda o colo uterino e impede a ascensão dos espermatozoides
- É necessária a avaliação médica para determinar o tamanho do diafragma:
  » O médico ginecologista deve introduzir os dedos indicador e médio na vagina e tocar o fundo de saco posterior
  » Em seguida, deve-se posicionar o polegar no subpúbis, e essa distância (entre o fundo de saco posterior e o subpúbis) deve ser o tamanho aproximado do diafragma
- A orientação para inserção e retirada correta do diafragma também é essencial:
  » A paciente deve ser inicialmente orientada a saber identificar o próprio colo do útero e o osso púbico
  » Em seguida, deve ser orientada a posicionar o diafragma de modo que ele cubra o colo do útero e se apoie no osso púbico
  » O diafragma deve ser inserido 1 hora antes da relação sexual e deve ser retirado 6 a 8 horas após o uso
  » O diafragma não deve permanecer na cavidade vaginal por mais de 24 horas para evitar o aumento do risco de infecções vaginais
- A utilização concomitante de espermicidas com o diafragma é necessária para aumentar a eficácia desse método
- Índice de falha:
  » Uso perfeito: 6%
  » Uso típico: 16%.

Espermicidas

- São substâncias introduzidas na vagina que atuam como um método de barreira química que mata ou inativa os espermatozoides
- O princípio ativo do principal espermicida mais utilizado no Brasil e no mundo é o nonoxinol-9 2%, que está disponível em diferentes formas de apresentação: espumas, cremes, géis, películas e comprimidos vaginais

- Os espermicidas raramente são utilizados de forma isolada e podem ser associados a outros métodos de barreira como o diafragma
- Índice de falha:
  » Uso perfeito: 18%
  » Uso típico: 29%.

Dispositivo intrauterino de cobre

- É um LARC, que consiste em um dispositivo em formato de T composto de uma haste de polietileno revestida por um fio de cobre
- O DIU de cobre pode ser inserido no ambiente intrauterino ambulatorialmente. Entretanto, é necessário que o profissional seja treinado para realizar a inserção
- Mecanismo de ação:
  » A liberação de uma pequena quantidade de cobre é responsável pelo aumento da produção de prostaglandinas e citocinas dentro da cavidade uterina
  » Assim, é formada uma "espuma biológica" com efeito tóxico e prejudicial para os óvulos e espermatozoides, o que impede o transporte dos gametas, a fecundação e a implantação
- Ao contrário dos DIUs hormonais, o DIU de cobre é um método de barreira que não age modificando o ciclo menstrual
- O DIU de cobre pode permanecer na cavidade uterina por até 10 anos
- Alguns benefícios não contraceptivos do DIU de cobre incluem:
  » Redução do risco de câncer cervical
  » Possível redução do risco de câncer de endométrio
- Alguns possíveis efeitos adversos do uso do DIU de cobre incluem:
  » Perfuração uterina
  » Alterações menstruais: dismenorreia, aumento do fluxo menstrual e *spotting*
  » Aumento do risco de gestação ectópica
  » Aumento do risco de DIP (apenas durante a inserção), especialmente em pacientes com fatores de risco
- Índice de falha:
  » Uso perfeito: 6%
  » Uso típico: 8%.

Contraceptivos hormonais combinados

Vias de administração e eficácia

- Os CHCs podem ser classificados em quatro grupos de acordo com sua via de administração
  » Via oral: COCs
  » Via vaginal: anel vaginal
  » Via intramuscular: CHCs injetáveis
  » Via transdérmica: adesivo anticoncepcional
- A Tabela 26.3 mostra os índices de falha de cada um dos CHCs.

Mecanismo de ação

- Os CHC produzem contracepção por meio de múltiplas ações promovidas tanto pelo componente progestagênico quanto pelo componente estrogênico
- O progestagênio age:
  » Inibindo o pico pré-ovulatório de LH e, consequentemente, a ovulação
  » Promovendo espessamento do muco cervical, o que dificulta a ascensão dos espermatozoides
  » Alterando o peristaltismo das tubas uterinas, o que dificulta a fecundação e o transporte do óvulo fecundado
  » Exercendo um efeito antiproliferativo no endométrio, impedindo a implantação
- O estrogênio age:
  » Inibindo a secreção de FSH, o que impede a seleção e o crescimento de um folículo dominante
  » Estabilizando o endométrio, o que impede metrorragia e *spotting*
  » Potencializando a ação do componente progestagênico.

Tabela 26.3 Índices de falha dos contraceptivos hormonais combinados (CHCs).		
Método	Índice de falha com uso ideal	Índice de falha com uso típico
COCs	0,5%	8%
Anel vaginal	0,3%	8%
CHCs injetáveis	0,05%	3%
Adesivo anticoncepcional	0,3%	8%

COC: contraceptivos orais combinados.

Efeitos adversos

- Os principais efeitos adversos gerais dos CHCs estão apresentados na Tabela 26.4. Todos esses efeitos possuem frequência superior a 1:1.000.
- Apesar de algumas pacientes relatarem aumento do peso, os principais estudos acerca desse tema sugerem que o uso de CHCs não influencia no ganho ponderal. Assim, acredita-se que tal aumento de peso esteja relacionado a outros fatores externos
- Além dos efeitos adversos já descritos, o componente estrogênico dos CHCs também pode causar as seguintes complicações:
  - » Aumento do risco de trombose venosa profunda (TVP), principalmente em pacientes com fatores de risco
  - » Aumento dos valores de triglicerídeos
  - » Aumento da pressão arterial (PA), principalmente em mulheres já hipertensas.

Contraindicações

- As contraindicações dos CHCs seguem os critérios médicos de elegibilidade da OMS. Esses critérios podem ser consultados gratuitamente pelo médico ginecologista no *site* da OMS e no aplicativo para dispositivos móveis *WHO Contraception Tool*
- As principais contraindicações ao uso dos CHCs são apresentadas na Tabela 26.5.

Interações medicamentosas

- Os CHCs podem sofrer interações medicamentosas de duas formas distintas:
  - » Alguns fármacos têm sua ação afetada pelos CHCs
  - » Alguns fármacos diminuem a eficácia dos CHCs

- Existe um mito de que praticamente todas as medicações interferem na eficácia dos CHCs, mas na prática poucas drogas têm esse efeito
- A Tabela 26.6 apresenta as principais interações medicamentosas dos CHCs.

Benefícios não contraceptivos

- Além de promoverem contracepção, os CHCs também apresentam benefícios não contraceptivos importantes
- CHCs reduzem o risco de:
  - » Câncer de endométrio
  - » Câncer de ovário
  - » Câncer colorretal

Tabela 26.5 Contraindicações ao uso dos contraceptivos orais combinados.

Contraindicações absolutas (categoria 4 da OMS)

- Tabagismo (≥ 15 cigarros/dia) + idade ≥ 35 anos
- Doença arterial coronariana (prévia ou atual)
- Doença cerebrovascular (prévia ou atual)
- Arritmias e valvopatias cardíacas trombogênicas
- Hipertensão arterial sistêmica não controlada (PAS ≥ 160 mmHg ou PAD ≥ 100 mmHg) e/ou com comprometimento vascular
- Presença de múltiplos fatores de risco para doença cardiovascular (p. ex., idade avançada, tabagismo, diabetes e hipertensão)
- Trombose venosa profunda/tromboembolismo pulmonar (prévio ou atual)
- Trombofilia conhecida (fator V de Leiden, mutação da protrombina e deficiências de proteína S, proteína C e antitrombina)
- Cirurgia de grande porte com imobilização prolongada
- Diabetes *mellitus* com mais de 20 anos de duração e/ou com comprometimento vascular
- Câncer de mama atual
- Adenoma hepatocelular, carcinoma hepático ou doença hepática descompensada
- Lúpus eritematoso sistêmico com ACA positivo ou desconhecido
- Lactantes com menos de 6 semanas pós-parto
- Enxaqueca com aura (em qualquer idade) ou sem aura (se idade ≥ 35 anos)

Contraindicações relativas (categoria 3 da OMS)

- Tabagismo (< 15 cigarros/dia) + idade ≥ 35 anos
- Hipertensão arterial sistêmica controlada
- Câncer de mama prévio sem evidência de doença nos últimos 5 anos
- Doença hepática compensada
- Lactantes entre 6 semanas e 6 meses pós-parto
- Doença da vesícula biliar
- Sangramento uterino normal de causa não esclarecida

ACA: anticorpo anticentrômero; OMS: Organização Mundial da Saúde; PAD: pressão arterial diastólica; PAS: pressão arterial sistêmica.

Tabela 26.4 Efeitos adversos dos contraceptivos hormonais combinados.

Efeitos estrogênicos	Efeitos progestagênicos
• Náuseas e vômitos	• Acne e oleosidade da pele
• Mastalgia	• Aumento do crescimento de pelos
• Cefaleia	
• Irritabilidade	• Alteração do padrão de sangramento
• Edema	
• Cloasma	• Edema
• Alteração de resposta sexual (em geral, há relato de redução de libido)	• Fadiga

PARTE 2 Ginecologia Geral

Tabela 26.6 Interações medicamentosas dos contraceptivos hormonais combinados (CHCs). Nem todas essas interações têm evidência 100% estabelecida, mas todas elas devem ser conhecidas, pois são interações suspeitas.

Fármacos que têm sua ação afetada pelos CHCs	Fármacos que diminuem a eficácia dos CHCs
Analgésicos (talvez seja necessário aumentar a dose) • Paracetamol • Ácido acetilsalicílico (AAS) • Morfina **Benzodiazepínicos (talvez seja necessário reduzir a dose)** • Diazepam • Alprazolam **Outros** • Lamotrigina: tem seus níveis significativamente reduzidos • Imipramina: é necessário reduzir a dose em 30% • Metilxantinas (aminofilina e teofilina): é necessário reduzir a dose em 30% • Corticoides: talvez seja necessário reduzir a dose	**Antibióticos** • Rifampicina • Tetraciclina • Anticonvulsivantes e sedativos • Fenitoína • Barbitúricos • Carbamazepina • Oxcarbazepina • Primidona • Topiramato **Antifúngico** • Griseofulvina

- Além disso, alguns CHCs também podem ser utilizados no tratamento de sintomas das seguintes condições:
  - » Sangramento uterino anormal de causa não estrutural
  - » Síndrome dos ovários policísticos
  - » Endometriose
  - » Síndrome pré-menstrual
- Alguns CHCs também apresentam vários outros efeitos benéficos, como redução da oleosidade da pele e do hirsutismo, melhora da saúde óssea, redução do risco de formação de cistos ovarianos sintomáticos e redução do risco de gravidez ectópica.

Contraceptivos orais combinados

- Os COCs estão disponíveis em diversas formulações comerciais e genéricas que contêm diferentes doses de estrogênios e progestagênios
- Componente estrogênico dos COCs:
  - » Na maioria dos COCs, o componente estrogênico é o etinilestradiol
  - » Os COCs geralmente contêm uma dose que varia de 20 a 50 μg de etinilestradiol, e a maioria contém 35 μg ou menos
  - » Outros estrogênios que também estão eventualmente presentes em COCs incluem mestranol, valerato de estradiol e 17β-estradiol
- Componente progestagênico dos COCs:
  - » Uma ampla variedade de progestagênios foi sintetizada nas últimas décadas com o objetivo de reduzir efeitos adversos androgênicos (p. ex., acne, hirsutismo e oleosidade da pele)

- » Esses progestagênios são classificados em diferentes gerações (Tabela 26.7). De forma geral, os progestagênios de 3ª geração e os sem classificação de geração apresentam menos efeitos adversos androgênicos do que progestagênios de gerações anteriores
- Diferença entre os COCs monofásicos e os COCs multifásicos:
  - » Os COCs monofásicos contêm a mesma dose de estrogênio e progestagênio em todas as pílulas hormonalmente ativas
  - » Já os COCs multifásicos (bifásicos ou trifásicos) apresentam doses variáveis de estrogênio e/ou progestagênio em cada uma das pílulas hormonalmente ativas

Tabela 26.7 Classificação dos progestagênios utilizados nos contraceptivos orais combinados.

1ª geração
• Noretindrona   • Acetato de noretindrona   • Diacetato de etinodiol   • Noretinodrel

2ª geração
• Levonorgestrel   • Norgestrel

3ª geração
• Desogestrel   • Gestodeno   • Norgestimato

Sem classificação de geração
• Drospirenona   • Acetato de ciproterona   • Acetato de clormadinona   • Dienogeste

- » Os COCs multifásicos foram desenvolvidos com o objetivo de reduzir as doses hormonais administradas e, consequentemente, os efeitos adversos dos COCs. Entretanto, ainda não existem evidências de que as formulações multifásicas forneçam, de fato, benefício clínico
- Regimes de uso dos COCs:
  - » Os COCs estão disponíveis em diversos regimes terapêuticos apresentados na Tabela 26.8. Todos esses regimes são igualmente efetivos
  - » Vale ressaltar que em todos esses regimes a pílula hormonalmente ativa deve ser tomada preferencialmente no mesmo horário todos os dias.
- Tradicionalmente, existia a indicação de que a paciente deveria começar a tomar o COC no 1º dia do ciclo. Entretanto, essa indicação não existe mais, de modo que a paciente pode começar a tomar o COC até mesmo no dia da prescrição
- Atualmente, uma forma comum e amplamente prescrita pelos médicos ginecologistas de início dos COCs é o início no primeiro domingo após a menstruação (*Sunday start*)

- Esquecer-se de tomar a pílula é uma causa comum de falha na contracepção. A Tabela 26.9 apresenta um resumo de orientações que devem ser dadas à paciente caso ela se esqueça de tomar uma ou mais pílulas.

Anel vaginal

- O anel vaginal está disponível no Brasil na seguinte formulação: etinilestradiol 2,7 mg + etonogestrel 11,7 mg
  - » A liberação diária de etinilestradiol é de 15 µg
  - » A liberação diária de etonogestrel é de 120 µg

Tabela 26.8 Regimes terapêuticos de uso dos contraceptivos orais combinados.

Regimes cíclicos

- Regime 21/7: a paciente toma pílulas hormonalmente ativas durante 21 dias e faz uma pausa de 7 dias
- Regime 24/4: a paciente toma pílulas hormonalmente ativas durante 24 dias e faz uma pausa de 4 dias
- Durante as pausas dos regimes cíclicos, a paciente pode não tomar pílulas ou tomar pílulas hormonalmente inativas (placebo)
- Durante as pausas dos regimes cíclicos, a paciente geralmente apresenta sangramento

Regime estendido

- Regime 84/7: a paciente toma pílulas hormonalmente ativas durante 84 dias e faz uma pausa de 7 dias
- Durante as pausas do regime estendido, a paciente pode não tomar pílulas ou tomar pílulas hormonalmente inativas (placebo)
- Durante as pausas do regime estendido, a paciente geralmente apresenta sangramento

Regime contínuo

- Nesse regime, a paciente toma pílulas hormonalmente ativas todos os dias sem fazer pausas
- Nesse regime, a paciente geralmente não apresenta sangramento
- O regime contínuo é considerado o mais adequado para pacientes que apresentam queixas importantes de sintomas pré-menstruais e menstruais

Tabela 26.9 Conduta caso a paciente se esqueça de tomar uma pílula.

O que fazer caso a paciente se esqueça de tomar uma pílula?

- Caso a paciente se esqueça de tomar apenas uma pílula, ela deve ser instruída a tomar a "pílula esquecida" assim que perceber a falha
- Dependendo de quando a paciente se lembrar de tomar a "pílula esquecida", ela pode acabar tomando duas pílulas em um mesmo dia
- Em caso de apenas uma "pílula esquecida", não são necessárias medidas adicionais de contracepção

O que fazer caso a paciente se esqueça de tomar duas ou mais pílulas na primeira ou segunda semana do ciclo?

- Caso a paciente se esqueça de tomar duas ou mais pílulas consecutivas na primeira ou segunda semana do ciclo, ela deve continuar tomando as pílulas normalmente e utilizar um método contraceptivo não hormonal de apoio (p. ex., camisinha) pelos próximos 7 dias
- Caso a paciente tenha relação sexual desprotegida, é necessária a contracepção de emergência para reduzir o risco de gravidez

O que fazer caso a paciente se esqueça de tomar duas ou mais pílulas na terceira semana do ciclo?

- Caso a paciente se esqueça de tomar duas ou mais pílulas consecutivas na terceira semana do ciclo, ela deve continuar tomando as pílulas normalmente e utilizar um método contraceptivo não hormonal de apoio (p. ex., camisinha) pelos próximos 7 dias
- Além disso, ela não deve fazer a pausa programada de 4 ou 7 dias daquele ciclo, e sim iniciar uma nova cartela assim que as pílulas hormonalmente ativas acabarem
- Caso a paciente tenha relação sexual desprotegida, é necessária a contracepção de emergência para reduzir o risco de gravidez

O que fazer caso a paciente se esqueça de tomar uma ou mais pílulas hormonalmente inativas?

- Caso a paciente se esqueça de tomar duas ou mais pílulas hormonalmente inativas, tais pílulas devem ser desprezadas
- Uma nova cartela deve ser iniciada exatamente como a paciente costuma fazer normalmente

PARTE 2 Ginecologia Geral

- O anel vaginal é um dispositivo flexível de silicone que deve ser inserido na vagina com aplicador específico ou manobra digital
- O anel vaginal deve ser utilizado em um regime 21/7: deve ser mantido por 21 dias consecutivos, seguidos de uma pausa de 7 dias. Regimes estendidos e contínuos também são possíveis.

Contraceptivos hormonais combinados injetáveis

- Os CHCs estão disponíveis no Brasil nas seguintes formulações:
  » Valerato de estradiol 5 mg + enantato de noretisterona 50 mg
  » Enantato de estradiol 10 mg + acetofenido de algestona 150 mg
  » Cipionato de estradiol 5 mg + acetato de medroxiprogesterona 25 mg
- Os COCs injetáveis devem ser administrados a cada 30 dias (± 3 dias)
- Apesar de serem geralmente iniciados no primeiro dia do ciclo menstrual, os COCs podem ser iniciados imediatamente após a prescrição, independentemente do momento do ciclo em que a paciente se encontra.

Adesivo anticoncepcional

- O adesivo anticoncepcional está disponível no Brasil na seguinte formulação: etinilestradiol 750 µg + norelgestromina 6 mg
  » A liberação diária de etinilestradiol é de 25 µg
  » A liberação diária de norelgestromina é de 150 µg
- Os adesivos anticoncepcionais ou *patches* devem ser aplicados sobre a pele limpa e seca
- Deve-se utilizar um adesivo a cada 7 dias, com rodízio semanal dos locais de aplicação (face posterior do braço, abdome inferior, região dorsal superior e parte superior das nádegas)
- Os adesivos devem ser utilizados em um regime de 21/7: devem permanecer aplicados por 21 dias consecutivos, seguidos de uma pausa de 7 dias. Regimes estendidos e contínuos também são possíveis.

Vantagens e desvantagens de outros contraceptivos hormonais combinados sobre os contraceptivos orais combinados

- A Tabela 26.10 apresenta as principais vantagens e desvantagens do anel vaginal, dos CHCs injetáveis e dos adesivos anticoncepcionais sobre os COC.

Contraceptivos hormonais só de progestagênio

Vias de administração e eficácia

- Os contraceptivos hormonais só de progestagênio podem ser classificados em quatro grupos de acordo com sua via de administração:
  » Via oral: contraceptivos orais só de progestagênio (COP)
  » Via intramuscular: injetáveis trimestrais
  » Via subdérmica: implante contraceptivo
  » Via intrauterina: DIU hormonal
- A Tabela 26.11 mostra os índices de falha de cada um dos contraceptivos hormonais só de progestagênio.

Tabela 26.10 Vantagens e desvantagens de outros contraceptivos hormonais combinados sobre os contraceptivos orais combinados.

Vantagens

- Menor taxa de falha contraceptiva por esquecimento
- Não sofrem efeito de primeira passagem hepática
- Ausência de flutuações dos níveis hormonais – hormônios são liberados de forma gradativa e controlada (apenas anel vaginal e adesivo anticoncepcional)

Desvantagens

Anel vaginal
- Possibilidade de expulsão do anel
- Possibilidade de sentir o anel durante as relações sexuais
- Possibilidade de aumento do volume do corrimento vaginal
- Possível associação com maior incidência de vulvovaginites

Contraceptivos hormonais combinados injetáveis
- Dependência de um profissional da Saúde para administração
- Dor à administração
- Maior incidência de alterações menstruais

Adesivo anticoncepcional
- Possibilidade de descolamento do adesivo
- Possibilidade de irritação local

Tabela 26.11 Índices de falha dos contraceptivos hormonais só de progestagênio (COP).

Método	Índice de falha com uso ideal	Índice de falha com uso típico
COPs	0,3%	8%
Injetáveis trimestrais	0,3%	3%
Implante contraceptivo	0,05%	0,05%
DIU hormonal	0,2%	0,2%

Contraceptivos orais só de progestagênio

- Os COPs estão disponíveis no Brasil nas seguintes principais formulações:
  - » Noretisterona 0,35 mg
  - » Desogestrel 75 µg
  - » Drospirenona 4 mg
- O mecanismo de ação dos COPs depende de qual progestagênio o compõe:
  - » COPs de noretisterona promovem contracepção ao causarem, principalmente, uma atividade antiproliferativa no endométrio (o que impede a implantação, um espessamento do muco cervical (o que impede a ascensão dos espermatozoides) e uma redução do peristaltismo das tubas uterinas (o que dificulta a fecundação e o transporte do óvulo fecundado)
  - » Aproximadamente 50% das pacientes em uso de noretisterona continuam ovulando. Assim, esse progestagênio na dose administrada não apresenta uma ação anovulatória eficaz
  - » Os COPs de desogestrel e drospirenona, além de apresentarem todas as ações da noretisterona, agem também inibindo o pico de LH e suprimindo, assim, a ovulação
- Principais efeitos adversos dos COPs:
  - » Por não conterem estrogênio, os COPs têm menor risco de complicações e praticamente não apresentam riscos importantes à saúde
  - » O efeito adverso mais comum dos COPs é uma alteração dos padrões de sangramento, de forma que esse efeito é muito mais frequente em pacientes que usam COPs do que em pacientes que usam COCs
  - » Várias pacientes em uso de COCs apresentam sangramento irregular e frequente, especialmente nos primeiros meses de uso, sendo essa a maior razão para a descontinuidade do uso desse contraceptivo
  - » Os COPs também podem estar associados a maior incidência de cistos funcionais de ovário
- Por serem muito seguros, os COPs podem ser indicados em praticamente qualquer situação clínica quando houver desejo da paciente
- Atualmente, os COPs são muito indicados em situações clínicas em que há contraindicação ao uso dos CHCs
- A Tabela 26.12 apresenta as principais contraindicações e indicações ao uso dos COPs, em particular quando há contraindicação ao uso de CHCs
- Benefícios não contraceptivos dos COPs:
  - » Além de promoverem contracepção, os COPs promovem proteção contra câncer de endométrio e doença inflamatória pélvica (DIP)
  - » Outros possíveis benefícios não contraceptivos dos COPs incluem melhora da dismenorreia e de outros sintomas pré-menstruais
- A noretisterona e o desogestrel são tomados em regimes contínuos, e todos os comprimidos da cartela são hormonalmente ativos

Tabela 26.12 Indicações e contraindicações do uso de contraceptivos orais só de progestagênio.

Contraindicações (categorias 3 e 4 da OMS), que também são contraindicações ao uso de CHCs

- Câncer de mama (prévio ou atual)
- Sangramento uterino anormal de causa desconhecida
- Adenoma hepatocelular, carcinoma hepático ou doença hepática descompensada
- Diabetes *mellitus* com mais de 20 anos de duração e/ou com comprometimento vascular
- Doença arterial coronariana (prévia ou atual)
- Doença cerebrovascular (prévia ou atual)

Indicações (categorias 1 e 2 da OMS), especialmente em casos em que o uso de CHCs está contraindicado

- Lactantes com menos de 6 meses de pós-parto
- Tabagistas com ≥ 35 anos
- Hipertensão arterial sistêmica controlada
- Presença de múltiplos fatores de risco para doença cardiovascular
- Trombose venosa profunda/tromboembolismo pulmonar prévio
- Trombofilia conhecida
- Cirurgia de grande porte com imobilização prolongada
- Arritmias e valvopatias cardíacas trombogênicas
- Doença hepática compensada
- Doença da vesícula biliar
- Enxaqueca, mesmo com aura

CHCs: contraceptivos hormonais combinados; OMS: Organização Mundial da Saúde.

- Já a drospirenona é tomada em um regime 24/4: a paciente toma pílulas hormonalmente ativas durante 24 dias e, em seguida, toma pílulas hormonalmente inativas durante 4 dias
- Os COPs devem ser tomados todos os dias no mesmo horário (com atraso de no máximo 3 horas). Essa disciplina é ainda mais importante para que haja contracepção efetiva no caso de COPs de noretisterona
- Assim como outros contraceptivos orais, os COPs podem ser iniciados no dia da prescrição, não havendo nenhuma indicação formal para início em um dia específico do ciclo menstrual
- Em caso de esquecimento da pílula:
  » Caso se esqueça de tomar a pílula, a paciente deve tomar a "pílula esquecida" assim que lembrar
  » Além disso, a paciente deve utilizar um método contraceptivo não hormonal de apoio (p. ex., camisinha) pelas próximas 48 horas
  » Caso a paciente tenha relação sexual desprotegida, é necessária a contracepção de emergência para reduzir o risco de gravidez.

Contraceptivos injetáveis só de progesterona

- Os contraceptivos injetáveis só de progesterona ou injetáveis trimestrais estão disponíveis no Brasil na seguinte formulação: acetato de medroxiprogesterona de depósito 150 mg (AMPD 150 mg)
- Qual é o intervalo de administração e em qual momento do ciclo deve-se iniciar o uso do AMPD 150 mg?
  » O AMPD 150 mg deve ser administrado a cada 12 semanas
  » O AMPD pode ser iniciado imediatamente após a prescrição, independentemente do momento do ciclo em que a paciente se encontra
- O principal efeito adverso do AMPD é a alteração do padrão de sangramento, que ocorre de forma semelhante às alterações menstruais dos COPs, já descritas
- O mecanismo de ação, as contraindicações (ver Tabela 26.12) e os benefícios não contraceptivos do AMPD também são muito semelhantes aos dos COPs e não serão descritos novamente.

Implante contraceptivo

- O implante contraceptivo é um LARC, que consiste em dispositivo plástico subdérmico que contém o seguinte progestagênio: etonogestrel 68 mg
- O implante contraceptivo é comercializado no Brasil com o nome de Implanon NXT®
- O implante contraceptivo apresenta duração de 3 anos e libera as seguintes quantidades de hormônio:
  » Nas primeiras 5 a 6 semanas, a liberação diária de etonogestrel é de 60 a 70 µg
  » No fim do primeiro ano, a liberação diária de etonogestrel é de 35 a 45 µg
  » No fim do segundo ano, a liberação diária de etonogestrel é de 30 a 40 µg
  » No fim do terceiro ano, a liberação diária de etonogestrel é de 25 a 30 µg
- O implante contraceptivo pode ser inserido ambulatorialmente em menos de 2 minutos. Entretanto, é necessário que o profissional seja treinado para realizar a inserção
- Mecanismo de ação:
  » O mecanismo de ação do implante contraceptivo é muito semelhante ao dos COPs (espessamento do muco cervical + atividade antiproliferativa sobre o endométrio + redução do peristaltismo tubário + supressão da ovulação)
  » Considera-se que a ovulação em pacientes que utilizam o implante é suprimida principalmente nos 2 primeiros anos de uso, devido à liberação diária maior de etonogestrel
- Principais efeitos adversos do implante contraceptivo:
  » Assim como em outros contraceptivos só de progesterona, o principal efeito adverso do implante contraceptivo é a alteração do padrão de sangramento
  » Sangramentos frequentes e irregulares são comuns, principalmente nos primeiros meses de uso, sendo responsáveis pela maior parte dos episódios de descontinuidade desse contraceptivo
- As contraindicações (ver Tabela 26.12) e os benefícios não contraceptivos do implante contraceptivo são muito semelhantes aos dos COPs e não serão descritos novamente.

Sistema intrauterino liberador de levonorgestrel: dispositivo intrauterino hormonal

- O sistema intrauterino liberador de levonorgestrel (SIU-LNG) ou DIU hormonal é um LARC, que consiste em um dispositivo em formato de T composto de uma haste de polietileno que libera levonorgestrel (LNG)
- Existem dois principais tipos de DIUs hormonais disponíveis no Brasil (Tabela 26.13)
- Mecanismo de ação:
  » Os DIUs hormonais agem promovendo contracepção, principalmente ao promoverem ação antiproliferativa no endométrio, espessamento do muco cervical e redução no peristaltismo das tubas uterinas
  » Os DIUs hormonais apresentam efeito mínimo sobre a ovulação: cerca de 50% dos ciclos são ovulatórios em mulheres utilizando SIU-LNG 52 mg e cerca de 88 a 97% dos ciclos são ovulatórios em mulheres utilizando SIU-LNG 19,5 mg
- Os efeitos adversos mais comuns dos DIUs hormonais incluem acne, mastalgia e alterações de humor
- Outro efeito adverso comum dos DIUs hormonais é a alteração do padrão de sangramento, podendo haver desde sangramentos frequentes e irregulares até amenorreia. Essas alterações são menos frequentes em pacientes que usam DIU hormonal do que naquelas que usam outros contraceptivos só de progesterona
- Efeitos adversos e complicações mais graves dos DIUs hormonais incluem perfuração uterina, aumento do risco de DIP (apenas durante a inserção) e gestação ectópica

- Os DIUs hormonais são contraceptivos seguros que podem ser indicados em quase todas as situações, inclusive no pós-parto imediato
- São poucas as contraindicações à inserção dos DIUs hormonais (Tabela 26.14)
- Benefícios não contraceptivos dos DIUs hormonais:
  » Reduzem o risco de câncer de endométrio e de colo uterino
  » Podem ser utilizados no tratamento de algumas causas de sangramento uterino anormal
  » Podem ser utilizados no tratamento de algumas doenças como endometriose e adenomiose, reduzindo a dor pélvica associada a tais condições.

Métodos cirúrgicos

- Os métodos contraceptivos cirúrgicos são métodos considerados esterilizantes e definitivos
- No Brasil, a Lei nº 14.443/2022 estabelece os seguintes critérios para a realização da esterilização cirúrgica:
  » Só é permitida a realização de esterilização cirúrgica em homem ou mulher com capacidade civil plena, maior do que 21 anos ou com 2 filhos vivos

Tabela 26.13 Dispositivos intrauterinos (DIUs) hormonais disponíveis no Brasil.

DIU hormonal	SIU-LNG 52 mg	SIU-LNG 19,5 mg
Nome comercial	Mirena®	Kyleena®
Liberação diária de LNG	20 µg (inicialmente) 10 µg (com 5 anos de uso)	17,5 µg (inicialmente) 7,5 µg (com 5 anos de uso)
Duração	8 anos	5 anos

LNG: levonorgestrel; SIU-LNG: sistema intrauterino liberador de levonorgestrel.

Tabela 26.14 Contraindicações à inserção dos dispositivos intrauterinos hormonais.

Contraindicações absolutas (categoria 4 da OMS)

- Alterações anatômicas do útero que distorçam a cavidade uterina
- Sangramento uterino anormal de causa desconhecida
- Câncer de colo uterino atual
- Câncer de endométrio atual
- Câncer de mama atual
- DIP ou cervicite purulenta atual
- Doença trofoblástica gestacional maligna com evidência de doença intrauterina
- Sepse puerperal

Contraindicações relativas (categoria 3 da OMS)

- Doença arterial coronariana (atual ou prévia)
- Câncer de mama prévio sem evidência de doença nos últimos 5 anos
- Lúpus eritematoso sistêmico com ACA positivo ou desconhecido
- Adenoma hepatocelular, carcinoma hepático ou doença hepática descompensada

ACA: anticorpo anticentrômero; OMS: Organização Mundial da Saúde.

- » Até 2022, era necessário o consentimento do cônjuge para que o procedimento fosse realizado. Atualmente, a nova legislação estabeleceu que tal consentimento não é mais necessário
- » Até 2022, a esterilização cirúrgica era proibida logo após o parto. Atualmente, a nova legislação estabeleceu que tal procedimento está autorizado após o parto, desde que previamente solicitado com pelo menos 60 dias de antecedência
- Os métodos cirúrgicos incluem:
  - » Laqueadura tubária
  - » Vasectomia.

Laqueadura tubária

- A laqueadura tubária é um método de esterilização feminina que consiste na interrupção da permeabilidade tubária, o que impede o encontro do espermatozoide com o óvulo na tuba uterina
- A laqueadura tubária pode ser realizada por diversas vias de acesso: laparotômica, laparoscópica, vaginal e histeroscópica. As técnicas cirúrgicas empregadas em cada uma dessas vias não serão discutidas
- Como deve ser a abordagem médica em caso de desejo por parte da paciente de realização de laqueadura?
  - » Caso uma paciente manifeste o desejo de realizar laqueadura, o médico ginecologista deve enfatizar o caráter irreversível de tal método e os resultados de estudos que apontam grande taxa de arrependimento (média de 14,7%) por parte das mulheres que realizaram tal procedimento
  - » A todas as pacientes também devem ser oferecidas outras opções de contracepção
  - » Devem ser mencionadas as possíveis complicações do procedimento, as possibilidades de gravidez ectópica e as taxas de falha do método
- Riscos da laqueadura tubária:
  - » Embora seja um procedimento com baixo índice de complicações, a laqueadura tubária apresenta riscos como qualquer outro procedimento cirúrgico
  - » Entre os principais riscos, podem-se citar diferentes níveis de dor e desconforto, perfuração uterina, sangramento vaginal, lesão vesical, infecções, entre outros

- » Entre as vias de realização de laqueadura, a via histeroscópica, proibida no Brasil desde 2017, é a que apresenta o maior índice de complicações intra e pós-operatórias
- Índice de falha:
  - » Uso ideal: 5%
  - » Uso real: 5%.

Vasectomia

- A vasectomia é um método de esterilização masculina que consiste na ligadura ou oclusão dos ductos deferentes, o que impede a presença de espermatozoides no líquido ejaculado
- A vasectomia é um procedimento geralmente realizado por urologistas ambulatorialmente e que deve ser conhecido pelo médico ginecologista, já que a maioria das consultas de planejamento familiar inicia-se em seu consultório
- Caso o paciente manifeste o desejo de realizar laqueadura, o médico deve enfatizar o caráter irreversível do procedimento
- É importante ressaltar que a vasectomia não causa diminuição da libido e não interfere no desempenho sexual do homem
- Riscos da vasectomia:
  - » Embora seja um procedimento com baixo índice de complicações, a vasectomia apresenta riscos como qualquer outro procedimento cirúrgico
  - » Entre os principais riscos, podem-se citar diferentes níveis de dor e desconforto, hematoma, infecção, orquiepididimite, entre outros
- A vasectomia não é um método com efetividade imediata, de modo que outro método contraceptivo deve ser associado até que um espermograma realizado de 8 a 12 semanas após o procedimento confirme a esterilização
- Índice de falha:
  - » Uso ideal: 1%
  - » Uso real: 1,5%.

Leitura complementar

ACOG Practice Bulletin No. 206: Use of hormonal contraception in women with coexisting medical conditions. Obstet Gynecol. 2019;133(2): e128-e150.

Almeida LC. Métodos contraceptivos: uma revisão bibliográfica [Monografia do curso de especialização em saúde da família.] Belo Horizonte: UFMG; 2010.

American College of Obstetricians and Gynecologists' Committee on Gynecologic Practice; Long-Acting Reversible Contraceptive Expert Work Group. Committee Opinion No. 672: Clinical Challenges of Long-Acting Reversible Contraceptive Methods. Obstet Gynecol. 2016;128(3):e69-77.

Ávila WS, Tedoldi CL. Planejamento familiar e anticoncepção. Arq Bras Cardiol. 2009;93(6 Supl 1):S172-8.

Curtis KM, Tepper NK, Jatlaoui TC, Berry-Bibee E, Horton LG, Zapata LB, et al. U.S. Medical eligibility criteria for contraceptive use, 2016. MMWR Recomm Rep. 2016;65(3):1-104.

de Melo NR. Estrogen-free oral hormonal contraception: benefits of the progestin-only pill. Womens Health (Lond). 2010;6(5):721-35.

Federação Brasileira das Associações de Ginecologia e Obstetrícia (Febrasgo). Contracepção reversível de longa ação, série de orientações e recomendações. Febrasgo. 2022;1.

Federação Brasileira das Associações de Ginecologia e Obstetrícia (Febrasgo). Manual de anticoncepção; 2015.

Luz ALR, Barros LSR, Castello Branco ACS. Métodos contraceptivos: principais riscos e efeitos adversos. Rev Casos e Consult. 2021;12(1):e24112.

Machado RB, Monteiro IMU, Magalhães J, Guazzelli CAF, Brito MB, Finotti MF, et al. Long-acting reversible contraception. Rev Bras Ginecol Obstet. 2017;39(6):294-308.

Organização Mundial da Saúde. Planejamento familiar: um manual global paraprofissionais e serviços de saúde. Brasil; 2007.

Poli MEF, Mello CR, Machado RB, Pinho Neto JS, Spinola PG, Tomas G, et al. Manual de contracepção da Febrasgo. Femina. 2009;37(9):459-91.

Steckert APP, Nunes SF, Alano GM. Contraceptivos hormonais orais: utilização efatores de risco em universitárias. ACM Arq Catarin Med. 2016;45(1):77-91.

Teal S, Edelman A. Contraception selection, effectiveness, and adverse effects: a review. JAMA. 202128;326(24):2507-18.

Tepper NK, Phillips SJ, Kapp N, Gaffield ME, Curtis KM. Combined hormonal contraceptive use among breastfeeding women: an updated systematic review. Contraception. 2016;94(3):262-74.

Worls Health Organization (WHO). Medical eligibility criteria for contraceptive use [Internet]. 5. ed. Geneva: WHO; 2015 [cited 2024 November 12]. Available from: https://www.ncbi.nlm.nih.gov/books/NBK321151/.

Worls Health Organization (WHO). Medical eligibility criteria for contraceptive use. 4th ed. Geneva, Switzerland: WHO; 2009.

27

Infertilidade

Giovana Rios Pimenta Nogueira ■ Eduardha Santos Temponi Barroso ■ Ricardo Marinho

KEYPOINTS

1. Infertilidade consiste na dificuldade enfrentada por um casal em obter a gravidez no período de 1 ano, reduzido para 6 meses se a mulher for maior de 35 anos.
2. Na sociedade atual, a idade avançada das mulheres é um fator muito importante na determinação da fecundidade.
3. A avaliação diagnóstica deve incluir história pessoal, familiar e reprodutiva detalhada associada ao exame físico completo e exames complementares.
4. A combinação de fatores masculinos e femininos é responsável por grande parte dos casos.
5. Para avaliar função ovariana, são solicitadas dosagem de hormônios e avaliação ultrassonográfica.
6. A indução da ovulação e a relação programada têm taxas de sucesso maiores se a paciente for mais jovem.
7. Se as técnicas de baixa complexidade não forem possíveis ou suficientes, a fertilização *in vitro* (FIV) é a próxima opção de escolha.
8. As taxas de FIV não ultrapassam 40% e a idade da paciente é um fator fundamental no prognóstico.
9. Existem diversas normas éticas que regulam a reprodução assistida; cabe ao médico respeitá-las e orientar a paciente da maneira correta.
10. É necessário que todos os médicos tenham conhecimento básico acerca de reprodução assistida, com o intuito de oferecer uma orientação adequada sobre até que momento a paciente pode permanecer em atendimento geral e quando se deve realizar o encaminhamento para centros especializados.

Highlights

- Infertilidade é a dificuldade de um casal obter gravidez em um período de 1 ano, tendo relações sexuais sem uso de nenhuma forma de contracepção
- Em casos de pacientes com mais de 35 anos, reduz-se o período para 6 meses de tentativa antes de iniciar a propedêutica
- Subdivide-se a infertilidade em dois tipos:
  » Primária: a paciente não teve gestações prévias
  » Secundária: houve gestação prévia, embora não necessariamente com nascido vivo
- Fecundidade é a capacidade de alcançar uma gestação a termo em um ciclo menstrual.

Numbers

- A infertilidade conjugal afeta entre 10 e 15% das mulheres em idade fértil
- Estima-se que aproximadamente 60 milhões de casais no mundo sejam inférteis
- A fecundidade feminina tem relação importante com o avançar da idade
- Os distúrbios da ovulação são responsáveis por até 40% dos casos de infertilidade
- A infertilidade masculina está presente em até 50% dos casais inférteis, seja de forma isolada, seja concomitantemente aos fatores femininos
- Os fatores tuboperitoneais podem ser responsáveis por até 30% dos casos de infertilidade

- Aproximadamente 35% dos casos de infertilidade são considerados "infertilidade sem causa aparente" (ISCA)
- Após os 45 anos, a chance de engravidar espontaneamente é menor que 1% no mês.

Etiopatogenia e fatores de risco

- Dividem-se as causas da infertilidade em femininas e masculinas
- A combinação de fatores masculinos e femininos corresponde a quase 40% dos casos de infertilidade
- A idade avançada é um fator muito importante para a infertilidade feminina, principalmente na sociedade atual
- Anormalidades genéticas, endócrinas, resultados de infecções e estilo de vida também podem ser causas da infertilidade
- Segundo a Organização Mundial da Saúde (OMS), os fatores identificáveis mais comuns de infertilidade feminina são:
  » Alterações tubárias e peritoneais
  » Fatores uterinos de natureza congênita ou adquiridos
  » Distúrbios ovulatórios
- Entre os fatores de risco para a infertilidade feminina, podem-se citar:
  » Idade da mulher
  » Passado de infecções sexualmente transmissíveis (IST)
  » Endometriose
  » Alterações estruturais, como miomas e pólipos
  » Síndrome dos ovários policísticos (SOP)
  » Cirurgia ovariana
  » Cirurgia pélvica
  » Tratamento oncológico com rádio e quimioterapia
  » Obesidade
- Estima-se que grande parte dos casos de infertilidade possa ser prevenida
- É de extrema importância que o ginecologista tenha um conhecimento básico acerca da infertilidade masculina
- Entre os fatores que podem levar à infertilidade masculina, podem-se citar:
  » Problemas de ereção
  » Alterações na qualidade do sêmen
  » Alterações do trato genital masculino
  » Varicocele

  » Obesidade
  » Tabagismo
  » Uso de drogas
  » Etilismo
- Quando for identificada alguma das alterações anteriores, o homem deve ser encaminhado ao urologista para uma avaliação mais específica.

Aspectos clínicos

- Cada patologia associada à infertilidade, seja feminina, seja masculina, engloba diferentes sinais e sintomas
- Na avaliação inicial da paciente com suspeita de infertilidade, algumas informações da anamnese são importantes:
  » História menstrual:
    ▲ Duração e regularidade do ciclo menstrual
    ▲ Idade da menarca
    ▲ Características de fluxo
    ▲ Presença ou ausência de cólicas menstruais (dismenorreia)
    ▲ Ausência de sensibilidade nas mamas
    ▲ Ausência de dor ovulatória
  » História pregressa:
    ▲ ISTs
    ▲ Doença inflamatória pélvica
    ▲ Procedimentos cirúrgicos como ablação endometrial ou qualquer manipulação do colo e cavidade uterina/abdominal
    ▲ Patologias ovarianas
    ▲ Cirurgias pélvicas
    ▲ Tratamento oncológico com rádio ou quimioterapia
    ▲ Passado de transtornos alimentares
    ▲ Hipotireoidismo
  » História familiar:
    ▲ História de infertilidade na família
    ▲ História de insuficiência ovariana precoce
    ▲ Doenças genéticas
    ▲ História de embolia pulmonar ou trombose venosa profunda
    ▲ História obstétrica
  » Hábitos de vida:
    ▲ Alimentação e alterações dietéticas
    ▲ Prática de exercícios físicos
    ▲ Estresse e distúrbios psiquiátricos
    ▲ Uso de álcool, tabaco e medicamentos
  » História sexual:
    ▲ Parceiros anteriores

- ▲ Frequência de coito
- ▲ Disfunção sexual
- ▲ Uso de preservativos
- ▲ Dispareunia
- ▲ Sinusorragia
- O exame físico pode revelar sinais importantes para o diagnóstico
  - » Peso, altura e IMC extremo (baixo ou alto)
  - » Desenvolvimento incompleto ou ausente de caracteres sexuais secundários
  - » Nódulos tireoidianos palpáveis ou bócio
  - » Galactorreia
  - » Sinais de hiperandrogenismo:
    - ▲ Hirsutismo
    - ▲ Acne
    - ▲ Alopecia
    - ▲ Virilização
- Ao exame ginecológico:
  - » Corrimentos anormais
  - » Aspecto do colo
  - » Mobilização cervical, uterina ou anexial dolorosa ou difícil
  - » Nódulos endometrióticos palpáveis
  - » Útero aumentado (miomatose)
- Ao tratar-se de infertilidade masculina, o ginecologista deve solicitar apenas os parâmetros seminais e, em caso de alteração, deve encaminhar o paciente ao urologista para uma avaliação mais detalhada

Exames complementares

- Para compreender as possíveis causas da infertilidade, subdividem-se os exames em quatro principais fatores: tubário, ovulatório, cervical e uterino (Tabela 27.1)
- Presença de permeabilidade tubária apenas não é suficiente para avaliar a função tubária para reprodução
- A videolaparoscopia é reservada como último caso na propedêutica, em geral quando houver a possibilidade de tratamento
- Os métodos para avaliação da função ovariana incluem a dosagem de hormônios (FSH, estradiol e HAM) e ultrassonografia seriada para avaliar o crescimento folicular
- Em casos de hipogonadismo hipergonadotrófico em mulheres com menos de 40 anos, devem-se investigar as causas de insuficiência (falência) prematura ovariana
- Os fatores cervicais estão relacionados a malformações, lesões neoplásicas, infecções diversas e fatores imunológicos
- Acerca dos fatores masculinos, devem-se investigar:
- Espermograma
- A fragmentação do DNA espermático (método recente, em desenvolvimento, que avalia a capacidade funcional dos espermatozoides).

Tabela 27.1 Principais fatores de infertilidade, exames que devem ser solicitados e motivo da sua realização.

Fator	Exame solicitado	Motivo da realização
Tubário	Histerossalpingografia (HSG)	Utilizada para identificar oclusão tubária
	Videolaparoscopia	Indicada quando a HSG sugerir alteração importante Há possibilidade de abordagem terapêutica
Ovulatório	Níveis séricos basais de hormônio folículo-estimulante (FSH) e estradiol no 3º dia do ciclo	Avaliar reserva ovariana
	Medida de progesterona durante a fase lútea	Utilizado para verificar a presença de ciclos ovulatórios
	Dosagem do hormônio antimülleriano (HAM)	Avaliar reserva ovariana
Uterino	Ultrassonografia transvaginal 3D com ou sem preparo intestinal	Avaliação da cavidade uterina, miomatose, malformações, pólipos, sinequias e endometriose
	Histeroscopia	Avaliação e tratamento de malformações, sinequias e pólipos e miomas
	Videolaparoscopia	Tratamento de alterações pélvicas, como endometriose, miomatose, fator tuboperitoneal e tumores ovarianos
	Ressonância magnética	Avaliação de endometriose

Tratamento

- A melhor opção de tratamento para infertilidade conjugal depende da etiologia definida em cada casal, podendo ser clínico e/ou cirúrgico
- A indução medicamentosa da ovulação em pacientes jovens anovulatórias sem outras causas aparentes apresenta bons resultados
- A cirurgia para tratamento da endometriose ou causas uterinas pode estar indicada em alguns casos
- Deve-se evitar a realização de cirurgias ovarianas, por reduzirem a reserva folicular
- A correção da varicocele pode ser bem-sucedida quando a parceira for potencialmente fértil e jovem
- No caso de não serem possíveis ou suficientes as intervenções para a obtenção da gravidez, ou não houver uma causa identificada (ISCA), são introduzidas as técnicas de reprodução assistida (RA)
- Essas técnicas são caracterizadas quanto ao grau de complexidade:
  » Técnicas de baixa complexidade:
    ▲ Coito programado (CP) ou relação programada (RP)
    ▲ Inseminação intrauterina (IIU)
  » Técnicas de alta complexidade:
    ▲ Fertilização *in vitro* (FIV)
- Devem-se avaliar a cavidade uterina, a função ovariana, ao menos uma tuba pérvia e funcionante e o número mínimo de espermatozoides com qualidade
- No caso da IIU, observam-se melhores resultados com um número final de espermatozoides superior a 5 milhões progressivos e rápidos.

Técnicas de baixa complexidade

- São indicadas para distúrbios ovulatórios, ISCA, endometriose mínima e leve, alterações seminais leves e disfunções sexuais.

Coito programado

- É necessário realizar a indução da ovulação combinada a um cronograma de relações sexuais no período fértil
- A indução da ovulação é a primeira linha de tratamento em mulheres jovens com ISCA e distúrbios ovulatórios, como a SOP

- A janela de fertilidade inicia-se 5 dias antes da ovulação, sendo os 2 dias antes o período de maior fertilidade
- É aconselhável acompanhar o desenvolvimento folicular por ultrassonografia seriada e desencadear a ovulação com uma injeção de gonadotrofina coriônica humana (hCG) exógena para garantir maior sucesso
- Existem diversas rotinas adotadas para os intervalos entre as ultrassonografias seriadas.

Medicamentos utilizados na indução da ovulação

- Citrato de clomifeno:
  » Agente oral amplamente utilizado, modulador seletivo do receptor de estrogênio, estimulando o eixo hipotálamo-hipófise-ovariano
- Clomifeno e metformina:
  » Combinação importante em pacientes portadoras de SOP resistentes ao clomifeno e de resistência insulínica
  » A metformina isolada não deve ser usada como primeira linha, pois os agentes de indução da ovulação são superiores quanto à eficácia, mesmo em pacientes com SOP
- Inibidores da aromatase (letrozol):
  » O bloqueio da aromatase impede a conversão de andrógenos em estrogênios, criando um ambiente hipoestrogênico que desencadeia estímulo no eixo HHO por mecanismo de *feedback*
  » Utilizados se houver falha do CC, em mulheres na pós-menopausa ou portadoras de câncer de mama com receptor hormonal positivo ou desconhecido
- Gonadotrofinas (gonadotropinas):
  » Medicamento exógeno, de maior custo que os indutores orais, necessita de compromisso com horário de aplicação
  » É necessário o acompanhamento ultrassonográfico e de níveis de estradiol
  » Apresenta maior taxa de gestação múltipla e de hiperestimulação ovariana
  » Seu uso deve ser limitado ao especialista em Medicina Reprodutiva.

Inseminação intrauterina

- Deposição de sêmen preparado na cavidade uterina
- Indicada para pacientes jovens e com tubas pérvias

- Taxas de gravidez por ciclo variam de 10 a 20%
- A IIU pode ser feita com indução medicamentosa da ovulação ou não
- Um bom prognóstico está associado a mulheres mais jovens, com menor duração da infertilidade e espermograma com alterações leves
- Também é necessário monitorar a ovulação por USG para aferir o momento ideal para administrar o gatilho ovulatório com hCG antes de realizar a inseminação:
  - » Folículo acima de 18 mm
  - » Deve-se cancelar o procedimento com 3 ou mais folículos pelo risco de gravidez múltipla
- O preparo seminal envolve a seleção de espermatozoides viáveis e móveis em laboratório de reprodução assistida
- Após a introdução do sêmen com a paciente em posição ginecológica, deve ser realizado repouso de no mínimo 15 minutos
- É aconselhável realizar suporte da fase lútea com progesterona vaginal.

Técnicas de alta complexidade

Manipulação de oócitos e espermatozoides fora do aparelho genital feminino

- Indicada em casos de: tubas obstruídas, alteração importante em qualidade e número de espermatozoides, endometriose, falha de técnicas de baixa complexidade, gestação de substituição, doação de gametas, preservação de fertilidade, casais homoafetivos, casais sorodiscordantes portadores de HIV, HCV e HBV.

Estímulo ovariano

- Tem o objetivo de estimular um crescimento folicular múltiplo para obter um grande número de oócitos
- Utiliza-se FSH com ou sem LH associado em diversas apresentações em injeções subcutâneas
- Para evitar a ovulação antes da coleta, pode ser utilizado um bloqueio hipotalâmico com agonistas de GnRH, antagonistas de GnRH ou mesmo com progestagênio em ciclos em que ainda não há transferência de embriões a fresco.

Fertilização *in vitro*

- A coleta dos oócitos é realizada sob sedação, por meio de uma punção guiada por ultrassonografia transvaginal
- O sêmen é colhido por masturbação ou punção de epidídimo ou testículo em casos de azoospermia
- A inseminação natural consiste em colocar cada oócito em contato com certa quantidade de espermatozoides, para que a fertilização ocorra espontaneamente
- A injeção intracitoplasmática de espermatozoides (ICSI) consiste em injetar o espermatozoide no oócito, sendo indicada quando houver alteração seminal
- Os embriões são cultivados e transferidos para o útero cerca de 5 dias depois, na fase de blastocisto.

Resultados da fertilização **in vitro**

- As taxas de nascidos vivos por ciclo não ultrapassam 50% em pacientes jovens, e a idade é o fator mais importante para o sucesso
- A causa da infertilidade e a experiência do profissional são variáveis importantes no prognóstico.

Riscos e complicações de reprodução assistida

Síndrome do hiperestímulo ovariano

- Incidências variam na literatura
- Sintomas incluem aumento do volume ovariano, desconforto e distensão abdominal, aumento da permeabilidade vascular, extravasamento de líquido para terceiro espaço e consequente hipovolemia
- Em casos graves, pode haver necessidade de cuidados intensivos, podendo levar a óbito
- Fatores de risco importantes:
  - » Mulheres com menos de 35 anos
  - » IMC baixo
  - » SOP
- A indução cuidadosa, a utilização de *trigger* com agonista do GnRH (em vez do hCG) e o congelamento de embriões para posterior transferência podem evitar a ocorrência desse evento.

Complicações da punção ovariana

- Sangramento pós-punção
- Infecção pélvica
- Lesão de estruturas pélvicas.

Gestação múltipla

- Aumenta riscos materno e neonatal
- Mais de 60% das gestações múltiplas terminam antes do termo, com média de 35 semanas
- Maior risco de baixo peso ao nascer, pré-eclâmpsia e diabetes gestacional
- O provedor de TRA deve discutir com o casal os potenciais riscos da transferência de mais de um embrião.

Normas éticas

- O Conselho Federal de Medicina (CFM), por meio da Resolução CFM nº 2.320/2022, determinou novas normas éticas para as técnicas de reprodução assistida. Entre elas, podem-se citar como as mais importantes:
  - » Famílias monoparentais, casais homoafetivos e casais unidos ou não pelo matrimônio apresentam igualdade de direitos para dispor de técnicas de reprodução assistida com o papel de auxiliar no papel de procriação
  - » O número de embriões gerados em laboratório não é mais limitado, cabendo ao paciente decidir sobre quantos serão transferidos e os excedentes viáveis devem ser criopreservados
  - » A gestação de substituição permanece sendo uma possibilidade quando existir condição que impeça ou contraindique a gestação, devendo a cedente ter pelo menos um filho e ser parente consanguíneo de até 4º grau de um dos parceiros
  - » A doação de gametas (óvulos e sêmen) somente pode ser realizada a partir da maioridade civil, por doadoras anônimas, sem relação comercial, e familiares de um dos parceiros até o 4º grau, sem que ocorra consanguinidade
  - » Existe um limite máximo de idade de 37 anos para mulheres e de 45 anos para homens na doação de gametas
  - » A cedente temporária do útero não pode ser a doadora dos óvulos ou embriões
  - » Exceções ao limite da idade feminina são possíveis em caso de doação de oócitos e/ou

embriões previamente congelados ou em caso de doação familiar desde que a(os) receptora(es) esteja(m) ciente(s) dos riscos
  - » Mulheres de até 37 anos podem implantar até 2 embriões. Acima dessa idade, cada uma pode transferir até 3 embriões. Em caso de embriões euploides, a resolução delimita a implantação de até 2 embriões
  - » A idade máxima das candidatas à gestação por reprodução assistida permanece em 50 anos, permitidas exceções com base em critérios fundamentados pelo médico responsável.

Considerações finais

- A infertilidade envolve causas femininas e masculinas; portanto, deve-se investigar o casal como um todo
- A fertilidade diminui com o aumento da faixa etária
- A avaliação deve incluir análise das funções ovulatórias, função estrutural do trato reprodutivo feminino e análise do sêmen
- A definição da etiologia facilita a escolha do tratamento adequado, e as técnicas de reprodução assistida devem ser empregadas em caso de falha do tratamento clínico ou cirúrgico
- As taxas de sucesso dependem de inúmeras variáveis: técnica escolhida, idade da parceira feminina, qualidade seminal, fatores de infertilidade do casal, emprego ou não de indutores de ovulação e protocolo de indução escolhido, entre outras
- Apesar dos avanços tecnológicos que colocam o Brasil entre os países de primeiro mundo quando se trata de reprodução assistida, o quesito social é deficiente
- Os tratamentos são restritos a poucos que podem arcar com seus custos e as clínicas públicas não passam de cerca de dez no país inteiro, respondendo por cerca de apenas 10% dos ciclos de FIV do país. Além disso, mesmo os usuários de planos e seguros de saúde não têm esse tratamento previsto pela Agência Nacional de Saúde Suplementar.

Leitura complementar

Acosta AA. Fertilização in vitro e transferência de embrião: indicações atuais. In: Badalotti M, Telöken C, Petracco A. Fertilidade e infertilidade humana. Rio de Janeiro: Medsi; 1997. p. 601-12.

American College of Obstetricians and Gynecologists. Committee on Gynecologic Practice and Practice Committee. Female age-related fertility decline. Committee Opinion No. 589. Fertil Steril. 2014;101(3):633-4.

Boivin J, Bunting L, Collins JA, Nygren KG. International estimates of fertility prevalence and treatment-seeking: potential need and demand for infertility medical care. Hum Reprod. 2007;22(6):1506-12.

Conselho Federal de Medicina (CFM – Brasil). Código de ética médica. Resolução CFM nº 2.320/2022. Brasília, DF: CFM – Brasil; 2022.

Dun EC, Nezhat CH. Tubal factor infertility: diagnosis and management in the era of assisted reproductive technology. Obstet Gynecol Clin North Am. 2012;39(4):551-66.

Federação Brasileira das Associações de Ginecologia e Obstetrícia (Febrasgo). Manejo inicial da paciente infértil pelo ginecologista. São Paulo: Febrasgo, 2023. (Série, Orientações e Recomendações Febrasgo, nº 2). iv, 76 p.

Fernandes CE, de Sá MFS, Silva Filho AL, editores. Tratado de ginecologia Febrasgo. Rio de Janeiro: Federação Brasileira das Associações de Ginecologia e Obstetrícia (Febrasgo); Elsevier; 2019.

Ferriani RA, Navarro PA. Abordagem da mulher com desejo de gravidez em consultório geral de ginecologia: o que é preciso informar, alcance e limitações da reprodução assistida. São Paulo: Federação Brasileira de Associações de Ginecologia e Obstetrícia (Febrasgo); 2023. Cap. 1. (Série Orientações e Recomendações Febrasgo – Manejo inicial da paciente infértil pelo ginecologista.)

Fertility: assessment and treatment for people with fertility problems. 2. ed. London, UK: Royal College of Obstetricians and Gynaecologists; 2013.

Kamel RM. Management of the infertile couple: an evidence-based protocol. Reprod Biol Endocrinol. 2010;8:21.

Lamaita RM, Amaral MC, Cota AM, Ferreira MC. Propedêutica básica da infertilidade conjugal. São Paulo: Federação Brasileira das Associações de Ginecologia e Obstetrícia (Febrasgo); 2018. (Protocolo Febrasgo – Ginecologia, nº 46/Comissão Nacional Especializada em Reprodução Humana.)

Practice Committee of the American Society for Reproductive Medicine. Diagnostic evaluation of the infertile female: a committee opinion. Fertil Steril. 2015a;103(6):e44-50.

World Health Organization (WHO). Manual for standardized investigation and diagnostic of the infertile couple. 2. ed. London: Cambridge University Press; 2000.

Zegers-Hochschild F, Adamson GD, Dyer S, Racowsky C, de Mouzon J, Sokol R, et al. The international glossary on infertility and fertility care, 2017. Fertil Steril. 2017;108(3):393-406.

28

Abdome Agudo em Ginecologia

Matheus Eduardo Soares Pinhati ▪ Agnaldo Lopes da Silva Filho

KEYPOINTS

1. O abdome agudo ginecológico é caracterizado por dor abdominal ou pélvica aguda, de origem não traumática, presente há menos de 5 dias.
2. As áreas mais frequentemente acometidas são as fossas ilíacas esquerda e direita, região periumbilical e suprapúbica, podendo indicar a causa da dor.
3. O abdome agudo é classificado de acordo com a natureza do processo patológico, abrangendo categorias como inflamatória, perfurativa, obstrutiva e isquêmica.
4. PCR, contagem de leucócitos e beta-hCG são essenciais para a avaliação do abdome agudo ginecológico, especialmente para excluir gravidez em mulheres em idade reprodutiva.
5. A ultrassonografia transvaginal (USTV) é o exame de imagem de escolha. Em casos de USTV inconclusiva, a ressonância magnética (RM) e a tomografia computadorizada (TC) surgem como alternativas.
6. A apendicite é a principal causa de abdome agudo na mulher.
7. As causas mais comuns de abdome agudo ginecológico incluem doença inflamatória pélvica (DIP), gravidez ectópica rota, cisto ovariano roto e torção ovariana.
8. Sinais como Blumberg, Rovsing, Cullen e do obturador ajudam a identificar condições como apendicite, DIP ou abscessos pélvicos.
9. A avaliação clínica deve focar a diferenciação entre condições urgentes e não urgentes, baseada em anamnese, exame físico e exames complementares.
10. O tratamento inclui intervenções rápidas e objetivas, com controle da dor, antibióticos para suspeita de sepse, reposição volêmica e cirurgias rápidas e simples, dependendo da gravidade.

Highlights

- O abdome agudo ginecológico ou a síndrome do abdome agudo ginecológico é uma manifestação clínica cuja principal característica é a dor abdominal e/ou pélvica aguda, de origem não traumática, que está presente há menos de 5 dias
- Neste capítulo, dor pélvica aguda será tratada como sinônimo de abdome agudo, embora vários autores definam dor pélvica aguda como dor na parte inferior do abdome ou na pelve com duração inferior a 3 meses

- A localização da dor pode indicar as possíveis causas ou órgãos acometidos. No abdome agudo ginecológico, os locais mais frequentemente acometidos pela dor são fossas ilíacas esquerda e direita, região periumbilical e região suprapúbica
- O abdome agudo pode ser classificado segundo a natureza do processo patológico que envolve as estruturas abdominais (Tabela 28.1)
- A avaliação clínica deve ser direcionada para a diferenciação entre condições urgentes e não urgentes

Tabela 28.1 Classificação sindrômica do abdome agudo não traumático segundo a natureza determinante.	
Síndromes	Afecções
Inflamatória	Apendicite aguda, colecistite aguda, pancreatite aguda, diverticulite do cólon, abscessos intracavitários, peritonites primárias e secundárias **Doença inflamatória pélvica**
Perfurativa	Úlcera duodenal perfurada, câncer gastrointestinal, divertículos de cólon **Perfuração uterina e de vísceras ocas iatrogênicas**
Obstrutiva	Obstrução pilórica, hérnia estrangulada, bridas, aderências, áscaris e câncer gastrointestinal
Isquêmica	Rotura de aneurisma abdominal **Gravidez ectópica e cisto hemorrágico de ovário**

Observação: as afecções ginecológicas estão destacadas em negrito.

- Os exames laborais mais importantes são a PCR, a contagem de leucócitos e o beta-hCG. Esse último é importante no abdome agudo ginecológico, pois é necessário excluir gravidez em todas as mulheres em idade reprodutiva
- Na suspeita de abdome agudo ginecológico, o exame de imagem de escolha é a USTV. A TC deve ser utilizada somente após USTV negativa ou inconclusiva
- As causas urgentes mais comuns incluem DIP, gravidez ectópica, cisto ovariano roto, torção ovariana e apendicite. Consequências do diagnóstico tardio incluem apendicite perfurada, infertilidade secundária a DIP ou torção ovariana ou hemoperitônio causado por gravidez ectópica rota.

Numbers

- É responsável por cerca de 10% das consultas em serviços de emergência
- Cerca de 4% das causas de abdome agudo em mulheres são de origem ginecológica
- A relação entre dor abdominal em região hipogástrica e diagnóstico de doenças uterinas ou ovarianas apresenta:
  » Sensibilidade: 68%
  » Especificidade: 92%
  » Razão de verossimilhança (*likelihood ratio*) positiva: 8,93 (3,20 a 24,9; p < 0,05)
  » Razão de verossimilhança negativa: 0,34 (0,12 a 0,95; p < 0,05).

Etiopatogenia e fatores de risco

- A dor é uma experiência sensitiva e emocional desagradável, associada ou descrita em termos de lesão tecidual. É um sinal característico dos mecanismos normais de proteção do organismo contra os danos teciduais
- A dor abdominal pode ser classificada de acordo com o tipo de fibras nervosas aferentes envolvidas:
  » Dor visceral: estiramento, distensão, isquemia, necrose ou espasmos das vísceras abdominais ou pélvicas e do peritônio visceral ⇒ fibras aferentes do sistema nervoso autônomo ⇒ dor generalizada, obtusa e mal localizada
  » Dor somática ou parietal: inflamação do peritônio parietal, pele, músculos e tecidos subcutâneos ⇒ nervos aferentes do sistema nervoso somático ⇒ dor aguda, localizada, fixa, constante e piora com a movimentação, tosse ou distensão das alças intestinais
  » Dor referida: potenciais de ação das fibras viscerais aferentes se disseminam, estimulando nervos somáticos adjacentes ⇒ dor nos dermátomos que correspondem a essas fibras nervosas somáticas adjacentes
- A dor de início abrupto sugere um processo agudo, como hemorragia intrapélvica, torção ovariana, urolitíase ou rotura de cisto ovariano. A dor de início gradual é mais comum em processos inflamatórios ou infecciosos, como DIP ou apendicite
- A causa mais comum de dor pélvica aguda é a DIP, seguida de rotura de cisto de ovário e apendicite
- O diagnóstico de DIP requer a presença de dor no hipogástrio, dor à palpação dos anexos e dor à mobilização do colo uterino
- A dor pélvica nas fossas ilíacas pode estar relacionada a afecções ovarianas ou na tuba uterina, mas também é observada com cálculo ureteral, especialmente se estiver na junção ureterovesical
- A dor na fossa ilíaca direita está geralmente associada à apendicite, enquanto a dor na fossa ilíaca esquerda é comum na diverticulite e na colite, especialmente em pacientes com mais de 40 anos
- A dor em região suprapúbica é comum em infecções no útero, nos anexos ou na bexiga
- O diagnóstico diferencial não ginecológico mais comum é a apendicite aguda

- Sinais clássicos:
  - » Sinal de Blumberg: dor à descompressão brusca no ponto de McBurney ⇒ sugere apendicite
  - » Sinal de Rovsing: dor no quadrante inferior direito durante compressão do lado esquerdo ⇒ sugere apendicite
  - » Sinal de Cullen: equimose em região periumbilical ⇒ sugere quadros de pancreatite aguda, podendo estar presente em casos de gravidez ectópica rota
  - » Sinal de *chandelier* (candelabro): dor à mobilização do colo uterino ⇒ sugere DIP
  - » Sinal do obturador: flexão e rotação externa da coxa direita, enquanto em decúbito dorsal cria dor hipogástrica ⇒ sugere abscesso pélvico ou massa inflamatória na pelve, movimento de rotação interna da coxa previamente fletida, causando dor em referida em região hipogástrica
  - » Teste do psoas: consiste em executar a extensão da coxa, provocando dor na parede posterior do abdome.

Aspectos clínicos

- As hipóteses diagnósticas e o diagnóstico preliminar são feitos com base em anamnese, história médica, exame físico e, em alguns casos, em parâmetros laboratoriais. Após a avaliação clínica, podem-se decidir realizar investigações diagnósticas adicionais para aumentar a certeza do diagnóstico
- A acurácia da conduta aumenta quando a avaliação clínica for direcionada para a diferenciação entre condições urgentes e não urgentes (Tabela 28.2), e não para um diagnóstico específico
- O diagnóstico diferencial entre causas ginecológicas e não ginecológicas também é essencial (Figura 28.1)
- Apesar de a anamnese e o exame físico apresentarem baixa sensibilidade para diagnosticar a causa da dor abdominal, eles são suficientemente acurados para discriminar as causas urgentes das não urgentes
- Interconsulta ginecológica é necessária quando houver suspeita de um diagnóstico ginecológico urgente. Diagnósticos ginecológicos não urgentes prescindem da avaliação ginecológica, que pode ser realizada posteriormente de forma ambulatorial.

Tabela 28.2 Causas de abdome agudo ginecológico.

Urgentes	Não urgentes
Torção ovariana	Dor ovulatória
Doença inflamatória pélvica	Endometriose
Cisto ovariano roto	Dor menstrual
Gestação ectópica rota	Mioma uterino
	Cistos anexiais benignos

Anamnese

- A descrição da dor é essencial: evolução, modo de instalação, características, duração dos sintomas, localização e irradiação e sintomas associados
- Perguntas específicas: doenças prévias, cirurgias prévias, alergias, hábito urinário (última micção), alimentação, vômitos, flatos e fezes (última evacuação), métodos de analgesia e controle da dor, uso de medicamentos
- História clínica, cirúrgica e gineco-obstétrica completas.

Exame físico

- A abordagem inicial envolve aferição dos sinais vitais e ectoscopia: padrão respiratório, frequência de pulso, saturação, pressão arterial, temperatura e estado mental constituem informações importantes
- O exame do abdome deve incluir:
  - » Inspeção: avaliar a presença de cicatrizes, distensão, inchaço, eritema, lesões, massa, nodularidade, flexão do quadril, tensão abdominal
  - » Ausculta: avaliar a presença de ruídos intestinais hipo/hiperativos, metálicos, agudos e sopros
  - » Percussão: avaliar a presença de timpanismo (sinal de Jobert), propagação de uma onda em líquido abdominal acumulado (sinal de piparote)
  - » Palpação superficial e profunda: avaliar a presença de sensibilidade ou dor ao movimento, abdome em tábua, dor à descompressão, entre outros. Iniciar pelos quadrantes mais distantes à dor relatada
- O exame pélvico também é essencial:
  - » Exame especular: objetiva descartar causas não uterinas (p. ex., sangramento retal ou geniturinário, lacerações da vagina, sangramento cervical, entre outros), avaliar sangramento

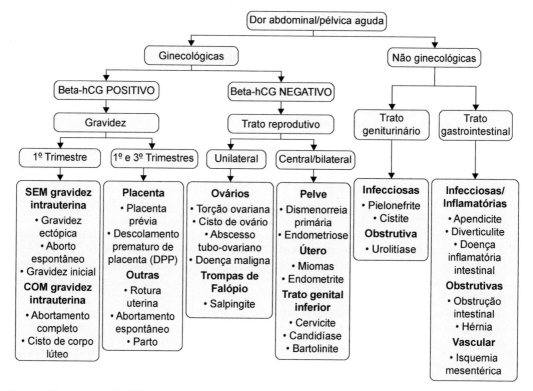

Figura 28.1 Diagnóstico diferencial da dor abdominal/pélvica aguda: causas ginecológicas e não ginecológicas.

(p. ex., sangramento contínuo, presença de coágulos sanguíneos, entre outros)
» Exame bimanual: deve ser avaliada sensibilidade à palpação e à movimentação do colo e do útero, tamanho e simetria uterina e sensibilidade ou massas anexiais
» Toque retal: embora não constitua prática comum no Brasil, deveria ser realizado em todos os pacientes com dor abdominal ou pélvica aguda, com o objetivo de identificar ou excluir a presença de massa abdominal perirretal ou sangue intraluminal.

Exames complementares

- Os principais exames laboratoriais que devem ser solicitados incluem:
  » Leucograma: avaliar presença de infecção
  » PCR: tem sensibilidade moderada (79%) e baixa especificidade (64%) para um diagnóstico urgente em pacientes com dor abdominal no serviço de emergência
  » Beta-hCG sérico: deve ser realizado em todas as mulheres em idade reprodutiva
  » Hemograma: pode sugerir a presença de hemorragia intra-abdominal
  » Exame de urina: é fundamental afastar a possibilidade de infecção urinária. A presença de hematúria sugere nefrolitíase.
- Em pacientes com alta suspeita de uma condição urgente após a avaliação clínica, é essencial realizar exames de imagem
  » Se a paciente apresentar sintomas leves e, após avaliação clínica, a suspeita de uma condição urgente for baixa, a reavaliação ambulatorial constitui uma alternativa segura
- Exames de imagem:
  » Na suspeita de etiologia ginecológica ou obstétrica, a USTV, associada à ultrassonografia de abdome total, é o exame de escolha. A USTV é o exame de imagem de escolha para avaliar a possibilidade de uma gravidez ectópica ou intrauterina e o *status* do feto. A USTV pode distinguir massas ovarianas malignas de

benignas e tem uma especificidade de 98,7% no diagnóstico de um cisto hemorrágico

» A TC deve ser utilizada somente após USTV negativa ou inconclusiva. Essa estratégia oferece maior sensibilidade para detectar condições urgentes e reduz pela metade a necessidade de TC

» Como uma estratégia de imagem única, a TC é melhor do que a ultrassonografia na diferenciação de condições urgentes, uma vez que é capaz de realizar de maneira mais eficaz o diagnóstico diferencial entre as várias causas de abdome agudo

- A laparoscopia diagnóstica está associada a um risco maior de complicações quando comparada a exames de imagem. Assim, salvo os casos em que há altíssima suspeita de uma causa urgente e que os exames de imagem foram inconclusivos, a laparoscopia não deve ser utilizada como método diagnóstico

- Considerações especiais caso a paciente seja gestante:
  » Sintomas podem ser atribuídos à gravidez subjacente, implicando atraso no diagnóstico e aumento da morbidade
  » As alterações fisiológicas da gravidez podem implicar aumento no número de resultados falso-positivos nos exames laboratoriais (p. ex., contagem de leucócitos elevada)
  » A RM tem importante papel se a USTV for inconclusiva. Por não usar radiação ionizante e ter excelente contraste de tecidos moles, é preferível à TC para avaliar a paciente grávida na presença de etiologias não ginecológicas
  » Diagnósticos falso-positivos implicam apendicectomias brancas em 15 a 35% das gestantes que se apresentam com dor no quadrante abdominal inferior direito.

Tratamento

- O tratamento do abdome agudo ginecológico exige decisões terapêuticas rápidas e objetivas, em que se estabelece a necessidade ou não de uma intervenção cirúrgica, bem como se essa intervenção é urgente ou pode ser realizada de maneira eletiva

- Caso seja possível determinar a etiologia da dor, o tratamento deve ser direcionado para a causa dos sintomas

- Na suspeita de sepse ou choque séptico, é essencial iniciar o protocolo de sepse que inclui, por motivos óbvios, a antibioticoterapia empírica preferencialmente iniciada na primeira hora após a internação

- A administração de opioides para o controle da dor é eficaz no controle dos sintomas e, no geral, não afeta a precisão do exame físico

- Outros princípios gerais do manejo de uma paciente com abdome agudo ginecológico que ajudam, por exemplo, na estabilização da paciente para a cirurgia incluem:
  » Monitorização
  » Oxigenoterapia (se necessário)
  » Ressuscitação volêmica em pacientes com sinais e sintomas de hipovolemia
  » Correção dos distúrbios hidroeletrolíticos, níveis de hemoglobina e distúrbios de coagulação
  » Coleta de material para exame bacteriológico sempre que possível

- Quando necessária, a abordagem cirúrgica deve ser preferencialmente objetiva, simples e rápida.

Leitura complementar

Brasil. Ministério da Saúde, Secretaria de Vigilância em Saúde, Departamento de Doenças de Condições Crônicas e Infecções Sexualmente Transmissíveis. Protocolo Clínico e Diretrizes Terapêuticas para Atenção Integral às Pessoas com Infecções Sexualmente Transmissíveis – IST [recurso eletrônico]. Brasília: Ministério da Saúde; 2022.

Cândido EB, Santiago AE, Silva Filho AL. Abdome agudo em ginecologia. São Paulo: Federação Brasileira das Associações de Ginecologia e Obstetrícia (Febrasgo); 2018. (Protocolo Febrasgo – Ginecologia, nº 28/ Comissão Nacional Especializada em Endoscopia Ginecológica.)

Cervellin G, Mora R, Ticinesi A, Meschi T, Comelli I, Catena F, et al. Epidemiology and outcomes of acute abdominal pain in a large urban Emergency Department: retrospective analysis of 5,340 cases. Ann Transl Med. 2016;4(19):362.

Gans SL, Pols MA, Stoker J, Boermeester MA; expert steering group. Guideline for the diagnostic pathway in patients with acute abdominal pain. Dig Surg. 2015;32(1):23-31.

Kruszka PS, Kruszka SJ. Evaluation of acute pelvic pain in women. Am Fam Physician. 2010;82(2):141-7.

Lameris W, van Randen A, van Es HW, van Heesewijk JP, van Ramshorst B, Bouma WH, et al. Imaging strategies for detection of urgent conditions in patients with acute abdominal pain: diagnostic accuracy study. BMJ. 2009;338:b2431.

Laurell H, Hansson LE, Gunnarsson U. Diagnostic pitfalls and accuracy of diagnosis in acute abdominal pain. Scand J Gastroenterol. 2006;41(10):1126-31.

Maggio AQ, Reece-Smith AM, Tang TY, Sadat U, Walsh SR. Early laparoscopy versus active observation in acute abdominal pain: systematic review and meta-analysis. Int J Surg. 2008;6(5):400-3.

Morino M, Pellegrino L, Castagna E, Farinella E, Mao P. Acute nonspecific abdominal pain: A randomized, controlled trial comparing early laparoscopy versus clinical observation. Ann Surg. 2006;244(6):881-6.

Toorenvliet BR, Bakker RF, Flu HC, Merkus JW, Hamming JF, Breslau PJ. Standard outpatient re-evaluation for patients not admitted to the hospital after emergency department evaluation for acute abdominal pain. World J Surg. 2010;34(3):480-6.

Yamamoto W, Kono H, Maekawa M, Fukui T. The relationship between abdominal pain regions and specific diseases: an epidemiologic approach to clinical practice. J Epidemiol. 1997;7(1):27-32.

29

Vaginites e Vaginoses

Ana Julia Bromenschenkel Vasconcelos ▪ Bernardo Andrade Silveira ▪ Beatriz Freitas Ribeiro ▪
Rivia Mara Lamaita

KEYPOINTS

1. As vaginites e vaginoses surgem quando há alteração da microbiota vaginal normal, que é composta predominantemente de *Lactobacillus*, o que possibilita a proliferação de outros microrganismos.
2. Diante de uma queixa de corrimento vaginal, é fundamental o diagnóstico diferencial entre as três vaginites e vaginoses mais frequentes: vaginose bacteriana (VB), candidíase e tricomoníase.
3. Os principais aspectos utilizados no diagnóstico diferencial entre as principais vaginoses e vaginites incluem: os aspectos clínicos, a bacterioscopia por exame a fresco ou Gram, o teste do pH vaginal e o *whiff test*.
4. O corrimento da VB geralmente é homogêneo, fino, branco-acinzentado e tem odor fétido. Geralmente não estão presentes outros sintomas associados.
5. O corrimento da candidíase geralmente é branco-esverdeado, grumoso e inodoro. Ele geralmente está associado a ardência, eritema e prurido vulvovaginal.
6. O corrimento da tricomoníase geralmente é abundante, bolhoso e amarelo-esverdeado. Ele pode estar associado a colpite macular e ardência vulvovaginal.
7. À bacterioscopia, é possível observar *clue cells* na VB, hifas e esporos na candidíase e trofozoítos na tricomoníase.
8. O *whiff test* é positivo na VB e na tricomoníase e negativo na candidíase.
9. O pH vaginal é normal na candidíase e está aumentado na VB e na tricomoníase.
10. Três vaginites e vaginoses mais raras incluem: vaginose citolítica, vaginite inflamatória descamativa e vaginite aeróbica.

Highlights

- A vagina é um órgão que está em contato direto com o meio externo e que tem:
  - » Microbiota abundante em *Lactobacillus*
  - » pH em situações fisiológicas de < 4,5
  - » Corrimento fisiológico inodoro cujas características variam principalmente conforme as fases do ciclo menstrual
- As vaginites e vaginoses surgem quando há alteração dessa microbiota normal da vagina, o que possibilita a proliferação de outros microrganismos

- A principal queixa relacionada às vaginites e vaginoses é alteração das características habituais do corrimento vaginal fisiológico
- As três principais vaginites e vaginoses, que correspondem a quase 100% dos casos, incluem:
  - » VB
  - » Candidíase
  - » Tricomoníase
- Outras vaginites e vaginoses raras incluem:
  - » Vaginose citolítica
  - » Vaginose inflamatória descamativa
  - » Vaginite aeróbica

- Os principais aspectos utilizados no diagnóstico diferencial entre as principais vaginoses e vaginites incluem:
  » Aspectos clínicos
  » Bacterioscopia por exame a fresco ou Gram
  » Teste do pH vaginal
  » *Whiff test* (teste do KOH 10%/teste das aminas).

Numbers

- As vaginites e vaginoses são queixas muito comuns no consultório ginecológico, sendo responsáveis por cerca de 40% das consultas ginecológicas
- As frequências relativas das três vaginites e vaginoses mais comuns são:
  » VB: corresponde a cerca de 50% dos casos
  » Candidíase (corresponde a cerca de 30% dos casos)
  » Tricomoníase (corresponde a cerca de 20% dos casos)
- Estimativas mundiais de prevalência de VB variam de 10 a 30% da população feminina
- Sobre candidíase, estimam-se que, entre as mulheres em idade reprodutiva:
  » 75% apresentarão ao menos 1 episódio de candidíase na vida
  » 50% apresentarão 2 ou mais episódios
  » 5% terão candidíase vulvovaginal recorrente
- A tricomoníase é a infecção sexualmente transmissível (IST) não viral mais prevalente no mundo; sua prevalência no Brasil entre mulheres varia de 2,6 a 20%.

Etiopatogenia e fatores de risco

Vaginose bacteriana

- A VB consiste na substituição da microbiota vaginal normal (em que predominam *Lactobacilli*) por uma mistura de outras bactérias
- O agente etiológico mais comumente isolado em caso de VB é a *Gardnerella vaginalis*. Entretanto, várias outras bactérias podem estar presentes, como *Mycoplasma, Prevotella, Bifidobacterium, Bacteroides* etc.
- Os principais fatores de risco para VB incluem:
  » Etnia negra
  » Tabagismo
  » Estresse crônico
  » Menstruação prolongada
  » Comportamento sexual de risco
- Na VB há um aumento do pH vaginal, que se torna > 4,5
- A VB, quando não tratada, pode levar a complicações como:
  » Doença inflamatória pélvica (DIP)
  » Infecções de cúpula vaginal pós-histerectomia
  » Aumento da taxa infecção pelo HIV
- Quando ocorre em pacientes grávidas, a VB aumenta o risco de:
  » Prematuridade
  » Corioamnionite
  » Rotura prematura de membranas ovulares
  » Endometrite pós-parto.

Candidíase

- A candidíase vulvovaginal é uma vaginite que consiste na substituição da microbiota vaginal normal por fungos
- O agente etiológico da candidíase é a *Candida albicans*
- Os principais fatores de risco para candidíase incluem:
  » Estresse crônico
  » Hábitos de vestuário (p. ex., uso recorrente de biquínis molhados e de roupas apertadas)
  » Gestação
  » Uso de anticoncepcionais
  » Uso de antibióticos
  » Diabetes
  » Imunossupressão
- Na candidíase, o pH vaginal geralmente permanece < 4,5
- Candidíase vulvovaginal recorrente:
  » A candidíase vulvovaginal recorrente é uma forma mais grave de candidíase, que pode ser definida como 3 ou mais episódios de candidíase durante 12 meses
  » Vários fatores estão associados à candidíase vulvovaginal recorrente. Entre eles, podem-se destacar história familiar, antibioticoterapia prolongada/recorrente e imunossupressão.

Tricomoníase

- A tricomoníase é uma vaginite considerada uma IST em que há infecção pelo protozoário *Trichomonas vaginalis*

- O período de incubação da tricomoníase é de 3 a 28 dias (média de 7 dias)
- O mecanismo pelo qual o *Trichomonas vaginalis* causa infecção é o seguinte:
  » Ao penetrar na vagina, o protozoário adere ao epitélio vaginal ao se ligar a uma proteína de superfície das células
  » Em seguida, ele adquire nutrientes fagocitando bactérias, fungos e células do hospedeiro, gerando inflamação da mucosa vaginal e alteração do ambiente vaginal fisiológico
- O principal fator de risco para tricomoníase é o comportamento sexual de risco
- A tricomoníase está associada à VB em cerca de 60% dos casos
- Na tricomoníase há o aumento do pH vaginal, que se torna > 5.

Vaginose citolítica

- Consiste em um excesso da proliferação de *Lactobacillus*, o que causa redução importante do pH vaginal e consequente dano ao epitélio vaginal (por citólise)
- Os fatores desencadeadores da vaginose citolítica são desconhecidos
- A vaginose citolítica acomete principalmente mulheres em idade reprodutiva, sendo os sintomas mais intensos no período pré-menstrual
- Na vaginose citolítica, o pH vaginal é frequentemente < 4.

Vaginite inflamatória descamativa

- É uma forma crônica, rara e severa de vaginite que consiste na substituição da microbiota vaginal normal por múltiplas bactérias
- Embora a etiologia da vaginite inflamatória descamativa ainda não esteja 100% elucidada, algumas bactérias como *Streptococcus* do grupo B e *Escherichia coli* têm sido comumente identificadas
- A vaginite inflamatória descamativa acomete principalmente mulheres na perimenopausa e na pós-menopausa, o que sugere que a deficiência de estrógenos possa estar associada a essa doença
- Na vaginite inflamatória descamativa, há aumento do pH vaginal, que se torna > 4,5.

Vaginite aeróbica

- É uma forma crônica de vaginite que se caracteriza pela substituição da microbiota vaginal normal por bactérias aeróbicas
- Alguns dos agentes etiológicos comumente identificados incluem *Streptococcus*, *Staphylcoccus aureus* e *Escherichia coli*
- A vaginite aeróbica acomete principalmente mulheres na perimenopausa e na pós-menopausa. Alguns autores afirmam que ela também está relacionada à deficiência de estrógenos e que apresenta a mesma etiologia da vaginite inflamatória descamativa
- Na vaginite aeróbica, há aumento do pH vaginal, que se torna > 4,5.

Aspectos clínicos

Vaginose bacteriana (Figura 29.1)

- A principal característica clínica da VB é o corrimento de odor fétido ("de peixe"), que piora durante o intercurso sexual desprotegido e durante a menstruação
- Outras características do corrimento da VB eventualmente presentes incluem:
  » Corrimento homogêneo
  » Corrimento fino
  » Corrimento branco-acinzentado.

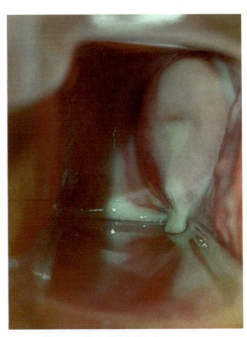

Figura 29.1 Vaginose bacteriana.

Candidíase (Figura 29.2)

- As principais características do corrimento vaginal da candidíase incluem:
  - Corrimento esbranquiçado e/ou esverdeado tipicamente grumoso (aspecto de "leite talhado")
  - Corrimento aderido à parede vaginal
  - Corrimento inodoro
- Tal corrimento geralmente é acompanhado de:
  - Hiperemia, edema, ardência, queimação e prurido vulvovaginal
  - Em alguns casos, disúria e dispareunia superficial.

Tricomoníase (Figura 29.3)

- As principais características do corrimento vaginal da tricomoníase incluem:
  - Corrimento abundante e bolhoso
  - Corrimento amarelado ou amarelo-esverdeado
- Tal corrimento geralmente é acompanhado de:
  - Sufusões hemorrágicas no colo do útero (colo em aspecto de morango/colpite macular)
  - Hiperemia, prurido e ardência vulvovaginal
  - Em alguns casos, disúria e dispareunia.

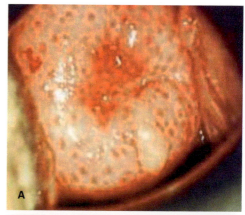
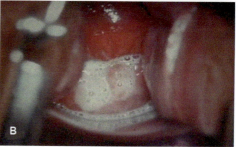

Figura 29.3 Tricomoníase.

Vaginose citolítica

- As características clínicas da vaginose citolítica são extremamente semelhantes às da candidíase, mas os sinais inflamatórios são menos intensos.

Vaginite inflamatória descamativa

- O quadro clínico da vaginite inflamatória descamativa geralmente é crônico e de longa duração
- As principais características da vaginite inflamatória descamativa incluem:
  - Inflamação, descamação e eritema vaginal geralmente mais intensos
  - Corrimento vaginal purulento
- As características clínicas da vaginite inflamatória descamativa são semelhantes às da tricomoníase, sendo importante excluir essa IST.

Vaginite aeróbica

- As principais características da vaginite aeróbica incluem:
  - Inflamação, descamação e eritema vaginal de intensidade variável

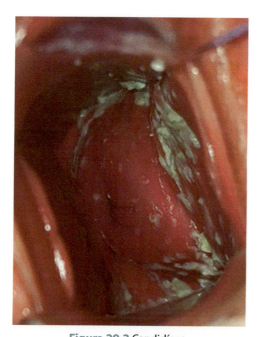

Figura 29.2 Candidíase.

CAPÍTULO 29 Vaginites e Vaginoses

» Corrimento vaginal purulento e com odor desagradável, porém não "de peixe"
- As características clínicas da vaginite aeróbica são semelhantes às da vaginite inflamatória descamativa, de modo que alguns autores afirmam que ambas as vaginites apresentam a mesma etiologia.

Exames complementares

Vaginose bacteriana

- A principal forma de se diagnosticar a VB é por meio dos critérios de Amsel (Tabela 29.1)
- O escore de Nugent (Tabela 29.2) é baseado na bacterioscopia pela coloração de Gram e também pode auxiliar no diagnóstico.

Candidíase

- *Whiff test* e teste do pH vaginal na candidíase:
  » O *whiff test* é negativo
  » O pH vaginal é < 4,5
- Bacterioscopia na candidíase:
  » Tanto no exame a fresco quanto no Gram é possível observar hifas e esporos de fungos do gênero *Candida*.

Tricomoníase

- *Whiff test* e teste do pH vaginal na candidíase:
  » O *whiff test* é positivo
  » O pH vaginal é > 5

- Bacterioscopia na candidíase:
  » Na bacterioscopia, é possível observar trofozoítos de *Trichomonas vaginalis*.

Vaginose citolítica

- É um diagnóstico diferencial da candidíase
- Esse diagnóstico é feito por bacterioscopia, na qual são observados aumento excessivo na população de *Lactobacillus* (> 1.000 por campo) e ausência de hifas e esporos de *Candida*.

Vaginite inflamatória descamativa

- O pH vaginal é > 4,5
- À bacterioscopia, é possível observar aumento de polimorfomonucleares e de células parabasais, ausência de *Lactobacillus* e presença de outras bactérias.

Vaginite aeróbica

- O pH vaginal é > 4,5
- A bacterioscopia avalia a flora microbiana e a presença de leucócitos. A análise bacterioscópica permite classificar a vaginite aeróbica em "graus lactobacilares", uma classificação que tem utilidade limitada na prática clínica.

Tratamento

Vaginose bacteriana

- As três opções de tratamento para vaginose bacteriana incluem:
  » Metronidazol 500 mg, 1 comprimido por via oral (VO), 2 vezes/dia, durante 7 dias
  » Metronidazol gel 0,75%, 5 g intravaginal (um aplicador), 1 vez/dia (ao deitar), durante 5 dias

Tabela 29.1 Critérios de Amsel para o diagnóstico da vaginose bacteriana: é necessário preencher 3 dos 4 critérios.

Corrimento	Homogêneo, fino e branco-acinzentado
pH vaginal	> 4,5
Whiff test	Positivo
Exame a fresco	Presença de *clue cells*

Tabela 29.2 Escore de Nugent para diagnóstico de vaginose bacteriana. O escore de 0 a 3 indica flora vaginal normal, escore de 4 a 6 indica flora com padrão intermediário e escore de 7 a 10 é positivo para vaginose bacteriana.

Escore	Nº de *Lactobacillus* por campo	Nº de *Gardnerella/ Bacteroides* por campo	Nº de bacilos curvos por campo
0	> 30	0	0
1	5 a 30	< 1	1 a 2
2	1 a 4	1 a 4	3 a 4
3	< 1	5 a 30	
4	0	> 30	

- » Clindamicina creme 2%, 5 g intravaginal (um aplicador), 1 vez/dia (ao deitar), durante 7 dias
- Deve-se orientar abstinência da atividade sexual durante o tratamento
- Não há necessidade de tratar o parceiro.

Candidíase

- O tratamento da candidíase não complicada pode ser realizado por via vaginal ou sistêmica, com eficácias semelhantes
- A Tabela 29.3 resume as principais alternativas de tratamento para a candidíase não complicada.
- A candidíase vulvovaginal recorrente deve ser tratada da seguinte forma:
  - » Durante a fase aguda, a paciente deve tomar 1 cápsula de fluconazol 150 mg por 3 dias
  - » Em seguida, deve ser realizado um tratamento de manutenção com fluconazol 150 mg, 1 vez/semana, durante 6 meses.

Tricomoníase

- As principais opções de tratamento para tricomoníase incluem:
  - » Metronidazol 2 g, VO, dose única
  - » Tinidazol 2 g, VO, dose única
- O tratamento por via intravaginal não é indicado
- O tratamento do parceiro é obrigatório
- Recomenda-se abstinência sexual durante o tratamento
- Devido à elevada taxa de reinfecção em mulheres, recomenda-se nova avaliação 3 meses após o término do tratamento.

Vaginose citolítica

- A base do tratamento da vaginose citolítica é a alcalinização vaginal
- Assim, recomenda-se a realização de duchas vaginais com 30 a 60 g de bicarbonato de sódio dissolvidos em 1 ℓ de água, em uma frequência de 2 a 3 vezes por semana.

Vaginite inflamatória descamativa e vaginite aeróbica

- Tanto a vaginite inflamatória descamativa quanto a vaginite aeróbica são tratadas com:
  - » Clindamicina creme 2%, 5 g, intravaginal, durante 21 dias
  - » Hidrocortisona creme 10%, intravaginal, durante 21 dias
- Alguns autores acreditam que a utilização periódica de estrogênio tópico pode auxiliar a prevenir recidivas dessas vaginites.

Considerações finais

- Durante a discussão abordada neste capítulo, é possível perceber que o mais importante no contexto de uma queixa de corrimento vaginal é o diagnóstico diferencial entre vaginose bacteriana, candidíase e tricomoníase e o manejo dessas três condições
- A Figura 29.4 resume o diagnóstico diferencial das três principais vaginites e vaginoses.

Tabela 29.3 Tratamento da candidíase não complicada.

Tratamento por via vaginal

- Flenticonazol creme 0,02 g/g, 1 aplicação durante 7 noites
- Flenticonazol óvulo 600 mg, 1 aplicação em dose única
- Clotrimazol creme 10 mg/g, 1 aplicação durante 7 noites
- Clotrimazol comprimido 500 mg, 1 aplicação em dose única
- Miconazol creme 20 mg/g, 1 aplicação durante 14 noites
- Econazol creme 10 mg/g, 1 aplicação durante 14 noites
- Butoconazol creme 10 mg/g, 1 aplicação em dose única
- Terconazol creme 8 mg/g, 1 aplicação durante 5 noites
- Tioconazol creme 20 mg/g, 1 aplicação durante 7 noites
- Tioconazol óvulo 300 mg, 1 aplicação em dose única
- Nistatina creme 25.000 UI/g, 1 aplicação durante 14 noites

Tratamento por via oral

- Fluconazol 150 mg, 1 cápsula, dose única
- Itraconazol 100 mg, 2 cápsulas de 12/12 h em um único dia
- Cetoconazol 200 mg, 1 comprimido de 12/12 h, por 5 dias

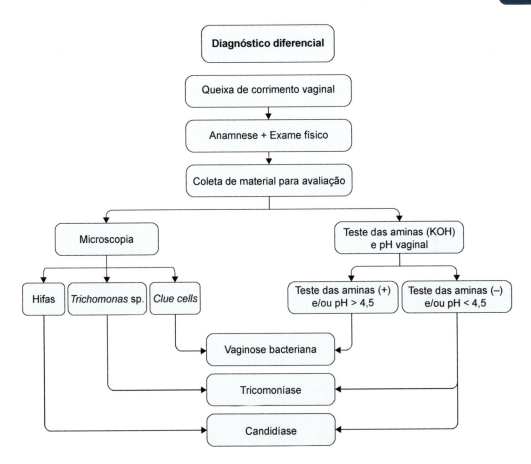

Figura 29.4 Fluxograma diagnóstico diferencial entre tricomoníase, candidíase e vaginite.

Leitura complementar

Anderson MR, Klink K, Cohrssen A. Evaluation of vaginal complaints. JAMA. 2004;291(11):1368-79.

Broache M, Cammarata CL, Stonebraker E, Eckert K, Van Der Pol B, Taylor SN. Performance of a vaginal panel assay compared with the clinical diagnosis of vaginitis. Obstet Gynecol. 2021;138(6):853-9.

Danby CS, Althouse AD, Hillier SL, Wiesenfeld HC. Nucleic acid amplification testing compared with cultures, gram stain, and microscopy in the diagnosis of vaginitis. J Low Genit Tract Dis. 2021;25(1):76-80.

Donders GGG, Bellen G, Grinceviciene S, Ruban K, Vieira-Baptista P. Aerobic vaginitis: no longer a stranger. Res Microbiol. 2017;168(9-10):845-58.

Eckert LO. Clinical practice. Acute vulvovaginitis. N Engl J Med. 2006;355(12):1244-52.

Fichorova RN. Impact of T. vaginalis infection on innate immune responses and reproductive outcome. J Reprod Immunol. 2009;83(1-2):185-9.

Gaydos CA, Beqaj S, Schwebke JR, Lebed J, Smith B, Davis TE, et al. Clinical validation of a test for the diagnosis of vaginitis. Obstet Gynecol. 2017;130(1):181-9.

Graves A, Gardner WA Jr. Pathogenicity of Trichomonas vaginalis. Clin Obstet Gynecol. 1993;36(1):145-52.

Ledger WJ, Witkin SS, editor. Vulvovaginal infections. 2. ed. Boca Raton (FL): CRC Press Taylor & Francis Group; 2016. Chapter 2 – Vaginal immunology. p. 7-12; Chapter 4 – Candida vulvovaginitis. p. 29-45; Chapter 7 – Cytolitic vaginosis, aerobic vaginitis and descamative inflammatory vaginitis. p. 69-76.

Linhares IM, de Assis JS, Baracat EC. Infecções do trato reprodutivo recidivantes. In: Baracat EC. Condutas em ginecologia baseadas em evidências. São Paulo: Atheneu; 2016. p. 203-10.

Miller JM, Binnicker MJ, Campbell S, Carroll KC, Chapin KC, Gilligan PH, et al. A guide to utilization of the microbiology laboratory for diagnosis of infectious diseases: 2018 Update by the Infectious Diseases Society of America and the American Society for Microbiology. Clin Infect Dis. 2018;67(6):e1-e94.

Nasioudis D, Linhares IM, Ledger WJ, Witkin SS. Bacterial vaginosis: a critical analysis of current knowledge. BJOG. 2017;124(1):61-9.

Owen MK, Clenney TL. Management of vaginitis. Am Fam Physician. 2004;70(11):2125-32.Paladine HL, Desai UA. Vaginitis: diagnosis and treatment. Am Fam Physician. 2018;97(5):321-9.

Ravel J, Gajer P, Abdo Z, Schneider GM, Koenig SSK, McCulle SL, et al. Vaginal microbiome of reproductive-age women. Proc Natl Acad Sci U S A. 2011;108 Suppl 1(Suppl 1):4680-7.

Reichman O, Margesson LJ, Rasmussen CA, Lev-Sagie A, Sobel JD. Algorithms for managing vulvovaginal symptoms-a practical primer. Curr Infect Dis Rep. 2019; 21(10):40.

Reichman O, Sobel J. Desquamative inflammatory vaginitis. Best Pract Res Clin Obstet Gynaecol. 2014;28(7):1042-50.

Sobel JD. Vaginitis. N Engl J Med. 1997;337(26): 1896-903.

Sobel JD. Vulvovaginitis in healthy women. Compr Ther. 1999;25(6-7):335-46.

Tuddenham S, Hamill MM, Ghanem KG. Diagnosis and treatment of sexually transmitted infections: a review. JAMA. 2022;327(2):161-72.

Vaginitis in nonpregnant patients: ACOG Practice Bulletin, Number 215. Obstet Gynecol. 2020;135(1):e1-e17.

Van Der Pol B, Daniel G, Kodsi S, Paradis S, Cooper CK. Molecular-based testing for sexually transmitted infections using samples previously collected for vaginitis diagnosis. Clin Infect Dis. 2019;68(6): 375-81.

Workowski KA, Bachmann LH, Chan PA, Johnston CM, Muzny CA, Park I, et al. Sexually transmitted infections treatment guidelines, 2021. MMWR Recomm Rep. 2021;70(4):1-187.

Yang S, Zhang Y, Liu Y, Wang J, Chen S, Li S. Clinical significance and characteristics clinical differences of cytolytic vaginosis in recurrent vulvovaginitis. Gynecol Obstet Invest. 2017;82(2):137-43.

30

Cervicites e Uretrites

Gabriel Lage Neves ▪ Arthur Leitão Salles ▪ Mauro Henrique Agapito da Silva ▪ Mariana Seabra Leite Praça

KEYPOINTS

1. As cervicites e uretrites são infecções sexualmente transmissíveis (ISTs) causadas por dois agentes etiológicos principais: *Neisseria gonorrhoeae* e *Chlamydia trachomatis*.
2. As cervicites consistem na inflamação da mucosa endocervical do colo uterino, e as uretrites consistem em inflamação da uretra acompanhada de corrimento uretral.
3. O principal fator de risco para as cervicites e uretrites é o comportamento sexual de risco, que inclui história prévia de outras ISTs, uso irregular de preservativo, início precoce da vida sexual e múltiplos parceiros sexuais.
4. Quando não tratada, a cervicite pode causar doença inflamatória pélvica (DIP), desfechos obstétricos negativos e maior risco de infecções por HIV e HPV.
5. Cerca de 70 a 80% dos casos de cervicites são assintomáticos. Quando presentes, os principais sinais e sintomas incluem corrimento vaginal, sangramento intermenstrual, dispareunia, sinusorragia, dor à mobilização do colo uterino, secreção mucopurulenta no orifício externo do colo e friabilidade cervical.
6. Embora também possam ser assintomáticas, as uretrites geralmente se manifestam pela presença de corrimento uretral associado a disúria, estrangúria, dor uretral constante e eritema de meato uretral.
7. Em caso de suspeita de uretrites e cervicites, os exames complementares são importantes para definir o agente etiológico e incluem, por exemplo, testes de biologia molecular e culturas.
8. O tratamento das cervicites e uretrites é feito com antibioticoterapia e deve estar voltado para o patógeno causador da doença. Por isso, deve-se sempre buscar a identificação do agente etiológico por propedêutica complementar.
9. Os parceiros sexuais de pacientes diagnosticadas com cervicites e/ou uretrites também devem ser tratados, mesmo na ausência de sintomas.
10. Durante o seguimento de uma paciente com cervicite e/ou uretrite, é importante oferecer a possibilidade de rastreio para HIV e outras ISTs.

Highlights

- As cervicites e as uretrites são consideradas ISTs causadas por dois agentes etiológicos principais:
  » *Neisseria gonorrhoeae*
  » *Chlamydia trachomatis*
- As cervicites consistem na inflamação da mucosa endocervical do colo uterino, geralmente de causa infecciosa

- As uretrites são infecções caracterizadas por inflamação da uretra acompanhada de corrimento uretral
- As cervicites e uretrites apresentam características epidemiológicas, etiopatogênicas e clínicas muito parecidas, de modo que podem inclusive coexistir
- O manejo das cervicites e uretrites é bastante semelhante.

Numbers

- São estimadas cerca de 78 milhões de infecções por gonorreia e 131 milhões de infecções por clamídia por ano em todo o mundo
- No Brasil, *Neisseria gonorrhoeae* e *Chlamydia trachomatis* têm uma estimativa de incidência de:
  » Cerca de 1% na população de gestantes
  » Cerca de 1,5% na população não gestante
- O risco de transmissão de *Neisseria gonorrhoeae* e *Chlamydia trachomatis* de um parceiro infectado a um parceiro não infectado é de:
  » 50% por ato sexual no caso do gonococo
  » 20% por ato sexual no caso da clamídia
- Cerca de 70 a 80% dos casos de cervicites apresentam-se de forma assintomática
- As uretrites são assintomáticas em apenas 10% dos casos.

Etiopatogenia e fatores de risco

- Como foi descrito, os principais agentes etiológicos das cervicites e uretrites são a *Chlamydia trachomatis* e a *Neisseria gonorrhoeae*
- Outros possíveis agentes etiológicos incluem *Mycoplasma* (que vem ganhando bastante destaque recentemente) e *Ureaplasma*
- Todos esses agentes etiológicos são contraídos por meio do contato sexual
- No caso das cervicites, ocorre uma infecção apenas do epitélio glandular do colo uterino, o que gera um quadro de endocervicite geralmente mucopurulenta
- No caso das uretrites, os agentes atingem a uretra por via ascendente e provocam uma infecção que pode ser classificada em dois principais grupos:
  » As uretrites gonocócicas são as causadas pelo gonococo
  » As uretrites não gonocócicas são as causadas por outros agentes etiológicos como a clamídia e o micoplasma
- O principal fator de risco para as cervicites e uretrites é o comportamento sexual de risco que inclui:
  » História prévia de outras ISTs
  » Uso irregular de preservativo
  » Início precoce da vida sexual
  » Múltiplos parceiros sexuais
- Mulheres jovens (< 20 anos) e inseridas em um contexto de alta vulnerabilidade social apresentam risco aumentado de desenvolver cervicites, uretrites e suas complicações

- A principal complicação das cervicites, quando não tratadas, é a evolução para a DIP e suas complicações
- Além da DIP, cervicites não tratadas também podem desencadear:
  » Desfechos obstétricos negativos, como prematuridade e rotura prematura de membranas
  » Maior risco de infecção por HIV e HPV.

Aspectos clínicos

- Os aspectos clínicos das uretrites e cervicites serão apresentados separadamente, mas vale ressaltar que essas duas condições podem coexistir, de modo que as pacientes geralmente apresentam sintomas de ambas essas doenças.

Cervicites

- A maior parte dos casos de cervicites é assintomática
- Quando presentes, os principais sintomas incluem:
  » Corrimento vaginal
  » Sangramento intermenstrual
  » Dispareunia e sinusorragia
  » Disúria
- Ao exame clínico, as pacientes podem apresentar:
  » Dor à mobilização do colo uterino
  » Sangramento do colo ao toque vaginal
  » Secreção mucopurulenta no orifício externo do colo
  » Edema e friabilidade cervical.

Uretrites

- Embora também possam ser assintomáticas, as uretrites geralmente se manifestam pela presença de corrimento uretral
- O corrimento uretral apresenta volume variável (é mais abundante em homens do que em mulheres) e aspecto que pode variar de mucoide a purulento
- Outros sintomas eventualmente associados ao corrimento uretral incluem:
  » Disúria
  » Dor uretral constante (independentemente da micção)
  » Estrangúria (micção lenta e dolorosa)
  » Prurido e eritema de meato uretral.

Exames complementares

- Vários exames complementares podem ser utilizados para confirmar o diagnóstico e o agente etiológico de cervicites e uretrites
- As técnicas de biologia molecular são os exames complementares mais amplamente utilizados:
  - » A detecção de DNA do gonococo e da clamídia por PCR ou por captura híbrida tem altas sensibilidade e especificidade
  - » Ambos esses testes são realizados após coleta com *swab* de secreção endocervical e/ou uretral
- Culturas também podem ser solicitadas:
  - » A cultura em meio de McCoy é considerada o teste de referência para detecção de *Chlamydia trachomatis*
  - » A cultura em meio de Thayer-Martin pode ser utilizada para crescimento e isolamento de *Neisseria gonorrhoeae*
  - » Coleta e transporte inadequados, dificuldade de padronização e falta de mão de obra qualificada se mostram como desafios para a utilização de meios de cultura na detecção de clamídia e gonococo
- Outros exames que podem auxiliar no diagnóstico incluem:
  - » Bacterioscopia de secreção endocervical e/ou uretral corada pelo Gram
  - » Testes de imunofluorescência direta
  - » Métodos imunoenzimáticos como EIA e ELISA.

Tratamento

- O tratamento das cervicites e uretrites é feito com antibioticoterapia e deve estar voltado para o patógeno causador da doença. Por isso, deve-se sempre buscar a identificação do agente etiológico por propedêutica complementar
- A Tabela 30.1 apresenta as principais opções de tratamento para as uretrites e cervicites de acordo com o agente etiológico
- Em caso de impossibilidade de definição do agente etiológico:
  - » É indicado tratamento tanto para clamídia quanto para gonococo

Tabela 30.1 Tratamento de infecções por clamídia, gonococo e micoplasma.

Opções de tratamento de infecções por *Chlamydia trachomatis*

- Azitromicina 500 mg, 2 comprimidos, via oral (VO), dose única
- Doxiciclina 100 mg, VO, 12/12 h, por 7 dias
- Amoxicilina 500 mg, VO, 8/8 h, por 7 dias

Opções de tratamento de infecções por *Neisseria gonorrhoeae*

- Ceftriaxona 500 mg, via intramuscular (IM), dose única + azitromicina 500 mg, 2 comprimidos, VO, dose única
- Ciprofloxacino* 500 mg, VO, dose única + azitromicina 500 mg, 2 comprimidos, VO, dose única

Opções de tratamento de infecções por *Mycoplasma*

- Azitromicina 500 mg, 2 comprimidos, VO, dose única
- Eritromicina 500 mg, VO, 6/6 h, por 7 dias
- Tetraciclina 500 mg, VO, 6/6 h, por 7 dias
- Doxiciclina 100 mg, VO, 12/12 h, por 7 dias
- Levofloxacino ou ciprofloxacino 500 mg, VO, por 7 dias

*Estudos demonstram que até 10% das cepas de gonococo são resistentes às quinolonas. Assim, algumas sociedades contraindicam o uso de ciprofloxacino para o tratamento da gonorreia.

- » O principal esquema de tratamento utilizado consiste em: ceftriaxona 500 mg, IM, dose única + azitromicina 500 mg, 2 comprimidos, VO, dose única
- Os parceiros sexuais de pacientes diagnosticadas com cervicite e/ou uretrite devem ser comunicados e tratados adequadamente, mesmo que estejam assintomáticos.

Considerações finais

- Durante o seguimento de uma paciente com cervicite e/ou uretrite, é importante:
  - » Oferecer à paciente a possibilidade de rastreio para HIV e outras ISTs
  - » Oferecer à paciente profilaxia pós-exposição para outras ISTs, quando indicado
  - » Fornecer informações para a paciente acerca da prevenção de novas ISTs, promovendo, assim, educação em saúde
- A Figura 30.1 resume o manejo de cervicites e uretrites.

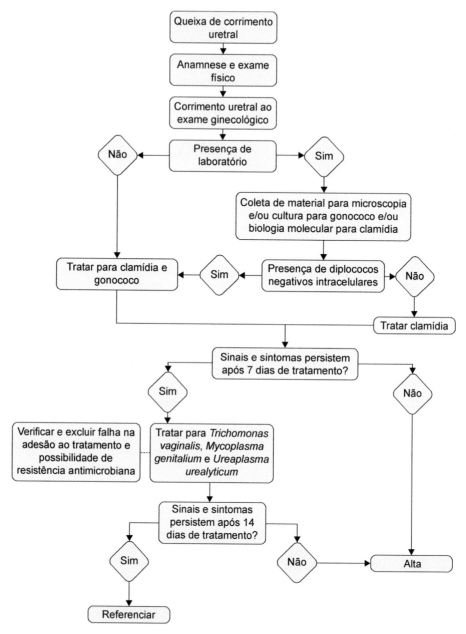

Figura 30.1 Manejo das cervicites e uretrites.

Leitura complementar

Bjartling C, Osser S, Persson K. Mycoplasma genitalium in cervicitis and pélvica inflammatory disease among women at a gynecologic outpatient service. Am J Obstet Gynecol. 2012;206(6):476.e1-8.

Brasil. Ministério da Saúde. Secretaria de Vigilância em Saúde. Departamento de DST, Aids e Hepatites Virais. Protocolo clínico e diretrizes terapêuticas (PCDT): Atenção integral às pessoas com infecções sexualmente transmissíveis (IST). Brasília: Ministério da Saúde; 2015. 120p.

Falk L, Fredlund H, Jensen JS. Signs and symptoms of urethritis and cervicitis among women with or without Mycoplasma genitalium or Chlamydia trachomatis infection. Sex Transm Infect. 2005;81(1):73-8.

Geisler WM. Duration of untreated, uncomplicated Chlamydia trachomatis genital infection and factors associated with chlamydia resolution: a review of human studies. J Infect Dis. 2010;201 Suppl 2:S104-13.

Gonçalves AK, Eleutério Junior J, Costa AP, Giraldo PC. Cervicites e uretrites. São Paulo: Federação Brasileira das Associações de Ginecologia e Obstetrícia (Febrasgo); 2018. (Protocolo Febrasgo – Ginecologia, nº 2/Comissão Nacional Especializada em Doenças Infectocontagiosas.)

Lewis J, Price MJ, Horner PJ, White PJ. Genital Chlamydia trachomatis infections clear more slowly in men than women, but are less likely to become established. J Infect Dis. 2017;216(2):237-44.

Lis R, Rowhani-Rahbar A, Manhart LE. Mycoplasma genitalium infection and female reproductive tract disease: a meta-analysis. Clin Infect Dis. 2015;61(3):418-26.

Lyss SB, Kamb ML, Peterman TA, Moran JS, Newman DR, Bolan G, et al. Chlamydia trachomatis among patients infected with and treated for Neisseria gonorrhoeae in sexually transmitted disease clinics in the United States. Ann Intern Med. 2003;139(3): 178-85.

Manhart LE, Critchlow CW, Holmes KK, Dutro SM, Eschenbach DA, Stevens CE, Totten, PA. Mucopurulent cervicitis and Mycoplasma genitalium. J Infect Dis. 2003;187(4):650-7.

Marrazzo JM, Martin DH. Management of women with cervicitis. Clin Infect Dis. 2007;44 Suppl 3:S102-10.

Workowski KA, Bachmann LH, Chan PA, Johnston CM, Muzny CM, Park I, et al. Sexually transmitted infections treatment guidelines, 2021. MMWR Recomm Rep. 2021;70(4):1-187.

31

Úlceras Genitais

Gabriel Lage Neves ▪ Arthur Leitão Salles ▪ Mauro Henrique Agapito da Silva ▪ Mariana Seabra Leite Praça

KEYPOINTS

1. Aproximadamente 70% das úlceras genitais têm como etiologia uma das seguintes infecções sexualmente transmissíveis (ISTs): herpes genital, sífilis, cancroide, linfogranuloma venéreo (LGV) e donovanose.
2. O herpes genital é uma infecção viral crônica causada pelo *Herpes simplex virus* (HSV), cuja principal característica clínica é a presença de lesões vesiculares precedidas de pródromos, como dor e prurido.
3. A sífilis é uma infecção sistêmica causada pela bactéria *Treponema pallidum*, que apresenta um curso crônico e previsível, dividido em três estágios sintomáticos: sífilis primária, secundária e terciária. A neurossífilis pode ocorrer em qualquer um desses estágios.
4. O cancro duro se manifesta na sífilis primária e é a característica clínica mais prevalente da doença.
5. As duas úlceras genitais mais prevalentes são o herpes genital e a sífilis. Essas condições são tratadas, respectivamente, com antivirais sistêmicos (como o aciclovir) e com a penicilina G.
6. O cancroide é uma IST causada pela bactéria *Haemophilus ducreyi*, cuja principal característica clínica é a presença do cancro mole, uma úlcera irregular e altamente dolorosa.
7. O LGV é uma infecção causada pelos sorotipos L1, L2 e L3 da bactéria *Chlamydia trachomatis*, cuja principal característica clínica é a disseminação da infecção para os linfonodos inguinais.
8. A donovanose é uma infecção crônica e pouco prevalente, causada pela bactéria *Klebsiella granulomatis*. Manifesta-se como úlcera genital que apresenta um crescimento tipicamente lento e progressivo.
9. Pacientes com diagnóstico de úlceras genitais causadas por ISTs devem realizar rastreio para outras ISTs, como o vírus da imunodeficiência humana (HIV)
10. A abordagem sindrômica das úlceras genitais ajuda a orientar o tratamento do quadro sem que haja necessidade de avaliação laboratorial detalhada para confirmação do diagnóstico.

Highlights

- As úlceras genitais são prevalentes entre adolescentes e adultos jovens
- As úlceras genitais não estão todas sujeitas à notificação compulsória no Brasil, o que dificulta a análise precisa de sua incidência
- As úlceras genitais predominantes no Brasil são as causadas pelo HSV e pelo *Treponema pallidum* (sífilis)
- A prevalência do cancroide vem sendo reduzida de forma significativa nas últimas décadas
- A donovanose representa uma condição bastante incomum no panorama geral das úlceras genitais no Brasil.

Numbers

- Cerca de 70% das úlceras genitais tratadas em clínicas especializadas têm origem em ISTs
- Aproximadamente 70% das pacientes com primoinfecção sintomática pelo HSV apresentarão ao menos um episódio de recorrência

- Na última década, tem sido observado um aumento significativo dos casos de sífilis no Brasil e no mundo:
  - » Em 2022, o Brasil registrou uma taxa de detecção de sífilis adquirida de 99,2 casos por 100 mil habitantes, um número quase 7 vezes maior do que o registrado em 2012
  - » Além disso, o país registrou uma taxa de detecção de sífilis em gestantes de 32,4 casos por mil nascidos vivos
  - » Já a taxa de incidência de sífilis congênita em menores de 1 ano foi de 10,3 casos por mil nascidos vivos.

Etiopatogenia e fatores de risco

- As úlceras genitais são lesões localizadas na vulva, na vagina e no colo uterino; são manifestações comuns de várias doenças
- As causas mais frequentes e estudadas de úlceras genitais são as ISTs, dentre as quais destacamos as seguintes condições:
  - » Herpes genital
  - » Sífilis
  - » Cancroide
  - » LGV
  - » Donovanose
- Além das ISTs, as úlceras genitais podem ter origem em diversas outras condições, infecciosas ou não, mas não transmissíveis, que podem incluir:
  - » Traumas
  - » Neoplasias
  - » Úlcera de Lipschütz
  - » Outras infecções (como leishmaniose cutânea, amebíase e tuberculose)
  - » Outras condições inflamatórias (como doença de Crohn, pênfigo, eritema multiforme, dermatite de contato, líquen plano erosivo ou erupção fixa por medicamentos)
- Por representarem a maior parte das úlceras genitais, apenas as úlceras causadas por ISTs serão detalhadas.

Herpes genital

- O herpes genital é uma IST viral crônica causada pelo HSV dos tipos 1 e 2 (HSV-1 e HSV-2)
- O primeiro episódio da doença geralmente é denominado "erupção primária". Após a primoinfecção, a paciente pode:

  - » Permanecer assintomática para o resto da vida
  - » Apresentar uma ou mais erupções recorrentes
  - » Manifestar erupções recorrentes e frequentes (quando a paciente relata mais de seis episódios de herpes genital por ano)
- Os episódios de herpes genital podem ocorrer espontaneamente ou ser desencadeados pelos seguintes fatores:
  - » Exposição à radiação ultravioleta
  - » Infecções
  - » Uso de medicamentos
  - » Imunodeficiência
  - » Estresse físico ou emocional
- O herpes genital também pode, ocasionalmente, causar manifestações sistêmicas importantes que definem um quadro grave da doença
- O período de incubação do HSV varia de 1 a 26 dias após a infecção, sendo a média de 7 dias
- Apesar de a taxa de transmissão ser maior quando o indivíduo apresenta lesões ativas, é comum que pessoas assintomáticas transmitam o herpes genital
- Os mecanismos patogênicos do HSV são os seguintes:
  - » Após o contágio, o HSV promove um episódio de primoinfecção
  - » Em seguida, o vírus é transportado ao longo dos axônios dos nervos periféricos até os gânglios sensitivos, nos quais entra em estado de latência
  - » O vírus pode permanecer nesse estado ao longo da vida ou sofrer reativações
  - » Durante essas reativações, o vírus migra novamente para as superfícies mucosa e cutânea pelos nervos sensoriais, podendo ser eliminado de forma assintomática ou causar lesões recorrentes
- Tanto o HSV-1 quanto o HSV-2 podem provocar úlceras genitais. No entanto, o HSV-2 é o mais associado a episódios simples de herpes genital, bem como ao herpes genital recorrente.

Sífilis

- A sífilis é uma IST bacteriana sistêmica causada pela bactéria *Treponema pallidum*, que representa um grande problema de saúde pública
- Se não tratada adequadamente, a sífilis passa por um curso crônico e previsível, dividido em três estágios sintomáticos (dois estágios precoces e um tardio):

- » Sífilis primária e secundária: são os estágios sintomáticos da doença que se manifestam geralmente entre semanas e meses após a infecção inicial
- » Sífilis terciária: é o estágio sintomático da doença que normalmente surge em alguns anos após a infecção inicial
- Além dos estágios sintomáticos, o diagnóstico laboratorial de sífilis, na ausência de sinais clínicos, define um quadro de sífilis latente:
  - » A sífilis latente pode ser classificada em precoce (caso a doença tenha sido adquirida há menos de 12 meses) ou tardia (se a doença tiver sido adquirida há mais de 12 meses)
  - » Para realizar a definição do momento em que a paciente contraiu a infecção, deve haver relato de um cancro duro (úlcera genital da sífilis primária) já cicatrizado
- É importante ressaltar que a infecção do sistema nervoso central pela sífilis (neurossífilis precoce e neurossífilis tardia) pode ocorrer em qualquer estágio da doença
- O período de incubação da sífilis varia de 3 a 90 dias após a infecção, sendo a média de 21 dias.

Vias de transmissão da sífilis

- A sífilis é transmitida principalmente por via sexual. Essa forma de transmissão exige exposição direta a lesões abertas, como ocorre sobretudo no cancro duro, uma lesão altamente infecciosa com uma taxa de transmissão de aproximadamente 30% por relação sexual
- Lesões da sífilis secundária também podem transmitir a doença. Entretanto, essas lesões contêm menos bactérias e apresentam uma taxa de transmissão mais baixa
- A transmissão da sífilis também é possível pelas vias parenteral (especialmente por transfusões sanguíneas) e vertical (que é responsável pelos episódios de sífilis congênita).

Cancroide

- O cancroide é uma IST causada pela bactéria *Haemophilus ducreyi*
- Em geral, apresenta um período de incubação de 1 a 35 dias, sendo a média de 4 a 10 dias
- A patogênese do cancroide não é totalmente compreendida. Na maioria dos casos, acredita-

se que os organismos ganhem acesso aos tecidos por meio de microabrasões na pele, que ocorrem durante as relações sexuais.

Linfogranuloma venéreo

- O LGV é uma IST causada pelos sorotipos L1, L2 e L3 da *Chlamydia trachomatis*. Esses sorotipos são prevalentes em regiões tropicais e subtropicais do mundo, sendo mais comuns, portanto, em países subdesenvolvidos
- Geralmente, apresenta um período de incubação de 3 a 12 dias
- Em contraste com as infecções por clamídia nas mucosas, o LGV é essencialmente uma doença que afeta o tecido linfático
- Os sorotipos L1, L2 e L3 da *Chlamydia trachomatis* induzem uma reação linfoproliferativa, que atinge principalmente o sistema linfático da região inguinal superficial
- Esse fenômeno ocorre frequentemente pela extensão direta da infecção primária para os gânglios linfáticos de drenagem.

Donovanose

- A donovanose é uma IST crônica e progressiva causada pela bactéria *Klebsiella granulomatis*, um cocobacilo gram-negativo que tem baixa infectividade
- A donovanose é prevalente em indivíduos com padrões precários de higiene, sendo mais comum em países subdesenvolvidos.

Fatores de risco para todas as úlceras genitais

- O principal fator de risco para todas as úlceras genitais causadas por ISTs é o comportamento sexual de risco
- Esse comportamento inclui, sobretudo:
  - » História prévia de outras ISTs
  - » Uso irregular de preservativo
  - » Início precoce da vida sexual
  - » Múltiplos parceiros sexuais.

Aspectos clínicos

Herpes genital

- A principal característica clínica do herpes genital é a presença de numerosas lesões

- Inicialmente, as lesões são vesículas agrupadas em cacho, repletas de líquido hialino
- Após o rompimento de tais vesículas, ocorre a formação de lesões ulceradas e dolorosas. Essas ulcerações podem, inclusive, coalescer
- A fase final de evolução de um episódio de herpes genital é a formação de crostas e a cicatrização das ulcerações
- O aparecimento das vesículas herpéticas geralmente é precedido por pródromos, como prurido, parestesia ou dor na área onde as lesões se manifestam
- Especialmente na primoinfecção, o aparecimento das vesículas herpéticas pode estar acompanhado de outros sintomas, como:
  » Febre baixa
  » Linfadenopatia inguinal dolorosa
  » Mal-estar geral e mialgia
  » Sintomas urinários, como disúria, polaciúria e urgência miccional.

Episódios de recorrência de herpes genital

- Os episódios de recorrência do herpes genital geralmente são mais brandos e têm menor duração
- A maioria dos indivíduos infectados pelo HSV experimentará recorrências em um intervalo inferior a 1 ano
- Com o passar do tempo, a intensidade e a frequência das recorrências tendem a diminuir gradativamente.

Principais manifestações de herpes genital

- As infecções herpéticas graves acometem principalmente pacientes imunossuprimidos
- Algumas possíveis manifestações clínicas graves da doença incluem infecção genital disseminada, meningoencefalite, hepatite e pneumonite.

Sífilis

- Os pacientes diagnosticados com sífilis podem manifestar uma variedade de sinais e sintomas que variam conforme o estágio da doença (Tabela 31.1).

Progressão dos estágios da sífilis

- Apesar de acometer a maior parte dos pacientes infectados, a sífilis primária pode passar despercebida pelo fato de o cancro duro ser indolor

- A resolução espontânea do cancro duro em pacientes não tratados, em geral, ocorre em 3 a 6 semanas
- A sífilis secundária acomete cerca de 25% dos indivíduos infectados não tratados, e surge em algumas semanas a meses após a infecção inicial
- A sífilis terciária acomete entre 25 e 40% dos indivíduos não tratados, aparecendo em 1 a 30 anos após a infecção inicial
- Embora tenha sido comum na era pré-antibiótico, atualmente a neurossífilis é pouco prevalente acomete quase que exclusivamente pacientes infectados pelo HIV.

Cancroide

- O cancroide geralmente se manifesta como úlceras irregulares e altamente dolorosas que apresentam um fundo com material necrótico (cancro mole), as quais surgem no local da infecção
- A linfadenopatia inguinal dolorosa acompanha o aparecimento das úlceras em 30 a 50% dos casos, de forma que os linfonodos acometidos podem, inclusive, fistulizar.

Linfogranuloma venéreo

- As manifestações clínicas do LGV podem ser divididas em três estágios distintos: infecção primária, infecção secundária e LGV tardio
- Infecção primária:
  » É caracterizada pela presença de uma úlcera genital ou de uma simples reação inflamatória no local da infecção
  » A úlcera geralmente cicatriza de forma espontânea em poucos dias
  » Esse estágio da doença muitas vezes passa despercebido devido ao pequeno tamanho da úlcera e à falta de sintomas associados
- Infecção secundária:
  » Manifesta-se em 2 a 6 semanas após a infecção inicial e é causada pela disseminação direta da infecção para os linfonodos inguinais
  » Os linfonodos acometidos se tornam aumentados e visíveis, podendo, inclusive, romper-se. Os sintomas inguinais estão frequentemente acompanhados de sintomas sistêmicos
  » Em pacientes que praticam sexo anal, o LGV pode se manifestar como uma proctocolite

PARTE 2 Ginecologia Geral

Tabela 31.1 Estágios e manifestações clínicas da sífilis.

Estágio	Manifestações clínicas
Sífilis primária	• Presença de uma úlcera única e indolor (cancro duro) no local da infecção • Essa úlcera geralmente é acompanhada de linfadenopatia inguinal não dolorosa • Mesmo na ausência de tratamento, o cancro duro normalmente involui de forma espontânea
Sífilis secundária	• Manifestações cutaneomucosas: em geral, há um exantema simétrico e difuso, de aspecto papular ou macular, que acomete, inclusive, as palmas das mãos e as plantas dos pés. Podem também estar presentes múltiplas lesões mucosas e condilomas planos • Manifestações gerais: febre, cefaleia, faringite, anorexia e linfadenopatia indolor generalizada • Outras possíveis manifestações incluem acometimentos hepático (hepatite), musculoesquelético (sinovite e periosteíte) e renal (nefrite)
Sífilis terciária	• Gomas sifilíticas: são lesões granulomatosas que podem ocorrer na pele, nas mucosas, nos ossos e nos órgãos internos » Gomas presentes na pele e nas mucosas geralmente se manifestam como úlceras granulomatosas irregulares de tamanho variável » Gomas viscerais geralmente se apresentam como massas, que podem ser confundidas com processos neoplásicos • Sífilis cardiovascular: classicamente, surge como uma aortite que provoca a formação de um aneurisma de aorta ascendente. Coronariopatia também pode estar presente
Neurossífilis	**Neurossífilis precoce** • Resulta do acometimento das meninges e dos vasos do sistema nervoso central (SNC) • Pode se manifestar como meningite assintomática, meningite sintomática ou doença meningovascular • É possível ocorrerem manifestações oculares (sífilis ocular) e vestibulococleares (otossífilis) • Quando presentes, as manifestações da neurossífilis precoce geralmente coexistem com aquelas da sífilis primária e secundária **Neurossífilis tardia** • Resulta da degeneração crônica do SNC, promovida pelo *Treponema pallidum* • As principais manifestações incluem demência, *tabes dorsalis* e paresia generalizada • Quando presentes, as manifestações da neurossífilis tardia geralmente coexistem com aquelas da sífilis terciária

• LGV tardio:
  » O LGV surge principalmente se não houver tratamento dos estágios iniciais da infecção
  » Esse estágio é marcado por fibrose e estenoses no trato anogenital, o que pode causar elefantíase genital, estenose e fístulas anais, aderências pélvicas e infertilidade
  » Uma das manifestações mais graves em estágios tardios do LGV é o estiomênio, caracterizado por uma destruição extensa da genitália externa feminina.

Donovanose

• A donovanose frequentemente se inicia como uma úlcera de borda plana, que progride para uma úlcera hipertrófica ou vegetante de fundo granuloso
• A úlcera da donovanose geralmente é indolor e apresenta um crescimento progressivo lento
• Por ser hipervascularizada, a úlcera é tipicamente vermelha e pode sangrar facilmente quando manipulada.

Exames complementares

Herpes genital

• Embora o diagnóstico do herpes genital seja eminentemente clínico, testes de biologia molecular – PCR com material coletado das vesículas herpéticas – e testes sorológicos podem auxiliar na avaliação do quadro e ajudar a identificar o tipo viral (HSV-1 ou HSV-2)
• Esses testes são úteis principalmente em caso de dúvida diagnóstica ou em pacientes gestantes
• A cultura viral para pesquisa de HSV tem sido cada vez menos utilizada.

Sífilis

• O método padrão-ouro para diagnóstico da sífilis em seus estágios iniciais é a microscopia em campo escuro. Entretanto, esse exame é pouco utilizado devido à sua baixa disponibilidade
• Os testes mais disponíveis e mais amplamente utilizados para o diagnóstico de sífilis são os

testes treponêmicos (teste rápido, FTA-ABS, MHA-TP, TPPA, EIA) e não treponêmicos (VRDL – o mais utilizado – e RPR)
- Os testes treponêmicos são qualitativos; já os não treponêmicos são quantitativos e apresentam seus resultados em títulos
- A Figura 31.1 apresenta a abordagem clássica para diagnóstico de sífilis (em que o teste não treponêmico é realizado primeiro)
- A Figura 31.2 mostra uma abordagem alternativa para diagnóstico de sífilis (em que o teste treponêmico é realizado primeiro)

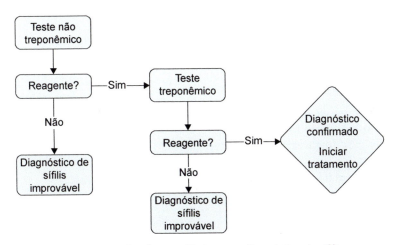

Figura 31.1 Abordagem clássica para diagnóstico de sífilis.

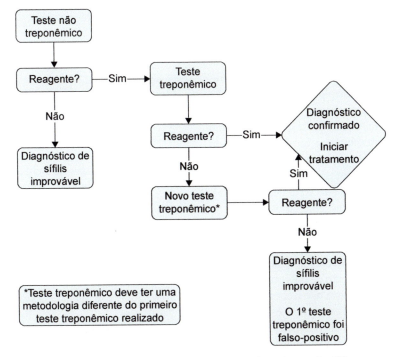

Figura 31.2 Abordagem alternativa para diagnóstico de sífilis.

- Quanto tempo após a infecção os testes treponêmicos e não treponêmicos se tornam reagentes?
  - » Os testes treponêmicos e não treponêmicos geralmente se tornam reagentes em 1 a 3 semanas após o início da evolução do cancro duro (os testes treponêmicos se tornam reagentes ligeiramente antes)
  - » Nesse contexto, caso ainda haja suspeita clínica de sífilis em estágios iniciais após um ou mais testes não reagentes, tais testes devem ser repetidos após cerca de 20 a 30 dias.

Cicatriz sorológica de sífilis

- Considera-se que há cicatriz sorológica de sífilis quando o indivíduo foi comprovadamente tratado, mas ainda exibe reatividade nos testes
- Nesses casos, os testes treponêmicos tendem a ser reagentes, e os não treponêmicos geralmente apresentam baixos títulos.

Resposta ao tratamento da sífilis

- A resposta ao tratamento da sífilis deve ser avaliada por meio dos testes não treponêmicos
- Após o tratamento, os títulos dos testes treponêmicos devem declinar progressivamente de forma que possam, inclusive, tornar-se não reagentes
- Recomenda-se a realização de testes não treponêmicos para controle de cura em 3, 6, 9 e 12 meses após o tratamento
- De maneira geral, considera-se que o tratamento foi efetivo quando há uma queda de quatro ou mais títulos em 12 meses
- Os testes treponêmicos não devem ser utilizados para avaliar a resposta ao tratamento, e geralmente permanecem reagentes após a cura.

Falha no tratamento ou reinfecção

- Admite-se que há reinfecção quando, após o tratamento, há um aumento de dois ou mais títulos no resultado de um teste não treponêmico
- Os pacientes que apresentarem esse aumento deverão ser tratados novamente, reavaliados para infecção pelo HIV e investigados para neurossífilis.

Cancroide

- Embora o diagnóstico do cancroide seja eminentemente clínico, cultura e testes de biologia molecular – PCR – são os principais exames complementares disponíveis
- Entretanto, tais testes têm baixa disponibilidade e alto custo, bem como são dispensáveis na prática clínica.

Linfogranuloma venéreo

- Ainda que o diagnóstico de LGV seja eminentemente clínico, testes de biologia molecular – PCR – são capazes de auxiliar na avaliação do quadro
- O material para análise pode ser coletado da própria úlcera, dos bubões e principalmente do reto (em caso de proctocolite).

Donovanose

- O diagnóstico de donovanose é confirmado pela identificação de corpúsculos de Donovan na úlcera biopsiada
- Todas as úlceras genitais com mais de 4 semanas de evolução devem ser suspeitas para donovanose e devem ser biopsiadas.

Tratamento

Herpes genital

- O tratamento do herpes genital é feito com terapia antiviral sistêmica, uma vez que a terapia tópica oferece benefícios mínimos e é desencorajada
- Para a primoinfecção do herpes genital, há as seguintes opções de medicação:
  - » Aciclovir 400 mg, VO, 3 vezes/dia, durante 7 a 10 dias
  - » Aciclovir 200 mg, VO, 5 vezes/dia, durante 7 a 10 dias
  - » Valaciclovir 1 g, VO, 2 vezes/dia, durante 7 a 10 dias
  - » Fanciclovir 250 mg, VO, 3 vezes/dia, durante 7 a 10 dias
- O tratamento para episódios de recorrência do herpes genital deve ser iniciado o mais precocemente possível, de preferência ainda durante os

pródromos que antecedem o aparecimento das vesículas. São esquemas recomendados:

- » Aciclovir 400 mg, via oral (VO), 3 vezes/dia, durante 5 dias
- » Aciclovir 800 mg, VO, 2 vezes/dia, durante 5 dias
- » Aciclovir 800 mg, VO, 3 vezes/dia, durante 2 dias
- » Valaciclovir 1 g, VO, 1 vez/dia, durante 5 dias
- » Valaciclovir 500 mg, VO, 2 vezes/dia, durante 3 dias
- » Fanciclovir 1 g, VO, 2 vezes/dia, durante 1 dia
- » Fanciclovir 500 mg, VO, dose única, seguida de 250 mg, 2 vezes/dia, durante 2 dias
- » Fanciclovir 125 mg, VO, 2 vezes/dia, durante 5 dias
- Pacientes que apresentam episódios recorrentes e frequentes de herpes genital (mais de seis episódios por ano) devem realizar terapia de supressão. Essa terapia pode durar de 6 meses a 2 anos, e opções terapêuticas incluem:
  - » Aciclovir 400 mg, VO, 2 vezes/dia
  - » Valaciclovir 1 g, VO, 1 vez/dia
  - » Fanciclovir 250 mg, VO, 2 vezes/dia
- Infecções herpéticas graves são tratadas com terapia antiviral intravenosa (IV).

Sífilis

- Todas as formas de sífilis são tratadas com penicilina G
- Para sífilis primária, secundária e latente precoce, o tratamento recomendado é de:
  - » Penicilina G benzatina 2.400.000 UI, via intramuscular (IM), dose única
- Para sífilis terciária e latente tardia, recomenda-se:
  - » Penicilina G benzatina 2.400.000 UI, IM, 3 doses, com 1 semana de intervalo entre as doses
- Para neurossífilis, o tratamento recomendado é de:
  - » Penicilina G cristalina 3.000.000 a 4.000.000 UI, IV, 6 vezes/dia, durante 10 a 14 dias
- Regimes alternativos, em caso de alergia à penicilina, incluem:
  - » Doxiciclina 100 mg, VO, 2 vezes/dia, durante 14 dias

- » Tetraciclina 500 mg, VO, 4 vezes/dia, durante 14 dias
- » Ceftriaxona 1 a 2 g, IM, 1 vez/dia, durante 14 dias.

Cancroide, linfogranuloma venéreo e donovanose

- A Tabela 31.2 apresenta as principais alternativas de tratamento para cancroide, LGV e donovanose.

Considerações finais

- Todas as pacientes com diagnóstico de úlceras genitais devem ser rastreadas para outras ISTs (p. ex., HIV, hepatite B e hepatite C), assim como devem ser orientadas quanto à prevenção de novas infecções
- O tratamento dos parceiros sexuais de pacientes com diagnóstico de úlceras genitais é recomendado?
  - » Para parceiros assintomáticos de pacientes diagnosticadas com herpes simples e/ou donovanose, o tratamento presuntivo não é indicado
  - » Para parceiros assintomáticos de pacientes diagnosticadas com sífilis, cancroide e/ou LGV, o tratamento presuntivo é recomendado e deve ser realizado com os mesmos antibióticos utilizados no tratamento de quem apresenta a doença

Tabela 31.2 Tratamento do cancroide, do linfogranuloma venéreo e da donovanose.

Cancroide

- Azitromicina 500 mg, 2 comprimidos, VO, dose única
- Ceftriaxona 250 mg, IM, dose única
- Ciprofloxacino 500 mg, VO, 2 vezes/dia, durante 3 dias

Linfogranuloma venéreo

- Doxiciclina 100 mg, VO, 2 vezes/dia, durante 21 dias
- Azitromicina 500 mg, VO, 1 vez/semana, durante 3 semanas

Donovanose

- Azitromicina 500 mg, 2 comprimidos, VO, 1 vez/semana, durante 3 semanas ou até a cicatrização das lesões
- Doxiciclina 100 mg, VO, 2 vezes/dia, durante 21 dias ou até a cicatrização das lesões

IM: via intramuscular; VO: via oral.

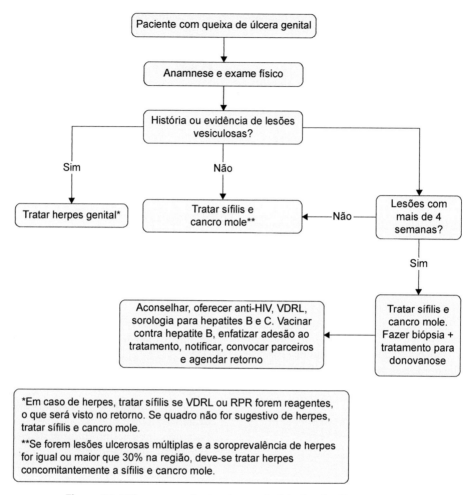

Figura 31.3 Fluxograma de abordagem sindrômica das úlceras genitais.

- A abordagem sindrômica das úlceras genitais ajuda a orientar o tratamento do quadro sem que haja necessidade de avaliação laboratorial detalhada para confirmação diagnóstica
- Para tal abordagem sindrômica, utiliza-se o fluxograma apresentado na Figura 31.3.

Leitura complementar

Benedetti J, Corey L, Ashley R. Recurrence rates in genital herpes after symptomatic first-episode infection. Ann Intern Med 1994; 121(11):847-54.

Bernstein DI, Bellamy AR, Hook EW, Levin MJ, Wald A, Ewell MG, et al. Epidemiology, clinical presentation, and antibody response to primary infection with herpes simplex virus type 1 and type 2 in young women. Clin Infect Dis. 2013;56(3):344-51.

Brasil. Ministério da Saúde. Secretaria de Vigilância em Saúde. Departamento de Vigilância, Prevenção e Controle das Doenças Sexualmente Transmissíveis, HIV/Aids e Hepatites Virais. Manual para o diagnóstico da sífilis. Brasília: Ministério da Saúde; 2016.

Brasil. Ministério da Saúde. Secretaria de Vigilância em Saúde e Ambiente. Departamento de HIV/Aids, Tuberculose, Hepatites Virais e Infecções Sexualmente Transmissíveis. Boletim Epidemiológico de Sífilis. Número Especial. Brasília: Ministério da Saúde; 2023.

Bruisten SM. Genital ulcers in women. Curr Women's Health Rep. 2003;3(4):288-98.

Centers for Disease Control and Prevention (CDC). Primary and secondary syphilis--United States, 1998. MMWR Morb Mortal Wkly Rep. 1999;48(39):873-8.

Clark EG, Danbolt N. The Oslo study of the natural course of untreated syphilis: An epidemiologic investigation based on a re-study of the Boeck-Bruusgaard material. Med Clin North Am 1955;35(34):3-368.

Hook, EW, Marra CM. "Acquired syphilis in adults." N Eng J Med. 1992;326(16):1060-9.

Mitka M. US effort to eliminate syphilis moving forward. JAMA 2000;283(12):1555-6.

O'Farrell N, Lazaro N. UK National Guideline for the management of chancroid 2014. Inter J of STD & AIDS. 2014;25(14):975-83.

Patel R, Kennedy OJ, Clarke E, Geretti A, Nilsen A, Lautenschlager S, et al. 2017 European guidelines for the management of genital herpes. International Journal of STD & AIDS. 2017;28(14):1366-79.

Ramos MC, Sardinha JC, Alencar HD, Lannoy LH de. Protocolo brasileiro para infecções sexualmente transmissíveis 2020: infecções que causam úlcera genital. Epidemiol Serv Saúde. 2021;30(1):e2020663.

Rosen T, Brown TJ. Genital ulcers. Evaluation and treatment. Dermatol Clin. 1998;16(4):673-85.

Schmid GP. Approach to the patient with genitalulcer disease. Med Clin North Am. 1990;74(6):1559-72.

Sucato G, Wald A, Wakabayashi E, et al. Evidence of latency and reactivation of both herpes simplex virus (HSV)-1 and HSV-2 in the genital region. J Infect Dis. 1998;177(4):1069-72.

32

Doença Inflamatória Pélvica

Gabriel Lage Neves ▪ Gabriela Resende Lopes de Lacerda ▪ Giovanna Xavier Toledo ▪
Mariana Seabra Leite Praça

KEYPOINTS

1. A doença inflamatória pélvica (DIP) é uma infecção sexualmente transmissível (IST) caracterizada pela disseminação de microrganismos provenientes da vagina e/ou do colo uterino para o trato genital feminino superior.
2. Os dois principais agentes etiológicos que iniciam a DIP são a *Chlamydia trachomatis* e a *Neisseria gonorrhoeae*. Em fases mais tardias, a doença é tipicamente polimicrobiana.
3. A DIP apresenta uma evolução subaguda e oligossintomática.
4. O principal sintoma da DIP é a dor no abdome inferior. Outros sinais e sintomas comumente presentes incluem dor à palpação anexial e à mobilização do colo uterino, febre e corrimento cervical purulento.
5. Em situações ideais, o diagnóstico da DIP deve ser clínico. Exames complementares como ultrassonografia transvaginal (USTV), hemograma, PCR, VHS, urina tipo I, urocultura e beta-hCG podem ser solicitados para classificar a gravidade da doença, excluir diagnósticos diferenciais e auxiliar o diagnóstico em caso de dúvida.
6. O tratamento da DIP com antibioticoterapia empírica deve ser iniciado o mais precocemente possível, ainda que o diagnóstico seja apenas presumível.
7. Devem ser tratadas ambulatorialmente pacientes com DIP que apresentam quadro clínico leve, exame abdominal e ginecológico sem sinais de peritonite e que não estejam incluídas nos critérios para tratamento hospitalar.
8. As indicações mais comuns de tratamento hospitalar da DIP incluem presença de abscesso tubo-ovariano e/ou sinais de peritonite, ausência de resposta clínica após 72 horas do início do tratamento ambulatorial, gestação, imunossupressão, impossibilidade de excluir outros diagnósticos cirúrgicos, além de manifestações clínicas graves, como febre alta, náuseas e vômitos.
9. O tratamento cirúrgico da DIP é indicado principalmente na existência de abscessos tubo-ovarianos ≥ 10 cm e/ou em casos de abscesso tubo-ovariano roto.
10. A longo prazo, as principais consequências da DIP incluem dor pélvica crônica, infertilidade e aumento do risco de gestação ectópica.

Highlights

- A DIP é considerada uma IST
- A DIP consiste na ascensão/disseminação de microrganismos provenientes da vagina e/ou do colo uterino para o trato genital feminino superior, causando infecção do endométrio e das tubas uterinas

- Em casos mais graves, a DIP pode evoluir de uma endometrite/salpingite para diversas complicações que incluem:
  - » Disseminação da infecção para o peritônio, causando peritonite e aderências pélvicas e peri-hepáticas (síndrome de Fitz-Hugh-Curtis)
  - » Piossalpinge progressiva com formação de um abscesso tubo-ovariano (ATO), que pode

se romper ou desencadear um quadro de hidrossalpinge
- A DIP pode ser classificada em quatro estágios crescentes de gravidade (Tabela 32.1).

Numbers

- A real incidência da DIP é difícil de estimar em razão de muitos casos serem subdiagnosticados e o quadro clínico ser tipicamente oligossintomático (cerca de 60% dos casos se manifestam de forma silenciosa e subclínica)
- A DIP é mais frequente em mulheres no início da vida reprodutiva, estimando-se que 1 em cada 5 casos de DIP ocorra em menores de 19 anos
- A taxa de recorrência da DIP varia de 15 a 25% em mulheres previamente infectadas, de forma que existe maior chance de recorrência em pacientes jovens
- Mulheres com infecções de repetição apresentam maior risco crescente de infertilidade tubária:
  » Após o primeiro episódio de DIP: 10 a 12%
  » Após dois episódios de DIP: 23 a 35%
  » Após três episódios de DIP: 54 a 75%
- Em torno de 33% das mulheres previamente infectadas pela DIP desenvolvem dor pélvica crônica
- Aproximadamente 50% das mulheres que têm dor pélvica crônica após um episódio de DIP também apresentam dispareunia
- A DIP aumenta em 6 a 7 vezes o risco de gestação ectópica.

Etiopatogenia e fatores de risco

- A DIP é causada pela ascensão de microrganismos provenientes da vagina e do colo uterino para o trato genital feminino superior, de modo que dizemos que a infecção ocorre por via ascendente
- A DIP é uma síndrome clínica considerada uma infecção polimicrobiana

Tabela 32.1	Classificação da doença inflamatória pélvica (DIP).
Estágio da DIP	Característica
1	Endometrite e/ou salpingite aguda sem peritonite
2	Salpingite aguda com peritonite
3	Salpingite aguda com oclusão tubária e/ou abscesso tubo-ovariano (ATO)
4	ATO roto com secreção purulenta na cavidade peritoneal

- Os principais agentes etiológicos da DIP quando transmitida por via sexual incluem:
  » *Chlamydia trachomatis*
  » *Neisseria gonorrhoeae*
- Entre outros agentes etiológicos eventualmente envolvidos, estão:
  » Outras bactérias sexualmente transmissíveis, como *Mycoplasma genitalium* e *Ureaplasma urealyticum*
  » Bactérias causadoras de vaginose bacteriana e outras bactérias endógenas, como *Gardnerella vaginalis*, *Bacteroides* spp., *Streptococcus* spp., *Staphylococcus* spp., *Haemophilus influenzae* e *Escherichia coli*
- Independentemente do agente etiológico que inicia a doença, do ponto de vista clínico, a DIP deve ser compreendida como uma infecção polimicrobiana (principalmente em quadros mais graves)
- A Figura 32.1 resume a etiopatogenia da DIP e de suas complicações
- O principal fator de risco para DIP é o comportamento sexual de risco, que inclui algumas ações:
  » Início precoce das atividades sexuais
  » Múltiplos parceiros sexuais
  » Atividade sexual sem uso de preservativos
- Outros fatores de risco para DIP incluem:
  » Idade entre 15 e 25 anos
  » História prévia de DIP e/ou de outras ISTs
  » Inserção de DIU
  » Nuliparidade
  » Tabagismo, alcoolismo e uso de drogas ilícitas
  » Baixo nível socioeconômico
- A longo prazo e mesmo após tratamento eficaz, a DIP pode aumentar a incidência de:
- Infertilidade
- Gestação ectópica
- Dor pélvica crônica.

Aspectos clínicos

- Normalmente, a DIP se manifesta de forma subaguda e oligossintomática
- Os sinais e sintomas são muitas vezes leves e inespecíficos, o que torna o diagnóstico precoce um desafio
- O principal sintoma da DIP é a dor no abdome inferior, que apresenta as seguintes características:

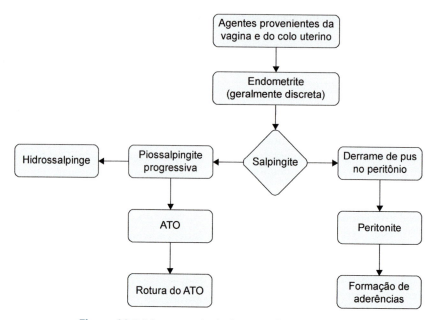

Figura 32.1 Etiopatogenia da doença inflamatória pélvica.

- » Geralmente, é bilateral
- » Raramente, dura mais de 2 semanas
- » Tem intensidade variável e, em alguns casos, pode ser bastante sutil
- Outros possíveis sinais e sintomas de DIP incluem:
  - » Febre e calafrios
  - » Dor à palpação dos anexos
  - » Dor à mobilização do colo uterino
  - » Corrimento cervical mucopurulento
  - » Sangramento uterino anormal
  - » Dispareunia e sinusorragia
  - » Disúria (sobretudo na presença de uretrite)
  - » Náuseas e vômitos
- Vale lembrar que algumas mulheres desenvolvem DIP de forma totalmente assintomática
- O diagnóstico da DIP é eminentemente clínico e deve ser feito com base nos critérios presentes na Tabela 32.2
- O diagnóstico diferencial de DIP é realizado com doenças tanto ginecológicas quanto não ginecológicas
- Alguns dos diagnósticos diferenciais ginecológicos mais comuns são:
  - » Dismenorreia
  - » Endometriose
  - » Massas anexiais

Tabela 32.2 Critérios maiores e menores para o diagnóstico de doença inflamatória pélvica.

Critérios maiores (mínimos)
Dor abdominal (e/ou pélvica)
Dor à palpação anexial
Dor à mobilização cervical
Critérios menores (adicionais)
Temperatura axilar > 38,3°C
Corrimento cervical mucopurulento
VHS ou PCR aumentadas
Leucocitose
Comprovação laboratorial de infecção por gonococo, clamídia ou micoplasma

Observação: Segundo o Ministério da Saúde, são necessários três critérios maiores e, ao menos, um critério menor para confirmação diagnóstica. Entretanto, essa máxima tem sido questionada por especialistas, já que pode resultar em diminuição da sensibilidade para diagnóstico de DIP e atraso no tratamento. Assim, atualmente, algumas sociedades sugerem que o diagnóstico de DIP pode ser feito na presença de dor abdominopélvica associada a um dos sinais de hipersensibilidade ao toque vaginal bimanual.

- » Torção anexial
- » Gravidez ectópica
- » Abortamento
- Alguns dos principais diagnósticos diferenciais não ginecológicos incluem:

Exames complementares

- No contexto da DIP, os exames complementares são importantes para:
  » Auxiliar o diagnóstico
  » Contribuir para a classificação da gravidade da doença
- Alguns exames laboratoriais que podem confirmar a presença de um processo infeccioso incluem:
  » Hemograma
  » PCR
  » VHS
- Outros exames podem ajudar a excluir diagnósticos diferenciais:
  » Urina tipo I e urocultura excluem ITU
  » Beta-hCG exclui gravidez ectópica
- O exame bacterioscópico do conteúdo vaginal pode ser utilizado para avaliar vaginose bacteriana
- Uma biópsia endometrial pode demonstrar a presença de endometrite
- O exame de imagem de escolha para uma avaliação inicial é a ultrassonografia transvaginal (USTV), que, em caso de DIP, pode indicar:
  » Espessamento da parede tubária superior a 5 mm (100% de sensibilidade)
  » Septos incompletos intratubários
  » Sinal da roda dentada (95 a 99% de especificidade)
  » Presença de hidrossalpinge
  » ATO
- Se a USTV for inconclusiva, devem ser considerados outros métodos de imagem:
  » Tomografia computadorizada (TC)
  » Ressonância magnética (RM)
  » Laparoscopia exploratória
- Em caso de confirmação do diagnóstico, deve-se realizar o rastreio de outras IST por meio de:
  » Testes sorológicos para HIV, sífilis e hepatites
  » Citologia oncótica para rastreio de HPV
- Outros exames laboratoriais que podem ser solicitados a depender da gravidade do quadro incluem:

Causas (coluna esquerda superior)

- » Causas renais/urinárias: nefrolitíase, cistite, pielonefrite e uretrite
- » Causas gastrointestinais: apendicite, colecistite, constipação, síndrome do intestino irritável, entre outras.

(coluna direita superior)

- » Enzimas e provas de função hepática
- » Provas de função renal
- » Avaliação hidroeletrolítica
- Com os exames laboratoriais, é possível definir os critérios elaborados de DIP, apresentados na Tabela 32.3.

Tratamento

- Princípios do tratamento da DIP:
  » Deve ser iniciado o mais precocemente possível (idealmente, antes da realização de exames complementares, ainda que o diagnóstico seja apenas presumível)
  » Deve visar resolver o quadro infeccioso atual e prevenir possíveis complicações futuras
  » Deve ser individualizado conforme a disponibilidade, o custo e a aceitação da paciente
  » Deve ser realizado com antibioticoterapia empírica e de amplo espectro, com foco em cobrir aeróbios e anaeróbios da flora vaginal, clamídia, gonococo e micoplasma
  » É aconselhado examinar o parceiro atual, que deve ser orientado a tratar os principais agentes causadores da DIP
- O tratamento da DIP pode ser ambulatorial ou hospitalar, de forma que a decisão do local de tratamento depende do julgamento do ginecologista e do estado clínico da paciente (Tabela 32.4)
- A Tabela 32.5 mostra os possíveis esquemas terapêuticos para tratamento ambulatorial da DIP
- Caso esteja indicado tratamento hospitalar, a terapia deve ser inicialmente parenteral
- A Tabela 32.6 exibe as principais alternativas para tal terapia parenteral
- Em geral, a transição da terapia parenteral para a terapia oral pode ser feita de 24 a 48 horas após melhora clínica significativa. Essa terapia oral deve ser realizada com doxiciclina 100 mg, 12/12 horas + metronidazol 500 mg, 12/12 horas, até completar 14 dias de tratamento.

Tabela 32.3 Critérios elaborados de doença inflamatória pélvica (DIP).

Critérios elaborados (definitivos)*
Biópsia endometrial evidenciando endometrite
Exames de imagem (USTV, TC ou RM) evidenciando abscesso tubo-ovariano
Laparoscopia consistente com DIP

*A presença de qualquer um dos critérios elaborados por si só já define o diagnóstico de DIP.

PARTE 2 Ginecologia Geral

Tabela 32.4 Indicações das modalidades terapêuticas na doença inflamatória pélvica.

Indicações para tratamento ambulatorial

Aplicam-se a mulheres que apresentam tanto quadro clínico leve quanto exame abdominal e ginecológico sem sinais de peritonite e que não estejam incluídas nos critérios para tratamento hospitalar

Indicações para tratamento hospitalar

Presença de abscesso tubo-ovariano
Presença de sinais de peritonite
Ausência de resposta clínica após 72 h do início do tratamento ambulatorial
Gestação
Imunossupressão
Na impossibilidade de excluir outros diagnósticos cirúrgicos (p. ex., apendicite)
Em caso de doença grave com manifestações clínicas como febre alta, náuseas e vômitos

---

Tabela 32.5 Esquemas para tratamento ambulatorial da doença inflamatória pélvica.

Primeira escolha	Alternativa
Ceftriaxona 500 mg, via intramuscular (IM), dose única	Cefotaxima 500 mg, IM, dose única
+	+
Doxiciclina 100 mg, via oral (VO), 12/12 h, por 14 dias	Doxiciclina 100 mg, VO, 12/12 h, por 14 dias
+	+
Metronidazol 500 mg, VO, 12/12 h, por 14 dias	Metronidazol 500 mg, VO, 12/12 h, por 14 dias

---

Indicações de tratamento cirúrgico da doença inflamatória pélvica

- O tratamento cirúrgico da DIP está reservado para casos graves
- Geralmente, indicamos o tratamento cirúrgico da DIP na presença de ATOs ≥ 10 cm e/ou em casos de ATO roto
- Abscessos que se estendem até o fundo de saco vaginal e/ou abscessos em fundo de saco de Douglas podem ser drenados diretamente por via vaginal
- Outras possíveis indicações de tratamento cirúrgico da DIP incluem falha do tratamento clínico parenteral, dúvida diagnóstica (p. ex., suspeita de apendicite ou de gravidez ectópica), hemoperitônio e instabilidade hemodinâmica ou piora do quadro após o início do tratamento parenteral
- Não há evidências de que a remoção do DIU altere o desfecho clínico de pacientes com DIP

Tabela 32.6 Tratamento hospitalar da doença inflamatória pélvica – terapia parenteral inicial.

Esquema 1

Ceftriaxona 1 g, via intravenosa (IV), 24/24 h + Doxiciclina 100 mg, via oral (VO) ou IV, 12/12 h + Metronidazol 500 mg, VO ou IV, 12/12 h

Esquema 2

Cefoxitina 2 g IV, 6/6 h + Doxiciclina 100 mg, VO ou IV, 12/12 h

Esquema 3

Clindamicina 900 mg IV, 8/8 h + Gentamicina 2 mg/kg, IV, na primeira administração, seguido de 1,5 mg/kg, IV, 8/8 h

Esquema 4

Ampicilina/sulbactam 3 g, IV, 6/6 h + Doxiciclina 100 mg, VO ou IV, 12/12 h

---

- Entretanto, nas usuárias, se nenhuma melhora clínica for observada após 48 a 72 horas do início da antibioticoterapia, o DIU deve ser retirado.

Seguimento do tratamento

- Em caso de tratamento ambulatorial, deve-se acompanhar a paciente a cada 2 dias e instruí-la a retornar ao serviço caso haja piora dos sintomas
- Em caso de tratamento hospitalar, a paciente deve ser avaliada clinicamente 2 vezes/dia, devendo as provas inflamatórias (leucograma, PCR e VHS) ser realizadas a cada 2 dias
- Espera-se resposta e melhora clínica em 48 a 72 horas após a instituição da antibioticoterapia, sobretudo em relação às queixas de dor e febre
- Como já descrito, pacientes tratadas em regime hospitalar podem progredir para terapia oral em 24 a 48 horas após melhora clínica significativa
- Em contrapartida, as que não obtiverem tal melhora devem ser avaliadas quanto à necessidade de intervenção cirúrgica.

Considerações finais

- Estratégias de saúde pública que visam reduzir a incidência de ISTs são essenciais na prevenção de casos de DIP e de suas complicações
- Após o tratamento, todas as pacientes diagnosticadas com DIP devem ser orientadas quanto:
  - » Ao aumento do risco para infertilidade, gravidez ectópica e dor pélvica crônica
  - » À prevenção de novos episódios de DIP e de outras ISTs

- Indicações para rastreio dos agentes etiológicos da DIP:
  - » No Brasil, não existem normativas para o rastreio dos agentes causadores de DIP
  - » Existem indicações internacionais para o rastreio de infecção por clamídia em mulheres jovens e sexualmente ativas que apresentam comportamento sexual de risco e/ou sinais ou sintomas de outras ISTs
  - » Esse fato merece atenção cuidadosa por parte do sistema público de saúde.

Leitura complementar

Brasil. Ministério da Saúde. Manual de controle das doenças sexualmente transmissíveis. Brasília: Ministério da Saúde; 2006.

Brunham RC, Gottlieb SL, Paavonen J. Pelvic inflammatory disease. N Engl J Med 2015; 372(21):2039-48.

De Carvalho NS. Doença inflamatória pélvica. In: Federação Brasileira das Associações de Ginecologia e Obstetrícia (Febrasgo). Manual de Orientação em DST/AIDS. São Paulo; 2004. p. 78-86.

De Carvalho NS. Management of TOA: analysis of 80 cases. Acta Obstet Gynecol Scand Suppl. 1997;167(5):1-96.

De Carvalho NS, Angeli R, Krajden M. Prevalence of cervicitis agents: literature review. J Bras Doenças Sex Transm. 2004;16(4):56-60.

De Carvalho NS, Botelho AB, Mauro DP, Ferreira KA, Amaro LC, Mendes PC, et al. Sexually transmitted infections, pelvic inflammatory disease, and the role from intrauterine devices: myth or fact? J Biomedical Sci. 2016;6(1):3.

Gradison M. Pelvic inflammatory disease. Am Fam Physician. 2012;85(8):791-6.

Heinonen PK, Miettinen A. Laparoscopic study on the microbiology and severity of acute pelvic inflammatory disease. Eur J Obstet Gynecol Reprod Biol. 1994;57(2):85-9.

Jacobson L, Weström L. Objectivized diagnosis of acute pelvic inflammatory disease. Diagnostic and prognostic value of routine laparoscopy. Am J Obstet Gynecol. 1969; 105(7):1088-98.

Lau CY, Qureshi AK. Azithromycin versus doxycycline for genital chlamydial infections: a meta-analysis of randomized clinical trials. Sex Transm Dis. 2002;29(9):497-502.

Martin DH, Mroczkowski TF, Dalu ZA, McCarty J, Jones RB, Hopkins SJ, et al. A controlled trial of a single dose of azithromycin for the treatment of chlamydial urethritis and cervicitis. The azithromycin for chlamydial infections study group. N Engl J Med. 1992;327(13):921-5.

McGregor JA, Crombleholme WR, Newton E, Sweet RL, Tuomala R, Gibbs RS. Randomized comparison of ampicillin-sulbactam to cefoxitin and doxycycline or clindamycin and gentamicin in the treatment of pelvic inflammatory disease or endometritis. Obstet Gynecol. 1994;83(6):998-1004.

Ness RB, Kip KE, Hillier SL, Soper DE, Stamm CA, Sweet RL, et al. A cluster analysis of bacterial vaginosis-associated microflora and pelvic inflammatory disease. Am J Epidemiol. 2005;162(6):585-90.

Ness RB, Soper DE, Holley RL, Peipert J, Randall H, Sweet RL, et al. Effectiveness of inpatient and outpatient treatment strategies for women with pelvic inflammatory disease: results from the pelvic inflammatory disease evaluation and clinical health (PEACH) randomized trial. Am J Obstet Gynecol. 2002;186(5):929-37.

Piazzetta RC, De Carvalho NS, De Andrade RP, Piazzetta G, Piazzetta SR, Carneiro R. Prevalence of Chlamydia trachomatis and Neisseria gonorrhoea infections in sexual actives young women at a Southern Brazilian city. Rev Bras Ginecol Obst. 2011;33(11):328-33.

Ross J, Guaschino S, Cusini M, Jensen J. 2017 European guideline for the management of pelvic inflammatory disease. Int J STD AIDS. 2018;29(2):108-14.

Savaris RF, Fuhrich DG, Duarte RV, Franik S, Ross J. Antibiotic therapy for pelvic inflammatory disease. Cochrane Database Syst Rev. 2017;24(4):CD010285.

Savaris RF, Teixeira LM, Torres TG, Edelweiss MI, Moncada J, Schachter J. Comparing ceftriaxone plus azithromycin or doxycycline for pelvic inflammatory disease: a randomized controlled trial. Obstet Gynecol. 2007;110(1):53-60.

Wiesenfeld HC, Sweet RL, Ness RB, Krohn MA, Amortegui AJ, Hillier SL. Comparison of acute and subclinical pelvic inflammatory disease. Sex Transm Dis. 2005;32(7):400-5.

Workowski KA, Bachmann LH, Chan PA, Johnston CM, Muzny CA, Park I, et al. Sexually Transmitted Infections Treatment Guidelines, 2021. MMWR Recomm Rep 2021;70(4):1-187.

Workowski KA, Bolan GA; Centers for Disease Control and Prevention. Sexually transmitted diseases treatment guidelines, 2015. MMWR Recomm Rep. 20155;64(RR-03):1-137 [Erratum in MMWR Recomm Rep. 2015;64(33):924].

33

Infecções do Trato Urinário

Eduardha Santos Temponi Barroso ▪ Júlia de Almeida Barreto ▪ Marilene Vale de Castro Monteiro

KEYPOINTS

1. A infecção do trato urinário (ITU) é uma das infecções mais comuns no Brasil e no mundo, sendo uma das principais causas de busca por assistência médica em prontos atendimentos.
2. As ITUs podem ser não complicadas ou complicadas. Além disso, bactérias também podem colonizar de maneira assintomática o trato urinário (bacteriúria assintomática).
3. Em decorrência de fatores anatômicos e fisiológicos, as ITUs são três vezes mais frequentes em mulheres do que em homens.
4. O agente etiológico mais comum das ITUs é a *Escherichia coli*.
5. A maior parte dos casos de ITU afeta o trato urinário baixo (cistite). Nesses casos, os sintomas mais comuns incluem disúria, polaciúria, urgência miccional e dor e/ou desconforto na região suprapúbica.
6. O diagnóstico de cistite é clínico, e o tratamento é antibioticoterapia empírica, sem a necessidade de solicitar exames complementares.
7. A infecção do trato urinário alto (pielonefrite) é um quadro grave que geralmente cursa com febre, calafrios e dor no flanco.
8. Em caso de suspeita de pielonefrite, exames complementares como urinálise, Gram de gota, urocultura e ultrassonografia de vias urinárias podem auxiliar no diagnóstico.
9. A depender da gravidade do quadro, o tratamento da pielonefrite pode ser realizado em ambiente ambulatorial ou hospitalar.
10. O tratamento da bacteriúria assintomática não é recomendado em mulheres não grávidas.

Highlights

- A infecção do trato urinário (ITU) caracteriza-se pela invasão e multiplicação de germes no trato urinário
- A ITU é definida pela presença de agente infeccioso na urina, em quantidades superiores a 10^5 unidades formadoras de colônias (UFC) por mℓ de urina
- O diagnóstico de ITU é clínico e/ou laboratorial
- Segundo a Sociedade Brasileira de Doenças Infecciosas, a Federação Brasileira das Associações de Ginecologia e Obstetrícia, a Sociedade Brasileira de Urologia e a Sociedade Brasileira de Patologia Clínica e Medicina Laboratorial, as ITUs podem ser classificadas conforme apresentado na Tabela 33.1
- A ITU na gestação é um assunto à parte, detalhado no Capítulo 54, *Infecção do Trato Urinário na Gestação*.

Numbers

- As infecções por *E. coli* representam em torno de 85% dos casos de ITU
- Cerca de 50% das mulheres apresentam pelo menos um episódio de ITU ao longo da vida
- 80% das mulheres com disúria e polaciúria, sem vaginite, recebem o diagnóstico de ITU

CAPÍTULO 33 Infecções do Trato Urinário **261**

Tabela 33.1 Classificação das infecções do trato urinário (ITUs) e sua descrição.

Classificação da infecção	Descrição
ITU não complicada	Quadro agudo, que pode ser esporádico ou recorrente, limitado a pacientes sem comorbidades preexistentes, sem anormalidades anatômicas e mulheres não grávidas
ITU complicada	Manifestação em pacientes com riscos elevados para evolução em desfechos considerados desfavoráveis
Bacteriúria assintomática	Presença de bactérias no meio de cultura caracterizando ITU, porém o paciente não apresenta sinais e/ou sintomas característicos da doença
Infecções recorrentes do trato urinário	Ocorrência de dois ou mais eventos de ITU em 6 meses ou pelo menos três eventos nos últimos 12 meses, tendo sido confirmados por meio da urocultura
Urossepse	Disfunção ocasionada pela desregulação da resposta do hospedeiro a uma ITU, podendo evoluir para óbito

- A prevalência de ITU em transplantados renais varia de 35 a 80%, com a ocorrência da maior parte dos casos em até 3 meses após o transplante, devido ao uso de imunossupressores
- Em aproximadamente 85% das mulheres com ITU, o exame de imagem do trato urinário é normal
- Entre 30 e 50% dos casos de ITU apresentarão recidiva ao longo da vida
- A ITU associada a cateter se refere à infecção que ocorre em pacientes em uso de cateterismo do trato urinário ou que o tenham utilizado nas últimas 48 horas.

Tabela 33.2 Principais agentes etiológicos de infecções do trato urinário (ITUs).

Adquirida na comunidade	Adquirida em ambiente hospitalar
E. coli	*E. coli**
Klebsiella sp.	*Proteus* sp.
Proteus mirabilis	*Pseudomonas aeruginosa*
Pseudomonas aeruginosa	*Klebsiella* sp.
S. saprophyticus	*Enterobacter* sp.
Streptococcus agalactiae	*Enterococcus* faecalis
	Candida sp.
	S. saprophyticus
	Staphylococcus aureus

*Assim como nas ITUs adquiridas na comunidade, a bactéria *E. coli* é responsável pela maior parte das infecções; no entanto, sua predominância diminui em ambiente hospitalar.

Etiopatogenia e fatores de risco

- A maioria dos episódios de ITU é causada por enterobactérias, como *Escherichia*, *Klebsiella*, *Enterobacter*, entre outras
- Geralmente, as bactérias são a causa; entretanto, é possível haver outros agentes etiológicos, conforme demonstrado na Tabela 33.2
- O conhecimento do agente etiológico permite definir a propedêutica mais adequada; todavia, a maior parte dos tratamentos é realizada de maneira empírica
- A via clássica de ITU é ascendente:
  - » Primeiramente, o patógeno, oriundo da flora fecal, coloniza a vagina e a uretra distal
  - » Posteriormente, ascende em direção à bexiga
  - » Ocorre a instalação da infecção
- Outra importante forma de infecção é por meio da via hematogênica
- Os principais fatores de risco incluem:
  - » Sexo feminino

  - » Alterações anatômicas e/ou funcionais do trato urinário
  - » Uso de cateter uretral
  - » Gravidez
  - » Vida sexual ativa
  - » Menopausa
  - » Incontinência urinária e disfunções miccionais
  - » Fatores obstrutivos, como prolapso genital e litíase urinária
  - » Uso de diafragma
  - » Uso de espermicidas
  - » Diabetes
  - » Imunossupressão
- Existem evidências que correlacionam o envolvimento genético à predisposição ao desenvolvimento de ITU de repetição.

Aspectos clínicos

- Os sintomas apresentados costumam variar conforme a faixa etária acometida, sendo os mais comuns:
  - » Disúria
  - » Polaciúria
  - » Urgência miccional
  - » Hematúria
  - » Febre
  - » Dor miccional
- Podem ser divididos de acordo com a parte do trato urinário comprometida:
  - » Cistite (trato urinário baixo): disúria, aumento da frequência urinária, urgência miccional, sensação de esvaziamento incompleto da bexiga, urina turva, hematúria, dor e/ou desconforto na região suprapúbica
  - » Pielonefrite (trato urinário alto): febre, calafrios, dor no flanco (geralmente unilateral), mal-estar geral, náuseas, vômitos e dor lombar
- A gravidade das manifestações está relacionada a variáveis como:
  - » Patógeno responsável pela infecção
  - » Situação imunológica do paciente
  - » Localidade da infecção
- Mulheres podem cursar com ITU mesmo na ausência de sintomas, o que caracteriza o quadro de bacteriúria assintomática, a qual apresenta baixa prevalência: 2 a 4% em mulheres jovens e 10% em mulheres mais velhas
- O diagnóstico clínico é realizado em 80% dos casos nas mulheres com queixa de disúria e polaciúria, na ausência de vaginite
- Recomenda-se cultura de urina somente nos casos de ITU recorrente, na presença de complicações ou na falha do tratamento inicial.

Exames complementares

- O exame padrão-ouro para diagnóstico é o de cultura da urina, com a detecção da presença de bactéria em quantidade superior a 10^5 UFC
- Urinálise (exame de urina rotina) e Gram de gota, quando alterados, corroboram o diagnóstico
- Alterações sugestivas de ITU à urinálise incluem:
  - » Piúria: presença de cinco ou mais leucócitos por campo microscópico sob grande aumento. A presença de piócitos abundantes na sedimentoscopia é bastante sugestiva de ITU e tem valor preditivo entre 40 e 80%
  - » Esterase leucocitária: detecção de leucocitúria pela fita reagente pode sugerir infecção urinária. Outras condições que podem apresentar leucocitúria incluem: febre, desidratação, tumores e injúrias químicas do trato urinário sem a presença de ITU
  - » Nitrito positivo: indica a presença de bactérias gram-negativas na urina
  - » Bacterioscopia por Gram: indica, de forma rápida e sensível, a presença de bacteriúria significativa em amostra de urina isolada, e tem forte correlação com urocultura positiva, representando um importante método de triagem para ITU
- Os exames de sedimentoscopia quantitativa e de urocultura são dispensáveis tanto para o diagnóstico quanto para o início de tratamento de cistite não complicada devido à previsibilidade epidemiológica das bactérias causadoras
- A abordagem por exames de imagem torna-se dispensável e sem benefício adicional comprovado para mulheres com quadros de cistite recorrente e não complicada
- Em caso de suspeita de septicemia após quadro de ITU, exames de imagem podem ser realizados no período de 3 a 6 semanas após o tratamento da infecção em busca da identificação de focos infecciosos secundários e de comprometimento funcional de órgãos
- Pacientes que apresentem sintomas atípicos de infecção aguda e falha de resposta à antibioticoterapia devem seguir para investigação complementar com exames de:
  - » Ultrassonografia de vias urinárias: detecta presença de cálculos em trato urinário e existência de coleções, abscessos e rins policísticos
  - » Ressonância magnética: identifica alterações anatômicas e malformações no trato urinário
  - » Tomografia computadorizada helicoidal: importante para descartar a presença de abscessos perinefréticos e para investigação de casos de rins policísticos associados à ITU, além da litíase.

Tratamento

- O tratamento adequado de um quadro de ITU deve considerar a melhor adesão, os possíveis efeitos colaterais, a resistência bacteriana, a

presença de fatores de risco, o grau de comprometimento funcional do trato urinário, o agente causador e a presença ou não de complicações
- Para cistite aguda não complicada, o tratamento de primeira linha é antibioticoterapia. As principais opções incluem:
  » Nitrofurantoína, 100 mg, de 6 em 6 horas, por 5 dias
- Fosfomicina trometamol, 3 g, em dose única
- Outras opções de tratamento para cistite aguda não complicada incluem cefuroxima, amoxicilina + clavulanato e sulfametoxazol + trimetoprima. Nesses casos, as quinolonas não são recomendadas, já que possuem mais efeitos colaterais e aumentam a resistência bacteriana
- Terapias prolongadas para cistite, com duração superior a 7 dias, são preconizadas para pacientes com fatores de complicação, que incluem:
  » Persistências de sintomas de infecção aguda por mais de 7 dias
  » Quadro de ITU recente
  » Diabetes
  » Uso de diafragma cervical como método contraceptivo de barreira
  » Idade acima dos 65 anos
- O tratamento das infecções urinárias complicadas (pielonefrite) pode ser ambulatorial ou hospitalar, a depender da gravidade do quadro clínico
- Os antibióticos mais utilizados para tratamento de um quadro de pielonefrite incluem amoxicilina + aminoglicosídeo, cefalosporinas de terceira geração e quinolonas, como o ciprofloxacino e o levofloxacino
- Para infecções urinárias de repetição (diagnóstico de 2 ou mais ITUs sintomáticas em 6 meses), recomenda-se, inicialmente:
  » Higienização genital e ingestão hídrica adequadas
  » Uso de estrógeno tópico nas pacientes com síndrome geniturinária da menopausa
  » Restrição do uso de espermicida
  » Suspensão do uso de duchas vaginais
  » Ato de urinar após o coito vaginal
- Caso tais medidas iniciais falhem, a antibioticoterapia profilática pode ser indicada. Nesse contexto, os antibióticos mais indicados incluem:
  » Fosfomicina trometamol, 3 g, a cada 10 dias
  » Nitrofurantoína, 100 mg/dia, por 6 meses. A nitrofurantoína, 100 mg, após o coito pode ser

prescrita para as mulheres sexualmente ativas, por um período de 6 a 12 meses
- A prescrição de lactobacilos probióticos, D-manose, *cranberry*, ácido hialurônico e metilamina para prevenção de ITU recorrente ainda necessita de estudos com mais evidência
- A triagem e o tratamento da bacteriúria assintomática não são recomendados para mulheres assintomáticas não grávidas.

Leitura complementar

de Rossi P, Cimerman S, Truzzi JC, Cunha CA, Mattar R, Martino MD, Hachul M, et al. Joint report of SBI (Brazilian Society of Infectious Diseases), Febrasgo (Brazilian Federation of Gynecology and Obstetrics Associations), SBU (Brazilian Society of Urology) and SBPC/ML (Brazilian Society of Clinical Pathology/Laboratory Medicine): recommendations for the clinical management of lower urinary tract infections in pregnant and non-pregnant women. Braz J Infect Dis. 2020;24(2):110-9.

Federação Brasileira das Associações de Ginecologia e Obstetrícia (Febrasgo). Infecção do trato urinário. São Paulo: Febrasgo; 2021. (Protocolo Febrasgo – Ginecologia, nº 49/Comissão Nacional Especializada em Uroginecologia e Cirurgia Vaginal.)

Federação Brasileira das Associações de Ginecologia e Obstetrícia (Febrasgo). Tratado de ginecologia Febrasgo. Rio de Janeiro: Elsevier; 2019.

Haddad JM, Fernandes DA. Infecção do trato urinário. São Paulo: Federação Brasileira das Associações de Ginecologia e Obstetrícia (Febrasgo); 2018. (Protocolo Febrasgo – Ginecologia, nº 63/Comissão Nacional Especializada em Uroginecologia e Cirurgia Vaginal.)

Heilberg IP, Schor N. Abordagem diagnóstica e terapêutica na infecção do trato urinário: ITU. Rev Assoc Med Bras. 2003;49(1):109-16.

Moroni MR, Brito OG. Infecções urinárias de repetição: aspectos atuais [Internet]. 2018 [citado 11 Nov 2024]. Disponível em: https://www.febrasgo.org.br/pt/noticias/item/423-infeccao-urinaria-de-repeticaoaspectos-atuais.

Najar MS, Saldanha CL, Banday KA. Approach to urinary tract infections. Indian J Nephrol. 2009;19(4):129-39.

Rosenthal ST, Ferreira AC, Torrieri RM, Nascimento FH, Vermeuler NA, Araujo RD, et al. Infecção do trato urinário: aspectos epidemiológicos, fisiopatológicos e manejo terapêutico. BJDV. 2022;8(7):52571-80.

Roriz-Filho JS, Vilar FC, Mota LM, Leal CL, Pisi PC. Infecção do trato urinário. Med. 2010;43(2):118-25.

Silva JM, Vasconcelos MM, Dias CD, Vasconcelos MA, Mendonça AC, Froes B, et al. Current aspects in the diagnosis and approach to urinary tract infection. Rev Med de Minas Gerais. 2014;24(2):20-30.

34

Incontinência Urinária

Samuel Norberto Alves ▪ Luiz Eduardo Leverentz Souto ▪ Marilene Vale de Castro Monteiro

KEYPOINTS

1. É fundamental investigar a incontinência urinária durante a anamnese ginecológica.
2. Os principais tipos de incontinência urinária são: de esforço, de urgência, misto e por transbordamento.
3. A incontinência urinária tem prevalência variada, considerando as diferentes faixas etárias e etnias.
4. Alguns fatores de risco para seu desenvolvimento são: idade, obesidade, paridade, tipos de parto, história familiar e menopausa.
5. A realização de uma anamnese bem-feita, realizando uma busca por sintomas, é muito importante para o diagnóstico.
6. Muitas pacientes não se queixam de sintomas de incontinência urinária espontaneamente e demoram para relatar algum sinal.
7. É importante identificar possíveis condições apresentadas pela paciente que podem estar vinculadas ao estado clínico dessa doença.
8. Na avaliação da incontinência, o diagnóstico se inicia por anamnese completa e exame físico. Os exames complementares podem contribuir para a caracterização do quadro em algumas situações.
9. O tratamento para incontinência urinária é primeiramente conservador e pode ser cirúrgico, sendo muito influenciado pelo tipo de incontinência e pelas condições associadas apresentadas pela paciente.
10. O cuidado inicial envolve modificações no estilo de vida, realização de exercícios dos músculos do assoalho pélvico e treinamento da bexiga.

Highlights

- A incontinência urinária é a perda involuntária de urina
- Os principais tipos são:
  - » Incontinência urinária de esforço
  - » Incontinência urinária de urgência
  - » Incontinência urinária mista
  - » Incontinência urinária por transbordamento
- Incontinência urinária de esforço é a perda urinária devido a algum esforço físico, associado a aumento da pressão intra-abdominal, como tossir ou espirrar
- Incontinência urinária de urgência é a perda de urina seguida do sintoma de urgência urinária que não dá tempo de a mulher chegar ao toalete

- A incontinência urinária mista é quando a mulher apresenta sintomas da incontinência urinária de esforço e de urgência
- Incontinência urinária por transbordamento é relativa à obstrução ou à hipoatividade do detrusor
- Incontinência urinária funcional é ligada a situações em que há redução de percepção da necessidade de urinar ou falta de capacidade física para ir ao banheiro.

Numbers

- Alguns estudos informam que, em mulheres jovens, a incontinência urinária tem prevalência de 12 a 42%

- Ao considerar mulheres na pós-menopausa, esses estudos apontam a prevalência de 17 a 55%
- Apesar das divergências, grande parte dos estudos relata predominância de qualquer incontinência urinária em mulheres na faixa de 25 a 45%.

Etiopatogenia e fatores de risco

Incontinência urinária de esforço

- Está relacionada à hipermobilidade da uretra ou à deficiência do esfíncter uretral
- É o tipo de incontinência urinária mais comum
- É gerada por uma associação de fatores de risco, como número de gestações, via de parto, envelhecimento tecidual e obesidade
- A hipermobilidade uretral ocorre devido a um suporte insuficiente da musculatura do assoalho pélvico e do tecido conjuntivo periuretral
- Pode ser provocada por aumento crônico da pressão abdominal, tosse crônica, constipação, parto ou associada à menopausa
- A uretra e o colo da bexiga perdem a capacidade de fechar completamente contra a parede vaginal. Dessa maneira, em atividades que levam ao aumento da pressão intra-abdominal, ocorre a incontinência urinária
- Já a deficiência esfincteriana intrínseca geralmente resulta de uma perda do tônus muscular e da mucosa uretral, promovendo um fechamento uretral inadequado. A deficiência esfincteriana intrínseca pode ser associada ao envelhecimento e à cirurgia pélvica prévia.

Incontinência urinária de urgência

- Está associada à vontade de urinar imediatamente antes ou acompanhada de perda involuntária de urina
- A prevalência é maior em mulheres mais velhas
- Pode ocorrer perda de grandes quantidades de urina
- Geralmente está ligada à hiperatividade do detrusor, ou seja, contrações involuntárias do músculo durante o enchimento da bexiga
- A hiperatividade pode ser provocada por distúrbios neurológicos ou por anormalidades da bexiga, mas é comumente de causa idiopática.

Incontinência urinária por transbordamento

- Pode se apresentar como perda de urina contínua ou gotejamento
- É gerada por hipoatividade do detrusor ou obstrução da saída da bexiga
- A hipoatividade do detrusor pode ocorrer por motivos neurogênicos, miogênicos e idiopáticos
- A obstrução da saída da bexiga geralmente é causada por compressão externa da uretra. Pode ocorrer devido a prolapso de órgãos pélvicos, entre outras causas.

Incontinência urinária funcional

- Acontece quando a paciente, apesar de manter as funções de armazenamento e esvaziamento intactas, não consegue ir ao banheiro devido à falta de capacidade física ou à redução da percepção de necessidade de urinar.

Outras etiologias

- Existem outras etiologias para a incontinência urinária, como infecções do trato urinário, medicamentos, atrofia genital relacionada à pós-menopausa, entre outras
- Os principais fatores de risco incluem:
  » Idade: com o aumento da idade, o risco de apresentar incontinência urinária também aumenta
  » Obesidade: mulheres obesas têm mais probabilidade de desenvolver incontinência urinária. Por outro lado, a redução do peso está relacionada à melhora da incontinência urinária, principalmente a de esforço
  » Paridade/tipo de parto: partos vaginais podem provocar danos nas estruturas de suporte do assoalho pélvico e da uretra, como músculos e ligamentos, podendo favorecer principalmente a incontinência urinária por esforço. Além disso, a multiparidade também é vinculada a maior risco de incontinência
  » História familiar: uma história familiar positiva está ligada a maior risco de desenvolver incontinência urinária
  » Tabagismo: foi relacionado a maior risco de apresentar incontinência urinária por urgência
  » Outras condições: algumas condições médicas, como infecções do trato urinário recorrentes, diabetes, constipação, acidente vascular

cerebral, síndrome geniturinária da menopausa, entre outras, estão associadas ao maior risco de incontinência urinária.

Aspectos clínicos

- A avaliação inicial começa pela anamnese, coletando a história detalhada da paciente
- É importante destacar que muitas mulheres não relatam espontaneamente a incontinência urinária, por vergonha ou por achar a condição normal
- É essencial questionar a paciente sobre os possíveis sintomas que ela possa apresentar
- É preciso caracterizar o tipo de incontinência e os fatores que estão correlacionados ao caso
- Entre as perguntas para investigação do caso, deve-se questionar o seguinte:
  - » Se há algum tipo de perda involuntária de urina
  - » Tipo de perda urinária
  - » Fatores que podem piorar o quadro
  - » Há quanto tempo ela percebeu os sintomas
  - » Se a paciente tem a necessidade de utilizar absorventes
  - » Possíveis condições sistêmicas
  - » Possíveis tratamentos prévios
  - » Medicações em uso.
- Em relação às condições que podem estar associadas, deve-se questionar o seguinte:
  - » Existência de infecção do trato urinário

- » Sintomas neurológicos e alteração do estado mental
- » Sintomas ligados ao prolapso de órgãos pélvicos
- » Mobilidade
- » Medicamentos que possam interferir na função urinária
- Pode-se resumir os aspectos clínicos de cada incontinência na Tabela 34.1
- A diferenciação do tipo de incontinência urinária, com a avaliação dos sintomas e história, é importante para orientar o tratamento e verificar possíveis causas associadas
- A realização do exame físico também é muito importante para a caracterização do quadro
- Com o exame físico, pode-se:
  - » Avaliar o meato uretral e a possível hipermobilidade durante a manobra de esforço
  - » Avaliar o trofismo vaginal
  - » Verificar a presença de massas pélvicas e prolapso de órgãos pélvicos
  - » Avaliar o tônus da musculatura do assoalho pélvico
  - » Identificar as possíveis alterações da sensibilidade perineal
  - » Realizar o teste de esforço
- O teste de esforço pode ser utilizado para a avaliação da perda de urina simultânea à manobra de aumento de pressão abdominal
- É feito principalmente para avaliar incontinência urinária de esforço:

Tabela 34.1 Principais tipos de incontinência urinária e suas características.

Principais tipos de incontinência urinária	Características
Incontinência urinária de esforço	Está associada à hipermobilidade da uretra ou à deficiência do esfíncter É caracterizada por perda de urina em atividades que geram o aumento da pressão intra-abdominal, como rir, tossir e espirrar, ou em determinadas atividades físicas Geralmente não há vontade de urinar antes da perda urinária
Incontinência urinária de urgência	É caracterizada por sensação de urgência para urinar Pode ocorrer perda de grande quantidade de urina Geralmente é acompanhada de aumento de frequência urinária e noctúria Pode estar correlacionada à hiperatividade do detrusor, havendo contrações involuntárias do músculo durante o enchimento da bexiga
Incontinência urinária mista	É caracterizada por sintomas da incontinência urinária de esforço e de urgência
Incontinência urinária por transbordamento	É desenvolvida por hipoatividade do detrusor ou obstrução da saída da bexiga Pode apresentar perda de urina ou gotejamento constante Pode haver perda de urina sem aviso e sensação de esvaziamento incompleto, dependendo da causa

» O teste é realizado com a paciente em posição supina e ortostática, com bexiga confortavelmente cheia

» É solicitado que a paciente realize a manobra de Valsalva ou tussa

» É avaliada a presença de perda de urina simultaneamente à manobra

- Nos casos de suspeita de associação com um quadro de alteração neurológica, uma avaliação complementar pode ser necessária.

Exames complementares

- Para investigação de possível infecção urinária, a realização de urinálise e urocultura é muito importante
- A solicitação de um diário miccional pode ser útil na investigação do quadro, permitindo analisar padrões relacionados à perda de urina
- Alguns testes podem ser usados para avaliação da incontinência urinária:

» Resíduo pós-miccional: por meio de cateter ou ultrassonografia, mede-se o volume restante na bexiga imediatamente após micção. O resíduo pós-miccional pode estar aumentado nos casos de obstrução infravesical e hipocontratilidade do detrusor

» Pad-test: o teste do absorvente ou pad-test é usado para evidenciar e quantificar a perda de urina, também sendo útil para avaliação do tratamento. Ele se baseia na utilização de um absorvente junto ao meato uretral externo por um período determinado, sendo avaliado seu peso antes e depois do teste

» Estudo urodinâmico: é composto de exames que reproduzem a fase de enchimento e esvaziamento da bexiga, podendo registrar os sintomas urinários, como a perda de urina e a urgência miccional. Esse exame somente deve ser solicitado em casos especiais, uma vez que não é um exame de rotina na propedêutica básica da incontinência urinária.

Tratamento

- O tratamento para incontinência urinária será influenciado por muitos fatores, como:

» Tipo de incontinência

» Condições associadas

- Geralmente o tratamento inicial da incontinência urinária envolve:

» Modificações no estilo de vida

» Realização de exercícios para músculos do assoalho pélvico

» Treinamento da bexiga

- Nessa abordagem inicial, além de procurar e tentar modificar fatores que estão influenciando o quadro, algumas práticas são incentivadas, como:

» Controle do peso: o controle do peso e a redução da obesidade são vinculados à melhora dos sintomas de incontinência urinária

» Retirada de bebidas e substâncias que possam afetar o quadro, como cafeína e álcool

- Além dessas mudanças no estilo de vida, são estimulados alguns treinamentos, como:

» Exercícios para músculos do assoalho pélvico

» Micções de horário, quando a paciente deve urinar a cada 2 a 3 horas durante o dia

- Os exercícios para assoalho pélvico são muito importantes, principalmente para incontinência urinária de esforço:

» Com esses exercícios, ocorre o fortalecimento da musculatura do assoalho pélvico, criando uma boa base para compressão da uretra

» Podem ser utilizadas algumas modalidades suplementares para ajudar no fortalecimento da musculatura, como biofeedback, eletroestimulação e cones vaginais

- Já o treinamento da bexiga geralmente é associado às mulheres com incontinência urinária de urgência:

» Com uma programação cronometrada para urinar, as pacientes procuram controlar progressivamente a micção e evitar perdas de urina

» São incentivadas a utilizar métodos de distração e relaxamento, como respiração profunda

» A cada semana, buscam aumentar o tempo entre as micções até um intervalo de aproximadamente 3 horas

- Os tratamentos farmacológicos são utilizados principalmente para a incontinência urinária de urgência
- Na incontinência urinária de urgência, podem ser usados:

» Antimuscarínicos: atuam bloqueando a inervação parassimpática e inibindo a contração do detrusor

- » Agonistas beta-3-adrenérgicos: agem relaxando o músculo detrusor
- Na incontinência urinária de esforço, alguns medicamentos, como a duloxetina, podem ser utilizados, mas não mostram bons resultados ao se considerar a eficácia e os efeitos colaterais, além do uso a curto prazo
- Em mulheres na pós-menopausa, a utilização de estrogênio tópico pode ajudar a aliviar os sintomas, principalmente de urgência
- Em relação a outros tratamentos, alguns dispositivos vaginais podem ajudar na incontinência urinária de esforço, como os pessários:
  - » Os pessários são dispositivos que exibem diferentes formatos e tamanhos
  - » Devem ser posicionados para gerar conforto e alívio dos sintomas
  - » Apresentam o objetivo de aumentar a resistência uretral, por meio de uma compressão parcial
- Quando o tratamento conservador não apresentar bons resultados, pode ser indicado o tratamento cirúrgico
- Para incontinência urinária de esforço, existem boas opções, como:
  - » *Slings* de uretra média
  - » Colpossuspensão de Burch
- Os *slings*, em especial os de uretra média com tela sintética, são atualmente procedimentos de primeira linha para incontinência urinária de esforço, com altas taxas de cura
- Para a incontinência urinária de urgência e mista, algumas opções invasivas são:
  - » Neuromodulação sacral e periférica
  - » Injeção de toxina botulínica no músculo da bexiga
  - » Cistoplastia de aumento da capacidade vesical
- O tratamento para incontinência urinária mista é realizado com estratégias para incontinência urinária de esforço e urgência, avaliando os sintomas predominantes
- No tratamento da incontinência urinária por transbordamento, a conduta variará dependendo da causa:
  - » Os casos de obstrução da saída da bexiga podem necessitar de uma conduta cirúrgica para melhora do quadro
  - » Nos casos envolvendo medicamentos que contribuem para ineficácia do esvaziamento da bexiga, é preciso avaliar a retirada

- » Dependendo do quadro de hipoatividade do detrusor, o cateterismo intermitente pode ser recomendado.

Considerações finais

- Apesar da prevalência da incontinência urinária, o número de mulheres que não procuram avaliação médica é muito alto. Nesse sentido, é muito importante realizar a triagem dessa condição durante a anamnese e a identificação de alguns fatores de risco
- É importante esclarecer que perda urinária não é normal em nenhuma faixa etária
- O diagnóstico na mulher é eminentemente clínico
- O estudo urodinâmico não deve ser indicado na avaliação inicial da incontinência urinária da mulher
- O tratamento conservador apresenta alta taxa de sucesso e deve ser indicado em todas as mulheres com essa condição
- O tratamento cirúrgico deve ser indicado quando houver falha do tratamento conservador ou em algumas situações específicas.

Leitura complementar

Aoki Y, Brown HW, Brubaker L, Cornu JN, Daly JO, Cartwright R. Urinary incontinence in women. Nat Rev Dis Primers. 2017;3:17042.

Cardozo L, Rovner E, Wagg A, Wein A, Abrams P, editors. Incontinence. 7. ed. Bristol UK: ICI-ICS. International Continence Society; 2023.

Dallosso HM, McGrother CW, Matthews RJ, Donaldson MM; Leicestershire MRC Incontinence Study Group. The association of diet and other lifestyle factors with overactive bladder and stress incontinence: a longitudinal study in women. BJU Int. 2003;92(1):69-77.

Diniz MB, Ribeiro MF, Dias LA, Monteiro MV. Use of urodynamics by gynecologists and urologists in Brazil. Rev Bras Ginecol Obstet. 2022;44(7):654-9.

Elia G, Bergman J, Dye TD. Familial incidence of urinary incontinence. Am J Obstet Gynecol. 2002;187(1):53-5.

Federação Brasileira das Associações de Ginecologia e Obstetrícia (Febrasgo). Incontinência urinária de esforço. São Paulo: Febrasgo; 2021. (Protocolo Febrasgo-Ginecologia, nº 50 / Comissão Nacional Especializada em Uroginecologia e Cirurgia Vaginal.)

Fernandes CE, Silva de Sá MF, editores. Tratado de Ginecologia Febrasgo. Rio de Janeiro: Elsevier; 2019.

Hartigan SM, Reynolds WS, Dmochowski RR. Detrusor underactivity in women: A current understanding. Neurourol Urodyn. 2019;38(8):2070-6.

Imamura M, Hudson J, Wallace SA, MacLennan G, Shimonovich M, Omar MI, et al. Surgical interventions for women with stress urinary incontinence: systematic review and network meta-analysis of randomised controlled trials. BMJ. 2019;365:l1842.

Irwin GM. Urinary incontinence. Prim Care. 2019;46(2):233-42.

Kawahara T, Ito H, Yao M, Uemura H. Impact of smoking habit on overactive bladder symptoms and incontinence in women. Int J Urol. 2020;27(12):1078-86.

Malallah MA, Al-Shaiji TF. Pharmacological treatment of pure stress urinary incontinence: a narrative review. Int Urogynecol J. 2015;26(4):477-85.

Norton P, Brubaker L. Urinary incontinence in women. Lancet. 2006;367(9504):57-67.

Nygaard I. Clinical practice. Idiopathic urgency urinary incontinence. N Engl J Med. 2010;363(12):1156-62.

Robinson D, Hanna-Mitchell A, Rantell A, Thiagamoorthy G, Cardozo L. Are we justified in suggesting change to caffeine, alcohol, and carbonated drink intake in lower urinary tract disease? Report from the ICI-RS 2015. Neurourol Urodyn. 2017;36(4):876-81.

Rogers RG. Urinary stress incontinence in women. N Engl J Med. 2008;358(10):1029-36.

Trowbridge ER, Hoover EF. Evaluation and treatment of urinary incontinence in women. Gastroenterol Clin North Am. 2022;51(1):157-75.

Wu JM. Stress incontinence in women. N Engl J Med. 2021;384(25):2428-36.

35

Prolapso Genital

Gabriel Lage Neves ▪ Júlia Cardoso Costa ▪ Pedro Henrique Tannure Saraiva

KEYPOINTS

1. O prolapso dos órgãos pélvicos (POP) pode ser dividido em três categorias distintas: prolapso do compartimento anterior, prolapso do compartimento posterior e prolapso do compartimento apical.
2. A classificação POP-Q deve ser utilizada pelos médicos ginecologistas na classificação de um POP.
3. O principal fator de risco para POP é a paridade, de forma que o risco de prolapso aumenta progressivamente de acordo com o número de gestações. Outros fatores de risco importantes incluem idade avançada, via de parto (risco maior no parto vaginal) e obesidade.
4. Pacientes com estágios iniciais de POP são comumente assintomáticas, de modo que o prolapso geralmente se torna sintomático quando ultrapassa a carúncula himenal.
5. O principal sintoma associado ao POP é a sensação de "bola" na vagina. Outros sinais incluem sintomas urinários, intestinais e sexuais.
6. Embora o diagnóstico de POP seja eminentemente clínico, o uso de exames de imagem pode ser útil para a avaliação de recidiva do prolapso e para quando não é possível a identificação, de forma precisa, da origem do POP.
7. O tratamento é indicado para mulheres que apresentam sintomas decorrentes do prolapso, porém não é recomendado para pacientes assintomáticas.
8. O tratamento conservador é a primeira opção para todas as mulheres com POP e inclui os pessários vaginais e a fisioterapia pélvica.
9. O procedimento cirúrgico é indicado para pacientes com POP sintomático que recusaram ou não tiveram sucesso com o tratamento conservador.
10. A intervenção cirúrgica pode ser feita por via vaginal ou via abdominal (laparotomia ou laparoscopia), estando disponíveis diversas técnicas cirúrgicas para correção de prolapsos apicais, anteriores e posteriores.

Highlights

- O POP é definido como o descenso da parede vaginal anterior e/ou posterior ou do ápice da vagina (útero ou cúpula vaginal em pacientes histerectomizadas)
- O POP pode ser dividido em três categorias distintas de acordo com o compartimento acometido:
  » Prolapso do compartimento anterior: descenso da parede vaginal anterior, comumente associado ao prolapso da bexiga (cistocele) e/ou da uretra (uretrocele)
  » Prolapso do compartimento posterior: descenso da parede vaginal posterior, normalmente relacionado ao prolapso do reto (retocele) e do intestino (enterocele)
  » Prolapso do compartimento apical: descenso uterino (ou da cúpula vaginal nas pacientes histerectomizadas) que pode exteriorizar pelo introito vaginal; está comumente vinculado a enterocele

- A associação de mais de um tipo de prolapso (anterior, posterior e apical) não é incomum de ser observada na prática clínica
- As classificações mais utilizadas para POP incluem:
  » Classificação subjetiva de Baden-Walker
  » Classificação POP-Q (*pelvic organ prolapse quantification*)
- A classificação de Baden-Walker classifica o ponto de maior prolapso em situação posterior, igual ou anterior à carúncula himenal, conforme mostra a Tabela 35.1

Tabela 35.1 Estadiamento do prolapso genital de acordo com a classificação de Baden-Walker.

Grau 0	Ausência de prolapso genital
Grau 1	O ponto de maior prolapso está antes da carúncula himenal
Grau 2	O ponto de maior prolapso está no mesmo ponto da carúncula himenal
Grau 3	O ponto de maior prolapso ultrapassou anteriormente a carúncula himenal de forma parcial
Grau 4	O ponto de maior prolapso ultrapassou anteriormente a carúncula himenal de forma completa

- A classificação POP-Q é a mais recomendada por todas as sociedades de Uroginecologia, já que ela visa padronizar a classificação dos POP e reduzir a variabilidade interobservador
- Consideram-se nove medidas (Figura 35.1), sendo seis dinâmicas (avaliadas em situação de manobra de Valsalva) e três estáticas (analisadas em condição de repouso). Todas são aferidas com uma régua graduada em centímetros
- As medidas avaliadas com a paciente em situação de manobra de Valsalva são seis pontos, que devem ser descritos de acordo com sua distância em relação à carúncula himenal (acima do hímen, a medida é negativa e abaixo do hímen, positiva):
  » Ponto Aa: na linha média da parede vaginal anterior. Varia de –3 a +3
  » Ponto Ba: na região de maior prolapso da parede vaginal anterior. Na ausência de prolapso, coincide com o ponto Aa
  » Ponto Ap: na linha média da parede vaginal posterior. Varia de –3 a +3
  » Ponto Bp: na região de maior prolapso da parede vaginal posterior. Na ausência de prolapso, coincide com o ponto Ap

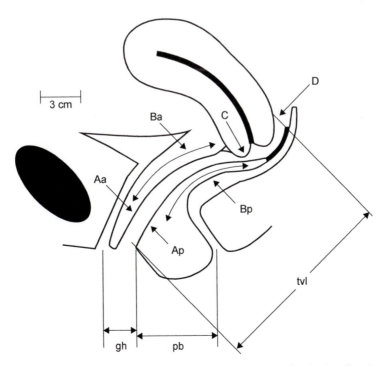

Figura 35.1 Figura esquemática mostrando cada uma das medidas da classificação POP-Q.

- » Ponto C: ponto mais distal do colo uterino (ou da cúpula vaginal em mulheres histerectomizadas) em relação ao anel himenal
- » Ponto D: no fundo de saco posterior (e ausente em mulheres histerectomizadas)
- As medidas avaliadas com a paciente em situação de repouso são o hiato genital (HG ou gh), o corpo perineal (CP ou pb) e o comprimento vaginal total (CVT ou tvl):
  - » HG: distância entre o meato uretral externo e o hímen na linha média da parede vaginal posterior ou fúrcula
  - » CP: distância entre a margem posterior do HG ou fúrcula e o centro do orifício anal
  - » CVT: distância entre a margem posterior do HG ou fúrcula e o fundo de saco posterior (ponto D) ou cúpula da vagina (ponto C) na mulher histerectomizada
- Após aferição das nove medidas descritas, elas devem ser registradas em um diagrama (Tabela 35.2) e, em seguida, determina-se o estágio do POP (Tabela 35.3)
- Descreve-se o POP segundo o seu estágio e compartimento acometido: anterior, posterior ou apical (p. ex., prolapso de parede anterior estágio 3 e de parede posterior estágio 1).

Numbers

- As desordens do assoalho pélvico, como o POP e as incontinências fecal e urinária, afetam um quarto das mulheres norte-americanas e metade da população feminina idosa
- Os sintomas de POP podem ocorrer em qualquer faixa etária, mas têm seu pico entre 70 e 79 anos

- Cerca de 6 a 8% das pacientes reportaram POP sintomático
- A prevalência do POP varia conforme a definição de prolapso utilizada:
  - » Um estudo que avaliou mulheres de 18 a 82 anos, durante uma consulta ginecológica de rotina, pela classificação POP-Q, mostrou predominância de estágio 0 de 6,4%, estágio 1 de 43,3%, estágio 2 de 47,7%, estágio 3 de 2,6%. O estágio 4 não foi identificado
  - » Outro estudo feito com pacientes entre 50 e 79 anos mostrou prevalência de POP de 41,1%, sendo o mais comum o prolapso de compartimento anterior
  - » Em um estudo realizado com mulheres jovens, a taxa de prolapso foi de 31%, havendo apenas 1,6% com prolapso no nível da carúncula himenal e nenhuma abaixo do nível da carúncula himenal
- Cerca de 200 mil procedimentos cirúrgicos para POP são realizados anualmente nos EUA
- Cerca de 11 a 19% das pacientes serão submetidas à cirurgia de prolapso ou incontinência, e 30% dessas necessitarão de procedimento adicional de reparo.

Etiopatogenia e fatores de risco

- As estruturas que dão suporte à vagina e aos órgãos pélvicos são contínuas e interdependentes, mas podem ser divididas didaticamente em três níveis (Figura 35.2):
  - » Nível I: complexo formado pelos ligamentos cardinais e uterossacros, o qual fornece suporte à porção superior da vagina e ao colo uterino
  - » Nível II: espessamentos da fáscia endopélvica que oferecem suporte à porção média da vagina. Esses espessamentos têm diversas denominações que variam de acordo com o autor e incluem as fáscias pubocervical e retovaginal, os paracolpos e o arco tendíneo da fáscia

Tabela 35.2	Diagrama utilizado para registro das medidas da classificação POP-Q.	
Aa	Ba	C
HG	CP	CVT
Ap	Bp	D

Tabela 35.3	Estadiamento do prolapso genital de acordo com a classificação POP-Q.
Estágio 0	Ausência de prolapso. Os pontos Aa, Ap, Ba e Bp estão em −3 e os pontos C e D estão entre o CVT e o CVT −2
Estágio 1	O ponto de maior prolapso é < −1
Estágio 2	O ponto de maior prolapso está entre −1 e +1
Estágio 3	O ponto de maior do prolapso é > +1 e < CVT −2
Estágio 4	O ponto de maior prolapso é > +1 cm e ≥ CVT −2

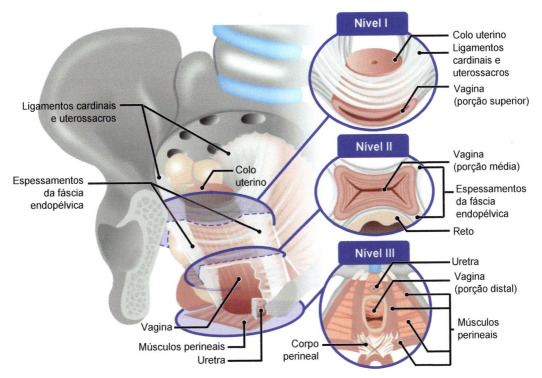

Figura 35.2 Níveis de sustentação dos órgãos pélvicos propostos por DeLancey. (Fonte: DeLancey, 1992.)

endopélvica ou linha branca (que conecta a vagina à aponeurose do músculo levantador do ânus)
» Nível III: corpo e membrana perineal (músculos perineais) que dão suporte à porção distal da vagina
• Lesões nos diversos níveis de sustentação dos órgãos pélvicos podem causar as seguintes repercussões:
» Nível I: causam prolapso de compartimento apical
» Nível II: geram prolapso de compartimento anterior (cistocele e uretrocele) e posterior (retocele)
» Nível III: provocam uretrocele e rotura perineal
• O principal fator de risco para POP é a paridade, de forma que o risco de prolapso cresce progressivamente de acordo com o número de partos
» O primeiro e o segundo partos elevam mais significativamente a risco de POP em comparação aos partos subsequentes
» Apesar de a via vaginal ser a via de parto mais comum ente associada ao desenvolvimento de POP, não está claro que a cesariana preveniria essa condição
• Outros fatores relacionados à gestação e ao parto que aumentam o risco de POP incluem:
» Recém-nascido grande para a idade gestacional
» Uso de fórceps
» Trabalho de parto prolongado
» Idade materna < 25 anos no momento do primeiro parto
• Outros fatores incluem:
• Idade avançada (a cada 10 anos, o risco de POP aumenta em 40%)
• Obesidade
• Etnias latina e caucasiana
• História familiar de POP
• Condições que causam hipoestrogenismo (como a própria menopausa)
• Situações que causam um aumento da pressão intra-abdominal (p. ex., constipação, doença pulmonar obstrutiva crônica e levantamento repetitivo de peso)
• Fatores genéticos que causam alterações na composição do colágeno (como hipermobilidade

articular, síndrome de Ehlers-Danlos e síndrome de Marfan)
- A relação entre histerectomia e POP é controversa. O risco depende da idade da paciente, da presença de prolapso no momento do ato cirúrgica e da via cirúrgica.

Aspectos clínicos

- Pacientes com estágios iniciais de POP são comumente assintomáticas, de modo que o prolapso geralmente se torna sintomático quando ultrapassa a carúncula himenal
- A severidade dos sintomas tem boa correlação com o estágio do prolapso
- O sintoma classicamente apresentado pelas pacientes com POP é a sensação de "bola" na vagina. Outros sintomas parecidos incluem:
  » Sensação de peso pélvico ou vaginal
  » Visualização de uma saliência na vagina
- Um outro fator comumente presente é a necessidade de redução manual do prolapso para urinar (em caso de cistocele ou uretrocele) e para defecar (em caso de retocele)
- Outros sintomas urinários, intestinais e sexuais que podem estar presentes em caso de POP estão descritos na Tabela 35.4
- A dor pélvica, vaginal, e/ou lombar é outro sintoma que pode estar presente

---

Tabela 35.4 Possíveis sintomas urinários, intestinais e sexuais de prolapso dos órgãos pélvicos.

Sintomas urinários
- Incontinência urinária de esforço
- Jato de urina fraco e prolongado
- Polaciúria
- Disúria
- Urgência miccional
- Sensação de esvaziamento vesical incompleto
- Necessidade de mudar de posição para conseguir urinar
- Infecções urinárias de repetição

Sintomas intestinais
- Incontinência fecal
- Urgência fecal
- Sensação de esvaziamento retal incompleto
- Necessidade de digitação para expulsão das vezes
- Dor ao evacuar

Sintomas sexuais
- Frouxidão vaginal
- Redução da sensibilidade durante o coito
- Dispareunia
- Redução da libido e do orgasmo

- O diagnóstico de POP é feito durante o exame pélvico, preferencialmente com a utilização da classificação POP-Q
- O exame pélvico também é importante para excluir diagnósticos diferenciais e avaliar condições associadas ao POP, como a presença de massas anexiais e/ou uterinas
- Os principais diagnósticos diferenciais de POP incluem:
  » Prolapso retal
  » Incontinência urinária de outras etiologias
  » Hérnia inguinal ou femoral
  » Infecção do trato urinário
  » Cisto/massa vaginal
  » Hemorroida
  » Disfunções sexuais de outras etiologias.

Exames complementares

- Embora o diagnóstico de POP seja eminentemente clínico, o uso de métodos de imagem para avaliação do prolapso pode ser útil nas seguintes situações:
  » Quando não se consegue identificar de forma precisa a origem
  » Para avaliação de recidiva
- Alguns métodos de imagem que podem ser utilizados incluem:
  » Ultrassonografia transabdominal, transvaginal e transperineal
  » Ressonância magnética da pelve
  » Defecografia
- Além disso, em caso de associação do POP a afecções urinárias, pode-se realizar:
  » Exame de urina rotina e urocultura para excluir o diagnóstico de infecção urinária
  » Estudo urodinâmico para diagnóstico de possível incontinência urinária concomitante.

Tratamento

- O tratamento de POP é indicado para mulheres com sintomas decorrentes do prolapso (geralmente não é indicado para mulheres assintomáticas)
- Uma conduta expectante pode ser uma opção para mulheres sintomáticas que toleram seus sintomas e que preferem evitar o tratamento
- O tratamento de POP pode ser conservador ou cirúrgico.

Tratamento conservador

- É a primeira opção para todas as mulheres com POP, além de ser o tratamento indicado para mulheres grávidas com prolapso
- Inclui os pessários vaginais e a fisioterapia pélvica.

Pessários vaginais

- São dispositivos de borracha ou silicone inseridos na vagina para dar suporte estrutural a defeitos no assoalho pélvico
- Podem ser de suporte (anel, anel com suporte, Gehrung e Hodge) ou de preenchimento (*donut*, Gelhorn, cubo e infláveis)
- O mais usado é o modelo de suporte do tipo anel
- As principais causas de abandono do uso são fissuras vaginais, desconforto, dor local, leucorreia e retenção
- Resultados na literatura mostram melhora na qualidade de vida das mulheres que fazem uso do dispositivo.

Fisioterapia pélvica (reabilitação muscular do assoalho pélvico)

- Consiste no treinamento dos músculos do assoalho pélvico (TMAP)
- Tem benefício comprovado em pacientes com sintomas urinários e intestinais, particularmente em caso incontinência urinária
- A fisioterapia pélvica é mais eficaz no tratamento de estágios mais iniciais de POP.

Tratamento cirúrgico

- É indicado para mulheres com POP sintomático que recusaram ou não tiveram sucesso com o tratamento conservador
- Assim como em qualquer intervenção cirúrgica, deve-se sempre considerar o risco de complicações e de recorrência do prolapso
- Os procedimentos cirúrgicos para tratamento de POP podem ser feitos por via vaginal ou por via abdominal (laparotomia ou laparoscopia).

Tratamentos cirúrgicos reconstrutivos efetivos para prolapso de compartimento apical

- O reparo cirúrgico de prolapsos apicais era tradicionalmente realizado com histerectomia concomitante e incluía diversas técnicas, como a sacrocolpopexia abdominal, a fixação do ligamento uterossacro, a fixação sacroespinal e a culdoplastia de McCall
- Atualmente, a correção dos prolapsos apicais por meio de uma histeropexia com preservação uterina também é uma opção viável
- Até o momento, há poucos estudos sobre esse tema, não tendo sido demonstrado, ainda, maiores benefícios desse procedimento quando comparado às técnicas em que há histerectomia concomitante.

Tratamentos cirúrgicos reconstrutivos efetivos para prolapso de compartimento anterior

- O reparo cirúrgico de prolapsos anteriores é normalmente realizado por via vaginal por colporrafia anterior ou por correção sítio-específica
- O uso de telas é especialmente indicado nos casos em que há recidiva do prolapso e/ou tecido natural de qualidade pobre.

Tratamentos cirúrgicos reconstrutivos efetivos para prolapso de compartimento posterior

- A reparação cirúrgica de prolapsos posteriores é normalmente feita por via vaginal por meio de colporrafia posterior ou por correção sítio-específica
- Outras opções incluem, além de procedimentos endoanais (realizados por coloproctologistas), uma técnica modificada da sacrocolpopexia (em caso de associação com prolapso apical) – em que a tela é estendida para o septo retovaginal
- Não existe evidência que justifique o uso de telas no reparo de prolapsos posteriores por via vaginal.

Tratamento cirúrgico obliterativo de prolapso dos órgãos pélvicos

- O princípio do tratamento cirúrgico obliterativo de POP é a colpocleise, que consiste no fechamento parcial (Le Fort) ou total do canal vaginal
- As vantagens são: possibilidade de fazer a cirurgia com anestesia local, redução da morbimortalidade e das complicações perioperatórias e menor tempo de recuperação
- Pode ser indicado para pacientes de idade avançada que apresentam alto risco para procedimentos cirúrgicos e para pacientes que não desejam mais ter intercurso vaginal.

Incontinência urinária de esforço associada

- Em pacientes com POP + IUE, é recomendado o tratamento cirúrgico concomitante de ambas as condições.

Leitura complementar

Bordeianou LG, Anger JT, Boutros M, Birnbaum E, Carmichael JC, Connell KA, et al. Measuring pelvic floor disorder symptoms using patient-reported instruments: proceedings of the consensus meeting of the pelvic floor consortium of the American Society of Colon and Rectal Surgeons, the International Continence Society, the American Urogynecologic Society, and the Society of Urodynamics, Female Pelvic Medicine and Urogenital Reconstruction. Female Pelvic Med Reconstr Surg. 2020; 26:(1):1-15.

Borstad E, Abdelnoor M, Staff AC, Kulseng-Hanssen S. Surgical strategies for women with pelvic organ prolapse and urinary stress incontinence. Int Urogynecol J. 2010;21(2):179-86.

Boyles SH, Weber AM, Meyn L. Procedures for pelvic organ prolapse in the United States, 1979-1997. Am J Obstet Gynecol. 2003;188(1):108-15.

Bradley CS, Zimmerman MB, Qi Y, Nygaard IE. Natural history of pelvic organ prolapse in postmenopausal women. Obstet Gynecol. 2007;109(4):848-54.

Daskalakis G, Lymberopoulos E, Anastasakis E, Kalmantis K, Athanasaki A, Manoli A, et al. Uterine prolapse complicating pregnancy. Arch Gynecol Obstet. 2007;276(4):391-2.

DeLancey JO. Anatomic aspects of vaginal eversion after hysterectomy. Am J Obstet Gynecol. 1992;166(6):1717-24.

Dietz HP. Prolapse worsens with age, doesn't it? Aust N Z J Obstet Gynaecol. 2008;48(6):587-91.

Federação Brasileira das Associações de Ginecologia e Obstetrícia (Febrasgo). Prolapso dos órgãos pélvicos. São Paulo: Febrasgo; 2021. (Protocolo Febrasgo-Ginecologia, nº 51 / Comissão Nacional Especializada em Uroginecologia e Cirurgia Vaginal.)

Fernandes CE, Silva de Sá MF, editores. Tratado de ginecologia Febrasgo. Rio de Janeiro: Elsevier; 2019.

Friedman T, Eslick GD, Dietz HP. Risk factors for prolapse recurrence: systematic review and meta-analysis. Int Urogynecol J. 2018;29(1):13-21.

Handa VL, Garrett E, Hendrix S, Gold E, Robbins J. Progression and remission of pelvic organ prolapse: a longitudinal study of menopausal women. Am J Obstet Gynecol. 2004;190(1):27-32.

Handa VL, Jones M. Do pessaries prevent the progression of pelvic organ prolapse? Int Urogynecol J Pelvic Floor Dysfunct. 2002;13(6):349-51.

Haylen BT, Maher CF, Barber MD, Camargo S, Dandolu V, Digesu A, et al. An International Urogynecological Association (IUGA)/International Continence Society (ICS) joint report on the terminology for female pelvic organ prolapse (POP). Int Urogynecol J. 2016;27(2):165-94.

Heit M, Rosenquist C, Culligan P, Graham C, Murphy M, Shott S. Predicting treatment choice for patients with pelvic organ prolapse. Obstet Gynecol. 2003;101(6):1279-84.

Hendrix SL, Clark A, Nygaard I, Aragaki A, Barnabei V, McTiernan A. Pelvic organ prolapse in the Women's Health Initiative: gravity and gravidity. Am J Obstet Gynecol. 2002;186(6):1160-6.

Jelovsek JE, Maher C, Barber MD. Pelvic organ prolapse. Lancet 2007; 369(9566):1027-38.

Jones KA, Shepherd JP, Oliphant SS, Wang L, Bunker CH, Lowder JL. Trends in inpatient prolapse procedures in the United States, 1979-2006. Am J Obstet Gynecol. 2010;202(5):501.e1-7.

Kurkijärvi K, Aaltonen R, Gissler M, Mäkinen J. Pelvic organ prolapse surgery in Finland from 1987 to 2009: A national register based study. Eur J Obstet Gynecol Reprod Biol. 2017;214:71-7.

Lowder JL, Ghetti C, Nikolajski C, Oliphant SS, Zyczynski HM. Body image perceptions in women with pelvic organ prolapse: a qualitative study. Am J Obstet Gynecol. 2011;204(5):441.e1-5.

Rortveit G, Brown JS, Thom DH, Van Den Eeden SK, Creasman JM, Subak LL. Symptomatic pelvic organ prolapse: prevalence and risk factors in a population-based, racially diverse cohort. Obstet Gynecol. 2007;109(6):1396-403.

Samuelsson EC, Victor FT, Tibblin G, Svärdsudd KF. Signs of genital prolapse in a Swedish population of women 20 to 59 years of age and possible related factors. Am J Obstet Gynecol. 1999;180(2): 299-305.

Schulten SF, Detollenaere RJ, Inthout J, et al. Risk factors for pelvic organ prolapse recurrence after sacrospinous hysteropexy or vaginal hysterectomy with uterosacral ligament suspension. Am J Obstet Gynecol. 2022;227(2):252.e1-252.e9.

Summers A, Winkel LA, Hussain HK, DeLancey JO. The relationship between anterior and apical compartment support. Am J Obstet Gynecol 2006; 194(5):1438-43.

Swift S, Woodman P, O'Boyle A, Kahn M, Valley M, Bland D, et al. Pelvic Organ Support Study (POSST): the distribution, clinical definition, and epidemiologic condition of pelvic organ support defects. Am J Obstet Gynecol. 2005;192(3): 795-806.

Swift SE. The distribution of pelvic organ support in a population of female subjects seen for routine gynecologic health care. Am J Obstet Gynecol 2000;183(2):277-85.

Tegerstedt G, Maehle-Schmidt M, Nyrén O, Hammarström M. Prevalence of symptomatic pelvic organ prolapse in a Swedish population. Int Urogynecol J Pelvic Floor Dysfunct. 2005;16(6):497-503.

Tsikouras P, Dafopoulos A, Vrachnis N, Iliodromiti Z, Bouchlariotou S, Pinidis P, et al. Uterine prolapse in pregnancy: risk factors, complications and management. J Matern Fetal Neonatal Med. 2014;27(3):297-302.

Vergeldt TF, Weemhoff M, IntHout J, Kluivers KB. Risk factors for pelvic organ prolapse and its recurrence: a systematic review. Int Urogynecol J 2015;26(11):1559-73.

Wu JM, Dieter AA, Pate V, Jonsson Funk M. Cumulative incidence of a subsequent surgery after stress urinary incontinence and pelvic organ prolapse procedure. Obstet Gynecol. 2017;129(6):1124-30.

36

Fisiologia do Ciclo Sexual Feminino e Transtornos Sexuais

Taílly de Souza Almeida ▪ Ananda Spagnuolo Souza ▪ Fabiene Bernardes Castro Vale

KEYPOINTS

1. A resposta sexual feminina (RSF) é biopsicossocial e depende de fatores externos e internos.
2. O modelo atual da RSF é circular e engloba os domínios do desejo espontâneo e responsivo, excitação, orgasmo e satisfação, fundamentando-se na intimidade emocional estabelecida com a parceria.
3. Os neurotransmissores excitatórios envolvidos no desejo sexual são: dopamina, noraepinefrina, melanocortina e ocitocina.
4. No decorrer da excitação sexual, a ativação do sistema nervoso simpático e parassimpático gera uma série de reações extragenitais e genitais.
5. Durante o orgasmo, estímulos em diversas partes do corpo, particularmente no clitóris, acarretam a ativação de várias áreas do sistema nervoso central (SNC).
6. Na fase final do orgasmo, ocorre a liberação de serotonina, opioides e endocanabinoides, o que inibe as regiões hipotalâmicas associadas com a excitação sexual e o desejo, desencadeando uma liberação súbita da tensão sexual, um relaxamento completo, sensação de satisfação e bem-estar.
7. Um fator importante e essencial na modulação da resposta sexual é a participação dos mecanismos neuroendócrinos, em especial a ação dos esteroides sexuais.
8. A disfunção sexual feminina é definida como um transtorno persistente ou recorrente no desejo, excitação, orgasmo e/ou dor durante o ato sexual, que se manifesta em 75 a 100% das interações sexuais ao longo de um período mínimo de 6 meses, provocando um sofrimento significativo para a mulher.
9. O transtorno do desejo sexual é o mais prevalente.
10. O tratamento das disfunções sexuais prioriza abordagens não farmacológicas, como a adoção de um estilo de vida saudável e a terapia sexual ou de casais, reservando-se o tratamento medicamentoso para casos que persistam após essas intervenções e atendam a critérios diagnósticos específicos, excluindo-se causas médicas ou psiquiátricas subjacentes.

Highlights

- O desejo sexual é suscitado pela ação de neurotransmissores e hormônios, como dopamina, noraepinefrina, melanocortina e ocitocina
- A excitação sexual é caracterizada por alterações simpáticas e parassimpáticas
- O orgasmo é uma sensação cerebral, resultante da ativação coordenada de múltiplas regiões do SNC
- O clitóris é a principal estrutura do organismo genital feminino para a obtenção do orgasmo
- As disfunções sexuais são prevalentes na mulher, e interferem de forma significativamente negativa na qualidade de vida.

Resposta sexual feminina

- É resultado de diversos fatores, como neurobiológicos, somáticos, psicológicos e socioculturais

- Para que a RSF seja desencadeada, é fundamental a presença de uma motivação sexual, que atua como um impulsionador para a ativação de neuromoduladores responsáveis pela ativação do desejo sexual. Tal motivação pode ser estimulada tanto por fatores externos e sensoriais – incluindo toques, gestos, beijos, carícias e cenas visuais – quanto por elementos internos, como fantasias, memórias e pensamentos
- A dopamina promove a vontade de iniciar uma atividade sexual, a motivação sexual e a iniciação da resposta autonômica
- A noraepinefrina, produzida principalmente no *locus ceruleus*, proporciona o aumento da atividade cerebral do impulso sexual e ativa o sistema nervoso autonômico, acarretando alteração das funções viscerais, como a frequência cardíaca e a pressão arterial
- As melanocortinas são peptídeos hormonais produzidos principalmente pelo eixo hipotálamo-hipofisário, que potencializam o desejo sexual a partir da interação com os receptores dopaminérgicos
- A ocitocina estimula o aumento do fluxo sanguíneo, o que intensifica a deflagração dos neurotransmissores pelo sistema nervoso autônomo parassimpático, provoca alterações físicas generalizadas no organismo e gera a excitação sexual
- Os esteroides sexuais, por sua vez, agem tanto nos circuitos excitatórios como nos inibitórios
- Os estrogênios sensibilizam receptores específicos cerebrais responsáveis pela liberação de diferentes neurotransmissores que ativam a resposta sexual. Além disso, são extremamente importantes para manter a integridade do epitélio da mucosa vaginal e da musculatura lisa da parede vaginal. Eles têm, ainda, efeitos vasoprotetor e vasodilatador, que resultam no aumento do fluxo vaginal e do clitóris, bem como na manutenção da RSF
- A testosterona tem ação direta em receptores androgênicos específicos no SNC, endotélios, musculatura lisa vascular, epitélio vulvar, mucosa e submucosa vaginal. Trata-se de um importante motor da sexualidade feminina, que amplia o interesse em iniciar a atividade sexual e a resposta à estimulação sexual
- A testosterona age positivamente na resposta sexual, propiciando mais capacidade de concentração e cognição, expressão de sentimentos de bem-estar, disposição e melhora do trofismo vaginal
- Na excitação sexual, por meio do estímulo simpático, reações extragenitais também são observadas, como o aumento dos ritmos respiratório e cardiovascular, rubor sexual, ereção mamilar e miotonias generalizadas
- Sinais parassimpáticos liberam acetilcolina, óxido nítrico e polipeptídeo intestinal vasoativo nas terminações nervosas, intensificando o fluxo sanguíneo vulvovaginal. Ocorre o ingurgitamento da parede vaginal, em virtude da elevação da pressão no interior dos capilares, que cria uma transudação do plasma através do epitélio vaginal e lubrifica o canal vaginal
- Além da lubrificação, os mediadores neuroquímicos aumentam o fluxo arterial em torno do introito vaginal e artérias cavernosas do clitóris, resultando em sua tumescência e protrusão
- O clitóris atua como um sensor primordial para estímulos sexuais e para desencadear o orgasmo, um fenômeno cerebral complexo que envolve áreas do SNC, tanto corticais quanto subcorticais
- Nessa fase do orgasmo, estímulos em diversas partes do corpo, particularmente no clitóris, acarretam a ativação de várias áreas do SNC, incluindo o cerebelo, o cingulado anterior, a via dopaminérgica do tegmento ventral, o núcleo *accumbens*, o hipocampo e o córtex frontal
- Durante o orgasmo feminino, são observadas contrações rítmicas que abrangem a região vaginal e o útero, variando de 10 a 15 vezes em intervalos de aproximadamente 1 segundo. Esse momento culmina quando a motivação sexual (sustentada por sinais nervosos centrais) e a intensidade da estimulação sexual local convergem, suscitando uma série de reflexos responsáveis pelo orgasmo. Esses reflexos proporcionam um pico de prazer sexual, relaxamento, saciedade e bem-estar
- Na fase de resolução, que sucede o orgasmo, a vasocongestão se desfaz lentamente, permitindo que as alterações fisiológicas induzidas pelo orgasmo retornem ao estado basal, encerrando, assim, o ciclo da resposta sexual.

Classificação das disfunções sexuais

- A classificação das disfunções sexuais tem sido modificada com o tempo. Atualmente, o modelo mais utilizado é uma associação entre as classificações realizadas pela *International Classification of Diseases*, 10th Edition (CID-10) e pelo *Diagnostic and Statistical Manual of Mental Disorders* (DSM-5)

- A CID-10 classifica os distúrbios sexuais em orgânicos e não orgânicos
- A disfunção sexual orgânica é subdividida em vaginismo e dispareunia de etiologia orgânica
- As disfunções não orgânicas são subdivididas em: ausência ou perda do desejo sexual, aversão sexual e falta de prazer sexual; disfunção orgásmica; vaginismo não orgânico; dispareunia não orgânica; apetite sexual excessivo; outras disfunções sexuais não devidas a transtorno ou doença orgânica; e disfunção sexual não devida a transtorno ou doença orgânica, não especificada
- O DSM introduziu as disfunções sexuais na sua terceira edição, e aprimorou a classificação desses transtornos no DSM-5. A maioria dos diagnósticos de disfunção sexual exige que os problemas persistam por pelo menos 6 meses e ocorram em aproximadamente 75% das ocasiões sexuais
- As subdivisões dos transtornos sexuais no DSM-5 são apresentadas na Tabela 36.1
- Com o intuito de homogeneizar o sistema de classificações e abranger tanto condições físicas como psiquiátricas, o International Consultation on Sexual Medicine (ICSM), em sua 4ª edição, decidiu propor uma nova classificação, que será discutida a seguir

- Para o diagnóstico de qualquer disfunção sexual, segundo o ICSM, deve-se observar se a disfunção: é adquirida ou congênita; está em vigor há pelo menos 3 meses (para dor pélvica ou genital feminina, considera-se 1 mês); leva ao sofrimento individual; e ocorre em 75 a 100% das experiências sexuais.

Disfunções sexuais na mulher

- Na mulher, as disfunções sexuais costumam se manifestar com sobreposição entre problemas referentes a desejo, excitação e orgasmo
- As disfunções sexuais influenciam, de forma significativa, a qualidade de vida da mulher, sendo uma queixa muito prevalente em todo o mundo. No Brasil, 49% das mulheres têm algum tipo de dificuldade sexual
- As causas das disfunções sexuais são diversas, abrangendo problemas no relacionamento conjugal, uso de fármacos que interferem na resposta sexual (como inibidores seletivos da recaptação de serotonina), patologias sistêmicas (p. ex., diabetes *mellitus* e tireoidopatias), violência sexual, entre outras.

Disfunção do desejo sexual hipoativo

- Caracterizado pela deficiência ou ausência persistente/recorrente de: pensamentos ou fantasias sexuais/eróticas; desejo de atividade sexual (princípio clínico)
- O transtorno do desejo sexual hipoativo é o tipo mais comum de disfunção sexual feminina, sendo mais prevalente em mulheres entre 40 e 60 anos, bem como naquelas com menopausa induzida cirurgicamente.

Disfunção da excitação sexual feminina

- Incapacidade persistente/recorrente de atingir ou manter a excitação até a conclusão da atividade sexual
- O transtorno de excitação sexual se relaciona à incapacidade de manter a lubrificação genital adequada. Em coorte realizada nos EUA, houve relato de problemas de lubrificação em 20% das mulheres entre 18 e 59 anos nos últimos 12 meses.

Tabela 36.1 Disfunções sexuais femininas segundo a CID-10 e o DSM-5.

CID-10	DSM-5
F 52 Disfunção sexual não causada por transtorno ou doença orgânica	
F 52.0 Ausência ou perda do desejo sexual	Transtorno do desejo sexual hipoativo masculino
F 52.1 Aversão sexual e ausência de prazer sexual	Transtorno do interesse/excitação sexual feminino
F 52.3 Disfunção orgásmica	Transtorno do orgasmo feminino
F 52.5 Vaginismo não orgânico	Transtorno da dor genitopélvica/penetração
F 52.6 Dispareunia não orgânica	Transtorno da dor genitopélvica/penetração

Disfunção orgásmica feminina

- Identifica-se por atraso exacerbado, frequência acentuada ou ausência de orgasmo e/ou intensidade fortemente diminuída da sensação orgástica
- O transtorno pode ser primário ou secundário, sendo esse último o resultado de outro tipo de disfunção sexual, condição médica ou fatores psicossociais.

Disfunção da dor genital-pélvica feminina

- Dificuldade persistente/recorrente com pelo menos um dos seguintes sintomas:
  - » Dor ou dificuldade à penetração vaginal ao longo da relação sexual
  - » Dor vulvovaginal ou pélvica acentuada no decorrer do contato genital
  - » Medo ou ansiedade intensificados em relação à dor vulvovaginal/pélvica em antecipação, durante ou como resultado do contato genital
  - » Hipertonicidade ou hiperatividade acentuada dos músculos do assoalho pélvico com ou sem contato genital
- Algumas pesquisas separam o vaginismo do distúrbio da dor sexual.

Dispareunia

- É a dor genital recorrente/persistente associada à relação sexual
- Sua prevalência varia de acordo com a definição utilizada, podendo chegar até 46%
- Pode ser superficial, de entrada ou profunda:
  - » Dispareunia superficial pode estar associada a vaginismo, vulvovaginites, condilomas e dermatoses
  - » Dispareunia profunda normalmente cursa com comprometimento de outras estruturas, estando associada a endometriose, síndrome de congestão pélvica, retroversão uterina, doença inflamatória pélvica etc.

Vaginismo

- O vaginismo é uma condição em que há espasmo da musculatura vaginal, resultando em dificuldade ou incapacidade de permitir qualquer tipo de penetração vaginal

- A prevalência do vaginismo é de 1 a 6% e se relaciona tanto com condições físicas como psicossociais:
  - » Causas médicas: infecções do trato genital, vestibulite, deficiência de estrogênio, trauma e radioterapia prévia
  - » Causas psicossociais: experiências traumáticas, agressão sexual, informação sexual inadequada, tabus familiares e culturais, assim como problemas de relacionamento.

Transtorno persistente da excitação genital

- Excitação genital espontânea, intrusiva e indesejada na ausência de interesse e desejo sexual
- Segundo especialistas, para caracterização do transtorno, a excitação não é aliviada por pelo menos um orgasmo, sendo uma sensação persistente por horas ou dias.

Síndrome pós-coito (síndrome da doença pós-orgásmica)

- Sentimentos, experiências e/ou sintomas físicos negativos após a atividade sexual
- Esses sintomas físicos podem ser dor de cabeça, mal-estar, fadiga ou outros.

Orgasmo hipoedônico

- Diminuição ou baixo nível de prazer sexual ao orgasmo
- Pode ser adquirido ou existir desde o primeiro orgasmo.

Orgasmo doloroso

- Dor genital e/ou pélvica durante ou brevemente após o orgasmo.

Tratamento das disfunções sexuais

- O tratamento das disfunções sexuais deve ser relacionado ao distúrbio primário identificado
- O primeiro passo para o tratamento de qualquer queixa sexual é a educação da paciente, incluindo explicação sobre a anatomia e o funcionamento da resposta sexual

- Sugere-se o uso do modelo de abordagem sexual para médicos ensinar, orientar e permitir (EOP), que se subdivide em: ensinar sobre a resposta sexual, orientar sobre a saúde sexual, bem como permitir e estimular o prazer sexual
- Para o desejo sexual hipoativo, demonstra-se importante a presença de um relacionamento conjugal satisfatório. Podem ser utilizados medicamentos hormonais e não hormonais, além de terapia psicológica.

Terapia hormonal

- A terapia hormonal no tratamento das disfunções sexuais se baseia no fato de que, durante a menopausa, há diminuição dos níveis circulantes de estrogênio
- A terapia estrogênica pode ser oferecida no período da peri e pós-menopausa, especialmente quando há outros sintomas associados. Há contraindicação absoluta em mulheres com câncer de mama ou endométrio, tromboembolismo agudo, hepatopatias graves, diabetes com lesão de órgão-alvo, porfiria e sangramento uterino sem causa diagnosticada
- A tibolona, um esteroide sintético derivado da noretisterona, tem as mesmas indicações e contraindicações que o uso do estrogênio. Resulta em aumento do desejo sexual, excitação, frequência e satisfação sexual
- A terapia androgênica também pode ser indicada por meio do uso da testosterona transdérmica. Entretanto, no Brasil, não há formulação disponível, sendo a prescrição *off-label*. A testosterona pode melhorar não apenas o desejo sexual como também a excitação genital.

Tratamento medicamentoso

- O tratamento medicamentoso não hormonal utiliza medicamentos com efeito no SNC
- A flibanserina é um agonista do receptor de serotonina 1A e antagonista do receptor 2A. Seu mecanismo de ação está relacionado ao aumento da liberação de noraepinefrina e dopamina no córtex cerebral, restaurando o controle sobre as estruturas de motivação/recompensas. Obteve aprovação da Food and Drug Administration (FDA), mas não é aprovado pela Agência Nacional de Vigilância Sanitária (Anvisa)

- A bremelanotida é um análogo sintético da melanocortina e, ao atuar em seus receptores, gera aumento do desejo e excitação. Sua administração é realizada por via subcutânea. Foi aprovada pela FDA, mas não pela Anvisa
- A bupropiona, um inibidor da recaptação de dopamina e noraepinefrina, tem efeito pró-sexual leve a moderado. Pode ser associado a inibidores seletivos de recaptação de serotonina (ISRS) para diminuir o seu efeito colateral
- A trazodona, antidepressivo pertencente à classe dos antagonistas dos receptores da serotonina tipo 2 e dos receptores alfa-1 adrenérgicos, bem como inibidor da recaptação da serotonina, é utilizada de forma *off-label* e apresenta poucos efeitos colaterais.

Abordagens psíquicas

- As abordagens psíquicas do desejo sexual hipoativo abrangem a terapia sexual e/ou de casal, a terapia cognitivo-comportamental (TCC) e a atenção plena
- O tratamento do distúrbio da excitação sexual consiste na técnica de atenção plena da TCC, meditação, tratamento medicamentoso e dispositivos vaginais
- Quando a disfunção de excitação é acompanhada de ressecamento vaginal, o tratamento abrange o uso de lubrificantes e hidratantes vaginais não hormonais, além de estrogênio vaginal em baixas doses, sendo a terapia tópica com estrogênio uma das principais abordagens
- Em relação à disfunção do orgasmo, após excluídos os fatores orgânicos, o tratamento mais eficaz é a terapia sexual utilizando a técnica da dessensibilização masturbatória
- A dispareunia deve ser tratada com a abordagem da causa subjacente. Como em muitos casos envolve uma dor neuropática, o tratamento deve ser multidisciplinar, podendo englobar antidepressivos tricíclicos, gabapentina e pregabalina
- No vaginismo, é importante o rompimento do círculo vicioso de tensão–contração muscular. Assim, faz-se dessensibilização sistemática com psicoterapia, intervenção médica e fisioterapêutica.

Leitura complementar

Basson R, Althof S, Davis S, Fugl-Meyer K, Goldstein I, Leiblum S, et al. Summary of the recommendations on sexual dysfunctions in women. J Sex Med. 2004;1(1):24-34.

Crowley T, Goldmeier D, Hiller J. Diagnosing and managing vaginismus. BMJ. 2009;338(1).

Faubion SS, Rullo, JE. Sexual dysfunction in women: a practical approach. Ame fam physic. 2015;92(4):281-8.

James GP. Pathways of sexual desire. J Sex Med. 2009;6(6):1506-33.

Kingsberg SA, Althof S, Simon JA, Bradford A, Bitzer J, Carvalho J, et al. Female sexual dysfunction: medical and psychological treatments, committee 14. J Sex Med. 2017;14(12):1463-91.

McCabe MP, Sharlip ID, Atalla E, Balon R, Fisher AD, Laumann E, et al. Definitions of sexual dysfunctions in women and men: a consensus statement from the Fourth International Consultation on Sexual Medicine 2015. J of Sex Med. 2016;13(2):135-43.

Oliveira HC, Lemgruber I, Costa OT. Tratado de ginecologia: Febrasgo. Rio de Janeiro: Revinter; 2000. 1500 p.

Seehusen DA, Baird DC, Bode DV. Dyspareunia in women. Ame Fam Physic. 2014;90(7):465-70.

37

Atendimento à Mulher Vítima de Violência Sexual

Gabriel Lage Neves ▪ Giovana Rios Pimenta Nogueira ▪ Carolina Campos Ribeiro Lago ▪ Olímpio Barbosa de Moraes Filho

KEYPOINTS

1. A violência sexual é definida como qualquer ação de natureza sexual que ocorre sem o consentimento da vítima, podendo envolver coerção, ameaças e uso de força física. É um problema social e de saúde pública que pode acarretar consequências físicas e emocionais para as vítimas.
2. Em 70% dos casos, a vítima conhece o agressor, e 80% dos alvos de estupro são crianças e adolescentes.
3. O atendimento à saúde da pessoa vítima de violência sexual é prioritário, independentemente do tempo decorrente desde o ato, assim como precede e independe de qualquer procedimento policial judicial.
4. O procedimento médico deve ser breve, devido aos prazos de profilaxias, mas humanizado, respeitando as limitações e os constrangimentos da paciente, além de esclarecedor acerca dos seus direitos.
5. A profilaxia para infecções sexualmente transmissíveis (ISTs) deve ser iniciada, preferencialmente, em até 72 horas após a agressão sexual, bem como deve ser feito o tratamento preventivo para HIV/Aids, sífilis, gonorreia, clamídia, tricomoníase e hepatite B.
6. A contracepção de emergência para prevenção de gravidez é direito da mulher em idade fértil, vítima de violência sexual, devendo ser realizada preferencialmente nas primeiras 24 horas após a agressão sexual.
7. O aborto em caso de gestação decorrente de estupro é previsto por Lei e deve ser garantido a qualquer paciente que o requeira, não sendo necessário boletim de ocorrência, laudo do IML ou autorização judicial.
8. O médico não deve temer possíveis consequências jurídicas à realização do aborto, já que a mulher assume esse consentimento na assinatura do termo de responsabilidade.
9. A continuidade do cuidado após o atendimento inicial de uma paciente vítima de violência sexual é de extrema importância – tanto para acompanhar doenças que podem se instalar quanto para o tratamento dos aspectos emocionais envolvidos.
10. O atendimento de uma vítima de violência sexual ou até mesmo a suspeição do ato são de notificação compulsória por parte da equipe médica.

Highlights

- A violência sexual é qualquer ação de natureza sexual que ocorre sem o consentimento da vítima, podendo envolver coerção, ameaças e uso de força física
- A incapacidade de consentir devido a idade, condição mental ou estado de inconsciência também caracteriza esse tipo de agressão
- Apesar de sua incidência ser maior em classes sociais mais baixas, a violência sexual está presente em todos os grupos
- É um problema social e de saúde pública, que pode resultar em consequências físicas e emocionais importantes para as vítimas
- A Federação Internacional de Ginecologia e Obstetrícia (FIGO) reconhece a violência contra a mulher como um problema grave e recomenda

que os ginecologistas e obstetras, assim como qualquer profissional da Saúde, eduquem-se quanto ao assunto
- É importante que todos os ginecologistas e obstetras tenham a capacidade de identificar as vítimas e prestar tanto atendimento quanto aconselhamento adequados, documentando os determinantes da agressão e suas consequências
- Os profissionais envolvidos no atendimento devem colaborar nos processos legais caso sejam convocados
- No Brasil, o atendimento integral às vítimas de violência sexual só foi normatizado em 1998, o que faz com que ainda existam lacunas e desafios, especialmente em um contexto de vulnerabilidade social. Entre essas lacunas, destacam-se:
  - » Falta de treinamento dos profissionais
  - » Falta de estrutura organizacional
  - » Apreensão por parte dos profissionais ao realizar o atendimento, já que tal atendimento pode gerar envolvimento judicial e trazer à tona dilemas morais para os médicos
- A atenção às vítimas de violência sexual é prioritária e imprescindível, bem como deve ser garantida assistência médica nos âmbitos de saúde sexual e reprodutiva, envolvendo os seguintes passos:
  - » Acolhimento
  - » Anamnese
  - » Exame médico pericial
  - » Profilaxia de IST
  - » Prevenção de gravidez
  - » Manejo em caso de gestação decorrente da violência sexual
  - » Seguimento.

Acolhimento

- As vítimas podem procurar diretamente uma das instituições de saúde credenciadas, sem a necessidade de fazer boletim de ocorrência antecipadamente na delegacia ou IML, evitando constrangimentos e aumentando o acesso ao atendimento médico
- O acolhimento é feito em um lugar reservado, no qual a paciente é acompanhada por um membro capacitado da equipe, como um enfermeiro, assistente social ou psicólogo
- É criado um ambiente seguro, para determinar se a paciente deve permanecer acompanhada ou não durante o atendimento

- Após obter uma breve história dos fatos, é realizado o contato com as delegacias responsáveis para solicitar os exames periciais, acionando as unidades da Delegacia da Mulher ou, no caso de vítimas menores de 14 anos, os Núcleos de Proteção à Criança e ao Adolescente (Nucria).

Anamnese

- O tempo entre o ato de violência e o atendimento hospitalar deve ser o mais curto possível, assim como não deve ultrapassar 72 horas – já que, após esse período, a profilaxia para IST e a prevenção de gravidez têm sua eficácia diminuída
- É importante que a anamnese transcorra de maneira espontânea, evitando uma sequência engessada de perguntas para que não seja impresso um caráter interrogatório
- Durante o atendimento, devem ser priorizadas:
  - » A avaliação do estado geral de saúde
  - » A orientação e a proteção contra infecções de transmissão sexual
  - » A prevenção contra gravidez
  - » A coleta de materiais biológicos ou outros indícios que possam contribuir para a identificação do agressor
- O Decreto Presidencial nº 7.958/2013 (Brasil, 2012; Brasil, 2013) "estabelece diretrizes para o atendimento às vítimas de violência sexual pelos profissionais de segurança pública e da rede de atendimento do Sistema Único de Saúde" e os posteriores (Brasil, 2014; Brasil, 2015a) dispõem sobre os registros que devem constar em prontuário:
  - » Local, dia e hora aproximados da violência sexual e do atendimento médico no hospital de referência
  - » História clínica detalhada, com dados sobre a violência sofrida
  - » Tipo(s) de violência sexual sofrido(s)
  - » Forma(s) de constrangimento empregada(s)
  - » Tipificação e número de agressores
  - » Exame físico completo, inclusive o ginecológico
  - » Descrição minuciosa das lesões, com indicação da temporalidade e localização específica
  - » Detalhamento minucioso dos vestígios e de outros achados no exame
  - » Identificação dos profissionais que atenderam a vítima
  - » Preenchimento da Ficha de Notificação Compulsória de Violência Doméstica, Sexual e outras Violências.

Exame médico pericial

- O exame deve ser realizado por um médico perito com a presença de uma auxiliar e, quando a vítima for menor de 14 anos, com a presença de algum responsável legal
- Primeiro momento – exame físico geral:
  - » O exame físico geral deve procurar lesões aparentes, motivadas por agressão ou contenção forçada, podendo estar em qualquer região do corpo
  - » As lesões devem ser descritas quanto a tamanho, número, forma e grau de comprometimento, buscando diferenciar como recentes ou não
  - » É importante lembrar que apenas a existência das lesões não confirma a ocorrência do ato violento, já que podem ser decorrentes de práticas consentidas
  - » A Tabela 37.1 explica as principais características de cada tipo de lesão corporal que pode ser encontrada no exame médico pericial
- Segundo momento – exame ginecológico:
  - » O exame ginecológico deve ser feito com uma inspeção cuidadosa dos órgãos genitais externos, principalmente do hímen
  - » Deve-se descrever as características do hímen, do introito vaginal e seus arredores
  - » É fundamental a caracterização da rotura ou não do hímen; se houver, deve-se caracterizar como recente ou antiga
  - » O hímen complacente pode não romper com a penetração vaginal; nesses casos, a confirmação da conjunção carnal é feita pela identificação de espermatozoides no canal vaginal
  - » A região anal também deve ser inspecionada, podendo mostrar lesões de esfíncter ou fissuras.

Exames laboratoriais

Exames protetivos

- O conteúdo vaginal deve ser coletado para realização de:
  - » Exame bacterioscópico
  - » Culturas específicas de *Neisseria gonorrhoeae*, *Chlamydia trachomatis* e *Trichomonas vaginalis*
- Os exames de sangue que devem ser solicitados na admissão incluem:

Tabela 37.1 Características dos tipos de lesão corporal encontrados no exame médico pericial.

Lesão corporal	Características
Rubefação	Hiperemia da pele; fugaz, decorrente de tapas, beliscões e empurrões
Equimose	Petéquias decorrentes de rotura de capilares; geralmente são superficiais. A coloração pode indicar a temporalidade: vermelhas (1 dia), violáceas (2/3 dias), azuis (4/6 dias), esverdeadas (7/10 dias), amareladas (12 dias), desaparecendo após 15 dias
Hematoma	Acúmulo de sangue por rotura de vasos calibrosos, decorrente de trauma mecânico
Escoriação	Destacamento da epiderme, expondo a derme extravasando conteúdo seroso e sangue
Ferida contusa	Lesão aberta de bordas irregulares, por mecanismo de pressão, compressão ou tração; ocorre traumatismo de partes moles com hemorragia e edema
Ferida puntiforme	Causada por instrumento perfurante, pontiagudo
Ferida incisa	Causada por instrumento cortante
Marcas de contenção	Lesões contusas (equimoses e escoriações) ou representadas por sulcos (quando provocada por fios e cordas)
Mordeduras	Marcas de mordida com equimoses e escoriações

- » Teste rápido para HIV (preferível a outros testes para HIV)
- » Teste rápido para sífilis (preferível a outros testes para sífilis)
- » HBsAg e Anti-HBs (para pesquisa de hepatite B)
- » Anti-HCV (para pesquisa de hepatite C)
- » β-HCG (para mulheres em idade fértil)
- É importante ressaltar que a profilaxia para IST e a prevenção de gravidez devem ser realizadas independentemente da coleta desses exames.

Exames forenses

- São essenciais para questões legais de investigação e identificação do agressor
- A coleta de sangue deve ser realizada para posterior confronto de DNA com o possível agressor

- A coleta de urina deve ser feita para possibilitar os exames toxicológicos
- A coleta de material para pesquisa de espermatozoides e PSA deve ser realizada com *swabs* esterilizados de haste longa e flexíveis:
  » Os maiores índices de positividade são encontrados em *swabs* que coletaram material da vulva e cavidade vaginal
  » A depender da história clínica, pode ser obtido material das regiões anal, perianal, da cavidade oral e de outros locais que podem ter acumulado material biológico
- Alguns materiais que podem apresentar vestígios de ejaculação, como absorventes, fraldas, papel higiênico, vestes íntimas e roupas, podem ser coletados mediante autorização da vítima.

Profilaxia para infecções sexualmente transmissíveis

- A profilaxia para IST deve ser realizada independentemente da presença de lesões e é indicada em todos os casos de exposição com risco de contágio
- Deve ser iniciada, preferencialmente, em até 72 horas após a agressão sexual (esse início em até 72 horas é particularmente muito importante no contexto da profilaxia para HIV)
- A Tabela 37.2 resume a profilaxia para as principais ISTs

Prevenção de gravidez

- A contracepção de emergência é direito da mulher em idade fértil, vítima de violência sexual, e deve ser realizada preferencialmente nas primeiras 24 horas após a agressão sexual
- É realizada com levonorgestrel 1,5 mg, VO, dose única.

Manejo de gestação decorrente de violência sexual

- Caso a mulher engravide em decorrência do estupro, o médico deve fornecer as seguintes possibilidades para que a mulher tome uma decisão:
  » Aborto legal
  » Seguimento da gestação com pré-natal adequado e, caso seja o desejo da paciente, adoção legal após a gestação.

Aborto legal previsto por lei

- Caso a mulher opte por realizar o aborto legal previsto por lei, é imprescindível que, como conduta inicial, providencie-se uma documentação constatando que a gestante ou seu representante legal decidiu pela interrupção da gestação
- Além da documentação de consentimento, são necessárias algumas etapas para a realização do

Tabela 37.2 Profilaxia para infecções sexualmente transmissíveis (ISTs) no contexto de violência sexual contra mulheres adultas.	
ISTs	Medicação e doses para profilaxia
Sífilis	Penicilina G benzatina • Dose para adultos: 2,4 milhões UI, via intramuscular (IM), dose única • Dose pediátrica: 50 mil UI/kg, IM, dose única
Gonorreia	Ceftriaxona • Dose para adultos: 500 mg, IM, dose única • Dose pediátrica: 125 mg, IM, dose única
Clamídia	Doxiciclina • Dose para adultos: 100 mg, via oral (VO), 12/12 h, durante 7 dias • Dose pediátrica: 4,4 mg/kg, VO, 12/12 h, durante 7 dias
Tricomoníase	Metronidazol • Dose para adultos: 2 g, VO, dose única • Dose pediátrica: 15 mg/kg, VO, durante 7 dias
HIV	Tenofovir (TDF) 300 mg/Lamivudina (3TC) 300 mg + Dolutegravir 50 mg, VO, durante 28 dias
Hepatite B	Em mulheres não vacinadas ou com esquema vacinal incompleto: administrar primeira dose da vacina ou completar o esquema Em mulheres vacinadas: dose única de vacina contra hepatite B Caso o agressor seja sabidamente portador de hepatite B (HBsAg +) ou grupo de risco:* a vacinação deve ser acrescida de imunoglobulina anti-hepatite B (IGHB)

*Grupo de risco para hepatite B: usuário de drogas ilícitas, por exemplo.

aborto, de modo a resguardar o profissional médico judicialmente. A anamnese deve ser feita e presenciada por dois profissionais da Saúde do serviço, devendo também ser realizada uma avaliação médica para diagnosticar a gravidez e determinar a idade gestacional

- Não devem ser exigidos boletim de ocorrência, laudo do IML ou autorização judicial para a realização do aborto legal, sendo necessário apenas o depoimento da paciente
- As pacientes que optarem pelo aborto devem receber um acompanhamento multidisciplinar e humanizado
- É importante ressaltar que o termo de responsabilidade assinado pela paciente contém informações sobre advertência acerca da previsão dos crimes de falsidade ideológica e de aborto caso ela não tenha sido vítima de violência sexual
- Além do termo de responsabilidade, devem fazer parte do prontuário: o relato circunstanciado do evento, o parecer técnico, o termo de aprovação do procedimento e o termo de consentimento livre esclarecido
- O Código Penal brasileiro não estabelece limite de idade gestacional para os permissivos legais ao aborto induzido (gravidez resultante de estupro, risco de vida à gestante e anencefalia fetal)
- O aborto poderá ser medicamentoso com o uso de misoprostol e/ou mecânico (preferencialmente por aspiração manual intrauterina ou curetagem uterina), dependendo da idade gestacional e das condições clínicas.

Seguimento da paciente vítima de violência sexual

- A violência sexual exige notificação compulsória em até 24 horas (deve ser feita tanto em casos suspeitos quanto em casos confirmados)
- Se o boletim de ocorrência ainda não tiver sido feito após o atendimento médico, tal realização pode ser postergada para o dia seguinte ou para quando a paciente estiver psicologicamente apta
- Caso não seja necessário internação hospitalar, a paciente deve ser imediatamente encaminhada para acompanhamento social e psicológico, preferencialmente em sua UBS de referência
- Em caso de risco de novos episódios de violência, a equipe médica deve contribuir com os órgãos competentes para que possam ser estabelecidas medidas de proteção à vítima.

Leitura complementar

Andrade RP. Violência sexual contra as mulheres: aspectos médicos, psicológicos, sociais e legais do atendimento. 2. ed. Curitiba: Imprensa da UFPR; 2016. 220p.

Brasil. Decreto-Lei nº 2.848, de 7 de dezembro de 1940. Brasília: Presidência da República; 1940.

Brasil. Decreto Presidencial nº 7.958, de 13 de março de 2013. Estabelece diretrizes para o atendimento às vítimas de violência sexual pelos profissionais de segurança pública e da rede de atendimento do Sistema Único de Saúde. Brasília, DF: Presidência da República; 2013. Seção I, nº 50. p. 1-2.

Brasil. Lei nº 10.778, de 24 de novembro de 2003. Estabelece a notificação compulsória, no território nacional, do caso de violência contra a mulher que for atendida em serviços de saúde públicos ou privados. Brasília, DF: Presidência da República; 2003.

Brasil. Ministério da Saúde. Informe 3: Serviços de atenção às pessoas em situação de violência sexual. Brasília: Presidência da República; 2016a.

Brasil. Ministério da Saúde. Ministério da Justiça. Secretaria de Políticas para as Mulheres. Norma Técnica: atenção humanizada às pessoas em situação de violência sexual com registro de informações e coleta de vestígios. Brasília: Presidência da República; 2015a.

Brasil. Ministério da Saúde. Secretaria de Atenção à Saúde. Departamento de Ações Programáticas Estratégicas. Prevenção e tratamento dos agravos resultantes da violência sexual contra mulheres e adolescentes: norma técnica. Brasília: Presidência da República; 2012.

Faúndes A, Hardy E, Osis MJ, Duarte G. O risco para queixas ginecológicas e disfunções sexuais segundo história de violência sexual. RBGO. 2000;22(3):153-7.

Federação Internacional de Ginecologia e Obstetrícia. Committee for the Study of Ethical Aspects of Human Reproduction and Women's Health. London: Figo House; 2015.

Medeiros JM. Seguimento com a psicologia: Protocolo de Atendimento a Mulheres Vítimas de Violência Sexual. In: Andrade RP. Violência sexual contra mulheres: aspectos médicos, psicológicos, sociais e legais do atendimento. 2. ed. Curitiba: Imprensa da UFPR; 2016. 220p.

Polícia Científica do Paraná. Divisão de laboratórios. Manual de Coleta de Materiais. Curitiba: Secretaria de Estado da Saúde do Paraná; 2016.

Secretaria de Estado da Saúde do Paraná. Protocolo para o atendimento às pessoas em situação de violência sexual. Curitiba: Secretaria de Estado da Saúde do Paraná; 2015. 28p.

World Health Organization. Guidelines for medico-legal care for victims of sexual violence. Geneva: WHO; 2003.

World Health Organization (WHO). International Classification of Diseases 11th Revision. The global standard for diagnostic health information. Geneva: WHO; 2023.

PARTE 3

Obstetrícia Geral

38 Parto Vaginal, *291*

39 Parto Vaginal Instrumentado, *301*

40 Cesariana, *312*

41 Fisiologia do Trabalho de Parto, *320*

42 Indução do Trabalho de Parto, *324*

43 Hiperêmese Gravídica, *330*

44 Hemorragias da Primeira Metade da Gestação, *337*

45 Doença Trofoblástica Gestacional, *345*

46 Hemorragias da Segunda Metade da Gestação, *353*

47 Prematuridade, *361*

48 Rotura Prematura de Membranas, *367*

49 Gestação Múltipla, *372*

50 Restrição de Crescimento Intrauterino, *379*

51 Doenças Hipertensivas na Gestação, *384*

52 Infecções na Gestação, *392*

53 Corioamnionites, *400*

54 Infecção do Trato Urinário na Gestação, *405*

55 Diabetes e Gestação, *411*

56 Anemias na Gestação, *419*

57 Puerpério Normal e Patológico, *426*

58 Hemorragia Pós-Parto, *441*

59 Lactação e Amamentação, *461*

38

Parto Vaginal

Taílly de Souza Almeida ▪ Mauro Henrique Agapito da Silva ▪ Álvaro Luiz Lage Alves

KEYPOINTS

1. A avaliação inicial cuidadosa da parturiente é fundamental para a ocorrência do parto seguro.
2. Tanto a análise do tipo sanguíneo e do fator Rh quanto a realização de testes rápidos de sífilis e HIV são imprescindíveis na admissão para assistência adequada ao parto.
3. Na assistência ao período de dilatação, alguns pontos são cruciais: orientações relacionadas a posturas, necessidade de analgesia e orientações referentes às suas respectivas técnicas (não farmacológicas e farmacológicas); monitorização dos sinais vitais maternos, das contrações uterinas, da dilatação, do apagamento do colo uterino e da vitalidade fetal; oferta adequada de alimentos e líquidos; aquecimento perineal por meio da aplicação de compressas mornas.
4. Ao longo da assistência ao período expulsivo, a monitorização da frequência cardíaca fetal deve ser mais rigorosa (a intervalos de 5 minutos). A parturiente deve ser orientada sobre a ocorrência e a fisiologia dos puxos involuntários, sendo necessário não encorajar puxos voluntários rotineiramente.
5. No decorrer da assistência ao desprendimento do polo cefálico fetal, sugere-se a adoção da prática de *hands on*, na intenção de alentecer a deflexão da cabeça fetal e proteger o períneo por meio da pressão digital bilateral e centrípeta, executada na direção do centro tendíneo do períneo.
6. No período expulsivo, a proteção perineal é preferível à execução de episiotomia de rotina, visando reduzir o trauma perineal.
7. A realização de clampeamento oportuno do cordão umbilical (entre 1 e 3 minutos) deve ser sempre priorizada, ponderando os potenciais benefícios para o recém-nascido em relação aos possíveis riscos. Suas principais vantagens são: transferência adicional de sangue ao neonato, menor necessidade de transfusão sanguínea, maior estabilidade circulatória e menor incidência de hemorragia intraventricular e enterocolite necrotizante.
8. Durante a dequitação, o desprendimento da placenta e das membranas deve ser adequadamente monitorado, sendo o limite máximo de tempo para a dequitação estabelecido em 30 minutos. O manejo ativo deve ser implementado, com inclusão da administração profilática de ocitocina, da tração controlada do cordão umbilical, do contato pele a pele, da vigilância uterina e do sangramento vaginal – a serem realizados por meio de gentil massagem uterina, a cada 15 minutos, nas primeiras 2 horas após a dequitação.
9. A profilaxia farmacológica da hemorragia pós-parto por atonia uterina mais recomendada é a administração intramuscular de 10 U de ocitocina, imediatamente após o desprendimento fetal.
10. O contato pele a pele deve ser realizado por, no mínimo, 1 hora, oferecendo, entre inúmeros benefícios, os de aquecimento do neonato e início da sucção e do contato materno.

Highlights

- Na admissão para a assistência ao parto, estão recomendados o acolhimento, o exame físico materno e fetal e a realização de exames laboratoriais. Além da verificação das informações e dos exames registrados no cartão de pré-natal, devem ser feitos testes rápidos para sífilis e HIV. Definidos o diagnóstico de trabalho de parto e a internação, um planejamento da assistência deve ser estabelecido entre a equipe, a parturiente e seu(s) acompanhante(s)
- No período de dilatação, recomenda-se a liberdade de posição, com prioridade para as posições verticais; devem ser respeitadas as condições clínicas e as preferências individuais da parturiente
- Durante o período de dilatação, a analgesia pode propiciar conforto para a parturiente. As técnicas não farmacológicas devem ser priorizadas nas fases mais iniciais da dilatação cervical e as farmacológicas, na fase ativa do trabalho de parto
- Os sinais vitais (pressão arterial, frequência cardíaca e temperatura corporal) devem ser avaliados intermitentemente no decorrer do período de dilatação. Deve-se priorizar a ingestão de alimentos leves (baixo resíduo). A administração intravenosa de fluidos deve ser restrita a casos específicos, devendo a suspensão da alimentação ser individual e criteriosamente avaliada na vigência de risco elevado de anestesia geral
- Ao longo da assistência ao período de dilatação, é essencial avaliar as contrações uterinas, a dilatação e o apagamento do colo uterino, a descida do feto, a integridade das membranas ovulares e a frequência cardíaca fetal. O uso do partograma está recomendado, contribuindo para registrar a evolução do trabalho de parto e identificar os desvios e as complicações
- No período expulsivo, a recomendação para a adoção das posições verticais também deve ser prioritária. Durante a assistência ao desprendimento da cabeça fetal, a episiotomia de rotina não é recomendada. Quando indicada, a técnica a ser utilizada é a episiotomia mediolateral, em angulação entre 40° e 60°
- No decorrer do desprendimento fetal, caso a rotação externa e/ou o desprendimento dos ombros não ocorram espontaneamente, a manobra cabeça-ombro deve ser executada
- A tração controlada do cordão umbilical deve ser realizada por meio da manobra de Brandt-Andrews e o desprendimento da placenta e das membranas deve ser monitorado em conduta expectante até o início da saída vulvar da placenta, quando está recomendada a manobra de Jacob-Dublin
- Após a dequitação placentária, devem ser aplicadas medidas para garantir a integridade perineal da parturiente, incluindo a revisão do canal de parto e o reparo cirúrgico das lacerações ou a episiorrafia, conforme as necessidades
- Uma vez realizada episiotomia, é necessária sua avaliação, bem como seu reparo cuidadoso, por meio da episiorrafia. As suturas dos músculos transverso superficial do períneo e bulbocavernoso (e da pele perineal) devem ser feitas com pontos separados. Já a sutura da mucosa vaginal pode ser individualizada, podendo ser aplicados pontos simples ou suturas contínuas.

Avaliação da parturiente

Avaliação inicial da parturiente

- Acolhimento, anamnese, exame físico e análise da vitalidade fetal são fundamentais na assistência ao trabalho de parto e parto
- Na avaliação inicial da parturiente, são coletadas todas as informações registradas durante a assistência pré-natal – incluindo a pesquisa por colonização pelo estreptococo do grupo B (ou identificação dos seus fatores de risco), assim como pela tipagem sanguínea ABO e pelo fator Rh – na intenção de identificar necessidades de profilaxias
- Esses passos são fundamentais para a garantia de um parto seguro e saudável.

Exames físicos materno e fetal

- O exame físico admissional deve incluir aferição materna da pressão arterial, frequências cardíaca e respiratória, saturação de oxigênio, temperatura e peso corporal, além de avaliação específica das contrações uterinas ("dinâmica uterina"), análise da estática fetal (manobras de Leopold-Zweifel) e da sua vitalidade (batimentos cardiofetais), além de exame vaginal (toque; exame especular, quando necessário) com verificação do canal de parto

- Na avaliação da vitalidade fetal, a cardiotocografia e/ou a ultrassonografia podem ser realizadas, quando necessárias.

Exames laboratoriais

- Além da verificação do rastreamento pré-natal da sífilis e da infecção pelo HIV, testes rápidos para esses bioagentes devem ser realizados no momento da admissão
- Quando positivos, as profilaxias visando à prevenção de transmissões verticais devem ser prescritas e a confirmação diagnóstica, sequencialmente estabelecida. Demais exames serão realizados quando necessários (p. ex., prova cruzada nas parturientes de alto risco para hemorragia pós-parto)
- Após o diagnóstico do trabalho de parto, a parturiente e seu(s) acompanhante(s) devem ser abordados para se estabelecer um planejamento da assistência, a ser prestada pela equipe obstétrica durante todo o processo do parto, sob liderança do médico obstetra.

Assistência ao primeiro período do trabalho de parto (período de dilatação)

Postura da parturiente

- Orientar sobre a liberdade de posição. A escolha confortável da posição e as posturas verticais podem reduzir a duração do trabalho de parto
- A opção das posições deve considerar as condições clínicas e as preferências individuais da gestante (Figuras 38.1 e 38.2)

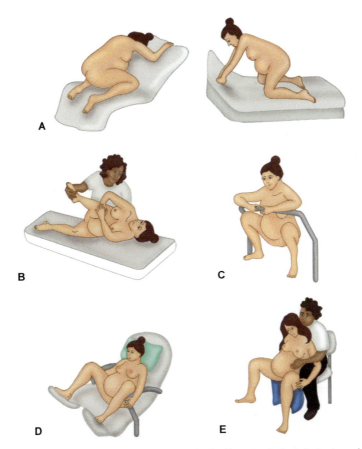

Figura 38.1 Posições maternas sugeridas para o período de dilatação. **A.** Posição inglesa, de Gaskin, ou de quatro apoios. **B.** Posição de Sims, francesa, ou decúbito lateral esquerdo. **C.** Posição de cócoras. **D.** Posição semissentada em cama de parto. **E.** Posição sentada em banquinho de parto. (Adaptada de Rezende Filho, 2022.)

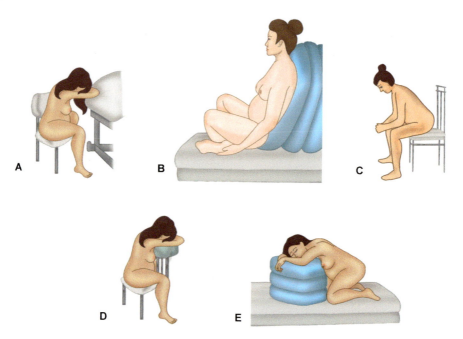

Figura 38.2 Outras posições maternas sugeridas para o período de dilatação. **A.** Posição sentada com apoio sobre almofada. **B.** Posição sentada na cama apoiada em travesseiro. **C.** Posição sentada com apoio dos antebraços sobre os membros inferiores. **D.** Posição sentada com apoio dos braços e da cabeça em almofada no espaldar da cadeira. **E.** Posição ajoelhada para a frente com as pernas separadas e apoiadas sobre travesseiro. (Adaptada de Rezende Filho, 2022.)

- Atividades como caminhar e assentar confortavelmente estão ligadas à satisfação durante a dilatação
- Estudos mostram que atividades físicas e posições verticais no início do trabalho de parto reduzem a duração, a frequência de cesarianas e a necessidade de anestesia epidural.

- Deve-se priorizar a utilização das técnicas não farmacológicas nas fases mais iniciais da dilatação cervical e as farmacológicas na fase ativa do trabalho de parto. No tratamento das distocias funcionais, a adoção das técnicas farmacológicas de alívio da dor pode contribuir para o sucesso da correção.

Analgesia

- Recomendada para garantir o conforto da parturiente, conforme o seu desejo. A necessidade e a opção por analgesia são frequentemente associadas às induções do parto e às distocias funcionais
- Devem ser oferecidas orientações sobre as técnicas não farmacológicas de alívio da dor (imersão, acupuntura, acupressão, movimentação ou bola Bobath), assim como as técnicas farmacológicas (peridural com e sem cateter, raquianestesia, técnica combinada peri-raqui ou analgesia inalatória – óxido nitroso/fluorano)

Sinais vitais maternos

- Está recomendada a verificação rotineira intermitente do pulso, da pressão arterial e da temperatura, com frequência aumentada nas gestações de risco, como nas síndromes hipertensivas e diabetes gestacional, por exemplo
- Nos casos de amniorrexe prematura das membranas ou nas síndromes hipertensivas, as avaliações de temperatura, frequência cardíaca e pressão arterial devem ser mais frequentes
- Parturientes com diabetes se beneficiam do controle constante da glicemia capilar durante o trabalho de parto.

Alimentação e fluidos intravenosos

- A oferta de alimentos leves (baixo resíduo) durante o trabalho de parto é a mais apropriada, tais como líquidos adocicados, gelatinas e sorvetes de frutas
- A administração de fluidos intravenosos deve ser restrita a casos específicos, tais como administração de antibióticos, indução do trabalho de parto, distocias funcionais e uso de analgesia
- Nos casos de doença materna com risco elevado de anestesia geral, a opção de não oferecer alimentos deve ser criteriosamente avaliada.

Assistência obstétrica

- Vigilância integral e atenta da evolução do trabalho de parto, com registro correto e detalhado no partograma, e identificação dos desvios e complicações
- O uso do partograma oferece uma visualização gráfica da evolução do trabalho de parto, bem como pode contribuir para a identificação das anormalidades
- É essencial avaliar: as contrações uterinas (a cada hora), a dilatação e o apagamento do colo uterino por meio do toque vaginal (a cada 4 horas), a descida do feto, a integridade das membranas ovulares, além da monitorização da frequência cardíaca fetal (a cada 30 minutos).

Assistência ao segundo período do trabalho de parto (período de expulsão)

- No segundo período do trabalho de parto, que se inicia com a dilatação total do colo uterino, completam-se a descida do feto e os demais tempos do mecanismo de parto (rotações interna e externa, desprendimento fetal)
- As contrações ficam mais frequentes, intensas e prolongadas. A descida completa do feto comprime o períneo, e a parturiente vivencia a sensação de vontade de evacuar. A duração desse estágio varia
- Atualmente, os tempos limites recomendados são de 4 horas para as primíparas sob analgesia, 3 horas para as primíparas sem analgesia, 3 horas para as multíparas sob analgesia e 2 horas para as multíparas sem analgesia

- No período expulsivo, é crucial afastar a presença de hipóxia fetal (estado fetal não tranquilizador); portanto, a monitorização da frequência cardíaca fetal deve ser mais rigorosa (a cada 5 minutos)
  - » O limite inferior dos batimentos cardiofetais aceitável é de 100 bpm. Diante de desacelerações ocorrendo durante as contrações, é necessário conferir o retorno da frequência cardíaca fetal aos níveis normais quando o útero retoma seu tônus basal
  - » Deve-se atentar para o fato de que as desacelerações precoces (coincidentes com as contrações uterinas) são fisiológicas, ocorrem devido à compressão do polo cefálico na pelve materna e não demandam intervenções. As desacelerações variáveis (independem da contratilidade uterina e estão relacionadas à compressão do cordão umbilical) podem ou não se associar à hipóxia fetal e, frequentemente, são transitórias, desaparecendo com a mudança da posição materna e/ou com a amnioinfusão
  - » Já as desacelerações tardias (pico da queda após as contrações uterinas) se relacionam à hipóxia e exigem intervenção (abreviação do parto). Nesta condição, a vigilância e a confirmação diagnóstica podem ser facilitadas por meio da cardiotocografia contínua
  - » Mantém-se a recomendação da adoção das posições verticais durante esse estágio
- Apesar de os estudos revelarem maior perda sanguínea nas posições verticais (associada à maior velocidade da exteriorização do sangue), a elevação do dorso materno em pelo menos 45° favorece e abrevia o desprendimento fetal
- A parturiente deve ser orientada sobre a ocorrência e a fisiologia dos puxos involuntários. É necessário não encorajar puxos voluntários rotineiramente, principalmente se o desprendimento fetal não for iminente
- Caso os esforços expulsivos sejam encorajados (puxos voluntários), recomenda-se orientar a parturiente a fazer um esforço de puxo com duração de cerca de 10 segundos, durante a contração uterina, após uma inspiração profunda
- Antes do parto, é orientada a higienização corporal correta, em particular da genitália externa (monte púbico, sulcos genitocrurais, terços superiores da face interna da coxa, regiões vulvar,

vaginal e anal), na intenção de reduzir os riscos de infecção. Campos cirúrgicos esterilizados devem ser utilizados, devendo ser alocados antes do desprendimento fetal.

Cuidados durante o desprendimento fetal

- As evidências científicas apontam que evitar a episiotomia de rotina pode reduzir os riscos de trauma perineal, sem aumentar a dor ou o risco de trauma vaginal grave
- Entretanto, o risco de trauma perineal anterior fica aumentado. Sendo assim, as recomendações atuais são contrárias à episiotomia de rotina, na tentativa de reduzir o trauma da musculatura do compartimento posterior do períneo e de manejar, preferencialmente, as complicações no compartimento anterior (lesões periuretrais, dos pequenos lábios etc.)
- As indicações atuais de episiotomia são restritas ao estado fetal não tranquilizador e à necessidade de manobras obstétricas, principalmente diante de distocias (p. ex., distocia de ombro, parto vaginal operatório, versão cefálica interna, extração podal)
- Quando indicada, a técnica a ser realizada é a episiotomia mediolateral, em angulação entre 40° e 60° (Figura 38.3). As episiotomias mediana (perineotomia) e lateral devem ser proscritas – pelo risco aumentado, respectivamente, de trauma do esfíncter anal (interno e externo) e de hematoma no bulbo do vestíbulo
- Garantir a integridade do períneo durante a deflexão do polo cefálico fetal é uma preocupação constante da equipe de obstetrícia. Sugerimos o uso da prática de *hands on*, alentecendo a deflexão da cabeça fetal e protegendo o períneo por meio da pressão digital bilateral e centrípeta, executada na direção do centro tendíneo do períneo com uma das mãos
- O alentecimento da deflexão é executado com a outra mão, por meio do apoio do polo cefálico, intencionando evitar lesões periuretrais e promovendo um desprendimento gradual da cabeça fetal
- As manobras de Kristeller (pressão manual no fundo uterino) e de Olshausen (introdução do dedo no reto materno) são desaconselhadas devido ao risco de traumatismos e incômodos sem benefícios maternos ou neonatais
- Depois do desprendimento completo da cabeça fetal, deve-se verificar a presença de circulares de cordão no pescoço e/ou tronco fetais
- Se presentes, as circulares devem ser desfeitas, transpassando a alça funicular pelo polo cefálico ou pelos ombros. Circulares muito justas podem ser difíceis de serem desfeitas
- Nessas situações, pode-se optar por apenas afrouxá-las. A opção de cortar o cordão umbilical entre duas pinças deve ser tomada somente se excluídas as possibilidades de distocia de ombro

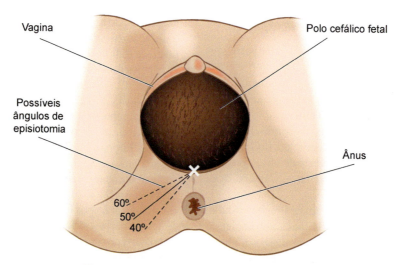

Figura 38.3 Episiotomia mediolateral à direita.

ou de distocia no desprendimento abdominal (fetos hidrópicos)
- Habitualmente, a rotação externa da cabeça fetal acontece, naturalmente, logo após a sua deflexão. Os desprendimentos do ombro (diâmetro biacromial) e do quadril (diâmetro bitrocantérico) também acontecem, comumente, de forma gradual e espontânea
- Em algumas situações, a rotação externa do polo cefálico ocorrerá apenas na contração subsequente, o que pode ser aguardado no parto fisiológico
- Caso não haja a rotação externa de forma espontânea, o obstetra deve auxiliar no processo, executando a rotação seguida da liberação dos ombros anterior e posterior, por meio da manobra cabeça-ombro
- Essa técnica é realizada posicionando-se as mãos sobre os parietais do feto e exercendo uma tração inferior do polo cefálico, liberando primeiro o ombro anterior e depois o posterior (Figura 38.4)

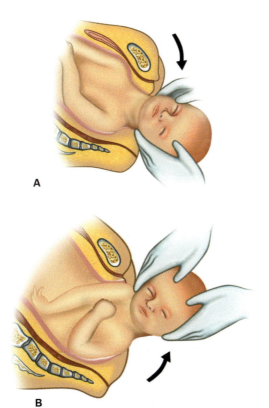

Figura 38.4 Manobra cabeça-ombro após rotação externa do polo cefálico durante o desprendimento fetal. (Adaptada de Rezende Filho, 2022.)

- Depois da liberação dos ombros, o desprendimento do quadril e dos membros inferiores é habitualmente rápido. O assistente deve posicionar uma das mãos abaixo do tronco fetal, guiá-la pelos membros inferiores e apreender os seus maléolos.

Clampeamento do cordão umbilical

- Após o desprendimento completo do bebê, recomenda-se o clampeamento oportuno do cordão umbilical, a ser realizado entre 1 e 3 minutos, avaliando os riscos individuais
- As vantagens são uma transferência adicional de sangue ao neonato, menor necessidade de transfusão sanguínea, maior estabilidade circulatória e menor incidência de hemorragia intraventricular e enterocolite necrotizante
- Adicionalmente, as reservas de ferro aos 6 meses de vida são maiores, quando comparadas ao clampeamento imediato
- É necessário avaliar os possíveis riscos do aumento da volemia e icterícia nos recém-nascidos, especialmente em condições como restrição de crescimento fetal, diabetes *mellitus* e na síndrome de transfusão feto-fetal.

Assistência ao terceiro período do trabalho de parto (período de dequitação)

- O terceiro período do trabalho de parto inicia-se depois do desprendimento do bebê e do clampeamento do seu cordão
- É o período caracterizado pela expulsão da placenta e das membranas ovulares – a dequitação. Existem vários sinais que indicam a dequitação fisiológica e que podem ser observados, evitando-se as intervenções desnecessárias (Tabela 38.1)
- O limite máximo de tempo para a dequitação, sem aumento da incidência de complicações, é de 30 minutos. Em 90% dos partos, ela ocorre dentro dos primeiros 15 minutos.
- No terceiro período, o manejo ativo é recomendado, por meio da administração profilática de ocitocina, da tração controlada do cordão umbilical, do contato pele a pele, além da vigilância uterina e do sangramento vaginal (massagem uterina)
- Atualmente, a profilaxia farmacológica da hemorragia pós-parto por atonia uterina mais

Tabela 38.1 Sinais indicativos da dequitação.	
Sinal	Aspectos a serem observados
Schroeder	Elevação do fundo uterino com desvio para a direita
Ahlfeld	Descida progressiva do cordão umbilical, visualizando-se o afastamento do local de pinçamento do cordão da vulva
Fabre	Não transmissão da tração do cordão ao fundo uterino
Strassmann	Ausência de propagação da percussão do fundo uterino até o cordão umbilical
Küstner	Elevação do útero à palpação abdominal, não acompanhada de movimentação do cordão umbilical
Calman ou Mikulicz-Radecki	Sensação referida pela paciente de peso retal
Garber	Presença de placenta em fórnice vaginal ao realizar o toque vaginal

recomendada é a administração intramuscular de 10 U de ocitocina, imediatamente após o desprendimento fetal
- A tração controlada do cordão umbilical deve ser realizada por meio da manobra de Brandt-Andrews (Figura 38.5), evitando-se as trações excessivas e os riscos subsequentes de inversão uterina, rotura do cordão umbilical e/ou retenção de restos ovulares (cotilédones placentários e membranas ovulares)
- Em situações individualizadas, ou seja, não rotineiramente, assim que o descolamento da placenta for mais evidente, sua descida vaginal pode ser auxiliada por meio de leve compressão suprapúbica (manobra de Harvey)
- O desprendimento da placenta e das membranas deve ser adequadamente monitorado, em conduta expectante até o início da saída vulvar da placenta, quando está recomendada a manobra de Jacob-Dublin
- Nela, a placenta é rodada diversas vezes sobre seu próprio eixo, sem tração, objetivando prevenir a retenção de material ovular no canal de parto (Figura 38.6)
- Após a dequitação, a placenta e as membranas devem ter suas integridades avaliadas. Caso persistam dúvidas sobre a possibilidade de retenção de material ovular, procede-se à revisão da cavidade uterina e, se necessário, à curagem e à curetagem uterina
- O contato pele a pele, realizado por, no mínimo, 1 hora, oferece os benefícios de aquecimento do neonato, além do início da sucção e do contato com a mãe (e acompanhantes)
  » Promove a lactação, correlacionando-a com redução do desmame entre os infantes

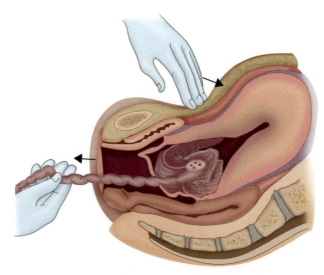

Figura 38.5 Tração controlada de cordão umbilical (manobra de Brandt-Andrews). (Adaptada de Rezende Filho, 2022.)

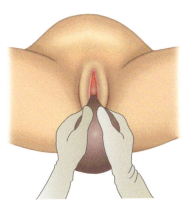 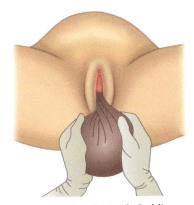

Figura 38.6 Assistência à dequitação pela manobra de Jacob-Dublin.

- » Também contribui com a estabilização dos parâmetros vitais do neonato
- » Favorece o apego e aumenta a satisfação materna. Inúmeros outros benefícios são atribuídos ao contato pele a pele, com destaque para:
  - ▲ Fortalecimento do vínculo mãe e filho
  - ▲ Aquecimento do neonato, com manutenção da temperatura corporal entre 36,5°C e 37,5°C
  - ▲ Favorecimento do sono e relaxamento
  - ▲ Estímulo sensorial em neonatos prematuros
  - ▲ Estabelecimento saudável da flora intestinal
  - ▲ Facilitação para extração manual do colostro, otimizando a prevenção contra infecções
  - ▲ Favorecimento à progressão para maior volume de leite
- As medidas para a garantia da integridade perineal da parturiente são a revisão do canal de parto e o reparo cirúrgico das lacerações ou episiorrafia. O canal de parto deve ser revisado, investigando-se possíveis lacerações cervicais, vaginais e/ou perineais
- As lacerações devem ser suturadas com fio absorvível de curta duração
  - » No colo uterino, as lacerações devem ser reparadas com pontos simples
  - » Lacerações vaginais podem ser suturadas com pontos simples ou contínuos, a depender das extensões
- As lesões perineais (Figura 38.7) podem ser classificadas em:
  - » Primeiro grau: lesões na pele do períneo e na mucosa vaginal
  - » Segundo grau: lesões na pele do períneo, mucosa vaginal e músculos transverso superficial do períneo e bulbocavernoso, porém sem atingir o músculo esfíncter anal
  - » Terceiro grau: lesão do músculo esfíncter anal externo
  - » Quarto grau: lesão dos músculos esfíncter anal externo, interno e da mucosa retal (habitualmente do canal anal)
- Diante da realização de episiotomia, é necessário avaliá-la e proceder ao seu reparo por meio da episiorrafia
  - » As suturas dos músculos (transverso superficial do períneo e bulbocavernoso) e da pele perineal devem ser realizadas com pontos separados. Já a sutura da mucosa vaginal pode ser individualizada, podendo ser aplicados pontos simples ou suturas contínuas
  - » É importante identificar cada grupamento muscular seccionado, para que o assoalho pélvico possa ser reconstruído adequadamente
- A vigilância uterina e da hemorragia pós-parto deve ser realizada por meio de gentil massagem uterina, efetuada a cada 15 minutos nas primeiras 2 horas após a dequitação.

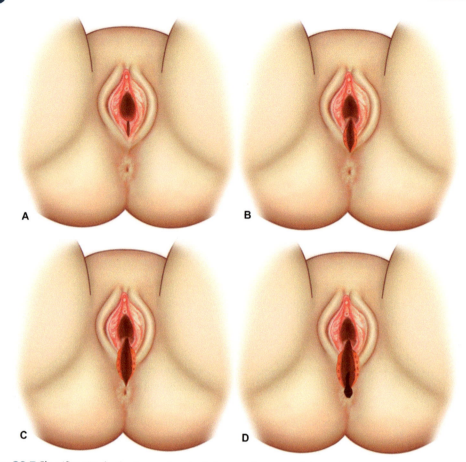

Figura 38.7 Classificação das lesões perineais. **A.** Laceração perineal de primeiro grau. **B.** Laceração perineal de segundo grau. **C.** Laceração perineal de terceiro grau. **D.** Laceração perineal de quarto grau. (Adaptada de Rezende Filho, 2022.)

Leitura complementar

AAP Committee on Fetus and Newborn, ACOG Committee on Obstetric Practice, Kilpatrick SJ, Papile L. Guidelines for prenatal care. 4. ed. Elk Grove Village: American Academy of Pediatrics/American College of Obstetricians and Gynecologists; 1997. p. 117-8.

Aasheim V, Nilsen ABV, Reinar LM, Lukasse M. Perineal techniques during the second stage of labour for reducing perineal trauma. Cochrane Database Syst Rev. 2017;6(6):CD006672.

American College of Obstetricians and Gynecologists. Clinical management guidelines for obstetrician-gynecologists: intrapartum fetal heart rate monitoring. ACOG Practice Bulletin. Obstet Gynecol. 2005;105(5):1161-9.

Brasil. Ministério da Saúde. Diretrizes Nacionais de Assistência ao Parto Normal. Ministério da Saúde; 2022.

Care in normal birth: a practical guide. Technical Working Group, World Health Organization. Birth 1997; 24(2):121-3.

Cunningham FG, Leveno KJ, Bloom SL, Dashe JS, Hoffman BL, Casey BM, et al. Obstetrícia de Williams. 25. ed. McGraw Hill Brasil. Porto Alegre: Artmed; 2021.

Gupta JK, Nikodem C. Maternal posture in labour. Eur J Obstet Gynecol Reprod Biol. 2000;92(2):273-7.

Hofmeyr GJ, Singata-Madliki M. The second stage of labor. Best Pract Res Clin Obstet Gynaecol. 2020;67:53-64.

Li J, Yang S, Yang F, Wu J, Xiong F. Immediate vs delayed cord clamping in preterm infants: A systematic review and meta-analysis. Int J Clin Pract. 2021;75(11):e14709.

Rezende Filho J. Obstetrícia. 14. ed. Rio de Janeiro: Guanabara Koogan; 2022.

Sleep J, Grant A, Garcia J, Elbourne D, Spencer J, Chalmers I. West Berkshire perineal management triai. Br Med J (Clin Res Ed). 1984;289(6445):587-90.

Zugaib M, Francisco RP. Zugaib obstetrícia. 3. ed. Barueri: Manole; 2016.

39

Parto Vaginal Instrumentado

Matheus Eduardo Soares Pinhati ▪ Alexandre L. de Andrade ▪ Álvaro Luiz Lage Alves

KEYPOINTS

1. Parto vaginal instrumentado (PVI) ou operatório se refere ao uso de fórcipe obstétrico ou de vácuo-extrator para concluir o parto vaginal durante a segunda fase do trabalho de parto (período expulsivo).
2. A incidência de PVI diminuiu ao longo das últimas décadas.
3. As indicações de PVI podem ser maternas ou fetais.
4. A gestante deve sempre expressar seu consentimento em caso de indicação de PVI. Tal consentimento deve ser documentado por meio da assinatura do Termo de Consentimento Livre e Esclarecido (TCLE).
5. Qualquer condição que contraindique o parto vaginal e a evidência de desproporção cefalopélvica contraindicam o PVI.
6. A episiotomia não é indicada de rotina no PVI.
7. O instrumento com maior taxa de sucesso no PVI é o fórcipe; contudo, é também o que se associa a um maior número de complicações neonatais.
8. Diante de um período expulsivo prolongado de feto macrossômico (peso estimado maior ou igual a 4.500 g), a cesárea intraparto é preferível ao PVI para prevenção de distocia de ombro.
9. A ocorrência de três tentativas com técnica correta, porém frustradas, constitui indicação para interrupção do PVI, tanto com o fórcipe quanto com o vácuo-extrator (três desprendimentos da campânula).
10. As lacerações perineais são mais frequentes após o uso do fórcipe. Os cefaloematomas são mais frequentes após o uso do vácuo-extrator.

Highlights

- O parto vaginal instrumentado deve ser considerado diante de qualquer condição ameaçadora à mãe ou ao feto passível de ser resolvida com a ultimação da segunda fase do trabalho de parto
- A frequência de PVI diminuiu ao longo das últimas décadas. Paralelamente, observou-se aumento do índice de cesarianas realizadas na segunda fase do trabalho de parto, estando o polo cefálico fetal profundamente insinuado na pelve materna e ocasionando extrações abdominais fetais difíceis e lesivas

- A indicação de PVI impõe a necessidade de equipe capacitada para realizar a cesárea de emergência caso ocorra falha na tentativa da instrumentação
- Os desfechos do PVI devem ser comparados aos da cesariana feita na segunda fase do trabalho de parto, e não aos do parto vaginal
- O PVI também é benéfico para a mãe, pois evita cesárea e suas morbidades relacionadas
- Os principais instrumentos utilizados no parto vaginal instrumentado (PVI) incluem os fórcipes e o vácuo-extrator
- Os fórcipes são mais resolutivos do que os vácuos-extratores; no entanto, são mais associados a lacerações perineais graves

- Os fórcipes mais usados na atualidade são (Figura 39.1):
  » Fórcipe de Simpson: o mais difundido mundialmente, sendo muito eficiente tanto para apreensão e tração do polo cefálico quanto para rotações
  » Fórcipe de Kielland: específico para amplas rotações e para correção de assinclitismos. Apresenta a vantagem de poder executar todas as ações relacionadas ao PVI (tração, pequenas e amplas rotações, correção dos assinclitismos)
  » Fórcipe de Piper: apropriado para extração da cabeça derradeira no parto pélvico
  » Fórcipe de Marelli: indicado para extração fetal em cesariana
- O vácuo-extrator requer maior tempo para a extração fetal; portanto, não deve ser o método preferencial nas emergências (p. ex., estado fetal não tranquilizador)
- As principais vantagens do vácuo-extrator incluem: redução nos erros de aplicação, maior facilidade de aprendizagem, possibilidade de autodirecionamento e autorrotação, menor emprego de força sobre a cabeça fetal, necessidade reduzida de analgesia e de episiotomia e diminuição das lacerações do trajeto
- Os vácuo-extratores são instrumentos que têm uma campânula, um tubo de conexão e uma bomba de sucção. Por meio de pressão negativa, esse dispositivo, aplicado no couro cabeludo, traciona a cabeça fetal. Além disso, ele pode ser rígido (de metal), semirrígido ou flexível e tem o formato de sino ou cogumelo (Figura 39.2)
- Vácuo-extratores de campânulas flexíveis têm taxas maiores de falha; todavia, apresentam menores incidências de trauma no couro cabeludo do neonato que os de campânulas rígidas. Sendo assim, as campânulas flexíveis devem ser preferenciais.

Indicações e contraindicações do parto vaginal instrumentado

- Independentemente do tipo de instrumento utilizado (fórcipe ou vácuo-extrator), as indicações gerais de PVI são as mesmas (Tabela 39.1)

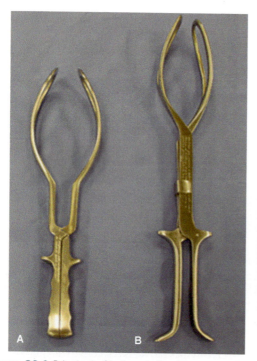
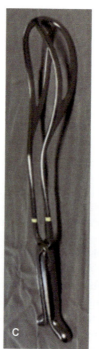
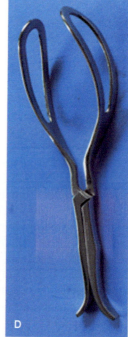

Figura 39.1 Principais fórcipes utilizados na atualidade. **A.** Fórcipe de Simpson. **B.** Fórcipe de Kielland. **C.** Fórcipe de Piper. **D.** Fórcipe de Marelli.

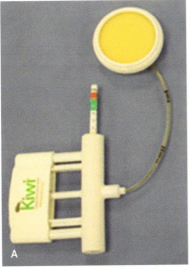 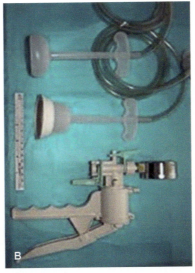 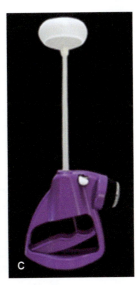

Figura 39.2 Vácuo-extratores Kiwi Omni Cup® (**A**), Mityvac® (**B**) e Mystic® II (**C**).

Tabela 39.1 Indicações maternas e fetais para o parto vaginal instrumentado.

Indicações maternas

Indicações mais frequentes
- Progressão inadequada da segunda fase do trabalho de parto (período expulsivo prolongado, parada de progressão, inércia uterina e prensa abdominal deficiente)
- Exaustão materna

Outras indicações
- Resistência das partes moles
- Parada cardiorrespiratória e/ou morte súbita materna
- Condições que contraindiquem esforço expulsivo, como cardiopatias e doenças respiratórias graves, acidente vascular cerebral e aneurismas, varizes esofágicas, trauma medular, miastenia *gravis*, retinopatia proliferativa, entre outras)

Indicações fetais

Indicações mais frequentes
- Hipóxia fetal aguda
- Mal posicionamento do polo cefálico (assinclitismo persistente, distocia de rotação, cabeça derradeira no parto pélvico e apresentação cefálica defletida de terceiro grau (face) com variedade de posição mento-anterior)

Outra indicação
- Prolapso de cordão umbilical nos casos em que há dilatação cervical completa e polo cefálico profundamente insinuado

- O fórcipe (ou o vácuo-extrator) denominado "profilático" (de alívio) tem o objetivo de diminuir o esforço materno e o desconforto do período pélvico, bem como contribuir na prevenção do estado fetal não tranquilizador

- O PVI é contraindicado se a cabeça fetal não estiver insinuada ou se a variedade de posição for desconhecida
- São contraindicações absolutas ao PVI (fórcipe ou vácuo):
  » Desproporção cefalopélvica
  » Placenta prévia total ou parcial
  » Apresentações córmica, cefálica defletida de segundo grau (fronte) e cefálica defletida de terceiro grau (face) com variedade de posição mento-posterior
- São contraindicações relativas ao PVI (fórcipe ou vácuo):
  » Feto com suspeita ou diagnóstico de desmineralização óssea (osteogênese imperfeita)
  » Distúrbios hemorrágicos (hemofilia, doença de von Willebrand, trombocitopenia aloimune)
  » Feto morto
- São contraindicações específicas ao PVI com vácuo-extrator:
  » Apresentação não cefálica
  » Idade gestacional inferior a 32 semanas (entre 32 e 36 semanas, seu uso deve ser cauteloso)
- O PVI em fetos com peso estimado acima de 4.000 g deve ser criterioso, quando se opta tanto pelo fórcipe quanto pelo vácuo-extrator; por outro lado, com relação aos fetos com peso estimado inferior a 2.000 g, o fórcipe se apresenta como instrumento mais seguro, podendo ser usado em fetos tão pequenos quanto 1.000 g

- No período pélvico prolongado de fetos com peso estimado acima de 4.500 g, a cesárea intraparto para prevenção da distocia de ombro é preferível ao PVI baixo ou de alívio. Da mesma forma, o PVI com a cabeça fetal na pelve média (planos 0 e + 1 de De Lee) deve ser evitado em casos com o peso estimado acima de 4.000 g, estando indicada a cesárea intraparto. Nessas situações, a instrumentação do parto deve ser considerada apenas na presença de operadores experientes, mediante avaliação individualizada da posição e tamanho fetais, da história dos partos anteriores e dos hábitos maternos.

Numbers

- A frequência de PVI nos EUA reduziu de 9% em 1992 para 3,3% em 2013
- O Inquérito Nacional sobre Parto e Nascimento, intitulado "Nascer no Brasil" e com dados coletados entre 2011 e 2012, não apresentou a taxa de PVI. A manobra de Kristeller, habitualmente optada em substituição ao PVI, foi utilizada em 36,1% dos partos vaginais, a despeito de ser sistematicamente contraindicada
- A taxa de falha do PVI varia entre 2,9 e 6,5%
- A incidência de hemorragia intracraniana neonatal após PVI é de 1 em 650 a 850 partos
- A ocorrência de complicações neurológicas neonatais após PVI é de 1 em 220 a 385 partos
- A proporção de óbito neonatal por hemorragia intracraniana após PVI é de 3 a 4 em 10.000 PVI
- O cefaloematoma se associa mais ao uso de vácuo-extrator, com prevalência entre 11,5 e 28%
- A relação de paralisia do nervo facial entre os neonatos nascidos com uso de fórcipe é de 0,5%, sendo a maioria transitória.

Aspectos clínicos: pré-requisitos para o parto vaginal instrumentado

- A paciente deve expressar seu consentimento e assinar um TCLE, após ser informada dos benefícios e riscos do PVI
- A equipe de Neonatologia deve ser rotineiramente comunicada quanto à técnica e ao instrumento usado no PVI
- A proporção cefalopélvica deve ser sempre confirmada para realização do PVI

- A dilatação cervical deve ser máxima (10 cm) e o colo uterino deve estar completamente apagado
- As membranas amnióticas devem estar rotas
- A cabeça fetal deve estar insinuada. A altura da apresentação (plano de De Lee) e a variedade de posição devem ser identificados
- Deve ser realizado o esvaziamento vesical por meio de cateterismo, na intenção de reduzir os riscos de lesão vesical
- A anestesia adequada deve ser rotineiramente instituída no PVI. A anestesia raquidiana baixa ("em sela") é preferencial, sobretudo nas situações de urgência e nos fórcipes médios e rotacionais. Na vigência de analgesia por bloqueio epidural, já com cateter instalado, a infusão de doses maiores de anestésicos será necessária. A anestesia locorregional, por meio do bloqueio bilateral do nervo pudendo, pode ser boa opção, principalmente nos PVI mais simples (não rotacionais, aplicações de alívio e uso do vácuo-extrator)
- Diante de falha do PVI, o preparo para cesariana de emergência deve ser imediatamente providenciado, com a organização da mesa cirúrgica e o preparo do restante da equipe.

Aspectos técnicos

- Uma dose intravenosa única de antibiótico (cefalosporina) é indicada no PVI, pois reduz significativamente a probabilidade de infecção e apresenta poucos eventos adversos. São também recomendados técnicas corretas de assepsia e uso de equipamentos de proteção individual
- Após o PVI, as puérperas devem ser reavaliadas quanto ao risco de tromboembolismo venoso e à necessidade de tromboprofilaxia, pois fatores como prolongamento do trabalho de parto e imobilidade estão frequentemente relacionados
- Não há evidência científica que suporte a episiotomia de rotina no PVI. A indicação deve ser seletiva e levar em consideração os riscos de desconforto prolongado no pós-parto e de lesões anorretais
- O uso sequencial de vácuo-extrator e fórcipe não deve ser habitualmente realizado, pois se associa ao aumento de complicações neonatais. Após a falha da tentativa de extração a vácuo, os riscos e benefícios de uma tentativa sequencial de fórcipe ou de cesárea devem ser criteriosamente avaliados.

Fórcipe (fórceps) obstétrico

- Instrumento utilizado para ultimar o parto por meio de extração da cabeça fetal
- Suas principais ações são a tração e a rotação (com ou sem correção de assinclitismo) da cabeça fetal
- Há quatro partes componentes dos fórcipes: colher (apreende o polo cefálico, tem curvaturas pélvica e cefálica), haste (entre o cabo e colher), articulação e cabo
- Classificação do uso do fórcipe:
  » Fórcipe de **alívio**: o couro cabeludo fetal é visível no introito vaginal; o crânio fetal já atingiu o assoalho pélvico e está próximo ou ocupando o períneo; a variedade de posição é direta (OP: occipitopúbica; OS: occipitossacra) ou oblíqua (OEA; ODA; OEP; ODP), com rotação que não excede 45°
  » Fórcipe **baixo**: vértice cefálico está no plano +2 de De Lee ou abaixo, mas não atinge o assoalho pélvico; as rotações podem ser menores (OEA: occípito-esquerda-anterior; ODA: occípito-direita-anterior; OEP: occípito-esquerda-posterior; ODP: occípito-direita-posterior) ou maiores que 45° (OET: occípito-esquerda-transversa; ODT: occípito-direita-transversa)
  » Fórcipe **médio**: cabeça fetal acima do plano +2 de De Lee, mas está insinuada (planos 0 ou +1 de De Lee); a rotação pode ser menor ou maior do que 45°
- O fórcipe alto (cabeça fetal não insinuada – acima do plano 0 de De Lee) atualmente **não** é empregado na Obstetrícia
- Os tempos operatórios dos fórcipes são: apresentação do instrumento adiante da vulva, introdução e aplicação, preensão do polo cefálico (colher), verificação da pega, prova de tração e tração definitiva (com ou sem rotação)
- Para aplicação dos ramos do fórcipe, são executados movimentos de "introduz-abaixa", penetrando com as colheres pelos vazios sacrais (espaços bilaterais entre o sacro e os ísquios):
  » Nas variedades oblíquas, o primeiro ramo a ser aplicado deve ser sempre o posterior
  » Nas variedades transversas (fórcipe de Kielland), o primeiro ramo a ser inserido é opcional, porém o ramo anterior é habitualmente preferível
  » Nas variedades diretas (occipitopúbica [OP] e occipitossacra [OS]), o ramo esquerdo deve ser empregado primeiro, com o intuito de evitar a necessidade do descruzamento dos ramos após a aplicação do segundo (ramo direito) (Figuras 39.3 e 39.4)
  » No polo cefálico rodado, o ramo que será usado no parietal anterior é introduzido por meio do tríplice movimento espiroidal, que inclui,

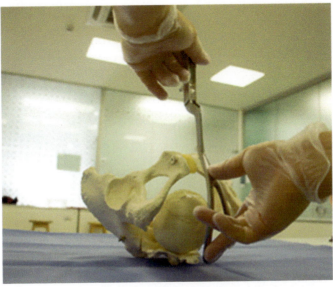

Figura 39.3 Aplicação do ramo esquerdo do fórcipe de Simpson na variedade de posição direta occipitopúbica.

sequencialmente, translação, abaixamento e torção do cabo (espiral de La Chapelle) (Figura 39.5)

» A pega ideal é a biparietomalomentoniana. A verificação da pega correta utiliza três critérios diagnósticos fundamentais (critérios de Laufe – Figura 39.6):

▲ A pequena fontanela deve estar a um dedo transverso do plano das hastes
▲ A sutura sagital deve se situar perpendicularmente e equidistante aos ramos articulados do fórcipe (no "centro da figura")
▲ As fenestras das colheres não devem ser percebidas por mais que uma polpa digital

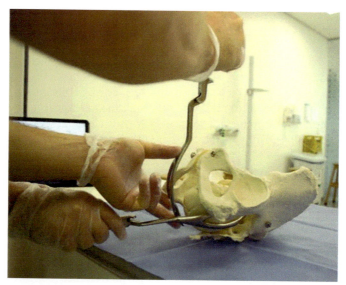

Figura 39.4 Aplicação do ramo direito do fórcipe de Simpson na variedade de posição direta occipitopúbica.

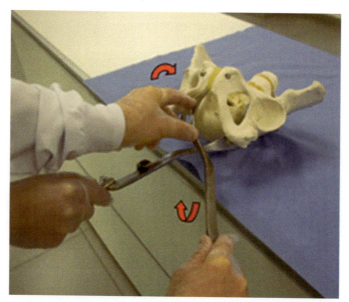

Figura 39.5 Aplicação do ramo direito do fórcipe de Kielland, com a espiral de La Chapelle, na variedade de posição occípito-esquerda-anterior (OEA).

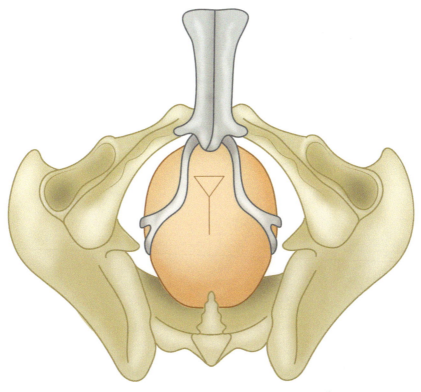

Figura 39.6 Critérios diagnósticos fundamentais da pega correta (Laufe) com o fórcipe.

entre a cabeça apreendida e o fórcipe, em nenhum dos lados
» A rotação manual é uma alternativa para a correção do polo cefálico rodado (variedades de posição transversas e oblíquas). O polo cefálico é apreendido com as pontas dos dedos posicionadas nos ossos parietais (polegar de um lado e os demais dedos do outro). Durante a contração uterina, a cabeça fetal é discretamente elevada, fletida e rotacionada, até se posicionar em variedade de posição OP
» A tração deve ser simultânea às contrações e realizada de forma axial (no eixo do canal de parto)
» O operador deve estar sentado, com o tórax no mesmo nível do canal de parto e com os braços flexionados pouco abaixo da mesa
  ▲ A força deve ser exercida somente com os braços
  ▲ A mão dominante, posicionada nos cabos, exerce força direcionada ao tórax do operador
  ▲ A outra mão, posicionada nas hastes, efetua força direcionada para baixo, contra o períneo materno (manobra de Saxtorph-Pajot), proporcionando um vetor de 45° (Figura 39.7)
» Os ramos do fórcipe devem ser retirados antes da saída completa da cabeça fetal (assim que a mandíbula estiver acessível) e na ordem inversa da aplicação. O desprendimento do polo cefálico é completado pela manobra de Ritgen modificada
» Após a extração fetal e a dequitação, efetua-se a revisão do canal de parto (e, se necessário, o reparo das lacerações e/ou a episiorrafia)
» A tentativa de fórcipe deve ser interrompida se não houver progressão do polo cefálico após três trações efetuadas com pega correta e operador experiente.

Vácuo-extrator

- Na extração a vácuo, o bloqueio do nervo pudendo pode ser preferível à anestesia neuroaxial
- Ao contrário das colheres dos fórcipes, as campânulas dos vácuo-extratores não entram em

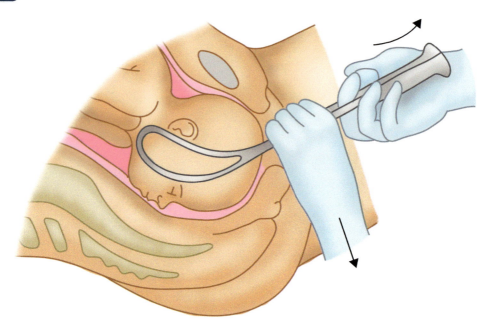

Figura 39.7 Tração axial (manobra de Saxtorph-Pajot) na variedade de posição direta occipitopúbica.

contato significativo com as paredes vaginais e nem aumentam o diâmetro do polo cefálico, contribuindo para a redução das lacerações do trajeto
- O operador deve testar o vácuo-extrator imediatamente antes do uso, imprimindo vácuo por meio de compressão da campânula na própria palma da mão
- O vácuo-extrator deve ser apresentado adiante da vulva, demonstrando como será a aplicação da sua campânula sobre a cabeça fetal. O couro cabeludo fetal deve ser secado antes da aplicação. A campânula executará a ação de preensão do polo cefálico. Portanto, deve ser introduzida no vestíbulo vulvar e aplicada sobre a sutura sagital, com equidistância nos ossos parietais e com seu centro posicionado 3 cm adiante do lambda, no ponto de flexão. Dessa forma, sua borda posterior vai distar 1 cm (um dedo) do lambda (Figura 39.8)
- O posicionamento da campânula é o mesmo para qualquer variedade de posição. Nas variedades de posição oblíquas (occípito-esquerda-anterior [OEA], occípito-esquerda-posterior [OEP], occípito-direita-anterior [ODA], occípito-direita-posterior [ODP]), a tração da campânula promove a descida do polo cefálico com autorrotação

- A campânula do vácuo-extrator não deve ser inadvertidamente utilizada sobre as fontanelas
- Além do posicionamento correto nos ossos parietais, é necessário confirmar a ausência de tecido materno entre a campânula e a cabeça fetal
- O manômetro deve ser calibrado, no máximo, até 500 mmHg (entre 350 e 500 mmHg) durante as contrações, com redução para 100 mmHg no relaxamento uterino. A manutenção da pressão entre 350 e 500 mmHg no intervalo das contrações – intencionando evitar a descontinuidade da descida e o desprendimento da campânula – também tem sido recomendada, pois não aumenta as complicações neonatais
- A boa pega do vácuo-extrator deve ser verificada antes de efetuar a tração
- Para a tração, o operador deve estar sentado adiante da mesa de parto, com o tórax na altura do canal de parto. Ela deve ser perpendicular ao plano da campânula, até o occipital se posicionar abaixo da sínfise púbica. Deve ser executada durante a contração uterina, seguindo a curvatura pélvica (Jota de Pajot) e mantendo a haste de tração sempre reta, em ângulo de 90° com a campânula. A mão que traciona exerce uma força perpendicular aos planos da campânula e do polo cefálico fetal, em direção ao tórax do operador

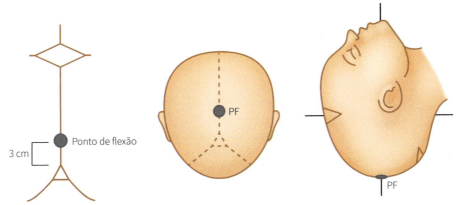

Figura 39.8 Ponto de flexão (PF) do polo cefálico fetal.

- A eficiência da tração com o vácuo-extrator é obtida pelo desequilíbrio entre a mão que traciona e a mão que mantém a campânula acoplada ao polo cefálico fetal, semelhante a um "cabo de guerra" (Figura 39.9):
  » A força de tração é contrária e levemente superior à força empregada pela mão que mantém a campânula acoplada ao polo cefálico fetal
  » A campânula é mantida acoplada ao polo cefálico fetal por meio de força também perpendicular, que é exercida em direção superior, no sentido contrário à força de tração e de intensidade levemente inferior a ela, o suficiente para prevenir o desprendimento da campânula durante a ação de tração
  » Essa força de direção superior é feita pelo dedo polegar, posicionado no centro da campânula. Simultaneamente, os dedos indicador e médio são posicionados diretamente no polo cefálico, também contribuindo para a manutenção do acoplamento da campânula no couro cabeludo fetal
  » Na extração a vácuo, a necessidade de episiotomia deve ser avaliada assim que o occipital alcançar a sínfise púbica. Após a exteriorização vulvar da mandíbula fetal, a campânula é removida e o polo cefálico fetal é completamente extraído por meio da manobra de Ritgen modificada
  » A extração a vácuo habitualmente é alcançada com até três trações. Três trações suaves adicionais são aceitáveis para completar a deflexão do polo cefálico

» A tentativa de extração a vácuo deve ser interrompida quando não houver evidência de descida progressiva da cabeça fetal, quando a campânula se desprender em três ocasiões ou quando o tempo de tração exceder 20 minutos.

Complicações do parto vaginal instrumentado

- Fórcipe
  » Maternas: os riscos são maiores em casos de rotações superiores a 45° e nas trações realizadas em planos mais elevados (0 e +1 de De Lee)
    ▲ Lacerações do canal de parto (uterinas, cervicais e/ou vaginais)
    ▲ Lacerações perineais
    ▲ Lesões anorretais
    ▲ Hemorragia pós-parto
    ▲ Lesão ou disfunção vesical
  » Fetais:
    ▲ Cefaloematoma: hematoma subperiosteal
    ▲ Hemorragia subgaleal (hematoma abaixo da aponeurose epicrânica)
    ▲ Paralisia do nervo facial
    ▲ Lacerações faciais
    ▲ Fratura craniana
- Vácuo-extrator:
  » Maternas:
    ▲ Lacerações perineais
  » Fetais:
    ▲ Cefaloematomas (quanto maior o tempo extração a vácuo, maior a probabilidade)
    ▲ Hemorragias retinianas.

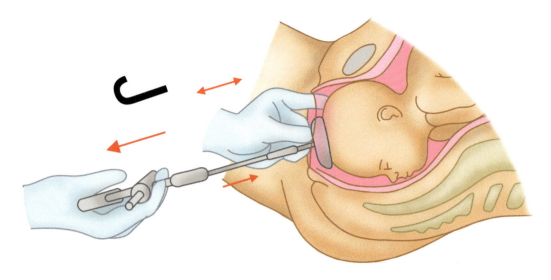

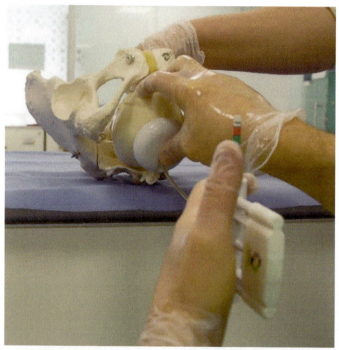

Figura 39.9 Técnica de tração com o vácuo-extrator. *Seta vermelha maior*: força perpendicular de tração, em direção inferior. *Seta vermelha menor*: força perpendicular de manutenção da campânula no polo cefálico fetal (dedo polegar), em direção superior. *Seta vermelha dupla*: manutenção do acoplamento da campânula no couro cabeludo (dedos indicador e médio). *Letra jota preta*: direção resultante da tração, no formato de jota ("Jota de Pajot").

Considerações finais

- A humanização da assistência do parto é fundamental em todos os casos de PVI, enfatizando-se a necessidade de comunicação eficaz, o respeito à autonomia da gestante e o apoio emocional durante o processo
- A educação e a conscientização durante as consultas obstétricas são fundamentais. Informações claras e acessíveis sobre a assistência ao parto com o uso de instrumentos devem ser continuamente oferecidas
- Por fim, o impacto psicológico associado ao PVI deve sempre ser considerado. Fatores como ansiedade, medo e receio da saúde do recém-nascido são impactantes. Por isso, sempre que disponível, o suporte psicológico após o PVI deve ser oferecido.

Leitura complementar

Alves AL, da Silva LB, Acauan Filho BJ, Nunes RD. Parto vaginal operatório. Febrasgo. 2023;1(3):1-12.

Cunningham FG, Leveno KJ, Dashe JS, Hoffman BL, Spong CY, Casey BM. Williams Obstetrics. 26. ed. New York, NY: McGraw Hill; 2022.

Fernandes CE, de Sá, MF. Tratado de Obstetrícia Febrasgo. Rio de Janeiro, RJ: Guanabara Koogan; 2018.

Operative Vaginal Birth: ACOG Practice Bulletin, Number 219. Obstet Gynecol. 2020;135(4):e149-e159.

Posner GD, Black AY, Jones GD, Dy J. Oxorn-Foote's Human Labor & Birth. 6. ed. Ottawa, ON: McGraw Hill; 2013.

Urbanetz AA. Ginecologia e Obstetrícia Febrasgo para o médico residente. 2. ed. Barueri, SP: Manole; 2021.

40

Cesariana

Matheus Eduardo Soares Pinhati ▪ Alexandre L. de Andrade ▪ Vitor Vasconcelos Montenegro ▪
Álvaro Luiz Lage Alves

KEYPOINTS

1. Parto cesariana é definido pelo ato cirúrgico realizado para a extração fetal por meio de laparotomia e histerotomia.
2. O Brasil é um dos países com maiores taxas de cesárea no mundo.
3. A maioria (80%) das cesarianas realizadas no Brasil é eletiva ou antes do trabalho de parto.
4. A operação cesariana se associa a maior taxa geral de mortalidade materna, se comparada ao parto vaginal.
5. As indicações para a cesárea são múltiplas e complexas. Cesárea prévia, distocias, estado fetal não tranquilizador e apresentações fetais anômalas são responsáveis por 85% das cesarianas.
6. "Via de parto mais rápida" não significa, necessariamente, parto cesariana.
7. Parto cesariano prévio não é contraindicação de parto vaginal subsequente.
8. As profilaxias antimicrobiana e de tromboembolismo venoso são fundamentais nos manejos pré e pós-operatórios da cesariana.
9. A incisão mais frequentemente executada atualmente é a de Joel-Cohen.
10. Febre no pós-operatório pode constituir manifestação de endometrite.

Highlights

- Os termos cesárea, operação cesariana ou simplesmente cesariana são sinônimos frequentemente empregados na prática clínica
- Cesariana eletiva é a operação realizada conforme a indicação obstétrica antes do trabalho de parto e com membranas íntegras
- Cesárea a pedido diz respeito à cirurgia praticada por solicitação materna, sem qualquer indicação médica ou obstétrica
- Cesariana *perimortem* se refere à operação de emergência em gestante que foi a óbito ou em parada cardiorrespiratória, realizada para salvar a vida do feto
- Em 1985, a Organização Mundial da Saúde (OMS) considerava ideal a taxa de cesariana de 10 a 15%. Atualmente, a OMS não preconiza uma taxa específica, mas, sim, reforça a necessidade de oferecer o procedimento de maneira adequada. A classificação de Robson é utilizada para avaliar, monitorar e comparar os índices de cesárea ao longo do tempo em um mesmo hospital, cidade, região ou país. É um instrumento útil para fins epidemiológicos, guiando intervenções internacionais e locais
- No Brasil, houve um aumento substancial da incidência de cesárea entre 1999 e 2015. A partir de então, ela oscila entre 50 e 60%
- Em países desenvolvidos, mais de 85% das operações cesarianas são feitas em quatro contextos principais: cesárea prévia, distocia, estado fetal não tranquilizador e apresentação fetal anômala. Destas, as três últimas constituem as principais justificativas para uma primeira cesárea
- Os motivos para a manutenção de taxas elevadas de cesariana são diversos e não completamente elucidados. Destacam-se crescimento do

percentual de partos em nulíparas e parturientes na faixa etária média, que, em conjunto ou isoladamente, elevam o risco de cesárea; redução da frequência do parto vaginal operatório; e diminuição de partos de apresentações anômalas (pélvicos, face) conduzidos pela via vaginal.

Principais indicações do parto cesariano

- As indicações da cesárea são múltiplas e complexas. Destacam-se:
  - » Distocias: indicação mais frequente entre as primíparas. No contexto das distocias, a cesárea é recomendada (grau de evidência A;* qualidade de evidência razoável)** por parada secundária da dilatação ou por parada secundária da descida (ver definições no Capítulo 39, *Parto Vaginal Instrumentado*)
  - » Apresentações anômalas: indicada nas apresentações córmicas e nas cefálicas defletidas de primeiro (bregma) e segundo (fronte) graus que persistem durante o trabalho de parto. Também se encontra aconselhada nas apresentações pélvicas a termo (grau de evidência A;* qualidade de evidência alta)**. No entanto, seleção criteriosa da parturiente e atendimento por equipe capacitada conferem ao parto pélvico vaginal desfecho materno-fetal semelhante à cesariana eletiva
  - » Cesárea prévia: classicamente, a recomendação de cesárea de repetição (iterativa) ocorre para minimizar o risco de rotura uterina. Todavia, tal complicação é rara após cesarianas eletivas e, por isso, o parto vaginal após cesárea (VBAC, do inglês *vaginal birth after cesarean*) é a via de parto recomendada e associada a menor morbidade materna do que a cesárea eletiva. O VBAC está indicado mesmo após múltiplas cesáreas, apesar de evidências científicas limitadas. São indicações de cesárea iterativa, portanto contraindicando VBAC: rotura uterina prévia; histerotomias prévias corporais longitudinais, fúndicas ou em "T" invertido
  - » Gestação gemelar: a cesárea está recomendada se o primeiro feto não estiver em apresentação cefálica (grau de evidência D;* qualidade de evidência razoável)**. Ademais, indica-se a cesariana em gestações gemelares monoamnióticas (grau de evidência B; qualidade de evidência baixa) e em gestações gemelares com três ou mais fetos
  - » Macrossomia fetal: a cesariana está indicada para os casos de peso fetal estimado > 5.000 g em gestante não diabéticas (grau de evidência D;* qualidade de evidência baixa)** ou diante de peso fetal estimado > 4.500 g em gestante diabética (grau de evidência D;* qualidade de evidência razoável)**, visando prevenir distocias e tocotraumatismos
  - » Crescimento intrauterino restrito (CIUR): a cesárea está indicada na existência de diástole zero ou reversa da artéria umbilical (grau de evidência D;* qualidade de evidência baixa)**, pois esses fetos raramente toleram o trabalho de parto
  - » Descolamento prematuro de placenta (DPP): a cesárea está indicada nos casos de feto vivo (grau de evidência B;* qualidade de evidência baixa)**. Nos casos de DPP com feto vivo e insinuado, ocorrendo no período expulsivo, e na presença de profissional experiente, o parto vaginal operatório (rotatório ou não) é uma opção viável e potencialmente mais rápida
  - » Placenta prévia: a cesárea eletiva está indicada entre 36 e 37 semanas, nos casos de placenta prévia total e parcial (grau de evidência B;* qualidade de evidência razoável)**. Na ocorrência concomitante de espectro da placenta acreta (EPA), a cesariana deve ser realizada entre 34 + 0 e 35 + 6 semanas
  - » Vasa prévia: em caso de diagnóstico no prénatal, a cesariana eletiva também está recomendada (grau de evidência C;* qualidade de evidência razoável)**
  - » HIV: atualmente, apenas parturientes com carga viral desconhecida ou maior que 1.000 cópias/mℓ, após 34 semanas, têm indicação de cesárea. A interrupção deve ser realizada após 38 semanas. O objetivo é a prevenção da transmissão vertical (grau de evidência A;* qualidade de evidência alta)**
  - » Herpes genital: a cesariana está indicada para toda gestante com lesão herpética ativa ou prodrômica no momento do parto, com o objetivo de prevenir infecção neonatal. Contudo, se o

---

*Grau de evidência conforme classificação da Associação Médica Brasileira (AMB).
**Qualidade de evidência conforme classificação da US Preventive Services Task Force (USPSTF).

parto é iminente ou diante de amniorrexe por tempo superior a 4 horas, o benefício da via abdominal de parto é questionável
- Negativas pertinentes:
  - » Doenças gestacionais prevalentes, tais como as síndromes hipertensivas e o diabetes *mellitus* gestacional, não são, *per se*, indicações de cesárea
  - » Pré-eclâmpsia com sinais de gravidade, eclâmpsia, rotura de vasa prévia e prolapso de cordão umbilical não são indicações absolutas de cesárea. Na verdade, preconiza-se a condução pela via de parto mais rápida
  - » Prematuridade, mesmo que extrema (< 28 semanas), não constitui indicação de cesárea.

Numbers

- O Brasil tem uma das taxas mais altas de cesariana do mundo, tendo atingido 55,9% em 2018. A título de comparação, no mesmo ano, esse percentual foi de 31,9% nos EUA
- Quando comparado ao parto vaginal, o risco de morte materna associado à cesariana é 3 vezes maior
- No Brasil, mais de 80% das cesáreas são eletivas ou realizadas antes do trabalho de parto
- O tempo médio de internação de uma cesárea não complicada é de 3 a 4 dias
- A incidência de endometrite puerperal após cesarianas é de 6%. Nas cesáreas realizadas na vigência de trabalho de parto, a incidência é de 11%
- A incidência de endometrite puerperal é de 10 a 30 vezes maior após partos cesarianas do que após partos vaginais
- Íleo pós-operatório ocorre em 10 a 20% das pacientes submetidas a cesarianas
- O risco de espectro da placenta acreta após uma cesárea é de 25%, passando para 40% após duas.

Aspectos clínicos: pré, intra e pós-operatório

Pré-operatório

- Momento operatório:
  - » Cesarianas **a pedido** devem ser realizadas após 39 semanas, na intenção de assegurar maturidade fetal

- » Cesarianas **eletivas** são programadas a depender da condição de base que motivou a indicação (consultar protocolos específicos)
- » Cesarianas de **urgência** podem ser manejadas conforme as categorias e recomendações do National Institute of Health and Care Excellence (NICE) britânico:
  - ▲ Ameaça imediata à vida da mãe ou do feto ⇒ parto em até 30 minutos
  - ▲ Comprometimento materno ou fetal sem risco de vida imediato ⇒ parto em até 75 minutos
- Medidas gerais (operação eletiva):
  - » Admissão na manhã do dia da cirurgia
  - » Banho de clorexidina **não** é recomendado
  - » Jejum para sólidos de pelo menos 6 horas; líquidos claros (sem resíduos) podem ser ingeridos até 2 horas do procedimento
  - » Meias compressivas e incentivo à deambulação
  - » Se pelos prejudicarem a visualização do sítio operatório, realizar tricotomia (tonsura ou elétrica)
  - » Obtenção de acesso venoso periférico.

Intraoperatório

- Antibioticoprofilaxia: a cesárea é uma cirurgia limpa, porém potencialmente contaminada. Portanto, requer antibioticoprofilaxia. Cefazolina, nas doses de 2 g (se o peso for de até 120 kg) ou 3 g (se peso maior ou igual a 120 kg), por via intravenosa, deve ser aplicada 60 minutos antes da incisão. Novas doses devem ser administradas se a cirurgia durar mais do que 4 horas ou se houver hemorragia pós-parto (HPP) com perdas superiores a 1,5 litro. Nos casos de amniorrexe prematura e nas cesáreas realizadas na vigência de trabalho de parto, deve-se adicionar macrolídeo (azitromicina 500 mg). Nas pacientes com história de alergia à cefazolina, a clindamicina, na dose de 600 mg, por via intravenosa, é a alternativa recomendada
- Cateter vesical de demora (sonda de Foley): não há evidências de alta qualidade para seu emprego de rotina, e a recomendação de posicionamento imediatamente antes da operação varia entre os protocolos institucionais. Diversos serviços preconizam a cateterização vesical apenas nas gestantes com cesárea(s) prévia(s). Vantagens de sua utilização incluem o monitoramento

da diurese no intra e no pós-operatório, além de prevenção de lesões inadvertidas da bexiga. Como desvantagens, destacam-se o maior risco de infecção do trato urinário e o desconforto

- Profilaxia da HPP: **toda gestante** deve receber, após extração fetal, dose profilática de ocitocina. São recomendadas 10 unidades de ocitocina, administradas por via intramuscular. Alternativamente, pode ser utilizado o esquema de infusão intravenosa pela **regra dos três**, em que três unidades de ocitocina são infundidas lentamente ($\geq$ 30 segundos), podendo ser repetidas a intervalos de 3 minutos, até a terceira dose. Esse esquema deve ser seguido de infusão intravenosa de manutenção (15 unidades em 500 mℓ de soro fisiológico a 0,9%, a 100 mℓ/hora)
- Profilaxia de vômitos intraoperatórios: pode ser indicada de acordo com os critérios de Apfel (mulher, não tabagista, história pregressa de náuseas e vômitos intraoperatórios, analgesia por opioide). Se dois ou mais critérios estiverem presentes, deve-se realizar profilaxia com dexametasona, 4 a 8 mg, via intravenosa, no peroperatório.

Pós-operatório

- Monitoramento de dados vitais (frequências cardíaca e respiratória, saturação de oxigênio, pressão arterial e temperatura axilar) a cada 6 horas
- Acompanhamento da diurese a cada 12 horas
- Controle álgico: é recomendado esquema fixo, com associação de analgésico simples a anti-inflamatório não esteroidal
- Hidratação venosa apenas para manutenção da volemia
- Reintrodução precoce da dieta por via oral. Duas horas após o término da cirurgia, a dieta por via oral pode ser prescrita
- Profilaxia de náuseas e vômitos: recomendada de rotina. Ondansetrona, 8 mg, intravenosa, de 8 em 8 horas
- Profilaxia de trombose venosa profunda:
  » Deambulação precoce e uso de meias compressivas são indicados de rotina
  » Profilaxia farmacológica não é prescrita de rotina
  » Não há ferramenta ou escore prático validado para identificação de gestantes de alto risco

para eventos tromboembólicos após cesariana e para auxílio na seleção de pacientes que receberão profilaxia medicamentosa
  » Evento tromboembólico prévio, índice de massa corporal $\geq$ 35 kg/m^2 e presença de trombofilias são critérios clínicos que, isoladamente ou em conjunto, fornecem subsídios para adição de profilaxia medicamentosa, a ser iniciada 6 a 12 horas após o parto
- Retirada imediata do cateter vesical de demora após a cirurgia, ou o mais rapidamente possível.

Técnica operatória

- Antissepsia rigorosa das mãos e dos antebraços com solução degermante; antissepsia ampla de campo operatório no sentido centrífugo-circular
- Preparação vaginal com iodopovidona deve ser considerada para prevenir infecções pós-operatórias (endometrite puerperal). Indicada, principalmente, nas cesáreas realizadas na vigência de trabalho de parto ou de amniorrexe prematura
- Diérese:
  » Atualmente, a incisão de Joel-Cohen é a mais recomendada para a abertura da pele. Trata-se de incisão transversa e retilínea, que vem substituindo progressivamente a incisão de Pfannenstiel. Deve ser feita 3 cm abaixo da linha que une as espinhas ilíacas anterossuperiores e ser estendida lateralmente por 10 cm. A incisão de Joel-Cohen integra a técnica de Misgav-Ladach, descrita por Stark (1994). Esta técnica preconiza a dissecção romba (digital) – tem sido utilizada como padrão em diversos serviços – e se associa a melhores desfechos pós-operatórios, quando comparada à técnica de Pfannenstiel. Sendo assim, recomendaremos e descreveremos aqui a técnica de Misgav-Ladach, com pequenas adaptações
  » A incisão tradicional, mas atualmente menos empregada, é a de Pfannenstiel. Trata-se de uma incisão levemente arciforme, de cavo superior, feita 3 cm acima da sínfise púbica e com extensão de 12 a 15 cm (Figura 40.1)
  » Dissecção central do subcutâneo com bisturi ou com eletrocautério, até o plano aponeurótico. Eletrocoagulação ou ligadura dos vasos epigástricos superficiais, quando identificados durante a abertura do subcutâneo. Extensão lateral romba do subcutâneo

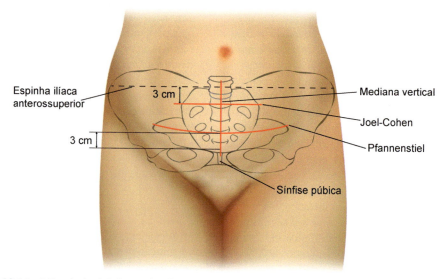

Figura 40.1 Incisões de Joel-Cohen e de Pfannenstiel, realizadas para a diérese da pele durante cesarianas.

» Abertura da aponeurose (bainha anterior do músculo reto abdominal) por 3 cm na linha média, seguida de extensão lateral romba
» Não se recomenda mais a separação dos planos entre a aponeurose e o músculo reto abdominal (habitualmente efetuadas com pinça de Kocher), tanto inferior quanto superiormente
» Afastamento dos músculos retos abdominais por tração lateral, com exposição da fáscia *transversalis* e da gordura pré-peritoneal. Esses passos também são realizados por meio de dissecção romba
» Abertura digital do peritônio parietal, evitando-se lesões inadvertidas em omento, alças intestinais ou bexiga. Extensão lateral romba do peritônio parietal. A extensão do peritônio parietal pode ser executada simultaneamente à divisão dos músculos retos abdominais, aponeurose e extensão lateral do subcutâneo. Dessa forma, a diérese vai progredindo do subcutâneo até a cavidade peritoneal apenas nas áreas mais centrais, abaixo da incisão da pele. A extensão lateral de todos esses planos é feita em momento único, após a incisão do peritônio parietal. Opcionalmente, a dissecção romba pode ser realizada plano por plano, do subcutâneo até o acesso à cavidade peritoneal
» Abertura do peritônio visceral segmentar uterino realizada simultaneamente à histerotomia.

Não se recomenda mais a dissecção rotineira do plano entre o peritônio visceral e o miométrio seguida de rebatimento vesical inferior
» Histerotomias segmentar transversa (de Dörfller) e segmentar arciforme de cavo superior (de Fuchs-Marshall) são as preferenciais e mais realizadas. A parede uterina é incisada com bisturi, por 1 a 2 cm. Sequencialmente, a extensão lateral é realizada por divulsão digital (grau de evidência A;* qualidade de evidência alta)**. A histerotomia deve ser grande o suficiente para a passagem da apresentação fetal. Histerotomias em "T" invertido ou em "J" devem ser consideradas apenas em casos de extração fetal difícil
» Amniotomia com instrumento de ponta romba, evitando-se lesões inadvertidas no feto
• Extração fetal:
» A manobra de Geppert é recomendada para extração fetal nas apresentações cefálicas
» A mão do cirurgião é inserida entre o pube e a apresentação fetal, com direcionamento do polo occipital para a histerotomia
» Após o polo cefálico fetal alcançar o plano da incisão, uma pressão no fundo uterino é adjuvante para se obter a extração do feto da cavidade uterina (Figura 40.2)

---

*Grau de evidência conforme classificação da Associação Médica Brasileira (AMB).
**Qualidade de evidência conforme classificação da US Preventive Services Task Force (USPSTF).

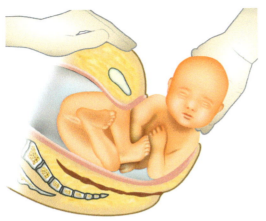

Figura 40.2 Manobra de Geppert para extração do polo cefálico na cesariana. (Adaptada de Rezende Filho, 2022.)

- Clampeamento do cordão: deve ser igual à via vaginal do parto, ou seja, clampagem oportuna (entre 1 e 3 minutos), idealmente realizada após o início da respiração neonatal
- Cuidados com o recém-nato: um médico treinado deve assistir o recém-nato. O contato pele a pele está recomendado, pois promove a amamentação, aquece e auxilia a estabilização fisiológica do recém-nato
- Hemostasia:
  » Após extração fetal, a administração de ocitocina profilática deve ser solicitada ao anestesiologista (ver seção "Intraoperatório")
  » Avaliação da histerotomia e reparo das suas bordas (pinças Allis), na intenção de identificar e tratar eventuais sítios hemorrágicos
  » Extração da placenta: deve ser espontânea e efetuada por meio de tração controlada do cordão umbilical (grau de evidência A;* qualidade de evidência alta)**
  » Curagem uterina com compressas
- Síntese:
  » Histerorrafia em uma ou duas camadas. As suturas contínuas reduzem o tempo cirúrgico. As suturas em duas camadas são mais recomendadas, principalmente diante do desejo por parto vaginal subsequente (redução de rotura uterina), assim como para prevenção de EPA. Caso a histerorrafia seja realizada em camada única e em sutura contínua (chuleio), a sutura não deve ser festonada, devido à associação dessa técnica com marcadores de fraqueza cicatricial (redução da espessura miometrial, defeitos da parede uterina – istmocele, nicho endometrial) e com deiscência/rotura uterina. Os fios mais recomendados são a poligalactina 1 (Vicryl™ 1), o poliglecaprone 1 (Monocryl® 1) e o *Catgut* cromado 1. A passagem da agulha pelo endométrio e a remoção do útero da cavidade abdominal para realização da histerorrafia também são opcionais
  » Inspeção de cavidade abdominal, seguida de contagem de compressas e de materiais
  » Não há indicação de fechamento de peritônio parietal (grau de evidência A;* qualidade de evidência alta)**
  » Fechamento da aponeurose com sutura contínua, não festonada, sem tensão excessiva, com aplicação dos pontos a 1 cm da borda da incisão aponeurótica e distância entre os pontos também de 1 cm. Deve-se utilizar fios de absorção tardia, recomendando-se a poligalactina 1 (Vicryl™ 1) e o poliglecaprone 1 (Monocryl® 1)
  » A reaproximação dos músculos retos abdominais também não tem sido recomendada de rotina devido à associação com dor e à ocorrência de reaproximação espontânea
  » Fechamento de tecido subcutâneo quando sua espessura for superior a 2 cm (grau de evidência A;* qualidade de evidência alta)**, com sutura horizontal contínua ou com pontos separados. Podem ser utilizados fios de absorção tardia, tais como a poligalactina 2 (Vicryl™ 2) ou o *Catgut* simples 2-0
  » Sutura intradérmica contínua da pele com fio inabsorvível, monofilamentar. Recomenda-se fio de náilon 3-0 ou 4-0 (Mononylon® 3-0 ou 4-0). Opcionalmente, os fios absorvíveis podem ser usados, sugerindo-se a poligalactina 1 (Vicryl™ 1) e o poliglecaprone 1 (Monocryl® 1)
  » As cesarianas apresentam diversidade nos passos para sua execução cirúrgica. O detalhamento comparativo das quatro principais técnicas é apresentado na Tabela 40.1.

---

*Grau de evidência conforme classificação da Associação Médica Brasileira (AMB).
**Qualidade de evidência conforme classificação da US Preventive Services Task Force (USPSTF).

Tabela 40.1 Principais aspectos das diferentes técnicas operatórias de cesárea.

Técnica	Pfannenstiel-Kerr	Joel-Cohen	Misgav-Ladach	Misgav-Ladach modificada
Incisão de pele	Pfannenstiel	Joel-Cohen	Joel-Cohen	Pfannenstiel
Abertura do subcutâneo	Dissecção cortante	Dissecção romba	Dissecção romba	Dissecção romba
Abertura da fáscia	Extensão cortante	Extensão romba	Extensão romba	Extensão romba
Abertura do peritônio	Dissecção cortante	Dissecção romba	Dissecção romba	Dissecção romba
Incisão uterina	Secção inicial, seguida de dissecção romba	Secção inicial, seguida de dissecção romba	Secção inicial, seguida de dissecção romba	Secção inicial, seguida de dissecção romba
Remoção da placenta	Manual	Espontânea	Manual	Espontânea
Fechamento do útero	Camada única, pontos separados	Camada única, pontos separados	Camada dupla, sutura contínua	Camada única, pontos separados
Fechamento do peritônio	Fechar	Não fechar	Não fechar	Fechar
Fechamento da fáscia	Pontos separados	Pontos separados	Sutura contínua	Sutura contínua
Fechamento do subcutâneo	Não fechar	Não fechar	Não fechar	Não fechar
Fechamento da pele	Sutura contínua	Sutura contínua	Pontos separados (Donati)	Sutura contínua

Adaptada de Dahlke et al., 2013.

Complicações pós-operatórias: diagnóstico e tratamento

Febre pós-operatória

- Febres após o sexto dia de pós-operatório tendem a ser infecciosas e se associam à presença de outros marcadores infecciosos
- Nas primeiras 24 a 48 horas de pós-operatório, as causas mais prevalentes são atelectasia e endometrite puerperal
- Endometrite puerperal: infecção da decídua, com possibilidade de extensão para o miométrio (endomiometrite) e para o paramétrio. Os critérios diagnósticos incluem febre ($\geq$ 38°C); dor abdominal de etiologia não esclarecida; secreção uterina purulenta (lóquios purulentos e fétidos). Pelo menos dois critérios são necessários para estabelecer o quadro. O tratamento habitualmente recomendado é a associação de clindamicina com gentamicina, via intravenosa, com reavaliação de resposta em até 48 horas
- Febre a partir do quarto dia de pós-operatório pode ser causada por infecção de sítio cirúrgico (ISC)
- ISC superficial: febre, hiperemia da incisão, drenagem de secreção purulenta. O tratamento deve ser instituído com medidas locais (calor local, abertura da ferida operatória, desbridamento de tecidos necróticos). Antibioticoterapia sistêmica deve ser considerada de acordo com a especificidade dos casos
- ISC profunda/de órgãos e cavidades: peritonite é manifestação que pode surgir entre o 4º e o 8º dia de pós-operatório. Abscessos tendem a surgir entre o 6º e o 10º dia de pós-operatório. A propedêutica laboratorial infecciosa (marcadores inflamatórios, culturas) auxilia o diagnóstico. Deve-se avaliar a necessidade de exames de imagem e de intervenções. O tratamento inicial deve incluir antibioticoterapia sistêmica por 7 a 10 dias.

Hemorragia pós-parto

- Perda sanguínea cumulativa de 1.000 mℓ ou mais de sangue, ou qualquer perda associada a sinais e sintomas de hipovolemia, habitualmente dentro de 24 horas após o nascimento por cesariana
- Etiologias (os 4 "Ts"): tônus (atonia uterina), trauma, tecido (restos placentários) e trombina (coagulopatias)
- Atonia uterina é responsável por 70% dos casos de HPP. O tratamento envolve administração de uterotônicos, tamponamento mecânico, suturas hemostáticas e, em último caso, histerectomia.

Íleo pós-operatório

- Apresentação: intolerância à dieta por via oral, distensão abdominal, dor abdominal, náuseas e vômitos
- Considerado e intitulado "prolongado" se o quadro evoluir por mais de 3 dias ou se houver necessidade de tratamento com sonda nasogástrica
- O tratamento envolve suporte nutricional (suspensão de dieta por via oral, hidratação venosa), sondagem nasogástrica quando necessário, incentivo à deambulação e correção de fatores contribuintes.

Leitura complementar

Antoine C, Young BK. Cesarean section one hundred years 1920-2020: the Good, the Bad and the Ugly. J Perinat Med. 2020;49(1):5-16.

Berghella V, Grobman W, Barss VA. Cesarean birth: surgical technique. Uptodate. 2024.

Caughey AB, Wood SL, Macones GA, Wrench IJ, Huang J, Norman M, et al. Guidelines for intraoperative care in cesarean delivery: Enhanced Recovery After Surgery Society recommendations (Part 2). Am J Obstet Gynecol. 2018;219(6):533-44.

CORONIS collaborative group; Abalos E, Addo V, Abalos E, Addo V, Brocklehurst P, Gray S, et al. Caesarean section surgical techniques: 3 year follow-up of the CORONIS fractional, factorial, unmasked, randomised controlled trial. Lancet. 2016;388(10039):62-72.

Cunningham FG, Leveno KJ, Bloom SL, Spong CY, Dashe JS, Hoffman BL, et al. 26. ed. New York: McGraw Hill; 2022.

Dahlke JD, Mendez-Figueroa H, Rouse DJ, Berghella V, Baxter JK, Chauhan SP. Evidence-based surgery for cesarean delivery: an updated systematic review. Am J Obstet Gynecol. 2013;209(4):294-306.

Fernandes CE, Francisco RP, Guedes-Martins L, Sá RA. Tratado de obstetrícia Febrasgo. Rio de Janeiro: Guanabara Koogan; 2018.

Macones GA, Caughey AB, Wood SL, Wrench IJ, Huang J, Norman M, et al. Guidelines for postoperative care in cesarean delivery: Enhanced Recovery after Surgery (ERAS) Society recommendations (Part 3). Am J Obstet Gynecol. 2019;221(3):247-9.

Rezende Filho J. Obstetrícia. 14 ed. Rio de Janeiro: Guanabara Koogan; 2022.

Urbanetz AA, Oliveira LV, Oliveira RV, Araujo Júnior E. Ginecologia e obstetrícia Febrasgo para o médico residente. 2. ed. Barueri, SP: Manole; 2021.

Wilson RD, Caughey AB, Wood SL, Macones GA, Wrench IJ, Huang J, et al. Guidelines for antenatal and preoperative care in cesarean delivery: enhanced recovery after surgery society recommendations (Part 1). Am J Obstet Gynecol. 2018;219(6):523-44.

41

Fisiologia do Trabalho de Parto

Laura Pereira Faria ■ Álvaro Luiz Lage Alves

KEYPOINTS

1. É imprescindível que o médico conheça o desenvolvimento natural e fisiológico do trabalho de parto, para saber reconhecer estados patológicos e de alerta.
2. O trabalho de parto pode ser definido como um processo fisiológico, sequencial e multifatorial, que integra alterações graduais do miométrio, da decídua e do colo uterino, até culminar na expulsão do feto, placenta e membranas ovulares.
3. Todo trabalho de parto tem duração variável, entre dias e semanas, iniciando-se com alterações bioquímicas seguidas por alterações estruturais e contráteis e, finalmente, pela rotura das membranas ovulares.
4. Fatores maternos e fetoplacentários atuam na iniciação do parto, com mecanismos inibitórios e estimuladores, atuando de forma relevante no processo.
5. A "cascata" da parturição culmina em um final comum composto da ativação das estruturas uterinas, com suspensão progressiva da inatividade característica da gestação, e na promoção das contrações efetivas.
6. Ao contrário de outras espécies, os fatores que determinam o gatilho para o início da "cascata" da parturição nos seres humanos ainda não são totalmente esclarecidos.
7. Em quase todas as espécies, o processo de iniciação do trabalho de parto envolve o eixo hipotálamo-hipófise-adrenal e seus hormônios.
8. A atividade miometrial durante a gestação é didaticamente dividida em quatro fases: inibição ativa; ativação; estimulação; e involução.
9. Os níveis de prostaglandinas aumentam de modo significativo durante todo o trabalho de parto. Além disso, alterações importantes incluem o aumento de *GAP junctions* miometriais e maior liberação de receptores de ocitocina.
10. Após o parto, o útero involui consideravelmente, com retorno das suas medidas muito próximas ou idênticas às do estado pré-gravídico.

Highlights

- No trabalho de parto fisiológico, ocorre uma mudança na atividade uterina, parcialmente quiescente durante a gestação, com aumento progressivo de contrações, que se tornam mais duradouras, intensas e ritmadas, assim como gradual apagamento e dilatação do colo uterino. Tais mudanças progridem até a expulsão do feto, da placenta e das membranas ovulares, finalizando o processo

- Os mecanismos do trabalho de parto são predominantemente passivos. Entretanto, o processo não é o de expulsão de um *concepto* inativo por uma abertura fixa, ou seja, não é completamente passivo, pois ocorrem componentes sinérgicos em ambas as partes do binômio materno-fetal
- O sucesso final do trabalho de parto depende de fatores endócrinos, metabólicos e mecânicos, que interagem entre si e são definidos por meio de três variáveis relacionadas ao trajeto do parto:
  » Poder propulsor das contrações

CAPÍTULO 41 Fisiologia do Trabalho de Parto

- » Mobilidade do passageiro (feto)
- » Passagem no canal de parto (trajeto duro: pelve óssea materna; trajeto mole: colo uterino, vagina, vulva e períneo)
- Os sinais endócrinos provenientes do feto propiciam o início dos fenômenos do parto e são originados no seu eixo hipotálamo-hipófise-adrenal
- Não há respaldo científico para afirmar que a contratilidade uterina seja o principal determinante do sucesso do trabalho de parto
- O útero tem um fenótipo habitualmente contrátil. Durante a gestação, a contratilidade é ativamente suprimida pela ação de inibidores, sendo os principais progesterona, prostaciclina (PGE2), óxido nítrico, peptídeo relacionado ao gene da calcitonina, adrenomedulina e peptídeo intersticial vasoativo
- A atividade miometrial durante a gestação é didaticamente dividida em quatro fases: inibição ativa; ativação; estimulação; e involução. A Tabela 41.1 apresenta os principais aspectos e alterações na atividade uterina durante a gestação
- A fase 0 é chamada "inibição ativa", uma vez que o tecido uterino não fica em nenhum momento com atividade absolutamente quiescente, mas tem a atividade miometrial suprimida por substâncias inibidoras
- A fase 1 é intitulada "ativação" ou *priming* uterino e ocorre devido à retirada local (não sistêmica) da ação da progesterona e ao aumento

da ação de substâncias uterotrópicas, tais como o estrogênio. Nessa fase, há ativação de canais iônicos, aumento de conexinas 43 e de *GAP junctions*, além de ativação de receptores de ocitocina e de prostaglandinas. O processo culmina em maior sincronia elétrica das células miometriais e elevada capacidade de produção de contrações efetivas, desencadeando o trabalho de parto

- A fase 2 é denominada "estimulação" e é marcada pela ação de agonistas uterotônicos, que provocam a contração uterina após sua devida preparação endócrina e parácrina
  - » Os principais agonistas da atividade uterina são as prostaglandinas PGE2 e PGF2 alfa, bem como a ocitocina
  - » Acredita-se que, durante essa fase, o feto com maturidade alcançada participe, sinalizando para o organismo materno o momento de suspender a inibição da atividade uterina. As hipóteses são de que tais sinais podem ser originados dos pulmões, rins ou de secreções e excreções fetais para o líquido amniótico
  - » Além disso, a fase 2 (estimulação) é dividida em três estágios, resumidos na Tabela 41.2
  - » O primeiro estágio se inicia quando surgem contrações miometriais capazes de dilatar e apagar o colo uterino, e que são concomitantes ao aumento expressivo dos níveis séricos de ocitocina

---

Tabela 41.1 Aspectos e alterações de acordo com as quatro fases da atividade uterina durante a gestação.

Fase 0: Inibição ativa	Fase 1: Ativação	Fase 2: Estimulação	Fase 3: Involução
• Atividade miometrial inibida, mas não completamente quiescente	• Diminuição da ação local da progesterona • Aumento da ação de uterotrópicos (estrogênio) • Elevação das conexinas 43, *GAP junctions* • Ativação de canais iônicos, de receptores de ocitocina e de prostaglandinas	• Ação de agonistas uterotônicos que provocam a contração uterina efetivamente	• Útero retorna ao estado pré-gravídico em dias a semanas do pós-parto, com mediação da ocitocina

---

Tabela 41.2 Estágios da fase 2: estimulação uterina.

1º estágio	2º estágio	3º estágio
• Início das contrações e da dilatação e apagamento do colo uterino • Elevação de ocitocina sérica	• Dilatação completa do colo uterino • Expulsão fetal • Pico de ocitocina sérica	• Expulsão da placenta e das membranas ovulares • Níveis ainda elevados de ocitocina sérica

» O segundo estágio é marcado pela dilatação completa do colo uterino e se finaliza com a expulsão fetal, quando os níveis de ocitocina séricos atingem seu pico

» O terceiro estágio da estimulação uterina é marcado pela expulsão da placenta e das membranas ovulares, ainda na presença de contrações uterinas fortes e intensas, mediadas pelos níveis de ocitocina. Esses aspectos são essenciais para a prevenção das hemorragias pós-parto

- A fase 3, última fase da atividade uterina, é a "involução". Essa fase se estende por dias a semanas do pós-parto, e é também mediada pela ocitocina, que permanece elevada desde o final do trabalho de parto e durante a lactação
- A ocitocina é sintetizada no hipotálamo e liberada na corrente sanguínea pela hipófise materna. É também produzida pela placenta. Sua liberação ou infusão durante o trabalho de parto possibilita produzir contrações uterinas mais vigorosas
- A unidade fetoplacentária secreta ocitocina na circulação materna. Acredita-se que essa ocitocina, derivada do feto, atue nos receptores miometriais, auxiliando a desencadear e a manter as contrações uterinas
- A maioria das alterações genéticas que se associam à duração da gestação provavelmente se relaciona ao genoma materno, podendo atuar de forma independente ou não às alterações fetoplacentárias.

Numbers

- A duração média da gestação humana única é de 280 dias (40 semanas), contados a partir do primeiro dia do último período menstrual
- Termo é o intervalo gestacional entre 37 semanas e 0 dia e 41 semanas e 6 dias
- A ocitocina é o agente uterotônico mais potente, sendo capaz de estimular contrações uterinas no termo gestacional com taxas de infusão de 1 a 2 unidades por minuto.

Componentes endócrinos no trabalho de parto

Prostaglandinas

- As prostaglandinas são hormônios parácrinos, ou seja, atuam de forma mais acentuada no local

de sua produção ou em células próximas. O aumento da biossíntese dessas moléculas é observado nos tecidos uterinos, no líquido amniótico, bem como no plasma e urina maternos, em todos os processos de trabalho de parto, tanto no pré-termo quanto no termo gestacional

- O útero na gestação é rico em ácido araquidônico, um precursor das prostaglandinas, que potencializa sua ação local
- As prostaglandinas são envolvidas principalmente na sincronização das contrações, no apagamento cervical e no aumento da responsividade do útero à ocitocina
- Elas diferem entre si quanto às suas ações. A PGE atua predominantemente no apagamento e na remodelação do colo uterino. A PGF2 alfa atua sobretudo na fase de ativação uterina, promovendo o início da atividade miometrial.

Progesterona

- A progesterona atua principalmente na manutenção inicial da gestação, quando é produzida pelo corpo lúteo, nas primeiras semanas. Sequencialmente, passa a ser produzida pela placenta
- A redução sistêmica da progesterona não ocorre antes do trabalho de parto, mas ele parece ser precedido pela retirada da sua ação local no tecido uterino, por mecanismos e motivos ainda não bem estabelecidos
- Existe evidência científica de que a administração de progesterona durante a gestação reduz o risco de parto prematuro nas gestantes portadoras de fatores de risco para prematuridade.

Estrogênio

- Ao contrário da progesterona, o estrogênio atua na regulação das *GAP junctions* miometriais, contribuindo para gerar contrações efetivas durante o trabalho de parto
- A placenta humana não tem a capacidade de síntese direta de estrogênios a partir da progesterona. O processo de produção estrogênica na gestação envolve a glândula adrenal fetal, que produz e disponibiliza localmente, em larga escala, um precursor para a produção do hormônio. Portanto, a ação estrogênica no trabalho de parto é também parácrina/autócrina, e não sistêmica.

Eixo hipotálamo-hipófise-adrenal fetal

- O eixo hipotálamo-hipófise-adrenal do feto é ativado no fim da gestação, liberando grandes quantidades de cortisol. Os níveis elevados de cortisol fetal estimulam as membranas ovulares, a produção decidual e a liberação de corticotropina (CRH) placentária, resultando em um aumento progressivo de seus níveis circulantes no plasma materno durante a segunda metade da gestação
- Além do cortisol fetal, citocinas inflamatórias, catecolaminas, acetilcolina e ocitocina também contribuem para a ampliação de CRH placentária
- CRH não age diretamente nas contrações uterinas, mas contribui para o processo de vasodilatação fetoplacentária, para a produção de prostaglandinas e para a potencialização dos efeitos da ocitocina e do estrógeno nos tecidos uterinos.

Citocinas e processo inflamatório no trabalho de parto

- As citocinas atuam principalmente no desequilíbrio inflamatório das infecções intra-amnióticas, que desencadeiam o trabalho de parto prematuro
- Fisiologicamente, ocorre maior ação anti-inflamatória dos macrófagos no útero gravídico, o que contribui para manter a aquiescência funcional até o termo gestacional. Hipoteticamente, a migração de macrófagos para o tecido uterino é promovida por fatores hormonais fetais, o que também representa um papel conjunto do binômio mãe-feto na manutenção da gestação
- Similarmente às infecções que ocorrem no curso da gestação, os níveis circulantes de moléculas pró-inflamatórias (IL-1, IL-6, TNF-alfa) parecem aumentar nas proximidades do trabalho de parto fisiológico.

Considerações finais

- As pesquisas atuais buscam aprofundar a compreensão das relações bioquímicas entre feto e mãe, assim como dos mecanismos moleculares de regulação do trabalho de parto. Contemporaneamente, os estudos focam a regulação genética da deflagração do trabalho de parto, com resultados promissores
- Paralelamente, na perspectiva de otimizar as tomadas de decisões clínicas, urge o desenvolvimento de pesquisas que elucidem o mecanismo de ação da progesterona na redução do risco de parto pré-termo, bem como seu papel na integralidade do trabalho de parto
- Considerando a comprovada elevação dos níveis séricos maternos de CRH na segunda metade da gestação, a dosagem de seus níveis circulantes parece ser um potencial preditor de indivíduos com risco aumentado de parto prematuro.

Leitura complementar

Federação Brasileira das Associações de Ginecologia e Obstetrícia. Assistência ao parto da gestante de risco obstétrico habitual. São Paulo: Febrasgo; 2021. (Protocolo nº 94/Comissão Nacional Especializada em Assistência ao Abortamento, Parto e Puerpério.)

Fernandes CE, Silva de Sá MF, editores. Tratado de Obstetrícia Febrasgo. Rio de Janeiro: Elsevier; 2019. 1160p.

Kota SK, Gayatri K, Jammula S, Kota SK, Krishna SV, Meher LK, et al. Endocrinology of parturition. Indian J Endocrinol Metab. 2013;17(1):50-9.

Nelson DB, McIntire DD, Leveno KJ. False labor at term in singleton pregnancies: discharge after a standardized assessment and perinatal outcomes. Obstet Gynecol. 2017;130(1):139-45.

Norwitz ER, Lockwood CJ, Barss VA. Physiology of parturition at term. UpToDate [Internet]. 2024. Available from: https://www.uptodate.com/contents/physiology-of-parturition-at-term?search=FISIOLOGIA%20DO%20TRABALHO%20DE%20PAROT&source=search_result&selectedTitle=1~150&usage_type=default&display_rank=1.

Zangeneh FZ, Hantoushzadeh S. The physiological basis with uterine myometrium contractions from electromechanical/hormonal myofibril function to the term and preterm labor. Heliyon. 2023;9(11):e22259.

Zhang J, Troendle J, Mikolajczyk R, Sundaram R, Beaver J, Fraser W. The natural history of the normal first stage of labor. Obstet Gynecol. 2010;115(4):705-10.

42

Indução do Trabalho de Parto

Laura Pereira Faria ■ Ananda Spagnuolo Souza ■ Álvaro Luiz Lage Alves

KEYPOINTS

1. A indução do parto é definida como a deflagração artificial do trabalho de parto antes do seu início espontâneo, obtida por meio do estímulo das contrações uterinas e da dilatação do colo uterino.
2. É recomendada quando a continuação da gravidez oferece risco igual ou maior ao parto para uma ou ambas as partes do binômio mãe e feto.
3. O risco de morte fetal ou perinatal aumenta com o prolongamento da gravidez além do termo (41 semanas e 6 dias).
4. A indução do parto antes de 39 semanas de gestação deve ser evitada.
5. Se efetuada no momento adequado, está associada a menores taxas de cesarianas e à redução de internações em Unidade de Terapia Intensiva Neonatal, sem elevação da taxa de partos vaginais operatórios.
6. Deve ser realizada quando não há contraindicações ao parto vaginal.
7. A administração de ocitocina sintética é o método mais comum e indicado para a indução do parto.
8. É essencial que o colo uterino seja avaliado antes de iniciar a indução do parto por meio de ocitocina.
9. O tempo para que ocorra dilatação do colo uterino na fase latente do trabalho de parto é maior em pacientes submetidas à indução. Já na fase ativa do trabalho de parto, o tempo de dilatação dos partos induzidos é similar ao dos partos espontâneos.
10. É importante que cada instituição desenvolva seu protocolo de amadurecimento cervical e de indução do trabalho de parto.

Numbers

- De acordo com um estudo realizado pela Organização Mundial da Saúde (OMS) em 24 países, no ano de 2010, aproximadamente 10% dos nascimentos envolveram indução do parto
- O Inquérito Nacional sobre Parto e Nascimento, intitulado "Nascer no Brasil", com dados coletados em 2011 e 2012, revelou que a ocitocina foi utilizada em 38,2% das parturientes de baixo risco, 33,3% das de alto risco e 36,4% de todos os partos vaginais
- A prevalência da indução do parto nos EUA triplicou entre 1990 e 2020, atingindo 31,4%.

Aspectos clínicos

- As indicações mais comuns de indução do parto incluem: gestação pós-termo; amniorrexe prematura; síndromes hipertensivas; diabetes *mellitus*; restrição do crescimento uterino; gemelaridade; corioamnionite; oligoidrâmnio; colestase intra-hepática da gravidez; aloimunização com anemia fetal e morte fetal
- Contraindicações à indução do parto:
  » Fatores maternos: história prévia de histerotomia corporal clássica (longitudinal); cesariana de alto risco; rotura uterina e incisões uterinas transmurais (miomectomias e metroplastias);

infecção ativa por herpes símplex vírus; câncer cervical invasivo

» Fatores fetoplacentários: placenta prévia; vasa prévia; prolapso do cordão umbilical; cardiotocografia categoria III (hipóxia fetal)

- A indução do parto para redução de riscos em mulheres de baixo risco gestacional é aquela realizada a partir de 39 semanas de gravidez, em gestações bem datadas e sem fatores de complicação. Também é chamada "indução profilática"
- A indução profilática tem potencial de contribuir para a redução de cesarianas, de pré-eclâmpsia, de macrossomia e de natimortos
- Antes de iniciar o processo de indução do parto, devem ser avaliados a idade gestacional e o peso, a estática (apresentação), bem como a vitalidade do feto
- A parturiente deve ser informada sobre todo o processo de indução do parto, seus procedimentos, medicamentos, riscos e benefícios, assim como sobre as possibilidades de falha e de conversão para cesariana.

Viabilidade do colo uterino

- Para determinação da viabilidade do colo uterino antes do início do processo de indução, deve ser usado o índice de Bishop ou escore semelhante
- O índice de Bishop é baseado na altura da apresentação fetal e em quatro características do colo uterino: dilatação, consistência, apagamento e posição (Tabela 42.1)
- A dilatação cervical é considerada o mais importante dos cinco elementos da pontuação do índice de Bishop
- A maioria das diretrizes considera uma pontuação do índice de Bishop ≥ 6 como favorável e uma pontuação ≤ 3 como desfavorável; pontuações de

4 ou 5 estão em uma zona intermediária, em que é recomendada a escolha individualizada do método de indução a ser utilizado.

Fatores determinantes do sucesso da indução

- Os fatores cervicais são os que integram o índice de Bishop, citados anteriormente
- Os fatores não cervicais incluem:
  » Multiparidade (melhor preditor de sucesso de parto vaginal)
  » Amniorrexe
  » Idade gestacional avançada
  » Baixo índice de massa corporal
  » Altura
  » Ausência de comorbidades placentárias.

Amadurecimento cervical

- O amadurecimento cervical está indicado quando o colo uterino é desfavorável (índice de Bishop ≤ 3)
- As principais técnicas são mecânicas (método de Krause, cateter balão ou dilatador higroscópico) ou farmacológicas (prostaglandinas)
- Não há contraindicações médicas absolutas para o amadurecimento cervical em gestantes já candidatas à via vaginal do parto, na ausência de contraindicações às técnicas utilizadas
- Não existe diferença clinicamente significativa em relação à eficácia dos métodos mecânico e farmacológico. Portanto, a escolha do método a ser utilizado no amadurecimento cervical deve ser baseada nas preferências das pacientes e dos profissionais. Ressalta-se que os métodos podem ser utilizados isolados ou em associação
- Os métodos mecânicos de amadurecimento cervical não ocasionam efeitos colaterais sistêmicos

Tabela 42.1 Variáveis e respectivas pontuações utilizadas no cálculo do índice de Bishop.

Pontuação	0	1	2	3
Altura de apresentação fetal	−3	−2	−1 e 0	1
Dilatação cervical	0	1 a 2 cm	3 a 4 cm	> 5 cm
Apagamento cervical	0 a 30%	40 a 50%	60 a 70%	> 80%
Posição cervical	Posterior	Intermediária	Anterior	–
Consistência cervical	Firme	Intermediária	Amolecida	–

PARTE 3 Obstetrícia Geral

e se associam menos a taquissistolia uterina e alterações da frequência cardíaca fetal do que as prostaglandinas.

Métodos mecânicos de amadurecimento cervical

Sonda de Foley/cateter balão

- É possível utilizar uma sonda urinária de Foley adaptada (método de Krause) ou um cateter balão duplo de dilatação cervical (balão de Cook) para realizar o amadurecimento cervical mecânico
- Com técnica asséptica, a extremidade distal da sonda de Foley é introduzida pelo canal cervical e seu balonete é posicionado logo acima do orifício interno do colo uterino, no espaço extra-amniótico. O balonete deve ser infundido com 30 a 80 mℓ de solução salina
- Após a infusão do balonete, deve ser efetuada uma tração inferior controlada da sonda. Opcionalmente, pode ser adaptado um peso (p. ex., frascos de solução salina) na extremidade proximal (externa) da sonda de Foley, promovendo uma tração contínua sobre o colo uterino
- Na técnica com o cateter balão duplo de dilatação cervical (balão de Cook), o balonete superior fica posicionado acima do orifício interno do colo uterino, enquanto o inferior fica adaptado na cúpula vaginal, comprimindo externamente o colo uterino e dispensando a utilização de pesos ou trações
- Durante o uso dos métodos mecânicos, a atividade uterina e a frequência cardíaca fetal devem ser monitoradas a cada 30 a 120 minutos
- A sonda (ou cateter balão) é mantida até sua eliminação vaginal ou até completadas 12 horas da sua inserção
- Após a expulsão/remoção da sonda de Foley (ou do cateter balão), estando o colo maduro, deve ser iniciada a infusão de ocitocina e/ou realizada a amniorrexe artificial.

Dilatadores higroscópicos

- As laminárias eram dispositivos biológicos que não são mais utilizados devido ao maior risco de infecções
- Mais contemporaneamente, têm sido utilizados os dilatadores higroscópicos sintéticos

- Após inserção no canal cervical, esses dispositivos expandem-se por meio de absorção fluida, dilatando o colo uterino progressivamente. Devem ser inseridos com o auxílio de pinça atraumática e técnica asséptica
- A remoção deve ser realizada entre 6 e 24 horas depois.

Métodos farmacológicos de amadurecimento cervical: prostaglandinas

- As contraindicações ao uso das prostaglandinas incluem: alergias, cesárea e/ou cirurgias uterinas prévias, assim como as demais contraindicações ao trabalho de parto/parto vaginal
- A ação das prostaglandinas no tecido uterino é cumulativa
- Antes da administração das prostaglandinas, devem ser avaliadas a frequência e a intensidade das contrações uterinas. Seu uso deve ser evitado diante da presença de duas ou mais contrações uterinas eficazes, em um período de 10 minutos
- Os principais efeitos colaterais das prostaglandinas são taquissistolia uterina, febre, calafrios, vômitos e diarreia
- Na taquissistolia uterina com frequência cardíaca fetal normal, ocorrendo após inserção vaginal de prostaglandinas, os óvulos e seus fragmentos devem ser removidos, na tentativa de reduzir os efeitos exacerbados do fármaco no tônus uterino. Nesses casos, algum tocolítico deve ser administrado (p. ex., terbutalina 250 mcg por via subcutânea), principalmente se estiver indicada reanimação intrauterina devido a bradicardia fetal.

Prostaglandina E1 (PGE1): misoprostol

- No nosso meio, a prostaglandina utilizada como método farmacológico de amadurecimento cervical é o misoprostol, um análogo sintético da PGE1
- O misoprostol causa mais hiperestimulação uterina que a PGE2, sendo o fármaco que proporciona a maior probabilidade de sucesso do parto vaginal dentro de 24 horas do início da indução
- No amadurecimento cervical, o misoprostol é habitualmente utilizado pela via vaginal. A dose de 25 mcg é mais usada, por ter melhor perfil de segurança. Podem ser realizados regimes de tratamento de 4 e 6 horas de intervalo entre as doses

- Também pode ser administrado por via oral, com queda rápida e pico mais rápido de concentração se comparado ao uso pela via vaginal. A OMS recomenda a posologia oral de 25 mcg, com intervalos de 2 horas entre as doses
- Quando necessária, a ocitocina deve ser iniciada 4 horas após a última dose de misoprostol, independentemente de sua via de administração.

Prostaglandina E2 (PGE2): dinoprostona

- Prostaglandina não disponível no Brasil. Seus custos são superiores aos do misoprostol
- A dinoprostona tem formulação em gel, para administração endocervical, e em apresentação de 0,5 mg/2,5 mℓ. Os intervalos entre as doses devem ser de 6 a 12 horas, com dose máxima de 1,5 mg em 24 horas
- Existe também uma formulação de inserção vaginal e liberação programada, que contém 10 mg de dinoprostona. Essa apresentação pode ser inserida na vagina e mantida por 12 horas ou até o início clinicamente evidente do trabalho de parto
- Diante do insucesso da indução e persistência de colo uterino imaturo, podem ser adotados:
  » Administração de novas doses, com intervalos de tempo individualizados
  » Adição ou mudança para método mecânico
  » Infusão de ocitocina
- A administração de ocitocina sintética é o método mais utilizado, eficaz e endossado para a indução do parto. A ocitocina exógena causa contrações uterinas periódicas, deflagrando o trabalho de parto
- A ocitocina promove resposta uterina de 3 a 5 minutos do início da sua infusão. O nível plasmático estabiliza em 40 minutos e a meia-vida é de 5 minutos. Sua ação é influenciada pela idade gestacional, paridade, condições do colo uterino, rotura das membranas ovulares e apresentação fetal. Apresenta a vantagem de poder ser utilizada nos casos de cesariana prévia, mediante monitorização materna e fetal
- Para aquelas parturientes submetidas ao amadurecimento cervical farmacológico (prostaglandinas), a ocitocina deve ser iniciada apenas após um período de intervalo, variável de acordo com a prostaglandina utilizada, dose e via de administração

- Com o misoprostol, habitualmente utilizado na dose de 25 mcg e pela via vaginal, esse intervalo deve ser de 4 horas. Nas pacientes com colo maduro (índice de Bishop ≥ 6), não há restrições para o início de administração da ocitocina
- Visando otimizar o processo de indução do parto, a ocitocina pode ser iniciada concomitantemente à amniotomia
- Na indução do parto, a ocitocina deve ser administrada por via intravenosa, preferencialmente em bomba de infusão, na intenção de maximizar a segurança e minimizar efeitos colaterais. Sua meia-vida é de 3 a 6 minutos
- Diferentes protocolos podem ser adotados, e não há um padrão predeterminado para uso em todas as induções. Podem ser realizados protocolos de baixas ou altas doses de ocitocina, sem diferenças no desfecho
- A dose de ocitocina deve ser progressivamente aumentada até o estabelecimento do trabalho de parto (contrações eficazes, que modificam o colo uterino, presentes a cada 2 ou 3 minutos dentro de um intervalo de 10 minutos de avaliação da dinâmica uterina e com duração entre 40 e 60 segundos)
- O uso de bomba de infusão permite a configuração de acordo com a dose a ser administrada (mℓ/hora = mUI/minuto), facilitando a titulação. A titulação mais comumente recomendada é a de 5 unidades (1 ampola) de ocitocina diluídas em 500 mℓ de solução salina. Recomenda-se o estabelecimento como baixa dose alternativa, ou seja, dose inicial de 6 a 12 mℓ/hora, com aumento progressivo de 12 a 36 mℓ/hora, respeitando-se intervalos de 15 a 30 minutos. A dose máxima recomendada é variável, sendo habitualmente de 240 mℓ/hora (40 mUI/minuto) (Tabela 42.2)
- Os principais efeitos colaterais e/ou as complicações relacionados à ocitocina incluem

Tabela 42.2 Esquemas e doses de ocitocina na indução do trabalho de parto.

Esquemas	Doses		
	mUI/min (microgotas)	mℓ/h (bomba de infusão)	gotas/min
Inicial	1 a 2	6 a 12	2 a 4
Acréscimo	1 a 6	6 a 36	2 a 12
Dose máxima	40	240	80

dor, hipertonia, taquissistolia e rotura uterina. Em altas doses, pode promover hiponatremia, pois reage de forma cruzada com o receptor renal de vasopressina (estruturas similares). Hipotensão arterial e arritmia cardíaca (taquicardia, intervalo QT prolongado) são mais raros e relacionados com infusões intravenosas rápidas (*bolus*)

- Diante de efeitos adversos, principalmente taquissistolia uterina e alterações da frequência cardíaca fetal, a infusão deve ser suspensa (meia-vida é curta), com retomada após melhora do quadro
- As recomendações específicas para a continuação ou descontinuação da ocitocina na fase ativa do trabalho de parto carecem de evidência científica. Entretanto, tem sido recomendada a suspensão da infusão depois de indicativo do sucesso em estabelecer o padrão contrátil de fase ativa
- Monitorizações contínuas do estado de oxigenação fetal e da progressão segura e saudável do trabalho de parto são mandatórias
- A interrupção rotineira seguida de reintrodução da ocitocina após um intervalo de tempo não é recomendada, pois a administração pulsátil não melhora os desfechos
- Os horários das infusões, as doses utilizadas e os estados materno e fetal devem ser rigorosamente anotados em prontuário.

Amniotomia

- Trata-se de um procedimento simples, frequentemente realizado em associação à infusão de ocitocina
- A amniotomia não é isenta de riscos, sendo os principais: prolapso de cordão, compressão de polo cefálico com bradicardia fetal, aumento da incidência de infecções (corioamnionites, endometrites, endomiometrites), trauma e sangramento fetal, embolia de líquido amniótico, bem como desconforto materno
- Pode ser realizada quando viável (bolsa formada) e segura (polo cefálico insinuado na pelve materna), na intenção de reduzir o intervalo de tempo até o nascimento
- A realização da amniotomia mediante polo cefálico insinuado (plano 0 ou mais de De Lee) e ajustado ao colo uterino reduz o risco de prolapso de cordão umbilical

- A amniotomia é definida como precoce quando realizada logo após o amadurecimento cervical. Quando realizada após o início da fase ativa do trabalho de parto, é classificada como tardia
- Não há recomendação formal em relação ao seu uso na prática clínica.

Outros métodos de indução do trabalho de parto

- Podem ser utilizados quando o amadurecimento cervical prévio é necessário ou diante de contraindicações ao uso de ocitocina
- A amniotomia isolada não tem indicações formais
- As prostaglandinas podem e devem ser utilizadas em parturientes com colo uterino desfavorável, podendo desencadear o trabalho de parto sem a necessidade de ocitocina. Em pacientes com colo uterino favorável, não existem evidências científicas que suportem o uso das prostaglandinas em substituição à ocitocina
- O descolamento de membranas é realizado por meio de um toque vaginal em movimento de "varredura", em um colo já dilatado. Os dedos indicador e médio do cuidador devem separar a membrana amniótica das porções mais inferiores do segmento uterino. O procedimento estimula a liberação endógena de prostaglandinas, podendo ser eficaz em desencadear um trabalho de parto espontâneo, porém não se associa a melhorias nos resultados clinicamente importantes.

Resultado da indução

- A falha na indução é definida quando se faz necessária a realização de cesariana por fase latente excessivamente prolongada, situação em que fica improvável o alcance da fase ativa ou do parto vaginal
- Não há um tempo estabelecido para definir falha na indução. No entanto, tem sido estabelecido que a cesariana deve ser indicada por prolongamento da fase latente somente após no mínimo 12 horas de administração de ocitocina depois da rotura das membranas ovulares
- O consenso de cuidados obstétricos referente à prevenção segura de cesarianas, emitido pelo Colégio Americano de Obstetrícia e Ginecologia e Sociedade de Medicina Materno-Fetal, em

2014, estabelece as seguintes definições, todas com forte recomendação e evidência de qualidade moderada (1B):

» A fase latente prolongada deve ser definida como mais de 20 horas em nulíparas e mais de 14 horas em multíparas

» A dilatação de 6 cm deve ser considerada como o limite entre as fases latente e ativa para a maioria das mulheres

» A fase de dilatação prolongada em trabalho de parto espontâneo deve ser definida mediante: 6 cm ou mais de dilatação; com as membranas rotas; acompanhada de 4 horas ou mais de contrações adequadas; ou de 6 horas ou mais de contrações inadequadas; e de nenhuma modificação cervical

» A cesariana por fase ativa prolongada deve ser reservada para: parturientes com 6 cm ou mais de dilatação; com membranas ovulares rotas; que falharam em progredir a despeito de 4 horas de atividade uterina adequada; ou de no mínimo 6 horas de administração de ocitocina por atividade uterina inadequada; e nenhuma modificação cervical

» Se os estados materno e fetal permitirem, a cesariana por falha de indução na fase latente do trabalho de parto pode ser evitada, permitindo-se durações mais longas da fase latente (24 horas ou mais) e requerendo que a ocitocina seja administrada por no mínimo 12 a 18 horas após rotura das membranas ovulares. Após esses parâmetros, deve-se considerar o processo como falha de indução.

Considerações finais

- Em comparação ao uso isolado dos métodos de indução do parto, os métodos combinados de amadurecimento cervical ainda não foram devidamente avaliados. Portanto, os dados disponíveis ainda são insuficientes para definir os protocolos e as indicações das terapias combinadas
- Também é necessário o estabelecimento de estudos para determinar o momento ideal, a partir

da 37ª semana, para realização da indução do parto

- Por fim, dados epidemiológicos mais contemporâneos são necessários para melhor compreensão da evolução da indução do parto no Brasil.

Leitura complementar

American College of Obstetricians and Gynecologists (ACOG). Practice Bulletin No. 107: Induction of labor. Obstet Gynecol. 2009;114(2):386-97.

American College of Obstetricians and Gynecologists (ACOG). Society for Maternal Fetal Medicine. Safe prevention of the primary cesarean delivery. Obstetric Care Consensus no 1, 2014;123(3):1-19.

Bishop EH. Pelvic scoring for elective induction. Obstet Gynecol. 1964;24:266-8.

de Vaan MD, Ten Eikelder ML, Jozwiak M, Palmer KR, Davies-Tuck M, Bloemenkamp KW, et al. Mechanical methods for induction of labour. Cochrane Database Syst Rev. 2019;10(10):CD001233.

Finucane EM, Murphy DJ, Biesty LM, Gyte GM, Cotter AM, Ryan EM, et al. Membrane sweeping for induction of labour. Cochrane Database Syst Rev. 2020;2(2):CD000451.

Grobman WA, Rice MM, Reddy UM, Tita ATN, Silver RM, Mallett G, et al; Eunice Kennedy Shriver National Institute of Child Health and Human Development Maternal-Fetal Medicine Units Network. Labor induction versus expectant management in low-risk nulliparous women. N Engl J Med. 2018;379(6):513-23.

Leal MC, Silva AA, Dias MA, Gama SG, Rattner D, Moreira ME, et al. Birth in Brazil: national survey into labour and birth. Reprod Health. 2012;9:15.

Main EK. New perinatal quality measures from the National Quality Forum, the Joint Commission and the Leapfrog Group. Curr Opin Obstet Gynecol. 2009;21(6):532-40.

Middleton P, Shepherd E, Morris J, Crowther CA, Gomersall JC. Induction of labour at or beyond 37 weeks' gestation. Cochrane Database Syst Rev. 2020;15(7):CD004945.

Society for Maternal-Fetal Medicine (SMFM). Statement on elective induction of labor in low-risk nulliparous women at term: the ARRIVE trial. Am J Obstet Gynecol. 2019;221(1):B2-B4.

World Health Organization. WHO recommendations: intrapartum care for a positive childbirth experience. Geneva: World Health Organization; 2018.

43

Hiperêmese Gravídica

Fernanda Toledo Arruda ▪ Daniel Castelo Branco ▪ Fernanda Maia Alves ▪ Claudia L. Soares Laranjeira

KEYPOINTS

1. Náuseas e vômitos durante a gestação (NVG) são sintomas significativamente comuns e, quando muito intensos, o quadro é chamado "hiperêmese gravídica" (HG).
2. Quando a HG é tratada, não oferece riscos importantes à mãe ou ao concepto.
3. As causas dessa condição não são bem elucidadas ainda, mas acredita-se que os sintomas se desenvolvam em virtude de uma associação de modificações de concentrações hormonais, de motilidade gástrica, além da predisposição genética e de possível infecção pelo *Helicobacter pylori*.
4. Alguns fatores de risco para o desenvolvimento de NVG e HG são história prévia do quadro em gestação anterior ou em gestação de familiares de primeiro grau.
5. A apresentação clínica pode ser manifestada como náuseas associadas ou não a vômitos esporádicos ou recorrentes.
6. O tratamento tanto das náuseas quanto dos vômitos é importante para que a gestante consiga ter um aporte adequado de nutrientes e não desenvolva desidratação e distúrbios eletrolíticos.
7. O diagnóstico de gravidade da HG pode ser feito pelo sistema de pontuação *Pregnancy Unique Quantification of Emesis* (PUQE) e por exames laboratoriais.
8. Exames complementares também são importantes para descartar outras hipóteses diagnósticas.
9. O tratamento depende da gravidade dos sintomas e da classificação no escore PUQE, e pode variar desde medidas conservadoras, terapia medicamentosa ambulatorial até a internação nos casos mais graves.
10. A ausência de tratamento pode acarretar morbidade expressiva à gestante, sendo a consequência mais comum a encefalopatia de Wernicke.

Highlights

- Náuseas e vômitos durante a gestação (NVG) ou apenas êmese estão entre as queixas mais comuns na gestação e ocorrem principalmente nas primeiras 20 semanas de gestação
- Quando graves, NVG são denominados "hiperêmese gravídica (HG)" ou "vômitos perniciosos da gravidez"
- A diferenciação entre os casos simples de NVG e HG é essencial para estabelecimento do tratamento.

Numbers

- A prevalência de NVG é de aproximadamente 85%; 90% dos casos se iniciam no período entre a 5ª e a 9ª semana de gestação
- Em 25% dos episódios de NVG, observa-se exclusivamente o quadro de náuseas matinais (*morning sickness*)
- A HG constitui o espectro mais grave de NVG e se manifesta em 0,3 a 3,6% das gestações
- A causa mais comum de hospitalização no primeiro trimestre é a HG, responsável

por cerca de 36 mil internações por ano nos EUA

- A mortalidade materna por HG é extremamente rara, representando menos de 1 a cada 10 mil nascimentos no Brasil e no mundo desenvolvido
- NVG parecem ser mais frequentes em países ocidentais e em áreas urbanas, e menos comuns na África e na Ásia.

Etiopatogenia e fatores de risco

- A etiopatogenia de NVG e HG ainda é incerta
- Diversas teorias foram criadas na tentativa de elucidar as causas da HG, mas nenhuma delas conseguiu explicar isoladamente o mecanismo envolvido. Dessa forma, considera-se, atualmente, que o quadro é de causa multifatorial
- As principais teorias que tentam explicar a etiopatogenia de NVG e HG incluem:
  » Alterações hormonais:
    ▲ Nenhum hormônio isolado é capaz de predizer com certeza o desenvolvimento de NVG
    ▲ Concentrações séricas elevadas de estrogênio e progesterona têm sido relacionadas com a patogênese da HG
    ▲ Os hormônios da gravidez relaxam o tecido muscular liso, reduzindo a atividade gastrointestinal, e podem alterar o tempo de esvaziamento gástrico
    ▲ Apesar de várias evidências defenderem o papel dos hormônios na severidade da condição de NVG (especialmente o estrógeno), o fato de haver um pico hormonal no terceiro trimestre, período no qual tipicamente os sintomas de náuseas e vômitos já acabaram, é inconsistente com essa teoria
    ▲ Concentrações séricas de hCG apresentam um pico durante o primeiro trimestre, momento em que a HG é usualmente diagnosticada
    ▲ A observação de que a concentração de hCG é maior nas pacientes com HG, em relação a outras pacientes grávidas com NVG, sustenta o possível papel etiológico do hCG
    ▲ Estudos recentes demonstram que os sintomas são piores em pacientes com gestação múltipla e mola hidatiforme, que constituem condições relacionadas com níveis mais altos de hCG. Contudo, nem sempre esses níveis elevados estão diretamente associados às náuseas e aos vômitos na gestante
    ▲ A presença de isoformas específicas de hCG ou de mutações em seus receptores pode explicar diferenças de sintomatologia entre pacientes com níveis de hCG similares
  » Motilidade gastroesofágica alterada:
    ▲ A motilidade gástrica pode estar alterada em pacientes com HG
    ▲ O esfíncter esofagiano inferior se encontra relaxado durante a gravidez, levando a maior refluxo gastroesofágico e podendo resultar em pirose, azia e náuseas
    ▲ De forma controversa, devido às alterações fisiológicas da gravidez, os sintomas deveriam piorar com o avanço da gestação, o que não é constatado na epidemiologia da HG
    ▲ Pacientes que apresentam pirose e azia durante a gravidez devem ser avaliadas para refluxo gastroesofágico concomitante
  » *Helicobacter pylori:*
    ▲ A maioria das pacientes com *H. pylori* não desenvolve náuseas e vômitos severos na gravidez, mas a infecção pode estar relacionada com a patogênese da HG em algumas pacientes
    ▲ Estudos recentes indicam uma associação significativa entre a infecção por *H. pylori* e HG/NVG. No entanto, houve heterogeneidade significativa entre os estudos, e a maioria deles não fez distinção entre infecção ativa, infecção passada ou cepa de *H. pylori*
  » Fatores genéticos:
    ▲ O componente genético pode ser importante para o desenvolvimento de NVG. Estudos indicam risco aumentado dessa condição em pacientes com história familiar positiva ou aquelas que já tiveram HG em gestações anteriores
    ▲ A incidência de HG parece ser similar em pacientes que tiveram gestações de parceiros diferentes, o que sugere que os genes paternos expressos pelo feto desempenham papel menor do que os genes da mãe
    ▲ Um estudo genômico que encontrou uma associação entre os genes *GDF15, IGFBP7*

e o desenvolvimento de HG pode ser a área mais promissora de investigação a respeito da etiopatogênese dessa condição

▲ O *GDF15* é altamente expresso em células trofoblásticas e sua proteína parece promover o processo de formação placentária, regulação do apetite pela ativação de neurônios no hipotálamo e na área postrema (centro do vômito) no tronco cerebral, assim como regulação do peso corporal

▲ O gene *IGFBP7* também desempenha um papel na formação placentária, na regulação do apetite e consequente caquexia

- Além de tais teorias, algumas outras alterações gestacionais que podem estar associadas ao processo de desenvolvimento de NVG e HG incluem:
  » Deficiências específicas de alguns nutrientes como zinco e vitamina B6
  » Alterações de perfil lipídico
  » Alterações no sistema nervoso autônomo
  » Desregulação imunológica
- Com base nesses mecanismos fisiopatológicos, podem ser considerados os seguintes fatores de risco para o desenvolvimento da HG:
  » Experiência prévia da paciente de náuseas e vômitos relacionados com medicações estrogênicas ou enxaquecas
  » NVG ou HG em gravidez prévia
  » História familiar de NVG ou HG
  » Gestações múltiplas
  » Doença trofoblástica gestacional
  » Deficiência vitamínica ou de minerais pré-gestacional ou nas 6 primeiras semanas de gestação
  » Refluxo gastroesofágico e outras desordens gastrointestinais.

Aspectos clínicos

- O diagnóstico de NVG e HG é eminentemente clínico
- Cronologia habitual de NVG:
  » NVG geralmente têm início entre a 5ª e a 6ª semana de gestação
  » O auge dos sintomas se dá aproximadamente na 9ª semana
  » As ocorrências geralmente regridem entre a 16ª e a 20ª semana de gestação
  » A maioria das pacientes torna-se assintomática 6 semanas após o início das náuseas
  » Em 15 a 20% das pacientes, os sintomas podem persistir até o 3º trimestre; em 5% das pacientes, podem durar até o parto
- Em geral, suspeita-se de HG em caso de náuseas e vômitos persistentes, assim como em critérios clínicos de desidratação, perda ponderal e alteração de sinais vitais, como taquicardia e hipotensão ou taquipneia
- Outros sinais de gravidade incluem distúrbios eletrolíticos, deficiências nutricionais, cetonuria ou confusão mental
- A Tabela 43.1 resume as diferenças entre NVG e HG
- Durante a avaliação inicial, é importante investigar sinais e sintomas que indiquem outras causas de êmese durante a gestação, como dor abdominal, febre, alterações do hábito intestinal, sintomas urinários, entre outros
- A refratariedade ao tratamento, início dos sintomas na segunda metade da gestação ou sua persistência após o parto também indicam que é necessário investigar diagnósticos diferenciais
- A severidade dos sintomas deve ser avaliada em cada consulta com a paciente, já que eles podem variar em frequência e gravidade, indicando mudança no tratamento.

Tabela 43.1 Diferenças entre náuseas e vômitos durante a gestação (NVG) e hiperêmese gravídica (HG).

Critérios	NVG	HG
Perda de peso	Mínima	> 5%
Ingestão alimentar	Adequada na maioria dos dias	Inadequada por semanas ou meses
Impacto nas atividades diárias	Incômodo de náuseas e/ou vômitos, mas sem limitação das atividades diárias	Limitação das atividades diárias pelas náuseas e/ou pelos vômitos
Tratamento	Mudanças na dieta e no estilo de vida são suficientes para alívio dos sintomas	Terapia medicamentosa é necessária, seja oral ou intravenosa
Duração dos sintomas	Geralmente regridem até 14 semanas de gestação	Podem persistir até o parto

Exames complementares

- Embora o diagnóstico seja eminentemente clínico, diante de um episódio de NVG, exames complementares são importantes para:
  - » Determinar a gravidade do quadro
  - » Excluir e/ou pesquisar diagnósticos diferenciais
  - » Avaliar o resultado terapêutico
- A avaliação laboratorial tem como objetivo verificar as possíveis consequências de HG no equilíbrio hidroeletrolítico e metabolismo da gestante. Desse modo, os exames que devem ser solicitados diante da suspeita de HG são:
  - » Hemograma
  - » Sódio e potássio séricos
  - » Glicemia
  - » Urina rotina
- Em caso de persistência e/ou piora dos sintomas após tratamento, a avaliação deve ser completada com:
  - » Testes de função renal
  - » Transaminases
  - » Lipase
  - » PCR
  - » TSH e T4 livre
  - » Urocultura
- A ultrassonografia obstétrica e abdominal pode ser utilizada para destacar algumas situações específicas em que o quadro de NVG é mais comum, como: doenças hepáticas ou de vias biliares, doença trofoblástica gestacional e gestação múltipla
- Nos casos refratários ao tratamento ou aqueles que persistem após 20 semanas, é indispensável a realização de uma esofagogastroduodenoscopia, sendo aconselhada também a pesquisa de infecção pelo *H. pylori*
- O médico deve ter em mente que a HG é frequentemente acompanhada por alterações nas avaliações do fígado e da tireoide
- Em alguns casos, pode ser necessária avaliação neurológica a partir de punção liquórica e estudos de imagens (tomografia ou ressonância magnética) para identificar possíveis alterações infecciosas, hemorrágicas ou expansivas do encéfalo, bem como para analisar o risco de evolução para a encefalopatia de Wernicke.

Tratamento

- O tratamento de pacientes com NVG depende da severidade do quadro
- Deve ser instituída uma intervenção que minimize os sintomas e melhore a qualidade de vida, mas que seja segura para a mãe e para o feto
- Existem escores propostos na literatura para classificar a gravidade da condição de NVG, a fim de avaliar a melhor abordagem terapêutica
- O escore mais usado é o *Pregnancy Unique Quantification of Emesis* (PUQE)
- O PUQE tem três perguntas sobre as náuseas e os vômitos da paciente, que apresentam cinco opções de resposta
- A Tabela 43.2 apresenta um resumo do questionário PUQE
- O tratamento eficaz requer uma combinação de intervenções médicas, mudanças no estilo de vida, alterações na dieta, além de cuidados de suporte e educação da paciente
- Embora haja necessidade de internação em alguns casos de HG, o mais comum é que o procedimento ocorra em regime ambulatorial
- Nos casos mais leves, a abordagem inicial consiste em:
  - » Orientações dietéticas
  - » Suporte emocional
  - » Prescrição de piridoxina
  - » Caso seja necessário, prescrição de terapia antiemética
- As principais orientações dietéticas que devem ser fornecidas à paciente incluem:
  - » Definir quais alimentos são mais tolerados e dar preferência a eles
  - » Consumir gengibre, o qual pode ajudar a amenizar os sintomas; estudos avaliaram o efeito de cápsulas de gengibre comparadas com placebo e verificaram redução no número de episódios de vômitos entre as gestantes que as consumiram
  - » Evitar passar longos períodos sem se alimentar, pois o estômago vazio pode agravar as náuseas
  - » Alimentar-se lentamente e em pequenas porções para evitar a distensão gástrica
  - » Abster-se de café e alimentos apimentados, gordurosos, ácidos, muito doces e/ou de cheiro forte
  - » Consumir fluidos pelo menos 30 minutos antes ou depois de refeições para reduzir a

Tabela 43.2 Questionário simplificado – *Pregnancy Unique Quantification of Emesis.*

Circule a resposta que melhor se adapta à sua situação nas últimas 12 h

1) Por quanto tempo se sentiu nauseada nas últimas 24 h?

Nunca (1)	Até 4 h (2)	Até 8 h (3)	Até 12 h (4)	Mais de 12 h (5)

2) Quantos episódios de vômito apresentou nas últimas 24 h?

Nenhum (1)	Um episódio (2)	Até três episódios (3)	Até quatro episódios (4)	Mais de cinco (5)

3) Em quantos momentos observou intensa salivação e esforço de vômito nas últimas 24 h?

Nenhum (1)	Até 3 vezes (2)	Até 5 vezes (3)	Até 8 vezes (4)	Todo tempo (5)

Classificação:
≤ 6 = forma leve
Entre 7 e 11 = forma moderada
≥ 12 = forma grave

Fonte: Koren et al., 2002.

---

sensação de plenitude gástrica, além de optar por bebidas frias e azedas

» Os principais antieméticos que podem ser utilizados em regime ambulatorial estão resumidos na Tabela 43.3

- É importante ressaltar que, sempre que introduzido um novo medicamento, deve-se esperar até 1 semana para a avaliação de melhora de sintomas e do quadro clínico
- No futuro, medicamentos com alvo na produção ou ação de *GDF15* e *IGFBP7* podem ser úteis para o tratamento de NVG
- A hospitalização pode ser necessária em caso de:
  » Pacientes que não respondem à intervenção ambulatorial
  » Quando associados a pelo menos um dos seguintes critérios:
    ▲ Perda de 10% do peso
    ▲ Um ou mais sinais clínicos de desidratação
    ▲ Escore PUQE $\geq$ 12
    ▲ Hipocalemia < 3,0 mmol/ℓ
    ▲ Hiponatremia < 120 mmol/ℓ
    ▲ Elevação da creatinina sérica > 100 mmol/ℓ
    ▲ Resistência ao tratamento
- A Figura 43.1 resume o manejo da paciente hospitalizada.

Considerações finais

- Desfechos de tratamento: em pacientes com NVG, o risco de anomalias congênitas não é aumentado e o de aborto é diminuído
- NVG não estão associados a desfechos adversos da gestação na ausência de desnutrição severa
- A frequência de anomalias congênitas não parece ser maior nos neonatos de pacientes com NVG ou HG
- Existe forte evidência de que pacientes com náuseas e vômitos no início da gestação têm taxas menores de aborto espontâneo do que pacientes que não apresentam esses sintomas
- Nos casos de HG, há considerável aumento de morbidade materna

---

Tabela 43.3 Tratamento farmacológico ambulatorial de náuseas e vômitos durante a gestação e hiperêmese gravídica.

Fármaco	Classe	Dose
Dimenidrinato	Antiemético com ação anti-histamínica (antagonista de receptor H1)	50 mg de 6/6 h
Meclizina	Antiemético com ação anti-histamínica (antagonista de receptor H1)	25 mg de 6/6 h
Metoclopramida	Antiemético com ação antagonista da dopamina (receptores centrais D2 e periféricos)	10 mg de 8/8 h
Ondansetrona	Antiemético com ação antagonista no receptor de 5-hidroxitriptamina	4 a 8 mg a cada 8 a 12 h

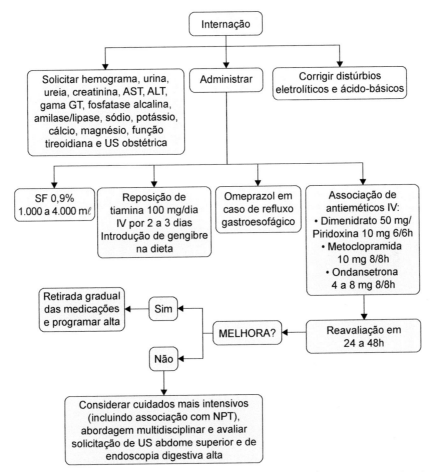

Figura 43.1 Fluxograma de orientações quanto ao manejo das pacientes hospitalizadas.

- Entre as principais repercussões maternas estão:
  » Perda ponderal
  » Desidratação
  » Deficiência de micronutrientes
  » Fraqueza muscular
  » Encefalopatia de Wernicke nos casos mais graves.
- O desfecho fetal não costuma ser alterado, mas algumas possíveis consequências são restrição de crescimento fetal e parto pré-termo
- Não há ainda muitas evidências sobre as consequências a longo prazo para a saúde de crianças oriundas de gestações que cursaram com HG.

Leitura complementar

American College of Obstetricians and Gynecologists. Practice Bulletin No. 189: Nausea and vomiting of pregnancy. Obstet Gynecol. 2018;131(1):e15-e30.

Boelig RC, Barton SJ, Saccone G, Kelly AJ, Edwards SJ, Berghella V. Interventions for treating hyperemesis gravidarum: a Cochrane systematic review and meta-analysis. J Matern Fetal Neonatal Med. 2018;31(18):2492-505.

Duarte G, Cabral AC, Vaz JO, Moraes Filho OB. Série orientações e recomendações Febrasgo: Êmese da Gravidez. São Paulo: Febrasgo; 2018.

Ellilä P, Laitinen L, Nurmi M, Rautava P, Koivisto M, Polo-Kantola. Nausea and vomiting of pregnancy: a study with pregnancy-unique quantification of emesis questionnaire. Eur J Obstet Gynecol Reprod Biol. 2018;230:60-7.

Ferreira EC. Hiperêmese gravídica [flowchart]. São Paulo: Federação Brasileira das Associações de Ginecologia e Obstetrícia (Febrasgo); 2023.

Goodwin TM. Hyperemesis gravidarum. Clin Obstet Gynecol. 1998;41(3):597-605.

Koren G, Boskovic R, Hard M, Maltepe C, Navioz Y, Einarson A. Motherisk-PUQE (pregnancy-unique quantification of emesis and nausea) scoring system for nausea and vomiting of pregnancy. Am J Obstet Gynecol. 2002;186(5):S228-31.

Lacasse A, Rey E, Ferreira E. Nausea and vomiting of pregnancy: what about quality of life? BJOG. 2008;115(12):1484-93.

Matthews A, Haas DM, O'Mathúna DP, Dowswell T. Interventions for nausea and vomiting in early pregnancy. Cochrane Database Syst Rev. 2015(9):CD007575.

Smith JA, Fox KA, Clark SM. Nausea and vomiting of pregnancy: clinical findings and evaluation. UpToDate. 2022.

Smith JA, Fox KA, Clark SM. Nausea and vomiting of pregnancy: treatment and outcome. UpToDate. 2023.

44

Hemorragias da Primeira Metade da Gestação

Luiz Gustavo Pessoa Pires Jabour ■ Gabriel Costa Osanan

KEYPOINTS

1. Entre 15 e 25% das gestações são afetadas por síndromes hemorrágicas na primeira metade da gravidez.
2. Sangramentos no início da gravidez constituem um dos principais motivos de consultas obstétricas de urgência.
3. Sangramentos durante a primeira metade da gestação representam uma importante causa de morbimortalidade materna.
4. O abortamento, a gestação ectópica (GE) e a doença trofoblástica gestacional (DTG) são as causas obstétricas de sangramento mais prevalentes nesse período.
5. Existem sangramentos vaginais na primeira metade de origem não obstétrica, a citar: as neoplasias cervicais e vaginais, as cervicites, os pólipos cervicais e as lacerações vaginais.
6. Diante de episódios de sangramento na gravidez, é essencial a realização de anamnese detalhada e exame físico minucioso, incluindo exame especular, para definir a origem e a abordagem do sangramento.
7. Quadros de abortamento, gravidez ectópica ou DTG podem determinar hemorragias volumosas causadoras de choque hemorrágico.
8. A GE é um dos principais fatores de mortalidade materna na primeira metade da gravidez, em função de diagnóstico e tratamentos tardios.
9. Mulheres em idade fértil apresentando dor abdominal aguda devem realizar teste de gravidez, pelo risco de GE.
10. Gestantes Rh negativo não sensibilizadas devem receber imunoglobulina anti-D diante de sangramentos de origem obstétrica na primeira metade da gravidez.

Highlights

- O diagnóstico precoce e a abordagem correta são essenciais para evitar a morbimortalidade materna nas hemorragias de primeira metade
- Os abortamentos são o principal motivo de sangramento nesse período da gravidez
- A GE tem elevado o risco de morbimortalidade materna, se não abordada oportunamente
- A DTG tem importante potencial de complicação, inclusive de evolução para malignização. Esse tema será discutido no Capítulo 45, *Doença Trofoblástica Gestacional*
- O sangramento de implantação é uma causa benigna no início da gestação, geralmente

ocorrendo entre 10 e 14 dias após a fecundação. Seu diagnóstico é de exclusão
- Na anamnese dos sangramentos de primeira metade, é essencial avaliar:
  - » Diagnóstico de gestação confiável (método de diagnóstico)
  - » Ultrassonografia obstétrica (US) que confirma a localização da gravidez
  - » Idade gestacional (IG)
  - » Características do sangramento
  - » História de expulsão de material de concepção
  - » Características da dor abdominal, incluindo a presença ou não de irritação peritoneal
- O exame físico deve incluir avaliação abdominal e ginecológica completa:

- » A análise especular é obrigatória nos casos de sangramento na gravidez, com o intuito de esclarecer a sua origem, intensidade e presença de atividade
- » O toque vaginal bimanual é importante para identificar dilatação cervical, dimensões uterinas, massas anexiais e dor importante
- Exames complementares podem estar indicados em alguns casos:
  - » Exames laboratoriais: podem ser necessárias tanto a confirmação da gravidez (ou seguimento dos seus níveis com dosagem de gonadotrofina coriônica humana) quanto a determinação do grupo sanguíneo e fator Rh da gestante, além de hemograma (nos casos de sangramento volumoso)
  - » Exames de imagem: a US, especialmente transvaginal (USTV), é fundamental no diagnóstico diferencial dos sangramentos de primeira metade, identificando local da gestação, existência de embrião vivo ou hematomas, presença material de concepção sugestivo de abortamento, diagnóstico de DTG, além de avaliação da região anexial, nos casos de suspeita de GE
- O principal passo na abordagem da paciente com abortamento é classificá-lo clinicamente, para guiar a conduta e o raciocínio clínico
- Abortamentos infectados são uma causa significativa de sepse materna
- A GE pode levar a quadro de choque hipovolêmico quando não diagnosticada e tratada em tempo hábil
- O tratamento padrão-ouro da GE é a cirurgia. A intervenção medicamentosa com metotrexato (MTX) e a conduta expectante também são opções em grupo seleto de gestantes.

Abortamentos

- Abortamento é definido como a perda gestacional antes de 22 semanas de gravidez, ou peso inferior a 500 g. A Organização Mundial da Saúde (OMS) prefere utilizar o limite superior de 20 semanas como ponto de corte para definir abortamento
- Classificação:
  - » Abortamento espontâneo de repetição (AER) ou habitual: ocorrência de três ou mais abortamentos espontâneos e consecutivos
  - » Classificação quanto à IG:
    - ▲ Precoce: ocorre até a 12ª semana de gravidez

- ▲ Tardio: acontece a partir da 13ª semana e até 22 semanas
- » Classificação quanto ao seu tipo:
  - ▲ Espontâneo: não há intervenção externa
  - ▲ Induzido (ou provocado): decorre de intervenção intencional, com ou sem indicação médica. Pode ser subclassificado em aborto seguro (quando se dá em ambiente hospitalar e por equipe médica bem treinada) ou abortamento inseguro (quando realizado em ambientes inadequados e/ou por pessoas sem habilidades necessárias)
- » Classificação do abortamento quanto às formas clínicas:
  - ▲ Ameaça de aborto: sangramento sem comprometimento materno-fetal
  - ▲ Abortamento retido: retenção na cavidade uterina de produtos da concepção sem vitalidade
  - ▲ Abortamento incompleto: expulsão parcial dos produtos da concepção
  - ▲ Abortamento completo: expulsão total dos produtos da concepção
  - ▲ Abortamento inevitável: quadro que progredirá no contexto de uma gestação que não tem chance de persistir
  - ▲ Abortamento infectado: abortamento complicado por infecção uterina.

Numbers

- O abortamento espontâneo acontece em, pelo menos, 10 a 15% das gestações clinicamente reconhecidas
- A probabilidade de ocorrência de abortamento aumenta com a idade materna. As taxas variam de 9 a 17% entre gestantes de 20 a 30 anos, chegando até cerca de 80% entre aquelas com 45 anos
- 80% dos abortamentos ocorrem nas primeiras 12 semanas de gestação, e a sua principal causa tem etiologia genética
- No Brasil, estima-se a realização de mais de 1 milhão de abortamentos provocados anualmente.

Etiopatogenia e fatores e risco

- A maioria dos casos de abortamento precoce tem origem cromossômica. Trissomias são as mais comuns (até 60% dos casos), seguidas de monossomias e triploidias

- Nas perdas tardias, as cromossomopatias correspondem a 50 a 60% das causas
- Fatores de risco:
  - » História pessoal de abortamentos recorrentes
  - » Idades materna e paterna avançadas
  - » Doenças maternas: diabetes *mellitus*, lúpus eritematoso sistêmico e síndrome do anticorpo antifosfolípide, doenças tireoidianas, obesidade, trombofilias adquiridas, entre outras
  - » Infecções maternas
  - » Anormalidades uterinas: alguns tipos podem se associar a maior prevalência em pacientes com história de abortamento
  - » Uso de substâncias como álcool (especialmente para usuárias crônicas ou pesadas), tabaco, cafeína (> 200 mg por dia) e drogas ilícitas
  - » Exposição à radiação ionizante ou drogas quimioterápicas. O papel de poluentes ambientais e outros elementos ocupacionais é menos bem estabelecido.

Aspectos clínicos

- O diagnóstico do abortamento se baseia em achados clínicos, laboratoriais (β-HCG) e radiológicos (US)
- As manifestações mais comuns dos abortamentos são sangramento vaginal associado à dor abdominal, de intensidade variável
- As manifestações clínicas definirão a classificação do abortamento, assim como seu tratamento (Tabela 44.1)

Exames complementares

- Exames complementares podem estar indicados em alguns casos
  - » Exames laboratoriais:
    - ▲ β-hCG para confirmação da gravidez (ou seguimento dos seus níveis), tipagem sanguínea e fator Rh, para determinar o risco de aloimunização materna; e hemograma, em casos de sangramentos volumosos
    - ▲ Pode ser necessário realizar exame de prova cruzada em casos hemorrágicos graves e propedêutica infecciosa nos casos de abortamento infectado
  - » Exames de imagem:
    - ▲ A US, especialmente transvaginal, é essencial no diagnóstico diferencial dos sangramentos, identificando local da gestação, existência de embrião vivo ou hematomas, presença de material de concepção sugestivo de abortamento, diagnóstico de DTG, além de avaliação região anexial, nos casos de suspeita de GE
    - ▲ Suspeita-se de abortamento quando há subversão da ordem cronológica esperada para a gestação: o saco gestacional é visualizado com 5 semanas de gestação; o saco vitelínico, com 5,5 semanas; e o embrião e batimento cardíaco fetal (BCF), com 6 semanas, com uma variabilidade esperada de 0,5 semana

Tabela 44.1 Manifestações clínicas dos diferentes tipos de abortamento.

Tipo	Sangramento	Colo uterino	Dor	Exame físico ou US
Ameaça de aborto	Variável, mas usualmente leve	Fechado	Ausentes ou cólicas leves	BCF: presente
Completo	Variável. Usualmente há história recente de sangramento aumentado	Fechado	Ausentes ou cólicas leves no momento	BCF: ausente
Retido	Variável, usualmente leve ou ausente	Fechado	Ausentes ou cólicas leves	BCF: ausente
Incompleto	Moderado a grave	Aberto	Moderada a intensa	BCF ausente e presença de material de concepção
Inevitável	Variável de acordo com a causa	Aberto ou fechado	Variável	Dilatação cervical avançada; bolsa rota ou herniada
Infectado	Moderado a grave Pode ter secreção cervical fétida	Aberto	Moderada a intensa	Febre. Pode-se ter sinais de perfuração uterina ou sepse

BCF: batimento cardíaco fetal; US: ultrassonografia.

- Os critérios ultrassonográficos para diagnóstico de perda gestacional estão listados na Tabela 44.2
- Existem também critérios suspeitos para o diagnóstico de perda gestacional. Na presença de um destes, sugere-se repetição da US em 7 a 10 dias.

Tratamento

- Administrar a imunoglobulina anti-D para todas as pacientes Rh negativo sem evidência de aloimunização prévia
- Conduta varia de acordo com a categoria do abortamento (Tabela 44.3)

Tabela 44.2 Critérios ultrassonográficos diagnósticos de abortamento.

Comprimento cabeça-nádega (CCN) ≥ 7 mm e ausência de batimento cardíaco fetal (BCF)

Saco gestacional ≥ 25 mm e ausência de embrião

Ausência de embrião com BCF pelo menos 14 dias após exame visualizando saco gestacional **sem** vesícula vitelínica

Ausência de embrião com BCF pelo menos 11 dias após exame prévio demonstrar saco gestacional **com** vesícula vitelínica

Adaptada de: ACOG, 2018.

Tabela 44.3 Condutas iniciais em casos de abortamento.

Tipo	Conduta
Ameaça de aborto	Observação e orientações. US obstétrica ambulatorial Cerca de 30% das gestações podem evoluir para abortamento
Abortamento completo	Observação e orientações. US ambulatorial Atentar para diagnóstico diferencial com GE se a gestante não apresentar US prévia confirmando gestação intrauterina
Abortamento retido	Conduta expectante após orientações do casal Pode-se optar pelo esvaziamento uterino se a mulher assim o desejar
Abortamento incompleto	Esvaziamento uterino
Abortamento inevitável	Esvaziamento uterino
Abortamento infectado	Esvaziamento uterino e antibiótico (clindamicina + gentamicina, geralmente)

GE: gravidez ectópica; US: ultrassonografia.

Conduta expectante

- Realizada nas mulheres com aborto retido. Trata-se de decisão compartilhada com o casal
- A paciente deve ser orientada sobre sinais de alarme para hemorragia e pode optar por troca da modalidade de tratamento a qualquer momento dessa conduta
- Benefício: ausência da necessidade de procedimento invasivo de dilatação cervical e esvaziamento uterino
- Segura e efetiva para mulheres de baixo risco, que têm boa adesão às orientações de alerta e acesso rápido a serviço de saúde, se necessário
- O acompanhamento se baseia em consultas periódicas, analgesia e monitoramento contínuo de complicações
- Geralmente, aguardam-se 4 semanas para a expulsão ou sangramento vaginal, podendo ser prolongada em alguns casos. Taxas de sucesso de até 80% em 8 semanas
- Pode-se realizar a dosagem de β-hCG para acompanhar evolução e surpreender um possível quadro de DTG
- Nos casos de sangramento, mal-estar ou febre a mulher deve procurar imediatamente um serviço de saúde.

Esvaziamento uterino

- Até a 12ª semana de gravidez: realizar a aspiração manual intrauterina (AMIU) ou curetagem uterina. A AMIU tem menor risco de perfuração
- Após a 12ª semana: fazer a expulsão fetal (por apresentar partes ósseas) pelo uso de uterotônicos (misoprostol ou ocitocina), seguida da realização de curetagem uterina
- Independentemente do momento da realização do esvaziamento uterino, é obrigatório o envio do material ovular oriundo do procedimento para estudo anatomopatológico.

Gravidez ectópica

- A GE: é a forma implantada fora da cavidade uterina, sendo mais comumente na tuba uterina
- A gravidez heterotópica: condição rara, na qual coexistem uma gravidez com implantação uterina normal e outra com implantação ectópica.

Numbers

- Incidência: ocorre em 1 a 2% de todas as gestações, com tendência de aumento
- A GE ocorre em 15 a 20% das gestantes com dor abdominal significativa no primeiro trimestre, associada ou não a sangramento vaginal, no 1º trimestre de gravidez
- A GE é uma das principais causas de morbimortalidade materna vinculada a hemorragias obstétricas
- A mortalidade materna da GE está relacionada principalmente aos sangramentos agudos volumosos e às complicações oriundas do seu tratamento
- Localização típica da GE: 95% têm implantação tubária (sendo 80% na porção da ampola, 12% no istmo, 5% nas fímbrias, 3% no interstício)
- Localização atípica da GE: aproximadamente 5% dos casos têm implantação em outros sítios de implantação – ocorrendo no abdome (± 1%), na cicatriz de cesárea (± 1 a 3%), na cérvice (± 1%) ou no ovário (± 1 a 3%)
- Gravidez heterotópica: condição rara, na qual acontece simultaneamente uma gravidez intrauterina a uma ectópica, presente em 1 a cada 30 mil gestações espontâneas. Nos casos de gravidez pós-FIV, a incidência pode chegar a 1%
- Cerca de 50% dos casos de gravidez heterotópica são diagnosticados apenas no momento da rotura da gravidez (o que aumenta sua morbimortalidade).

Etiopatogenia e fatores de risco

- Metade dos casos de GE não tem fatores de risco identificáveis
- O fator mais frequentemente associado à GE é a presença de tuba disfuncional (anatomia e/ou motilidade alteradas), o que pode retardar ou prevenir a passagem do embrião pela estrutura
- Causas de alteração da anatomia tubária incluem:
  - » História de doença inflamatória pélvica ou infecção tubária – cada episódio prévio tem efeito cumulativo sobre o risco
  - » História de cirurgia tubária (incluindo contracepção cirúrgica), anomalias congênitas, endometriose
- Outros fatores de risco:
  - » GE prévia, que aumenta em até 10 vezes o risco de ectópica subsequente

- » História de infertilidade
- » Fertilização *in vitro*
- » Tabagismo
- » Idade avançada
- » Cirurgias uterinas
- O uso de dispositivo intrauterino (DIU) e a salpingotripsia reduzem significativamente o risco absoluto de todos os tipos de gravidez. Entretanto, caso haja falha da contracepção, há um risco relativo maior de GE.

Aspectos clínicos

- O diagnóstico da GE é baseado em achados clínicos, radiológicos e laboratoriais
- A tríade clássica nem sempre está presente, mas se caracteriza por amenorreia, dor abdominal ou pélvica e sangramento. Está presente em menos da metade dos casos
- Dor abdominal é o sintoma mais comum e, em toda mulher em idade reprodutiva com dor abdominal, deve-se excluir GE.

Exames complementares

- O exame clínico, muitas vezes, não é elucidativo. Deve-se lançar mão de exames subsidiários, como a dosagem de β-hCG e a USTV
- A dosagem de β-hCG quantitativo não fornece sozinha o diagnóstico da GE, porém funciona como correlata da IG – e sua dosagem seriada ajuda no diagnóstico diferencial
- O valor discriminatório de β-hCG é o número acima do qual se espera visualizar um saco gestacional à US com quase 100% de sensibilidade. Torna-se muito útil quando avaliado em conjunto com a USTV
  - » O valor discriminatório geralmente aceito varia de 1.500 a 3.000 mUI/mℓ. Valores de 3.000 aumentam a especificidade para o diagnóstico de GE
  - » Em pacientes com β-hCG abaixo do valor discriminatório, não é possível excluir uma gestação intrauterina precoce – caso a US não visualize saco gestacional
  - » Em pacientes com β-hCG acima do valor discriminatório, a não visualização de saco gestacional aumenta muito o risco de GE
- Medidas seriadas de β-hCG a cada 48 horas também fornecem informações muito relevantes

PARTE 3 Obstetrícia Geral

» Em 99% das gestações intrauterinas viáveis, espera-se elevação de β-hCG de pelo menos 53% em 48 horas. Quanto maior o β-hCG inicial, menor é a taxa de aumento esperada
» Na GE, tipicamente há aumento do β-hCG, porém abaixo do esperado
- À USTV, existem diferentes sinais sugestivos de GE, especialmente em pacientes com teste de gravidez positivo e ausência de saco gestacional intrauterino, sendo a presença de massa anexial suspeita um importante marcador
- A Tabela 44.4 apresenta os sinais ultrassonográficos sugestivos de gravidez ectópica.

Tratamento

- Os tratamentos possíveis são cirurgia, tratamento medicamentoso e conduta expectante
- Recomenda-se a utilização da imunoglobulina em todos os casos de GE.

Tratamento cirúrgico

- O tratamento cirúrgico é a abordagem de escolha no manejo da maioria dos casos de GE
- A abordagem cirúrgica padrão-ouro é a laparoscopia, que está associada a menor tempo de internação, melhor recuperação e menores custos
- A laparotomia é a melhor abordagem nas mulheres que apresentam instabilidade hemodinâmica, GE rota ou hemoperitônio
- É preferida em pacientes com instabilidade hemodinâmica grave, sangramento intraperitoneal extenso e dificuldades na técnica da laparoscopia
- A salpingectomia (remoção da tuba acometida) é a técnica de escolha na maioria dos casos pela sua rápida execução e alta resolutibilidade
- Tem a vantagem de potencialmente preservar a fertilidade e a patência da tuba onde é realizada a intervenção; contudo, é procedimento mais complexo. Seu risco é a persistência de

tecido trofoblástico (3 a 20%). Assim, é essencial acompanhar a evolução dos títulos do β-hCG no pós-operatório. Ver critérios de escolha da salpingostomia (Tabela 44.5)
- Após a salpingostomia, é importante realizar o acompanhamento com dosagens seriadas de β-hCG. Pode-se realizar tratamento com dose única de MTX em caso de aumento dos títulos do marcador.

Tratamento medicamentoso

- Utiliza-se o MTX intramuscular dose única ou múltipla. O MTX atua em tecidos com alta replicação celular. Portanto, carrega efeitos colaterais gastrointestinais, hepatotóxicos, mielotóxicos e potencialmente tóxicos ao epitélio pulmonar
  » Antes do início do tratamento, devem ser realizados provas de função hepática, hemograma completo e dosagem de creatinina sérica. A chance de gravidez intrauterina viável deve ser excluída
- A escolha da terapia medicamentosa tem base em alguns critérios, conforme apresentado na Tabela 44.6
- As contraindicações ao uso MTX são exibidas na Tabela 44.7
- Os principais esquemas de tratamento com MTX estão descritos na Tabela 44.8

Tabela 44.5 Critérios de escolha para salpingectomia ou salpingostomia.

Salpingectomia	Salpingostomia
• Prole completa • Lesão tubária grave • Sangramento persistente ou instabilidade hemodinâmica • GE recorrente • β-hCG > 6.000 a 8.000 mUI/mℓ	• Desejo de preservar fertilidade • Alteração da anatomia da tuba contralateral • Estabilidade hemodinâmica

Tabela 44.4 Sinais ultrassonográficos sugestivos de gravidez ectópica.

Visualização de saco gestacional extrauterino com vesícula vitelina ou embrião
Massa anexial heterogênea separada do ovário
Moderada ou grande quantidade de líquido livre na pelve
Sinal do anel ao Doppler
Presença de pseudossaco gestacional intrauterino

Tabela 44.6 Critérios da terapia medicamentosa da gravidez ectópica.

Gravidez íntegra (estabilidade hemodinâmica)
Ausência de contraindicações ao metotrexato
Títulos de β-hCG < 5.000 UI/ℓ
Aumento do β-hCG inferior a 50% em 48 h
Massa tubária ≤ 3,5 cm
Ausência de batimentos cardíacos embrionários

CAPÍTULO 44 Hemorragias da Primeira Metade da Gestação | **343**

Tabela 44.7 Contraindicações ao uso de metotrexato (MTX).

Gestação intrauterina viável

Doença pulmonar, hepática ou renal severa e clinicamente importante

Evidência de mielopatia prévia (anemia, leucopenia, trombocitopenia severas)

Aleitamento materno

Doença ulcerosa péptica ativa

Sensibilidade ao MTX

Instabilidade hemodinâmica/ectópica rota

Incapacidade de manter seguimento da paciente

Imunodeficiência/ infecção ativa

Uso de álcool

Tabela 44.8 Protocolos do metotrexato (MTX) na gravidez ectópica.

Dose única	50 mg/m², via intramuscular (IM), no dia 1
	Avaliação do β-hCG nos dias 4 e 7
	Se queda inferior a 15% entre os dias 4 e 7, aplicar nova dose
	Avaliação semanal do β-hCG até atingir valores < 5 mUI/mℓ
	Considerar repetição da dose se não houver queda semanal do β-hCG
Duas doses	50 mg/m² IM nos dias 1 e 4
	Avaliação semanal do β-hCG até atingir valores < 5 mUI/mℓ
Múltiplas doses	1 mg/kg de peso (dose máxima de 100 mg), IM, nos dias 1, 3, 5 e 7
	15 mcg de ácido folínico, via oral (VO), nos dias 2, 4, 6 e 8
	Avaliação semanal do β-hCG até atingir valores < 5 mUI/mℓ

- Eventualmente, pode-se optar por infusão de MTX diretamente na GE, pela punção guiada por USTV. A dose do MTX é de 1 mg/kg. Sua principal indicação seria na presença de embrião vivo e nos casos de localização atípica da GE. Nos outros casos, o tratamento sistêmico é muito efetivo e muito mais prático
- A repetição de US após a terapia com MTX é desnecessária, exceto quando existe suspeita de rotura tubária
- Aparentemente, o MTX não tem efeito negativo sobre fertilidade futura, mas deve apresentar

Tabela 44.9 Critérios para conduta expectante na gravidez ectópica.

Títulos de β-hCG < 2.000 UI/ℓ

Queda do β-hCG em 48 h

Ausência de embrião vivo

Mulher bem orientada

Acesso fácil a serviço de saúde

período de interstício sem nova gravidez, para evitar potenciais efeitos teratogênicos do MTX em uma gravidez imediatamente após seu uso
- Ao optar pelo tratamento medicamentoso, as mulheres devem ser orientadas sobre os sinais e sintomas de rotura da GE e sobre procurar serviço emergencial. Além disso, devem ser instruídas a evitarem exercícios físicos e atividade sexual vigorosa devido ao risco de rotura da GE durante esse período. Devem também evitar álcool, alimentos contendo ácido fólico, analgésicos e exposição prolongada ao sol (devido ao risco de dermatite medicamentosa)
- Os efeitos teratogênicos do MTX devem ser adequadamente explicados à paciente, que é orientada a evitar engravidar por, pelo menos, um ciclo ovulatório após o fim do tratamento.

Conduta expectante

- Reservado para casos selecionados, em que se espera a evolução de regressão da gestação (abortamento tubário)
- Os critérios usualmente utilizados para sua realização estão listados no Tabela 44.9
- É realizado o acompanhamento periódico do β-hCG até valores indetectáveis
- A conduta expectante deve ser abandonada diante da evidência de qualquer complicação da GE ou queda insuficiente dos níveis de β-hCG.

Leitura complementar

American College of Obstetricians and Gynecologists' Committee on Practice Bulletins – Gynecology. Practice Bulletin No. 193: Tubal ectopic pregnancy. Obstet Gynecol. 2018;131(3):91-103.

American College of Obstetricians and Gynecologists' Committee on Practice Bulletins – Gynecology. Practice Bulletin No. 200: Early pregnancy loss. Obstetrics & Gynecology. 2018;132(5):197-207.

Barnhart KT. Ectopic pregnancy. New Eng J Med. 2009;361(4):379-87.

Brasil. Ministério da Saúde, Secretaria de Atenção Primária à Saúde/Departamento de Ações Programáticas. Manual de gestação de alto risco. Brasília: Ministério da Saúde; 2022.

Cheng X, Tian X, Yan Z, Jia M, Deng J, Wang Y, et al. Comparison of the fertility outcome of salpingotomy and salpingectomy in women with tubal pregnancy: a systematic review and meta-analysis. PLoS One. 2016;11(3):e0152343.

Crochet JR, Bastian LA, Chireau MV. Does this woman have an ectopic pregnancy? JAMA. 2013;309(16):1722.

DeVilbiss EA, Naimi AI, Mumford SL, Perkins NJ, Sjaarda LA, Zolton JR, et al. Vaginal bleeding and nausea in early pregnancy as predictors of clinical pregnancy loss. Ame J Obstet Gynecol. 2020;223(4)1-14.

Dimitriadis E, Menkhorst E, Saito S, Kutteh WH, Brosens JJ. Recurrent pregnancy loss. Nat Rev Dis Primers. 2020;6(1):98.

Doubilet PM, Benson CB. Ultrasound of the early first trimester. In: Callen's ultrasonography in obstetrics and gynecology. Philadelphia: Elsevier; 2017.

Hajenius PJ, Mol F, Mol BW, Bossuyt PM, Ankum WM, Van der Veen F. Interventions for tubal ectopic pregnancy. Cochrane Database of Syst Rev. 2007;2007(1):CD000324.

Junior JE. Gravidez ectópica. In: Federação Brasileira das Associações de Ginecologia e Obstetrícia (Febrasgo), Comissão Nacional Especializada em Urgências Obstétricas. Protocolo Febrasgo – Obstetrícia nº 22. São Paulo: Febrasgo; 2018.

Marion LL, Meeks GR. Ectopic pregnancy. Clin Obstet Gynecol. 2012;55(2):376-86.

Moraes Filho OB. Aborto: classificação, diagnóstico e conduta. In: Federação Brasileira das Associações de Ginecologia e Obstetrícia (Febrasgo)/Comissão Nacional Especializada em Assistência Pré-Natal. Protocolo Febrasgo – Obstetrícia nº 22. São Paulo: Febrasgo; 2018.

Morris JL, Winikoff B, Dabash R, Weeks A, Faundes A, Gemzell-Danielsson K, et al. Figo's updated recommendations for Misoprostol used alone in Gynecology and Obstetrics. International J Gynecol Obstet. 2017;138(3):363-6.

Murugan VA, Murphy BO, Dupuis C, Goldstein A, Kim YH. Role of ultrasound in the evaluation of first-trimester pregnancies in the acute setting. Ultrasonography. 2020;39(2):178-89.

Natale A, Candiani M, Merlo D, Izzo S, Gruft L, Busacca M. Human chorionic gonadotropin level as a predictor of trophoblastic infiltration into the tubal wall in ectopic pregnancy: a blinded study. Fertil Steril. 2003;79(4):981-6.

45

Doença Trofoblástica Gestacional

Luiz Gustavo Pessoa Pires Jabour ▪ Thalles Nassif de Moraes Rodrigues ▪ Gabriel Costa Osanan

KEYPOINTS

1. Doença trofoblástica gestacional (DTG) é um grupo de tumores originários do tecido trofoblástico que inclui variantes benignas e malignas.
2. A forma mais prevalente da DTG é a mola hidatiforme (MH), que se origina de uma fertilização aberrante.
3. No Brasil, a incidência de DTG é até 10 vezes maior do que nos EUA e na Europa.
4. As entidades contempladas pelo termo DTG compartilham a característica de expressarem a gonadotrofina coriônica humana (hCG) como um marcador biológico sensível e específico.
5. Com a disseminação da ultrassonografia obstétrica e o uso da dosagem quantitativa do hCG, o diagnóstico da DTG tem se tornado mais frequente e precoce.
6. O sangramento vaginal é o principal sintoma da DTG, tanto nas suas formas benignas quanto malignas.
7. As mulheres com DTG devem ser abordadas de forma multidisciplinar, dados os impactos físico, psíquico e emocional.
8. Toda paciente, após o esvaziamento molar, deve realizar seguimento com medidas séricas de hCG quantitativo (semanal ou quinzenal) para identificar sua evolução para uma forma maligna da doença.
9. A neoplasia trofoblástica gestacional (NTG) é um dos tumores mais curáveis da espécie humana, desde que diagnosticada precocemente e tratada adequadamente.
10. O tratamento em centro de referência reduz significativamente a morbimortalidade por NTG.

Highlights

- A DTG é um grupo raro de tumores que resulta da proliferação anômala dos diferentes tipos de tecido trofoblástico
- A DTG pode ser classificada de acordo com o seu potencial de invasão local e metástase, do seguinte modo:
  - » Formas benignas:
    - ▲ Mola hidatiforme completa (MHC)
    - ▲ Mola hidatiforme parcial (MHP)
    - ▲ Nódulo do sítio placentário
    - ▲ Sítio placentário exagerado
  - » Formas malignas, também chamadas "NTG":
    - ▲ Mola invasora
    - ▲ Coriocarcinoma
    - ▲ Tumor de sítio placentário (TTSP)
    - ▲ Tumor trofoblástico epitelioide (TTE)
- Apesar de comporem um grupo heterogêneo, com diferentes características anatomopatológicas, todas as entidades definidas pelo termo DTG apresentam em comum a expressão sérica de hCG, que atua como marcador biológico sensível e específico
- A mola hidatiforme, nas suas formas MHC e MHP, é a mais comum de DTG
- A diferenciação entre MHC e MHP pode ser realizada com base em parâmetros clínicos, genéticos e patológicos, alguns deles listados na Tabela 45.1

Tabela 45.1 Características dos diferentes tipos de mola hidatiforme.

	Mola completa	Mola parcial
Cariótipo	46,XX (2n)	69,XXX ou 69,XXY (3n)
β-hCG	Muito elevado (> 100.000)	Elevado (< 100.000)
Útero	Grande para a idade gestacional	Pequeno para a idade gestacional
Feto/embrião	Ausente	Pode estar presente
Imuno-histoquímica para p57*	Negativa	Positiva
Cistos tecaluteínicos	Até 1/3 dos casos	Raros
Evolução para neoplasia	20% dos casos	5% dos casos

*Pode ser usado na diferenciação de MHC precoce e MHP, já que a expressão do p57 é dependente da existência de material genético materno, sendo o marcador quase exclusivo da MHP.

- A gravidez gemelar molar é uma condição rara, na qual coexistem um feto normal e uma MHC
  - » À ultrassonografia (US) obstétrica, identifica-se um feto normal associado a duas áreas placentárias diferentes (uma normal e outra cística)
  - » Sua incidência é de 1:20.000 a 1:100.000
  - » O cariótipo ajuda no diagnóstico diferencial com a MHP: cariótipo normal diploide sinaliza a presença de um feto normal, enquanto o achado de triploidia indica se tratar de quadro de MHP.

Numbers

- A incidência da MH é de aproximadamente 1 caso a cada 1.000 gestações
- A MH representa aproximadamente 80% dos casos de DTG
- Por outro lado, a NTG apresenta ocorrência estimada de 2,5 a 7 casos por 100 mil gestações
- No Brasil, a incidência de MH é de 1 caso a cada 200 a 400 gestações, taxas essas quase 10 vezes acima daquelas observadas nos EUA e na Europa. Cerca de 50% das NTG surgem após uma gestação molar; 25%, após aborto ou gestação ectópica; e 25%, após uma gestação habitual a termo ou pré-termo

- Estima-se que 20% das mulheres com MHC e 5% das com MHP terão NTG
- A mola invasora e o coriocarcinoma são as formas de NTG mais comuns
- Avalia-se a ocorrência de 1 caso por 100 mil e 0,1 caso por 100 mil partos, de TTSP e de TTE, respectivamente
- Os índices de cura de NTG de baixo e alto risco podem atingir, respectivamente, 100% e 95%, em mulheres tratadas em centros de referência.

Etiopatogenia e fatores de risco

- Gestações molares e NTG se originam no trofoblasto placentário, que é derivado da uma camada mais externa do blastocisto, denominada "trofectoderma".

Mola hidatiforme (Figura 45.1)

- A patogênese da MH se relaciona a uma fertilização aberrante
- Nos casos de MHC esporádica, o material genético é de origem exclusivamente paterna, e, portanto, as células não expressam o marcador p57
- Na MHP, o material celular resultante da fertilização tem genoma triploide, com contribuição de material genético tanto paterno quanto materno, e, portanto, as células expressam o marcador p57 (presente no material genético de origem materna)
- A história de MH representa o principal fator de risco para ocorrência de uma nova gestação molar
- Os extremos de idade parecem ser fatores de risco para MH
- As gestações molares não tendem a se repetir em uma gravidez subsequente
- Nas situações em que uma mulher enfrenta uma segunda gravidez molar, se a primeira tiver sido do tipo MHC, é provável que a nova mola também seja MHC
- Após uma gravidez molar, existem indicadores de risco que apontam para maior risco de desenvolvimento de NTG subsequente. São eles:
  - » hCG > 100.000 mUI/mℓ ao diagnóstico
  - » Útero maior do que o esperado para a idade gestacional
  - » Idade > 40 anos
  - » Presença de cistos tecaluteínicos.

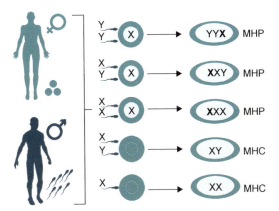

Figura 45.1 Possibilidades de situações que geram uma mola hidatiforme.

Neoplasia trofoblástica gestacional

- Consiste em um grupo de tumores raros, originados das vilosidades coriais e do trofoblasto extraviloso, que inclui: a mola invasora, o coriocarcinoma, o TTSP e o TTE
- Pode suceder uma gravidez molar, aborto não molar, gravidez ectópica ou mesmo parto
- O fator de risco mais importante para a NTG é a história de MH prévia
- Em casos de MHC prévia, o risco de NTG pode aumentar em até 1.000 vezes
- Níveis de β-hCG acima de 100.000 mUI/mℓ também se correlacionam a maior probabilidade de NTG.

Aspectos clínicos

- O diagnóstico da MH ocorre por meio de anamnese detalhada, exame físico rigoroso, dosagem do β-hCG, histologia e especialmente US (Tabela 45.2)
- A US atualmente é responsável pela maioria dos diagnósticos antenatais de MH
- A dosagem de β-hCG é mais importante no seguimento após o esvaziamento molar
- Principais diagnósticos diferenciais da MH:
  » Displasia mesenquimatosa da placenta
  » Gestação gemelar molar
  » Sangramentos do primeiro trimestre da gestação
- Seguimento pós-molar:
  » Objetivo: detectar precocemente evolução para formas malignas, por meio de cuidado após o esvaziamento uterino (Tabela 45.3)
  » Todas as mulheres com suspeita de MH devem realizar dosagens quantitativas do β-hCG plasmático, semanal ou quinzenalmente, após o esvaziamento uterino
  » Início das dosagens do seguimento pós-molar: deve ocorrer na semana seguinte ao esvaziamento uterino, mesmo antes da obtenção do resultado histopatológico, em todos os casos suspeitos
  » Pacientes com suspeita de MH devem ter uma dosagem de β-hCG quantitativa logo antes do esvaziamento uterino (para referência da regressão do β-hCG)
- Diagnóstico da neoplasia trofoblástica gestacional:
  » O pilar diagnóstico da NTG é a dosagem quantitativa do β-hCG, não sendo obrigatória a presença de resultado anatomopatológico que a confirme (Tabela 45.4)
  » Os tipos mais comuns de NTG são o coriocarcinoma e a mola invasora. As formas raras consistem em TTSP e TTE
  » O coriocarcinoma e a mola invasora cursam com níveis elevados de β-hCG, enquanto o TTSP e o TTE apresentam níveis mais baixos desse hormônio
  » A maioria dos casos de NTG é diagnosticada a partir do acompanhamento de valores de β-hCG após uma gestação habitual ou molar em pacientes assintomáticas
- Cerca de 50% das pacientes com NTG são assintomáticas
- Nas mulheres sintomáticas, os principais achados clínicos da NTG são:
  » Presença de sangramento uterino anormal após uma gestação, especialmente após gestação molar
  » Útero com involução diferente do esperado no pós-parto ou pós-aborto
  » Aumento ovariano bilateral persistente (cistos tecaluteínicos)
  » Identificação de massa tumoral sem etiologia definida
- O anatomopatológico define o diagnóstico e o tipo de NTG. Contudo, sua acurácia varia, especialmente com a *expertise* do serviço que a realiza
- As metástases da NTG tendem a causar sangramento no local de implantação ou serem friáveis. Assim, nem sempre é possível a obtenção do material anatomopatológico para confirmação diagnóstica de NTG, pelo risco de sangramento incontrolável durante a biópsia

PARTE 3 Obstetrícia Geral

Tabela 45.2 Achados clínicos, laboratoriais, radiológicos e anatomopatológicos de mola hidatiforme.

Clínica e exame clínico	• Sangramento vaginal de intensidade variável (sinal mais comum), náuseas, vômitos, útero aumentado de volume, cistos tecaluteínicos, hiperêmese gravídica, hipertireoidismo, pré-eclâmpsia precoce, insuficiência respiratória, eliminação de vesículas vaginais
US	• MHC: identifica-se imagem de múltiplas vesículas intrauterinas (imagem tipo "tempestade de neve"), que pode estar associada a cistos tecaluteínicos • MHP: observa-se usualmente a presença de degeneração placentária cística associada a feto malformado • A sensibilidade da US aumenta com a idade gestacional, estando os achados típicos usualmente presentes a partir de 10 semanas na MHC e 12 semanas na MHP. Cerca de 25 a 50% das gravidezes molares não são diagnosticadas à US por idade gestacional mais precoce, já que os achados podem ser semelhantes a uma gestação incipiente, anembrionada ou abortada na MHC – ou mesmo a uma gestação normal nos casos de MHP
β-hCG quantitativo	» Apresenta níveis séricos variáveis, tanto na gestação normal quanto na gestação molar » Pode ser utilizado em associação à US para o diagnóstico antenatal de MH

Histologia	Resultados sugestivos de MHC ou MHP:
	• MHC:
	  » Macroscopia: apresenta-se com ausência de embrião, placenta inteiramente permeada de vesículas (correspondentes à degeneração hidrópica dos vilos coriais) e coágulos, em um aspecto semelhante a cachos de uvas
	  » Microscopia: observam-se vilosidades aumentadas e avasculares, além de edema estromal
	• MHP:
	  » Macroscopia: apresenta vesículas menores e focais na placenta, junto de membranas ovulares ou de um concepto com diversas malformações
	  » Microscopia: mostra áreas alternantes de vilosidades hidrópicas e normais; a atipia é discreta
	• Quase 50% dos casos de MH tem resultado anatomopatológico negativo ou inconclusivo para tal entidade (dificuldades de obtenção da amostra adequada, armazenamento e leitura do material)
	• Interrupção precoce da gravidez molar no primeiro trimestre pode dificultar a diferenciação histopatológica entre MHC, MHP e mesmo aborto hidrópico

β-hCG: betagonadotrofina coriônica humana; MH: mola hidatiforme; MHC: mola hidatiforme completa; MHP: mola hidatiforme parcial; US: ultrassonografia.

Tabela 45.3 Cuidados no seguimento após esvaziamento uterino por mola hidatiforme.

Dosagem quantitativa do β-hCG plasmático	• Semanal, ou quinzenal, até três valores negativos consecutivos, seguido de medidas mensais:
	  » MHC: seguimento por mais 6 meses. Se o hCG mensal se mantiver negativo, a mulher terá alta ao final desse período
	  » MHP sem testagem do marcador p57: seguimento por mais 6 meses. Se o hCG mensal se mantiver negativo, a mulher terá alta ao final desse período
	  » MHP com marcador p57 positivo: realizar nova dosagem após 4 semanas a partir do 3º hCG negativo. Se o hCG se mantiver negativo, deve-se considerar remissão, e a mulher poderá ter alta antecipada
	Observações:
	• Valores exageradamente elevados (> 500.000 mUI/mℓ) podem gerar resultados falso-negativos por saturação dos anticorpos (efeito Hook)
	• Realizar as dosagens seriadas do β-hCG, durante o seguimento, no mesmo laboratório e com a mesma técnica para evitar variações
	• Interpretação do β-hCG, considerando intervalo de 7 dias entre as medições (regra dos 10%):
	  » Queda: redução do valor do β-hCG ≥ 10%
	  » Elevação: ascensão do valor do β-hCG ≥ 10%
	  » Platô: oscilação do valor do β-hCG < 10%

Contracepção efetiva	• A contracepção pode ser prescrita na alta hospitalar • O contraceptivo hormonal não aumenta o risco de NTG • Opções de contraceptivos: oral combinado, injetável trimestral ou mensal, minipílula • Dispositivo intrauterino (DIU) está contraindicado até a remissão da doença
Futuro reprodutivo	• Após alta do seguimento, está liberada para uma nova gestação • Cuidados gerais de nova DTG: em uma gravidez subsequente, está recomendado realizar uma US obstétrica precoce (avaliar presença de nova MH), dosar o β-hCG 8 semanas após o parto (quando deve estar negativo) e realizar anatomopatológico da placenta (para identificar nova DTG)

β-hCG: betagonadotrofina coriônica humana; DIU: dispositivo intrauterino; DTG: doença trofoblástica gestacional; hCG: gonadotrofina coriônica humana; MH: mola hidatiforme; MHC: mola hidatiforme completa; MHP: mola hidatiforme parcial; NTG: neoplasia trofoblástica gestacional; US: ultrassonografia.

CAPÍTULO 45 Doença Trofoblástica Gestacional

> **Tabela 45.4** Critérios diagnósticos de neoplasia trofoblástica gestacional pós-gestação molar que indicam início de quimioterapia.
>
> - Quatro valores ou mais de gonadotrofina coriônica humana (hCG) em platô em um período > 3 semanas, ou seja, nos dias 1, 7, 14 e 21
> - Aumento nos níveis de hCG por três medidas consecutivas ou mais, ao menos por 2 semanas, ou seja, nos dias 1, 7 e 14
> - Diagnóstico histológico de coriocarcinoma
> - Níveis elevados de hCG por 6 meses ou mais

- O diagnóstico dos raros TTSP ou TTE deve ser suspeitado quando da presença de β-hCG em níveis baixos e falha da QT. Nesses casos específicos, a biópsia se torna importante, já que o diagnóstico definitivo se dá por resultado anatomopatológico.

Exames complementares

Pré-esvaziamento uterino: mola hidatiforme

- Hemograma completo, β-hCG quantitativo, tipagem sanguínea e fator Rh, VDRL e anti-HIV
- Alguns serviços, apesar da controvérsia, propõem a realização de radiografia de tórax
- Se a altura uterina for maior que 16 cm ou houver a presença de cistos tecaluteínicos ou valores muito elevados de β-hCG (> 400.000 mUI/mℓ): acrescentar TSH/T4 livre, eletrocardiograma e/ou ecocardiograma. Propedêutica HELLP na suspeita de pré-eclâmpsia.

Estadiamento e avaliação pré-tratamento: neoplasia trofoblástica gestacional

- Hemograma, função renal, hepática e tireoidiana
- US transvaginal com Doppler pélvico para excluir gravidez e avaliar presença de lesão uterina (volume, lesão miometrial, extensão pélvica e sua vascularização)
  - » Obs.: não é possível diferenciar os tipos de NTG pela ultrassonografia
- Radiografia de tórax: é o método inicial recomendado pela Federação Internacional de Ginecologia e Obstetrícia (FIGO) para verificar a existência de metástases pulmonares. A contagem de metástases pulmonares na pontuação

de risco da OMS/FIGO deve ser feita pela radiografia
  - » Se houver lesões ≥ 1 cm ou em caso de dúvidas: complementar com tomografia computadorizada (TC) de tórax e ressonância magnética (RM) de cérebro e abdome
- TC de tórax: é solicitada se a radiografia encontrar metástases ou for inconclusiva. Na TC de tórax, devem ser contados apenas os nódulos com medida ≥ 1 cm. Nesses casos, deve-se prosseguir a investigação com RM do cérebro
  - » Obs.: a identificação de micrometástases (< 1 cm) à TC de tórax não muda o escore de risco
- RM: é indicada nos casos em que são diagnosticadas metástases pulmonares; existe diagnóstico histológico de coriocarcinoma; ocorrem quimiorresistência e recidiva para identificação de sítios de manutenção da produção de β-hCG
- Tomografia por emissão de pósitrons (PET-TC): não é utilizada de rotina no estadiamento da DTG, mas parece útil na NTG resistente à QT e nos casos de recidiva. A PET-TC não identifica foco ativo de doença em mulheres com baixos valores de β-hCG, além de poder causar falso-positivos. Contudo, pode ajudar na distinção entre lesões trofoblásticas ativas e lesões de fibrose residual, depois da cura da doença.

Tratamento

Mola hidatiforme

- Esvaziamento uterino por vacuoaspiração (manual-AMIU ou elétrica): é preferível à curetagem, pois apresenta menor risco de perfuração e sinequias uterinas. AMIU e aspiração elétrica apresentam eficácia similar
- Indução de parto seguida de curetagem para esvaziamento uterino: é indicada nos casos de feto com partes ósseas (usualmente IG > 13 semanas). Induz à semelhança dos abortamentos tardios (usualmente misoprostol ou ocitocina) e complementa com curetagem uterina
- Histerectomia (HTA): é oferecida apenas para mulheres com prole definida, com mais de 40 anos ou baixa adesão ao seguimento. A remoção do útero pode diminuir a necessidade de QT nesses casos, porém não reduz as chances de metástases. Assim, o seguimento pós-molar deve ser realizado normalmente para identificar a presença de metástases. A HTA pode ser

necessária em casos de sangramentos uterinos refratários e incoercíveis, bem como é reservada para uma população selecionada ou situações específicas

- Laparotomia (esvaziamento uterino via histerotomia): é procedimento incomum e de exceção, pela maior morbidade, reservado aos casos emergenciais extremos, tais como esvaziamento em quadros de MH complicada por pré-eclâmpsia grave em que não é possível aguardar indução do parto, além de situações de rotura uterina pela DTG
- Recomenda-se a reserva de duas unidades de concentrado de eritrócitos para pacientes com útero aumentado (> 16 cm) devido ao risco de sangramento
- Pacientes Rh– devem receber profilaxia com imunoglobulina anti-D durante o procedimento.

Neoplasia trofoblástica gestacional

- É considerada uma das neoplasias mais curáveis da espécie humana e suas taxas de cura são melhores em centros de referência
- O tratamento da NTG depende do tipo histológico e do estadiamento tumoral
- O exame anatomopatológico pode definir a natureza tumoral, mas sua ausência não deve retardar o início do tratamento quimioterápico diante de diagnóstico de NTG baseado no β-hCG

- Coriocarcinoma (CCA) e mola invasora são altamente sensíveis à QT. A escolha do esquema farmacológico depende do estadiamento anatômico da FIGO e escore de risco da OMS
- O TTSP e o TTE tendem a ser quimiorresistentes e o tratamento, a ser cirúrgico. Logo, o escore de risco da OMS não se aplica a esse grupo de tumoração, apenas o estadiamento anatômico da FIGO.

Tratamento quimioterápico

- A maioria dos casos de NTG é quimiossensível, pois se trata de mola invasora e coriocarcinoma
- Esquema quimioterápico (mono ou poliQT) no estadiamento anatômico FIGO e Escore de risco OMS (Tabela 45.5)
- Recomendam-se usualmente três ciclos de consolidação de QT após normalização do hCG
- Resposta da QT deve ser monitorada pela dosagem sérica de hCG quantitativo, logo antes do início do novo ciclo de QT.

Neoplasia trofoblástica gestacional de baixo risco

- QT:
  » Utiliza-se, em geral, QT com agente único. As taxas de cura são elevadas e atingem quase 100% dos casos (Tabela 45.6)

Tabela 45.5 Estadiamento e escore diagnóstico da Federação Internacional de Ginecologia e Obstetrícia para a neoplasia trofoblástica gestacional.

Estadiamento anatômico

Estágio I	Doença limitada ao útero
Estágio II	NTG em pelve, vagina, anexos, ligamento largo
Estágio III	NTG com extensão para os pulmões, com ou sem envolvimento genital
Estágio IV	Todos os outros locais de metástases

Escores	0	1	2	4
Idade (anos)	< 40	≥ 40	–	–
Gestação anterior	Mola	Abortamento	A termo	–
Intervalo entre gestação anterior e NTG (meses)	< 4	4 a 6	7 a 12	> 12
β-hCG pré-tratamento	< 10^3	10^3 a 10^4	10^4 a 10^5	≥ 10^5
Maior tumor (cm)	< 3	3 a 4	≥ 5	–
Local de metástase	–	Baço, rins	Trato GI	Fígado, cérebro
Número de metástase	–	1 a 4	5 a 8	> 8
Falha da QT	–	–	Agente único	2 ou + agentes

*Para cada um dos parâmetros, é dada uma pontuação e a soma deles compõe o escore de risco da OMS, que se relaciona ao risco de desenvolvimento de resistência à QT com agente único. NTG: neoplasia trofoblástica gestacional; QT: quimioterapia.

Tabela 45.6 Tratamento da neoplasia trofoblástica gestacional de baixo risco: estágios I, II ou III: escore inferior a 7.

- 1ª linha: metotrexato (MTX) 1 mg/kg nos dias 1, 3, 5, 7 e ácido folínico 15 mg nos dias 2, 4, 6 e 8
- 2ª linha: actinomicina (Act-D) utilizada nas contraindicações ou resistência ao MTX
- Act-D: 1,25 mg/m² a cada 2 semanas (ou 10 a 13 mcg/kg, por via intravenosa (IV), diariamente, por 5 dias, repetidos a cada 14 dias)
- Taxa de remissão cerca de 90%
- Não está indicada histerectomia de rotina

» O metotrexato (MTX) ou actinomicina D (Act-D) são os medicamentos de primeira linha, e ambos apresentam eficácia semelhante e com pouca toxicidade
- Outras alternativas terapêuticas na NTG de baixo risco:
  » Segunda aspiração uterina: essa proposta diverge opiniões e ainda se encontra em estudos, mas alguns trabalhos sinalizam para o possível benefício em grupo de pacientes, pois poderia reduzir a necessidade ou o tempo de QT
  » HTA: pode ser um tratamento alternativo à QT, que pode ser oferecido para mulheres com doença restrita ao útero, idade > 40 anos, prole definida ou quando há a possibilidade de falta de adesão ao seguimento e tratamento propostos. Outras indicações de HTA seriam abordar complicações tumorais (p. ex., hemorragia genital, perfuração uterina e infecção pélvica) ou mesmo o tratamento adjuvante, nos casos de acometimento uterino extenso por grande massa tumoral, posto que reduz a quantidade e a duração da QT.

Neoplasia trofoblástica gestacional de alto risco

- Quimioterapia:
  » Utiliza-se poliQT, sendo o EMA-CO o esquema de primeira linha, preferido para o tratamento inicial, alcançando taxas de remissão de 71 a 78% e índices de sobrevida a longo prazo de 85 a 94% (Tabela 45.7)
  » NTG de ultra-alto risco: apresenta escore de risco da FIGO ≥ 12 e usualmente β-hCG > 1.000.000 UI/ℓ. Nesses casos, está indicado, nas semanas iniciais de tratamento (1 a 3 semanas), realizar uma fase de "QT de indução" com etoposídeo e cisplatina – e, somente após isso, deve-se iniciar esquema EMA-CO (Tabela 45.7)

- Nesse grupo de mulheres, pode ser necessário o tratamento cirúrgico adjuvante, como HTA e ressecção de metástases (úteis na abordagem dessas pacientes, especialmente quando apresentam complicações).

Tratamento do tumor trofoblástico de sítio placentário e do tumor epitelioide

- Apresentam valores mais baixos de β-hCG
- A abordagem cirúrgica é a primeira linha de tratamento, já que tendem a ser quimiorresistentes (Tabela 45.8)
- No TTSP, pode-se associar QT adjuvante no estágio I com fatores de risco e no estágio II
- TTSP e TTE apresentam pior prognóstico em fases mais avançadas.

Seguimento pós-neoplasia trofoblástica gestacional

- O uso de contraceptivo durante o tratamento QT e seguimento pós-negativação do β-hCG

Tabela 45.7 Tratamento da neoplasia trofoblástica gestacional de alto risco.

Neoplasia trofoblástica gestacional (de alto risco: estágios I, II ou III: escore ≥ 7 e estágio IV

- EMA-CO: etoposídeo, MTX, Act-D na fase 1 e ciclosfosfamida e vincristina na fase 2
- Podem ser necessários procedimentos cirúrgicos adjuvantes (HTA ou ressecção de metástases)
- Esquemas alternativos de QT podem ser requeridos
- Taxas de remissão de 54 a 91%

Neoplasia trofoblástica gestacional de "ultra-alto risco" (hCG > 1.000.000 UI/ℓ e escore FIGO/OMS > 12)

- Início (QT de indução): etoposídeo 100 mg/m² e cisplatina 20 mg/m² por via intravenosa, D1 e D2 semanal, por 1 a 3 semanas
- Após "QT de indução", inicia-se o esquema EMA-CO até normalização dos níveis séricos de hCG e por mais 8 semanas de consolidação

Act-D: actinomicina D; FIGO: Federação Internacional de Ginecologia e Obstetrícia; hCG: gonadotrofina coriônica humana; HTA: histerectomia; MTX: metotrexato; OMS: Organização Mundial da Saúde.

Tabela 45.8 Tratamento do tumor trofoblástico do sítio placentário e do tumor trofoblástico epitelioide.

- HTA com ou sem linfadenectomia quando doença confinada ao útero
- Relativamente resistente a QT, mas pode ser necessária QT adjuvante
- Abordagem cirúrgica adjuvante em focos metastáticos podem ser necessárias

é fundamental (evita nova gravidez e protege o ovário da toxicidade das medicações)

- Após a remissão, evidenciada por três dosagens normais do β-hCG espaçadas em pelo menos 1 semana, os níveis hormonais devem ser acompanhados mensalmente por, no mínimo, 1 ano após o fim dos ciclos quimioterápicos, já que 86% das recidivas ocorrem nesse período
- Alguns autores sugerem o acompanhamento estendido para 2 a 5 anos nos casos de NTG de ultra-alto risco.

Futuro reprodutivo

- Mulheres que receberam alta do seu seguimento pós-molar ou pós-NTG podem gestar, se não houver contraindicações
- Em uma nova gestação, recomendam-se os seguintes cuidados para diagnosticar precocemente um caso de DTG:
  » Realizar US precoce na gravidez
  » Realizar dosagem de β-hCG 8 semanas após o fim da gravidez
  » Enviar placenta para exame anatomopatológico.

Leitura complementar

Associação Brasileira de Doença Trofoblástica Gestacional. Linha de cuidados para doença trofoblástica gestacional. Brasília: Ministério da Saúde; 2022.

Berkowitz RS, Goldstein DP. Molar pregnancy. New Eng J Med. 2009;360(16):1639-45.

Braga A, Lin LH, Maestá I, Sun SY, Uberti E, Madi JM, et al. Gestational trophoblastic disease in Brazil. Rev Bras Ginecol Obstet. 2019;41(4):211-2.

Braga A, Mora P, Melo AC, Nogueira-Rodrigues A, Amim-Junior J, Rezende-Filho, J, et al. Challenges in the diagnosis and treatment of gestational trophoblastic neoplasia worldwide. World J Clin Oncol. 2019;10(2):28-37.

Braga A, Moraes V, Maestá I, Junior JA, Rezende-Filho J, Elias K, et al. Changing trends in the clinical presentation and management of complete hydatidiform mole among Brazilian women. Int J Gyn Cancer. 2016;26(5):984-90.

Cho H-W, Ouh Y-T, Min K-J, Lee NW, Lee S, Song JY, et al. The impact of previous cesarean section (C/S) on the risk for post-molar gestational trophoblastic neoplasia (GTN). Gynecol Oncol. 2020;156(3): 606-10.

Freitas F, Braga A, Viggiano M, Velarde LG, Maesta I, Uberti E, et al. Gestational trophoblastic neoplasia lethality among Brazilian women: a retrospective national cohort study. Gynecol Oncol. 2020;158(2):452-9.

Horn L-C, Einenkel J, Hoehn AK. Classification and morphology of gestational trophoblastic disease. Curr Obstet Gynecol Rep. 2014;3:44-54.

Horowitz NS, Eskander RN, Adelman MR, Burke W. Epidemiology, diagnosis, and treatment of gestational trophoblastic disease: a Society of Gynecologic Oncology evidenced-based review and recommendation. Gynecol Oncol. 2021;163(3):605-13.

Hui P, Buza N, Murphy KM, Ronnett BM. Hydatidiform moles: Genetic basis and precision diagnosis. Annu Rev Pathol. 2017;12:449-85.

Lima L de, Parente RC, Maestá I, Junior JA, Rezende-Filho JF, Monenegro CA, et al. Clinical and radiological correlations in patients with gestational trophoblastic disease. Radiol Bras. 2016;49(4):241-50.

Lukinovic N, Malovrh EP, Takac I, Sobocan M, Knez J. Advances in diagnostics and management of gestational trophoblastic disease. Radiol Oncol. 2022;56(4):430-9.

Lurain JR. Gestational trophoblastic disease I: epidemiology, pathology, clinical presentation and diagnosis of gestational trophoblastic disease, and management of hydatidiform mole. Am J Obstet Gynecol. 2010;203(6):531-9.

Moraes VP, Marcolino LA, Sá RA, Silva EP, Junior JA, Rezende-Filho JF, et al. Complicações clínicas da gravidez molar. Femina. 2014;42(5):229-34.

Ngan HY, Seckl MJ, Berkowitz RS, Xiang Y, Golfier F, Sekharan PK, et al. Diagnosis and management of gestational trophoblastic disease: 2021 update. Int J Gynecol Obstet. 2021;155(Suppl 1):86-93.

Padrón L, Rezende Filho J, Amim Junior J, Sun SY, Charry RC, Maesta I, et al. Manual compared with electric vacuum aspiration for treatment of molar pregnancy. Obstet Gynecol. 2018;131(4):652-9.

Shaaban AM, Rezvani M, Haroun RR, Kennedy AM, Elsayes KM, Olpin JD, et al. Gestational trophoblastic disease: clinical and imaging features. RadioGraphics. 2017;37(2):681-700.

Shih I-M. Gestational trophoblastic neoplasia: pathogenesis and potential therapeutic targets. Lancet Oncol. 2007;8(7):642-50.

Soper JT. Gestational trophoblastic disease. Obstet Gynecol. 2021;137(2):355-70.

Uberti EM, Fajardo M do, Cunha AG, Frota SS, Braga A, Ayub AC. Treatment of low-risk gestational trophoblastic neoplasia comparing biweekly eight-day methotrexate with folinic acid versus bolus-dose actinomycin-D, among Brazilian women. Rev Bras Ginecol Obstet. 2015;37(6):258-65.

van Trommel NE, Sweep FC, Schijf CP, Massuger LF, Thomas CM. Diagnosis of hydatidiform mole and persistent trophoblastic disease: Diagnostic accuracy of total human chorionic gonadotropin (hCG), free hCG α- and β-subunits, and their ratios. Eur J Endocrinol. 2005;153(4):565-75.

46

Hemorragias da Segunda Metade da Gestação

Pedro Henrique Oliveira de Paulo ▪ Gabriel Costa Osanan

KEYPOINTS

1. Hemorragias da segunda metade da gravidez são causas de aumento da morbimortalidade materna e perinatal.
2. As principais causas obstétricas são a placenta prévia/placenta baixa (PP/PIB) e o descolamento prematuro de placenta (DPP).
3. Tanto o espectro da placenta acreta (EPA) quanto a rotura uterina, da vasa prévia e do seio marginal são outras etiologias importantes desse grupo de sangramentos.
4. Entre as causas não obstétricas, destacam-se as cervicites, o ectrópio, o trauma vaginal e as neoplasias de colo uterino.
5. Sempre suspeitar de PP/PIB em gestante com sangramento vaginal indolor, de segunda metade de gravidez.
6. Sempre suspeitar de DPP agudo em gestante com sangramento vaginal, na segunda metade da gravidez, associado à hipertonia uterina e ao sofrimento fetal agudo.
7. O diagnóstico de DPP é eminentemente clínico e, diante de sua suspeita, a amniotomia está indicada – sempre que existir dilatação cervical.
8. Toda mulher com história de cesariana prévia deve realizar uma ultrassonografia no pré-natal para avaliar a posição da placenta – se ela for prévia ou atingir o segmento uterino inferior, a gestante é de alto risco para EPA.
9. Gestantes com alto risco de EPA devem ser encaminhadas e ter seus partos em serviço especializados.
10. Os prognósticos materno e fetal das hemorragias de segunda metade dependem diretamente de sua etiologia, seu volume e sua correta abordagem.

Highlights

- Estima-se que 2 a 7% das gestações experimentem sangramento vaginal na segunda metade da gravidez antes do início do trabalho de parto
- A etiopatogenia dos sangramentos da segunda metade da gestação é diversa
- O sangramento genital durante a segunda metade da gravidez é importante causa de consultas na urgência obstétrica
- Toda mulher com sangramento genital na gravidez deve ter avaliação especular para determinar a origem do quadro
- O diagnóstico diferencial entre as diversas causas de sangramento nessa fase da gravidez é essencial

para garantir a qualidade do atendimento da paciente com esse tipo de intercorrência
- A avaliação diagnóstica inclui anamnese detalhada, exame físico cuidadoso e, geralmente, ultrassonografia
- Os exames complementares nesses casos têm o objetivo de elucidação diagnóstica e de rastreamento de complicações
- O toque vaginal deve ser evitado nos casos de suspeita ou diagnóstico de placenta prévia, pois pode gerar hemorragia grave
- A ultrassonografia tem papel fundamental em determinar a localização placentária
- A ultrassonografia transvaginal oferece melhor visualização do colo, da posição da placenta, além dos sinais de EPA

- Nos casos de DPP agudo, a ultrassonografia não está indicada, sendo o diagnóstico eminentemente clínico
- Nos casos de hemorragias graves, são essenciais a monitorização de sinais vitais, a avaliação do estado hemodinâmico materno e da vitalidade fetal. Além disso, devem-se assegurar medidas de suporte de vida adequadas, tais como: garantir vias aéreas pérvias, fornecer oxigênio em máscara facial, estabelecer acessos venosos calibrosos e notificar o banco de sangue.

Placenta prévia/placenta de inserção baixa

- Placenta prévia (PP) e placenta de inserção baixa (PIB) são anormalidades da implantação trofoblástica, nas quais a placenta adere nos segmentos mais inferiores do útero
- PP é aquela que atinge o colo uterino; enquanto, na PIB, o limite inferior da placenta dista 20 mm ou menos do orifício interno cervical
- Se houver indícios de PP/PIB, o toque vaginal deve ser evitado
- Quando suspeitada, deve-se repetir o exame de US entre 32 e 36 semanas para confirmação da PP.

Numbers

- A incidência de PP no terceiro trimestre varia entre 0,26 e 1,0% das gravidezes
- Para cada 10 placentas que recobrem o colo do útero no início da gravidez, apenas uma se manterá prévia ao termo.

Etiopatogenia e fatores de risco

- Apesar de a patogênese não ser completamente conhecida, sabe-se que normalmente o trofoblasto tende a se implantar em locais mais ricamente vascularizados, que se situam no fundo e na parte superoposterior do útero
- Na PP, uma hipótese é de que as áreas de decídua com vascularização precária na cavidade uterina superior – geralmente devido a cirurgias anteriores ou multiparidade – promovam a implantação do trofoblasto em direção à cavidade uterina inferior
- São fatores de risco: histórias de PP e de cesariana (ou procedimentos cirúrgicos uterinos), gemelaridade, multiparidade, idade materna avançada, gestação após tratamento para reprodução assistida, endometriose, tabagismo, uso de substâncias ilícitas e feto masculino.

Aspectos clínicos

- Sangramento indolor, de intensidade variável, que ocorre na segunda metade da gestação. Não está associado à hipertonia uterina e, em geral, não compromete a vitalidade fetal.

Exames complementares

- Ultrassonografia obstétrica é a base do diagnóstico da PP, que deverá ser confirmado por repetição do exame após 32 semanas.

Tratamento

- Não há um tratamento específico, mas sim um cuidado quanto à abordagem do sangramento, da vitalidade materna e fetal, além da definição do momento do parto
- A conduta no quadro de PP depende do volume do sangramento, da idade gestacional e do tipo de inserção anômala da placenta
- Na placenta prévia total, o parto é sempre por cesárea, com feto vivo ou morto
- Na PIB (cuja distância do colo seja > 11 mm), pode-se considerar o parto vaginal, desde que não haja contraindicação
- Para as gestantes com PP/PIB assintomáticas, preconiza-se programar a interrupção da gestação entre 36 e 37 semanas e 6 dias
- Em caso de sangramento materno importante, com comprometimento da vitalidade fetal ou materna (ou ainda em idade gestacional acima de 37 semanas), está indicada a resolução da gestação imediatamente por cesárea
- Para gestantes com sangramentos leves recorrentes (mesmo sem comprometimento da vitalidade materna ou fetal), mas, em especial, se associado a outros fatores de risco para prematuridade: considerar parto entre 34 e 36 semanas e 6 dias.

Espectro da placenta acreta

- O espectro da placenta acreta (EPA), também conhecido como "acretismo placentário", refere-se a um grupo heterogêneo de condições placentárias, caracterizadas por implantação anormal do trofoblasto no miométrio, podendo se estender até a serosa uterina e resultando em dificuldade para separação da placenta após o parto.

Numbers

- A incidência tem aumentado exponencialmente, sobretudo em países que realizam muitas cesarianas
- Na década de 1930, o EPA era uma condição rara (1 caso para cada 30 mil partos)
- Na década de 1970, era uma intercorrência pouco comum (1 caso para cada 4 mil nascimentos)
- Nos dias atuais, o EPA se tornou condição relativamente frequente na prática obstétrica (aproximadamente 1 caso para cada 300 a 600 nascimentos).

Etiopatogenia e fatores de risco

- Está relacionado a agressões prévias ao endométrio e à parede uterina. A placenta aderirá de forma anormalmente profunda nesses locais
- São fatores de risco, principalmente: cesarianas e outros procedimentos cirúrgicos, tais como curetagens uterinas, histeroscopias e miomectomias.

Aspectos clínicos

- Sangramento vaginal, na segunda metade da gestação, geralmente evidenciado por hemorragia volumosa no momento do descolamento placentário ou tentativa de realizar o descolamento placentário.

Exames complementares

- Rastreamento ultrassonográfico do EPA em gestantes com antecedente de parto cesáreo entre 18 e 24 semanas de gravidez. Nos casos suspeitos de EPA, deve-se realizar ultrassonografia com Doppler por volta de 32 semanas
- A ressonância nuclear magnética (RNM) está indicada em casos inconclusivos de EPA, placentas posteriores e invasão parametrial.

Tratamento

- O manejo do EPA exige um planejamento detalhado pré-parto, a fim de que o parto seja realizado em um centro terciário, com equipe multidisciplinar e experiente, já que o risco de hemorragia intraoperatória é alto e pode ser grave
- O tratamento pode ser expectante ou cirúrgico (conservador ou histerectomia)
- Na abordagem cirúrgica, a histerotomia e a extração fetal devem ser fora da área placentária. Para evitar um sangramento vultuoso, não se deve tentar remover a placenta
- O uso de metotrexato, atualmente, não está indicado no tratamento dos casos de EPA.

Descolamento prematuro de placenta

- O descolamento prematuro da placenta (DPP) consiste na separação, parcial ou total, da placenta antes do período de expulsão do feto – em gestações com idade gestacional ≥ 20 semanas
- Em suspeita de DPP, a amniotomia deve sempre ser realizada.

Numbers

- Incidência: 1 a 2% das gestações, especialmente nas gestantes hipertensas
- DPP: mais da metade dos casos ocorrendo antes das 37 semanas de gestação
- O DPP é responsável por significativa morbimortalidade materna e perinatal
- DPP oculto: ocorre em 20% dos casos de DPP. Nesses contextos, o sangramento não se exterioriza, dificultando o diagnóstico
- O trauma materno grave aumenta em torno de 6 vezes o risco de DPP
- Cerca de 10% das mulheres que usam cocaína no terceiro trimestre terão DPP.

Etiopatogenia e fatores de risco

- A rotura dos vasos maternos com consequente hemorragia na decídua basal é o fenômeno fisiopatológico que inicia o DPP. Em consequência, forma-se um hematoma retroplacentário que atinge a zona de clivagem decíduo-placentária e inicia a separação dos componentes
- Uma parte menor dos episódios de DPP pode ser causada por eventos mecânicos traumáticos ou por descompressão uterina rápida, como nos traumas abdominais ou amniotomia com drenagem rápida de líquido amniótico

- O processo de separação decíduo-placentária cresce com o extravasamento sanguíneo
- A porção descolada da face materna é incapaz de fazer as trocas gasosas e de nutrientes, levando à hipóxia intrauterina
- O sangue extravasado exerce ação irritativa na musculatura uterina, causando, muitas vezes, hipertonia uterina e útero de Couvelaire
- No processo de DPP, há a liberação de tromboplastina na circulação materna, podendo culminar com um quadro de coagulação intravascular disseminada (CIVD), de forma relativamente rápida
- Fatores de risco:
  » História de DPP prévio
  » Hipertensão arterial
  » Tabagismo
  » Uso de drogas ilícitas, sobretudo cocaína
  » Rotura prematura de membranas ovulares
  » Corioamnionite
  » Idade > 35 anos
  » Eventos traumáticos/mecânicos (traumas abdominais, acidentes automobilísticos).

Aspectos clínicos

- O quadro típico do DPP é um sangramento após 20 semanas de gestação, associado à hipertonia uterina e ao estado fetal não tranquilizador
- Obs.: A hemorragia pode ser oculta em 20% dos casos, o que dificulta o diagnóstico, mas, nesses casos, a dor abdominal e a hipertonia uterina tendem a ser sinais/sintomas marcantes.

Exames complementares

- O diagnóstico do DPP é clínico e não requer nenhum exame complementar para identificação. A ultrassonografia pode retardar o diagnóstico nos casos agudos e atrasar o tratamento emergencial.

Tratamento

- A conduta obstétrica no DPP depende da idade gestacional, da vitalidade fetal e do comprometimento materno
- O parto imediato está indicado nos casos de feto viável, com sinais de hipóxia intrauterina. Nesses contextos, a via de parto mais rápida é a preferida

- Realizar amniotomia, logo após o diagnóstico, se houver dilatação cervical presente e rotura artificial das membranas
- A via vaginal pode ser possível quando o parto é iminente ou quando da presença de óbito fetal
- Em casos de instabilidade materna, parto não iminente ou apresentação fetal alta, indica-se a cesárea.

Rotura de vasa prévia

- Vasa prévia (VP) é uma condição obstétrica rara e potencialmente perigosa, caracterizada por uma anomalia na inserção dos vasos umbilicais – que se localizam de maneira atípica, correndo livremente sobre as membranas fetais e cruzando o segmento inferior do útero. Esses vasos estão expostos, sem a proteção usual proporcionada pela geleia de Wharton, e situam-se anteriormente à apresentação fetal
- O principal risco associado é a rotura desses vasos desprotegidos, especialmente durante o trabalho de parto e mais comumente no momento da amniorrexe (rompimento da bolsa amniótica)
- A rotura dos vasos umbilicais pode levar a uma hemorragia fetal significativa e grave, representando um risco sério tanto para o bebê quanto para a mãe.

Numbers

- A incidência da VP varia de 1:1.275 a 1:5.000 gestações
- Em gestações com placenta no segmento uterino inferior e inserção velamentosa de cordão, sua ocorrência pode chegar a 1:50 gravidezes
- Em gestações gemelares MC, o índice de VP pode chegar a 15%
- Apresenta elevada morbimortalidade perinatal (33 a 100%), especialmente quando não diagnosticada.

Etiopatogenia e fatores de risco

- A patogênese é desconhecida, mas é provavelmente semelhante à da inserção velamentosa do cordão, no qual o cordão umbilical é incapaz de acompanhar a "migração" de uma placenta muito baixa
- A alta associação da inserção velamentosa do cordão e da PP apoia esta hipótese

- Pelo menos um dos fatores de risco a seguir estaria presente em quase 90% dos casos de VP:
  - » FIV
  - » Gestação múltipla
  - » PIB/PP
  - » Inserção velamentosa de cordão
  - » Placenta bilobada/sucenturiada.

Aspectos clínicos

- Sangramento vaginal, indolor e variável, no momento da amniorrexe, relacionado ao quadro de hipóxia intrauterina grave e aguda.

Exames complementares

- Na suspeita de VP ou nas gravidezes de risco para VP, deve-se realizar a ultrassonografia endovaginal com dopplerfluxometria ao longo do pré-natal para realizar o diagnóstico
- Rastreamento antenatal em todas as gestantes com fatores de risco no 2º trimestre e após 32 semanas de gravidez.

Tratamento

- Parto eletivo antes do início das contrações: 34 a 37 semanas
- Parto imediato nos quadros agudos
- Via de parto: abdominal.

Rotura uterina

- A rotura uterina é o rompimento total ou parcial do útero, com consequente solução de continuidade de todas as camadas do útero, comunicando a cavidade uterina à cavidade abdominal
- Pode ocorrer durante o curso da gravidez ou o trabalho de parto.

Numbers

- A rotura uterina em mulheres sem cicatriz prévia é um evento menos frequente, sendo mais comum em multíparas
- Estima-se a ocorrência de 5 casos cada 10 mil sem cicatriz uterina, especialmente em multíparas

- Estima-se a ocorrência de 11 casos em cada 1.000 com cicatriz uterina, em especial as cesarianas e miomectomias
- O risco de rotura uterina aumenta diretamente proporcional ao número de cirurgias uterinas.

Etiopatogenia e fatores de risco

- Na rotura uterina, a etiopatogenia se relaciona à fragilidade congênita ou adquirida do miométrio, atrelada à sobredistensão do órgão pelas mais diversas causas
- As cesarianas com histerotomia clássica (incisão vertical do útero) tende a aumentar ainda mais a probabilidade de rotura uterina quando comparada à histerotomia segmentar
- A desproporção cefalopélvica é um fator importante de sobrecarga e aumento da distensão uterina, devido ao fenômeno de parto obstruído
- Em úteros sem cicatrizes, traumas abdominais ou manobras obstétricas, como a versão cefálica externa, manobra de Kristeller e parto cirúrgico têm grandes contribuições, bem como em trabalho de parto prolongado ou uso de drogas uterotônicas, que exercem estresse prolongado no miométrio
- Fatores de risco:
  - » Cicatriz uterina prévia
  - » História de rotura uterina prévia
  - » Parto obstruído
  - » Traumas
  - » Multiparidade
  - » Reprodução assistida
  - » Indução do parto.

Aspectos clínicos

- Durante a gravidez, apresenta-se como abdome agudo e irritação peritoneal. No momento do parto, evidencia-se como sangramento vaginal, associado a dor abdominal súbita, hipotensão materna, redução do padrão contrátil, elevação do polo cefálico e sinais de hipóxia intrauterina
- Outro sinal no trabalho de parto é o surgimento do anel de Bandl, que é uma constrição patológica formada na parte superior do útero (segmento inferior), que pode sinalizar risco de rotura uterina.

Exames complementares

- O diagnóstico da rotura uterina é clínico. Em geral, não é necessário nenhum exame complementar para identificação.

Tratamento

- Nos quadros de rotura uterina, a extração fetal e o acesso à cavidade uterina devem ser imediatos
- Se houver estabilidade hemodinâmica materna, a decisão de realizar histerectomia deverá ser individualizada, a depender da gravidade da lesão e do desejo de manter futuro reprodutivo.

Rotura do seio marginal

- O seio marginal consiste na extrema periferia do espaço interviloso
- Sua rotura pode ser definida como um pequeno descolamento da borda da placenta, gerando, na maioria das vezes, um sangramento vaginal benigno, de pequena monta e sem grandes repercussões maternas ou fetais.

Numbers

- A epidemiologia da rotura do seio marginal é pouco conhecida, sendo, durante a gravidez, quase um diagnóstico de exclusão.

Etiopatogenia e fatores de risco

- O seio marginal é a área em que as faces fetal e materna da placenta se juntam, formando a borda da placenta
- Não há fatores de risco plenamente conhecidos associados à rotura de seio marginal.

Aspectos clínicos

- Sangramento periparto, indolor, sem outros sintomas, com placenta normoposicionada e sem comprometimento da vitalidade fetal.

Exames complementares

- O diagnóstico é presuntivo quando for possível excluir as demais causas de hemorragias da segunda metade da gestação, porém o definitivo só é viável após o estudo anatomopatológico da placenta.

Tratamento

- Na rotura de seio marginal, como o diagnóstico ocorre apenas de forma retrospectiva, a conduta se baseia em monitorização materno-fetal e na idade gestacional, sem intervenções específicas indicadas.

Considerações finais

- É importante definir o diagnóstico dos sangramentos da segunda metade da gravidez, pois têm potencial de morbimortalidade materna e/ou perinatal
- Gestantes Rh negativo, não sensibilizadas, que apresentem sangramento uterino devem receber imunoglobulina anti-D para evitar a aloimunização materna
- Mulheres com cesariana anterior devem realizar ultrassonografia para determinar a localização da sua placenta, para definir seu risco de EPA
- Em gestações a termo, com sangramento importante, o parto estará indicado
- A Tabela 46.1 apresenta aspectos das principais características das entidades causadoras de sangramento da segunda metade.

Tabela 46.1 Principais aspectos das etiologias dos sangramentos na segunda metade da gestação.

Sinais/sintomas	Placenta prévia	Espectro da placenta acreta	Descolamento agudo da placenta	Vasa prévia	Rotura uterina	Rotura do seio vaginal
Sangramento	Súbito, vermelho vivo, usualmente autolimitado	Assintomático ou sangramento vivo	Súbito, volume variável, sangue mais escuro	Súbito, no momento da rotura de membranas	Súbito, abundante, durante trabalho de parto avançado	Súbito, usualmente autolimitado
Dor abdominal	Indolor	Indolor ou leve	Súbita, forte e contínua	Indolor	Forte e súbita	Indolor ou leve

(continua)

Tabela 46.1 Principais aspectos das etiologias dos sangramentos na segunda metade da gestação. (*Continuação*)

Sinais/sintomas	Placenta prévia	Espectro da placenta acreta	Descolamento agudo da placenta	Vasa prévia	Rotura uterina	Rotura do seio vaginal
Tônus uterino	Normal	Normal	Hipertônico ou taquissistolia	Normal	Reduz padrão contrátil	Normal
Comprometimento da vitalidade fetal	Ausente	Ausente	Presente	Presente e grave	Presente	Ausente
Principal estratégia diagnóstica	US	US	Clínico	US	Clínico	Clínico, diagnóstico de exclusão
Conduta	Cesariana	Depende do sangramento	Parto imediato. Via mais rápida	Cesariana eletiva antes do trabalho de parto	Extração fetal rápida + Laparotomia	Expectante, dependendo da idade gestacional e do sangramento

US: ultrassonografia.

Leitura complementar

American College of Obstetricians and Gynecologists. Obstetric Care Consensus No. 7: Placenta Accreta Spectrum. Obstet Gynecol. 2018;132(6):e259-e275.

Bhandari S, Raja EA, Shetty A, Bhattacharya S. Maternal and perinatal consequences of antepartum haemorrhage of unknown origin. BJOG. 2014;121(1):44-50; discussion 50-2.

Braga AB, Sun S, Osanan GC, Coutinho C. Hemorragias da segunda metade da gestação. In: Fernandes CE, Tallo FS, Dolci JEL, editores. Tratado de Medicina Geral. Rio de Janeiro: Guanabara Koogan; 2024. p. 730-5.

Brasil. Ministério da Saúde, Secretaria de Atenção Primária à Saúde. Departamento de Ações Programáticas. Manual de gestação de alto risco. Brasília: Ministério da Saúde; 2022.

Clark SL, Belfort MA, Dildy GA, Herbst MA, Meyers JA, Hankins GD. Maternal death in the 21st century: causes, prevention, and relationship to cesarean delivery. Am J Obstet Gynecol. 2008;199(1):36 e1-5; discussion 91-2 e7-11.

Cunninghan FG, Leveno JK, Bloom MD, Dashe JS, Hoffman BL, Casey BM, et al. Williams Obstetrics. 25. ed. New York: McGraw-Hill; 2018.

Federação Brasileira das Associações de Ginecologia e Obstetrícia (Febrasgo). Descolamento prematuro de placenta. São Paulo: Febrasgo; 2021. (Protocolo Febrasgo-Obstetrícia, nº 37/Comissão Nacional Especializada em Urgências Obstétricas.)

Federação Brasileira das Associações de Ginecologia e Obstetrícia (Febrasgo). Rotura uterina. São Paulo: Febrasgo; 2021. (Protocolo Febrasgo-Obstetrícia,

nº 29/Comissão Nacional Especializada em Urgências Obstétricas.)

Fox NS. Pregnancy outcomes in patients with prior uterine rupture or dehiscence: a 5-year update. Obstet Gynecol. 2020;135(1):211-2.

Francisco RP, Martinelli S, Kondo MM. Placenta prévia e acretismo placentário. São Paulo: Federação Brasileira das Associações de Ginecologia e Obstetrícia (Febrasgo); 2018. (Protocolo Febrasgo – Obstetrícia, nº 26/Comissão Nacional Especializada em Assistência ao Abortamento, Parto e Puerpério.)

Haddad SM, Feitosa FE, Cecatti JG, Pacagnella RC. Mortalidade materna, morbidade materna grave e near miss. São Paulo: Federação Brasileira das Associações de Ginecologia e Obstetrícia (Febrasgo); 2018. (Protocolo Febrasgo – Obstetrícia, nº 112/Comissão Nacional Especializada em Mortalidade Materna.)

Lopriore E, Sueters M, Middeldorp JM, Oepkes D, Walther FJ, Vandenbusshe F. Velamentous cord insertion and unequal placental territories in monochorionic twins with and without twin-to-twin transfusion syndrome. Am J Obstet Gynecol. 2007;196(2):159.e1-5.

Magann EF, Cummings JE, Niederhauser A, Rodriguez-Thompson D, McCormack R, Chauhan SP. Sangramento pré-parto de origem desconhecida na segunda metade da gestação: uma revisão. Obstet Gynecol Surv. 2005;60(11):741-5.

Montenegro CA, Rezende Filho J. Descolamento prematuro da placenta. In: Montenegro CA, Rezende Filho J, editor. Rezende obstetrícia. 13. ed. Rio de Janeiro: Guanabara Koogan; 2017.

Sepulveda W, Rojas I, Robert JA, et al. Prenatal detection of velamentous insertion of the umbilical cord: a prospective color Doppler ultrasound study. Ultrasound Obstet Gynecol. 2003;21(6):564-9.

Trapani Júnior A, Faust LW, Trapani TF. Cesárea: indicações. São Paulo: Federação Brasileira das Associações de Ginecologia e Obstetrícia (Febrasgo); 2018. (Protocolo Febrasgo – Obstetrícia, nº106/ Comissão Nacional Especializada em Assistência ao Abortamento, Parto e Puerpério.)

World Health Organization (WHO). Avaliação da qualidade do cuidado nas complicações graves da gestação. A abordagem do near miss da OMS para a saúde materna. Montevidéu, Uruguai: WHO; 2011.

47

Prematuridade

Luiza Figueiredo Ribeiro Almeida ▪ Vitória Froes Miraglia Martins Ferreira ▪ Gabriel Costa Osanan

KEYPOINTS

1. A prematuridade (PT) é definida pelo nascimento que ocorre entre 22 semanas e 0 dia até 36 semanas e 6 dias.
2. É responsável por 75% da morbimortalidade perinatal, representando um significativo desafio de saúde pública.
3. A idade gestacional é o principal determinante prognóstico de morbimortalidade neonatal e infantil.
4. PT pode se relacionar a complicações imediatas e tardias (médio e longo prazo).
5. Estima-se que, em 2020, ocorreram 13,4 milhões de nascimentos pré-termo no mundo, com maior incidência nas regiões de baixo e médio desenvolvimento socioeconômico.
6. Taxas de PT têm se mantido estáveis em todo mundo, ao longo das últimas décadas.
7. A fisiopatologia do parto pré-termo (PPT) espontâneo tem caráter complexo e natureza multifatorial.
8. Estratégias de predição adequada, diagnóstico precoce e abordagem correta do PPT podem ser capazes de reduzir desfechos perinatais desfavoráveis.
9. A administração de progesterona micronizada natural é uma importante estratégia de redução da PT em mulheres com colo curto identificado na gravidez.
10. Intervenções – como tocólise, corticoterapia para amadurecimento pulmonar, antibioticoprofilaxia para prevenção da sepse neonatal precoce e uso de sulfato de magnésio para neuroproteção fetal – constituem estratégias assistenciais (com indicações precisas) e úteis na diminuição da morbimortalidade relacionada à PT.

Highlights

- A prematuridade é definida pelo nascimento de concepto entre 22 e 36 semanas e 6 dias de gestação. A Organização Mundial da Saúde (OMS) estabelece como limite inferior dessa definição a idade gestacional de 20 semanas
- Aproximadamente 50% dos casos de nascimento prematuro acontecem por PPT espontâneo com membranas íntegras; 25% são precedidos de rotura prematura das membranas; e os outros 25% se dão por necessidade do parto por condições de saúde materna e/ou fetal
- A maioria dos casos com PT tem fatores de risco identificáveis. A abordagem e a eliminação de fatores de risco modificáveis são uma estratégia de prevenção importante
- Rastreamento ultrassonográfico (US) do colo curto (risco de trabalho de parto pré-termo [TPPT]): recomenda-se, se disponível, realizar a ultrassonografia transvaginal (USTV), a fim de mensurar o comprimento do colo, entre 18 e 24 semanas, para gestantes de baixo risco. Considerando-se colo curto a medida cervical ≤ 25 mm
- Prevenção medicamentosa: recomenda-se o uso de progesterona micronizada (200 mg/dia, via vaginal) entre 16 e 36 semanas de gravidez para:
  » Gestantes com diagnóstico de colo curto (medida cervical ≤ 25 mm) identificado à USTV, em gestações tanto únicas quanto múltiplas

- » Gestantes com história de PPT anterior e feto único (apesar dos dados conflitantes). Alternativamente, pode-se realizar USTV, quinzenal ou semanal, entre 16 e 26 semanas de gestação, e iniciar progesterona, quando a medida cervical for ≤ 25 mm)
- As complicações neonatais podem ser classificadas em imediatas e tardias
  - » Imediatas: complicações respiratórias (síndrome da angústia respiratória), hemorrágicas (hemorragia intracraniana), gastrointestinais (enterocolite necrosante), infecciosas (sepse) e óbito
  - » Tardias (médio e longo prazo): distúrbios do desenvolvimento neurocognitivo, com comprometimento das funções neuromuscular, visual, auditiva e psicológica ao longo de toda a vida, além de óbito
- A idade gestacional (IG) é o principal determinante da morbimortalidade perinatal e infantil. As complicações da PT são maiores, mais frequentes e mais graves quanto menor for a IG ao nascimento.

Classificação

- A PT pode ser classificada como espontânea (quando é secundária a PPT espontâneo – 75% dos casos) ou induzida (quando é necessário o nascimento devido a alguma condição materna e/ou fetal – 25% dos casos)
- A PT também pode ser classificada de acordo com a IG ao nascimento:
  - » Pré-termo extremo: nascimento ocorre entre 22 semanas e 0 dia até 27 semanas e 6 dias
  - » Muito pré-termo: nascimento ocorre de 28 semanas e 0 dia até 31 semanas e 6 dias
  - » Pré-termo moderado: nascimento ocorre de 32 semanas e 0 dia até 33 semanas e 6 dias
  - » Pré-termo tardio: nascimento ocorre de 34 semanas e 0 dia até 36 semanas e 6 dias.

Numbers

- A PT é responsável por 75% da morbimortalidade neonatal
- As complicações relacionadas ao PPT representam a principal causa de morte em crianças menores de 5 anos

- A incidência mundial de PT se manteve relativamente estável nas últimas décadas, com média global entre 5 e 18%
- Segundo dados da OMS, em 2020, houve aproximadamente 13,4 milhões de nascimentos prematuros em todo o mundo
- No período compreendido entre 2011 e 2019, o Brasil registrou em torno de 3 milhões de nascimentos prematuros, posicionando-se entre os 10 países com os maiores índices de PT
- No Brasil, publicações recentes demonstram uma incidência aproximada de 6,4 a 15,2%, com média de 11,3% em 2020
- As regiões Nordeste e Sudeste do Brasil apresentam, respectivamente, 28% e 39% do número total de nascimentos pré-termo do país.

Etiopatogenia e fatores de risco

- A fisiopatologia do PPT não é totalmente esclarecida, refletindo sua complexidade e seu caráter multifatorial
- Causas genéticas, ambientais, inflamatórias, infecciosas e/ou mecânicas que contribuam para ativação decidual, contração do miométrio, encurtamento cervical, sobredistensão uterina ou rotura de membranas podem, em determinadas circunstâncias, desencadear um quadro de PPT (Tabela 47.1)
- A história de PT em gestação anterior constitui um dos aspectos clínicos de risco mais relevantes. Cerca de 25% das gestantes com antecedente prévio de PT evoluem com recorrência do quadro
- A presença de colo curto na gestação indica maior risco de PPT; portanto, é útil como parâmetro de risco de PT
- Há uma proporção significativa dos partos gemelares em gestações com IG < 37 semanas
- Os principais fatores de risco estão na Tabela 47.1.

Aspectos clínicos

- São sinais e sintomas frequentemente relatados por mulheres em TPPT: contrações uterinas, eliminação do tampão mucoso, sangramento vaginal e perda de líquido amniótico

CAPÍTULO 47 Prematuridade

Tabela 47.1 Principais fatores de risco associados à prematuridade.

Epidemiológicos

- Baixo nível socioeconômico
- Nutrição inadequada
- Idade materna inferior a 18 anos ou superior a 35 anos
- Tabagismo; etilismo e uso de substâncias ilícitas
- Estresse físico (trauma) e psicológico (depressão e ansiedade importantes)
- Raça negra

Obstétricos

- História de parto prematuro prévio
- Intervalo interpartal menor do que 18 meses
- Encurtamento cervical (medida do colo ≤ 25 mm)
- Amniorrexe prematura
- Corioamnionite
- Incompetência istmo-cervical
- Infecções geniturinárias (infecção do trato urinário e vaginose bacteriana)
- Gemelaridade
- Malformações fetais
- Polidrâmnio ou oligoidrâmnio
- Restrição de crescimento fetal
- Pré-eclâmpsia
- Diabetes na gravidez
- Cardiopatias maternas
- Sangramentos de primeira e de segunda metade de gravidez

Ginecológicos

- Alterações anatômicas uterinas
- Técnicas de reprodução assistida
- Cirurgias cervicais prévias (amputação do colo)

Clínico-cirúrgicos

- Procedimentos cirúrgicos na gravidez

Genéticos

- Materno e/ou fetal
- História familiar de PT (irmã, mãe)

Outros

- Iatrogênicos

- A identificação do TPPT fundamenta-se primordialmente na observação de contrações uterinas que levam ao apagamento e à dilatação do colo
- O diagnóstico correto do TPP representa um desafio clínico, uma vez que sua sintomatologia, sobretudo nas fases iniciais, assemelha-se às queixas comuns de gestantes de baixo risco de PT ou à sintomatologia de outras complicações gestacionais
- Estima-se que, na prática clínica, pelo menos 50% dos diagnósticos de TPP são equivocados, especialmente quando se baseiam somente na atividade uterina

- A diferenciação entre TPPT verdadeiro e "falso" é essencial, pois falsos diagnósticos acarretam intervenções desnecessárias (usualmente tocólise) – enquanto o diagnóstico tardio pode restringir o uso ações capazes de reduzir a morbimortalidade da PT (Tabela 47.2)
- Diante de incerteza diagnóstica de TPPT, diversas estratégias podem ser adotadas para melhorar a acurácia diagnóstica:
  - » Período de observação na maternidade: a gestante poderá ser reavaliada para examinar o padrão contrátil, a vitalidade fetal e a progressão da dilatação cervical
  - » USTV para medida do comprimento do colo (se disponível): mulheres sintomáticas, com colo < 3 cm de dilatação e com comprimento cervical à USTV ≥ 30 mm apresentam baixa probabilidade de PPT iminente. Por outro lado, o achado de comprimento do colo < 15 a 20 mm indica alta probabilidade de evolução para um parto prematuro
  - » Teste da fibronectina fetal: é uma glicoproteína encontrada na interface materno-fetal da membrana amniótica, entre o córion e a decídua. Surge na secreção cervico-vaginal, antes de um parto, especialmente após a 24ª semana de gravidez
    - ▲ Teste negativo: sugere baixo risco de parto nas próximas 2 semanas
    - ▲ Teste positivo: sugere risco significativo de parto no intervalo entre 48 horas e 7 dias, dependendo do contexto clínico da gestante
- Pacientes com diagnóstico de "falso TPPT" e que receberam alta hospitalar: é crucial fornecer orientações claras em relação aos sinais e sintomas indicativos de TPPT verdadeiro e/ou complicação obstétrica – as quais exigem avaliação médica imediata
- Diagnósticos diferenciais do PPT incluem:
  - » Descolamento prematuro de placenta
  - » Corioamnionite
  - » Quadros abdominopélvicos não obstétricos: apendicite, litíase renal e pielonefrite.

Exames complementares

Rastreio infeccioso

- Rastreio infeccioso: hemograma, urina tipo 1 e urocultura com antibiograma

Tabela 47.2 Diferenças clínicas entre parto pré-termo falso e verdadeiro.

Trabalho de parto pré-termo "verdadeiro"	Falso trabalho de parto
Contrações regulares (com tendência à progressão em frequência, número e intensidade) associado a modificações do colo ao exame obstétrico de repetição Critérios mais específicos: Contrações uterinas (4/20 min ou 6/60 min) associadas a: • Dilatação cervical ≥ 3 cm OU • Apagamento cervical ≥ 80%	Contrações regulares e sem associação com modificações cervicais Ausência de dilatação e apagamento cervical (ou mudança nesses parâmetros) Melhora das dores abdominais, "tipo cólica", com repouso e analgésicos

- Cultura para estreptococos β-hemolíticos do grupo B (*Streptococcus agalactiae*)
- *Swab* cervical para pesquisa de clamídia e gonococo.

Avaliação da vitalidade fetal

- Ultrassonografia obstétrica: avalia a apresentação fetal, o volume de líquido amniótico, o peso fetal, a idade gestacional e as possíveis malformações
- Cardiotocografia: para analisar a vitalidade fetal e identificar a presença ou não de taquicardia fetal (que pode sinalizar infecção intrauterina).

Tratamento

- Diante do diagnóstico de TPPT, deve-se avaliar imediatamente a possibilidade de ações para reduzir a morbimortalidade da PT, por exemplo:
  - » Tocólise para inibir o TPPT
  - » Corticoterapia para amadurecimento pulmonar fetal
  - » Antibiótico profilático para prevenção de sepse neonatal precoce
  - » Sulfato de magnésio para neuroproteção fetal.

Tocólise

- Objetivo: inibir o TPPT, em geral, por 48 horas, a fim de permitir medidas que reduzam a morbimortalidade do PT ou mesmo viabilizar uma transferência
- Indicações: gestantes em TPPT, com até 4 a 5 cm de dilatação cervical, bolsa íntegra e com IG entre 24 e 34 semanas de gravidez (Obs.: o uso de tocolíticos entre 34 e 36 semanas não é um consenso e deve ser feito de forma individualizada)

- Contraindicações:
  - » Absolutas: infecção intrauterina, rotura das membranas amnióticas com diagnóstico ou suspeita de infecção, malformações fetais múltiplas ou de prognóstico reservado, doenças maternas graves que envolvam risco de morte à gestante, óbito fetal comprovado e maturidade pulmonar fetal comprovada
  - » Relativas: sangramento da segunda metade da gravidez, rotura prematura das membranas sem sinais de infecção intra-amniótica, restrição do crescimento fetal (se vitalidade fetal preservada)
- As principais substâncias tocolíticas são os bloqueadores dos canais de cálcio (nifedipino oral), os estimuladores dos receptores beta-adrenérgicos (salbutamol venoso e terbutalina subcutânea), os antagonistas de receptores de ocitocina (atosibana) e os inibidores da síntese e liberação de prostaglandinas (indometacina). O sulfato de magnésio para inibição de TPPT é pouco utilizado (Tabela 47.3).

Corticoterapia

- O principal benefício da corticoterapia antenatal está associado à maturação pulmonar e à maior estabilidade vascular do prematuro. Há também a redução de complicações, como hemorragias cerebrais, enterocolite necrotizante, síndrome do desconforto respiratório e morte neonatal
- Indicações: idade gestacional entre 24 e 34 semanas. Alguns serviços propõem seu uso até 36 semanas e 6 dias. Toda gestante candidata à tocólise é elegível a receber um ciclo de corticoterapia
- Pode-se usar um ciclo de betametasona ou dexametasona:
  - » Betametasona 12 mg, via intramuscular (IM), em 2 doses com um intervalo de 24 horas (dose total: 24 mg)

CAPÍTULO 47 Prematuridade **365**

Tabela 47.3 Agentes tocolíticos.

Medicamento	Dose de ataque e de manutenção	Efeitos colaterais	Observações
Nifedipino (bloqueador do canal de cálcio)	Ataque: 10 mg, VO, a cada 20 min, até no máximo 3 cápsulas, em 1 h Manutenção: 20 mg VO de 8/8 h	Cefaleia, rubor facial, palpitações, hipotensão arterial, tontura	1ª escolha na tocólise – pelo seu custo-benefício Contraindicado em caso de doenças cardiovasculares, disfunções hepáticas e em gestantes muito hipotensas
Salbutamol (estimulador de receptor beta-adrenérgico)	Ataque: 10 a 48 mcg/min, IV, em bomba de infusão Manutenção: 10 a 48 mcg/min, IV, em bomba de infusão	Dispneia Dor torácica Taquicardia materna e palpitações Náuseas e vômitos Cefaleia Hipocalemia Hiperglicemia	Efetivo, mas efeitos colaterais frequentes e que podem ser graves A frequência cardíaca materna deve se manter abaixo de 120/min, e os batimentos cardíacos fetais < 180/min
Indometacina (inibidor de prostaglandina-sintetases)	Ataque: 50 mg VO ou 100 mg via retal (supositório) Manutenção: 25 mg, 4 a 6 h, por até 48 h	Constrição do ducto arterial fetal, diminuição da função renal (oligoidrâmnio), hemorragia intraventricular, enterocolite necrotizante, aumento de bilirrubina	Não utilizar em gestações ≥ 32 semanas e uso máximo por 48 h
Atosibana (antagonista de receptores de ocitocina)	Etapa 1 – ataque: 6,75 mg (0,9 mℓ), IV, em 1 min, seguida de dose de manutenção Manutenção: Etapa 2 – infusão contínua de 300 mcg/min durante 3 h Etapa 3 – infusão de 100 mcg/min, por até 45 h (caso necessário)	Poucos efeitos colaterais, sendo uma boa opção para algumas gestantes de alto risco	Infusão em três etapas Custo elevado Poucos efeitos colaterais Sem efeito de inibição do TPPT superior aos outros tocolíticos
MgSO₄	Dose de ataque: 4 g, IV, em 20 a 30 min Dose de manutenção: 1 g IV/h, até o nascimento ou máximo de 24 h de utilização	Rubor Sudorese Hipotensão Diminuição dos reflexos patelares Depressão respiratória e do SNC (risco de parada respiratória)	Tocolítico pouco utilizado

IV: intravenosa; SNC: sistema nervoso central; TPPT: trabalho de parto pré-termo; VO: via oral.

» Dexametasona 6 mg IM, 4 doses, com intervalo de 12 horas (dose total: 24 mg)
- O efeito máximo da corticoterapia para maturação pulmonar ocorre entre 24 horas e 7 dias após a aplicação da última dose de corticoide. Contudo, alguns achados sinalizam o benefício parcial de seu uso, mesmo quando o parto tem previsão de nascimento em < 24 horas (individualizar)
- Normalmente, é feito apenas um ciclo de corticoide (2 doses de betametasona). A repetição do ciclo de corticoterapia não é rotina e deve ser realizada somente em pacientes que receberam o primeiro ciclo há mais de 7 a 14 dias e em gestações abaixo de 34 semanas.

Antibiótico para estreptococo do grupo B

- Indicação: deve ser realizada em toda gestante, em TPPT, sem cultura para estreptococos β-hemolíticos do grupo B; naquelas com cultura positiva ou negativa, mas com história de urocultura positiva para *Streptococcus agalactiae* nessa gravidez ou história de filho anterior com quadro de sepse neonatal precoce

- No caso de mulheres em TPPT sem cultura para estreptococos β-hemolíticos do grupo B, deve-se realizar a coleta da cultura (material vaginal e anal) e iniciar a administração do antibiótico adequado
  - » Resultado da cultura negativo ou TPP inibido: suspensão do antibiótico após tocólise
  - » TPP mantido: manutenção do antibiótico
- Os antibióticos sem ação tocolítica
- Antibioticoprofilaxia frequentemente utilizada:
  - » Penicilina G cristalina: 5.000.000 UI, via intravenosa (IV), seguida de 2.500.000 UI, IV, de 4/4 horas, até o clampeamento do cordão umbilical.

Sulfato de magnésio para neuroproteção fetal

- Indicação: gestações com < 32 semanas, nas quais há previsão do nascimento nas próximas 24 horas
- Para partos eletivos (cesariana) com < 32 semanas, deve-se iniciar a infusão 4 horas antes do nascimento e suspendê-la após extração fetal
- Posologia: dose de ataque com 4 g, IV, lenta; dose de manutenção com 1 g/hora IV
- Tempo de uso máximo de infusão no TPPT < 32 semanas: 24 horas.

Outras recomendações diante do trabalho de parto pré-termo

- Via de parto: o parto prematuro não é indicação absoluta de cesariana. Aparentemente, não há restrição para o parto vaginal em apresentações cefálicas fletidas. Recomenda-se estreitar vigilância se for via vaginal.

Considerações finais

- A prematuridade é um problema público de importante compreensão de manejo, visando melhorar os desfechos perinatais e, consequentemente, o impacto socioeconômico na população a longo prazo.

Leitura complementar

Alberton M, Rosa VM, Iser BP. Prevalência e tendência temporal da prematuridade no Brasil antes e durante a pandemia de covid-19: análise da série histórica 2011-2021. Epidemiol Serv Saúde. 2023;32(2):1-15.

Bittar ER, Zugaib M. Tratamento do trabalho de parto prematuro. Rev Bras Gonecol Obstet. 2009;31(8): 415-22.

Bittar R. Parto pré-termo. Rev Med. 2018;97(2):195-207.

Brasil. Ministério da Saude. Fundação Nacional de Saúde. Centro Nacional de Epidemiologia. Sistema de informações hospitalares. Datasus. Brasília; 2002.

Brasil. Ministério da Saúde, Secretaria de Atenção Primária à Saúde. Departamento de Ações Programáticas. Manual de gestação de alto risco. Brasília: Ministério da Saúde; 2022.

Coutinho CM, Sotiriadis A, Adibo A, Khalil A, A'Antonio D, Feltovich H, et al. ISUOG Practice Guideline: role of ultrasound in the prediction of spontaneous preterm birth. Ultrasound Obstet Gynecol. 2022;60(3):435-56.

Ohuma E, Moller AB, Bradley E, Chakwera S, Hussain-Alkhateeb L, Lewin A, et al. National, regional, and global estimates of preterm birth in 2020, with trends from 2010: a systematic analysis. Lancet. 2023;402(10409):1261-71.

Perin J, Mulick A, Yeung D, Villavicencio, F., Lopez, G., Strong, K, et al. Global, regional, and national causes of under-5 mortality in 2000-19: an updated systematic analysis with implications for the Sustainable Development Goals. Lancet Child Adolesc Health. 2022;6(2):106-55.

Rabello MS, de Barros, SM. Aspectos clínicos e epidemiológicos da prematuridade em um Centro de Parto Normal, São Paulo, Brasil. Einstein. 2011;9(4):483-91.

Rolnik D, Bittar RE, de Carvalho, MH, Zugaib M, Francisco RP. Predição do parto prematuro: avaliação sequencial do colo uterino e do teste para proteína-1 fosforilada ligada ao fator de crescimento insulinasímile. Preterm birth prediction: sequential evaluation of the cervix and the test for phosphorylated protein-1 linked to insulin-like growth factor. Rev Bras Ginecol Obstet. 2013;35(9):394-400.

Soares NP, de Moraes FB, Aires MA, Bichuete IB. Manejo do trabalho de parto prematuro. Rev Patol do Tocantins. 20215;8(3):14-8.

Sociedade Brasileira de Pediatria. Prevenção da prematuridade: uma intervenção da gestação e da assistência. Documento Científico: Departamento Científico de Neonatologia. SBS. 2017;2:1-6.

Souza E, Fava JL, Musiello RB, Camano L. Trabalho de parto prematuro: uso racional da tocólise. São Paulo: Febrasgo; 2018.

World Heath Organization (WHO). Preterm birth [Internet]. 2023 [cited 2024 November 19]. Available from: https://www.who.int/news-room/fact-sheets/detail/preterm-birth.

48

Rotura Prematura de Membranas

Gabriel Leda Perondini ▪ Marcela de Castro Bastos Rodrigues ▪ Bruna Stancioli Paiva ▪ Gabriel Costa Osanan

KEYPOINTS

1. Rotura prematura de membranas (RPM) é definida como o rompimento espontâneo das membranas coriônica e amniótica antes do início do trabalho de parto, independentemente da idade gestacional.
2. A expressão RPM pré-termo refere-se aos quadros de amniorrexe que ocorrem em gestações abaixo de 37 semanas. Essa condição é uma importante causa de prematuridade.
3. As gestantes com RPM a termo geralmente evoluem para o parto, dentro de 24 a 48 horas, em 90% dos casos. Já nos casos de RPM pré-termo, o nascimento tende a ocorrer em até 7 dias, em aproximadamente, 50% dos casos.
4. O período de latência é o intervalo entre a rotura prematura de membranas ovulares (RPMO) e o início espontâneo do trabalho de parto. Ele varia inversamente de acordo com a idade gestacional.
5. A RPM é uma condição de etiologia multifatorial, associada a diversas condições. Entre elas, destacam-se: as maternas infecciosas (como sepse e corioamnionite); as obstétricas (como descolamento prematuro de placenta, polidrâmnio); os procedimentos obstétricos (como amniocentese, cordocentese, versão externa, cerclagem); os fatores intrínsecos à constituição das membranas (como nos casos associados à deficiência de alfa-1-antitripsina); e os hábitos de vida (como o tabagismo).
6. A RPM pré-termo pode determinar importantes riscos fetais, sobretudo relacionados às complicações da prematuridade, além da associação a danos na substância branca neonatal e óbito tanto antes quanto no limite de viabilidade gestacional.
7. A etiopatogenia da RPM espontânea está relacionada, principalmente, a fatores que interferem na estrutura das membranas, levando ao seu enfraquecimento e à sua rotura. A infecção ascendente bacteriana proveniente da flora vaginal, acompanhada de uma resposta inflamatória local, parece desempenhar papel relevante nesses casos.
8. O diagnóstico da RPM é realizado a partir de sinais clínicos de extravasamento súbito de líquido amniótico pela via vaginal. Em uma minoria dos casos, pode ser necessário o uso de avaliações adicionais, como pH vaginal, teste de cristalização e testes de imunocromatografia.
9. A ultrassonografia, em associação ao exame físico e ao quadro clínico, pode ser útil no diagnóstico de RPM, em alguns casos. Contudo, a identificação isolada de oligoidrâmnio não é suficiente para confirmar RPM, uma vez que existem outras causas de redução do líquido amniótico, como a insuficiência placentária, o uso de anti-inflamatórios, as malformações fetais, entre outros.
10. O tratamento e a conduta da RPM são baseados principalmente em idade gestacional, condições maternas e vitalidade fetal.

Highlights

- A RPM ou amniorrexe prematura é definida como um rompimento espontâneo das membranas coriônica e amniótica antes do início do trabalho de parto, independentemente da idade gestacional

- O período de latência varia, inversamente, com a idade gestacional
- A RPM pode ser classificada de acordo com o período da gestação em que ocorre:
  » RPM pré-termo: ocorre até 36 semanas e 6 dias de gestação

- » RPM a termo: acontece a partir de 37 semanas e 0 dia de gestação
- RPM pré-termo (≤ 36 semanas e 6 dias):
  - » Risco elevado de nascimento prematuro
  - » Ao menos 50% das RPM pré-termo levam ao parto em até 1 semana
  - » Quanto menor a idade gestacional na rotura, maior a latência
  - » Na RPM pré-termo, entre 32 e 34 semanas, o período de latência médio é de cerca de 4 dias
  - » As complicações maternas mais relevantes são:
    - ▲ Infecção intra-amniótica (15 a 35%)
    - ▲ Infecção pós-parto (15 a 25%)
    - ▲ Descolamento prematuro da placenta (2 a 5%)
    - ▲ Sepse materna (1 a 5%)
  - » As complicações perinatais são:
    - ▲ A prematuridade (principal causa de morbimortalidade)
    - ▲ A dificuldade respiratória é a complicação comum na prematuridade
    - ▲ A mortalidade perinatal é inversamente proporcional à idade gestacional
    - ▲ Há outras complicações da RPM: sepse, hemorragia intraventricular, enterocolite necrosante e hipóxia
    - ▲ A RPM pode estar associada a danos na substância branca neonatal
    - ▲ Pode ocorrer deformidade facial e de extremidade (decorrentes da compressão mecânica do oligoidrâmnio)
  - » A duração prolongada do período de latência não piora o prognóstico neonatal para sobrevivência sem morbidade e sepse de início precoce
- RPM a termo (≥ 37 semanas):
  - » Evolui para trabalho de parto espontaneamente em cerca de 90% dos casos nas primeiras 24 a 48 horas, com poucas complicações
  - » A principal consequência materna é a infecção intrauterina, cujo risco aumenta com a duração da rotura da membrana
  - » O prolapso de cordão ou DPP pode ocorrer em qualquer fase da gravidez, associado à rotura das membranas
  - » No Brasil, usualmente, a RPM a termo é uma indicação para internação e realização do parto, por via obstétrica.

Numbers

- A RPM ocorre em até 10% das gestações
- A RPM a termo corresponde a pelo menos dois terços dos casos
- A RPM pré-termo corresponde a quase um terço dos casos e ocorre em:
  - » 0,1 a 0,7% das gestações < 23 semanas
  - » 0,5% das gestações < 27 semanas
  - » 1% das gestações de 27 a 34 semanas
  - » 1% das gestações de 34 a 37 semanas
- A RPM pré-termo causa um terço de todos os partos prematuros dos EUA e cerca de um quinto dos partos prematuros no Brasil
- Até 33% das gestantes que experimentaram RPM pré-termo desenvolvem infecções potencialmente graves.

Etiopatogenia e fatores de risco

- A etiopatogenia da RPM baseia-se no enfraquecimento das membranas ovulares combinado com forças de cisalhamento criadas por contrações
- A força e a integridade das membranas fetais derivam de proteínas da membrana extracelular, incluindo colágeno, fibronectina e laminina
- As metaloproteinases diminuem a resistência da membrana, aumentando a degradação do colágeno
- Fatores infecciosos podem influenciar diretamente a ocorrência da rotura de forma individual
- Esses fatores são capazes de desencadear uma cascata inflamatória que fragiliza a membrana
- O processo infeccioso pode gerar produção de colagenases e proteases
- Os principais agentes infecciosos identificados nos casos de RPM são: estreptococos do grupo B, *Gardnerella vaginalis, Peptostreptococcus, Neisseria gonorrhoeae*, fusobactérias, *Escherichia coli, Bacteroides* sp. e enterococos
- Sangramento pré-parto:
  - » No primeiro trimestre, está associado a um aumento pequeno de RPM pré-termo
  - » No segundo e no terceiro trimestres, aumenta em 3 a 7 vezes o risco de RPM pré-termo
  - » Nesse contexto, a alta concentração decidual do fator III da cascata de coagulação regula positivamente a expressão de proteases, que degradam as membranas ovulares

CAPÍTULO 48 Rotura Prematura de Membranas

- Tabagismo:
  - » O tabagismo aumenta em 2 a 4 vezes o risco de RPM
  - » A etiopatogenia da RPM secundária ao tabagismo não está totalmente elucidada, mas parece se associar a alterações da oxigenação tecidual
- História prévia de RPM pré-termo:
  - » A história prévia de RPM em gestação anterior aumenta em mais de 3 vezes o risco de desenvolvimento de RPM
  - » Esses casos levantam a possibilidade de defeitos herdados, tais como ocorre na deficiência de alfa-1-antitripsina e na síndrome de Ehlers-Danlos
- Outros possíveis fatores de risco para RPM incluem:
  - » Comprimento cervical curto
  - » Polidrâmnio
  - » Trauma
  - » Baixo nível socioeconômico.

Aspectos clínicos

- Usualmente, o diagnóstico da RPM é feito pela identificação da saída de líquido amniótico, através do orifício externo do colo, seja de forma espontânea ou após manobras, como manobra de Valsalva, compressão do fundo uterino ou mobilização do polo cefálico
- É indispensável avaliar se a gestante está em trabalho de parto
- É importante fazer diagnóstico diferencial da RPM com:
  - » Perdas urinárias
  - » Secreção vaginal fisiológica ou corrimentos cervicovaginais
  - » Presença de sêmen no canal vaginal
- A anamnese deve ser direcionada para certificar alguns aspectos, como:
  - » Idade gestacional
  - » Presença de contrações
  - » Tempo de rotura
  - » Aspecto e quantidade do líquido
- O período de latência é variável. No termo, cerca de 90% das mulheres com RPM iniciam o trabalho de parto entre 24 e 48 horas. Com 32 a 34 semanas, o período de latência médio é cerca de 4 dias

- É necessário se atentar a possíveis complicações associadas à RPM pré-termo:
  - » Infecção intra-amniótica clinicamente evidente
  - » Infecção pós-parto
  - » DPP
  - » Prematuridade e suas complicações
  - » Morte fetal por infecção ou acidente com cordão umbilical
- Alguns aspectos específicos do exame pélvico na suspeita de RPM incluem:
  - » Em caso de RPM, a vulva geralmente se encontra úmida à inspeção
  - » É importante determinar também, ao exame especular, o apagamento e a dilatação do colo, assim como a presença de cordão ou partes fetais no canal vaginal
  - » O toque vaginal deve ser evitado, já que tal exame aumenta o risco de infecção. Assim, reserva-se o toque vaginal apenas para mulheres em fase ativa de trabalho de parto
  - » Deve-se investigar a presença de cervicite ou vaginite
  - » Caso o fluido amniótico não seja visualizado pelo exame especular, pode-se lançar mão de outros exames complementares para o diagnóstico.

Exames complementares

- A investigação complementar para o diagnóstico de RPM está indicada apenas nos casos duvidosos, uma vez que o diagnóstico clínico é suficiente em menos de 90% dos casos.

Exames de pH da secreção vaginal

- O pH normal da vagina é geralmente 4,5 a 6,0, enquanto o pH do líquido amniótico é de 7,1 a 7,4
- Para a realização dos testes, usa-se papel de nitrazina, que é amarelo e fica azul no pH alcalino (correspondente ao do líquido amniótico), identificando a RPM
- Existe também o teste do tampão vaginal com fenol vermelho, que se torna alaranjado em um ambiente alcalino.

Teste de cristalização ou arborização

- Consiste na coleta de uma pequena quantidade de secreção vaginal no fundo de saco com

posterior avaliação de tal secreção em um microscópio após secagem
- A presença de cristalização em folha de samambaia confirma a rotura de membranas.

Teste de imunocromatografia (AmniSure® e ActimPROM®)

- O AmniSure® detecta a presença de alfa-microglobulina placentária I (PAMG-I) e o ActimPROM® identifica a presença da proteína de ligação ao fator de crescimento insulino-símile (IGFBP-1)
- O IGFBP-1 e a PAMG-I estão presentes no líquido amniótico. Dessa forma, quando a bolsa amniótica se rompe, tais substâncias são identificadas na vagina.

Ultrassonografia

- Pode ser útil no auxílio ao diagnóstico de RPM, assim como na avaliação do crescimento e da vitalidade fetal. Contudo, a presença isolada de oligoidrâmnio pode se associar a: insuficiência placentária, uso de medicamentos (anti-inflamatórios), infecções congênitas e malformações fetais
- Seu uso no diagnóstico da RPM deve se dar juntamente da história clínica e do exame físico.

Tratamento

- A conduta na RPM varia de acordo com a idade gestacional.

Conduta na rotura prematura de membranas na gestação a termo (> 37 semanas)

- Internar e confirmar a idade gestacional, situação e apresentação fetal
- Avaliar se está em trabalho de parto ativo ou não
- Proceder ao parto por via obstétrica
- Se indicado, realizar a profilaxia para *Streptococcus* do grupo B
- Diante de sinais de corioamnionite, iniciar antibioticoterapia
- Não se indica o uso profilático de antibioticoterapia na RPM a termo.

Conduta na rotura prematura de membranas nas gestações entre 24 semanas até 36 semanas e 6 dias

- Deve-se confirmar idade gestacional, situação e apresentação fetal
- Deve-se realizar internação
- Realizar antibioticoprofilaxia para sepse neonatal precoce
- Em caso de corioamnionite, iniciar a antibioticoterapia e proceder ao parto
- Em trabalho de parto ativo: avaliar conduzir o parto
- Se não houver trabalho de parto espontâneo, conduta expectante pode ser realizada até a 36ª semana, se não constarem contraindicações
  » Propedêutica infecciosa materna rigorosa
  » Propedêutica de vitalidade fetal
  » Colher cultura para estreptococos β-hemolíticos do grupo B e iniciar antibioticoprofilaxia para a prevenção da sepse neonatal precoce por 48 horas ou até resultado da cultura para estreptococos
  » Se disponível, colher cultura de secreção vaginal para gonococo, clamídia e *Escherichia coli*
  » Corticoterapia antenatal para maturação pulmonar deve ser realizada, na ausência de sinais de infecção materna importante, especialmente se < 34 semanas
    ▲ Sulfato de magnésio para neuroproteção fetal, na previsão de nascimento nas próximas 24 horas, em fetos com < 32 semanas de gravidez
    ▲ Considerar interromper a conduta conservadora nas situações de risco maternas ou fetais
    ▲ Evitar tocólise.

Conduta na rotura prematura de membranas nas gestações prematuras com IG < 24 semanas

- A probabilidade de bons resultados é pequena, com grande risco de progressão para corioamnionite, e eventualmente sepse materna
- Prioriza-se a interrupção da gravidez por questões de saúde materna
- Alguns serviços utilizam essa conduta de interrupção da gravidez até 26 semanas (deve-se avaliar o protocolo da instituição).

Considerações finais

- É necessário destacar a importância do correto diagnóstico de RPM, por meio de anamnese e exame físico minucioso, além da associação do uso de exames complementares
- A conduta diante de uma RPMO deve ser individualizada de acordo com a idade gestacional
- A princípio, a conduta deve ser expectante; com vigilância infecciosa e de vitalidade fetal, com critérios clínicos e laboratoriais
- Se houver cultura positiva para estreptococos β-hemolíticos do grupo B, deve-se proceder à antibioticoprofilaxia contra o estreptococo do grupo B por 48 horas
- Deve-se realizar o ciclo único de corticoterapia para amadurecimento pulmonar, após o período de observação clínica e laboratorial da gestante, para afastar o diagnóstico de corioamnionite
- A conduta expectante pode ser realizada até 36ª semana de gravidez, caso não haja contraindicações.

Leitura complementar

American College of Obstetricians and Gynecologists (ACOG). Prelabor Rupture of Membranes: ACOG Practice Bulletin, Number 217. Obstet Gynecol. 2020;135(3):80-97.

Brasil. Ministério da Saúde, Secretaria de Atenção Primária à Saúde. Departamento de Ações Programáticas. Manual de gestação de alto risco. Brasília: Ministério da Saúde; 2022.

Duff P. Prelabor rupture of membranes before and at the limit of viability. In: Lockwood C, Barss V, editors. UpToDate. 2023.

Duff P. Preterm prelabor rupture of membranes: clinical manifestations and diagnosis [Internet]. In: Lockwood C, Barss V, editors. UpToDate. 2023.

Fernandes CE, Silva MF, editores. Tratado de obstetrícia Febrasgo. Rio de Janeiro: Elsevier; 2019.

Frenette P, Dodds L, Armson BA, Jangaard K. Preterm prelabour rupture of membranes: effect of latency on neonatal and maternal outcomes. J Obstet Gynaecol Can. 2013;35(8):710-7.

McElrath T. Prelabor rupture of membranes at term: management. In: Lockwood C, Barss V, editors. UpToDate. 2023.

Rosas CF, Todorovic P, Sass N. Ruptura prematura das membranas ovulares. In: Sass N, organizador. Protocolo de procedimentos diagnósticos e terapêuticos da clínica obstétrica. Hospital Municipal e Maternidade Escola Dr. Mário de Moraes Altenfelder Silva – Vila Nova Cachoeirinha. São Paulo: Prefeitura de São Paulo; 2016. p. 203-7.

Scorza W. Preterm prelabor rupture of membranes: management and outcome. In: Lockwood C, Barss V, editors. UpToDate. 2023.

49

Gestação Múltipla

Mateus Saraiva Maciel ▪ Gabriel Leda Perondini ▪ Gabriel Costa Osanan

KEYPOINTS

1. Gestações gemelares estão associadas a um aumento significativo na morbimortalidade materna e perinatal.
2. Elas aumentaram a incidência nas últimas décadas, impulsionadas principalmente por técnicas de reprodução assistida (TRA) e aumento da idade materna.
3. São classificadas de acordo com a sua zigosidade (dizigóticas ou monozigóticas) e corionicidade (dicoriônicas ou monocoriônicas). Adicionalmente, as gestações monocoriônicas (MC) são subclassificadas quanto à amnionicidade (diamnióticas ou monoamnióticas).
4. A determinação da corionicidade/amnionicidade é fundamental na condução das gestações gemelares.
5. As MC apresentam maiores taxas de complicações fetais, em especial aquelas relacionadas com os distúrbios de crescimento fetal e do líquido amniótico, além das anomalias congênitas (que são mais prevalentes em comparação com gestações únicas).
6. As principais complicações maternas nas gestações gemelares são: pré-eclâmpsia, diabetes gestacional, anemia, placenta prévia/placenta de inserção baixa, descolamento prematuro de placenta e hemorragia pós-parto.
7. O rastreio das complicações fetais na gravidez gemelar é realizado por meio da ultrassonografia obstétrica seriada.
8. A prematuridade é a principal responsável pela morbimortalidade perinatal na gravidez gemelar, requerendo atenção especial durante o cuidado obstétrico.
9. O momento e a via de parto na gravidez gemelar são determinados com base na corionicidade e amnionicidade, bem como na presença de complicações maternas e/ou fetais.
10. O cuidado pré-natal especializado e adequado pode reduzir o risco de complicações, determinando melhores desfechos materno-fetais.

Highlights

- Gestações gemelares são aquelas resultantes do desenvolvimento de mais de um zigoto, determinando a presença de dois ou mais embriões/fetos simultaneamente
- Elas podem ser espontâneas ou induzidas por TRA
- Gestações gemelares dizigóticas (DZ) resultam da fecundação de dois oócitos distintos, enquanto monozigóticas (MZ) originam-se da fecundação de único oócito que posteriormente se divide

- As gestações DZ, invariavelmente, resultam em placentas separadas, caracterizando, assim, as dicoriônicas e diamnióticas
- No que se refere às gestações MZ, será o momento da divisão embrionária que determinará sua corionicidade e amnionicidade. Entre as MZ, ± 25% serão dicoriônicas e diamnióticas, ± 75% monocoriônicas e diamnióticas, ± 1% monocoriônicas e monoamnióticas e < 1% resultará em gemelaridade imperfeita
- A redução espontânea de uma gravidez gemelar para uma gravidez única (devido ao óbito de um dos embriões/fetos) ocorre em números

significativos nas gestações múltiplas, no 1º trimestre de gravidez

» Redução gemelar espontânea no 1º trimestre não tende a aumentar as complicações materno-fetais

» O óbito de um dos fetos após o 1º trimestre pode determinar complicações ou mesmo o óbito do cogêmeo, especialmente em gestações MC

- Nas gestações gemelares em curso, é essencial identificar e aplicar as medidas para prevenir e tratar as complicações maternas e fetais de forma oportuna
- A prematuridade constitui o principal fator determinante de morbimortalidade neonatal em gestações gemelares
- Intervenções como cerclagem, administração de progesterona, uso de tocolíticos, posicionamento de pessários e hospitalização de rotina e repouso, em gestantes com medida do colo normal, não reduzem as taxas de parto prematuro
- Complicações maternas, como pré-eclâmpsia e diabetes gestacional, são mais frequentes em gestações gemelares
- A profilaxia com ácido acetilsalicílico (AAS) em doses baixas é recomendada nas gestações múltiplas de 12 a 36 semanas para prevenção da pré-eclâmpsia
- A ultrassonografia com dopplervelocimetria seriada é útil na identificação de complicações fetais
- Corionicidade e amnionicidade são mais precisamente determinadas por meio de ultrassonografia no 1º trimestre, após 7 semanas, com uma sensibilidade de 98%. Essa sensibilidade diminui para 90% no início do 2º trimestre e reduz-se ainda mais em fases avançadas da gravidez
- Recomenda-se o estudo do pico da velocidade sistólica da artéria cerebral média (PVS-ACM) a cada 2 semanas em todas as gestações MCs e, em casos de síndrome da transfusão feto-fetal (STFF) tratados com *laser*, semanalmente
- Complicações nas gestações gemelares monocoriônicas: usualmente, associam-se à presença de anastomoses entre as circulações dos fetos

» A gravidade e o tipo da complicação dependerão do tipo de anastomose (venovenosa, arterioarterial, arteriovenosa)

» As complicações relacionadas com tais anastomoses são: STFF, síndrome da perfusão arterial reversa, síndrome da anemia-policitemia e restrição do crescimento fetal seletiva

- O monitoramento fetal eletrônico intraparto é recomendado para ambos os fetos durante o trabalho de parto.

Numbers

- A incidência global de gestações gemelares, incluindo aquelas concebidas espontaneamente e por meio de TRA, é de aproximadamente 2 a 3%, considerando o total de nascimentos vivos
- No Brasil, em 2021, registrou-se uma taxa de 22,3 casos de gestações gemelares a cada 1.000 nascimentos vivos, variando de 16,5 a cada 1.000 na região Norte até 24,5 a cada 1.000 na região Sudeste
- A incidência de gestação múltipla espontânea, isoladamente, é de 1%, sendo dois terços DZ e um terço MZ
- As gestações dicoriônicas e diamnióticas representam 70 a 80% de todas as gestações múltiplas, evidenciando-se como a forma mais comum
- As complicações fetais e maternas são mais prevalentes nas gestações gemelares, especialmente nas monocoriônicas, nas quais mais de 30% dos casos apresentam alguma complicação
- A taxa de nascimento de trigêmeos no Brasil é de 0,05%, indicando ocorrência rara
- O risco de prematuridade em gestações gemelares é de 8 a 12 vezes maior em comparação com as gestações únicas, e esse risco eleva-se com o aumento do número de gêmeos
- As taxas de mortalidade infantil e neonatal são aproximadamente 4 e 6 vezes maiores, respectivamente, do que em gestações únicas
- O risco de paralisia cerebral (PC) é 8 vezes maior
- Complicações maternas, incluindo hipertensão gestacional e pré-eclâmpsia, são mais prevalentes, afetando cerca de 13% dessas gravidezes
- Complicações durante o parto são mais frequentes, particularmente nas gestações MC e MA.

Etiopatogenia e fatores de risco

- As gestações múltiplas podem ser classificadas de acordo com sua origem genética, corionicidade e amnionicidade

» Classificação quanto à zigosidade:

▲ Gestação dizigótica (DZ) ou bivitelina: resultam da fecundação de dois oócitos diferentes por espermatozoides distintos, gerando os gêmeos fraternos (diferentes)

▲ Gestação monozigótica (MZ) ou univitelina: decorre da fecundação de um único oócito por um espermatozoide, que posteriormente se divide, gerando os gêmeos idênticos

» Classificação quanto à corionicidade (número de placentas):

▲ Gestação dicoriônica (DC): apresenta uma placenta para cada feto. Todas as gestações DZ são DC. Algumas gestações MZ podem ser DC (a depender do momento de divisão embrionária)

▲ Gestação monocoriônica (MC): uma única massa placentária é compartilhada pelos fetos. Ocorre apenas em gestações MZ. Essas gestações devem ser subclassificadas quanto à amnionicidade

» Classificação quanto à amnionicidade (número de bolsas amnióticas):

▲ Diamniótica (DA): cada feto tem sua própria bolsa amniótica. As gestações DC são também DA. Algumas gestações MC também podem ser DA

▲ Monoamniótica (MOA): os fetos compartilham a mesma bolsa amniótica. Ocorre exclusivamente nas gestações MC

- A corionicidade e a amnionicidade nas gestações MZ são definidas de acordo com o momento da divisão do oócito fecundado:

» Divisão até o 3º dia após a fecundação: determina a separação das células que formam o córion (placenta). Assim, é originada a gestação DC/DA

» Divisão entre 4 e 8 dias após a fecundação: ocorre a separação do âmnio, mas não se pode mais dividir o córion (placenta). Esse processo culmina em gestação MC/DA

» Divisão entre 8 e 13 dias após a fecundação: o cório e o âmnio já se formaram; desse modo, a placenta e a cavidade ammióticas serão únicas, ou seja, MC/MA

» Divisão a partir de 13 dias após a fecundação: a gestação é também MC/MA; entretanto, nesses casos, a separação dos gêmeos univitelinos é incompleta, determinando o quadro raro de gemelaridade imperfeita (gêmeos siameses ou acolados)

- A prevalência de embriões monozigóticos tem frequência relativamente estável entre as populações, sem a identificação de condições relacionadas, exceto a utilização da fertilização *in vitro* (FIV) (± 3 a 5 casos a cada 1.000 nascimentos)

- Já a ocorrência de gestações DZ varia entre as populações e apresenta fatores predisponentes:

» Uso de TRA e medicação indutora de ovulação: embriões dizigóticos são mais comuns entre pacientes submetidas à indução medicamentosa da ovulação (já que os agentes envolvidos aumentam a chance de ovulações de múltiplos oócitos) e à FIV (uma vez que parte das pacientes tem dois ou mais embriões transferidos por ciclo). A utilização da FIV ainda eleva a chance de clivagem embrionária, aumentando a proporção de embriões monozigóticos

» Idade materna: > 35 anos. A elevação dos níveis de hormônio folículo-estimulante (FSH) com a idade seria um dos fatores relacionados, assim como a utilização de TRA

» Paridade: a taxa de gestações gemelares é ± 1,5% na primeira gestação, chegando a ± 3% na quarta

» História familiar positiva

» Etnia: é mais comum na população negra. Embriões dizigóticos ocorrem em 1,3 a cada 1.000 nascidos vivos no Japão, 8 a cada 1.000 nos EUA e na Europa e chegam a 50 a cada 1.000 na Nigéria.

Exames complementares e rotinas de pré-natal

- O seguimento das gestações gemelares é de alto risco e deve ser mais rigoroso, em especial nos casos de gemelaridade MC

- Consultas de pré-natal:

» Gemelaridade DC: a cada 3 a 4 semanas até 28 semanas; quinzenal até 34 semanas; e semanal, a partir de 35 semanas até o parto

» Gemelaridade MC: quinzenal a partir de 16 semanas até 34 semanas; e semanal, a partir de 35 semanas até o parto

- Prevenção da pré-eclâmpsia:

» AAS é recomendado para mulheres com gestações gemelares, na dosagem de 100 a 150 mg (à noite), a partir de 12 semanas de gravidez

- Prevenção da prematuridade:

» Progesterona micronizada natural, 200 mg/dia, se a medida cervical ≤ 25 mm (colo curto) no 2º trimestre

- » Outras intervenções para prematuridade em gemelares são de difícil indicação e carecem de evidências científicas
- Exames laboratoriais de pré-natal:
  - » São essenciais para rastrear complicações gestacionais, além de intercorrências mais comuns nas gestações gemelares, tais como infecções urinárias, diabetes gestacional, pré-eclâmpsia, anemia e deficiência de micronutrientes.

Exames de ultrassonografia

- São essenciais na abordagem pré-natal da gemelaridade
- Objetivam identificar a corionicidade, rastrear malformações fetais e/ou complicações associadas à gemelaridade
- A corionicidade e a amnionicidade são melhor determinadas na ultrassonografia do 1º trimestre (IG < 14 semanas), via endovaginal
- A gestação múltipla é determinada com mais precisão após 7 semanas (S ≥ 98%). A precisão é menor no início do 2º trimestre (S ≥ 90%)
- O "sinal de lambda" (ou *twin peak*) é um indicador ultrassonográfico de uma gestação DC (duas placentas distintas). Caracteriza-se pela visualização de uma projeção triangular do componente coriônico entre as duas membranas amnióticas, assemelhando-se à letra lambda do alfabeto grego (λ). Está presente em gestações de até 15 semanas
- O "sinal do T" indica gestação MC e DA. Trata-se da visualização, ao ultrassom, de uma fina membrana que separa o âmnio das cavidades amnióticas nas gestações
- As rotinas ultrassonográficas estão apresentadas na Figura 49.1, segundo o Ministério da Saúde, em 2022
- Na avaliação ultrassonográfica das gestações gemelares monocoriônicas, é essencial identificar algumas intercorrências fetais, as quais são realizadas baseando-se nos achados ultrassonográficos. O fluxograma apoia a realização dos diagnósticos diferenciais (Figura 49.2).

Tratamento

- A abordagem correta de complicações maternas e fetais graves em gestações gemelares é importante

- As gemelares MC são as que apresentam mais complicações fetais, a citar: restrição do crescimento intrauterino seletivo (RCIUS), STFF, sequência anemia-policitemia (TAPS), transfusão arterial reversa (sequência TRAP), entrelaçamento de cordão umbilical e morte fetal única.

Restrição do crescimento intrauterino seletivo

- É a presença de restrição de crescimento intrauterino em um dos gêmeos de uma gravidez monocoriônica (abaixo do percentil 10)
- Fisiopatologia: a existência de anastomoses entre os leitos placentários de cada feto interfere na história natural dessa doença em gestações MC, tornando a sua apresentação clínica e prognóstico diferentes
- É causada por distribuição assimétrica da placenta
- Classificação:
  - » Tipo I: fluxo positivo contínuo na artéria umbilical do feto restrito
  - » Tipo II: fluxo diastólico ou reverso de modo persistente na artéria umbilical do feto restrito
  - » Tipo III: padrão intermitente (fluxo diastólico presente, ausente ou reverso de forma intermitente) na artéria umbilical do feto restrito
- Tratamento:
  - » Tipo I: acompanhamento semanal ou quinzenal com dopplervelocimetria. Interrupção da gravidez por volta de 34 semanas, exceto se uma parada total do crescimento ou piora do Doppler da artéria umbilical
  - » Tipos II e III: acompanhamento semanal e interrupção indicada com 32 semanas. Todavia, se surgirem sinais de deterioração fetal, tais como diástole reversa na artéria umbilical ou onda "a" ausente ou reversa em ducto venoso, deve-se avaliar a necessidade de antecipação do parto, a depender da IG.

Síndrome da transfusão feto-fetal

- A STFF complica 10 a 15% das gestações MCs por desbalanço entre as anastomoses vasculares placentárias

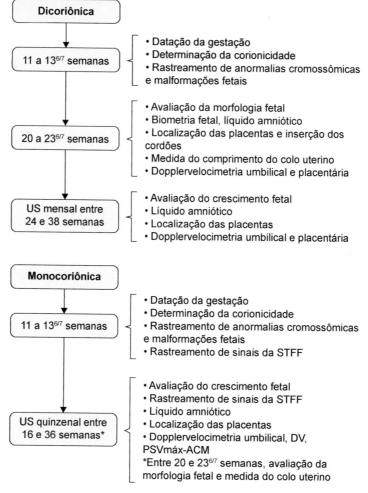

Figura 49.1 Quadro de rotinas ultrassonográficas para gestações gemelares propostas pelo Ministério da Saúde. DV: ducto venoso; PSVmáx-ACM: pico sistólico da velocidade máxima da artéria cerebral média; STFF: síndrome da transfusão feto-fetal. (Adaptada de Brasil, 2022a.)

- O feto doador desenvolve hipovolemia e hipertensão por ter seu fluxo sanguíneo direcionado ao outro gemelar – e o feto receptor desenvolverá hipervolemia/policitemia
- A taxa de mortalidade é de 100% antes de 20 semanas e acima de 80% entre 21 e 26 semanas, com mais de 50% de sequelas graves em sobreviventes, se não tratada
- Diagnóstico: presença da sequência oligoidrâmnio com maior bolsão vertical < 2 cm para o doador e polidrâmnio com maior bolsão vertical > 8 cm (≤ 20 semanas)/>10 cm (> 20 semanas) para o receptor
- É essencial excluir outras causas de alterações no líquido amniótico, como malformações fetais e RCIU seletivo
- É classificada em estágios I a V segundo os critérios ultrassonográficos e definido tratamento a partir desses estágios (Tabela 49.1)
- Tratamento TPPS:
  » O tratamento padrão-ouro é a coagulação seletiva a *laser* das anastomoses placentárias com fetoscopia, entre 16 e 26 semanas de gravidez
  » Indica-se o tratamento alternativo e paliativo quando não há disponibilidade de fetoscopia é a amniodrenagem seriada.

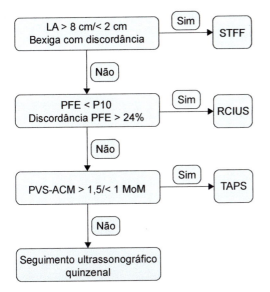

Figura 49.2 O fluxograma apresenta o diagnóstico diferencial das principais intercorrências das gestações monocoriônicas. (Adaptada de Brasil, 2022a.)

Tabela 49.1	Classificação da STFF segundo Quintero.
Estágio Quintero	**Critérios**
I	Maior bolsão > 8 cm (≤ 20 semanas)/> 10 cm (> 20 semanas) no receptor e < 2 cm no doador. Doppler em ambos os fetos é normal
II	Não visualização da bexiga no doador. Doppler em ambos os fetos é normal
III	Diástole reversa ou ausente na artéria umbilical, ducto venoso com onda A reversa ou veia umbilical pulsátil em qualquer feto
IV	Sinais de hidropisia de 1 ou ambos os gêmeos
V	Óbito de 1 ou ambos

Adaptada de Fernandes e Silva de Sá, 2019.

Sequência de anemia-policitemia (*twin anemia-polycythemia sequence*)

- A sequência de anemia-policitemia (TAPS) acomete aproximadamente 5% das gestações MC
- A fisiopatologia é semelhante à da STFF, mas envolve um processo mais lento com anastomoses menores, do tipo AV (unidirecionais), resultando em anemia/policitemia fetal sem, contudo, determinar importantes alterações no volume de líquido amniótico
- O gêmeo receptor se torna policitêmico e o gêmeo doador, anêmico
- O diagnóstico é feito pela presença de feto doador com pico sistólico da artéria cerebral média (PVS-ACM) > 1,5 MoM; feto receptor com PVS-ACM < 1 MoM
- Tratamento TAPS:
  » Coagulação das comunicações vasculares por *laser* (tecnicamente difícil)
  » Transfusão intrauterina: nos casos de anemia grave
  » Conduta expectante: na ausência de comprometimento fetal (disfunção cardíaca ou hidropisia)
  » Resolução da gravidez, se necessário.

Transfusão arterial reversa (*twin reversed arterial perfusion* – sequência TRAP)

- A transfusão arterial reversa (TRAP) afeta cerca de 1% das gestações MC
- Fisiopatologia consiste na presença de anastomoses arterioarteriais placentárias (exclusivas para gestações MC) que direcionam o sangue do gêmeo normal (feto bomba) para o gêmeo acárdico
- A TRAP deve ser suspeitada em gestações MC quando um feto aparece anatomicamente normal e o outro não tem estruturas cardíacas e/ou atividade aparentes
- O diagnóstico definitivo é feito quando o fluxo pulsátil é visto na artéria umbilical indo para o acárdico
- A conduta depende da gravidade do quadro e do comprometimento fetal:
  » Intervenção se sinais indicativos de mau prognóstico
  » Abordagem intrauterina: *laser* ou ablação por radiofrequência, a depender do momento da gestação
  » Parto realizado entre 34 e 36 semanas, se sem necessidade de interrupção prévia.

Morte fetal única

- Morte fetal no primeiro trimestre é relativamente comum em gestações gemelares e, geralmente, não eleva o risco para o cogêmeo. Entretanto, o óbito de um dos fetos após o primeiro trimestre pode acarretar sequelas graves ou mesmo a morte do segundo feto

- Em gestação DC, essa sequência não é preocupante, uma vez que não existem anastomoses vasculares placentárias. No entanto, pode refletir um ambiente intrauterino adverso
- Em gestação MC: representa preocupação significativa devido às anastomoses vasculares placentárias
- No caso de suspeita de morte fetal em uma gestação gemelar MC, a ausência de fluxo vascular no gêmeo falecido deve ser confirmada
- Conduta: na ausência de complicações que justifiquem o parto imediato, deve-se realizar o parto oportuno (não é recomendado parto antes de 34 semanas de gestação).

Acidentes do cordão umbilical

- Ocorre na maioria das gestações gemelares MC/MA pelo entrelaçamento do cordão umbilical
- A oclusão intermitente dos vasos sanguíneos umbilicais pode estar associada a morbidade neurológica ou óbito
- Resolução da gravidez: cesariana entre 32 e 34 semanas de gestação.

Via de parto e idade gestacional da resolução das gestações gemelares

- Pode variar com a corionicidade, a amnionicidade e com a presença de complicações maternas e/ou fetais
- Via de parto: parto cesariano para MC/MA, gestação multifetal, primeiro gêmeo em apresentação não cefálica. Nos demais casos, é possível realizar o parto vaginal, na ausência de outros fatores limitantes
- A ocorrência de cesariana não planejada para o segundo gêmeo, após o parto vaginal no primeiro, está relacionada ao aumento das taxas de morbidade e de mortalidade, que chegam a 13,6% dos nascimentos, contra 2,3% dos casos quando ocorre parto vaginal de ambos os fetos
- Nas gestações gemelares, sem complicações específicas, alguns autores propõem a seguinte recomendação de resolução da gestação:
  » DC/DA: resolução entre 37 semanas e 0 dia e 38 semanas e 6 dias
  » MC/DA: resolução entre 36 semanas e 0 dia e 36 semanas e 6 dias
  » MC/MA: resolução entre 32 semanas e 0 dia e 33 semanas e 6 dias.

Leitura complementar

Adashi EY, Gutman R. delayed childbearing as a growing, previously unrecognized contributor to the national plural birth excess. Obstet Gynecol. 2018;132(4):999-1006.

Aviram A, Lipworth H, Asztalos EV, Mei-Dan E, Cao X, Melamed N, et al. The worst of both worlds-combined deliveries in twin gestations: a subanalysis of the Twin Birth Study, a randomized, controlled, prospective study. Am J Obstet Gynecol. 2019;221(4):1-7.

Brasil. Ministério da Saúde, Secretaria de Atenção Primária à Saúde. Departamento de Ações Programáticas. Manual de gestação de alto risco. Brasília, DF: Ministério da Saúde; 2022a.

Brasil. Ministério da Saúde. Fundação Nacional de Saúde. Centro Nacional de Epidemiologia. Sistema de Informações Hospitalares. Brasília, DF: Datasus; 2002b.

Brasil. Ministério da Saúde. Secretaria de Vigilância em Saúde. Coordenação-Geral de Informações e Análise Epidemiológica. Sistema de Informações sobre Nascidos Vivos (Sinasc). Brasília, DF: Datasus; 2024.

Cameron AH, Edwards JH, Derom R, Thiery M, Boelaert R. The value of twin surveys in the study of malformations. Eur J Obstet Gynecol Reprod Biol. 1983;14(5):347-56.

Centers for Disease Control and Prevention, National Center for Health Statistics. National Vital Statistics System, Linked Birth/Infant Deaths on CDC WONDER Online Database. Dados de Linked Birth/Infant Deaths Records 2017-2021. CDC; 2024.

Cunningham G, Leveno K, Dashe J, Hoffman B, Spong C. Williams Obstetrics. 26. ed. New York: McGraw Hill; 2021.

Emery SP, Bahtiyar MO, Dashe JS, Wilkins-Haug LE, Johnson A, Paek BW, et al. The North American fetal therapy network consensus statement: prenatal management of uncomplicated monochorionic gestations. Obstet Gynecol. 2015;125(5):1236-43.

Fernandes CE, Silva de Sá MF, editores. Tratado de obstetrícia Febrasgo. Rio de Janeiro: Elsevier; 2019.

Osterman MJ, Hamilton BE, Martin JA, Driscoll AK, Valenzuela CP. Births: final data for 2021. Natl Vital Stat Rep. 2023;72(1):1-53.

Practice Committee of the American Society for Reproductive Medicine. Multiple gestation associated with infertility therapy: an American Society for Reproductive Medicine Practice Committee opinion. Fertil Steril. 2012;97(4):825-34.

Rafael TJ, Berghella V, Alfirevic Z. Cervical stitch (cerclage) for preventing preterm birth in multiple pregnancy. Cochrane Database Syst Rev. 2014;(9):CD009166.

Robinson JN, Norwitz ER. Multifetal gestations: twin, triplet, and higher-order multifetal pregnancies: ACOG Practice Bulletin Summary, Number 231. Obstet Gynecol. 2021.

50

Restrição de Crescimento Intrauterino

Luísa de Aguiar Magalhães ▪ Sarah Barbosa Leal ▪ Gabriel Costa Osanan

---

KEYPOINTS

1. A restrição de crescimento intrauterino (RCIU) ocorre quando o feto não consegue atingir todo o seu potencial genético de crescimento, por condições patológicas intrínsecas ou extrínsecas.
2. É uma complicação frequente durante a gestação e é considerada uma das principais causas de morbidade e mortalidade perinatal.
3. Sua frequência varia conforme a definição adotada, incluindo o ponto de corte do percentil e a curva de crescimento fetal selecionada.
4. Apesar das divergências, atualmente, suspeita-se de RCIU quando é identificado um peso fetal estimado (PFE) ou uma medida da circunferência abdominal (CA) abaixo do percentil 10 (p10) para a idade gestacional.
5. Existem fetos conhecidos como "pequenos constitucionais", que apresentam PFE abaixo do p10, mas que, nesses casos, tal valor reflete o seu potencial genético "normal", e não uma patologia.
6. A etiologia da RCIU é complexa e multifatorial, frequentemente envolvendo a interação de múltiplos fatores.
7. Diante de um quadro de RCIU, é essencial excluir erro de data da idade gestacional, para evitar diagnósticos equivocados.
8. A etiologia da RCIU é um dos principais indicadores prognósticos perinatais. A insuficiência placentária é a principal causa de RCIU.
9. O Doppler da artéria umbilical (AU) é o principal exame para acompanhamento após o diagnóstico de RCIU
10. Não há um tratamento específico para a RCIU; contudo, sua etiologia e sua gravidade são determinantes para o seguimento e a resolução da gravidez.

Highlights

- A avaliação inicial com anamnese e propedêutica adequadas é de extrema importância para o diagnóstico da RCIU e a definição de sua etiologia
- Tradicionalmente, a RCIU é suspeitada em fetos com peso estimado ou circunferência abdominal (CA) abaixo do percentil 10 para a idade gestacional
- Alguns especialistas sugerem a redução do limite do percentil para o diagnóstico de RCIU (p. ex., PFE < p3), com o objetivo de aumentar a especificidade do diagnóstico. Entretanto, tais reduções podem aumentar as taxas de falso-negativos

- A medida da altura uterina é um método de triagem clínica valioso, mas que exige a confirmação ultrassonográfica para diagnosticar definitivamente a RCIU
- A etiologia da RCIU é um aspecto prognóstico fetal significativo, o que reforça a necessidade de investigação cuidadosa e completa diante de sua suspeita
- Os fatores de risco da RCIU são categorizados em três grupos principais: os relacionados a fatores fetais, os maternos e os placentários
- A RCIU pode ser classificada de acordo com as caraterísticas ultrassonográficas do feto (que ajuda na sua definição etiológica e no momento do insulto):
  » RCIU simétrica

- » RCIU assimétrica
- » RCIU mista
- A RCIU pode ser classificada segundo a idade gestacional (Tabela 50.1)
  - » RCIU precoce (< 32 semanas)
  - » RCIU tardia (> 32 semanas)
- A classificação quanto à idade gestacional é importante na definição etiológica, prognóstica e assistencial dessa condição (Tabela 50.1)
- É fundamental esclarecer a diferença entre termos frequentemente confundidos no contexto da RCIU
  - » RN de baixo peso: RN com peso abaixo de 2.500 g ao nascimento
  - » RN com restrição de crescimento fetal: RN com peso abaixo do percentil 10 para idade gestacional ao nascimento, devido a um processo patológico
  - » RN pequeno constitucional: RN com peso abaixo do percentil 10 ao nascimento, sem causa patológica (relaciona-se ao seu potencial genético).

Numbers

- A RCIU é uma intercorrência que afeta aproximadamente 5 a 10% das gestações
- É considerada a segunda maior causa de mortalidade perinatal
- Entre as várias causas de RCIU, sabe-se que os estados hipertensivos da gravidez elevam em 2 a 3 vezes o seu risco

- Condições que determinam menor perfusão sanguínea placentária, tais como a insuficiência placentária, são responsáveis por cerca de 25 a 30% dos casos de RCIU
- Em fetos não anômalos, a baixa perfusão sanguínea placentária é a causa mais comum de RCIU
- A RCIU resulta em mortalidade, durante o primeiro ano de vida, 4 vezes superior à de uma criança com desenvolvimento perinatal normal
- A RCIU está associada a algum déficit neurológico em 50 a 60% dos casos
- Transtornos alimentares maternos aumentam em 9 vezes as taxas de RCIU
- Cerca de 75% dos fetos em risco de RCIU não são identificados antes do parto.

Etiopatogenia e fatores de risco

- A etiologia da RCIU é multifatorial e complexa, mas frequentemente é possível identificar a causa específica por meio de anamnese detalhada, exame físico cuidadoso e propedêutica complementar
- O crescimento fetal é um processo intenso, que ocorre ao longo de toda a gravidez, envolvendo principalmente a divisão, a multiplicação e o crescimento celular. Qualquer condição que interfira em tais processos pode resultar em RCIU
- O desenvolvimento fetal poder ser dividido em três fases:

Tabela 50.1 Diferenças entre sequências e prognósticos referentes à restrição de crescimento intrauterino precoce e tardia.

	RCIU precoce (1%)	RCIU tardia (5 a 10%)
Idade gestacional	< 32 semanas	> 32 semanas
Fatores determinantes	Grande alteração na implantação placentária, centralização hemodinâmica, oligoidramnia, alterações do perfil biofísico fetal (acidose)	Presença de centralização hemodinâmica com alteração da relação cerebroplacentária
Exames complementares	Usualmente, há anormalidades no Doppler de artéria umbilical (70%) Ducto venoso: aumento da resistência na artéria uterina	Doppler de artéria umbilical usualmente normal (somente 10% alterados) Vasodilatação da artéria cerebral média (25% dos casos) indica centralização de fluxo fetal
Diagnóstico/ condução	Diagnóstico é mais fácil; contudo, a condução é mais difícil (risco de prematuridade *versus* risco de óbito fetal)	Diagnóstico é mais difícil, mas a condução é mais simples, especialmente pela idade gestacional mais avançada
Impacto fetal	Maior tolerância a hipóxia intraútero, por adaptação hemodinâmica fetal crônica ao quadro. Contudo, grupo relaciona-se com alta morbimortalidade perinatal	Menor tolerância a hipóxia intraútero e pode se associar e determinar óbito intraútero
Pré-eclâmpsia	Risco aumentado (60% de associação)	Menor associação (10% de associação)

Adaptada de Figueras e Gratacós, 2014.

» Primeira (até 16ª semana de gestação): predomina a hiperplasia celular (replicação celular). Insultos nessa fase tendem a gerar RCIU simétrica. As principais causas são as anomalias genéticas e as infecções congênitas precoces

» Segunda (entre 16ª e 32ª semana de gestação): ocorrem tanto hiperplasia quanto hipertrofia celular. Insultos nessa fase tendem a causar RCIU mista. As principais causas são as infecções congênitas, o tabagismo e a insuficiência placentária precoce

» Terceira (da 32ª semana até o final da gravidez): prevalece especialmente a hipertrofia celular (crescimento celular). Insultos nessa fase tendem a acarretar RCIU assimétrica, sendo a insuficiência placentária a sua principal causa

- Os principais fatores causadores da RCIU também podem ser divididos em: fetais, maternos ou placentários (Tabela 50.2)

  » Fetais: as malformações fetais, mesmo que não diretamente vinculadas ao baixo peso, alteram o desenvolvimento embrionário, afetando-o como um todo, sendo as alterações mais vinculadas à RCIU

  » Maternos: destacam-se os quadros clínicos que diminuem a oferta de elementos básicos para a evolução adequada do feto, como a redução do fluxo sanguíneo, a baixa oferta de oxigênio ou deficiência de nutrientes (desnutrição materna pré ou intragestacional)

  » Placentários: a saúde da placenta está diretamente ligada ao sucesso do desenvolvimento fetal, tendo em vista que as interações das circulações materno-fetais ocorrem por meio dela. Dessa forma, caso alterada, é comum que ocorra uma diminuição da pressão de perfusão e da superfície de trocas, além de um aumento da resistência vascular placentária.

Aspectos clínicos

- O diagnóstico da RCIU se baseia na avaliação ultrassonográfica do feto.

Exames complementares

- Após a suspeita de RCIU em exame clínico ou devido a fatores de risco, deve ser solicitada uma US obstétrica, com avaliação adequada da morfologia
- Fetos com RCIU e suspeita de anomalias cromossômicas podem exigir exames invasivos, tais como cariótipo para definição de diagnóstico etiológico
- Sorologias para infecções congênitas (toxoplasmose, citomegalovírus, rubéola, varicela, sífilis, Zika vírus, malária) podem ser indicadas em casos específicos (principalmente RCIU simétrica ou mista).

Ultrassonografia obstétrica

- Realizar avaliação cuidadosa e adequada da morfologia fetal
- Definir o diagnóstico de RCIU
- Depois, avalia-se o tipo de RCIU: simétrico, misto ou assimétrico, baseado na relação CC/CA ou F/CA

Tabela 50.2 Fatores fetais, maternos e placentários que influenciam a restrição de crescimento intrauterino.

Fatores fetais	Fatores maternos	Fatores placentários
Anomalias genéticas: aneuploidias, trissomias 13, 18 e 21, síndromes genéticas, erros inatos do metabolismo Infecções congênitas: toxoplasmose, rubéola, citomegalovírus, parvovírus, hepatites A e B	Condições maternas congênitas ou adquiridas, relacionadas ou não ao processo gestacional Estados hipertensivos da gravidez (pré-eclâmpsia): diabetes *mellitus* dependente de insulina, vasculopatias, cardiopatias cianóticas, colagenoses, trombofilias adquiridas ou hereditárias Anemias graves, pneumopatias restritivas, síndrome do anticorpo antifosfolípides, lúpus eritematoso sistêmico, doenças renais graves, desnutrição, uso de substâncias (destaca-se o tabagismo), uso de substâncias teratogênicas, exposição à radiação Idade, raça, altura, baixo nível socioeconômico e cultural, prática exagerada de exercícios físicos, sedentarismo, história de infertilidade, uso excessivo de cafeína	Anormalidades uterinas (útero bicorno, septado) Placenta prévia Placenta circunvalada Corioangioma Mosaico placentário Artéria umbilical única Inserção velamentosa do cordão umbilical Infartos da placenta Síndrome de transfusão fetal

Adaptada de McEwen et al., 2018.

PARTE 3 Obstetrícia Geral

- Mesmo se o peso for maior que o percentil 10, é importante manter vigilância para RCIU caso a CA esteja alterada. Essa é a medida ultrassonográfica que apresenta maior sensibilidade para o diagnóstico, bem como geralmente é a primeira a se alterar.

Dopplervelocimetria

- É essencial no rastreamento, no diagnóstico e na condução dos casos, sendo realizada periodicamente, sobretudo nos casos de suspeita de insuficiência placentária
- Útil na diferenciação do pequeno constitucional (Doppler normal) do feto com RCIU (pode apresentar Doppler alterado)
- Doppler das artérias uterinas: o índice de pulsatilidade (IP) alterado sugere perfusão placentária anormal e risco de RCIU de origem placentária
- Doppler da artéria umbilical (AU): é o principal exame para monitorar gestações com RCIU. O aumento na resistência da AU indica mau funcionamento da placenta. O fluxo diastólico reverso está associado a mortalidade perinatal 5 vezes maior em comparação ao fluxo ausente
- Artéria cerebral média (ACM): a diminuição na resistência na ACM sinaliza vasodilatação cerebral, sugerindo centralização de fluxo fetal e pior prognóstico fetal
- A CPR (*cerebroplacental ratio*) é usada para quantificar a centralização de fluxo, bem como

é calculada dividindo-se o índice de pulsatilidade da artéria cerebral pelo de pulsatilidade da artéria umbilical. Valores de CPR menores que 1,08 também sugerem centralização de fluxo
- CPR alterada é um marcador importante de hipóxia crônica e pode ser usada para determinar o prognóstico do RCIU
- Doppler de ducto venoso (DV): é utilizado quando há alteração no Doppler de AU. A onda DV ausente ou invertida é considerada um sinal de acidemia iminente e morte fetal.

Cardiotocografia e perfil biofísico

- Usados para monitorar a vitalidade fetal
- A frequência dos testes é determinada pelos resultados do Doppler da artéria umbilical e pelo volume de líquido amniótico.

Tratamento

- Não existe, até momento, um tratamento específico para RCIU. Os cuidados obstétricos variam de acordo com a etiologia e sua gravidade
- A maioria das recomendações clínicas não altera o prognóstico neonatal. No entanto, as orientações gerais para gestantes com diagnóstico de RCIU são cessar tabagismo e receber dieta adequada
- Fetos diagnosticados com anomalias genéticas e/ou infecções congênitas devem ter condução obstétrica e neonatal individualizada

Tabela 50.3 Proposta de cuidado de acordo com os estágios de Figueras e Gratacós.

Estágio de Figueras e Gratacós	Critérios	Correlação fisiopatológica	Monitorização	Momento (IG) e via do parto
I	PFE < P3 RCP < P5 IP A Umb > P95 IP ACM < P5 IP Aa Ut > P95	PIG severo ou insuficiência placentária leve	Semanal	37 semanas Via obstétrica
II	Diástole zero na artéria umbilical IAo reverso	Insuficiência placentária grave	2 vezes/semana	34 semanas Cesariana
III	Diástole reversa IP DV > P95	Baixa suspeição de acidose fetal	A cada 1 a 2 dias	30 semanas Cesariana
IV	Onda a reversa no DV CTCc: FCF com desaceleração espontânea CTCc: STV < 3 ms	Alta suspeição de acidose fetal	A cada 12 horas	26 semanas Cesariana

Aa Ut: artérias uterinas; ACM: artéria cerebral média; A Umb: artéria umbilical; CTCc: cardiotocografia computadorizada; DV: ducto venoso; FCF: frequência cardíaca fetal; IAo: istmo aórtico; IG: idade gestacional; IP: índice de pulsatilidade; PFE: peso fetal estimado; PIG: pequeno para a idade gestacional; RCP: relação cerebroplacentária; STV: *short term variation* (variação de curto prazo da frequência cardíaca fetal). (Adaptada de Figueras e Gratacós, 2014.)

- É útil classificar fetos com RCIU, especialmente relacionados à insuficiência placentária, em estágios para avaliar seu prognóstico e propor seu cuidado, conforme os estágios de Figueras e Gratacós (Tabela 50.3).

Considerações finais

- A RCIU constitui uma das principais causas de morbidade e mortalidade perinatal, o que torna sua identificação e abordagem correta componentes importantes do cuidado pré-natal
- Na suspeita de RCIU, deve-se confirmar o seu diagnóstico com exames complementares, avaliar sua gravidade e orientar o casal sobre o plano de cuidado pré-natal proposto. Essas gestações devem ser acompanhadas em serviços de gravidez de alto risco
- Apesar de a RCIU não ser uma entidade homogênea, a insuficiência e a hipoperfusão uteroplacentária são uma via frequente e responsável por muitas complicações fetais.

Leitura complementar

Antonelli, JD, Nascimento CS, Mascarenhas CH, Pedroso MA, Menicuci FM, Zanotto LG. As consequências da restrição de crescimento intrauterina estrutura e fluxo sanguíneo cerebral: uma revisão da literatura. Femina. 2018;46(6):352-422.

Atalah E, Castillo C, Castro R, Aldea A. Proposal of a new standard for the nutritional assessment of pregnant women. Rev Med Chil. 1997;125(12):1429-36.

Brasil. Ministério da Saúde. Fundação Nacional de Saúde. Centro Nacional de Epidemiologia. Sistema de informações hospitalares. Brasília, DF: Datasus, 2002.

Brasil. Ministério da Saúde, Secretaria de Atenção Primária à Saúde. Departamento de Ações Programáticas. Manual de gestação de alto risco. Brasília: Ministério da Saúde; 2022.

Cosmi E, Ambrosini G, D'Antona D, Saccardi C, Mari G. Doppler, cardiotocografia e alterações no perfil biofísico em fetos com restrição de crescimento. Obstet Ginecol. 2005; 106(6):1240-5.

Figueras F, Gratacós E. Update on the diagnosis and classification of fetal growth restriction and proposal of a stage-based management protocol. Fetal Diagn Ther. 2014;36(2):86-98.

Froen JF, Gardosi JO, Thurmann A, Francis A, Stray-Pedersen B. Restricted fetal growth in sudden intrauterine unexplained death. Acta Obstet Gynecol Scand. 2004, 83(9):801-7.

Gardosi J, Madura-Singhe V, Williams M, Malik A, Francis A, Maternal and fetal risk factors for stillbirth: population-based study. BMJ. 2013;346:f108.

Hecher K, Bilardo CM, Stigter RH, Ville Y, Hackelöer BJ, Kok HJ, et al. Acompanhamento de fetos com restrição de crescimento intrauterino: estudo longitudinal. Ultrasound Obstet Gynecol. 2001;18(6):564-70.

Kiserud T, Benachi A, Hecher K, Perez RG, Carvalho J, Piaggio G, et al. The World Health Organization fetal growth charts: concept, findings, interpretation, and application. Am J Obstet Gynecol. 2018;218(2):S619-S29.

Leal CR, Rezende KP, Macedo ED, Rezende GC, Corrêa Jr MD. Comparison between protocols for management of fetal growth restriction. Rev Bras Ginecol Obstet. 2023;45(2):96-103.

Lees CC, Stampalija T, Baschat A, Costa FS, Ferrazzi E, Figueras F, et al. Diretrizes práticas da ISUOG: diagnóstico e manejo de fetos pequenos para a idade gestacional e restrição de crescimento fetal. Ultrasound Obstet Gynecol. 2020;56(2):298-312.

McEwen, EC, Guthridge, SL, He, VY, McKenzie JW, Boulton TJ, Smith R. What birthweight percentile is associated with optimal perinatal mortality and childhood education outcomes? Ame J Obstet Gynecol. 2018;218(2):S712-24.

Moreira Neto AD, Martins Córdoba JC, Peraçoli JC. Etiologia da restrição de crescimento intrauterino (RCIU). Com Ciências Saúde. 2011;21(1):30.

Rocha AS, Andrade AR, Moleiro ML, Guedes-Martins L. Doppler ultrasound of the umbilical artery: clinical application. Rev Bras Ginecol Obstet. 2022,44(5):519-31.

51

Doenças Hipertensivas na Gestação

Pedro Henrique Oliveira de Paulo ■ Maria Eduarda de Matos Gomes da Rocha ■ Gabriel Costa Osanan

KEYPOINTS

1. As principais formas de desordens hipertensivas na gestação são: hipertensão arterial crônica (HAC), pré-eclâmpsia (PE), hipertensão gestacional (HAG) e hipertensão arterial crônica sobreposta por pré-eclâmpsia (HAC-PE).
2. No Brasil, a pré-eclâmpsia é a principal causa de morte materna e contribui com mais de um quarto de todos os óbitos maternos registrados.
3. Fatores geográficos, raciais, sociais e econômicos se associam diretamente às taxas de PE na população e às suas complicações.
4. É crucial realizar o diagnóstico oportuno da pré-eclâmpsia. A medida dos níveis pressóricos no pré-natal é a principal estratégia de rastreio do quadro.
5. O único tratamento definitivo da pré-eclâmpsia é o parto.
6. É fundamental identificar as gestantes de risco para PE, a fim de aumentar o monitoramento pressórico e prescrever a profilaxia medicamentosa, que inclui a administração de ácido acetilsalicílico (AAS) e a suplementação de cálcio desde 12 semanas de gravidez.
7. As complicações graves vinculadas à PE, com o potencial de resultar em mortalidade materna, abrangem condições como insuficiência renal, acidente vascular cerebral, insuficiência cardíaca, edema pulmonar, coagulopatia e insuficiência hepática.
8. As pacientes com pré-eclâmpsia devem ser avaliadas quanto à presença ou não de sinais ou sintomas de comprometimento clínico e/ou laboratorial.
9. O sulfato de magnésio é o medicamento de escolha para prevenção e tratamento da eclâmpsia.
10. Durante a crise hipertensiva na gravidez, deve-se iniciar rapidamente anti-hipertensivos para seu controle, com hidralazina venosa ou nifedipino oral.

Highlights

- A Organização Mundial da Saúde (OMS) reconhece os distúrbios hipertensivos da gestação como importante causa de morbidade grave, incapacidade de médio e longo prazo e mortalidade tanto materna quanto perinatal, sobretudo em países pobres
- As formas de síndromes hipertensivas na gravidez mais prevalentes incluem hipertensão arterial crônica (HAC), hipertensão gestacional (HAG), pré-eclâmpsia (PE) e HAC sobreposta por pré-eclâmpsia (HAC-PE)

- A International Society for the Study of Hypertension in Pregnancy (ISSHP) inclui, além destas, a possibilidade de outras três formas clínicas de hipertensão arterial durante a gestação: a "hipertensão do jaleco branco", a "hipertensão mascarada" e a hipertensão gestacional transitória, as quais não serão abordadas neste capítulo
- A hipertensão arterial crônica (HAC) é definida pela presença de hipertensão prévia à gravidez ou elevação dos níveis pressóricos identificados antes de 20 semanas de gestação
- A PE é uma síndrome do ciclo gravídico-puerperal, classicamente caracterizada por: elevação

dos níveis pressóricos (PAS ≥ 140 ou PAD ≥ 90 mmHg em, pelo menos, duas medidas, com intervalo de 4 a 6 horas, associada a proteinúria ou sinais/sintomas de lesão de órgãos-alvo, que surgem após a 20ª semana de gravidez, em uma mulher previamente normotensa

- A HAG é a ocorrência de hipertensão arterial após a 20ª semana de gestação, em gestante previamente normotensa, porém sem protcinúria e sem sinais ou sintomas de comprometimento de órgãos-alvo (clínico ou laboratorial) ou disfunção uteroplacentária
- A HAG pode evoluir para PE em 25 a 50% dos casos. Nos casos de hipertensão grave, apresenta risco elevado de eclâmpsia e acidentes vasculares cerebrais
- Deve-se considerar a possibilidade de HAC-PE quando, após a 20ª semana de gestação, há piora dos níveis pressóricos, surgimento ou agravamento da proteinúria ou sinais/sintomas de lesão de órgão-alvo
- A tendência atual é classificar a gestante com PE quanto à presença ou não de critérios de deterioração materno-fetal, de modo que esses sinais, sintomas e/ou alterações laboratoriais sejam rapidamente identificados e a conduta clínica e obstétrica seja individualizada a cada gestante
- A PE pode evoluir para complicações graves, tais como eclâmpsia, síndrome HELLP, acidente vascular cerebral, insuficiência renal, edema agudo de pulmão e até mesmo morte materna e perinatal.

Numbers

- As síndromes hipertensivas afetam entre 1,5 e 16,7% das gestações em todo o mundo, resultando em 60 mil mortes maternas e acima de 500 mil nascimentos prematuros a cada ano
- As doenças hipertensivas da gestação constituem a segunda principal causa de morte materna no mundo
- Dez a quinze por cento das mortes maternas diretas no globo estão associadas a desordens hipertensivas, e > 95% delas ocorrem em países de baixa e média renda
- No Brasil, a doença hipertensiva é a primeira causa de morte materna e contribui com um quarto de todos os óbitos maternos registrados

- No Brasil a incidência de PE é de aproximadamente 7,5%
- A eclâmpsia representou 20% dos desfechos maternos graves.

Etiopatogenia e fatores de risco

- A fisiopatologia de PE é não plenamente conhecida; contudo, sabe-se que ela é uma entidade multifatorial e que a hipóxia placentária trofoblástica exerce papel fundamental na sua evolução
- Difere sobremaneira da fisiopatologia da hipertensão crônica, uma vez que a PE envolve uma grande resposta inflamatória sistêmica
- Várias teorias da fisiopatologia da PE já foram aventadas e usualmente englobam aspectos genéticos, imunológicos, inflamatórios, vasculares, trofoblásticos, angiogênicos e hipóxicos
- Um ponto conhecido é a ocorrência de uma resposta do tecido placentário por hipóxia, determinando o desenvolvimento de estresse oxidativo e a produção excessiva de fatores inflamatórios e antiangiogênicos
- Há disfunção placentária e liberação de fatores nocivos que lesam o endotélio sistemicamente na PE
- A gestante/puérpera manifesta, clinicamente, vasospasmo sistêmico e hipertensão arterial, além de comprometimento de órgãos-alvo, aumento da permeabilidade capilar e ativação dos fatores de coagulação (podendo levar à síndrome HELLP)
- No cérebro, ocorre hiperfluxo e prejuízo da autorregulação pressórica, levando, em alguns casos, à síndrome da encefalopatia posterior reversível (PRES) e predispondo a crises hipertensivas, eclâmpsia e acidentes vasculares hemorrágicos
- Por ser multifatorial e com fisiopatologia não totalmente esclarecida, as medidas profiláticas e terapêuticas tendem a ser limitadas. Assim, atualmente, o único tratamento capaz de interromper essa disfunção inflamatória sistêmica é a retirada do tecido trofoblástico, ou seja, a interrupção da gravidez
- Para tentar reduzir as taxas de morbimortalidade materna e perinatal relacionadas à PE, é fundamental identificar as gestantes com maior propensão ao quadro

- Os fatores de risco da PE envolvem condições genéticas, imunológicas, inflamatórias, vasculares, trofoblásticas e hipóxicas (Figura 51.1)
- Reconhecer fatores de risco pode permitir um monitoramento mais rigoroso e a realização de medidas tanto farmacológicas quanto comportamentais que possam reduzir sua probabilidade
- Prevenção da PE no grupo de risco: para os grupos de alto risco, que apresentam um fator de risco grave ou dois ou mais moderados, está indicada a profilaxia medicamentosa (de ácido acetilsalicílico [AAS] e a suplementação de cálcio a partir de 12 semanas)
- Para os grupos de risco de PE, recomenda-se a administração de AAS e a suplementação de cálcio, assim como o controle do ganho e a prática de atividade física, desde que não haja contraindicações
- O início do uso do AAS e carbonato de cálcio deve ocorrer a partir da 12ª semana, preferencialmente antes da 16ª semana
- A dose recomendada do AAS é de 100 a 150 mg, administrados à noite, e está disponível no Sistema Único de Saúde (SUS)
- Em um eventual diagnóstico de PE, deve-se suspender o AAS
- A suplementação de cálcio é recomendada em populações com baixa ingestão, incluindo a brasileira, apesar de controvérsias. A suplementação deve começar no primeiro trimestre e ser mantida até o término da gestação
- Recomenda-se fracionar as doses em três tomadas durante as refeições: carbonato de cálcio (1 g/dia) ou citrato de cálcio (2 g/dia)
- Em um cenário de alta disponibilidade, quando os marcadores clínicos de risco forem negativos, as gestantes podem ser novamente rastreadas por teste combinado, que associa os valores da pressão arterial (PA) média, do índice de pulsatilidade da artéria uterina (IP) e da concentração do fator de crescimento placentário (PLGF) entre 11 e 14 semanas, porém esse segundo rastreio pouco se aplica à realidade da prática clínica no Brasil.

Aspectos clínicos

- É essencial a diferenciação das desordens hipertensivas na gravidez, uma vez que as condutas clínica e obstétrica dependem do diagnóstico correto
- A PA alta na gravidez é definida quando a pressão arterial sistólica (PAS) for ≥ 140 e/ou a pressão arterial diastólica (PAD) for ≥ 90 mmHg, com a paciente sentada, pés e costas apoiados, manguito apropriado, considerando-se como

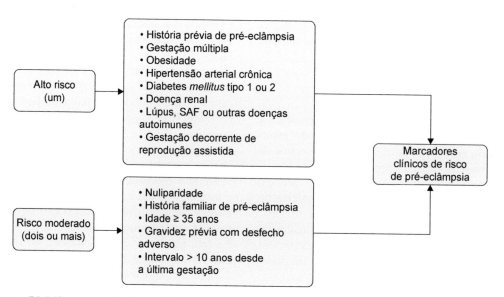

Figura 51.1 Fluxograma de fatores de risco para a manifestação de pré-eclâmpsia e avaliação de profilaxia. (Adaptada de Peraçoli et al., 2023.)

PAS o primeiro som de Korotkoff e como PAD o quinto som de Korotkoff
- A abordagem de uma mulher hipertensa crônica difere de uma com pré-eclâmpsia
- A PE tende a apresentar complicações mais agudas e súbitas, com maiores taxas de morbimortalidade materna e perinatal
- HAC: diagnosticada pela presença de hipertensão prévia à gravidez ou pelo crescimento dos níveis pressóricos identificado antes de 20 semanas de gestação
- PE: manifesta-se classicamente caracterizada por altos níveis pressóricos (PAS ≥ 140 e/ou PAD ≥ 90 mmHg em, pelo menos, duas medidas com intervalo de 4 a 6 horas entre elas) associada a proteinúria, ou sinais/sintomas de disfunção de órgãos-alvo; que surgem após a 20ª semana de gravidez, em uma mulher previamente normotensa
  » Proteinúria: definida como a presença de, pelo menos, 300 mg em urina de 24 horas; relação proteína/creatinina urinárias ≥ 0,3; na ausência dos métodos anteriores, existência de, ao menos, duas cruzes em amostra de urina isolada em fita (*dipstick*)
  » Achados laboratoriais que indicam disfunção de órgãos-alvo são: contagem de plaquetas < 150.000/mm³, disfunção hepática com aspartato aminotransferase (AST), alanina aminotransferase (ALT) > 40 UI/ℓ, insuficiência renal (creatinina > 1 mg/dℓ), edema pulmonar, iminência de eclâmpsia ou eclâmpsia. A presença de sinais de disfunção placentária, como restrição de crescimento fetal e/ou alterações dopplervelocimétricas fetais, também deve chamar a atenção para o diagnóstico de pré-eclâmpsia
  » Sinais e sintomas de comprometimento de disfunção de órgão-alvo: cefaleia, alterações visuais, epigastralgia, vômitos incoercíveis, edema agudo de pulmão, alteração de consciência e convulsões (eclâmpsia)
  » Consideram-se os sinais de disfunção placentária, como restrição de crescimento fetal e/ou alterações dopplervelocimétricas fetais, como comprometimento de um "órgão-alvo"
- HAG: é a ocorrência de hipertensão arterial após a 20ª semana de gravidez, em mulher previamente normotensa, sem proteinúria e sem sinais ou sintomas de comprometimento de órgãos-alvo ou disfunção uteroplacentária

- HAC-PE: considerar a possibilidade de PE-HAC quando, após a 20ª semana de gestação, houver:
  » Piora dos níveis pressóricos, com necessidade de aumentar as doses terapêuticas iniciais ou a introdução de medicamentos anti-hipertensivos
  » Surgimento ou agravamento da proteinúria (aumento de, pelo menos, 3 vezes em relação ao valor inicial)
  » Surgimento de sinais ou sintomatologia de disfunção de órgãos-alvo ou evidências de disfunção placentária progressiva, como restrição de crescimento fetal e/ou alterações dopplervelocimétricas fetais
- As complicações maternas graves mais frequentes são: eclâmpsia, crise hipertensiva, acidente vascular cerebral hemorrágico, síndrome HELLP e edema agudo de pulmão
  » **Eclâmpsia**: é a ocorrência de convulsões tônico-clônicas generalizadas, sem outra causa aparente, em mulheres com > 20 semanas de gravidez, e pré-eclâmpsia
  » **Crise hipertensiva**: caracterizada por PA ≥ 160 e/ou 110 mmHg persistente após 15 minutos
  » **Emergência hipertensiva**: caracteriza-se pela crise hipertensiva associada à sintomatologia clínica exuberante
  » **Síndrome HELLP**: refere-se a uma complicação caracterizada por hemólise microangiopática importante, lesão hepática e plaquetopenia (Tabela 51.1).

Tabela 51.1 Características laboratoriais da síndrome HELLP.

Lesão/mnemônico HELLP	Laboratório
Hemólise: dois ou mais dos seguintes parâmetros (*Hemolysis*)	Anemia grave (hemoglobina ≤ 8 g/dℓ) LDH > 600 UI/ℓ (ou ≥ 2 vezes o valor superior de referência) Bilirrubina indireta ≥ 1 mg/dℓ Concentração de haptoglobina < 25 mg/dℓ Presença de esquizócitos ou equinócitos em sangue periférico
Comprometimento hepático (*Elevated Liver Enzyme*)	AST e/ou (ALT) > 70 UI/ℓ (ou ≥ 2 vezes o valor superior de referência)
Plaquetopenia (*Low Platelet*)	Plaquetas: < 100.000/mm³

AST: aspartato aminotransferase; ALT: alanina aminotransferase; LDH: desidrogenase lática. (Adaptada de Peraçoli et al., 2023.)

Exames complementares

- Para suspeitas de pré-eclâmpsia, os principais exames laboratoriais são aqueles que investigam a presença de lesão de órgão-alvo e/ou síndrome HELLP, avaliando:
  - » Hemograma: anemia, hemólise e hemoconcentração
  - » Plaquetas: plaquetopenia (síndrome HELLP)
  - » Creatinina: lesão renal
  - » Transaminases (AST/ALT): lesão hepática
  - » Desidrogenase lática (LDH): hemólise
  - » Proteinúria: lesão renal, não sendo definidora de gravidade da doença
  - » Ácido úrico: disfunção renal, apresenta correlação com desfechos adversos, porém não constitui marcador único para decisões clínicas
  - » Bilirrubinas: aumenta em situações de hemólise, principalmente a indireta
  - » Coagulograma: (casos selecionados) avaliar coagulopatia grave
  - » Avaliação de vitalidade fetal: ultrassonografia, dopplervelocimetria e cardiotocografia.

Tratamento

- É essencial o diagnóstico diferencial entre as desordens hipertensivas na gravidez para sua adequada abordagem.

Hipertensa crônica

- Encaminhamento a pré-natal de alto risco
- Troca imediata de anti-hipertensivos teratogênicos (tais como os inibidores da enzima conversora de angiotensina ([IECAs], os bloqueadores dos receptores de angiotensina II [BRAs], os inibidores diretos da renina e o atenolol) por aqueles adequados à gravidez (p. ex., metildopa, nifedipina, carvedilol, entre outros)
- Prevenção da PE com AAS e cálcio a partir de 12 semanas e, preferencialmente, até a 16ª semana
- Curva pressórica ambulatorial
  - » Atenção para necessidade de ajuste dos anti-hipertensivos
  - » Algumas gestantes com HAC, em especial de baixo risco, podem precisar da suspensão do anti-hipertensivo (pois fazem hipotensão)
  - » Gestantes PAS < 140 mmHg e PAD < 90 mmHg: analisa-se a suspensão do anti-hipertensivo, especialmente se HAC de baixo risco

- » Gestantes com PAS ≥ 140 mmHg e PAD ≥ 90 mmHg: indica-se o uso de anti-hipertensivos
- » Metas pressóricas: PAS < 140 mmHg e PAD < 90 mmHg
- Exames de rotina de pré-natal
- Propedêutica de lesão de órgão-alvo: fundoscopia, eletrocardiograma, ecocardiograma (se disponível), ureia, creatinina, proteinúria 24 horas ou relação proteína-creatinina, AST, sódio, potássio, LDH, ácido úrico
- Propedêutica de HELLP: se houver suspeita de sobreposição de pré-eclâmpsia
- Avaliação de vitalidade fetal seriada: cardiotocografia e ultrassonografia com Doppler, de acordo com o momento da gravidez
- Tratar crises hipertensivas e avaliar sobreposição de PE
- Parto por via obstétrica
  - » Hipertensão de difícil controle: a partir de 37 semanas (ou mesmo de 34 semanas em diante, casos graves e/ou crises recorrentes)
  - » Hipertensão moderada (PAD 100 a 110 mmHg): 38 semanas
  - » Hipertensão leve (PAD 90 a 100mmHg): 38 a 40 semanas
  - » Hipertensão com sobreposição de PE: seguir protocolo de PE.

Pré-eclâmpsia sem sinais de deterioração ou hipertensão gestacional

- ≥ 37 semanas: indica-se internação e parto por via obstétrica
- < 37 semanas: pode-se considerar conduta conservadora, com cuidados rigorosos, se a gestante estiver esclarecida acerca do quadro e possuir acesso fácil ao serviço de saúde:
  - » Curva pressórica ambulatorial rigorosa
  - » Consulta em serviço especializado pelo menos semanal
  - » Propedêutica de síndrome HELLP ao menos semanal
  - » Monitoramento da vitalidade fetal (cardiotocografia e US semanais)
  - » Controle dos níveis pressóricos (lista de anti-hipertensivos Tabela 51.2)
    - ▲ Metas pressóricas: PAS < 135 mmHg e PAD < 85 mmHg
    - ▲ Anti-hipertensivos: compatíveis com a gravidez (Tabela 51.3)

Tabela 51.2 Uso de anti-hipertensivos na gestante com pré-eclâmpsia ou hipertensão gestacional sem sinais de deterioração.

Classe	Agente	Posologia
Simpatolíticos de ação central, α2-agonistas	Metildopa (250 a 500 mg)	750 a 2.000 mg/dia 2 a 4 vezes/dia
Bloqueadores de canais de cálcio	Nifedipino retard (10 a 20 mg)	20 a 120 mg/dia 1 a 3 vezes/dia
	Nifedipino de liberação rápida (10 a 20 mg)	20 a 60 mg/dia 2 a 3 vezes/dia
	Anlodipino (2,5 a 10 mg)	5 a 20 mg/dia 1 a 2 vezes/dia
Vasodilatador periférico*	Hidralazina (25 a 50 mg)	50 a 150 mg/dia 2 a 3 vezes/dia
β-bloqueadores*	Metoprolol (25 a 100 mg)	100 a 200 mg/dia 1 a 2 vezes/dia
	Carvedilol (6,25 a 12,5 mg)	12,5 a 50 mg/dia 1 a 2 vezes/dia Recomenda-se iniciar com 12,5 mg/dia por 2 dias e, a partir de então, aumentar a dose

*Recomendamos essas medicações como terceira opção para associação de medicamentos para controle da pressão arterial ou no caso de impossibilidade de uso dos medicamentos de primeira escolha. (Adaptada de Peraçoli et al., 2023.)

- ▲ Objetivo: especialmente reduzir o risco de crise hipertensiva
- ▲ Observar hipotensão materna
- ▲ Cuidados durante o uso de anti-hipertensivo ambulatorial:
  - ◆ Eles não tratam a PE – a doença continua a progredir
  - ◆ Podem gerar "falsa sensação de tratamento adequado"
  - ◆ Podem retardar o diagnóstico de doença complicada
  - ◆ Assim, exigem redobrar a atenção para os sinais e sintomas tanto clínicos quanto laboratoriais de deterioração materna ou fetal
- ▲ Interrupção imediata se houver: comprometimento da vitalidade fetal, presença de deterioração materna clínica (cefaleia, alterações visuais, epigastralgia, edema agudo de pulmão) ou alteração da propedêutica HELLP.

Pré-eclâmpsia com sinais de deterioração clínica ou laboratorial

- ● ≥ **34 semanas**, recomenda-se:
  - » Internação imediata
  - » Sulfato de magnésio para prevenção de eclâmpsia
  - » Anti-hipertensivos, em caso de crise hipertensiva (PAS ≥ 160 mmHg ou PAD ≥ 110 mmHg) com hidralazina venosa ou nifedipino oral (Tabela 51.3)
  - » Propedêutica HELLP
  - » Parto por via obstétrica
- ● < **34 semanas**, indica-se:
  - » Internar e individualizar. A conduta conservadora pode ser indicada em casos muito selecionados – pelo seu elevado risco materno
  - » Internação com monitoramento rigoroso de PA
  - » Controle dos níveis pressóricos e de crise hipertensiva (Tabela 51.3)
  - » Propedêutica de HELLP pelo menos 1 vez/dia
  - » Monitoramento rigoroso dos sinais clínicos de deterioração materna
  - » Corticoterapia para maturação pulmonar fetal (na ausência de risco iminente de vida materno-fetal)
  - » Profilaxia de eclâmpsia com sulfato de magnésio
  - » Parto imediato, diante de condição materna e/ou fetal que indique risco de vida iminente, a citar:
    - ▲ Síndrome HELLP
    - ▲ Iminência de eclâmpsia ou eclâmpsia instalada
    - ▲ Descolamento prematuro de placenta
    - ▲ Hipertensão refratária ao tratamento anti-hipertensivo
    - ▲ Edema pulmonar/comprometimento cardíaco
    - ▲ Alterações laboratoriais progressivas
    - ▲ Insuficiência renal, evidenciada principalmente por elevação progressiva das concentrações de ureia e creatinina, oligúria e anasarca
    - ▲ Hematoma ou rotura hepática
    - ▲ Alterações na vitalidade fetal.

Eclâmpsia

- ● São convulsões tônico-clônicas generalizadas – em gestante com pré-eclâmpsia, sem outra causa

Tabela 51.3 Agentes recomendados para o tratamento da crise ou emergência hipertensiva em gestantes.

Agente	Dose inicial	Repetir, se necessário	Dose máxima
Hidralazina ampola (20 mg/mℓ)	5 mg, via intravenosa (IV)	5 mg (20/20 min)	30 mg
A ampola de hidralazina contém 1 mℓ, na concentração de 20 mg/mℓ. Deve-se diluir uma ampola (1 mℓ) em 19 mℓ de água destilada, assim obtém-se a concentração de 1 mg/mℓ			
Nifedipino comprimido (10 mg)	10 mcg, via oral (VO)	10 mg (20/20 min)	30 mg
Hidralazina ampola (infusão contínua)	5 mg/h Diluir 80 mg (4 mℓ de hidralazina) em 500 mℓ de soro fisiológico e manter infusão de 30 mℓ/h		
Nitroprussiato de sódio Ampola (50 mg/2 mℓ)	0,5 a 10 mcg/kg/min Infusão IV contínua		
A ampola de nitroprussiato de sódio contém 2 mℓ, na concentração de 50 mg/2 mℓ. Diluir uma ampola (2 mℓ) em 248 mℓ de soro glicosado a 5%, assim obtém-se a concentração de 200 mcg/mℓ			

Adaptada de Peraçoli et al., 2023.

- O tratamento das convulsões deve ser feito com sulfato de magnésio, preferencialmente intravenoso (Tabela 51.4)
- O parto deve ser realizado usualmente após a estabilização materna e o resultado de exames laboratoriais disponíveis.

Tabela 51.4 Sulfato de magnésio na prevenção e no tratamento da eclâmpsia.

Solução de MgSO$_4$ a 50%, em ampolas de 10 mℓ:
- **Dose de ataque**: 4 g de sulfato de magnésio, por via intravenosa (IV), lentamente. (Diluir 8 mℓ de MgSO$_4$ a 50%, diluir em 12 mℓ de água destilada e infundir lentamente em 20 min)
- **Dose de manutenção**: manter infusão contínua, bomba de infusão, de 1 a 2 g/h. (Diluir 40 mℓ de MgSO$_4$ a 50% (2 ampolas) em 460 mℓ de soro. Correr a 10 gts/min ou 25 mℓ/h para manutenção de 1 g/h (ou 20 gts/min ou 50 mℓ/h para manutenção de 2 g/h)
- **Monitoramento materno**: avaliar frequência respiratória, reflexos patelares e diurese, no máximo, a cada 4 h. A presença de diurese superior a 25 mℓ/h (100 mℓ a cada 4 h), de reflexo patelar e de frequência respiratória > 12 irpm indica ausência de intoxicação de sulfato de magnésio
- O antídoto para intoxicação por sulfato de magnésio é o uso do gluconato de cálcio

Crise convulsiva recorrente:
- Nos casos de recorrência da crise convulsiva, deve-se administrar mais 2 g do sulfato de magnésio (utiliza-se dose de manutenção de 2 g/h)
- Se dois desses *bolus* não controlarem as convulsões, a medicação de escolha será a difenil-hidantoína, em seu esquema clássico para o tratamento de crises convulsivas
- É necessário checar e controlar crise convulsiva, bem como avaliar acidente vascular cerebral

Antídoto para intoxicação por sulfato de magnésio:
- O gluconato de cálcio (1 g por via IV – 10 mℓ a 10% – administrado lentamente) deve ser usado nos casos de sinais de intoxicação por magnésio

Crise hipertensiva

- É caracterizada por PA ≥ 160 e/ou 110 mmHg persistente após 15 minutos
- Exige controle pressórico imediato
- Deve-se iniciar uso de anti-hipertensivos (ver Tabela 51.3) e sulfato de magnésio para prevenção de eclâmpsia.

Emergência hipertensiva

- Caracteriza-se pela crise hipertensiva associada à sintomatologia clínica exuberante. Exige abordagem imediata
- É necessário iniciar o sulfato de magnésio para prevenção da eclâmpsia o mais rápido possível, assim como o controle pressórico (ver Tabela 51.3)
- Meta do tratamento anti-hipertensivo: diminuir os valores da pressão arterial em 15 a 25%, atingindo-se valores da pressão arterial sistólica entre 140 e 150 mmHg e da pressão arterial diastólica entre 90 e 100 mmHg.

Leitura complementar

American College of Obstetricians and Gynecologists (ACOG). Committee Opinion No. 767: Emergent therapy for acute-onset, severe hypertension during pregnancy and the postpartum period. Obstet Gynecol. 2019;133(2):174-80.

American College of Obstetricians and Gynecologists (ACOG). First-trimester risk assessment for early-onset preeclampsia. Committee Opinion No. 638. Obstet Gynecol. 2015;126(3):25-7.

American College of Obstetricians and Gynecologists (ACOG); Task force on hypertension in pregnancy.

Hypertension in pregnancy. Report of the American College of Obstetricians and Gynecologists' task force on hypertension in pregnancy. Obstet Gynecol. 2013;122(5):1122-31.

American College of Obstetricians and Gynecologists (ACOG).Chronic hypertension in pregnancy. ACOG Practice Bulletin No. 203. Obstet Gynecol. 2019;133(1):26-50.

Barroso WKS, Rodrigues CIS, Bortolotto LA, Mota-Gomes MA, Brandão AA, Feitosa ADM, et al. Diretrizes Brasileiras de Hipertensão Arterial – 2020. Arq Bras Cardiol. 2021;116(3):516-658.

de Sousa FL, Cunha Filho EV, Korkes HA, Peraçoli JC, Ramos JGL, Sass N, et al. Hipertensão arterial crônica – Protocolo nº 01/2023. Rede Brasileira de Estudos sobre Hipertensão na Gravidez (RBEHG); 2023.

Federação Brasileira das Associações de Ginecologia e Obstetrícia (Febrasgo). Hipertensão arterial crônica e gravidez. São Paulo: Febrasgo; 2021. (Protocolo Febrasgo – Obstetrícia, nº 75/Comissão Nacional Especializada em Gestação de Alto Risco.)

Federação Brasileira das Associações de Ginecologia e Obstetrícia (Febrasgo). Pré-eclâmpsia/eclâmpsia. São Paulo: Febrasgo; 2021. (Protocolo Febrasgo – Obstetrícia, nº 73/Comissão Nacional Especializada em Gestação de Alto Risco.)

Haddad SM, Feitosa FE, Cecatti JG, Pacagnella RC. Mortalidade materna, morbidade materna grave e near miss. São Paulo: Federação Brasileira das Associações de Ginecologia e Obstetrícia (Febrasgo); 2018. (Protocolo FEBRASGO – Obstetrícia, nº 112/Comissão Nacional Especializada em Mortalidade Materna.)

Magee L, Hall D, van der Merwe JL, Qureshi R, Rey E, Escobar Vidarte MF. Fluids, drugs and transfusion. In: Magee L, von Dadelszen P, Stones W, Matthews Mathai M, editors. The FIGO textbook – pregnancy hypertension: an evidence-based guide to monitoring, prevention and management. London: Global Library of Women's Medicine; 2016. p. 133-66.

Magee L, Nicolaides K, von Dadelszen P. Management of hypertension in pregnancy. N Engl J Med. 2022;386:1817-32.

Magee LA, Brown MA, Hall DR, Gupte S, Hennessy A, Karumanchi SA, et al. The 2021 International Society for the Study of Hypertension in Pregnancy: classification, diagnosis & management recommendations for international practice. Pregnancy Hypertens. 2022;27:148-69.

Magee LA, von Dadelszen P, Singer J, Lee T, Rey E, Ross S, et al. The CHIPS randomized controlled trial (control of hypertension in pregnancy study): is severe hypertension just an elevated blood pressure? Hypertension. 2016;68(5):1153-9.

Mayrink J, Souza RT, Feitosa FE, Rocha Filho EA, Leite DF, Vettorazzi J, et al. Mean arterial blood pressure: potential predictive tool for preeclampsia in a cohort of healthy nulliparous pregnant women. BMC Pregnancy Childbirth. 2019;19(1):460.

Peraçoli JC, Costa ML, Cavalli RC, de Oliveira LG, Korkes HA, Ramos JG, et al. Pré-eclâmpsia: Protocolo 2023. Rede Brasileira de Estudos sobre Hipertensão na Gravidez (RBEHG); 2023.

Say L, Chou D, Gemmill A, Tunçalp Ö, Moller AB, Daniels J, et al. Global causes of maternal death: a WHO systematic analysis. Lancet Glob Health. 2014;2(6):323-33.

World Health Organization (WHO). WHO recommendations for prevention and treatment of pre-eclampsia and eclampsia. Geneva: WHO; 2011.

World Health Organization (WHO). Trends in maternal mortality: 1990 to 2015: estimates by WHO, UNICEF, UNFPA, World Bank Group and the United Nations Population Division. Geneva: WHO; 2015.

52

Infecções na Gestação

Gabriel Lage Neves ▪ Lucas de Freitas Sommer ▪ Rafaela Goulart Cruz de Magalhães ▪
Guilherme de Castro Rezende (*in memoriam*)

KEYPOINTS

1. As infecções na gestação, representadas principalmente pelo grupo TORCHS (toxoplasmose, rubéola, citomegalovirose, herpes simples, sífilis e outras infecções), constituem importantes causas de morbimortalidade fetal e neonatal.
2. As diferentes doenças do grupo TORCHS podem ser transmitidas verticalmente para o feto por diferentes mecanismos, que incluem a via transplacentária, o contato direto após o parto e/ou o aleitamento materno.
3. As taxas de transmissão vertical das infecções gestacionais são maiores no 3º trimestre.
4. As manifestações fetais das infecções na gestação tendem a ser mais graves quando a transmissão vertical ocorre no 1º trimestre.
5. Os sintomas maternos das infecções na gestação são variados e se assemelham àqueles apresentados pelas mulheres não grávidas.
6. Quando a gestante é assintomática, as infecções na gestação podem ser identificadas por programas de rastreio universal e/ou por achados incidentais de anormalidades ultrassonográficas.
7. Os sinais fetais mais sugestivos de infecções congênitas englobam anormalidades cranianas, como hidrocefalia, calcificações e/ou microcefalia, além de manifestações extracranianas, como restrição de crescimento intrauterino, hepatoesplenomegalia e/ou hidropisia fetal.
8. Todas as gestantes devem realizar rastreamento para sífilis e para toxoplasmose durante o acompanhamento pré-natal.
9. O rastreio laboratorial de citomegalovirose, Zika vírus, herpes simples, rubéola e parvovirose não está indicado para todas as gestantes, de modo que deve ser realizado em situações específicas, como em caso de exposição a esses vírus e/ou de sinais e sintomas maternos e/ou fetais sugestivos de infecção.
10. O tratamento adequado das infecções na gestação é crucial para reduzir a morbimortalidade materna e fetal e melhorar desfechos obstétricos.

Highlights

- A exposição materna a determinadas doenças infecciosas pode culminar em disseminação transplacentária, com consequente infecção fetal por transmissão vertical
- No geral, enquanto as infecções fetais adquiridas no 1º trimestre geralmente são mais graves, a transmissão transplacentária de patógenos tende a ser mais frequente no terceiro trimestre
- Essas infecções gestacionais de transmissão vertical são representadas pelo grupo TORCHS, que compreende as seguintes doenças:

» Toxoplasmose (T)
» Outras infecções (O), como sífilis, Zika vírus e parvovirose
» Rubéola (R)
» Citomegalovirose (C)
» Herpes simples (HS)

- A realização de um pré-natal adequado é um fator protetor para todas as infecções na gestação, sendo essencial para o diagnóstico, o tratamento precoce e a prevenção da morbimortalidade materna e fetal associada a tais infecções.

Numbers

Sífilis

- As taxas de transmissão vertical da sífilis estão entre 90 e 100% nas fases primária e secundária da doença
- Já nas fases mais tardias, elas se encontram entre 10 e 30%
- Em 2022, observaram-se, no Brasil:
  » 83.034 casos de sífilis em gestantes
  » 26.468 ocorrências de sífilis congênita
  » 2.644 episódios de neurossífilis congênita
- Entre 2012 e 2022, o coeficiente de mortalidade infantil específica por sífilis, no Brasil, subiu em 54,4%
- Entre 2019 e 2022, houve um aumento de 16% na incidência de casos de sífilis congênita
- A taxa de detecção de gestantes com sífilis vem crescendo nos últimos anos, de modo que se observou uma elevação de 33,8% entre os anos de 2020 e 2022.

Toxoplasmose

- A prevalência do acometimento fetal por toxoplasmose varia de 0,1 a 0,3 a cada 1.000 nascidos vivos
- A taxa de transmissão vertical da toxoplasmose é de, aproximadamente:
  » 15% no primeiro trimestre
  » 30% no segundo trimestre
  » 60% no terceiro trimestre
- O risco de morbimortalidade fetal por toxoplasmose é maior quando a infecção é adquirida no primeiro trimestre
- No Brasil, cerca de 20 a 80% das mulheres gestantes apresentam anticorpos IgG (ou seja, imunidade) para toxoplasmose
- Em 2023, notaram-se, no Brasil:
  » 7.061 casos de toxoplasmose gestacional – uma redução de 42,6% em relação ao ano anterior
  » 3.082 casos de toxoplasmose congênita, equivalente a 43,6% dos casos de toxoplasmose gestacional – uma diminuição de 31,2% em relação ao ano anterior.

Citomegalovírus

- A citomegalovirose é a infecção congênita viral mais comum no mundo, apresentando uma prevalência estimada 0,2 a 2,2%

- A taxa de transmissão vertical da citomegalovirose é de, aproximadamente:
  » 30% no 1º trimestre
  » 34 a 38% no 2º trimestre
  » 40 a 72% no 3º trimestre
- A possibilidade de morbimortalidade fetal por citomegalovirose é maior quando a infecção é adquirida no 1º trimestre
- Os recém-nascidos sintomáticos têm uma taxa de mortalidade em torno de 30%
- Cerca de 65 a 80% dos recém-nascidos infectados por citomegalovirose apresentam alguma sequela neuropsicomotora e/ou cognitiva
- Acredita-se que a citomegalovirose congênita seja responsável por até 25% de todos os casos de surdez na infância.

Zika vírus

- A probabilidade de morbimortalidade fetal após infecção por Zika vírus é maior quando ela é adquirida no 1º trimestre
- Em 2023, observaram-se, no Brasil:
  » 566 casos suspeitos de infecção congênita pelo Zika vírus, sendo 413 (73%) em recém-nascidos
  » Três óbitos de casos confirmados, sendo dois de crianças nascidas em 2015 e um natimorto em 2023
- Entre 2015 e 2023:
  » Foram notificados 21.779 casos suspeitos, dos quais 1.858 foram confirmados (8,53%)
  » Foram confirmados 13 óbitos fetais, 44 natimortos, 40 abortos espontâneos e 164 óbitos pós-natais em decorrência da infecção congênita pelo Zika vírus.

Herpes simples

- O risco de transmissão do herpes simples durante o parto é significativamente maior diante de primoinfecção no decorrer do 3º trimestre, podendo ocorrer em até 57 a 85% das situações em que a mãe apresentar lesões ativas durante o parto vaginal
- Em caso de infecção materna ativa, a cesariana reduz em até 85% o risco de infecção pelo herpes simples durante o parto.

Rubéola

- A taxa de transmissão vertical da rubéola é de aproximadamente:
  » 81 a 90% no 1º trimestre
  » 55% no 2º trimestre
  » 45% no 3º trimestre
- A chance de morbimortalidade fetal por rubéola é maior quando a infecção é adquirida no primeiro trimestre
- Entre 2011 e 2017, foram notificados 18.640 casos suspeitos de rubéola, dos quais apenas 25 eram congênitos
- Em 2015, o Brasil recebeu da Organização Mundial da Saúde (OMS) o Certificado de Eliminação da Rubéola. Entretanto, com a queda da cobertura vacinal, foram registrados 21 casos de rubéola congênita entre 2019 e 2022.

Parvovirose

- Cerca de 30 a 60% das gestantes apresentam imunidade contra o parvovírus
- A incidência da parvovirose na gestação varia de 1 a 2%
- A taxa de transmissão vertical varia de 24 a 33% em caso de primoinfecção durante a gestação.

Etiopatogenia e fatores de risco

- As infecções do grupo TORCHS descritas neste capítulo são causadas pelos seguintes agentes etiológicos:
  » *Treponema pallidum* – agente etiológico da sífilis

- » *Toxoplasma gondii* – agente etiológico da toxoplasmose
  » Citomegalovírus
  » Zika vírus
  » Herpes simples vírus 1 e 2 (HSV-1 e HSV-2)
  » Vírus da rubéola
  » Parvovírus B19
- Diferentes infecções podem ser adquiridas pela mãe por diversos mecanismos, como pelas vias sexual e parenteral (sanguínea), por meio de secreções respiratórias contaminadas e/ou por meio da ingestão de alimentos ou água contaminados
- As infecções congênitas pelo grupo TORCHS ocorrem quando há transmissão vertical para o feto e, a depender do agente etiológico, ela pode ocorrer das seguintes formas:
  » Pela via transplacentária
  » Durante o parto por meio de secreções vaginais ou contato com lesões ativas da doença
  » Logo após o nascimento por meio do leite materno
- A Tabela 52.1 apresenta as principais formas de transmissão para a mãe e os mecanismos mais comuns de transmissão vertical das condições descritas neste capítulo.

Aspectos clínicos

Sífilis

- Infecção materna por sífilis:
  » O quadro clínico da sífilis na gestação é semelhante ao apresentado por mulheres não gestantes

Tabela 52.1 Formas de transmissão das infecções do grupo TORCHS.		
Infecções	**Formas mais comuns de transmissão para a mãe**	**Mecanismos mais comuns de transmissão vertical**
Sífilis	Via sexual Via parenteral (raramente)	Via transplacentária Contato com lesões durante o parto
Toxoplasmose	Ingestão de alimentos e água contaminados	Via transplacentária
Citomegalovirose	Via sexual Secreções contaminadas provenientes das vias aéreas	Via transplacentária Por meio do leite materno
Zika vírus	Picada do mosquito *Aedes aegypti* contaminado	Via transplacentária
Herpes simples	Via sexual	Contato com lesões ativas durante o parto
Rubéola	Secreções contaminadas provenientes das vias aéreas	Via transplacentária
Parvovirose	Secreções contaminadas provenientes das vias aéreas	Via transplacentária

> Gestantes com sífilis podem ser assintomáticas (sífilis latente) ou apresentar sintomas diversos de acordo com a fase da doença em que se encontram: primária, secundária ou terciária
> As manifestações clínicas de cada uma das fases da sífilis são descritas com mais detalhes no Capítulo 31, *Úlceras Genitais*
- Contaminação fetal e neonatal por sífilis:
  > Os achados mais precoces que podem ser observados ainda no ambiente intrauterino incluem: hidropisia fetal, infecção do líquido amniótico e anormalidades hematológicas
  > Recém-nascidos com sífilis primária podem apresentar, no período neonatal, lesões cutâneas nas palmas das mãos e plantas dos pés, hepatoesplenomegalia, icterícia e coriza
  > Achados tardios que podem se desenvolver caso o recém-nascido não seja tratado adequadamente englobam: protuberância frontal, arco palatino alto, perda auditiva neurossensorial, nariz em sela, fissuras periorais e dentes de Hutchinson.

Toxoplasmose

- Infecção materna pela toxoplasmose:
  > Gestantes com toxoplasmose geralmente são assintomáticas
  > Quando presentes, os sintomas tendem a ser inespecíficos e leves, bem como podem incluir febre, coriza, cefaleia, mialgia, faringite e *rash* cutâneo
- Contaminação fetal pela toxoplasmose:
  > A maioria dos recém-nascidos, sobretudo os contaminados mais tardiamente na gestação, apresentam quadros assintomáticos
  > As manifestações mais comuns da toxoplasmose congênita são: restrição de crescimento intrauterino e baixo peso ao nascer, além de hepatoesplenomegalia, icterícia, coriorretinite e anemia
  > Podem ser menos comumente observadas calcificações intraparenquimatosas e hidrocefalia ou microcefalia
  > Apesar de ser considerada a manifestação clássica da toxoplasmose congênita, a tétrade de Sabin (hidrocefalia ou microcefalia + coriorretinite + calcificações intracranianas + convulsões) está presente em apenas 10% dos casos.

Citomegalovirose

- Infecção materna pelo citomegalovírus:
  > A citomegalovirose materna geralmente é assintomática
  > Quando presentes, os sintomas geralmente são inespecíficos, de modo que podem, inclusive, simular um quadro de mononucleose ou de rubéola
- Contaminação fetal e neonatal pelo citomegalovírus:
  > Cerca de 5 a 20% dos recém-nascidos infectados apresentam sinais clínicos
  > As principais manifestações clínicas eventualmente observadas englobam: icterícia, petéquias, púrpura trombocitopênica, miocardite, hidropisia fetal, hepatoesplenomegalia, hepatite, retinocoroidite, perda auditiva neurossensorial, retardo mental, microcefalia e anemia hemolítica
  > A sequela mais comum da citomegalovirose congênita é a perda auditiva neurossensorial, que pode ser percebida ao nascimento ou mais tardiamente.

Zika vírus

- Infecção materna por Zika vírus:
  > As manifestações clínicas da infecção por Zika vírus em gestantes não diferem daquelas em mulheres não gestantes, de modo que incluem principalmente febre, erupção cutânea, artralgia e conjuntivite
- Contaminação fetal por Zika vírus:
  > Nos fetos mais gravemente afetados, foi possível observar a síndrome de infecção congênita pelo Zika vírus
  > Pode se manifestar como microcefalia, lissencefalia, ventriculomegalia, calcificações intracranianas, anormalidades oculares e contraturas congênitas
  > A microcefalia se desenvolve, sobretudo, quando a infecção ocorre no início da gravidez, particularmente durante o primeiro trimestre e início do segundo trimestre.

Herpes simples

- Infecção materna pelo herpes simples:
  > O quadro clínico da sífilis na gestação é semelhante ao quadro apresentado por mulheres não gestantes

» A manifestação clínica clássica consiste no aparecimento de vesículas agrupadas na região genital que se rompem, formando lesões ulceradas e dolorosas. Em seguida, ocorre formação de crostas e cicatrização das ulcerações

» O aparecimento das vesículas geralmente é precedido por pródromos (prurido, dor ou parestesia local)

» Na primoinfecção, os sintomas geralmente são mais intensos e duradouros do que nos episódios de recorrência

• Contaminação neonatal pelo herpes simples:

» Se infectado durante o parto, o recém-nascido geralmente apresenta manifestações clínicas com 1 semana de idade

» Em casos mais leves, ocorre o aparecimento de vesículas herpéticas na pele, nos olhos e na boca

» Em situações mais graves, pode haver meningoencefalite herpética e/ou um quadro de infecção disseminada que pode simular um quadro de sepse.

Rubéola

• Infecção materna pelo vírus da rubéola:

» A principal característica clínica da doença é o aparecimento de uma erupção maculopapular eritematosa ocasionalmente precedida por sintomas prodrômicos de febre, conjuntivite, coriza, dor de garganta e tosse

» Cerca de metade das infecções maternas é subclínica, apesar de a viremia ser significativamente alta

• Contaminação fetal pelo vírus da rubéola:

» Fetos contaminados pelo vírus da rubéola, especialmente no 1º trimestre de gestação, desenvolvem a síndrome da rubéola congênita

» É caracterizada por baixo peso ao nascer, *rash* cutâneo, hepatoesplenomegalia, catarata, anomalias cardíacas e perda auditiva neurossensorial

» Até um terço das crianças expostas que nascem assintomáticas pode evoluir com manifestações tardias que incluem, por exemplo, diabetes, distúrbios da tireoide, puberdade precoce e pan-encefalite progressiva.

Parvovirose

• Infecção materna pelo parvovírus B19:

» Inicialmente, as gestantes apresentam sintomas inespecíficos como febre, mal-estar e mialgia

» Em seguida, pode haver um *rash* cutâneo vermelho vivo, que se inicia na face (aspecto de face esbofeteada) e gradativamente se espalha para o tronco e para as extremidades, além de prurido e poliartralgia

• Contaminação fetal pelo parvovírus:

» A maior parte dos fetos contaminados não apresenta sintomas

» Em casos graves, a parvovirose pode causar perda gestacional precoce, anemia e hidropisia fetal e óbito intrauterino.

Rastreio, diagnóstico e tratamento

Sífilis

• O rastreio da sífilis está indicado para todas as gestantes e deve ser realizado em três momentos da gestação:

» Na primeira consulta de pré-natal

» No início do 3º trimestre

» No momento da internação do parto

• Para o rastreio, podem ser utilizados os seguintes exames complementares:

» Testes treponêmicos (como o FTA-Abs e o teste rápido): são preferíveis para o rastreio inicial, já que são os primeiros a positivarem

» Testes não treponêmicos (como o VDRL)

• Nas gestantes, apenas um teste reagente para sífilis é preciso para indicar o tratamento. Todos os parceiros sexuais da gestante também devem ser tratados

• O tratamento é realizado com penicilina G benzatina, e o esquema terapêutico depende do estágio da sífilis em que a paciente se encontra:

» Sífilis primária, secundária e latente precoce: dose única de penicilina G benzatina 2.400.000 UI, via intramuscular (IM) (1.200.000 UI em cada glúteo)

» Sífilis latente tardia ou de duração indeterminada e terciária: tratamento com três doses de penicilina G benzatina 2.400.000 UI, IM (1.200.000 UI em cada glúteo), devendo as aplicações dessas doses ser separadas por exatamente 7 dias

• O tratamento materno é considerado adequado apenas nos casos em que:

» A gestante foi tratada com penicilina

» O parto ocorrer pelo menos 30 dias após o término do tratamento

- Todas as doses forem administradas com intervalo adequado (exatamente 7 dias)
- Todos os parceiros sexuais forem tratados
- Após a terapia, a gestante deve realizar testes não treponêmicos (VDRL) mensais para controle de cura. O retratamento está indicado em caso de (necessário apenas um dos tópicos a seguir):
  - Tratamento inadequado
  - Ausência da redução da titulação em duas diluições por mais de 6 meses
  - Aumento da titulação em duas diluições ou mais
  - Sinais e sintomas clínicos persistentes ou recorrentes.

Toxoplasmose

- O rastreio da toxoplasmose está indicado para todas as gestantes e deve ser iniciado na primeira consulta de pré-natal, preferencialmente no 1º trimestre da gestação
- Utilizam-se, inicialmente, testes sorológicos IgG e IgM para toxoplasmose. O seguimento da paciente depende dos resultados dessas primeiras análises:
  - IgG– e IgM– indicam que a paciente nunca teve contato com o vírus, sendo, portanto, suscetível à infecção. Assim, é necessário repetir a sorologia mensalmente até o fim da gestação
  - IgG+ e IgM– sugerem que a gestante é imune, de modo que, nesses casos, não é necessário continuar o rastreio
  - IgG– e IgM+ apontam para a repetição do exame em 2 semanas. Caso o resultado seja esse mesmo, considera-se que o IgM foi falso-positivo e a paciente nunca teve contato com o vírus; desse modo, é suscetível à infecção. Caso o resultado seja IgG+ e IgM+, constata-se a infecção aguda e inicia-se o tratamento
  - A conduta em caso de IgG+ e IgM+ depende da idade gestacional (IG). Em gestantes com IG ≥ 16 semanas, constata-se a infecção aguda e inicia-se o tratamento. Já nas gestantes com IG < 16 semanas, solicita-se um teste de avidez de IgG. Caso a avidez seja alta, considera-se que a gestante é imune. Caso a avidez seja baixa, constata-se infecção aguda e inicia-se a terapia
- Tratamento em gestantes com IG ≤ 18 semanas:
  - Inicialmente, o tratamento é feito com espiramicina

- Entre 16 e 18 semanas, realiza-se uma amniocentese. Caso a PCR do líquido seja negativa, o tratamento com espiramicina é mantida. Caso a PCR seja positiva, dá-se início ao esquema tríplice após a 18ª semana (sulfadiazina + pirimetamina + ácido fólico)
- Tratamento em gestantes com IG > 18 semanas
  - Nesses casos, o manejo é iniciado imediatamente com o esquema tríplice (sulfadiazina + pirimetamina + ácido fólico)
  - Em seguida, pode-se realizar uma amniocentese. Caso a PCR do líquido seja negativa, altera-se a terapia para espiramicina. Caso a PCR seja positiva, a terapia com o esquema tríplice é mantida
- Dose recomendada da espiramicina e dos medicamentos do esquema tríplice:
  - Espiramicina 1 g, via oral (VO), de 8/8 horas
  - Sulfadiazina 1.500 mg, VO, de 12/12 horas
  - Pirimetamina 25 mg, VO, de 12/12 horas
  - Ácido folínico 10 mg, VO, 1 vez/dia
- A Figura 52.1 resume o diagnóstico e o tratamento da toxoplasmose na gestação.

Citomegalovirose

- No Brasil, o rastreio para citomegalovirose não faz mais parte da rotina pré-natal para todas as gestantes, bem como está indicado apenas para as seguintes gestantes suscetíveis:
  - Profissionais da área da Saúde
  - Profissionais de educação infantil
  - Pacientes imunodeprimidas
- Pacientes sintomáticas ou com achados ultrassonográficos compatíveis com infecção fetal também devem ser submetidas a testes diagnósticos para citomegalovirose
- Os testes diagnósticos que podem ser realizados incluem:
  - IgM, IgG e teste de avidez para o citomegalovírus
  - Amniocentese diante de suspeita de infecção fetal, assim como testes diagnósticos nas secreções do recém-nascido
- O tratamento da citomegalovirose na gestação é sintomático. A utilização de antivirais e imunoglobulinas ainda não pode ser recomendada com segurança.

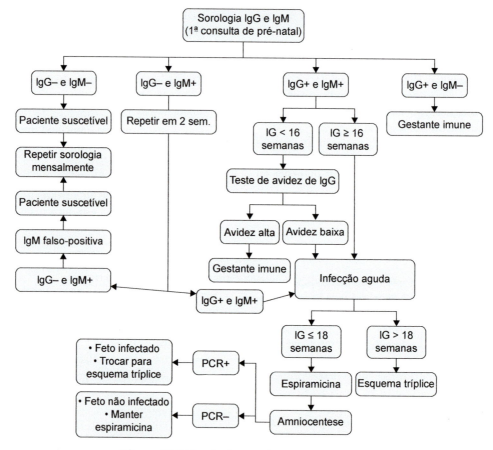

Figura 52.1 Manejo da toxoplasmose na gestação.

Zika vírus

- O rastreio para Zika vírus na gestação está indicado apenas para as gestantes sintomáticas e/ou que tiveram exposição ao vírus, com destaque para as que apresentam achados ultrassonográficos compatíveis com infecção congênita
- Para essas pacientes, o rastreio é feito com RT-PCR no sangue ou urina da gestante (o exame deve ser solicitado até 12 semanas após o início dos sintomas)
- Depois do diagnóstico materno de Zika vírus, deve haver um acompanhamento ultrassonográfico da anatomia e do crescimento fetal em um serviço especializado
- Infelizmente, ainda não estão disponíveis tratamentos específicos para o Zika vírus na gestação, de modo que a única terapia disponível é por sintomáticos.

Herpes simples

- O diagnóstico do herpes simples é clínico, mas deve ser confirmado por exames complementares como testes sorológicos e de detecção de partículas virais utilizando *swabs* para coleta de material das úlceras
- A principal opção de intervenção para episódios de primoinfecção na gestação é o aciclovir 400 mg, 3 vezes/dia, por 7 a 10 dias. Em episódios de recorrência, o tratamento é realizado por menos tempo (em geral, 5 dias)
- O tratamento supressor com aciclovir a partir das 36 semanas de gestação até o parto é recomendado pelo American College of Obstetricians and Gynecologists
- A cesariana está indicada para pacientes com lesões ativas durante o parto.

Rubéola

- O diagnóstico de rubéola na gestação pode ser confirmado pelos seguintes testes, que devem ser solicitados em caso de suspeita da doença:
  » IgM e teste de avidez do IgG para rubéola
  » RT-PCR após coleta de *swab* de nasofaringe
- Na suspeita de infecção fetal pela ultrassonografia, pode-se realizar amniocentese e/ou outros testes diagnósticos após o nascimento
- O tratamento da rubéola na gestação é sintomático. A vacina para rubéola faz parte do calendário vacinal do Programa Nacional de Imunizações.

Parvovirose

- O diagnóstico da parvovirose na gestação é realizado pela dosagem dos anticorpos IgG e IgM para o parvovírus
- A presença de anticorpos IgM positivos sugere infecção materna recente e constitui indicação de propedêutica complementar:
  » Nesses casos, deve-se realizar um acompanhamento fetal a cada 1 a 2 semanas com ultrassonografia e dopplervelocimetria da artéria cerebral média
  » Caso esses exames revelem sinais sugestivos de anemia ou hidropisia fetal, deve-se considerar a realização de cordocentese e transfusão uterina
- O manejo dos sintomas maternos da parvovirose é sintomático.

Leitura complementar

Arrieta AC. Congenital syphilis: clinical manifestations, evaluation, and diagnosis. UpToDate. 2023.

Boppana SB, Hui L. Cytomegalovirus infection in pregnancy. UpToDate. 2023.

Brasil. Portaria nº 264, de 17 de fevereiro de 2020. Dispõe sobre doenças incluídas na Lista Nacional de Notificação Compulsória de doenças, agravos e eventos de saúde pública nos serviços de saúde públicos e privados em todo o território nacional. Brasília, DF: Presidência da República; 2020.

Brasil. Rubéola: situação epidemiológica. Brasília, DF: Ministério da Saúde; 2022a.

Brasil. Secretaria de Vigilância em Saúde. Guia de Vigilância em Saúde. 5. ed. rev. e atual. Brasília, DF: Ministério da Saúde; 2022b.

Brasil. Secretaria de Vigilância em Saúde. Boletim Epidemiológico de HIV e AIDS. Brasília, DF: Ministério da Saúde; 2023a.

Brasil. Secretaria de Vigilância em Saúde. Boletim Epidemiológico de Sífilis. Brasília, DF: Ministério da Saúde, 2023b.

Brasil. Secretaria de Vigilância em Saúde. Situação epidemiológica da síndrome congênita associada à infecção pelo vírus Zika: Brasil, 2015 a 2023, até a SE31. Brasília, DF: Ministério da Saúde; 2023c.

Cunningham FG, Leveno KJ, Bloom SL, Dashe JS, Hoffman BL, Casey BM, et al. Obstetrícia de Williams. 25. ed. Porto Alegre: AMGH; 2021. 1274p.

Fernandes CE, de Sá MF. Guia prático: infecções no ciclo grávido-puerperal. 1. ed. Rio de Janeiro: Febrasgo; 2016. v. 2. (Série orientações e recomendações Febrasgo.)

Fernandes CE, Neto CM, Sá MF, Andrade JB, Garcia AB, Ibiapina FL, et al. Arboviroses e gravidez: Zika, dengue, chikungunya e febre amarela. Rio de Janeiro: Febrasgo; 2018a.

Fernandes CE, Neto CM, Sá MF, Andrade JB, Garcia AB, Ibiapina FL, et al. Herpes e gravidez. Rio de Janeiro: Febrasgo; 2018b.

Fernandes CE, Neto CM, Sá MF, Andrade JB, Garcia AB, Ibiapina FL, et al. Sífilis e gravidez. Rio de Janeiro: Febrasgo; 2018c.

Filho AL, Podgaec S, Fernandes CE, Filho OB, Wander MC, Finotti MF, et al. Citomegalovírus e gravidez. Rio de Janeiro: Febrasgo; 2021a.

Filho AL, Podgaec S, Fernandes CE, Filho OB, Wander MC, Finotti MF, et al. Rubéola na gestação. Rio de Janeiro: Febrasgo; 2021b.

Filho AL, Podgaec S, Fernandes CE, Filho OB, Wander MC, Finotti MF, et al. Toxoplasmose e gravidez. Rio de Janeiro: Febrasgo; 2021c.

Hurt KJ, Guile MW, Bienstock JL, Fox HE, Wallach EE. Manual de ginecologia e obstetrícia do Johns Hopkins. 4. ed. Porto Alegre: Artmed; 2012. 720p.

Jaan A, Rajnik M. TORCH Complex. StatPearls Publishing. 2021.

Johnson KE. Overview of TORCH infections. UpToDate. 2024.

Liao A, Yoshida A, Astori AA, Dias AB, Filho AL, Júnior AS, et al. Ginecologia e obstetrícia Febrasgo para o médico residente. 2. ed. Barueri: Manoel; 2021. 1474p.

Lockwood CJ, Ros ST, Nielsen-Saines K. Zika virus infection: evaluation and management of pregnant patients. UpToDate. 2023.

Norwitz ER, Hicks CB. Syphilis in pregnancy. UpToDate. 2023.

Petersen E, Mandelbrot L. Toxoplasmosis and pregnancy. UpToDate. 2022.

Riley LE. Rubella in pregnancy. UpToDate. 2023.

Riley LE, Wald A. Genital herpes simplex virus infection and pregnancy. UpToDate. 2022.

53

Corioamnionites

Sylvano Neves Fioravanti Neto ▪ Luiza Dayrell Ferreira Tavares ▪ Lívia Fagundes dos Anjos Araújo ▪ Pedro Henrique Tannure Saraiva

KEYPOINTS

1. A corioamnionite (CA) é uma condição caracterizada pela infecção ou inflamação das membranas placentárias, que pode afetar várias estruturas, como córion, âmnio, líquido amniótico, feto, cordão umbilical, decídua e placenta.
2. CA, infecção intra-amniótica e triplo I podem ser considerados sinônimos para prática clínica.
3. É frequentemente polimicrobiana, com microrganismos da flora vaginal sendo os principais agentes causadores.
4. A CA é a causa mais frequente de infecção periparto.
5. As manifestações clínicas incluem febre, taquicardia materna e fetal, sensibilidade uterina anormal, líquido amniótico fétido e purulento, contrações uterinas irregulares e trabalho de parto prematuro refratário.
6. Os fatores de risco mais prevalentes são trabalho de parto prematuro, trabalho de parto prolongado e rotura prematura de membranas.
7. Para a prática clínica, o diagnóstico de suspeita é feito quando a temperatura materna é ≥ 39°C ou a temperatura está entre 38 e 38,9°C associada a pelo menos um fator de risco adicional.
8. A administração de antibióticos intraparto é recomendada sempre que houver suspeita de CA.
9. Para fins de prevenção, é sugerido evitar ou minimizar exames de toque em gestante com rotura de membranas.
10. A comunicação com a equipe de assistência neonatal é essencial diante da possibilidade de CA a fim de otimizar o tratamento desse neonato e prevenir sequelas.

Highlights

- A CA é caracterizada por infecção ou inflamação das membranas placentárias, causada por agentes bacterianos, comprometendo o córion, o âmnio ou ambos
- A infecção pode envolver também o líquido amniótico, o feto, o cordão umbilical, a decídua e a placenta
- Inflamação é caracterizada por edema tecidual, inchaço e irritação
- Infecção é caracterizada por invasão de bactéria, vírus, fungos ou outros agentes infecciosos
- A CA está relacionada a diversas complicações no parto e no nascimento, como: amniorrexe prematura, parto prematuro ou disfuncional,

hemorragia pós-parto, sofrimento fetal, Apgar com menores índices, baixo peso ao nascer, maior taxa de necessidade de reanimação fetal, síndrome inflamatória fetal, desconforto respiratório, hemorragia intraventricular, sepse materna, fetal e neonatal, endometrite puerperal, infecção de parede e óbito materno e fetal
- O termo corioamnionite não é exatamente preciso, então alguns alternativos são propostos, como: infecção intra-amniótica e triplo I
  » Infecção intra-amniótica: frequentemente utilizado como sinônimo na prática clínica de CA, pois é comum encontrar essa infecção em casos de CA. No entanto, esse termo é mais abrangente, envolvendo a infecção de todos os tecidos que recobrem o feto, como o

líquido amniótico e a placenta, e não somente as membranas. Estima-se que apenas em aproximadamente um quarto dos casos a CA ocorra isoladamente
» Triplo I: proposto por um painel de especialistas do National Institute of Child Health and Human Development (Instituto Nacional de Saúde Infantil e Desenvolvimento Humano) para substituir a CA, sendo o novo termo uma abreviação para inflamação ou infecção intrauterina ou ambas.

Numbers

- A CA ocorre em 3,9% dos partos, bem como é a infecção periparto documentada mais comum, principalmente em países em desenvolvimento
- A incidência da CA é maior em gestações prétermo e em casos de rotura prematura de membranas
- Observa-se também que, quanto maior o período entre a rotura das membranas fetais e o nascimento do feto, maior o número de infecções ascendentes e de CA
- A Tabela 53.1 mostra a relação da idade gestacional com a incidência de CA.

Etiopatogenia e fatores de risco

- A CA é uma infecção usualmente polimicrobiana, na qual os principais agentes são aqueles da própria flora cervicovaginal, que incluem: Mycoplasma hominis, Ureaplasma urealyticum, Prevotella bivia, Gardnerella vaginalis, Escherichia coli, Listeria monocytogenes, bacteroides e estreptococos anaeróbios e do grupo B)

- A CA tem quatro vias de infecção (Figura 53.1), sendo a migração ascendente a mais comum
  » Ascendente: é resultado da migração da flora da vagina e da cérvice, além de ser a forma mais frequente de infecção e facilitada pela rotura de membranas. Os microrganismos mais encontrados são aqueles da flora local
  » Disseminação hematogênica: por meio da placenta, ocorre a disseminação, sendo os microrganismos responsáveis aqueles com a capacidade de passar pela barreira placentária, como: Listeria monocytogenes, Zika vírus, citomegalovírus, SARS-CoV-2, Plasmodium spp., Campylobacter spp.
  » Disseminação retrógrada: se dá pela cavidade peritoneal e tuba uterina
  » Inoculação de microrganismos em procedimentos transmiometriais ou transcervicais
- O organismo tem maneiras de se defender dessa infecção, as quais incluem:
  » Membranas fetais intactas: função de barreira, atividade antimicrobiana e modulação da resposta imune
  » Tampão de muco cervical: atua como barreira para os agentes patológicos
  » Lactobacilos produtores de peróxido vaginais: prejudicam a virulência dos patógenos
- A ativação da resposta inflamatória materna e fetal normalmente resulta em trabalho de parto prematuro e/ou rotura prematura de membranas

Tabela 53.1 Incidência de corioamnionite nas fases gestacionais.

Idade gestacional	Incidência de corioamnionite
Menos de 24 semanas (pré-termo extremo)	Até 94% dos casos
Menos de 27 semanas	41% dos casos
Entre 27 e 36 semanas	15% dos casos
A partir de 37 semanas (a termo)	Membrana intacta: 1 a 3%
	Rotura prematura de membranas: 6 a 10%
	Rotura 24 h antes do parto: 40%

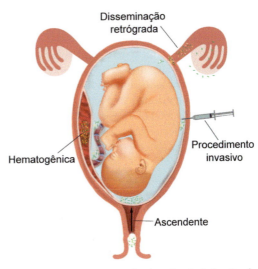

Figura 53.1 Representação das vias de infecção da corioamnionite.

- » Resposta imune materna: inflamação neutrofílica das membranas
- » Resposta imune fetal: inflamação neutrofílica do cordão umbilical
- Tem-se como principais fatores de risco para a CA:
  - » Parto pré-termo
  - » Trabalho de parto de longa duração
  - » Rotura prematura de membranas
- Outros fatores de risco:
  - » Toques vaginais repetitivos intraparto (especialmente após o rompimento das membranas)
  - » Primeiro ou segundo estágio do parto prolongados
  - » Tempo prolongado entre a rotura de membranas e o estágio final do parto
  - » Insuficiência da cérvice
  - » Uso de cateter de balão intracervical para indução do parto
  - » Líquido amniótico meconial
  - » Monitoramento fetal interno
  - » Infecção materna sistêmica de qualquer etiologia
  - » Presença de patógenos no trato genital
  - » Nuliparidade
  - » Etilismo e tabagismo
  - » História pregressa de CA
  - » Analgesia epidural.

Aspectos clínicos

- A apresentação clínica acontece durante o parto ou no período periparto
- A manifestação clínica mais frequente é a febre, presente em praticamente 100% dos casos
- Além da febre, também pode haver:
  - » Taquicardia materna (> 100 bpm)
  - » Taquicardia fetal (> 160 bpm)
  - » Sensibilidade uterina
  - » Líquido amniótico purulento ou com odor fétido
  - » Contrações uterinas irregulares
  - » Trabalho de parto prematuro refratário
  - » Ausência de movimentos respiratórios fetais
  - » Diminuição abrupta do ILA (índice de líquido amniótico)
- As manifestações clínicas muitas vezes são inespecíficas sozinhas, pelo fato de que a taquicardia materna pode estar associada a dor, anestesia

peridural ou medicamentos, assim como a taquicardia fetal pode estar relacionada a medicamentos ou hipoxemia fetal
- Mulheres em trabalho de parto com temperatura isolada ≥ 39°C e nenhum outro fator de risco clínico para a febre deve ser tratada para CA.

Exames complementares

- O diagnóstico da CA é primariamente clínico
- Os critérios diagnósticos para CA podem variar de serviço para serviço e também na literatura
- Os principais critérios encontrados na literatura são os do Ministério da Saúde, de Gibbs, da Academia Americana de Pediatria e do Colégio Americano de Obstetras e Ginecologistas
- Ministério da Saúde: necessário para confirmação diagnóstica a ocorrência de febre e pelo menos mais dois dos seguintes sinais: útero doloroso, secreção vaginal com odor desagradável, taquicardia materna ou fetal e leucocitose (> 15.000 leucócitos/mℓ)
- Critérios de Gibbs: diagnóstico confirmado com febre ≥ 37,8°C mais pelo menos dois dos seguintes sinais:
  - » Sensibilidade uterina anormal
  - » Líquido amniótico purulento ou com odor
  - » Taquicardia materna
  - » Taquicardia fetal (> 160 bpm)
  - » Leucocitose > 15.000/mm³
  - » Aumento das contrações
  - » Dor pélvica à movimentação
- Academia Americana de Pediatria e o Colégio Americano de Obstetras e Ginecologistas:
  - » Febre materna isolada: temperatura oral única ≥ 39°C ou temperatura oral entre 38 e 38,9°C, que persiste quando medida novamente após 30 minutos
  - » Suspeita de infecção intra-amniótica: baseada na presença de febre intraparto e pelo menos um dos critérios: leucocitose materna (> 15.000/mm³), drenagem cervical purulenta ou taquicardia fetal (> 160 bpm)
  - » Infecção intra-amniótica confirmada: diante de suspeita clínica e pelo menos um resultado positivo no teste de líquido amniótico (amniocentese) (Figura 53.2), que envolve: leucocitose (leucócitos > 30 células/mm³), glicose < 14 mg/dℓ e presença de bactérias na coloração por Gram.

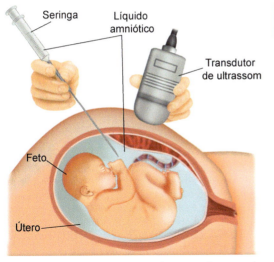

Figura 53.2 Representação do procedimento de amniocentese.

Tabela 53.2	Esquemas de antibioticoterapia para corioamnionite.
Esquema 1	Clindamicina 900 mg IV de 8/8 h (ou 600 mg IV de 6/6 h); gentamicina 1,5 mg/kg IV de 8/8 h (ou 3,5 a 5 mg/kg em dose única diária)
Esquema 2	Ampicilina 2 g IV de 6/6 h ou penicilina G cristalina: 5 milhões de ataque + 2,5 milhões UI IV de 4/4 h; gentamicina 1,5 mg/kg IV de 8/8 h (ou 3,5 a 5 mg/kg em dose única diária); metronidazol 500 mg IV de 8/8 h
Alergia à penicilina	Alergia leve: cefazolina + gentamicina Alergia grave: clindamicina/metronidazol + gentamicina ou vancomicina + gentamicina
Parto cesáreo	Pode-se administrar uma dose adicional do esquema escolhido mais uma dose de clindamicina 900 mg IV ou metronidazol 500 mg IV antes do procedimento cirúrgico

IV: via intravenosa.

- A distinção da suspeita ou confirmação de infecção intra-amniótica tem relevância somente no contexto de pesquisa, visto que a conduta é a mesma
- Cabe destacar que a cultura positiva é o padrão-ouro para confirmação diagnóstica. No entanto, seu resultado demora 48 horas para ser obtido, o que limita sua utilização em apenas determinados casos
- Já o diagnóstico feito pelo estudo histopatológico da placenta também confirma a infecção, mas é mais utilizado para fins de pesquisa, não alterando o curso do tratamento materno pós-parto

Tratamento

- Em todos os casos com suspeita diagnóstica de CA, a gravidez deve ser interrompida e deve ser instituído imediatamente um esquema de antibioticoterapia
- A via de parto deve ser preferencialmente vaginal para reduzir o risco da disseminação da infecção e da sepse materna
- A Tabela 53.2 mostra os esquemas terapêuticos utilizados para o tratamento de CA
- A duração da administração dos antibióticos varia de acordo com a evolução de cada paciente, visto que, independentemente de qual seja o esquema, ele deve ser mantido por até 48 horas pós-parto ou pós-último pico febril
- Dependendo da idade gestacional, deve ser realizada a corticoterapia antenatal, buscando o aceleramento da maturidade pulmonar fetal
- Concomitantemente, deve ser feita a profilaxia de estreptococos do grupo B (EGB). Caso os resultados das culturas de secreção vaginal e retal estejam indisponíveis ou positivos, deve ser empregada a antibioticoprofilaxia com ampicilina ou penicilina IV a cada 4 horas até o parto.

Considerações finais

- O risco de CA e infecção intra-amniótica é menor evitando-se ou minimizando-se exames de toque em gestantes com rotura prematura das membranas
- Em gestantes com essa condição, em busca de prevenir a CA, deve ser feito o uso de antibioticoterapia profilática com ampicilina e azitromicina, seguida de amoxicilina
- Se a paciente permanecer febril após o parto, mesmo com a realização correta do esquema terapêutico, deve ser feita uma investigação para avaliar se há abscesso pélvico, miometrite necrotizante ou infecção em outros locais não genitais, como pneumonia, gaze/compressa ou instrumento cirúrgico deixado na cavidade, ferida infectada e tromboflebite pélvica séptica

- A comunicação com a equipe de neonatologia é importante para melhor manejo do recém-nascido e evitar possíveis sequelas.

Leitura complementar

Brasil. Conitec (Comissão Nacional de Incorporação de Tecnologias no SUS). Diretrizes Nacionais de Assistência ao Parto Normal. Relatório de Recomendação nº 211. Brasília, DF: Ministério da Saúde; 2016. p. 186-94.

Brasil. Ministério da Saúde. Secretaria de Atenção à Saúde. Departamento de Ações Programáticas Estratégicas. Gestação de alto risco: manual técnico (Série A. Normas e Manuais Técnicos). 5. ed. Brasília, DF: Editora do Ministério da Saúde; 2012. p. 79-84.

Committee on Obstetric Practice (2017). Intrapartum management of intraamniotic infection. American College of Obstetrics and Gynecology Committee Opinion No. 712. Obstet Gynecol. 2017;130(2):95-101.

Fernandes CE, Sá MF. Tratado de Obstetrícia Febrasgo. Amsterdam: Elsevier; 2019. Cap. 27.

Higgins RD, Saade G, Polin RA, Grobman WA, Buhimschi IA, Watterberg K, et al. Evaluation and management of women and newborns with a maternal diagnosis of chorioamnionitis: summary of a workshop. Obstet Gynecol. 2016;127(3):426-36.

Kacerovsky M, Romero R, Stepan M, Stranik J, Maly J, Pliskova L, et al. Antibiotic administration reduces the rate of intraamniotic inflammation in preterm prelabor rupture of the membranes. Am J Obstet Gynecol. 2020;223(1):1-20.

Newton ER. Chorioamnionitis and intraamniotic infection. Clin Obstet Gynecol. 1993;36(4):795-808.

Saccone G, Berghella V. Antibiotic prophylaxis for term or near-term premature rupture of membranes: metaanalysis of randomized trials. Am J Obstet Gynecol. 2015;212(5):1-9.

Seong HS, Lee SE, Kang JH, Romero R, Yoon BH. The frequency of microbial invasion of the amniotic cavity and histologic chorioamnionitis in women at term with intact membranes in the presence or absence of labor. Am J Obstet Gynecol. 2008;199(4):1-5.

Tita AT, Andrews WW. Diagnosis and management of clinical chorioamnionitis. Clin Perinatol. 2010;37(2):339-54.

Wojcieszek AM, Stock OM, Flenady V. Antibiotics for prelabour rupture of membranes at or near term. Cochrane Database Syst Rev. 2014;2014(10):CD001807.

Yoon BH, Romero R, Moon JB, Shim SS, Kim M, Kim G, et al. Clinical significance of intra-amniotic inflammation in patients with preterm labor and intact membranes. Am J Obstet Gynecol. 2001;185(5):1130-6.

54

Infecção do Trato Urinário na Gestação

Gabriel Lage Neves ▪ Ana Julia Resende Rocha ▪ Débora Beatriz Romão Braga ▪
Pedro Henrique Tannure Saraiva

KEYPOINTS

1. Existem três tipos de apresentação da infecção do trato urinário (ITU) na gestação: bacteriúria assintomática, cistite aguda e pielonefrite aguda.
2. A bacteriúria assintomática consiste na presença de uma espécie única de bactérias na urina em uma contagem igual ou superior a 10^5, sem que haja sinais ou sintomas que sugiram ITU.
3. O rastreio de bacteriúria assintomática está indicado para todas as gestantes no 1º e no 3º trimestre.
4. O diagnóstico da cistite aguda na gestação é clínico, de forma que a paciente apresenta sintomas típicos, como disúria, polaciúria, urgência miccional e dor suprapúbica.
5. O tratamento da bacteriúria assintomática e da cistite aguda na gestação é feito em regime ambulatorial com antibioticoterapia empírica por via oral (VO).
6. Gestantes com pielonefrite aguda geralmente apresentam febre (> 38°C), dor nos flancos, sinal de Giordano positivo, náuseas e vômitos. Sintomas urinários como disúria, polaciúria e urgência miccional podem ou não estar presentes.
7. Pacientes com pielonefrite aguda na gestação devem ser sempre internadas e tratadas com antibioticoterapia intravenosa até melhora clínica. Após a alta, o tratamento deve ser finalizado em regime ambulatorial com antibioticoterapia VO.
8. Gestantes diagnosticadas com ITU devem realizar um exame de urina rotina (EAS) e uma urocultura para controle de cura 7 dias após o tratamento. Pacientes que apresentaram pielonefrite devem, ainda, realizar urocultura mensal até o termo.
9. A profilaxia para ITU com uso de antibióticos na gestação é indicada em situações específicas e é importante para evitar recorrência do quadro.
10. A ITU na gestação pode aumentar o risco de morbimortalidade materna e fetal.

Highlights

- As infecções do trato urinário (ITU) são comuns em gestantes. Na gestação, as infecções urinárias podem ser classificadas em três principais grupos:
  » Bacteriúria assintomática
  » Cistite aguda (ITU baixa)
  » Pielonefrite aguda (ITU alta)
- A bacteriúria assintomática consiste na presença de uma espécie única de bactérias na urina em uma contagem igual ou superior a 10^5, sem que haja sinais ou sintomas que sugiram ITU
- A cistite aguda consiste na infecção bacteriana sintomática do trato urinário inferior (bexiga)
- Já a cistite recorrente é definida por dois a três casos ou mais de ITU na gestação
- A pielonefrite aguda é a forma mais grave de ITU na gestação e é caracterizada por infecção bacteriana sintomática do trato urinário superior (rins).

Numbers

- Quando comparadas com mulheres não grávidas, as gestantes têm:
  - » A mesma chance de apresentar bacteriúria assintomática
  - » Uma chance maior de manifestar cistite recorrente
  - » Uma chance maior de apresentar pielonefrite
- Cerca de 2 a 7% das gestantes são acometidas por bacteriúria assintomática e, quando não tratadas, 20 a 35% delas desenvolvem pielonefrite
- A cistite aguda ocorre em 1 a 2% das gestantes
- A pielonefrite ocorre em 0,5 a 2% das gestantes, e a maior parte dos episódios ocorre durante o 2º e o 3º trimestre.

Etiopatogenia e fatores de risco

- O principal agente etiológico da ITU na gestação é a *Escherichia coli* (aproximadamente 70% dos casos). Outros agentes etiológicos eventualmente identificados incluem:
  - » *Streptococcus* spp. (21%), com destaque para os *Streptococcus* do grupo B (10%)
  - » *Klebsiella* spp. (3%)
  - » *Enterobacter* spp. (3%)
  - » *Proteus* (2%)
- A etiopatogenia da ITU na gestação é muito semelhante à de qualquer outra infecção urinária: a infecção se instala por via ascendente, e os microrganismos invadem e se multiplicam desde a uretra até o rim
- Algumas alterações fisiológicas ocorridas durante a gravidez resultam em maior suscetibilidade da gestante às infecções urinárias:
  - » Há estase urinária devido ao relaxamento da musculatura lisa vesical pela progesterona
  - » Há maior tendência a reflexo vesicoureteral pela compressão da bexiga e dos ureteres pelo útero gravídico. Essa compressão é mais significativa no 2º e no 3º trimestre, o que torna a pielonefrite na gestação mais prevalente nesse período
- Os principais fatores individuais de risco para ITU na gestação incluem:
  - » História prévia de ITU recorrente
  - » Frequência elevada de relações sexuais
  - » Diabetes na gestação
  - » Bexiga neurogênica
  - » Baixo nível socioeconômico

- Outros fatores que aumentam o risco especificamente de pielonefrite aguda na gestação incluem:
  - » Idade < 20 anos
  - » Nuliparidade
  - » Tabagismo.

Aspectos clínicos

Cistite aguda

- Os sintomas típicos da cistite aguda na gestação são:
  - » Disúria
  - » Polaciúria
  - » Urgência miccional
  - » Dor suprapúbica
- Embora não estejam presentes na maior parte dos casos, hematúria e piúria também podem ser eventualmente relatadas por pacientes com cistite aguda
- Sintomas sistêmicos, como febre e calafrios, estão ausentes em caso de cistite aguda
- O diagnóstico da cistite aguda é eminentemente clínico e seus principais diagnósticos incluem:
  - » Vulvovaginites
  - » Uretrites.

Pielonefrite aguda

- A pielonefrite aguda é mais comum em gestantes no 2º e no 3º trimestre
- Os sintomas da pielonefrite aguda na gestação são:
  - » Febre (> 38°C)
  - » Dor nos flancos e desconforto costovertebral
  - » Náuseas e vômitos
- Sintomas típicos de cistite aguda podem ou não estar presentes, de forma que não são obrigatórios para o diagnóstico clínico
- No exame clínico, o principal achado em caso de pielonefrite é o sinal de Giordano positivo, que corresponde à percussão dolorosa da loja renal
- O principal diagnóstico diferencial da pielonefrite aguda é a nefrolitíase. Outros diagnósticos diferenciais incluem:
  - » Descolamento prematuro de placenta
  - » Corioamnionite.

Exames complementares

Bacteriúria assintomática e cistite aguda

- De acordo com orientação do Ministério da Saúde, todas as gestantes devem ser rastreadas para bacteriúria assintomática no 1º e no 3º trimestre. Esse rastreio deve ser idealmente realizado com:
  » Exame de urina rotina (EAS)
  » Urocultura com antibiograma
- Como já foi descrito, o diagnóstico de bacteriúria assintomática é feito quando há presença de uma espécie única de bactérias na urina em uma contagem igual ou superior a 10^5, sem que haja sinais ou sintomas
- Em suspeita de cistite aguda, o diagnóstico é clínico e o tratamento é empírico. Entretanto, deve-se realizar EAS e urocultura para confirmação diagnóstica.

Pielonefrite aguda

- Assim como na cistite aguda, a confirmação diagnóstica da pielonefrite aguda na gestação é realizada com EAS e urocultura. O hemograma também é comumente solicitado
- Quando houver suspeita de doença grave e sepse, deve-se solicitar hemocultura, gasometria arterial e lactato sérico
- Exames de imagem devem ser solicitados?
  » Exames de imagem não são solicitados rotineiramente em caso de pielonefrite aguda ou de qualquer outra forma de ITU na gestação
  » Nesse contexto, a avaliação imaginológica está reservada a episódios específicos, como suspeita de nefrolitíase, pacientes diabéticas, imunossuprimidas ou com história prévia de cirurgias urológicas, bem como quadros de pielonefrite recorrente e/ou grave e urossepse
  » Nessas situações, o exame solicitado deve ser a ultrassonografia (USG) de rins e vias urinárias.

Tratamento

Bacteriúria assintomática e cistite aguda

- O tratamento geralmente é empírico em casos de diagnóstico laboratorial de bacteriúria assintomática e diagnóstico clínico de cistite aguda

- A antibioticoterapia deve ser de amplo espectro, assim como realizada ambulatorialmente e VO. As principais opções de antibióticos são apresentadas na Tabela 54.1
- Após o tratamento empírico de bacteriúria assintomática e cistite aguda na gestação, devem ser solicitados um novo EAS e uma nova urocultura para controle de cura
- Esses exames devem ser solicitados 7 dias após o fim da antibioticoterapia.

Pielonefrite aguda

- Em suspeita de pielonefrite aguda na gestação, está indicada internação hospitalar e tratamento com antibioticoterapia intravenosa empírica
- Pacientes grávidas com pielonefrite aguda geralmente apresentam melhora clínica significativa em 24 a 48 horas após o tratamento empírico.

Antibioticoterapia intravenosa

- Se a paciente apresentar melhora clínica em 24 a 48 horas, pode ser dada a alta hospitalar com prescrição de antibioticoterapia VO por 14 dias. O principal sinal de melhora clínica é a diminuição da febre
- Caso a paciente não demonstre melhora clínica em 24 a 48 horas, a antibioticoterapia intravenosa deve ser mantida até completar entre 7 e 10 dias ou até que a paciente manifeste, de fato, uma recuperação clínica significativa

Tabela 54.1 Tratamento empírico de bacteriúria assintomática e de cistite aguda na gestação.

Antibiótico	Dose	Duração
Nitrofurantoína*	100 mg a cada 6 h	5 a 7 dias
Cefalexina	250 a 500 mg a cada 6 h	5 a 7 dias
Fosfomicina	3 g	Dose única
Amoxicilina	500 mg a cada 8 h 875 mg a cada 12 h	5 a 7 dias
Amoxicilina + clavulanato	500 mg + 125 mg a cada 8 h 875 mg + 125 mg a cada 12 h	5 a 7 dias
Sulfametoxazol + trimetoprima*	800 mg + 160 mg a cada 12 h	3 dias

*Devem ser evitados no 1º trimestre e após a 36ª semana de gestação. No entanto, podem ser utilizados nesses períodos caso sejam as únicas opções viáveis.

- Em quadros graves de pielonefrite, recomenda-se progredir para internação na UTI e tratamento com antibioticoterapia de mais amplo espectro.

Antibióticos utilizados

- Em uma abordagem inicial, é sugerida a utilização empírica de ceftriaxona 1 g, IV, 1 vez/dia
- Em manifestações mais graves, resistentes ou recorrentes, é indicado o tratamento empírico de mais amplo espectro com meropeném 1 g, IV, de 8 em 8 horas
- Após a alta, é recomendada a manutenção da medicação por mais 14 dias com cefuroxima 250 mg, VO, de 8 em 8 horas ou com cefalexina 500 mg, VO, de 6 em 6 horas
- A antibioticoterapia empírica pode ser guiada pelo antibiograma quando o resultado da urocultura estiver disponível.

Seguimento

- Após um episódio de pielonefrite na gestação, deve ser realizada uma urocultura 7 dias após o tratamento para controle de cura
- Em seguida, a paciente deve ser encaminhada para o pré-natal de alto risco e receber uma prescrição de profilaxia para ITU na gestação
- A Figura 54.1 resume o manejo da pielonefrite na gestação.

Profilaxia para infecção do trato urinário na gestação

- A profilaxia para ITU na gestação é indicada nas seguintes situações:
  - » História prévia de ITU recorrente antes da gestação
  - » Um episódio de pielonefrite na gestação
  - » Dois a três ou mais episódios de bacteriúria assintomática e/ou cistite aguda na gestação (cistite recorrente)
  - » Uma ocorrência de bacteriúria assintomática e/ou cistite aguda na gestação associado a fatores de risco importantes para recorrência
- É realizada com uso de antibiótico e com a prática de medidas adicionais (Tabela 54.2)
- Quando houver o uso de nitrofurantoína, a profilaxia deve ser mantida até 36 semanas de gestação
- Em caso de utilização de outros antibióticos, a profilaxia pode ser mantida até o termo
- Embora as uroculturas mensais sejam recomendadas por algumas sociedades, são limitadas as evidências que sustentem essa prática em pacientes que realizam antibioticoprofilaxia para ITU na gestação.

Considerações finais

- A ITU na gestação pode aumentar o risco de morbimortalidade materna e fetal
- Possíveis repercussões da ITU na gestação na saúde materna incluem um aumento do risco de:
  - » Urossepse
  - » Rotura prematura de membranas
  - » Corioamnionites
  - » Lesão renal aguda
  - » Obstrução urinária
- Possíveis repercussões da ITU na gestação na saúde fetal abrangem uma ampliação do risco de:
  - » Trabalho de parto prematuro com consequente nascimento pré-termo e/ou com baixo peso
  - » Crescimento intrauterino restrito
  - » Sepse neonatal
  - » Óbito perinatal.

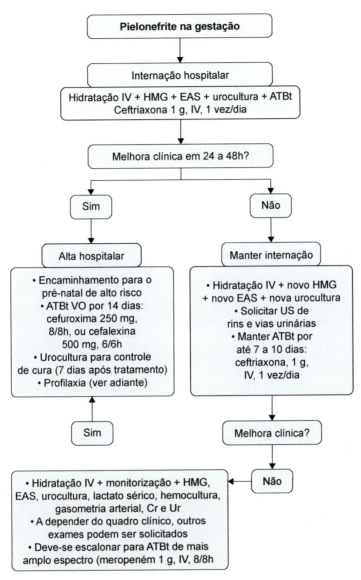

Figura 54.1 Manejo da pielonefrite na gestação. ATBt: antibioticoterapia; Cr: creatinina; EAS: exame de urina rotina; HMG: hemograma; IV: via intravenosa; Ur: ureia.

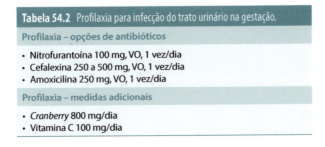

Leitura complementar

Brasil. Ministério da Saúde. Protocolos da Atenção Básica: Saúde das Mulheres/Ministério da Saúde, Insituto Sírio-Libanês de Ensino e Pesquisa. Brasília, DF: Ministério da Saúde; 2016.

Canadian Task Force on Preventive Health Care. Asymptomatic bacteriuria in pregnancy. Canadian Task Fosse; 2018.

Gomi H, Goto Y, Laopaiboon M, Usui R, Mori R. Routine blood cultures in the management of pyelonephritis in pregnancy for improving outcomes. Cochrane Database Syst Rev 2015;2015(2):CD009216.

Gupta K, Hooton TM, Naber KG, Wullt B, Colgan R, Miller LG, et al. International clinical practice guidelines for the treatment of acute uncomplicated cystitis and pyelonephritis in women: A 2010 update by the Infectious Diseases Society of America and the European Society for Microbiology and Infectious Diseases. Clin Infect Dis. 2011;52(5):103-20.

Henderson JT, Webber EM, Bean SI. Screening for Asymptomatic Bacteriuria in Adults: Updated Evidence Report and Systematic Review for the US Preventive Services Task Force. JAMA. 2019;322(12):1195-205.

Kazemier BM, Koningstein FN, Schneeberger C, Ott A, Bossuyt PM, de Miranda E, et al. Maternal and neonatal consequences of treated and untreated asymptomatic bacteriuria in pregnancy: a prospective cohort study with an embedded randomised controlled trial. Lancet Infect Dis. 2015;15(11):1324-33.

Millar LK, Cox SM. Urinary tract infections complicating pregnancy. Infect Dis Clin North Am. 1997;11(1):13-26.

Moore A, Doull M, Grad R, Groulx S, Pottie K, Tonelli M. Recommendations on screening for asymptomatic bacteriuria in pregnancy. CMAJ. 2018; 190(27):E823-E830.

Nicolle LE. Management of asymptomatic bacteriuria in pregnant women. Lancet Infect Dis. 2015;15(11):1252-4.

Nicolle LE, Gupta K, Bradley SF, Colgan R, DeMuri GP, Drekonja D, et al. Clinical Practice Guideline for the Management of Asymptomatic Bacteriuria: 2019 Update by the Infectious Diseases Society of America. Clin Infect Dis. 68(10): e83-e110.

Romero R, Oyarzun E, Mazor M, et al. Meta-analysis of the relationship between asymptomatic bacteriuria and preterm delivery/low birth weight. Obstet Gynecol. 1989;73(4):576-82.

Rouse DJ, Andrews WW, Goldenberg RL, Owen J. Screening and treatment of asymptomatic bacteriuria of pregnancy to prevent pyelonephritis: a cost-effectiveness and cost-benefit analysis. Obstet Gynecol. 1995;86(1):119-23.

Smaill FM, Vazquez JC. Antibiotics for asymptomatic bacteriuria in pregnancy. Cochrane Database Syst Rev. 2019;2019(1):CD000490.

Urinary Tract Infections in Pregnant Individuals. Obstet Gynecol 2023;142(12):435-445.

Vazquez JC, Abalos E. Treatments for symptomatic urinary tract infections during pregnancy. Cochrane Database Syst Rev. 2011;2011(1):CD002256.

Widmer M, Lopez I, Gülmezoglu AM, Mignini L, Roganti A. Duration of treatment for asymptomatic bacteriuria during pregnancy. Cochrane Database Syst Rev. 2015(11):CD000491.

55

Diabetes e Gestação

Gabriel Lage Neves ▪ Fernanda Carmo Santino Bicalho ▪ Gabriel Masini Criscuolo Parreiras ▪ Guilherme de Castro Rezende (*in memoriam*)

KEYPOINTS

1. Existem quatro tipos principais de apresentações de diabetes na gestação: diabetes *mellitus* tipo 1 (DM1), diabetes *mellitus* tipo 2 (DM2), diabetes *mellitus* gestacional (DMG) e diabetes *mellitus* diagnosticado na gestação (*overt diabetes*).
2. Um antecedente de DMG é o principal fator de risco para o desenvolvimento de DM2 e de síndrome metabólica durante a vida adulta.
3. O rastreio de diabetes na gestação está indicado para todas as gestantes.
4. Qualquer tipo de diabetes durante a gestação está relacionado a piores desfechos maternos e perinatais.
5. Sua presença na gestação prejudica a saúde materna, aumentando o risco de pré-eclâmpsia (PE), necessidade de cesariana, parto distócico, infecções urinárias e candidíase.
6. Pode impactar a saúde fetal e neonatal, aumentando o risco de malformações congênitas, macrossomia, restrição do crescimento fetal, polidrâmnio, cardiomiopatias, síndrome da angústia respiratória do recém-nascido, asfixia perinatal, entre outros.
7. A monitorização glicêmica é essencial para pacientes com diabetes na gestação.
8. O tratamento inicial do DMG é feito apenas com modificações do estilo de vida.
9. A insulinoterapia é sempre a intervenção medicamentosa de primeira escolha para diabetes pré-gestacional (DM1, DM2 e *overt diabetes*) e para DMG (quando as mudanças de estilo de vida são insuficientes).
10. A depender de sua gravidade, o diabetes na gestação pode influenciar a via e o momento do parto.

Highlights

- O DM representa um conjunto de distúrbios endócrinos e metabólicos caracterizados por uma hiperglicemia
- O diabetes tem quatro tipos de apresentação principais na gestação:
  » DM1 diagnosticado antes da gestação
  » DM2 diagnosticado antes da gestação
  » DMG
  » DMG (*overt diabetes*)
- Qualquer um deles está relacionado a piores desfechos maternos e perinatais
- O entendimento sobre as formas de rastreio e de tratamento de diabetes na gestação é de suma importância para reduzir as repercussões maternas e perinatais de tal doença.

Numbers

- Em mulheres, um antecedente obstétrico de DMG é o principal fator de risco de DM2 e de síndrome metabólica: a incidência de DM2 entre mulheres com história prévia de DMG varia de 3 a 65%
- A prevalência de diabetes na gestação pode variar, dependendo dos critérios diagnósticos adotados e da população estudada:
  » Segundo estudos populacionais, a prevalência de DMG vem aumentando nas últimas décadas e, considerando uma média mundial, é de aproximadamente 16,2%
  » Cerca de 18% das gestantes usuárias do Sistema Único de Saúde (SUS) apresentam DMG

PARTE 3 Obstetrícia Geral

» Estima-se que 16,8% dos recém-nascidos vivos tiveram mães com hiperglicemia, sendo 84% desses casos decorrentes do DMG.

Etiopatogenia e fatores de risco

- Principalmente na 2ª metade da gestação, a ação de hormônios anti-insulínicos (com destaque para hormônio lactogênico placentário – Hlp) contribui para o crescimento da resistência insulínica materna e, consequentemente, dos valores glicêmicos
- Em situações fisiológicas, esse aumento dos valores glicêmicos é benéfico ao feto, que necessita de grande quantidade de energia (*i. e.*, de glicose) nesse período da gestação
- Entretanto, a elevação da resistência insulínica e dos valores glicêmicos predispõe a gestante ao desenvolvimento de DMG
- Ainda dentro do contexto da etiopatogenia do diabetes na gestação, a Tabela 55.1 resume os fatores de risco de hiperglicemia na gestação.

Exames complementares e rastreamento

- O rastreamento de diabetes na gestação é recomendado para todas as gestantes
- Em situações de viabilidade financeira e disponibilidade técnica total, o rastreio do diabetes na gestação deve ser iniciado com o exame de glicemia em jejum que deve ser solicitado na primeira

consulta de pré-natal (antes das 20 semanas de gestação) (Figura 55.1), sendo o resultado interpretado da seguinte forma:
- » < 92 mg/dℓ: exame normal
- » 92 a 125 mg/dℓ: DMG
- » > 125 mg/dℓ: *overt diabetes*
- Caso esse primeiro teste de glicemia em jejum esteja normal, deve ser realizado um teste oral de tolerância à glicose (TOTG) no 2º trimestre (entre 24 e 28 semanas), com dosagens da glicemia em jejum e 1 e 2 horas após 75 g de dextrose, sendo o desfecho interpretado da seguinte forma:
- » Glicemia em jejum < 92 mg/dℓ; após 1 hora, < 180 mg/dℓ; e, após 2 horas, < 153 mg/dℓ: exame normal
- » Glicemia em jejum entre 92 e 125 mg/dℓ ou após 1 hora > 180 mg/dℓ ou após 2 horas entre 153 e 200 mg/dℓ: DMG
- » Glicemia em jejum > 125 mg/dℓ ou após 2 horas > 200 mg/dℓ: diabetes *mellitus* diagnosticado na gestação (*overt diabetes*)
- Em caso de início tardio do pré-natal:
- » Entre 20 e 28 semanas de gestação: apenas o TOTG entre 24 e 28 semanas
- » Após 28 semanas de gestação: TOTG imediatamente
- Em situações de viabilidade financeira e/ou disponibilidade técnica parcial, o rastreio de diabetes na gestação deve ser iniciado com o teste de glicemia em jejum, que deve ser solicitado na primeira consulta de pré-natal (antes das 20 semanas de gestação) (Figura 55.2). O resultado é interpretado da seguinte forma:
- » < 92 mg/dℓ: exame normal
- » 92 a 125 mg/dℓ: DMG
- » >125 mg/dℓ: *overt diabetes*
- Caso esse primeiro exame de glicemia em jejum esteja normal, deve ser realizado um novo exame no segundo trimestre (entre 24 e 28 semanas). O resultado desse exame é interpretado como o da primeira consulta (descrito anteriormente).

Repercussões do diabetes na gestação

Maternas

- O diabetes na gestação está associado a maior morbidade materna, de forma que aumenta o risco de algumas condições tanto durante a própria gestação quanto no puerpério

---

Tabela 55.1 Fatores de risco para hiperglicemia na gestação.

Fatores de risco gerais

- Idade (o aumento é progressivo com o avançar da idade)
- Sobrepeso/obesidade (IMC ≥ 25 kg/m²)
- História familiar de diabetes *mellitus* (parentes de 1º grau)

Antecedentes pessoais de alterações metabólicas

- HbA1c ≥ 5,7%
- Síndrome dos ovários policísticos
- Hipertensão arterial sistêmica
- Hipercolesterolemia e hipertrigliceridemia
- Acantose *nigricans*
- Uso de medicamentos hiperglicemiantes

Antecedentes obstétricos

- Duas ou mais perdas gestacionais prévias
- Diabetes *mellitus* gestacional
- Polidrâmnio
- Macrossomia fetal (recém-nascido com peso ≥ 4.000 g)
- Malformação fetal
- Óbito fetal

IMC: índice de massa corporal.

CAPÍTULO 55 Diabetes e Gestação   413

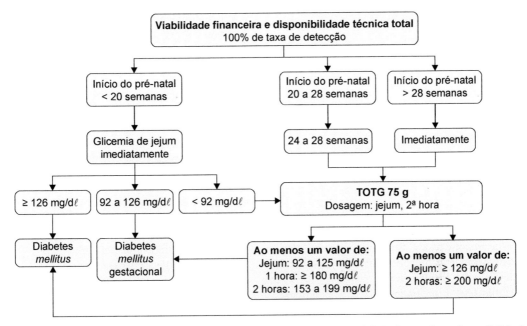

Figura 55.1 Rastreamento de diabetes na gestação em situação de viabilidade financeira e disponibilidade técnica total.

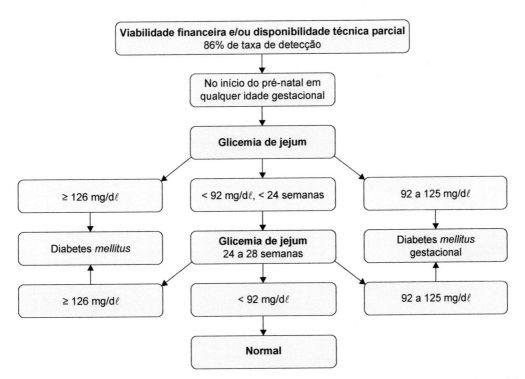

Figura 55.2 Rastreamento de diabetes na gestação em situação de viabilidade financeira e/ou disponibilidade técnica parcial.

- Durante a gravidez, aumenta o risco de:
  » PE
  » Necessidade de cesariana
  » Parto distócico
  » Infecções urinárias
  » Candidíase
- Após o parto, o diabetes pode:
  » Causar um atraso no início da amamentação
  » Potencializar o risco de recorrência de DMG
  » Ampliar o risco de desenvolvimento de DM2 por parte da mãe no futuro.

Fetais

- A exposição à hiperglicemia materna durante a gestação pode trazer vários prejuízos ao desenvolvimento fetal. Entre esses prejuízos, podemos citar a maior incidência de:
  » Óbito fetal (principalmente após a 36ª semana)
  » Malformações congênitas que podem resultar em abortamento, especialmente em pacientes com diabetes pré-gestacional
  » Cardiomiopatias
  » Restrição de crescimento fetal, geralmente em mulheres diabéticas com vasculopatias associadas
  » Macrossomia fetal e polidrâmnio
- Também pode resultar em muitas consequências aos recém-nascidos, com maior prevalência de:
  » Síndrome da angústia respiratória do recém-nascido
  » Hiperbilirrubinemia e policitemia
  » Asfixia perinatal
  » Óbito neonatal
- A Figura 55.3 resume a etiopatogenia das principais repercussões fetais e neonatais de diabetes na gestação
- A exposição fetal à hiperglicemia também aumenta a possibilidade de desenvolvimento de algumas condições durante a vida, como:
  » DM2
  » Obesidade e síndrome metabólica
  » Doenças cardiovasculares.

Tratamento

- Os objetivos primordiais do tratamento da gestante portadora de diabetes são a diminuição da morbimortalidade materna e perinatal
- O diagnóstico adequado e precoce do diabetes na gestação é essencial para maior chance de sucesso terapêutico

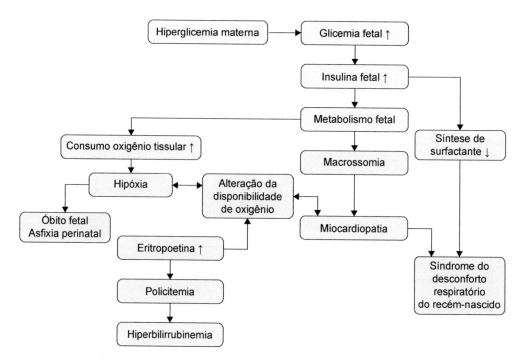

Figura 55.3 Repercussões fetais e neonatais da exposição intrauterina à hiperglicemia materna.

CAPÍTULO 55 Diabetes e Gestação

- O manejo do quadro deve ser feito por uma equipe multidisciplinar (médicos, psicólogos, enfermeiros e nutricionistas). As pacientes conduzidas por essas equipes apresentam melhores desfechos obstétricos
- As medidas mais comuns e eficazes para tratamento de diabetes na gestação incluem:
  - » Mudanças do estilo de vida, como adequação da dieta e prática de exercícios físicos
  - » Rígida monitorização glicêmica durante a gestação
  - » Intervenção farmacológica
- Embora alguns antidiabéticos orais (como a metformina) possam ser utilizados, a terapia medicamentosa de qualquer um dos tipos de apresentação de diabetes na gestação deve sempre ser feita preferencialmente com insulina
- Necessidade de tratamento farmacológico em caso de diabetes pré-gestacional:
  - » Geralmente é necessário em pacientes com DM1, DM2 e *overt diabetes*
- Em caso de DMG:
  - » Em pacientes com DMG, o tratamento inicial deve ser empregado com terapia nutricional e prática de exercícios físicos
  - » O manejo farmacológico se torna necessário caso o controle glicêmico não esteja adequado em 1 a 2 semanas após o início das mudanças no estilo de vida.

Mudanças de estilo de vida

- As principais mudanças no estilo de vida que devem ser adotadas em caso de diabetes na gestação incluem:
  - » Adequação da dieta por meio de terapia nutricional
  - » Prática de exercícios físicos
- Cerca de 70 a 85% das gestantes com DMG não necessitam de tratamento medicamentoso e atingem um controle glicêmico adequado apenas com terapia nutricional e prática de atividades físicas.

Terapia nutricional

- As recomendações para terapia nutricional apresentadas à paciente devem levar em consideração a viabilidade financeira e técnica disponível, sendo relevante o acompanhamento individual com o nutricionista

- Para as gestantes com diabetes, as orientações devem ser calculadas individualmente, considerando principalmente IMC, idade, atividades físicas realizadas, ganho de peso esperado e condições socioeconômicas da paciente
- Os resultados da orientação dietética devem ser constantemente reavaliados de forma individual pela equipe de Saúde
- Os tipos de alimentos que constituem a dieta comum da gestante devem ser reanalisados em relação ao índice glicêmico
- É importante que a paciente:
  - » Adote maior consumo de alimentos *in natura* ou minimamente processados, como cereais, legumes, verduras, frutas, carnes, peixes, ovos, óleos, gorduras vegetais, leite e derivados
  - » Tenha uma ingestão hídrica de pelo menos 2 ℓ de água por dia
  - » Não omita refeições
  - » Evite o consumo de alimentos ultraprocessados
- Quanto ao fracionamento da ingestão calórica:
  - » As refeições devem estar dispostas em intervalos de no máximo 3 horas para minimizar a variação glicêmica
  - » A gestante deve fracionar as refeições em café da manhã, almoço e jantar, além de 2 ou 3 lanches por dia, resultando em cerca de 6 refeições diárias
  - » A ceia (após o jantar) é uma importante refeição para se prevenirem picos de hipoglicemia em pacientes que fazem uso de insulina à noite.

Exercício físico para gestantes com diabetes

- O exercício físico diminui a resistência insulínica e, assim, é de extrema importância para controle do diabetes na gestação
- Em caso de disponibilidade, os programas de exercícios para gestantes com diabetes devem ser individualizados
- De forma geral, orienta-se a prática de caminhada, hidroginástica e/ou musculação durante 20 a 30 minutos por dia, na maioria ou em todos os dias da semana.

Monitorização glicêmica

- A monitorização glicêmica deve ser realizada por todas as pacientes com diabetes na gestação

e deve ser feita por meio da automonitorização da glicemia capilar
- O número de aferições diárias da glicemia depende da viabilidade financeira e disponibilidade técnica, assim como do plano de tratamento da paciente (farmacológico ou não farmacológico)
- As diferenças entre os regimes de monitorização, a depender desses fatores, estão resumidas na Tabela 55.2
- As metas terapêuticas de glicemia para pacientes com diabetes na gestação estão resumidas na Tabela 55.3 e valem para todos os trimestres da gestação
- Considera-se que o controle glicêmico está sendo efetivo quando, pelo menos, 70% das medidas de glicemia estiverem dentro da meta terapêutica
- É importante lembrar que gestantes com diabetes devem manter a glicemia de jejum acima de 70 mg/dℓ e as glicemias pós-prandiais acima de 100 mg/dℓ.

Insulinoterapia

- Como já foi descrito, a insulina é a primeira escolha para tratamento farmacológico de qualquer um dos tipos de diabetes na gestação
- Durante a gravidez, todas as formas de insulina e análogos de insulina podem ser utilizados visando ao controle glicêmico. Os tipos e o tempo de ação de cada insulina estão descritos na Tabela 55.4.

Tipo de insulina

- O tipo de insulina que deve ser prescrito depende da viabilidade financeira e disponibilidade técnica, bem como da monitorização glicêmica da paciente
- Em nível de saúde pública, no Brasil, as mais disponíveis e utilizadas são a NPH (ação intermediária) e a regular (ação rápida)
- Insulinas de ações intermediária e longa são vantajosas para controle glicêmico por longos períodos de tempo; portanto, são mais adequadas para serem administradas em jejum e pré-prandial
- Já as insulinas de ação rápida e ultrarrápida são úteis para a correção glicêmica pós-prandial.

Dose de insulina

- A dose diária de insulina deve ser dividida em múltiplas aplicações durante o dia, respeitando

Tabela 55.2 Frequência de realização da monitorização da glicemia capilar.

Pacientes tratadas com medidas não farmacológicas	
Viabilidade financeira e disponibilidade técnica total	Viabilidade financeira e disponibilidade técnica parcial
Perfil diário de 4 pontos Jejum, pós-café, pós-almoço, pós-jantar	Perfil diário de 4 pontos 3 vezes/semana Jejum, pós-café, pós-almoço, pós-jantar
Pacientes tratadas com medidas farmacológicas	
Viabilidade financeira e disponibilidade técnica total	Viabilidade financeira e disponibilidade técnica parcial
Perfil diário de 6 pontos Jejum, pós-café, antes do almoço, pós-almoço, antes do jantar, pós-jantar	Perfil diário de 4 pontos Jejum, pós-café, pós-almoço, pós-jantar

Tabela 55.3 Metas terapêuticas de glicemia na monitorização glicêmica.

Horário da coleta	Meta terapêutica
Jejum	< 95 mg/dℓ
Pós-prandiais (1 h após as refeições)	< 140 mg/dℓ
Pós-prandiais (2 h após as refeições)	< 120 mg/dℓ
Pré-prandiais	< 100 mg/dℓ

Tabela 55.4 Tipos de insulina e tempo de ação.

Tempo de ação/nome		Origem	Início de ação	Pico de ação	Duração da ação
Longa duração	Detemir	Análoga	1 a 3 h	6 a 8 h (discreto)	18 a 22 h
Intermediária	NPH	Humana	2 a 4 h	4 a 10 h	10 a 18 h
Rápida	Regular	Humana	0,5 a 1 h	2 a 3 h	5 a 8 h
Ultrarrápida	Asparte	Análoga	5 a 15 min	0,5 a 2 h	3 a 5 h
	Lispro	Análoga	5 a 15 min	0,5 a 2 h	3 a 5 h

NPH: protamina neutra Hagedorn. (Adaptada de Sociedade Brasileira de Diabetes, 2022.)

principalmente as três principais refeições e o momento antes de dormir

- A dosagem prescrita para mulheres com diabetes pré-gestacional (DM1, DM2 e *overt diabetes*) deve ser extremamente individualizada
- Para pacientes com DMG, recomenda-se o cálculo de uma dose inicial de insulina NPH de 0,5 UI/kg/dia distribuída em 3 aplicações: 1/2 antes do café da manhã, 1/4 antes do almoço e 1/4 antes de dormir
- Devem ser realizados ajustes individuais e semanais das doses de insulina com base na monitorização glicêmica.

Correção glicêmica intraparto em pacientes com diabetes *mellitus* diagnosticado na gestação

- A maioria das gestantes com DMG não necessita de insulina intraparto: um controle glicêmico adequado no decorrer da gestação é o principal determinante de tal necessidade
- Durante o trabalho de parto e durante o parto, a glicemia capilar deve ser mantida entre 70 e 120 mg/dℓ
- A insulina de escolha intraparto é sempre a regular, devido à sua ação rápida, sendo a medicação de escolha quando os níveis glicêmicos são maiores que 120 mg/dℓ
- Diante de níveis glicêmicos abaixo de 70 mg/dℓ no intraparto, a opção hiperglicemiante é a infusão de glicose a 5 ou 10%.

Metformina

- A metformina é único antidiabético oral (ADO) que pode ser prescrito, já que outros carecem de estudos que validem sua utilização durante a gestação
- Esse fármaco é uma alternativa à insulina no tratamento do DM2 na gestação e do DMG
- Não se recomenda o uso de metformina como primeira escolha quando há insulina disponível
- Levando em consideração que a insulina se mantém como primeira opção no tratamento do diabetes na gestação, podemos elencar os principais motivos para o uso da metformina:
  » Não acessibilidade à insulina
  » Dificuldades na autoadministração de insulina
  » Necessidade de altas doses diárias de insulina (> 100 UI) sem resposta adequada no

controle glicêmico e ganho de peso excessivo em uso de insulina

- A dose inicial de metformina é de 500 mg à noite e pode ser aumentada semanalmente de acordo com a demanda
- A dose máxima é de 2.500 mg/dia
- É importante ressaltar que a metformina atravessa a placenta e que não existem estudos suficientes sobre os efeitos metabólicos de tal medicamento na prole a longo prazo.

Uso de ácido acetilsalicílico

- Para reduzir o risco de PE, as pacientes com diabetes pré-gestacional (DM1, DM2 ou *overt diabetes*) devem fazer uso do AAS
- O uso do AAS deve ser iniciado idealmente com 12 semanas de gestação (preferencialmente antes da 16ª semana) e ser mantido até o parto (a dose é de 81 a 150 mg/dia, VO)
- Em caso de DMG, não há indicação de uso de AAS.

Considerações finais

- Deve-se fazer o rastreamento de DM em puérperas que tiverem DMG
- Recomenda-se o rastreio de DM2 para todas as pacientes que tiveram DMG entre 6 e 12 semanas após o parto
- Deve ser feito preferencialmente com o TOTG, sendo os valores de referência para diagnóstico da doença os mesmos para a população em geral (Figura 55.4)
- Quanto à via e ao momento do parto em caso de diabetes na gestação:
  » No DMG bem controlado, sem necessidade de tratamento medicamentoso, o parto pode ocorrer em até 40 semanas e 6 dias de gestação, sem necessidade de interrupção antes de 39 semanas
  » No DMG estabilizado com manejo medicamentoso, o parto deve ocorrer até a 39ª semana de gestação
  » No DMG com controle inadequado e/ou com crescimento fetal excessivo, o parto deve acontecer após 37 semanas
  » Em caso de DM1, DM2 ou *overt diabetes*, o parto está recomendado entre 38 e 39 semanas
  » Nos fetos acima de 4.000 g (macrossomia fetal), a interrupção da gestação está indicada, independentemente da idade gestacional

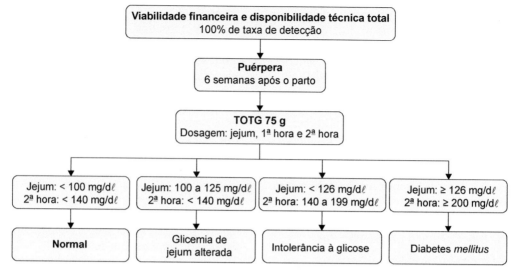

Figura 55.4 Rastreio de diabetes *mellitus* tipo 2 em puérperas que tiverem diabetes *mellitus* diagnosticado na gestação.

» O parto prematuro deve ser reservado para casos excepcionais, devendo-se evitar ao máximo a prematuridade
» O diabetes em si não contraindica a via vaginal de parto, ficando indicada a cesariana principalmente quando o peso fetal superar 4.000 a 4.500 g, devido ao risco aumentado de distocia de ombro em caso de parto vaginal.

Leitura complementar

ACOG Practice Bulletin No. 190. Obstet Gynecol. 2018;131(2):49-64.

ACOG Practice Bulletin No. 201. Obstet Gynecol. 2018;132(6):e228-48.

American Diabetes Association Professional Practice Committee. 15. Management of diabetes in pregnancy: Standards of medical care in diabetes – 2022. Diabetes Care. 2021;45(1):232-43.

Berger H, Gagnon R, Sermer M. Guideline No. 393 – diabetes in pregnancy. J Obstet Gynaecol Canada. 2019;41(12):1814-25.

Brasil. Diabetes mellitus gestacional no Brasil. Brasília, DF: Ministério da Saúde; 2016.

Brasil. Tratamento do diabetes mellitus gestacional no Brasil. Brasília, DF: Ministério da Saúde; 2019.

Brasil. Ministério da Saúde. Organização Pan-Americana da Saúde. Federação Brasileira das Associações de Ginecologia e Obstetrícia. Sociedade Brasileira de Diabetes. Cuidados obstétricos em diabetes mellitus gestacional no Brasil. Brasília, DF: MS/OPAS/Febrasgo/SBD; 2021.

Hod M, Kapur A, Sacks DA, Hadar E, Agarwal M, Di Renzo GC, et al. The International Federation of Gynecology and Obstetrics (FIGO) Initiative on gestational diabetes mellitus: A pragmatic guide for diagnosis, management, and care. Int J Gynecol Obstet. 2015;131:173-211.

Media BKK. Publications & guidelines. SMFM. The Society for Maternal-Fetal Medicine; 2023.

Metzger BE, Lowe LP, Dyer AR, Trimble ER, Chaovarindr U, Coustan DR, et al. Hyperglycemia and adverse pregnancy outcomes. The New Eng J Med. 2008;358(19):1991-2002.

National Institute for Health and Care Excellence (NICE). Diabetes in pregnancy: management from preconception to the postnatal period. NICE; 2020.

Pereira BG. Diabetes gestacional: seguimento após o parto. Rio de Janeiro: Febrasgo; 2014.

Working Group on Hyperglycaemia in Pregnancy (HIP). Hyperglycemia in Pregnancy (HIP): FIGO offers a pragmatic guide to diagnosis, management and care [Internet]; 2017 [cited 2024 November 20]. Available from : https://www.figo.org/sites/default/files/2020-07/FIGO%20HIP%20for%20website%2021%20Feb%2017.pdf.

World Health Organization. Diagnostic criteria and classification of hyperglycaemia first detected in pregnancy. WHO; 2013.

Zajdenverg L, Façanha CF, Dualib PM, Golbert A, Moisés EC, Calderon MP, et al. Rastreamento e diagnóstico da hiperglicemia na gestação. Diretriz Oficial da Sociedade Brasileira de Diabetes. Diretriz da Sociedade Brasileira de Diabetes; 2022.

56

Anemias na Gestação

João Henrique Ribeiro Fonseca ■ Gabriel Costa Osanan

KEYPOINTS

1. A anemia é uma intercorrência comum, que pode impactar negativamente a saúde gestacional.
2. Na gravidez, é comumente definida como níveis de hemoglobina (Hb) e hematócrito < 11 g/dℓ e 33%, respectivamente, no 1º e no 3º trimestre. No 2º trimestre, o ponto de corte para Hb é reduzido para 10,5 g/dℓ.
3. As principais complicações maternas associadas à deficiência de ferro são: trabalho de parto prematuro, pré-eclâmpsia, abortamento espontâneo, disfunção cognitiva, redução do desempenho físico, instabilidade emocional, depressão no puerpério, insuficiência cardíaca e óbito.
4. As principais causas de anemia na gravidez são: a anemia ferropriva e as perdas sanguíneas agudas (hemorragias).
5. As hemoglobinopatias constituem uma importante causa de anemia materna na gravidez, e merecem ser investigadas no cenário clínico.
6. É fundamental a investigação da etiologia da anemia antes da introdução de uma terapêutica.
7. Na ocorrência de hemorragias obstétricas em mulheres com anemia, há risco aumentado da morbimortalidade materna.
8. Os sintomas da maioria dos quadros de anemia são discretos e podem se confundir com alterações fisiológicas da gravidez, por exemplo: redução da tolerância aos esforços, letargia, cefaleia, sonolência, sopros sistólicos, entre outros.
9. A prevenção da anemia ferropriva, por meio de suplementação de ferro elementar no 2º e no 3º trimestre de gravidez, trata-se de recomendação pré-natal rotineira para as mulheres e não apresenta contraindicações.
10. O tratamento da anemia ferropriva com ferro elementar oral é a principal forma de reposição do micronutriente. Contudo, o uso do ferro intravenoso deve ser considerado em gestantes após 14 semanas de gravidez, com síndrome de má-absorção e com anemia grave (Hg < 8g/dℓ), intolerância à suplementação oral de ferro, intolerância ao glúten, doenças intestinais inflamatórias, após cirurgia de *bypass* gástrico e hiperêmese gravídica.

Highlights

- A anemia é definida por valores de Hb no sangue abaixo dos limites de normalidade para gestação
- As alterações fisiológicas na gravidez, em especial a expansão volêmica, reduzem a concentração da Hb, levando à hemodiluição e gerando o quadro de anemia fisiológica (o qual não deve ser confundido com anemia patológica)
- A anemia carencial, sobretudo a ferropriva, é mais comum em gestantes de países em desenvolvimento. No Brasil, a anemia por deficiência de ferro é considerada um grave problema de saúde pública
- A anemia materna aumenta o risco de resultados adversos, como pré-eclâmpsia, baixo peso ao nascer, parto pré-termo, hemorragia pós-parto, além de maior mortalidade perinatal e materna
- A anemia ferropriva decorre de diminuição do número de eritrócitos ou de concentração da Hb circulante, menor capacidade de transporte de oxigênio e diminuição da oxigenação tecidual

- O diagnóstico da anemia ferropriva, em geral, é fundamentado nos achados do hemograma. O volume corpuscular médio (VCM) é útil no diagnóstico sindrômico das anemias
- A anemia pode ser classificada de diversas maneiras; a mais utilizada é aquela que se baseia na morfologia do eritrócito. Tais classificações são úteis no diagnóstico diferencial das condições de base causadoras da anemia
- Classificação quanto à origem:
  - » Adquirida
  - » Hereditária
- Classificação quanto à fisiopatologia:
  - » Hiporregenerativa: consiste na falha do aumento dos eritrócitos ou reticulócitos com eritropoetina elevada
  - » Regenerativa: ocorre em resposta à queda dos eritrócitos, seguida por elevação da produção da eritropoetina
- Classificação quanto à apresentação clínica:
  - » Aguda: valores de Hb decaem de forma mais rápida ou abrupta
  - » Crônica: valores de Hb já estão mais baixos cronicamente
- Classificação quanto à morfologia do eritrócito (mais utilizada):
  - » Microcítica (VCM < 82 fℓ): reflete um defeito na síntese de Hb. As causas mais comuns são deficiências de ferro, redução nas cadeias de globina e redução de heme
  - » Normocítica (VCM 82 a 98 fℓ): mais encontrada em homens adultos e mulheres após a menopausa
  - » Macrocítica (VCM > 98 fℓ): tipicamente atribuída à maturação assíncrona de cromatina nuclear
- As demandas de ferro na gravidez aumentam em até 6 vezes, em virtude do aumento da produção de células vermelhas
- Recomenda-se a prescrição de profilaxia da anemia com ferro elementar em gestantes sem contraindicações a partir do 2º trimestre de gravidez
  - » Dose de profilaxia: 30 a 40 mg/dia de ferro elementar
  - » Sulfato ferroso: tem redução na sua absorção se ingerido junto às refeições
  - » Menor resposta ao uso do ferro quando é associado aos polivitamínicos minerais.

Numbers

- Estima-se uma prevalência de 41,8% de gestantes anêmicas em todo o mundo, variando de 5,7% nos EUA a 75% em Gâmbia
- No Brasil, a média de gestantes anêmicas é de 40%
- A anemia ferropriva corresponde a 75% dos casos de anemia na gravidez
- No 3º trimestre, a anemia ocorre em mais de 30% das gestantes
- A prevalência da anemia ferropriva é maior nas populações de gestantes vulneráveis
- A anemia pode reduzir a resistência a infecções na gestante e pode aumentar em até 3 vezes as taxas de complicações pós-parto
- A anemia associa-se a aumento da taxa de prematuridade em 3 vezes
- Mortalidade perinatal é 2 vezes maior em gestantes anêmicas
- Hemorragias pós-parto são mais comuns em mulheres anêmicas.

Etiopatogenia e fatores de risco

- A anemia na gravidez tem diversas causas; as principais estão descritas na Tabela 56.1
- Outros fatores de risco incluem:
  - » Pequeno intervalo interpartal
  - » Doenças parasitárias
  - » Malária
  - » Multiparidade
  - » Hipermenorreia
  - » Perda de sangue após o parto

Tabela 56.1 Principais causas de anemia na gravidez.

Anemias adquiridas	Anemias hereditárias
Anemias por deficiência • De ferro • De ácido fólico • De vitamina B12	Hemoglobinopatias • Anemia falciforme (hemoglobinopatia SS) • Hemoglobinopatia SC • S-betatalassemia
Anemia por hemorragia	Talassemias
Anemia hipo/aplásica	Anemias hemolíticas hereditárias
Anemia hemolítica adquirida	
Anemia secundária a doença crônica	

Adaptada de American College of Obstetricians and Gynecologists, 2021.

- Durante a gravidez, há um aumento significativo na necessidade de micronutrientes para suprir as exigências gestacionais. A falta desses micronutrientes pode levar ao desenvolvimento de anemia
- Anemia hiporregenerativa: ocorre por falha do aumento dos eritrócitos ou reticulócitos, mesmo com eritropoetina elevada, ou seja, há uma resposta medular insuficiente com consequente pancitopenia. As principais causas são: síndrome mielodisplásica, leucemia, fibrose e vários distúrbios infecciosos ou hereditários
- Anemia regenerativa: surge em resposta à redução dos eritrócitos, seguida por aumento na produção da eritropoetina, com consequente elevação dos eritrócitos e reticulócitos
- Anemia microcítica: é resultante de falhas na síntese de Hb ou sua insuficiência. Pode ser causada por deficiência nas sínteses de heme ou globina, bem como por defeitos sideroblásticos
- Anemia normocítica: desenvolve-se devido à redução dos eritrócitos, causada por aumento da perda de sangue ou sua destruição, falha na produção de medula óssea, insuficiência renal e hemólise
- Anemias macrocríticas megaloblásticas: são associadas à deficiência de vitamina B_{12} e ácido fólico
- Anemia de doenças crônicas: é uma causa comum e multifatorial, geralmente relacionada a processos inflamatórios. Está associada ao aumento da proteína hepcidina (que reduz a absorção de ferro no trato gastrointestinal), à fagocitose do ferro pelos macrófagos, à ampliação da apoptose de células vermelhas e da atividade dos macrófagos, assim como à diminuição da produção de eritropoetina
- As hemoglobinopatias são doenças causadas pela mutação ou deleção de genes, as quais podem cursar com:
  » Mudança quantitativa na síntese de globulinas: a qual gera as síndromes alfa e betatalassemia. São síndromes autossômicas recessivas
  » Mudanças estruturais: causam perda da qualidade do eritrócito. São as chamadas "variantes estruturais da Hb" (hemoglobinopatias HbS, HbC e HbE).

Aspectos clínicos

- Os sinais e sintomas da anemia inicial podem se confundir com sintomas comumente relacionados à gravidez, como: redução da tolerância aos esforços, letargia, astenia, cefaleia, sonolência, sopros sistólicos, entre outros
- A gestante anêmica se apresenta hipocorada, podendo também apresentar taquicardia e hipotensão em quadros agudos importantes
- Nos episódios de perdas sanguíneas volumosas e agudas, os sinais clínicos definem a gravidade do quadro (taquicardia, hipotensão, sudorese, pulso fino, entre outros). O hemograma pode levar horas para se alterar nas hemorragias agudas.

Exames complementares

- O principal exame para o diagnóstico da anemia é o hemograma
- O exame parasitológico de fezes pode ajudar no diagnóstico etiológico
- Principais exames para identificar a deficiência de ferro: ferritina e índice de saturação de transferrina, a qual pode ser calculada pela relação do ferro sérico/capacidade total de ligação do ferro
- Ferritina é o teste mais específico e que melhor reflete o estoque corporal de ferro; entretanto, eleva-se com estados inflamatórios
- A ferritina sérica < 12 ng/mℓ é confirmatória para deficiência de ferro (DF). Todavia, o valor < 30 ng/mℓ tem maior sensibilidade (92%) e especificidade semelhante (98%), sendo mais utilizado para considerar deficiência de ferro
- Índice de saturação de transferrina < 16% é considerado deficiência de ferro. Alguns autores utilizam o ponto de corte de 20% nos quadros inflamatórios
- O VCM é essencial para a análise do tipo de anemia. Com base nele, a Figura 56.1 mostra as características do diagnóstico da anemia
- Nas anemias macrocíticas, são avaliados os níveis de ácido fólico e vitamina B_{12}
- Nas anemias microcíticas, analisa-se, principalmente, a deficiência de ferro pela ferritina sérica
- O diagnóstico das hemoglobinopatias pode envolver a contagem de células vermelhas e reticulócitos, os índices eritrocitários, o teste de Hb por eletroforese de Hb ou cromatografia, além do teste de DNA
- A Tabela 56.2 apresenta os achados de eletroforese de Hb e sua interpretação

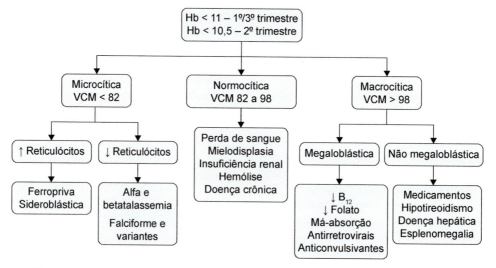

Figura 56.1 Diagnóstico de anemias com base no volume corpuscular médio – VCM (fℓ).

Tabela 56.2 Níveis de hemoglobina e achados na eletroforese de hemoglobina na doença e traço falciforme.

Interpretação	Hb (g/dℓ)	HbS	HbA	HbA2	HbF	HbC
Doença falciforme						
SS	6 a 9	> 90	0	< 3,5	< 10	0
SC	9 a 14	50	0	< 3,5	≤ 1	45
S-betatalassemia	7 a 9	> 80	10 a 30	> 3,5	< 20	0
S-betatalassemia	9 a 12	> 60		> 3,5	< 20	0
Traço falciforme						
AS	Normal	≤ 40	> 60	< 3,5	≤ 1,0	0

Adaptada de: Brasil, 2022.

Tratamento

- O tratamento de anemia varia de acordo com a sua causa, e não são todos os casos que se relacionam com a anemia ferropriva
- Devem-se tratar as verminoses, quando presentes
- A anemia megaloblástica é a segunda principal causa de anemia na gravidez; seu manejo consiste na reposição de ácido fólico e vitamina B12
- Hemoglobinopatias exigem cuidados específicos, devendo-se avaliar o tipo da anemia, as situações que exigem intervenção, assim como os cuidados necessários.

Tratamento da anemia ferropriva

- A via oral é a de eleição para o tratamento da anemia ferropriva, sobretudo naquelas com estabilidade hemodinâmica e, especialmente, se houver Hb ≥ 9 g/dℓ
- Contudo, o tratamento parenteral é importante em diversas situações, como em gestações acima de 14 semanas, especialmente nos casos de Hb < 9 g/dℓ, que necessitam de reposição mais rápida, bem como em algum sinal de intolerância à anemia
- A transfusão de sangue é usualmente necessária nos sangramentos agudos associados à instabilidade hemodinâmica para evitar a tríade letal do choque hipovolêmico
- Excluindo os eventos hemorrágicos agudos, algumas gestantes podem ser candidatas à transfusão sanguínea, com destaque para as pacientes com intolerância à anemia que apresentam Hb < 7 g/dℓ no final da gravidez (> 34 semanas). É importante individualizar esses casos.

Reposição de ferro por via oral

- O sulfato ferroso é o medicamento oral mais prescrito, pelo seu custo acessível e disponibilidade. São necessários cuidados no seu uso, tais como: evitar ingestão de café, chás e leite no momento da suplementação; ingerir preferencialmente com o estômago vazio, entre 30 minutos e 1 hora antes das refeições
- Ele é absorvido de forma rápida (90% na porção duodenal do intestino delgado)
- Os efeitos colaterais mais comuns do ferro oral são: náuseas, pirose, vômitos, diarreia e constipação, assim como gosto metálico na boca
- A terapia com ferro deve ser continuada por 3 a 6 meses após a normalização da Hb (ou até atingir ferritina sérica $\geq$ 30 ng/mℓ), para reposição dos estoques de ferro
- Dose terapêutica de ferro oral: 100 mg/dia de ferro elementar (60 a 200 mg/dia de ferro elementar), em tomada única
  - » O uso fracionado da dose, em 2 ou 3 tomadas/dia, deve ser evitado, pois possivelmente reduz a absorção do ferro
  - » Estudos recentes demonstram que o uso de ferro, em dose única diária e em dias alternados, pode melhorar a fração absorvida de ferro
  - » Uso do sulfato ferroso, em dias alternados, parece ser uma alternativa (especialmente em mulheres com intolerância ao ferro)
  - » Atualmente, propõe-se utilizar doses terapêuticas menores de ferro (60 mg a 120 mg de ferro elementar), em dose única e dias alternados

- » Nos casos de intolerância ao sulfato ferroso, uma opção é trocar a formulação oral de sulfato ferroso para outros sais de ferro, por exemplo, o hidróxido de ferro III polimaltosado
- » Deve-se avaliar resposta do tratamento em 4 semanas. Boa resposta consiste na elevação de Hb em 1 a 2 g/dℓ
- A Tabela 56.3 apresenta os principais sais de ferro por via oral disponíveis.

Reposição do ferro por via parenteral

- A terapêutica com ferro parenteral deve ser feita somente pela via intravenosa
- O ferro intravenoso deve ser considerado para gestantes, a partir de 14 semanas de gestação, nas seguintes situações: síndrome de má-absorção intestinal e com anemia grave (especialmente se houver Hb < 8 g/dℓ), intolerância à suplementação oral de ferro, intolerância ao glúten, doenças intestinais inflamatórias, após cirurgia de *bypass* gástrico e hiperêmese gravídica
- As formulações de ferro disponíveis para uso intravenoso na gravidez são: sacarato de hidróxido férrico, carboximaltose férrica e derisomaltose férrica. A Tabela 56.4 apresenta as características e os cuidados de uso das formulações
- As doses terapêuticas de ferro intravenosas são calculadas pela fórmula de Ganzoni:

$$\text{Déficit de ferro (mg)} = \text{Peso corporal (kg)} \times (\text{Hb ideal} - \text{Hb atual}) \text{ (g/d}\ell) \times 2,4 + \text{reserva de ferro desejada (500 mg a 1.000 mg ou 10 a 15 mg/kg)}$$

Ferro por via oral	Apresentação	Concentração de ferro elementar
Sulfato ferroso (20% de ferro elementar)	Drágeas/cápsulas: 200 mg Drágeas/cápsulas: 300 mg Drágeas/cápsulas: 500 mg Gotas: 125 mg/mℓ	40 mg 60 mg 100 mg 25 mg/mℓ
Hidróxido de ferro III polimaltosado (30% de ferro elementar)	Comprimidos: 435 mg Comprimidos mastigáveis: 330 mg Solução: 330 mg/mℓ Gotas: 182 mg/mℓ	123 mg 100 mg 100 mg/mℓ 50 mg/mℓ
Ferro quelato glicinato (20% de ferro elementar)	Comprimidos: 150 mg Comprimidos: 300 mg Comprimidos mastigáveis: 500 mg Gotas: 250 mg/mℓ	30 mg 60 mg 100 mg 50 mg/mℓ
Ferrocarbonila (33% de ferro elementar)	Drágeas: 400 mg	120 mg

Tabela 56.3 Principais sais de ferro por via oral disponíveis.

Adaptada de: Ache et al., 2023.

PARTE 3 Obstetrícia Geral

Tabela 56.4 Características das formulações do ferro intravenoso.

	Sacarato de hidróxido férrico	Carboximaltose férrica	Derisomaltose férrica
Apresentação (ampola)	100 mg/5 mℓ	500 mg/10 mℓ	500 mg/5 mℓ e 1.000 mg/10 mℓ
Dose máxima por infusão	200 mg	20 mg/kg ou 1.000 mg	20 mg/kg
Diluição (solução)	Soro fisiológico 0,9%	Puro ou soro fisiológico 0,9%	Puro ou soro fisiológico 0,9%
Máxima diluição	1 mg de ferro/mℓ	2 mg de ferro/mℓ	25 mg/mℓ
Tempo de infusão	100 mg ≥ 15 min 200 mg ≥ 30 min	≥ 15 min	≥ 15 min
Necessidade de dose teste	Não	Não	Não
Intervalos	Até 3 vezes/semana (máximo de 600 mg/semana)	Se dose total for > 20 mg/kg, dividir em 2 doses com 1 semana de intervalo	Se dose total for > 20 mg/kg, dividir em 2 doses com 1 semana de intervalo

Adaptada de: Ache et al., 2023.

» Em que:
- ▲ Peso corporal: ideal para obesos e pré-gestacional
- ▲ Hb ideal na gravidez 11 g/dℓ e 12 g/dℓ no puerpério
- ▲ Reserva de ferro: em geral, desejam-se 500 mg de ferro para reservas
- A dose de sacarato de hidróxido férrico segue o cálculo da fórmula de Ganzoni. São cuidados importantes: dose máxima por infusão de 200 mg, realizada até 3 vezes/semana (dose total máxima de 600 mg/semana)
- Alternativamente à fórmula de Ganzoni, utilizam-se quadros simplificados para cálculo da dose terapêutica para carboximaltose férrica e derisomaltose (Tabelas 56.5 e 56.6).

Tratamento com transfusão de hemocomponentes

- Nos casos de hemorragias agudas, com repercussão hemodinâmica (sinais de choque hipovolêmico), é indicada a reposição aguda de eritrócitos para evitar a hipóxia tecidual e a tríade letal do choque hipovolêmico. Nessas situações, a realização de transfusão emergencial deve seguir o protocolo de transfusão maciça da instituição
- Para gestantes sem sangramento ativo e estável, o tratamento deve ser considerado se houver Hb < 7 g/dℓ, principalmente se associado à intolerância à anemia e no fim da gravidez (> 34 semanas)

Tabela 56.5 Cálculo da dose terapêutica para carboximaltose férrica.

Hb (g/dℓ)	Peso de 35 a < 70 kg	Peso ≥ 70 kg
< 10	1.500 mg	2.000 mg
≥ 10	1.000 mg	1.500 mg

Obs.: a dose máxima por infusão é de 20 mg/kg ou 1.000 mg. Se for necessário o uso de doses terapêuticas maiores, dividi-las em infusões com intervalo de 1 semana entre elas. Nesses casos, geralmente a primeira infusão é de 1.000 mg.

Fonte: Ache et al., 2023.

Tabela 56.6 Cálculo da dose terapêutica para derisomaltose férrica.

Hb (g/dℓ)	Peso corporal < 50 kg	Peso de 50 a < 70 kg	Peso ≥ 70 kg
< 10	500 mg	1.500 mg	2.000 mg
≥ 10	500 mg	1.000 mg	1.500 mg

Obs.: a dose máxima por infusão é de 20 mg/kg ou 1.000 mg. Se for necessário o uso de doses terapêuticas maiores, dividi-las em infusões com intervalo de 1 semana entre elas. Nesses casos, geralmente a primeira infusão é de 1.000 mg.

Adaptada de Federación Latinoamericana de Sociedades de Obstetricia y Ginecología, 2023.

- *É importante individualizar esses casos.* Em gestantes com Hb entre 7 g/dℓ e 9 g/dℓ, se associada a sinais de instabilidade hemodinâmica importantes, pode-se considerar transfusão.

Leitura complementar

Ache AP, Benites BD, Neto CA, Langhi Junior DM, Brunetta DM, Donizetti E, et al. Consenso da Associação Brasileira de Hematologia, Hemoterapia e Terapia Celular sobre patient blood management. Associação Brasileira de Hematologia, Hemoterapia e Terapia Celular; 2023.

Achebe MM, Gafter-Gvili A. How I treat anemia in pregnancy: iron, cobalamin, and folate. Blood. 2016;129(8):940-9.

American College of Obstetricians and Gynecologists. Committee on practice bulletins-obstetrics. Anemia in pregnancy: ACOG Practice Bulletin, Number 233. Obst Gynecol. 2021;138(2):e55-e64.

Brasil. Manual de gestação de alto risco. Ministério da Saúde, Secretaria de Atenção Primária à Saúde. Departamento de Ações Programáticas. Brasília, DF: Ministério da Saúde; 2022.

Brasil. Comissão Nacional de Incorporação de Tecnologias no Sistema Único de Saúde (Conitec). Protocolo Clínico e Diretrizes Terapêuticas Anemia por Deficiência de Ferro. Brasília, DF: Ministério da Saúde; 2023.

Broadway-Duren JB, Klaassen H. Anemias. Critic Care Nurs Clin North Am. 2013;25(4):411-26.

Cantor AG, Bougatsos C, Dana T, Blazina I, McDonagh M. Routine iron supplementation and screening for iron deficiency anemia in pregnancy: a systematic review for the U.S. preventive services task force. Ann Intern Med. 2015;162(8):566-76.

da Costa VF, Lucena M. Anemia na Gestação. In: Silva CH, Bonomi IB, Osanan GC, editores. Gravidez e puerpério de alto risco. Rio de Janeiro: MedBook; 2019. p. 87-92.

Federação Brasileira das Associações de Ginecologia e Obstetrícia. Anemia ferropriva: tratamento. Rio de Janeiro: Febrasgo; 2023.

Federación Latinoamericana de Sociedades de Obstetricia y Ginecología. Consenso latinoamericano gestión de sangre de la paciente en la salud femenina. Boletín FLASOG. 2023;6(54):17-26.

Frayne J, Pinchon D. Anemia in pregnancy. Aust J Gen Pract. 2019;48(3):125-9.

Fuchs A, Heiselman C, Fassler RP, Korgaonkar-Cherala C, Abuzeid O, Garretto D, et al. Early pregnancy serum ferritin in the non-anemic patient as a predictor of anemia at delivery. Am J Obstet Gynecol. 2023;228(1):91-2.

Kaserer A, Castellucci C, Henckert D, Breymann C, Spahn DR. Patient blood management in pregnancy. Transfus Med Hemother. 2023;50(3):245-55.

Mendonça ÍMC. Hematologia da gravidez [Trabalhos Finais de Mestrado Integrado]. Lisboa: Universidade de Lisboa, Faculdade de Farmácia; 2015.

Muñoz M, Peña-Rosas JP, Robinson S, Milman N, Holzgreve W, Breymann C, et al. Patient blood management in obstetrics: management of anaemia and haematinic deficiencies in pregnancy and in the post-partum period: NATA consensus statement. Transfus Med. 2018;28(1):22-39.

Pavord S, Daru J, Prasannan N, Robinson S, Stanworth S, Girling J. UK guidelines on the management of iron deficiency in pregnancy. Brit J Haematol. 2019;188(6):819-30.

Wiesenack C, Meybohm P, Neef V, Kranke P. Current concepts in preoperative anemia management in obstetrics. Curr Opin Anaesthesiol. 2023;36(3):255-62.

World Health Organization (WHO). Guideline on haemoglobin cutoffs to define anaemia in individuals and populations. Geneva: WHO; 2024.

57

Puerpério Normal e Patológico

Ana Madeira Carneiro Braga de Freitas ▪ Mariana Martins Pires ▪ Claudia L. Soares Laranjeira

KEYPOINTS

1. No período do puerpério, a involução das alterações fisiológicas da gestação acontece de forma gradativa para o estado pré-gravídico.
2. A diferenciação entre puerpério fisiológico e patológico é importante para o acompanhamento da mulher, tanto para tratar como para prevenir complicações.
3. A infecção puerperal é definida como qualquer infecção bacteriana do trato genital no pós-parto, sendo a principal causa de morbidade febril após o parto.
4. Os principais fatores de risco para infecção puerperal são: cesariana, principalmente intraparto, trabalho de parto prolongado, rotura prematura de membranas e parto operatório.
5. As puérperas permanecem em estado pró-trombótico, apresentando risco aumentado de tromboembolismo venoso profundo (TVP) e tromboembolismo pulmonar (TEP).
6. A embolia por líquido amniótico (ELA) é uma complicação puerperal rara com elevado potencial de fatalidade, sendo o rápido reconhecimento um importante fator prognóstico.
7. A cardiomiopatia periparto é uma condição puerperal também rara que apresenta sinais e sintomas semelhantes aos de um quadro de insuficiência cardíaca aguda.
8. Os distúrbios de humor são comuns no puerpério, devendo ser sempre rastreados com atenção especial aos sinais de alarme para depressão pós-parto.
9. No puerpério, a contracepção deve ser iniciada de acordo com a vontade da mulher, sendo que tal escolha deve ser planejada durante o pré-natal.
10. As primeiras 24 horas pós-parto exigem assistência próxima, sendo recomendada uma avaliação regular dos seguintes parâmetros: sangramento vaginal, tônus uterino, altura uterina, temperatura corporal, frequência cardíaca e pressão arterial.

Highlights

- Puerpério é o período que se inicia logo após o nascimento do concepto, e a dequitação placentária termina entre 6 e 8 semanas pós-parto. Entretanto, algumas referências, incluindo o American College of Obstetricians and Gynecologists (ACOG), determinam o fim do puerpério após 12 semanas, denominando-o "quarto trimestre" do ciclo gravídico puerperal

- Corresponde ao desaparecimento das alterações fisiológicas da gestação, assim como do retorno do corpo ao estado pré-gravídico e de adaptação da mulher à maternidade
- As pacientes no período puerperal necessitam de atenção especial, uma vez que se encontram sob risco aumentado de complicações físicas e psicológicas, podendo evoluir para o chamado "puerpério patológico".

Numbers

- A hemorragia puerperal e a infecção puerperal são, respectivamente, as segunda e terceira principais causas de morte materna no Brasil
- A incidência de infecções puerperais é subestimada, visto que a maioria se manifestará a partir de 72 horas após o parto, momento em que a maioria das pacientes já recebeu alta hospitalar. No Brasil, o índice varia entre 0,2% e 0,8%, de acordo com a via de parto, o uso ou não de antibioticoprofilaxia, o acesso aos cuidados médicos e outras características populacionais
- O risco de infecção puerperal aumenta em 4,7 vezes quando a cesariana é realizada após o início do trabalho de parto
- A probabilidade de tromboembolismo venoso no puerpério sobe em até 20 vezes em comparação a uma mulher não grávida da mesma idade.

Fisiologia e alterações anatômicas no puerpério fisiológico

Involução uterina

- Inicia-se imediatamente após a dequitação placentária por meio de contrações miometriais sucessivas, que comprimem os vasos intramiometriais, consistindo em um dos principais mecanismos de homeostasia pós-parto
- Logo depois da dequitação, o miométrio se contrai rapidamente e o útero pode ser palpado com aspecto globular, firme, indolor na linha média entre o umbigo e a borda superior da sínfise púbica
- O útero permanece com volume aumentado durante o puerpério, sendo a medida de altura uterina nas 12 horas subsequentes coincidente com altura da cicatriz umbilical, seguida de uma retração de cerca de 1 cm a cada dia, atingindo seu tamanho pré-gravídico, normalmente, de 6 a 8 semanas após o parto
- A falha na contração miometrial resulta em hipotonia ou atonia, que consiste nas principais causas de hemorragia pós-parto
- Apesar de a altura uterina ser rotineiramente avaliada no puerpério imediato, não existem evidências de que esse seja um parâmetro preditivo de complicações.

Lóquios

- Secreção eliminada pelo canal vaginal após o parto
- Está presente em quantidade variável e resulta do desprendimento dos tecidos da decídua, eritrócitos, células epiteliais e bactérias
- No puerpério imediato, a decídua basal persiste, sendo dividida em duas partes: a decídua superficial (que descama, dando origem aos lóquios) e a decídua profunda (que é responsável pela regeneração endometrial)
- Os lóquios consistem em quantidades variáveis de exsudatos e transudatos, entre 200 mℓ e 500 mℓ, eliminados no período puerperal
- Microscopicamente, são compostos de eritrócitos, leucócitos, decídua, células epiteliais e bactérias
- Ao longo do período puerperal, surgem diferentes aspectos e denominações à medida que os dias pós-parto passam:
  » Lóquios vermelhos (em latim, *Lochia rubra*): nos primeiros dias, apresentam-se com coloração avermelhada devido à elevada concentração de eritrócitos
  » Lóquios serosos ou amarelos (em latim, *Lochia serosa ou flava*): entre a 2ª e 3ª semana após o parto, mostram-se mais fluidos, com coloração acastanhada, por causa da alta concentração de hemoglobina semidegradada
  » Lóquios brancos (em latim, *Lochia alba*): finalmente, entre a 4ª e a 6ª semana, exibem-se com coloração amarelada/esbranquiçada pela presença de leucócitos.

Involução do sítio placentário

- Após a dequitação da placenta, observa-se a trombose de grandes vasos da região onde estava implantada, consistindo em um mecanismo secundário de hemostasia, associado à contração da musculatura uterina no local
- O sítio placentário atinge um tamanho aproximado de 4 cm ao fim da segunda semana puerperal, e o endométrio inicia seu processo de regeneração a partir da decídua basal.

Colo uterino

- Permanece amolecido nos primeiros dias do puerpério, podendo apresentar lacerações e escoriações

- Há permanência de dilatação em 2 a 3 cm, que logo involui para menos de 1 cm em poucos dias e deverá estar fechado ao fim das primeiras 2 semanas
- A regressão do epitélio cervical se inicia 4 dias após o parto, à medida que o orifício cervical se estreita o canal se reconstitui. São necessários de 3 a 4 meses para que o colo uterino retome seu aspecto histológico anterior à gestação
- A cicatrização do óstio externo ocorre em forma de fenda, principalmente após o parto vaginal; em geral, o aspecto puntiforme do canal cervical, pré-gravídico, não é retomado.

Vagina e musculatura pélvica

- A vagina inicialmente apresenta-se de tamanho aumentado e lisa, retomando seu aspecto rugoso com a diminuição do edema e da vascularização, que ocorre por volta da 3ª semana puerperal
- Lacerações da parede vaginal em geral cicatrizam muito bem, desde que as suturas reparadoras sejam feitas de forma adequada e não haja deiscência, infecção ou hematomas perineais
- A passagem do feto pelo canal de parto pode resultar em distensão fascial e trauma da musculatura pélvica, que acabam resultando em frouxidão muscular, que pode não retornar totalmente ao estado pré-gravídico.

Sistema urinário

- No puerpério imediato, é frequente o esvaziamento vesical incompleto, devido tanto ao aumento da capacidade e distensão da bexiga quanto à dilatação pielocalicial pela compressão dos ureteres pelo útero contraído
- Menos de 1% das parturientes desenvolve retenção urinária, que consiste na ausência de micção 6 horas após o parto ou a remoção da sonda vesical. São fatores de risco: primiparidade, parto operatório, período expulsivo prolongado, parto cesariano e anestesia regional, raquianestesia ou bloqueio peridural. O quadro normalmente é autolimitado com resolução espontânea nos primeiros dias após o parto
- A incontinência urinária também pode ocorrer no puerpério, sobretudo depois de partos por via vaginal. As puérperas com incontinência urinária no período pré-natal têm maior risco de incontinência urinária após o parto em curto e longo prazo. Alguns fatores de risco já identificados incluem: idade materna superior a 30 anos, segundo estágio do trabalho de parto prolongado, mais de 60 minutos, circunferência cefálica ou peso fetal mais elevados, IMC materno pré-gestacional elevado, trauma perineal aumentado. A maior parte das mulheres que apresenta incontinência urinária no puerpério como novo sintoma tem desaparecimento espontâneo do quadro após o 1º ano pós-parto.

Parede abdominal

- A maioria das pacientes recupera o tônus normal da musculatura abdominal ao longo de várias semanas; entretanto, outras podem apresentar diástase do músculo reto abdominal e frouxidão da pele
- O uso de cintas ou bandagens não implica redução de diástase ou frouxidão muscular.

Sistema cardiovascular

- As alterações no puerpério imediato, sobretudo após partos vaginais, acontecem de forma rápida e intensa com aumento de 60% no débito cardíaco e 70% no volume sistólico nos primeiros 10 minutos após o parto
- Em 1 hora pós-parto, espera-se que o débito cardíaco e o volume sistólico mantenham-se aumentados, respectivamente, em 50% e 70%, enquanto a frequência cardíaca diminui e a pressão arterial se mantém inalterada
- Ocorre ainda a descompressão da veia cava com a contração uterina, que, associada à autotransfusão de sangue uteroplacentário para o espaço intravascular, resulta em elevação da pré-carga da mulher. Em consequência ao incremento de volume sanguíneo circulante, nota-se o edema sistêmico, principalmente de membros inferiores, que regride em até 10 dias após o parto.

Sistema hematológico

- O retorno dos parâmetros hematológicos ao estado pré-gravídico demora de 6 a 12 semanas. No puerpério imediato, espera-se um aumento dos níveis de hemoglobina e hematócrito, além de uma leucocitose expressiva que pode chegar a 25 mil leucócitos/mℓ sem desvio para a esquerda

- As puérperas apresentam risco aumentado para doenças tromboembólicas, uma vez que o estado pró-trombótico da gestação permanece presente no puerpério ao longo de 6 semanas.

Tremores

- Observados em 25 a 50% das parturientes, iniciados geralmente nos primeiros 30 minutos após o parto, com duração de 2 a 60 minutos
- A etiologia é não esclarecida, mas algumas hipóteses são: hipotermia materna, hemorragia, microembolia amniótica, reação termogênica após a saída da placenta ou reação a medicações anestésicas
- O evento é autolimitado, por isso recomendam-se apenas medidas de suporte, como o aquecimento da paciente.

Sistema endócrino

- Os níveis de beta-hCG retornam aos valores normais com 2 a 4 semanas pós-parto
- A menstruação na maioria das mulheres não lactantes retorna até a 12ª semana pós-parto, porém apenas cerca de um quarto será precedida de ovulação
- Para as lactantes, o tempo de retomada da ovulação depende da regularidade e intensidade de amamentação e fatores individuais das pacientes, como nutrição, balanço energético e composição corporal. Há ação direta do estímulo do mamilo sobre o hipotálamo por via neuroendócrina, que mantém a prolactina elevada e inibe a produção de FSH e LH
- Caso a puérpera não amamente, os níveis de FSH e LH (que estarão muito baixos nas primeiras semanas) se elevarão lentamente e, em cerca de 6 a 8 semanas, ela ovulará. Todavia, esse período pode ser variável.

Sistema gastrointestinal

- Nos primeiros dias após o parto, é possível que ocorram constipação e dificuldade no esvaziamento intestinal, que podem ser acentuadas pelo uso de alguns analgésicos, pelo medo de dor e contaminação da região perineal e pela condição de estar em ambiente hospitalar
- Geralmente, a simples orientação sobre ingestão hídrica, a deambulação e a dieta revertem o quadro de constipação, mas, quando necessário,

podem-se recomendar: ingestão de fibras alimentares, laxantes ou uso de supositórios à base de glicerina.

Alterações dermatológicas

- Nos últimos meses de gestação e no puerpério, pode ocorrer o surgimento de estrias; portanto, indica-se inicialmente manter a pele hidratada e, posteriormente, após o 3º mês, fazer tratamentos dermatológicos especializados
- Entre o 1º e 5º mês depois do parto, pode haver queda acentuada dos cabelos, denominada "eflúvio telógeno" – um processo autolimitado, com restauração dos padrões de crescimento habituais entre 6 e 15 meses após o parto.

Mamas

- As mamas inicialmente produzem colostro, precursor do leite materno com aspecto alcalino e amarelado, podendo iniciar a secreção mesmo antes do parto
- A produção do leite maduro depende das alterações hormonais desencadeadas com o parto e do estímulo de sucção feito pelo recém-nascido
- Há ocorrência de um ingurgitamento inicial nas primeiras 24 a 72 horas em decorrência da produção de leite
- O aumento das mamas é frequentemente acompanhado por hipersensibilidade e dor, sendo ocasionalmente associado à febre, que deve ter causas infecciosas descartadas
- As alterações mamárias e a lactação são pontos de extrema importância no cuidado assistencial à puérpera (e serão abordados de forma mais detalhada no Capítulo 59, *Lactação e Amamentação*).

Puerpério patológico

Morbidade febril puerperal

- A morbidade febril puerperal é definida como presença de temperatura (aferida por via oral) de, no mínimo, 38°C por 2 dias consecutivos dentre os primeiros 10 dias pós-parto, excetuando-se as primeiras 24 horas
- O conceito foi criado para enfatizar a atenção necessária aos sinais de infecção após o parto, que frequentemente se restringem à presença de febre

- Os diagnósticos diferenciais que devem ser considerados incluem: endometrite, mastite, infecção de sítio cirúrgico, infecção urinária e pneumonia. Infecções virais respiratórias, como covid-19 e *influenza*, também podem ocorrer, sendo necessária a diferenciação entre infecções puerperais e infecções no puerpério. Na Tabela 57.1, estão listadas as possíveis infecções puerperais de acordo com a localização
  - » Infecção puerperal é um termo que se refere a qualquer infecção bacteriana do trato genital no pós-parto, incluindo endometrite, endomiometrite ou endoparametrite, sendo a endometrite a causa mais frequente de morbidade febril puerperal
    - ▲ **Fatores de risco**: o principal fator de risco independente para infecções puerperais é a realização de cesariana, sobretudo após o início do trabalho de parto, denominada "cesariana intraparto" Além disso, devem-se considerar os seguintes:
      - ◆ Vulnerabilidade socioeconômica
      - ◆ Diabetes
      - ◆ Obesidade
      - ◆ Uso prolongado de esteroides sistêmicos
      - ◆ Tabagismo
      - ◆ Anemia
      - ◆ Rotura prematura de membranas ovulares (RPMO) prolongada
      - ◆ Infecções vaginais ou intra-amnióticas preexistentes
      - ◆ Exames de toque frequentes
      - ◆ Trabalho de parto prolongado

Tabela 57.1 Tipos de infecções puerperais.

Infecções relacionadas com procedimentos cirúrgicos intraparto	• Infecções em episiotomia ou em lacerações pós-parto vaginal • Infecções em ferida operatória de cesárea
Infecções no útero, anexos e vasos pélvicos	• Endometrite e endomiometrite • Salpingites e salpingo-oforites • Parametrites • Tromboflebite pélvica séptica
Infecções de cavidade abdominal	• Abscessos pélvicos e pelviperitonite • Peritonite
Infecções do trato urinário	• Cistite aguda • Pielonefrite
Infecção de mama	• Mastite

- ◆ Parto operatório
- ◆ Trauma perineal grave
- ◆ Hemorragia pós-parto
- ▲ **Microbiologia**: as infecções puerperais são geralmente polimicrobianas, com bactérias provenientes da flora intestinal, vaginal ou da pele, incluindo aeróbias e anaeróbias, com predominância de bactérias gram-negativas. As bactérias que requerem atenção especial por sua maior agressividade são: *Streptococcus* dos grupos A e B
- ▲ **Clínica:** o quadro clínico é a base para o diagnóstico e cursa normalmente com:
  - ◆ **Febre**: consiste no principal sintoma. De modo geral, a febre é maior do que 38,5°C e aparece 24 horas após o parto
  - ◆ Nas infecções por *Streptococcus* dos grupos A e B, em pacientes com diagnóstico prévio de corioamnionite ou com sintomas sugestivos de quadro infeccioso na gestação ou durante o trabalho de parto ou parto, a febre pode surgir nas primeiras 24 horas
  - ◆ **Dor abdominal**: o útero doloroso à mobilização, amolecido e hipoinvoluído à palpação compõe a tríade de Bumm, tríade clássica para suspeita de endometrite pós-parto. A dor isolada apresenta menor relevância nas pacientes submetidas a cesarianas
  - ◆ **Lóquios alterados**: podem ser fétidos e purulentos. Infeções por *Streptococcus* do grupo A não costumam cursar com essa alteração e podem inclusive interromper a eliminação de lóquios
  - ◆ **Sinais de bacteriemia**: tremores, calafrio, taquicardia e taquipneia
  - ◆ **Sepse**: pode ser definida como uma resposta inflamatória desregulada à morbidade febril ou infecção puerperal levando à disfunção orgânica. Os critérios de sepse seguem os mesmos para a mulher não gravida; consideram-se, então, pelo menos dois dos seguintes sinais concomitantes (para que a equipe inicie as medidas iniciais de tratamento da sepse): febre/hipotermia, taquicardia, taquipneia ou leucocitose com 10% de formas jovens
- ▲ **Exames complementares**: na avaliação de pacientes apresentando febre puerperal,

exames complementares podem auxiliar o diagnóstico:

- Hemograma completo
- Urinálise e urocultura
- Hemocultura: apresenta utilidade sobretudo em quadros de sepse ou infecções refratárias à antibioticoterapia empírica
- Exames de imagem, como ultrassonografia, tomografia computadorizada e ressonância magnética, podem ser essenciais para localizar o foco infeccioso para investigações de complicações nos casos refratários, como suspeita de retenção de produtos da concepção, abscessos pélvicos e abdominais, hematomas e tromboflebite pélvica. Também são importantes para definir se a abordagem cirúrgica é necessária
- Atenção: culturas endocervicais não apresentam relevância clínica

- **Tratamento farmacológico**: o manejo inicial da endometrite ou endomiometrite consiste em antibioticoterapia empírica com antibióticos de amplo espectro, usualmente por via parenteral. A persistência de febre após 72 horas de início da medicação é considerada falha de terapia e justifica a extensão propedêutica. Após 24 a 48 horas afebril, a paciente pode receber alta, sem evidência de necessidade de continuação oral do tratamento. Os principais esquemas terapêuticos são:
  - Esquema preferencial para pacientes sem colonização por *Streptococcus* do grupo B prévia: clindamicina 900 mg a cada 8 horas + gentamicina 5 mg/kg a cada 24 horas (preferencial) ou 1,5 mg/kg a cada 8 horas (sem dose de ataque)
  - Esquema preferencial para pacientes com colonização por *Streptococcus* do grupo B prévia: ampicilina 2 g IV a cada 6 horas + clindamicina 900 mg a cada 8 horas + gentamicina 5 mg/kg a cada 24 horas (preferencial) ou 1,5 mg/kg a cada 8 horas (sem dose de ataque) **ou** ampicilina-sulbactam 3 g IV a cada 6 horas
  - Metronidazol 500 mg IV a cada 12 horas pode substituir a clindamicina em pacientes que não amamentam
  - Alternativas para pacientes críticas que apresentam falha ao tratamento inicial

incluem: piperacilina-tazobactam ou carbapenêmicos

- **Manejo cirúrgico**: mulheres que não apresentem resposta ao tratamento clínico e em que sejam identificadas complicações passíveis de intervenção cirúrgica devem ser submetidas à abordagem cirúrgica rapidamente, se estáveis hemodinamicamente. Alguns dos possíveis procedimentos necessários são:
  - Curetagem de restos placentários
  - Desbridamento de material necrótico em sítio cirúrgico
  - Drenagem de abscessos intracavitários
  - Histerectomia

- **Antibioticoprofilaxia**: não há indicação de uso de antibióticos profiláticos rotineiramente em partos vaginais não operatórios. A antibioticoprofilaxia está indicada para:
  - Todas as pacientes submetidas a cesarianas no momento da indução anestésica
    - Dose única de ampicilina ou de cefalosporina IV de primeira geração
    - Associar 500 mg de azitromicina IV em dose única em caso cesariana intraparto

- Parto operatório
  - Em mulheres com necessidade de reparo das lacerações perineais de 3º e 4º graus, é recomendada para reduzir risco de infecção e deiscência de suturas: administração de uma dose de antibiótico de largo espectro.

Hemorragia puerperal

- As hemorragias pós-parto são emergências obstétricas, que necessitam de reconhecimento e resposta rápidas para evitar a morte materna. São classificadas em:
  » Hemorragias precoces ou primárias (que ocorrem nas primeiras 24 horas)
  » Hemorragias tardias ou secundárias (que se dão de 24 horas a 12 semanas pós-parto).

Fatores de risco

- Retenção placentária
- Parada de progressão do segundo período de parto
- Acretismo placentário
- Lacerações
- Parto operatório

PARTE 3 Obstetrícia Geral

- Macrossomia fetal
- Doenças hipertensivas gestacionais
- Indução do parto
- Primeiro ou segundo período do parto prolongado.

Diagnóstico

- O diagnóstico é feito pela presença de qualquer um dos critérios a seguir:
  - » Observação de sangramento maior do que 500 mℓ no parto vaginal ou maior do que 1.000 mℓ na cesariana
  - » Sinais de hipovolemia, mesmo na ausência de sangue visível, devido à possibilidade de sangramento intra-abdominal.

Etiologia

- A identificação rápida da causa pode ser feita a partir da "regra dos 4Ts", na hemorragia primária ou secundária, que preconiza:
  - » Tônus uterino (avaliação de hipotonia ou atonia)
  - » Trauma do canal de parto
  - » Tecido (retenção de tecidos placentários)
  - » Trombina (doenças hematológicas).

Tratamento

- Será definido de acordo com a causa identificada e deve ser iniciado o mais precocemente possível
- Esse tópico será discutido em mais detalhes no Capítulo 58, *Hemorragia Pós-parto*.

Tromboembolismo

- Como abordado anteriormente, as puérperas permanecem em estado pró-trombótico ao longo de várias semanas após o parto, apresentando risco de TVP e TEP maior do que durante a gestação
- Todas as mulheres merecem vigilância quanto aos sinais e sintomas de TVP e TEP, além de orientações e estímulos para deambulação precoce, mas as evidências não sustentam indicação de tromboprofilaxia farmacológica para todas as pacientes
- A profilaxia farmacológica no pós-parto é regularmente indicada por um mínimo de 6 semanas, preferencialmente com heparina de baixo peso molecular (HBPM). São indicações para tromboprofilaxia farmacológica gestantes com pontuação maior que 3 de acordo com a Tabela 57.2

Tabela 57.2 Fatores de risco para TEV na hospitalização de gestantes e puérperas (Protocolo Febrasgo – Obstetrícia, n° 68/Comissão Nacional Especializada em Tromboembolismo Venoso).

Trombose e trombofilias			Pontos
TEV prévio	Ocorrido enquanto em uso de hormônios (contraceptivo combinado, reposição hormonal)		3
	Ocorrido na gestação ou puerpério		3
	Relacionado a cirurgia de grande porte		2*
	Sem fator desencadeante ou idiopático		3
Trombofilia	De alto risco	Antitrombina III	3
		Síndrome antifosfolípide (critério clínico + laboratorial)	3
		FVL em homozigose	3
		Mutação da protrombina em homozigose	3
	De baixo risco	FVL em heterozigose	2
		Mutação da protrombina em heterozigose	2
		Deficiência de proteína C	2
		Deficiência de proteína S	2
		Anticorpos antifosfolípides (sem SAF)	2

(continua)

CAPÍTULO 57 Puerpério Normal e Patológico

Tabela 57.2 Fatores de risco para TEV na hospitalização de gestantes e puérperas (Protocolo Febrasgo – Obstetrícia, nº 68/Comissão Nacional Especializada em Tromboembolismo Venoso). (*Continuação*)

		Pontos
Comorbidades clínicas e cirúrgicas		
Covid-19: casos graves ou moderados		3
Anemia falciforme		3
Cardiopatias	Prótese valvar mecânica	3
	Fibrilação ou *flutter* atrial	3
	Hipertensão pulmonar e/ou síndrome de Eisenmenger	3
	Miocardiopatia dilatada	3
Proteinúria ≥ 3,5 g/24h		3
Doença reumatológica em atividade (necessitando internação)		3
Doença reumatológica em atividade (necessitando internação)		3
Doença inflamatória intestinal (necessitando internação)		3
Neoplasias malignas	Câncer de pulmão, esôfago ou pulmão	3
	Outros cânceres ativos nos últimos 6 meses	2
	Quimioterapia nos últimos 6 meses	2
Patologias cianóticas específicas (policitemia vera, policitemia familiar congênita, DPOC, sarcoidose pulmonar)		2
Infecções graves		3
Desidratação/Hiperêmese		1
Procedimento cirúrgico na gravidez ou puerpério		1
Varizes de grosso calibre		1
Tabagismo > 10 cigarros/dia		1
Condições clínicas		
Idade ≥ 40 anos		2
IMC ≥ 40 kg/m²		2
Imobilidade no leito > 4 dias	com IMC ≥ 30 kgm²	3
	com IMC < 30 kgm²	2
Cesariana de urgência		1**
Hemorragia superior a 1.000 mℓ, necessitando transfusão		2
Gestação múltipla		1***
Multiparidade (≥ 3 partos prévios)		1
Pré-eclâmpsia grave		1
Natimorto sem causa aparente		1**
		SOMA

*Pontua 2 na gestação, pontua 3 no puerpério.
**Pontua somente no puerpério.
***Pontua somente na gestação.
A pontuação igual a ou maior do que 3 indica anticoagulação profilática.

- Durante a hospitalização, para pacientes submetidas a cesarianas com risco alto ou muito alto de TVP de acordo com escalas de risco para gestantes e puérperas
- Estendida por pelo menos 6 semanas, para mulheres submetidas a cesarianas com risco alto ou muito alto de TVP, em que os fatores de risco persistam significativamente no puerpério, como:
  » Puérperas com trombofilias e história familiar positiva para TVP
  » Homozigotas para o fator V de Leiden ou para a mutação 20210A, independentemente de história familiar positiva para TVP

- Pacientes que recebem terapia para TVP aguda durante o puerpério devem continuar com a profilaxia por pelo menos 6 semanas
- Aquelas que faziam o uso contínuo de anticoagulante antes da gestação e realizaram mudança de medicação e/ou dose devem retomar o tratamento prévio no puerpério.

Embolia por líquido amniótico

- A embolia por líquido amniótico (ELA) é uma complicação rara observada no puerpério imediato com elevado potencial de fatalidade, sendo o rápido reconhecimento um importante fator prognóstico.

Etiologia e fisiopatologia

- Ocasionada por entrada de líquido amniótico na circulação com liberação de mediadores inflamatórios, que podem resultar em vasospasmo, dano capilar alveolar e hipotensão
- Pode ocorrer também a embolização em arteríolas pulmonares que cursa com hipertensão pulmonar, insuficiência cardíaca direita e edema pulmonar.

Fatores de risco

- Trauma abdominal
- Procedimentos invasivos (p. ex., amniocentese ou amnioinfusão)
- Parto instrumentalizado
- Acretismo placentário
- Pré-eclâmpsia
- Rotura uterina
- Idade materna superior a 35 anos.

Quadro clínico

- Colapso cardiovascular agudo
- Insuficiência respiratória
- Acometimento de sistema nervoso central
- Coagulação intravascular disseminada
- Falência de múltiplos órgãos.

Exames complementares

- Não existem exames específicos para o diagnóstico, mas podem auxiliar o diagnóstico e a definição prognóstica:
  » Hemograma
  » Coagulograma

  » Gasometria arterial ou venosa
  » Radiografia de tórax
  » Ecocardiograma.

Tratamento

- Baseado em suporte hemodinâmico e respiratório, acompanhado de correção dos distúrbios de coagulação e manejo dos sintomas neurológicos, quando presentes.

Cardiomiopatia periparto

- Definida como insuficiência cardíaca desenvolvida no último mês de gestação ou nos primeiros 5 meses pós-parto, sem outra causa identificada, cursando com disfunção ventricular esquerda e fração de ejeção inferior a 45%, com ou sem dilatação ventricular.

Fatores de risco

- Idade superior a 30 anos
- Multiparidade
- Gestação múltipla
- Raça negra
- Doenças hipertensivas da gestação
- Uso de cocaína
- Uso de tocolíticos por mais de 4 semanas.

Quadro clínico

- Manifestações típicas de insuficiência cardíaca:
  » Fadiga
  » Dispneia
  » Dispneia paroxística noturna
  » Ortopneia
  » Edema de membros inferiores.

Exames complementares

- Os exames que melhor auxiliam o diagnóstico da cardiomiopatia periparto são:
  » Eletrocardiograma
  » Ecocardiograma
  » Radiografia de tórax
  » BNP e NT-proBNP.

Tratamento

- Baseado em suporte respiratório, compensação hemodinâmica e avaliação de prevenção trombótica

- A terapia é semelhante à realizada na insuficiência cardíaca aguda:
  - » Inibidores da enzima conversora de angiotensina (IECA)
  - » Bloqueadores de receptor de angiotensina (BRA)
  - » Inibidores de SGLT2
  - » Antagonistas de receptor de mineralocorticoide
- O uso de bromocriptina tem sido proposto, ainda com evidências incipientes e sem consenso de indicação.

Depressão pós-parto

- Alterações de humor são comuns no período puerperal, podendo se manifestar de forma leve e autolimitada, com o *blues puerperal/baby blues*, ou ainda de forma mais duradoura, com sintomas mais severos, caracterizando o quadro de depressão maior unipolar pós-parto
- O *blues puerperal* usualmente manifesta-se com alterações leves de humor e comportamento, que se iniciam nos primeiros 3 dias após o parto e desaparecem em até 2 semanas. A persistência dos sintomas por período maior do que 2 semanas exige uma avaliação cuidadosa para depressão pós-parto.

Quadro clínico

- A depressão puerperal frequentemente se manifesta nos primeiros 30 dias do puerpério.
- Os sintomas podem incluir:
  - » Variação de humor
  - » Irritabilidade
  - » Raiva
  - » Sentimento de culpa
  - » Incapacidade de cuidar do recém-nascido
  - » Alterações somáticas: distúrbios do sono, diminuição de energia, mudança de apetite, ganho ou perda de peso, assim como da função gastrointestinal e da libido.

Fatores de risco

- Os mais recorrentes consistem em depressão prévia anterior à gestação ou durante a gestação
- Inúmeros fatores sociais, biológicos e psicológicos foram identificados como possíveis fatores de risco:
  - » Baixa condição socioeconômica
  - » Ausência de suporte familiar
  - » Multiparidade
  - » Cesariana
  - » Transtorno de ansiedade
  - » Transtorno disfórico pré-menstrual
  - » Obesidade
  - » Diabetes.

Rastreamento

- Deve ser realizado em todas as puérperas, independentemente de fatores adicionais de risco
- A principal ferramenta utilizada é a escala de depressão pós-natal de Edimburgo, que pode ser preenchida em menos de 5 minutos. Ela avalia 10 itens, podendo resultar em um escore, que varia de 0 a 30, e uma pontuação de 12 ou mais identifica a maioria das mulheres com depressão pós-parto (Tabela 57.3)
  - » O rastreamento é de extrema importância, uma vez que a depressão pós-parto coloca as puérperas em risco e afeta o desenvolvimento do bebê, prejudicando a criação de laços afetivos e a garantia dos cuidados.

Tratamento

- Psicoterapia: pode ser tentada isoladamente nos casos leves a moderados
- Farmacoterapia: nos casos refratários à psicoterapia e como abordagem inicial nos casos mais graves, deve-se sempre levar a segurança na amamentação em conta. As principais medicações e os riscos para amamentação estão descritos na Tabela 57.4
- Eletroconvulsoterapia: nos casos de pacientes mais graves com necessidade de melhora rápida ou com sintomas psicóticos.

Assistência no puerpério

Internação

- O hospital é o ambiente dos primeiros cuidados da maioria das puérperas, bem como é o local onde se inicia a relação da família com o bebê e a adaptação à maternidade
- Um ambiente seguro e tranquilo, com suporte à mãe e orientações adequadas, auxilia o aumento da confiança materna e a construção de laços com o recém-nascido

PARTE 3 Obstetrícia Geral

Tabela 57.3 Escala de depressão pós-parto de Edimburgo.

Você teve um bebê há pouco tempo e gostaríamos de saber como você está se sentindo nos últimos 7 dias e não apenas hoje. Assinale uma alternativa para cada pergunta.

1. Eu tenho sido capaz de rir e achar graça das coisas.

A. Como eu sempre fiz	B. Não tanto quanto antes
C. Sem dúvida, menos que antes	D. De jeito nenhum

2. Eu sinto prazer quando penso no que está por acontecer em meu dia a dia.

A. Como sempre senti	B. Talvez, menos que antes
C. Com certeza menos	D. De jeito nenhum

3. Eu tenho me culpado sem necessidade quando as coisas saem erradas.

A. Sim, na maioria das vezes	B. Sim, algumas vezes
C. Não muitas vezes	D. Não, nenhuma vez

4. Eu tenho me sentido ansiosa ou preocupada sem uma boa razão.

A. Não, de maneira alguma	B. Pouquíssimas vezes
C. Sim, algumas vezes	D. Sim, muitas vezes

5. Eu tenho me sentido assustada ou em pânico sem um bom motivo.

A. Sim, muitas vezes	B. Sim, algumas vezes
C. Não, muitas vezes	D. Não, nenhuma vez

6. Eu tenho me sentido esmagada pelas tarefas e acontecimentos do meu dia a dia.

A. Sim. Na maioria das vezes, eu não consigo lidar bem com eles.	B. Sim. Algumas vezes, não consigo lidar bem como antes.
C. Não. Na maioria das vezes, consigo lidar bem com eles.	D. Não. Eu consigo lidar com eles tão bem quanto antes.

7. Eu tenho me sentido tão infeliz que eu tenho tido dificuldade de dormir.

A. Sim, na maioria das vezes	B. Sim, algumas vezes
C. Não muitas vezes	D. Não, nenhuma vez

8. Eu tenho me sentido triste ou arrasada.

A. Sim, na maioria das vezes	B. Sim, muitas vezes
C. Não muitas vezes	D. Não, de jeito nenhum

9. Eu tenho me sentido tão infeliz que eu tenho chorado.

A. Sim, quase todo o tempo	B. Sim, muitas vezes
C. De vez em quando	D. Não, nenhuma vez

10. A ideia de fazer mal a mim mesma passou por minha cabeça.

A. Sim, muitas vezes ultimamente	B. Algumas vezes nos últimos dias
C. Pouquíssimas vezes ultimamente	D. Nenhuma vez

Como fazer a pontuação:
Questões 1, 2 e 4: A = 0; B = 1; C = 2; D = 3
Questões 3, 5 a 10: A = 3; B = 2; C = 1; D = 0

*Uma pontuação de 12 ou mais identifica a maioria das mulheres com depressão pós-parto. Mulheres que relatam sintomas depressivos sem ideação suicida ou comprometimento funcional importante (ou pontuação entre 5 e 9 na escala) devem ser reavaliadas dentro de 1 mês. (Traduzida e adaptada de Cox et al., 1987.)

- O alojamento conjunto é recomendado para mães estáveis sem contraindicações de permanência com recém-nascido
- As vantagens dessa modalidade de alojamento incluem:

  » Favorecimento à construção do vínculo afetivo familiar
  » Maior facilidade de amamentação
  » Cuidados constantes dos pais com o recém-nascido

CAPÍTULO 57 Puerpério Normal e Patológico

Tabela 57.4 Principais antidepressivos e a amamentação.

Medicamentos	Dose inicial	Amamentação	Riscos
Sertralina	50 mg/dia máx. 200 mg/dia	Compatível	Mínimos. Raramente pode haver distúrbios do sono e/ou sucção
Paroxetina	20 a 25 mg/dia máx. 62,5 mg/dia	Compatível	Mínimos. Pode haver choro constante, insônia, letargia, baixo ganho de peso, cansaço
Fluoxetina	20 mg máx. 80 mg/dia	Compatível	Mínimos. Pode haver choro, insônia, vômitos e diarreia
Citalopram	20 mg/dia máx. 40 mg/dia	Compatível	Mínimos. Sonolência, dificuldade de sucção e perda de peso
Escitalopram	10 mg/dia máx. 40 mg/dia	Compatível	Mínimos. Menos excretado no leite que o citalopram
Venlafaxina	37,5 a 75 mg/dia máx. 225 mg/dia	Menos compatível	Pequenos. Poucos estudos.
Mirtazapina	15 mg/dia máx. 45 mg/dia	Compatível	Poucos estudos
Nortriptlina	10 a 25/dia máx. 150 mg	Compatível	Mínimos. Nada relatado. Não é a primeira escolha como antidepressivo

Adaptada de Federação Brasileira das Associações de Ginecologia e Obstetrícia (Febrasgo), 2021.

» Menor risco de infecções decorrentes da circulação de mãe e recém-nascido em múltiplos ambientes hospitalares.

Avaliação clínica e exame físico

- As primeiras 24 horas pós-parto exigem assistência mais próxima, sendo recomendada avaliação, em intervalos regulares desde a primeira hora pós-parto, dos critérios clínicos:
  » Sangramento vaginal
  » Tônus uterino
  » Altura uterina
  » Temperatura
  » Frequência cardíaca
  » Pressão arterial (caso a primeira medida seja normal a próxima aferição pode ser realizada após 6 horas)
- O fluxo urinário deve ser avaliado e espera-se que seja retomado dentro de 6 a 8 horas pós-parto
- As mamas devem ser avaliadas, e a paciente deve receber orientações sobre amamentação
- As avaliações feitas após 24 horas devem questionar ativamente:
  » Bem-estar geral das pacientes
  » Alterações em função urinária ou intestinal
  » Cicatrização perineal ou de sítio cirúrgico
  » Cefaleia
  » Fadiga

» Dor lombar
» Higiene perineal
» Dor em mamas ou abdominal
» Lóquios.

Manejo de dor e uso de medicamentos

- Analgésicos ou anti-inflamatórios não esteroidais podem ser usados no manejo de cólicas abdominais, dor na episiorrafia ou cicatriz cirúrgica, ingurgitamento mamário ou cefaleia
- Aplicação local de compressas frias e gelo pode ser oferecida para alívio da dor perineal pós-parto.

Outras medidas

- As pacientes devem retomar a alimentação e ser encorajadas a iniciar a deambulação assim que possível, como forma de prevenção de constipação, complicações urinárias e eventos tromboembólicos
- Exames laboratoriais universais não são indicados de rotina no pós-parto
- Mulheres com anemia prévia ou hemorragia pós-parto podem realizar hemograma para avaliação de hemoglobina e hematócritos
- Leucocitose isolada não sugere infecção e consiste em uma alteração esperada no pós-parto, podendo apresentar algum valor diagnóstico em pacientes com morbidade febril puerperal

- Puérperas com Rh-D negativos e RN com Rh-D positivos devem receber imunoglobulina anti-D nas primeiras 72 horas pós-parto
- Todas as pacientes devem ser triadas para depressão e ansiedade usando instrumentos validados e, caso necessário, devem receber os devidos encaminhamentos para avaliação e tratamento do quadro.

Tempo de alta e retorno

- Mães que tiveram partos vaginais podem receber alta após 18 a 24 horas, enquanto para pacientes submetidas a cesáreas o ideal é esperar entre 36 e 48 horas
- Antes da alta hospitalar, todas as pacientes devem ser orientadas sobre mudanças esperadas, cuidados individuais, consultas de seguimento ambulatorial e cuidados com o RN
- O primeiro retorno ambulatorial deve ocorrer, idealmente, entre 7 e 14 dias pós-parto
- Os pontos de atenção na primeira consulta após o parto consistem em avaliação da episiorrafia ou do sítio cirúrgico, da adaptação materno-familiar, do estado geral da paciente e de possíveis alterações do humor
- Dificuldades de amamentação devem ser ativamente questionadas e orientadas
- O segundo retorno ambulatorial fica indicado próximo ao fim do puerpério, em torno de 40 dias pós-parto
- A consulta deve retomar questões de adaptação à maternidade, alterações de humor e amamentação, mas deve-se também discutir a retomada da atividade sexual, a anticoncepção e o planejamento familiar.

Anticoncepção no puerpério

- O planejamento familiar deve ser um tópico abordado ainda no acompanhamento de pré-natal
- Pacientes que não amamentam retomarão sua fertilidade 25 dias após o parto, já as que amamentam de forma exclusiva voltarão a ovular mais tarde e de forma mais imprevisível
- As mulheres que amamentam de forma exclusiva e com frequência adequada estarão sob o efeito de altos níveis de prolactina, podendo evoluir com a amenorreia da lactação. No entanto, esse não é um método contraceptivo seguro e deve ser associado a outras estratégias
- Os dispositivos intrauterinos, do tipo hormonal e não hormonal, são métodos contraceptivos de longa duração com alta efetividade
  » Têm papel cada vez mais importante na contracepção no puerpério imediato, visto que podem ser inseridos nos primeiros 10 minutos após a dequitação da placenta e até 48 horas após o parto
  » Essa opção deve ser discutida com as pacientes durante o pré-natal ou no momento de admissão na maternidade. É importante informá-las que a taxa de expulsão é mais alta do que a observada na inserção após o retorno do útero ao tamanho habitual
- Contraindicações:
  » De 48 horas até 4 semanas após o parto, devido ao risco maior de perfuração
  » Infecção ou hemorragia puerperal
  » Distorções anatômicas da cavidade uterina
  » Câncer de mama vigente, no caso do SIU-LNG
- Progestagênios isolados orais e implante subdérmico de levonorgestrel podem ser administrados imediatamente após o parto
- Progestagênio injetável trimestral pode ser iniciado 6 semanas após o parto em pacientes que amamentam e imediatamente após, nas que não amamentam
- De modo geral, os métodos contraceptivos combinados, em todas as suas apresentações, são contraindicados durante as primeiras 3 semanas pós-parto para todas as mulheres, podendo ser empregados após esse período para as que não amamentam e não têm outros fatores de risco para TEV
- Pacientes que não amamentam, mas têm fatores de risco, devem aguardar 6 semanas
- Aquelas que amamentam de forma exclusiva não devem fazer uso desse método nos primeiros 6 meses
- Os métodos de barreira têm baixa efetividade e não devem ser utilizados isoladamente.

Leitura complementar

ACOG Committee Opinion No. 757: Screening for Perinatal Depression. Obstet Gynecol. 2018; 132(5):e208-e212.

American College of Obstetricians and Gynecologists' Committee on Practice Bulletins – Obstetrics. ACOG Practice Bulletin No. 196: Thromboembolism in Pregnancy. Obstet Gynecol. 2018;132(1):e1-e17.

Bates SM, Greer IA, Middeldorp S, Veenstra DL, Prabulos AM, Vandvik PO. VTE, thrombophilia, antithrombotic therapy, and pregnancy: antithrombotic therapy and prevention of thrombosis, 9th ed: American College of Chest Physicians Evidence-Based Clinical Practice Guidelines. Chest. 2012;141(2 Suppl):e691S-e736S.

Benson MD, Haney E, Dinsmoor M, Beaumont JL. Shaking rigors in parturients. J Reprod Med. 2008;53(9):685-90.

Bergström S, Libombo A. Puerperal measurement of the symphysis-fundus distance. Gynecol Obstet Invest. 1992;34(2):76-8.

Brockington I. Postpartum psychiatric disorders. Lancet. 2004;363(9405):303-10.

Carley ME, Carley JM, Vasdev G, Lesnick TG, Webb MJ, Ramin KD, et al. Factors that are associated with clinically overt postpartum urinary retention after vaginal delivery. Am J Obstet Gynecol. 2002;187(2):430-3.

Cox JL, Holden JM, Sagovsky R. Detection of postnatal depression. Development of the 10-item Edinburgh postnatal depression scale. Br J Psychiatry. 1987;150(6):782-6.

Demakis JG, Rahimtoola SH, Sutton GC, Meadows WR, Szanto PB, Tobin JR, et al. Natural course of peripartum cardiomyopathy. Circulation. 1971;44(6): 1053-61.

Faro S. Postpartum endometritis. Clin Perinatol. 2005;32(3):803-14.

Federação Brasileira das Associações de Ginecologia e Obstetrícia (Febrasgo). Depressão Pós-parto. São Paulo: Febrasgo; 2021. (Protocolo Febrasgo de Obstetrícia, nº 3/Comissão Nacional Especializada em Assistência ao Abortamento, Parto e Puerpério.)

Federação Brasileira das Associações de Ginecologia e Obstetrícia (Febrasgo). Tromboembolismo venoso na gestação: diagnóstico e tratamento. São Paulo: Febrasgo; 2021 (Protocolo Febrasgo – Obstetrícia, nº 68/Comissão Nacional Especializada em Tromboembolismo Venoso.)

Fernandes CE. Tratado de Obstetrícia – Febrasgo. Rio de Janeiro: Guanabara Koogan; 2018.

Gibbs RS, O'Dell TN, MacGregor RR, Schwarz RH, Morton H. Puerperal endometritis: a prospective microbiologic study. Am J Obstet Gynecol. 19751;121(7):919-25.

Gist RS, Stafford IP, Leibowitz AB, Beilin Y. Amniotic fluid embolism. Anesth Analg. 2009;108(5):1599-602.

Heit JA, Kobbervig CE, James AH, Petterson TM, Bailey KR, Melton LJ 3rd. Trends in the incidence of venous thromboembolism during pregnancy or postpartum: a 30-year population-based study. Ann Intern Med. 2005;143(10):697-706.

Jackson E, Glasier A. Return of ovulation and menses in postpartum nonlactating women: a systematic review. Obstet Gynecol. 2011;117(3):657-62.

Kamel H, Navi BB, Sriram N, Hovsepian DA, Devereux RB, Elkind MS. Risk of a thrombotic event after the 6-week postpartum period. N Engl J Med. 2014;370(14):1307-15.

Khan KS, Wojdyla D, Say L, Gülmezoglu AM, Van Look PF. WHO analysis of causes of maternal death: a systematic review. Lancet. 2006;367(9516):1066-74.

Kjeldsen J. Hemodynamic investigations during labour and delivery. Acta Obstet Gynecol Scand Suppl. 1979;89:1-252.

Lamontagne C, Lesage S, Villeneuve E, Lidzborski E, Derstenfeld A, Crochetière C. Intravenous dexmedetomidine for the treatment of shivering during Cesarean delivery under neuraxial anesthesia: a randomized-controlled trial. Can J Anaesth. 2019;66(7):762-71.

MacArthur C, Wilson D, Herbison P, Lancashire RJ, Hagen S, Toozs-Hobson P, et al. Urinary incontinence persisting after childbirth: extent, delivery history, and effects in a 12-year longitudinal cohort study. BJOG. 2016;123(6):1022-9.

Mackeen AD, Packard RE, Ota E, Speer L. Antibiotic regimens for postpartum endometritis. Cochrane Database Syst Rev. 2015;2015(2):CD001067.

McLaren HC. The involution of the cervix. Br Med J. 1952;1(4754):347-52.

Nonacs R, Cohen LS. Postpartum mood disorders: diagnosis and treatment guidelines. J Clin Psychiatry. 1998;59(Suppl 2):34-40.

Montgomery E, Alexander J. Assessing postnatal uterine involution: a review and a challenge. Midwifery. 1994;10(2):73-6.

Porter JC. Proceedings: hormonal regulation of breast development and activity. J Invest Dermatol. 1974;63(1):85-92.

Ravid D, Gidoni Y, Bruchim I, Shapira H, Fejgin MD. Postpartum chills phenomenon: is it a feto-maternal transfusion reaction? Acta Obstet Gynecol Scand. 2001;80(2):149-51.

Reed P, Sermin N, Appleby L, Faragher B. A comparison of clinical response to electroconvulsive therapy in puerperal and non-puerperal psychoses. J Affect Disord. 1999;54(3):255-60.

Reyes FI, Winter JS, Faiman C. Postpartum disappearance of chorionic gonadotropin from the maternal and neonatal circulations. Am J Obstet Gynecol. 1985;153(5):486-9.

Scheer I, Andrews V, Thakar R, Sultan AH. Urinary incontinence after obstetric anal sphincter injuries (OASIS): is there a relationship? Int Urogynecol J Pelvic Floor Dysfunct. 2008;19(2):179-83.

Sessler DI. Temperature monitoring and perioperative thermoregulation. Anesthesiology. 2008;109(2): 318-38.

Sheiner E, Sarid L, Levy A, Seidman DS, Hallak M. Obstetric risk factors and outcome of pregnancies complicated with early postpartum hemorrhage: a population-based study. J Matern Fetal Neonatal Med. 2005;18(3):149-54.

Sherman D, Lurie S, Frenkel E, Kurzweil Y, Bukovsky I, Arieli S. Characteristics of normal lochia. Am J Perinatol. 1999;16(8):399-402.

Silva CH, Laranjeira CL, Osanan GC. Manual SOGIMIG – Assistência ao parto e puerpério. Rio de Janeiro: MedBook; 2019.

The World Health Organization Multinational Study of Breast-feeding and Lactational Amenorrhea. II. Factors associated with the length of amenorrhea. World Health Organization Task Force on Methods for the Natural Regulation of Fertility. Fertil Steril. 1998;70(3):461-71.

Ueland K, Hansen JM. Maternal cardiovascular dynamics. II. Posture and uterine contractions. Am J Obstet Gynecol. 1969;103(1):1-7.

Wang K, Xu X, Jia G, Jiang H. Risk factors for postpartum stress urinary incontinence: a systematic review and meta-analysis. Reprod Sci. 2020;27(12):2129-45.

Wasalathanthri S, Tennekoon KH. Lactational amenorrhea/anovulation and some of their determinants: a comparison of well-nourished and undernourished women. Fertil Steril. 2001;76(2):317-25.

Yip SK, Sahota D, Pang MW, Day L. Postpartum urinary retention. Obstet Gynecol. 2005;106(3):602-6.

Yonkers KA, Ramin SM, Rush AJ, Navarrete CA, Carmody T, March D, et al. Onset and persistence of postpartum depression in an inner-city maternal health clinic system. Am J Psych. 2001;158(11):1856-63.

Zugaib M. Zugaib obstetrícia. 5. ed. Barueri: Manole; 2023.

58

Hemorragia Pós-Parto

Luiz Gustavo Pessoa Pires Jabour ▪ Giovana Rios Pimenta Nogueira ▪ Álvaro Luiz Lage Alves

KEYPOINTS

1. Hemorragia pós-parto (HPP) é uma emergência obstétrica grave, sendo a principal causa de morte materna em todo o mundo e a segunda no Brasil.
2. HPP é definida como uma perda sanguínea cumulativa de 1.000 mℓ ou mais de sangue, ou como qualquer sangramento associado a sinais e sintomas de hipovolemia, habitualmente dentro de 24 horas após o nascimento, independentemente da via de parto.
3. A incidência de HPP é variável e estimada entre 1 e 10% dos partos.
4. As taxas de HPP em países em desenvolvimento e em países desenvolvidos são similares, apesar de o risco absoluto de morte ser menor nos desenvolvidos.
5. As causas mais comuns de HPP se resumem ao mnemônico "Os quatros Ts": tônus, trauma, tecido e trombina.
6. Gestantes com fatores de risco para HPP devem ser identificadas o mais rápido possível e receber atenção especializada. Entretanto, a maioria das parturientes com fatores de risco identificados não desenvolverá HPP, enquanto várias das parturientes de baixo risco evoluirão com o quadro.
7. Identificação rápida do quadro hemorrágico, disponibilidade de recursos e resposta apropriada são pontos críticos para prevenir os óbitos e as morbidades maternas graves.
8. O tratamento da HPP deve ser iniciado imediatamente. O sequenciamento do atendimento deve incluir: solicitação de ajuda, realização de manobra de compressão uterina, avaliação rápida da etiologia, manutenção da oxigenação e da perfusão tecidual, obtenção de acessos venosos calibrosos com coleta de amostra sanguínea, solicitação de exames laboratoriais, reposição da volemia, administração de ácido tranexâmico e de uterotônicos, análise da antibioticoprofilaxia e estimativa da perda sanguínea.
9. A "hora de ouro" da HPP define como estratégia principal para prevenir o choque hipovolêmico o controle do sítio hemorrágico na primeira hora após o início da hemorragia, reforçando o papel da intervenção agressiva e precoce.
10. Possíveis morbidades a longo prazo incluem: a síndrome de Sheehan (entre as pacientes que evoluíram com choque grave) e a síndrome de Asherman (de ocorrência maior entre as que foram vigorosamente curetadas).

Highlights

- A determinação de um sangramento característico de hemorragia pós-parto varia na literatura, mas a maioria dos estudos classifica como uma perda de 500 a 1.000 mℓ ou mais de sangue, associada ou não a sinais e sintomas de hipovolemia, tais como taquicardia, diminuição da pressão arterial, palidez e alteração de consciência

- Hemorragia pós-parto primária ou precoce:
  » Ocorre em até 24 horas após o parto
  » A primeira hora, estrategicamente definida como a "hora de ouro", é a mais importante
- Hemorragia pós-parto secundária ou tardia:
  » Acontece a partir de 24 horas até 12 semanas após o parto, sendo mais comum nas primeiras 2 semanas

» As causas mais comuns são retenção de tecidos ovulares, subinvolução do leito placentário e infecção
- No presente capítulo, será abordada a HPP precoce (emergência obstétrica de grande morbi-mortalidade).

Numbers

- No Brasil, a HPP é a segunda causa de morte materna, atrás apenas das síndromes hipertensivas da gestação
- A incidência de HPP é variável e estimada entre 1 e 10% dos partos
- As estratégias para quantificar a perda sanguínea são variadas e incluem: estimativas visuais, pesagem de compressas, uso de dispositivos coletores e mensuração dos parâmetros clínicos, entre os quais destaca-se o índice de choque
- A elevação nas taxas de cesáreas, registrada na maioria dos países, contribui diretamente para o aumento da incidência de HPP, principalmente pelos seguintes motivos:
  » Cesáreas apresentam maior risco para hemorragias
  » Cesáreas prévias são um grande fator de risco para placenta prévia e espectro da placenta acreta (EPA) – duas causas importantes de HPP
- As taxas de HPP são maiores entre as mulheres negras, motivadas pela desigualdade no cuidado e no acesso à atenção especializada, e não a um risco individual causado pela etnia.

Etiopatogenia

- As etiologias mais comuns de HPP podem ser resumidas no mnemônico "Os quatro Ts", apresentado na Tabela 58.1.

Atonia uterina

- Falha na contração uterina, que deve ocorrer após a expulsão do feto, da placenta e das membranas ovulares
- Pode ser local ou difusa
- É responsável por aproximadamente 70% dos casos de HPP
- A maioria dos casos responde aos medicamentos uterotônicos

Tabela 58.1 Mnemônico "Os quatro Ts".

Os quatro Ts	Significado
Tônus	Atonia uterina
Trauma	Lacerações no canal de parto; rotura uterina; inversão uterina
Tecido	Espectro da placenta acreta; tecido placentário retido
Trombina	Coagulopatias

- Cerca de 27% das histerectomias intraparto são realizadas devido à atonia uterina
- É diagnosticada por meio da palpação do fundo uterino, que não fica completamente firme
- HPP prévia e parto prolongado são fatores de risco importantes.

Trauma

- Geralmente causado por lacerações no canal de parto, sobretudo na vagina e no períneo
- Rotura uterina e inversão uterina são as formas mais graves relacionadas à HPP por trauma
- A revisão minuciosa do canal de parto é importante para evitar o agravamento do quadro
- Alguns fatores de risco incluem parto vaginal operatório com fórceps ou vácuo-extrator e episiotomia mediana
- O tratamento consiste no reparo cirúrgico adequado das lacerações
- O manejo da rotura uterina deve ser realizado por meio da laparotomia, seguida do reparo cirúrgico do útero (casos menos graves) ou da histerectomia
- O tratamento da inversão uterina deve ser realizado por meio do reposicionamento uterino na cavidade pélvica, por via vaginal (manobra da Taxe)
- Diante da falha na tentativa do reposicionamento uterino por via vaginal, está indicada a laparotomia seguida de tentativa de reposicionamento uterino (procedimento de Huntington) ou de histerectomia.

Tecido e anormalidades placentárias

- EPA, placenta prévia, descolamento prematuro de placenta (DPP) e retenção de tecido placentário prejudicam a contração uterina eficiente, causando HPP

- Fatores de risco envolvidos para retenção placentária incluem: cesariana prévia, distúrbios hipertensivos na gestação e anormalidades uterinas
- Atualmente, o EPA apresenta elevação epidêmica de sua incidência, correlacionando-se com o aumento contemporâneo das taxas de cesariana
- Placenta prévia e EPA são potencialmente diagnosticados previamente pelo ultrassom, permitindo o planejamento e a preparação da equipe para o parto
- A retenção uterina simples de material ovular (cotilédones placentários, membranas ovulares) pós-dequitação deve ser tratada com curetagem e curagem uterinas
- Em partos com dequitação prolongada e retenção placentária (ausência de expulsão da placenta após 30 minutos do nascimento), pode-se realizar a extração manual da placenta, desde que esteja presente um plano de clivagem entre o útero e a placenta. Subsequentemente, procede-se a curetagem e curagem uterinas
- O EPA nas suas variedades prévia increta e percreta pode ser tratado por meio de histerectomia ou exérese segmentar uteroplacentária, seguida de restauração da anatomia uterina (casos selecionados)
- A histerotomia e a extração fetal devem ser realizadas fora da área uterina invadida, habitualmente no fundo uterino
- As neoformações vasculares devem ser cuidadosa e seletivamente ligadas, devendo a histerectomia ser realizada com a placenta *in situ*
- Diante de invasão placentária vesical, cistectomia parcial e/ou reimplantação dos ureteres podem ser necessárias.

Distúrbios de coagulação

- Na HPP aguda, deve-se suspeitar de coagulopatia em pacientes com:
  » Fibrinogênio < 300 mg/dℓ
  » Trombocitopenia (plaquetas < 100.000)
  » RNI > 1,5 ou TTPa prolongado
- Coagulação intravascular disseminada (CIVD), pode ser adquirida em decorrência de DPP, pré-eclâmpsia, síndrome HELLP, sepse ou decesso fetal
- Mulheres portadoras da doença de von Willebrand têm risco aumentado para HPP por coagulopatia

- As coagulopatias são, em geral, tratadas com modalidades específicas, a depender da doença de base. Em muitas, é necessário o tratamento transfusional
- O atraso no controle hemorrágico dos casos de HPP por atonia uterina, trauma ou retenção de tecido ovular é habitualmente seguido de choque grave e queda nos fatores de coagulação, o que agrava o quadro da HPP devido à coagulopatia de consumo.

Fatores de risco

História

- HPP prévia
- Cesariana ou outra cirurgia uterina prévia
- História familiar de HPP (mãe, irmã).

Caraterísticas da gestante

- Obesidade
- Alta paridade
- Concepção por reprodução assistida
- Anemia.

Fatores obstétricos na gestação atual

Pré-natais

- Volume uterino aumentado (gestações múltiplas, polidrâmnio)
- Feto grande para idade gestacional
- Decesso fetal
- Miomatose uterina importante
- Gestação pós-termo
- Uso de medicamentos (relaxantes uterinos, medicações antitrombóticas, antidepressivos)
- Síndromes hipertensivas da gestação.

Intraparto

- Parto ou indução prolongados
- Diminuição ou parada de progressão
- Parto prematuro
- Corioamnionite
- Distúrbios de coagulação (p. ex., trombocitopenia)
- Anormalidades placentárias (placenta prévia, EPA, descolamento prematuro de placenta)
- Cesariana intraparto

- Uso de fórceps ou vácuo-extrator
- Inversão uterina
- Útero de Couvelaire (DPP).

Aspectos clínicos

- A HPP é uma emergência clínica e necessita de avaliação rápida e acurada, com o objetivo de diagnosticar o sangramento excessivo e identificar as suas causas para intervenção direcionada
- Prioritariamente, é necessário realizar o diagnóstico da HPP e estimar a gravidade do quadro. Nesse sentido, dois aspectos importantes devem ser investigados:
  - » Estimativa da perda sanguínea: para identificar perdas maiores que 500 a 1.000 mℓ
  - » Avaliação do estado geral da paciente: a fim de identificar repercussão hemodinâmica clinicamente significativa
- A HPP grave é definida como perda sanguínea de pelo menos 1.000 mℓ, enquanto perdas superiores a 2.000 mℓ são classificadas como HPP maciça.

Estimativa da perda sanguínea e avaliação do estado geral da paciente

- A estimativa do volume sanguíneo perdido é importante para identificar pacientes em maior risco de choque hipovolêmico e guiar intervenções precoces
- Existem diferentes formas para se realizar essa estimativa, cada uma com suas vantagens e desvantagens
- Em geral, as evidências atuais são insuficientes para favorecer um método em relação ao outro
- Apesar de alguns métodos fornecerem estimativas mais acuradas do volume sanguíneo perdido, permanece incerto se a maior acurácia tem impacto em desfechos de interesse, como morbidade materna grave, HPP grave, necessidade de hemotransfusão, anemia materna, entre outros
- A estimativa visual se baseia na avaliação de parâmetros, como coloração de compressas e lençóis pelo sangue, formação de poças, fluxo sanguíneo aparente, entre outros
  - » Em geral, tende a superestimar sangramentos de pequeno volume e a subestimar sangramentos volumosos

- » Numerosas evidências indicam que os profissionais da Saúde apresentam baixo desempenho na realização dessa estimativa
- » Mais importante do que a estimativa precisa do volume perdido é a identificação de sangramento aumentado que demanda conduta imediata
- » Nesse sentido, frequentemente se utilizam, de forma complementar, a observação da velocidade do fluxo de sangue e de sua natureza, combinados com diferentes parâmetros clínicos da paciente, discutidos adiante
- A pesagem de compressas e lençóis/campos, entre outros, é especialmente útil em situações controladas como cesáreas ou histerectomias – nas quais há uma padronização dos insumos utilizados
- Considerando a densidade do sangue igual à da água (1 mg/mℓ), o valor em mℓ do sangramento é igual ao peso do material com sangue subtraído do peso do material sem sangue
- O uso de dispositivos coletores tem sido difundido como estratégia acurada para quantificar as perdas sanguíneas, bem como consiste no uso de bolsas dotadas de graduação volumétrica, posicionadas abaixo do nível da paciente após o parto vaginal
- Deve-se tomar cuidado para posicionar o dispositivo depois do parto, com o objetivo de minimizar a coleta de fluidos diferentes do sangue (a exemplo de fluido amniótico)
- Outro cuidado é seu posicionamento em local sem compressão extrínseca, a qual pode prejudicar a leitura dos valores
- Tipicamente, o uso desse tipo de insumo requer campos cirúrgicos impermeáveis
- A instauração de protocolos de tratamento deflagrados a partir de valores de 300 e 500 mℓ acumulados em saco coletor está associada à redução de até 60% nas taxas de HPP grave, laparotomia devido à HPP e morte materna por HPP
- As alterações em parâmetros clínicos refletem os mecanismos compensatórios do choque hipovolêmico e podem ser utilizadas para auxiliar a avaliação da perda sanguínea
- Normalmente, alterações em frequência cardíaca, pressão arterial e perfusão periférica são tardias e ocorrem após perdas importantes de sangue (20 a 40% do volume total). Entretanto, em pacientes com menor reserva funcional

(anêmicas, peso corporal < 60 kg, entre outros), os sinais e sintomas podem aparecer mais precocemente
- Os parâmetros clínicos também são úteis para classificar a paciente quanto à gravidade do choque hipovolêmico e ao eventual risco de transfusão sanguínea, conforme a Tabela 58.2. A classificação da paciente é sempre o pior grau obtido a partir das variáveis clínicas
- O índice de choque (IC) é a razão entre a frequência cardíaca e a pressão arterial sistólica. Em relação aos demais dados vitais isolados, ele demonstra superioridade na detecção de HPP e predição de eventos adversos, bem como pode ser um marcador mais precoce de alterações hemodinâmicas significativas
- O IC é um adjuvante na estimativa da perda volêmica e um marcador mais precoce de instabilidade hemodinâmica, com valores que se correlacionam com a necessidade de hemotransfusão e transferência de cuidados
- Existem evidências conflitantes sobre a eficácia do IC como preditor de HPP
  » IC ≥ 0,85 a 0,90 aparenta ser um sinal precoce de hipovolemia em pacientes com sangramento e deve ser interpretado como sinônimo de perda sanguínea significativa
  » IC ≥ 1,0 aponta para a presença de perdas importantes, possivelmente próximas a 1,5 ℓ, que podem necessitar de transfusão e exigem abordagem agressiva e rápida
  » IC ≥ 1,4 sugere necessidade de avaliação de transfusão maciça, enquanto valores ≥ 1,7 se mostram os melhores preditores de desfechos adversos, como morte materna, histerectomia, transfusão maciça, entre outros

- » Valores de IC entre 0,9 e 1,3 são indicativos de choque leve, entre 1,3 e 1,7 de choque moderado e > 1,7 de choque grave, sendo as hemotransfusões habitualmente necessárias nos choques moderado e grave
- Sugere-se a "regra dos 30" para otimizar a assistência:
  » Queda de ≥ 30 mmHg na pressão arterial sistólica
  » Aumento na frequência cardíaca ≥ 30 bpm
  » Frequência respiratória ≥ 30 irpm
  » Queda do hematócrito ≥ 30%, o que equivale a uma perda aproximada de 30% do volume sanguíneo total
- Realizados o diagnóstico e a avaliação inicial da gravidade da HPP, deve-se tentar identificar a etiologia do quadro de forma concomitante às medidas iniciais de tratamento, discutidas adiante
- Dessa forma, é preciso realizar um exame físico rápido, mas cuidadoso e minucioso, com foco nos quatro grupos principais de causas de HPP
- Similarmente, deve-se indagar sobre a presença de fatores de risco específicos para as diferentes causas de HPP
- Útero, colo uterino, vagina, vulva e períneo devem ser o foco dessa avaliação minuciosa e são, geralmente, suficientes para diagnóstico de causas de HPP não relacionadas a distúrbios de coagulação
- A atonia uterina é idealmente identificada com a palpação bimanual do útero, de preferência com a bexiga da paciente vazia e após a remoção de eventuais coágulos da cavidade uterina
- O achado de um útero pouco contraído ao exame sugere que a atonia uterina é um dos fatores causadores da hemorragia

Tabela 58.2 Graus de choque e parâmetros clínicos na hemorragia obstétrica.

Grau de choque	(%) perda e volume em mℓ para mulher de 50 a 70 kg	Nível de consciência	Perfusão	Pulso	Pressão arterial sistólica (mmHg)	Transfusão
Compensado	10 a 15% 500 a 1.000 mℓ	Normal	Normal	60 a 90	> 90	Normalmente não
Leve	16 a 25% 1.000 a 1.500 mℓ	Normal	Palidez, frieza	91 a 100	80 a 90	Possível
Moderado	26 a 35% 1.500 a 2.000 mℓ	Agitada	Palidez, frieza, sudorese	101 a 120	70 a 79	Normalmente exigida
Grave	> 35 > 2.000 mℓ	Letárgica ou inconsciente	Palidez, frieza, sudorese Perfusão capilar > 3	> 120	< 70	Possível transfusão maciça

Adaptada de Organização Pan-Americana da Saúde (OPAS), 2018.

- A pesquisa de focos de sangramento devido a lacerações ou trauma é de suma importância
- Deve-se investigar atenciosamente o canal de parto. O exame deve ser realizado com iluminação e exposição adequadas, estando a paciente em posição de litotomia. Em geral, sangramentos no canal vaginal ou em locais de incisão são evidentes
- Existem causas de sangramento que podem não ser evidentes ao exame inicial, tais como os hematomas do trato genital ou as lesões cervicais profundas, as roturas uterinas e as inversões parciais do útero
- Os hematomas devem sempre ser suspeitados em pacientes que foram submetidas ao parto vaginal instrumentado ou cujo trabalho de parto foi taquitócico. Podem se apresentar apenas como dor ou deterioração do estado clínico
- Lesões cervicais profundas tipicamente se manifestam como sangramento excessivo no terceiro estágio do trabalho de parto em um contexto de tônus uterino normal
- A retenção de material ovular é investigada, a princípio, com a revisão e inspeção visual tanto da placenta quanto das membranas ovulares, efetuada logo após a dequitação
- Uma placenta intacta não garante a ausência de tecidos retidos na cavidade uterina, principalmente nas membranas ovulares e nos lobos placentários acessórios (succenturiatos)
- Em pacientes com fatores de risco para retenção de material ovular, deve-se realizar a revisão da cavidade uterina, por meio do exame físico auxiliado por valvas e pinças Foerster. A ultrassonografia pode ser um método adjuvante
- O diagnóstico das coagulopatias depende de alto grau de suspeição clínica. São mais frequentemente associadas aos quadros de DPP e de embolia de líquido amniótico.

Exames complementares

- Exames complementares no contexto de HPP têm a função predominante de auxiliar o manejo transfusional e apontar distúrbios graves que demandam intervenção rápida
- Fazem parte da propedêutica complementar inicial de rotina para todas as pacientes com HPP:
  - » Hemograma completo:
    - ▲ Espera-se que a hemoglobina caia cerca de 1 g/dℓ a cada 500 mℓ de perda sanguínea
    - ▲ No contexto de hemorragia aguda com expansão volêmica, a hemoglobina e o hematócrito não refletem, de forma precisa, o volume de sangramento
  - » Tipagem sanguínea e prova cruzada:
    - ▲ São exames utilizados na seleção de hemocomponentes adequados para a paciente, minimizando a necessidade de transfusão de insumos de doadores universais
    - ▲ No contexto de hemorragia grave, em que o tempo de liberação do resultado desses exames é maior do que o aceitável para uma intervenção de emergência, é inevitável transfundir um concentrado de eritrócitos de um doador universal, do grupo sanguíneo O e fator Rh negativo. Todavia, a solicitação ainda é importante para guiar futuras transfusões
  - » Coagulograma:
    - ▲ Em geral, o tempo necessário para alteração dos valores e liberação dos resultados de testes laboratoriais de coagulação, como tempo de protrombina e TTPa, limita sua utilidade no contexto de hemorragia aguda
    - ▲ Mais do que uma avaliação momentânea, o maior valor desses exames reside na sua realização sequencial, com o objetivo de identificar tendências que podem ser corrigidas com intervenções transfusionais pontuais
  - » Fibrinogênio:
    - ▲ O fibrinogênio é um fator de coagulação que apresenta queda rápida e alcança níveis críticos antes dos demais fatores (tempo de protrombina e TTPa)
    - ▲ Valores de fibrinogênio menores que 2 g/ℓ (200 mg/dℓ) indicam a necessidade de reposição e predizem desfechos piores em pacientes com HPP
  - » Testes hemostáticos viscoelásticos:
    - ▲ Diferentemente da pesquisa laboratorial de fatores de coagulação, esses testes podem ser realizados à beira do leito (*point of care*) e fornecem quase imediatamente informações sobre a hemostasia de momento da paciente
    - ▲ O tromboelastograma (TEG) e a tromboelastometria rotacional (ROTEM) podem ser utilizados como alternativa aos exames laboratoriais de rotina para guiar o uso de hemocomponentes e agentes hemostáticos. Entretanto, seus efeitos sobre mortalidade ainda não são estabelecidos

CAPÍTULO 58 Hemorragia Pós-Parto

» Teste do coágulo:
  ▲ Por sua simplicidade e seu baixo custo, o teste do coágulo (Wiener) deve ser realizado na abordagem inicial da HPP, pois apresenta correlação com os níveis de fibrinogênio
  ▲ O teste não substitui o coagulograma
  ▲ Para sua realização são depositados 10 mℓ do sangue em um tubo de ensaio seco e sem anticoagulantes
  ▲ A avaliação deve ser feita após 10 minutos
  ▲ A ausência de coágulo firme é indicativa de hipofibrinogenemia
  ▲ A inexistência de coágulo após 30 minutos de análise pode sugerir hipofibrinogenemia inferior a 100 mg/dℓ
» Ionograma
  ▲ Dois distúrbios hidroeletrolíticos estão frequentemente associados às transfusões e merecem atenção no contexto de HPP:
    ◆ Hipocalcemia devido à ação quelante do citrato presente nas bolsas de plasma fresco congelado
    ◆ Hipercalemia devido à presença de potássio em altas concentrações nos concentrados de eritrócitos
• O lactato e a gasometria arterial devem ser solicitados nos casos graves, com o objetivo de detectar acidose metabólica.

Tratamento

• O manejo da HPP deve ser imediato e requer uma equipe multidisciplinar preparada para executar medidas objetivas, eficientes e bem ordenadas
• A "hora de ouro" da HPP define como estratégia principal para prevenir o choque hipovolêmico o controle do sítio hemorrágico na primeira hora após o início da hemorragia, reforçando o papel da intervenção agressiva e precoce
• Recomenda-se o estabelecimento de rotinas de serviço locais, com base em um sistema obstétrico de alerta e resposta, para organizar e coordenar o atendimento a pacientes com HPP
• O tratamento adequado se baseia na execução simultânea de três tarefas: manutenção da estabilidade hemodinâmica da paciente, identificação da causa da hemorragia e cuidado direcionado à causa identificada.

Medidas iniciais

• Após a identificação da hemorragia pós-parto, o primeiro passo é comunicar o diagnóstico, convocar a ajuda e solicitar o material já preparado
  » Devem estar à disposição, preferencialmente, dois médicos obstetras, um médico anestesiologista, uma enfermeira obstétrica e dois técnicos de enfermagem
  » O material para atendimento deve estar disponível em um *kit* previamente organizado, contendo o instrumental, os equipamentos e os medicamentos necessários para a abordagem medicamentosa completa e cirúrgica inicial da HPP
  » Cada profissional da equipe deve ter função bem estabelecida, incluindo um líder e um auxiliar (que fica encarregado da comunicação com a paciente e sua família)
• O local ideal de tratamento da paciente instável ou potencialmente instável é o bloco obstétrico, que permite a eventual realização da abordagem cirúrgica abdominal da HPP
• No manejo inicial da HPP, várias ações devem ser realizadas simultaneamente, devendo ser monitoradas pelo líder:
  » Providenciar dois acessos calibrosos
  » Coletar exames e fazer teste do coágulo
  » Iniciar expansão volêmica e infundir ocitocina e ácido tranexâmico
  » Aquecer e elevar os membros inferiores
  » Instalar sondagem vesical contínua
  » Quantificar a perda sanguínea
  » Revisar o canal de parto após instalado o manejo inicial
  » Monitorizar e calcular o índice de choque: frequência cardíaca e pressão arterial sistêmica
  » Oxigenar
• Com o objetivo de reduzir a perda sanguínea, o útero deve ser comprimido por meio de alguma das manobras de compressão uterina (Figura 58.1)
  » Na manobra de Hamilton, o útero é comprimido com uma das mãos introduzida na vagina e a outra pelo abdome, na altura do fundo uterino
  » Na manobra de Chantrapitak, a compressão é realizada pelo abdome
• No abdome relaxado, a compressão é efetuada com ambas as mãos, uma posicionada na altura do fundo uterino e a outra no abdome inferior (segmento uterino inferior). Na parede

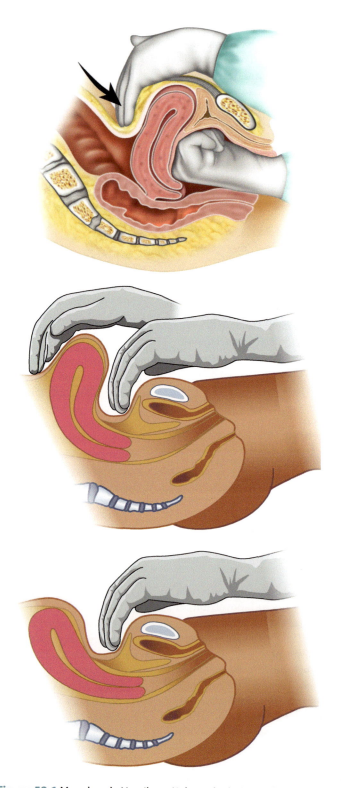

Figura 58.1 Manobra de Hamilton. (Adaptada de Rezende Filho, 2022.)

abdominal tensa (obesas, nulíparas), a compressão é realizada somente no abdome inferior (segmento uterino inferior)

- O mecanismo das manobras de Hamilton e Chantrapitak é a compressão bilateral das artérias uterinas nos locais de entrada desses vasos no segmento uterino inferior, reduzindo o fluxo sanguíneo no órgão
- A realização adequada das manobras de compressão uterina requer o esvaziamento vesical, o que previne a atonia do segmento uterino inferior, resultante da compressão por uma bexiga cheia
- Outras intervenções iniciais e básicas incluem:
  » Obtenção de dois acessos calibrosos (Jelcos 14 ou 16)
  » Coleta sanguínea para os exames laboratoriais supracitados e teste do coágulo
  » Monitorização contínua com saturação de O_2, temperatura corporal, frequência cardíaca e pressão arterial
  » Oxigenação adequada da paciente (O_2 em máscara não reinalante a 8 a 10 ℓ/minuto)
  » Cálculo do índice de choque por um membro da equipe designado para essa função
  » Quantificação da perda sanguínea
  » Sondagem vesical de demora
  » Elevação dos membros inferiores
  » Aquecimento corporal (manta térmica, campos cirúrgicos, cobertores)
  » Revisão do canal de parto e definição da etiologia da HPP, a ser realizada ao fim da execução das demais ações.

Ressuscitação volêmica e tratamento medicamentoso

- As medidas de ressuscitação volêmica e a administração de uterotônicos devem ser realizadas simultaneamente
- A ressuscitação volêmica é empregada com a infusão de cristaloides em *bolus* e reavaliação a cada 500 mℓ
  » Avalia-se, após cada *bolus*, o estado hemodinâmico da paciente, com o objetivo de definir a gravidade do quadro e a necessidade de manutenção da infusão
  » Nas pacientes sem resposta adequada após 1.500 a 2.000 mℓ de cristaloides, deve-se considerar hemoterapia

- A infusão excessiva de cristaloides, habitualmente associada ao atraso na decisão por transfusão sanguínea, impõe o risco de coagulopatia dilucional, o que agrava o quadro da HPP. Portanto, após a infusão de 2 ℓ de cristaloides e na ausência de controle hemorrágico, deve-se iniciar a transfusão de concentrados de eritrócitos
- Em todas as pacientes, deve-se dar início ao tratamento medicamentoso da atonia uterina com uterotônicos, uma vez que essa é a causa mais frequente de HPP
- Os uterotônicos são administrados de forma sequencial, de acordo com a resposta a cada uma das medicações infundidas
- O primeiro uterotônico utilizado, que deve ser infundido em todas as pacientes com HPP, é a ocitocina
  » A dose inicial preconizada de ocitocina é 5 UI em infusão intravenosa (IV) lenta (3 minutos). A infusão lenta evita hipotensão e colapso cardiovascular, resultantes da administração rápida de doses elevadas
  » Ainda como dose inicial, infundem-se 20 a 40 UI de ocitocina diluídas em 500 mℓ de soro fisiológico, em gotejamento de 250 mℓ/hora
  » Finalizadas as infusões iniciais (ataque), deve-se instituir terapia de manutenção com 20 a 40 UI de ocitocina diluídas em 500 mℓ de soro fisiológico, infundidas a um gotejamento de 125 mℓ/hora
  » A duração do regime de manutenção pode ser prolongada por até 24 horas, cenário em que a infusão é realizada em gotejamento de 67,5 mℓ/hora
  » A infusão de grandes volumes de ocitocina pode levar a efeito antidiurético, com hiponatremia aguda e repercussões graves no sistema nervoso central (SNC)
  » A ocitocina tem meia-vida plasmática de 1 a 6 minutos e promove uma resposta uterina quase imediata. Portanto, a resposta clínica geralmente pode ser avaliada em 2 a 3 minutos após a infusão
  » Em casos de trabalho de parto prolongado ou indução do trabalho de parto, há maior risco de falha no tratamento com ocitocina. Nessas situações, deve-se avaliar o uso antecipado dos outros uterotônicos.

Progressão do tratamento medicamentoso da atonia uterina

- Ao fim das medidas iniciais de ressuscitação, incluindo o tratamento medicamentoso inicial da atonia uterina, deve-se realizar exame físico minucioso em busca de outras causas de HPP, como supracitado
- Se não houver resposta satisfatória à ocitocina e persistir a suspeita de atonia uterina, recomenda-se a progressão para o uso de um segundo uterotônico: a metilergometrina
  » Esse é um medicamento alcaloide do *ergot* que provoca contração uterina e vasoconstrição sustentadas, devido ao estímulo de receptores α1-adrenérgicos
  » A dose recomendada é de 0,2 mg, administrada por via intramuscular (IM). Quando necessário, essa dose pode ser repetida em 20 minutos, porém com taxas de sucesso inferiores
  » Em sangramentos graves, após administração de 2 doses de metilergometrina, podem ser aplicadas até mais 3 doses de 0,2 mg IM, a intervalos de 4 horas, respeitando a dose máxima diária de 1 mg/24 horas
  » Devido ao efeito adrenérgico, o uso da metilergometrina pode causar hipertensão arterial. Portanto, seu uso está contraindicado em pacientes com síndromes hipertensivas ou doenças cardiovasculares
    ▲ Outros efeitos colaterais comuns são náuseas e vômitos
    ▲ Apresenta início de ação e resposta clínica esperada em 2 a 5 minutos
- Diante de falha com metilergometrina, utiliza-se o tratamento de terceira linha, com misoprostol
  » A dose recomendada é de 800 a 1.000 mcg, por via retal, uma vez que é a única formulação disponível no país
  » Pela via retal, a latência de ação é de 15 a 20 minutos
  » Em cenários nos quais não é possível aguardar o tempo necessário para ação do misoprostol, não se deve hesitar na progressão do tratamento para medidas não farmacológicas
  » Efeitos colaterais incluem: diarreia, náusea, vômitos, febre transitória e cefaleia.

Ácido tranexâmico

- Esse é um fármaco antifibrinolítico que previne a ativação do plasminogênio em plasmina, uma protease que é crucial na cascata da fibrinólise
- Permanece como objeto de debate o potencial do seu uso na profilaxia da HPP
- Por outro lado, o papel do medicamento no tratamento da HPP é bem consolidado: se administrado antes de 3 horas após o início do sangramento, reduz significativamente a mortalidade materna e a necessidade de transfusão de hemoderivados
  » Portanto, recomenda-se a administração de 1 g de ácido tranexâmico (ATX), diluído em 100 mℓ de soro fisiológico, IV, lentamente (10 minutos de infusão). A infusão deve ser precocemente realizada (simultaneamente à administração inicial dos uterotônicos) independentemente da etiologia da HPP
  » Não se deve aguardar a falha dos uterotônicos para iniciar o ATX
  » Em caso de persistência do sangramento, o ATX pode ser repetido em 30 minutos. Se houver recidiva de sangramento dentro de 24 horas, também é possível administrar nova dose de 1 g
- Os principais efeitos adversos relacionados ao uso do ATX são náuseas, vômitos, alterações visuais e diarreia.

Tratamento invasivo não cirúrgico

Balão de tamponamento intrauterino

- A falha na terapia medicamentosa da atonia uterina indica o uso de balão de tamponamento intrauterino (BIU) como dispositivo para controle temporário ou definitivo da HPP
- O BIU apresenta taxa de sucesso que se aproxima de 85%
- Contraindicações ao seu uso incluem a presença de outras causas de HPP (retenção de tecido placentário ou trauma), infecções da genitália interna ou neoplasias invasivas, rotura uterina e sangramento arterial que demanda intervenção cirúrgica/hemodinâmica
- Para inserção do BIU, são necessárias antissepsia, sondagem vesical de demora e inspeção/exposição do canal de parto

- Após a inserção, fixa-se o balão (geralmente com compressas vaginais, sutura no colo uterino, clipes ou pinças) antes de infundi-lo com soro fisiológico
  » Após parto vaginal, recomenda-se infundir o balão com volume de 350 a 500 mℓ
  » Após cesáreas, recomenda-se infundir o balão com 250 a 300 mℓ para minimizar o risco de rotura uterina ou de deiscência de histerorrafia
  » Prefere-se a infusão com soluções mornas para evitar hipotermia
- O tempo de permanência máximo recomendado é de 24 horas. Após 12 horas de tamponamento uterino, são maiores os tempos de internação e os riscos de infecção puerperal (endometrite, endomiometrite)
  » Durante todo o tempo em que o balão permanece na cavidade uterina, deve-se realizar profilaxia com antibióticos (mais comumente cefazolina, 1 g, IV, de 8 em 8 horas) e terapia de manutenção com ocitocina (20 a 40 UI em gotejamento de 67,5 mℓ/hora)
- Diferentes balões estão disponíveis para uso como *kits* pré-fabricados ou como dispositivos que podem ser artesanalmente manufaturados com materiais de baixo custo, disponíveis na maioria dos serviços obstétricos (Figuras 58.2 e 58.3)
- Em balões que dispõem de sistema de drenagem, é possível realizar avaliação da eficácia do tamponamento imediato (teste do tamponamento): se houver drenagem de menos de 50 mℓ de sangue nos primeiros 30 minutos após a infusão, considera-se o tamponamento bem-sucedido
- Para retirada do BIU, é necessário se atentar a alguns princípios:
  » A retirada pode ser gradual ou não. Deve ser realizada em ambiente controlado, com plena capacidade para tratamento de eventual hemorragia após retirada do dispositivo
  » Na remoção por etapas, considerada mais prudente, 50 a 100 mℓ são retirados a cada 15 minutos. Diante da recidiva hemorrágica durante o processo de esvaziamento, o BIU deve ser reinfundido e a paciente conduzida para tratamento invasivo cirúrgico.

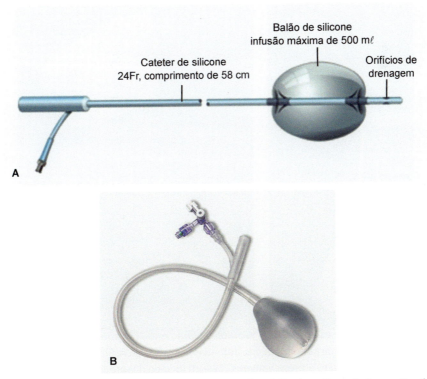

Figura 58.2 Balões de tamponamento intrauterino industrializados disponíveis no Brasil. **A.** Bakri. **B.** Pergo. (Adaptada de Alves et al., 2020a e Utah Medical Products, 2013.)

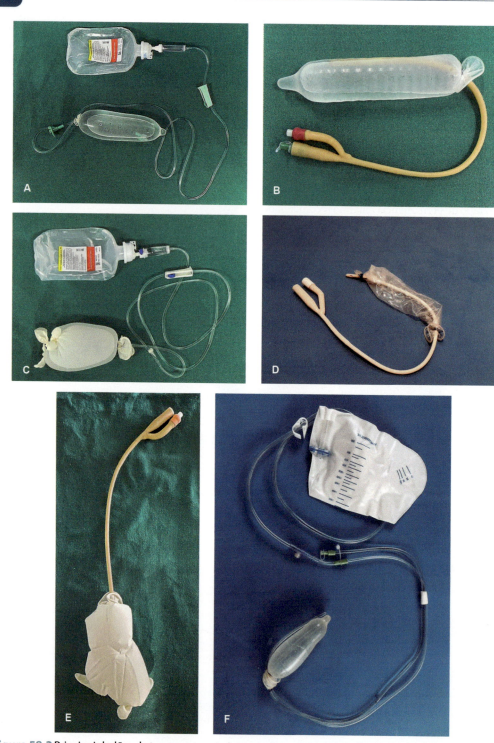

Figura 58.3 Principais balões de tamponamento intrauterino artesanais. **A.** Shivkar (equipo de soro + preservativo). **B.** Shivkar (sonda de Foley + preservativo). **C.** Baskett (equipo de soro + luva cirúrgica). **D.** El Hennawy (sonda de Foley + preservativo ou luva cirúrgica). **E.** El Hennawy (sonda de Foley + luva cirúrgica). **F.** Alves (sondas nasogástricas + preservativos).

Dispositivos intrauterinos de controle hemorrágico induzido por vácuo

- São técnicas de manejo invasivo não cirúrgico da HPP mais contemporâneas. Apresentam a vantagem de reduzir o tempo entre a inserção e retirada do dispositivo, com medianas de 3,1 e 4,6 horas nos partos vaginais e cesáreo, respectivamente
- A aspiração sanguínea intrauterina, obtida por meio de vácuo de baixo nível (80 ± 10 mmHg), promove o esvaziamento sanguíneo contínuo da cavidade uterina, contratilidade da parede uterina e compressão do sistema vascular miometrial com controle hemorrágico rápido
- O sistema Jada é um dispositivo composto de uma alça distal elíptica de silicone, provida de 20 poros de aspiração, um selo cervical de fixação (para infusões de 60 a 120 mℓ) e um tubo para conexão a uma fonte regulável de vácuo e recipiente graduado. Apresenta taxas de sucesso total expressivas no tratamento da atonia uterina, nas duas vias de parto, alcançando 95,8% e 88,2% nas HPP vaginal e cesárea, respectivamente (Figura 58.4)
- O intervalo de tempo entre a dequitação placentária e a inserção do sistema Jada é maior na HPP vinculada a cesarianas, uma vez que a inserção é realizada somente após a finalização do ato cirúrgico e pela rota vaginal (motivada pela presença do selo cervical de fixação)
- Outros sistemas de aspiração a vácuo incluem a adaptação de BIU (de Bakri) ou de sondas gástricas na cavidade uterina, também nas duas vias de parto
- No uso do balão, este é fixado no segmento uterino por meio de uma infusão reduzida (50 a 100 mℓ), enquanto sua porção distal fica posicionada no fundo da cavidade uterina, promovendo a aspiração por seu sistema de drenagem sanguínea, que é conectado ao vácuo-aspirador (Figura 58.5)

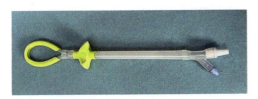

Figura 58.4 Sistema Jada de controle hemorrágico induzido a vácuo.

- Sondas gástricas inseridas na cavidade uterina durante cesarianas e conectadas a sistemas de aspiração a vácuo também já tiveram tanto a viabilidade quanto a aceitabilidade testadas e aprovadas
- Por incluírem técnicas novas, a eficácia do tamponamento uterino induzido por vácuo necessita de maiores avaliações, na intenção de corroborar as elevadas taxas de sucesso encontradas nos estudos iniciais.

Traje antichoque não pneumático

- O traje antichoque não pneumático (TAN) pode ser utilizado de forma coadjuvante a outros tratamentos em pacientes que apresentam instabilidade hemodinâmica ou iminência de choque. Ele reduz a velocidade do sangramento e a necessidade de transfusão sanguínea
- É composto de seis segmentos articulados, feitos de Neoprene®, que devem ser colocados e retirados na ordem 1 até 6
- Contraindicações ao seu uso são: gravidez viável, cardiopatias, edema agudo de pulmão, lesões supradiafragmáticas e hipertensão pulmonar
- Pode ser utilizado de forma segura por até 48 a 72 horas
- A retirada do traje requer monitorização, estabilidade hemodinâmica da paciente e ambiente controlado que permita intervenções. A regra dos 20 é útil para segurança na retirada:
  » Aguardar 20 minutos após a retirada de cada segmento, progredindo para o próximo apenas se a paciente permanecer estável hemodinamicamente
  » Se houver queda da pressão sistólica de 20 mmHg (ou mais) ou aumento da frequência cardíaca de 20 bpm (ou mais) durante o processo de retirada do TAN, deve-se reposicioná-lo imediatamente.

Embolização das artérias uterinas ou das artérias ilíacas internas

- Procedimento reservado para a abordagem de pacientes hemodinamicamente estáveis com sangramento refratário a outras abordagens menos invasivas
- Consiste na oclusão endovascular das artérias uterinas ou da divisão anterior de artéria ilíaca interna, reduzindo o fluxo sanguíneo pélvico

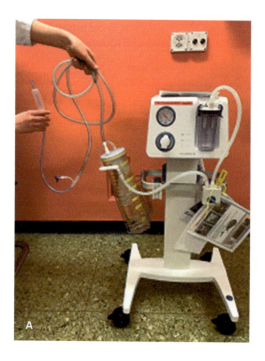
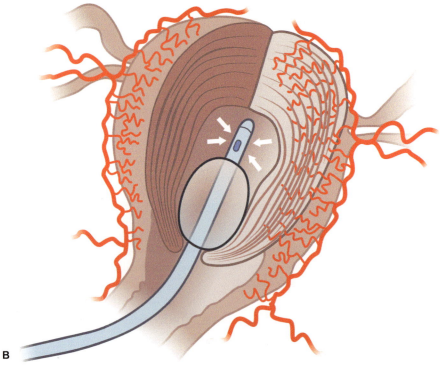

Figura 58.5 A. Sistema de tamponamento induzido por vácuo utilizando o balão intrauterino de Bakri. **B.** Mecanismo de ação no tamponamento induzido por vácuo; detalhe da aspiração sanguínea pelos orifícios de drenagem do balão e do colabamento das artérias espiraladas na parede uterina. (Adaptada de Haslinger et al. 2021.)

- Em geral, tem alta taxa de sucesso (superior a 80%) e baixa taxa de complicações. Exige disponibilidade técnica e presença de radiologistas intervencionistas. Pode ter efeitos adversos sobre fertilidade em mais de 40% das pacientes.

Tratamento cirúrgico invasivo

- A cirurgia está indicada quando houver falha do tratamento medicamentoso e/ou do manejo invasivo não cirúrgico
- Também deve ser realizada quando considerada a única alternativa para controle da hemorragia.

Suturas uterinas compressivas

- Comprimem as paredes uterinas, evitando a retenção de sangue da cavidade uterina e aplicando força compressiva sobre o miométrio
- As suturas uterinas compressivas (SUC) mais conhecidas e utilizadas são as de B-Lynch, Hayman e Cho (Figura 58.6)
- Para se predizer a eficácia das SUC, é útil realizar compressão uterina bimanual e avaliar seu resultado no controle do sangramento
- A sutura de B-Lynch simula uma manobra de compressão uterina persistente, controlando principalmente sangramentos oriundos do corpo uterino na HPP por atonia uterina
  » Tem eficácia de mais de 90% quando realizada corretamente
  » Sua execução técnica inclui passagens da agulha nas paredes anterior e posterior do útero, porém sem pontos de colabamento. Esse detalhe técnico exige que a sutura seja feita sob visão direta pela histerotomia, evitando-se a retenção de lóquios devido a pontos inadvertidos
- A técnica de Hayman tem eficácia e simplicidade técnica similares à de B-Lynch, bem como apresenta a vantagem de não exigir a histerotomia para sua realização
- A técnica de Cho (de múltiplos quadrados) é mais específica para o EPA, tem a execução mais complexa, porém apresenta melhor efetividade em comparação às demais para controlar sangramentos nos segmentos uterinos inferiores
- A eficácia das SUC aumenta quando são associadas às ligaduras vasculares ou aos BIU – "técnica do sanduíche uterino".

Ligaduras vasculares

- A escolha das artérias a serem ligadas depende do conhecimento tanto da vascularização uterina quanto pélvica e da etiologia do sangramento
- Com o objetivo de orientar o tratamento cirúrgico do EPA (e devido à presença de anastomoses vasculares que dificultam o controle hemorrágico), o útero é sistematicamente dividido em regiões vasculares genitais
- A região chamada "S1" (corpo e fundo uterino) é irrigada sobretudo pelas artérias uterinas

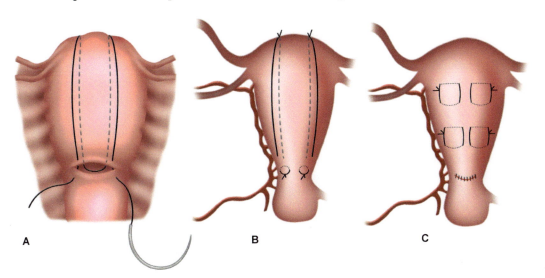

Figura 58.6 Suturas uterinas compressivas de B-Lynch, Hayman e Cho. (Adaptada de Rezende Filho, 2022.)

e ovarianas, já a região S2 (segmento uterino inferior e colo uterino) é irrigada pelas artérias vesical inferior, pudenda interna e vaginais (superior, média e inferior)

- No controle da HPP, principalmente por atonia uterina, a técnica mais comum de ligadura vascular é a oclusão bilateral das artérias uterinas, capaz de reduzir o sangramento em mais de 90% dos casos
  - » Aparenta não ter efeitos significativos sobre a fertilidade a longo prazo
  - » Os pontos são aplicados nas topografias de entrada dos vasos na parede do segmento uterino inferior
  - » A técnica de O'Leary é realizada pela face anterior do útero, assim como exige dissecção peritoneal e rebatimento vesical inferior para melhor visualização e identificação dos vasos
  - » A técnica de Posadas é feita pela face uterina posterior, após exteriorização e rebatimento inferior do útero
  - » O trajeto superficial dos vasos, na face posterior do útero, facilita a visualização, dispensando a dissecção peritoneal e facilitando a execução técnica. Nos sangramentos também oriundos do fundo uterino (atonia ou EPA), devem ser adicionados pontos nas conexões útero-ovarianas na mesossalpinge (ligadura alta), objetivando o controle hemorrágico superior, proveniente das artérias ovarianas
- Nas técnicas de ligaduras passo a passo, os pontos são progressivamente empregados de acordo com resposta à ligadura executada previamente. As técnicas mais comuns são as de Tsirulnikov, Morel e AbdRabbo
- A ligadura bilateral das artérias ilíacas internas (hipogástricas) é um procedimento tecnicamente mais difícil, pois exige acesso ao espaço retroperitoneal, identificação ureteral (prevenção de lesões do trato urinário) e da divisão posterior do vaso, objetivando a aplicação da ligadura distalmente à emergência da artéria glútea superior
- Uma vez realizada distante do órgão, a ligadura apresenta eficácia inferior às demais técnicas supracitadas
- Atualmente, suas principais indicações consistem no controle de sangramento vaginal associado a lacerações do canal de parto (normalmente vinculadas ao parto vaginal operatório

e proveniente das artérias vaginais e pudendas internas) e na cirurgia de controle de danos (na intenção de reduzir o sangramento pélvico resultante de coagulopatia) (Figuras 58.7 a 58.9).

Histerectomia

- Deve ser a última etapa do tratamento cirúrgico da HPP, principalmente da provocada por atonia uterina e, portanto, deve ser realizada mediante falha dos demais tratamentos
- Se indicada, deve ser realizada prontamente, antes da progressão para choque refratário com coagulopatia, hipotermia e acidose (tríade letal)
- O procedimento leva à perda adicional de 2 a 3 ℓ de sangue, com potencial de piorar o choque hemorrágico, especialmente em pacientes com coagulopatia instalada
- A histerectomia subtotal deve ser preferível à total; entretanto, diante de sangramentos oriundos dos segmentos uterinos mais inferiores ou na concomitância de infecção (corioamnionite), a total está indicada.

Cirurgia de controle de danos

- A cirurgia de controle de danos se encontra indicada diante da falha do controle do sangramento ou quando ele ainda demanda tempo, estando a paciente em choque hemorrágico refratário, tríade letal (coagulopatia de consumo, acidose metabólica e hipotermia) e iminência de colapso cardiovascular intraoperatório. O objetivo é a interrupção temporária da cirurgia, propiciando a ressuscitação volêmica e a restauração da fisiologia, realizadas na unidade de terapia intensiva. O controle dos focos hemorrágicos porventura remanescentes e a laparorrafia definitiva devem ser realizados 2 a 5 dias depois
- O procedimento é habitualmente realizado por meio de laparotomia e empacotamento pélvico e abdominal, devendo as incisões ser amplas para facilitar a execução técnica. As técnicas de empacotamento pélvico aberto com drenagem reduzem as fístulas intestinais e elevam a taxa de fechamento primário
- Nas pacientes submetidas à histerectomia total, o controle de danos pode ser obtido por meio de empacotamento fechado, adaptando um balão intrauterino na pelve (Figura 58.10).

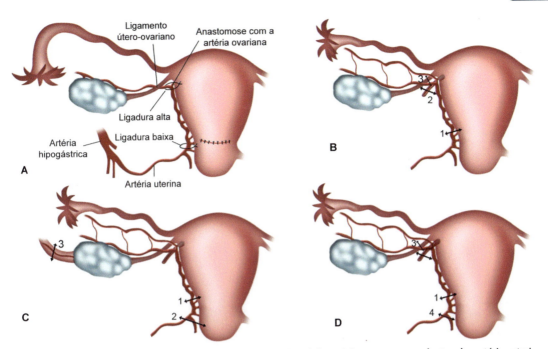

Figura 58.7 Principais técnicas de ligadura vascular. **A.** Ligadura bilateral dos ramos ascendentes das artérias uterinas e das conexões útero-ovarianas na mesossalpinge (técnica de O'Leary). **B.** Tríplice ligadura de Tsirulnikov (*1.* Ramo ascendente da artéria uterina. *2.* Artéria do ligamento redondo. *3.* Conexões útero-ovarianas na mesossalpinge). **C.** Ligadura passo a passo de AbdRabbo (*1.* Ramo ascendente da artéria uterina. *2.* Pedículo cervicouterino. *3.* Artéria ovariana). **D.** Ligadura passo a passo de Morel (*1.* Ramo ascendente da artéria uterina. *2.* Artéria do ligamento redondo. *3.* Conexões útero-ovarianas na mesossalpinge. *4.* Pedículo cervicouterino). (Adaptada de Rezende Filho, 2022.)

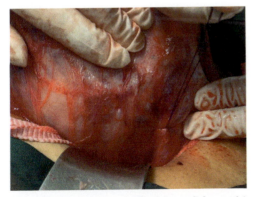

Figura 58.8 Ligadura vascular bilateral das artérias uterinas pela técnica de Posadas.

Hemotransfusão

- O sucesso da terapia transfusional na HPP depende muito da implementação de protocolos bem estabelecidos de transfusão maciça nos serviços
- Quando indicada, a deflagração do protocolo de transfusão maciça deve ser precoce, levando em consideração parâmetros como: índice de choque, perda sanguínea estimada (HPP maciça) e quadro clínico da paciente (choque hipovolêmico grave)
- As proporções do uso de hemocomponentes e as metas transfusionais devem estar contempladas nos protocolos
- Pacientes hemodinamicamente instáveis com perdas importantes devem receber transfusão emergencial de dois concentrados de eritrócitos. Se a prova cruzada não estiver disponível, deve ser transfundido sangue O negativo
- No choque leve (IC entre 1 e 1,3), a hemotransfusão normalmente não é necessária (caso ocorra, deve ser realizada com sangue compatível tipado)
- Diante do choque grave (IC > 1,7), a transfusão deve ser maciça, imediata e realizada, preferencialmente, com proporções iguais de

concentrado de eritrócitos, plasma fresco congelado, crioprecipitado e plaquetas
- O fibrinogênio deve ser dosado e, quando disponíveis, as provas viscoelásticas podem contribuir para a redução do uso de hemocomponentes

- As metas terapêuticas são:
  » Hb > 8 g/dℓ
  » Fibrinogênio entre 150 mg/dℓ e 200 mg/dℓ
  » Plaquetas > 50.000/mm³
  » RNI ≤ 1,5.

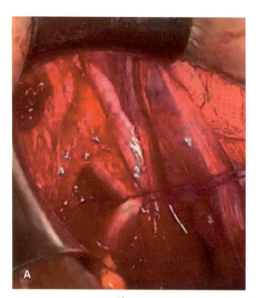
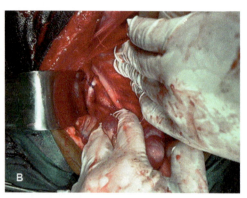

Figura 58.9 Ligadura da artéria ilíaca interna (hipogástrica).

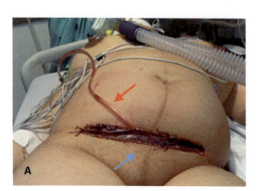
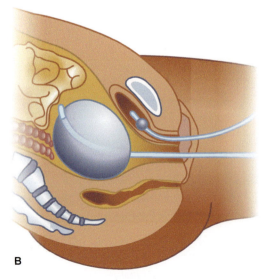

Figura 58.10 Cirurgia de controle de danos por meio de empacotamento pélvico. **A.** Empacotamento pélvico aberto; a *seta vermelha* indica a aspiração. A *seta azul* indica as bolsas protetoras do pacote pélvico efetuado com compressas. **B.** Empacotamento fechado com balão intrauterino adaptado na pelve.

Leitura complementar

Alves AL, Francisco AA, Osanan GC. Febrasgo position statement. Hemorragia pós-parto: prevenção, diagnóstico e manejo não cirúrgico. Rio de Janeiro: Febrasgo; 2020a.

Alves AL, Nagahama G, Nozaki AM. Febrasgo position statement: surgical management of postpartum hemorrhage. Rio de Janeiro: Febrasgo; 2020b.

Alves ÁL, Senra JC, Gonçalves CR, Ribeiro BR, de São José CN, Candido EB, et al. Uterine tamponade in postpartum hemorrhage: A new handmade intrauterine balloon. Int J Gynecol Obstet. 2020c;149(2):248-50.

Ahmadzia HK, Grotegut CA, James AH. A national update on rates of postpartum haemorrhage and related interventions. Blood Transfus. 2020;18(4):247-53.

Bienstock JL, Eke AC, Hueppchen NA. Postpartum hemorrhage. New Engl J Med. 2021;384(17):1635-45.

Bouchghoul H, Madar H, Resch B, Pineles BL, Mattuizzi A, Froeliger A, et al. Uterine-sparing surgical procedures to control postpartum hemorrhage. Ame J Obst Gynecol. 2024;230(3);1066-75.

Bouthors A-S, Gilliot S, Sentilhes L, Hennart B, Jeanpierre E, Deneux-Tharaux C, et al. The role of tranexamic acid in the management of postpartum haemorrhage. Best Pract Res Clin Anaesthesiol. 2022;36(3-4):411-26.

Collins P. Point-of-care coagulation testing for postpartum haemorrhage. Best Pract Res Clin Anaesthesiol. 2022;36(3-4):383-98.

Committee on Practice Bulletins-Obstetrics. Practice Bulletin No. 183: Postpartum Hemorrhage. Obstet Gynecol 2017;130(4):168-86.

Deneux-Tharaux C, Bonnet MP, Tort J. Epidemiology of post-partum haemorrhage. J Gynecol Obstet Biol Reprod. 2014;43(10):936-50.

Dias JD, Butwick AJ, Hartmann J, Waters JH. Viscoelastic haemostatic point-of-care assays in the management of postpartum haemorrhage: a narrative review. Anaesthesia. 2022;77(6):700-11.

Diaz V, Abalos E, Carroli G. Methods for blood loss estimation after vaginal birth. Cochrane Database of Syst Rev. 2018;9(9):CD010980.

Escobar MF, Nassar AH, Theron G, Barnea ER, Nicholson W, Ramasauskaite D, et al. Figo recommendations on the management of postpartum hemorrhage 2022. Int J of Gynecol Obstet. 2022;157(1):3-50.

Gallos I, Devall A, Martin J, Middleton L, Beeson L, Galadanci H, et al. Randomized trial of early detection and treatment of postpartum hemorrhage. New Engl J Med. 2023;389(1):11-21.

Goffman D, Rood KM, Bianco A, Biggio JR, Dietz P, Drake K et al. Real-word utilization of an intrauterine, vacuum-induced hemorrhage-control device. Obstet Gynecol. 2023;142(5):1006-16.

Hancock A, Weeks AD, Lavender DT. Is accurate and reliable blood loss estimation the 'crucial step' in early detection of postpartum haemorrhage: an integrative review of the literature. BMC Pregnancy and Childbirth. 2015;15:230.

Hancock A, Weeks AD, Tina LD. Assessing blood loss in clinical practice. Best Pract Res Clin Obstet Gynaecol. 2019;61:28-40.

Haslinger C, Weber K, Zimmermann R. Vacuum-induced tamponade for treatment of postpartum hemorrhage. Obstet Gynecol. 2021;138(3):361-5.

Kerr R, Weeks A. Postpartum haemorrhage: a single definition is no longer enough. BJOG. 2017;124(5):723-6.

Kumaraswami S, Butwick A. Latest advances in postpartum hemorrhage management. Best Pract Res Clin Anaesthesiol. 2022;36(1):123-34.

Lagrew D, McNulty J, Sakowski C, Cape V, McCormick E, Morton CH. Improving health care response to obstetric hemorrhage. Clin Obstet Gynecol. 2023;66(2):415-24.

Madar H, Deneux-Tharaux C, Sentilhes L. Shock index as a predictor of postpartum haemorrhage after vaginal delivery: secondary analysis of a multicentre randomised controlled trial. BJOG. 2024;131(3):343-52.

McLintock C. Prevention and treatment of postpartum haemorrhage: Focus on hematological aspects of Management. Hematology Am Soc Hematol Educ Program. 2020;2020(1):542-6.

Muñoz M, Stensballe J, Ducloy-Bouthors AS, Bonnet MP, De Robertis E, Fornet I, et al. Patient blood management in obstetrics: prevention and treatment of postpartum haemorrhage. A NATA consensus statement. Blood Transfus. 2019;17(2):112-36.

Nathan HL, Seed PT, Hezelgrave NL, De Greeff A, Lawley E, Anthony J, et al. Shock index thresholds to predict adverse outcomes in maternal hemorrhage and sepsis: a prospective cohort study. Acta Obstet Gynecol Scand. 2019;98(9):1178-86.

Organização Pan-Americana da Saúde (OPAS). Recomendações Assistenciais para Prevenção, Diagnóstico e Tratamento da Hemorragia Obstétrica. Brasília: OPAS; 2018.

Parry Smith WR, Papadopoulou A, Thomas E, Tobias A, Price MJ, Meher S, et al. Uterotonic agents for first-line treatment of postpartum haemorrhage: a network meta-analysis. Cochrane Database Syst Rev. 2020;11(11):CD012754.

Post SE, Rood KM, Kiefer MK. Interventions of postpartum hemorrhage. Clin Obstet Gynecol. 2023;66(2):367-83.

Practice Bulletin No. 183: Postpartum hemorrhage. Obstet Gynecol. 2017;130(4):168-86.

Quiñones JN, Uxer JB, Gogle J, Scorza WE, Smulian JC. Clinical evaluation during postpartum hemorrhage. Clin Obstet Gynecol. 2010;53(1):157-64.

Rezende Filho J. Obstetrícia. 14. ed. Rio de Janeiro: Guanabara Koogan; 2022.

Sentilhes L, Merlot B, Madar H, Sztark F, Brun S, Deneux-Tharaux C. Postpartum haemorrhage:

Prevention and treatment. Expert Rev Hematol. 2016;9(11):1043-61.

Sheldon WR, Blum J, Vogel JP, Souza JP, Gülmezoglu AM, Winikoff B, et al. Postpartum haemorrhage management, risks, and maternal outcomes: findings from the World Health Organization Multicountry Survey on Maternal and Newborn Health. BJOG. 2014;121(1):5-13.

Ushida T, Kotani T, Imai K, Nakano-Kobayashi T, Nakamura N, Moriyama Y, et al. Shock index and postpartum hemorrhage in vaginal deliveries: a multicenter retrospective study. Shock. 2021;55(3):332-7.

Utah Medical Products. BT-Cath®: uterine balloon tamponade catheter for postpartum hemorrhage [Internet]. 2013 [cited 2021 Feb 20]. Available from: http://www.utahmed.com/pdf/58281.pdf.

Weeks AD, Akinola OI, Amorim M, Carvalho B, Deneux-Tharaux C, Liabsuetrakul T, et al. World Health Organization recommendation for using uterine balloon tamponade to treat postpartum hemorrhage. Obstet Gynecol. 2022;139(3):458-62.

59

Lactação e Amamentação

Gabriel Lage Neves ▪ Stephanie Braga Gonçalves da Silva ▪ Maria Eduarda de Matos Gomes da Rocha ▪ Rivia Mara Lamaita

KEYPOINTS

1. Enquanto a lactação é o processo pelo qual o leite materno é produzido e mantido durante a gravidez e o puerpério, a amamentação é o de nutrir a criança com esse produto.
2. Os benefícios que o aleitamento materno oferece aos lactentes são muito maiores do que os oferecidos pelas fórmulas infantis.
3. Tanto a Organização Mundial da Saúde (OMS) quanto o Ministério da Saúde (MS) estabelecem como ideal o aleitamento materno exclusivo até os 6 meses de vida e o aleitamento materno complementado até os 24 meses ou mais.
4. Em 2022, o Brasil tinha 45,8% dos lactentes menores do que 6 meses em aleitamento materno exclusivo, sendo a meta da OMS de 50% até 2025.
5. Mamogênese, lactogênese e lactopoese são as três principais fases do processo de lactação.
6. O leite humano produzido no puerpério pode ser dividido em três tipos: colostro (que é produzido durante a gravidez e nas 72 primeiras horas pós-parto), leite de transição (que é produzido por um pequeno período após o fenômeno de apojadura) e leite maduro (que surge 4 a 14 dias após o parto e é mantido pela lactopoese até que a mãe pare de amamentar).
7. O leite maduro é rico em carboidratos, proteínas e aminoácidos, lipídeos, vitaminas, íons e fatores de crescimento; já o colostro é mais rico em proteínas e imunoglobulinas e menos rico em gorduras e carboidratos do que o leite maduro.
8. A técnica correta de amamentação é essencial para garantir uma nutrição adequada da criança e reduzir as queixas durante a amamentação. Nesse contexto, o profissional deve sempre avaliar a pega e o posicionamento do lactente durante a amamentação.
9. Raras são as ocasiões em que o aleitamento materno está contraindicado. As contraindicações absolutas são infecção materna por vírus da imunodeficiência humana (HIV) e vírus linfotrópico de células T humanas (HTLV), uso de alguns medicamentos específicos e lactente portador de galactosemia.
10. Queixas mamárias são extremamente comuns durante a amamentação e incluem mamilos doloridos e sensíveis, ingurgitamento mamário, fissuras mamárias, mastite puerperal e abscessos mamários.

Highlights

- A lactação nada mais é do que o processo pelo qual o leite materno é produzido e mantido durante a gravidez e o puerpério
- Compreende uma série de eventos hormonais e teciduais que estimulam o desenvolvimento e a preparação das mamas para a amamentação

- Amamentação ou aleitamento materno é, por sua vez, o processo de nutrir a criança com leite materno
- Hoje, todas as evidências científicas relevantes sustentam que o leite materno é superior a qualquer outro tipo para amamentação, incluindo as fórmulas infantis
- A OMS define diversos tipos distintos de aleitamento materno, sendo os principais:

- » Aleitamento materno exclusivo: a criança recebe apenas o leite humano, seja diretamente da mama, seja ordenhado
- » Aleitamento materno predominante: a fonte predominante de nutrição é o leite humano, mas há também outros líquidos, como água, bebidas à base de água (água adocicada, chás e infusões) e sucos de frutas
- » Aleitamento materno complementado: a criança recebe, além do leite materno, outros alimentos sólidos, semissólidos e líquidos
- » Aleitamento materno misto ou parcial: a criança recebe, além do leite materno, outros tipos de leite, como fórmulas infantis
- Tanto a OMS quanto o MS estabelecem como ideal o aleitamento materno exclusivo até os 6 meses de vida e o complementado até os 24 meses ou mais.

Numbers

- De forma geral, países subdesenvolvidos apresentam maior prevalência de crianças que ainda são amamentadas aos 12 meses de vida em comparação a países desenvolvidos
- De acordo com dados do MS, apenas 45,8% dos lactentes com menos de 6 meses de vida estavam em um regime de aleitamento materno exclusivo
- A OMS tem como meta de aumentar para 50% a taxa de aleitamento materno exclusivo nos primeiros 6 meses de vida até 2025
- Alguns benefícios do aleitamento materno exclusivo são:
  - » Risco 14,2 vezes menor para óbito por diarreia
  - » Risco 3,6 vezes menor para óbito por doenças respiratórias
  - » Risco 2,5 vezes menor para óbito por outros tipos de infecções
  - » Efeito protetivo para diversas outras condições, como síndrome da morte súbita do lactente, diabetes *mellitus* tipos 1 e 2, doença inflamatória intestinal e doenças alérgicas
- O aleitamento materno também contribui para a redução da taxa de fertilidade e o aumento dos intervalos intergestacionais: a amamentação atua como um "contraceptivo natural" que reduz em até 50% o número de nascimentos em países subdesenvolvidos
- O Estudo Nacional de Alimentação e Nutrição Infantil (ENANI-2019) mostrou que 96,2% das crianças foram amamentadas alguma vez, sendo 62,4% amamentadas na primeira hora de vida.

Fisiologia da lactação

- O processo de produção e manutenção do leite materno pode ser dividido em três fases principais:
  - » Mamogênese
  - » Lactogênese
  - » Lactopoese.

Mamogênese

- Consiste no processo de desenvolvimento das mamas ao longo da gravidez
- Podemos dividir a mamogênese em duas fases distintas e que se sobrepõem: uma mais inicial e a outra mais tardia
- Fase inicial da mamogênese:
  - » Ocorre principalmente nos 2 primeiros trimestres de gestação, com um aumento significativo do número de ductos e lóbulos e da vascularização mamária
  - » Esse aumento depende sobretudo do estímulo por três hormônios: estrógenos, progesterona e hormônio lactogênico placentário (hPL)
  - » Embora os níveis de prolactina estejam altos nessa fase, esse hormônio tem sua ação limitada pelos estrógenos, progesterona e hPL nessa fase inicial da mamogênese
- Fase tardia da mamogênese:
  - » Acontece principalmente nos 2 últimos trimestres da gestação, com uma elevação da produção de prolactina que estimula a secreção de leite pelas mamas
  - » Nessa fase, é produzido o colostro. Considera-se que o colostro começa a ser produzido na 16ª semana de gestação, podendo sua saída à expressão papilar geralmente ser observada a partir da 2ª metade da gestação.

Lactogênese

- É o processo de produção efetiva do leite materno logo após o nascimento
- Durante essa fase, é formado um leite de transição que, em alguns dias, se torna o leite materno maduro

CAPÍTULO 59 Lactação e Amamentação

- Os mecanismos fisiológicos que explicam a fase de lactogênese são os seguintes:
  - » Logo após o parto e a dequitação, os níveis circulantes de estrógenos, progesterona e hPL (que são produzidos pela placenta) caem de forma abrupta
  - » Nesse contexto, a ação limitante de tais hormônios sobre a prolactina cessa e esse hormônio exerce seus efeitos sobre a mama, modificando a secreção de colostro para leite propriamente dito
  - » Esse fenômeno de modificação da secreção láctea se dá cerca de 72 horas depois do parto, bem como é conhecido como "apojadura" ou "descida" do leite e gera um ingurgitamento mamário.

Lactopoese

- Caracteriza-se como um conjunto de eventos que visam à manutenção da produção e da ejeção do leite
- A base da lactopoese é a sucção de leite pela criança:
  - » Essa sucção desencadeia mecanismos neuroendócrinos de *feedback* positivo, que estimulam a produção de prolactina e ocitocina
  - » Nesse cenário, a prolactina promove a manutenção da produção do leite e a ocitocina, a manutenção de sua liberação.

Composição do leite humano

- O leite humano pode ser dividido em três tipos principais no puerpério (Figura 59.1):
  - » Colostro (produzido nas primeiras 72 horas pós-parto)
  - » Leite de transição (produzido por um pequeno período após o fenômeno de apojadura)
  - » Leite maduro (surge 4 a 14 dias depois do parto e é mantido pela lactopoese até que a mãe pare de amamentar)
- Composição do colostro:
  - » É um fluido cremoso, amarelado e com composição altamente proteica e baixo teor

de gorduras, o que facilita a digestão para o recém-nascido
  - » Quando comparado ao leite maduro, o colostro é mais rico em proteínas e imunoglobulinas e menos rico em gorduras e carboidratos
- Composição do leite maduro:
  - » É rico em carboidratos (com destaque para a lactose), proteínas e aminoácidos, lipídeos (com destaque para os triacilgliceróis), vitaminas (A, B12, C, D, E e K), íons (cálcio, fósforo, sódio, potássio, cloreto, magnésio, zinco e ferro) e fatores de crescimento
  - » É importante ressaltar que o leite do fim da mamada é mais rico em gorduras e, portanto, é mais espesso e cremoso do que o leite do início
- Vários aspectos, como o etilismo e o tabagismo, podem modificar a composição do leite materno e trazer prejuízos à criança que está sendo amamentada.

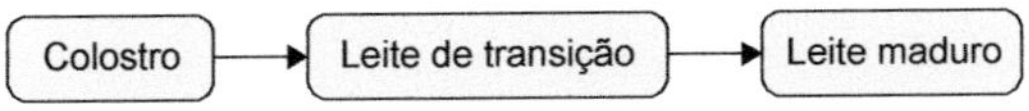

Técnica correta de amamentação

- A técnica correta de amamentação é essencial para garantir uma nutrição adequada da criança e reduzir as queixas durante a amamentação
- A Tabela 59.1 resume os principais sinais que indicam se a técnica de amamentação está ou não correta.

Contraindicações maternas para o aleitamento materno

- As contraindicações para o aleitamento materno podem ser subdivididas em **absolutas** ou **temporárias** e em **maternas** ou **neonatais**
- A Tabela 59.2 resume as principais contraindicações absolutas para o aleitamento materno
- Entre as principais contraindicações maternas temporárias, destacam-se:
  - » Infecção materna pela doença de Chagas: a amamentação está contraindicada na fase aguda
  - » Abscesso mamário: a amamentação está contraindicada até que haja drenagem do abscesso e início da antiobioticoterapia (a mama sadia pode amamentar)
  - » Infecção herpética mamária: a amamentação está contraindicada até que haja tratamento e regressão do quadro (a mama sadia pode amamentar)

Colostro → Leite de transição → Leite maduro

Figura 59.1 Tipos de leite produzidos no puerpério. O tempo necessário para que esse processo seja concluído é de 4 a 14 dias.

Tabela 59.1 Sinais que indicam se a técnica de amamentação está correta ou não.

Sinais que indicam que a amamentação vai bem	Sinais de possível dificuldade na amamentação
Pega do lactente	
• Lábio inferior virado para fora	• Lábios para frente ou para dentro
• Boca bem aberta	• Boca pouco aberta
• Mais aréola visível acima da boca	• Mais aréola visível abaixo da boca
• Queixo toca a mama	• Queixo não toca a mama
Posição	
• Cabeça e tronco alinhados	• Pescoço ou tronco torcidos
• Corpo bem próximo do corpo da mãe	• Bebê longe da mãe
• Nariz na altura do mamilo	• Nariz acima ou abaixo do mamilo
• Nádegas bem apoiadas	• Bebê apoiado apenas pela cabeça e/ou costas
Sucção	
• Sugadas lentas e profundas	• Sugadas rápidas
• Bochechas redondas durante a amamentação	• Esforço das bochechas durante o aleitamento
• Solta o peito espontaneamente após a mamada	• Mãe tem que tirar o lactente do peito após a lactação
• Mãe apresenta sinais do reflexo da ocitocina	• Mãe não apresenta sinais do reflexo da ocitocina

Tabela 59.2 Contraindicações absolutas ao aleitamento materno.

Contraindicações maternas
• Infecção pelo vírus da imunodeficiência humana
• Infecção pelos vírus linfotrópicos de células T humanas tipos 1 e 2
• Uso de substâncias ilícitas (apenas caso as pacientes não consigam realizar a suspensão do uso)
• Uso de alguns medicamentos, como quimioterápicos, amitriptilina e lítio

Contraindicações neonatais
• Galactosemia
• Fenilcetonúria (caso a monitorização do nível sérico de fenilalanina não seja possível)

» Hepatite B (HBV): a amamentação está contraindicada até a aplicação da vacina para hepatite B e de imunoglobulina específica (isso geralmente é feito no 1º dia de vida)

» Transtornos mentais graves: a amamentação está contraindicada até que a mãe esteja estabilizada e apta para amamentar

» Administração inadvertida na mãe de vacina contra a febre amarela: a amamentação deve ser suspensa por 10 dias.

Queixas comuns durante a amamentação

Mamilos sensíveis e doloridos

- Mamilos sensíveis e doloridos são queixas comuns que podem estar relacionadas a diversas queixas que serão discutidas a seguir
- É importante se certificar de que a técnica de amamentação esteja correta e não haja nenhuma outra condição mamária que necessite de tratamento específico.

Mamilos planos ou evertidos

- Mamilos planos ou evertidos prejudicam a chegada do leite até a papila e interferem na capacidade de pega do recém-nascido
- O ginecologista deve ensinar à paciente os exercícios de Hoffman, que consistem em atividades de rotação, tração e exteriorização que ajudam a aumentar a flexibilidade e a capacidade de exposição da papila
- Os intermediários de silicone que promovem compressão da aréola e extrusão da papila também podem ser utilizados.

Ingurgitamento mamário

- Geralmente é causado por esvaziamento insuficiente das mamas
- É mais comum no período de apojadura
- Pode ser facilmente resolvido com ordenha do leite e com a manutenção do aleitamento materno exclusivo sob livre demanda
- Em casos mais graves em que a distensão mamária é muito grande e se torna crônica, podem ser usados analgésicos e anti-inflamatórios não esteroidais (AINEs), diuréticos tiazídicos, ocitocina nasal e inibidores da lactação (bromocriptina e cabergolina).

Fissuras mamárias

- Em geral, surgem quando há ingurgitamento mamário associado a uma pega incorreta por parte do lactente

- Assim como em outras condições mamárias, a correção da técnica de amamentação é mandatória para o tratamento das fissuras mamárias
- Caso as fissuras sejam muito doloridas, a mãe pode oferecer leite ordenhado ao lactente até que haja resolução do quadro
- Algumas medidas que podem auxiliar a cicatrização incluem:
  » Alternância nas posições do corpo do lactente durante as mamadas
  » Exposição das mamas aos raios solares
  » Utilização de intermediários de silicone que protegem a mama entre as mamadas
- Algumas medidas que devem ser evitadas, já que não alteram o curso natural da lesão, incluem:
  » Lavagens excessivas
  » Uso de medicamentos ou produtos tópicos nos mamilos.

Mastite puerperal e abscessos mamários

- A mastite puerperal consiste em uma inflamação do tecido mamário cuja incidência varia de 2 a 33% das lactantes
- A maior parte dos casos de mastite é observada nos 3 primeiros meses de amamentação
- Os principais fatores de risco para mastite puerperal incluem:
  » Estresse e fadiga materna
  » Técnica inadequada de amamentação
  » Ingurgitamento mamário
  » Fissuras mamilares
- A mastite puerperal tem etiologia bacteriana, e o principal agente etiológico é o *Staphylococcus aureus*
- O diagnóstico é clínico, de modo que, habitualmente, os sinais flogísticos mamários são o único sinal da doença, embora possa haver febre, mialgia e outros sinais de infecção bacteriana
- O tratamento da mastite puerperal geralmente é ambulatorial e se baseia em:
  » Correção da técnica de amamentação
  » Repouso, hidratação e uso de analgésicos e AINEs
  » Antibioticoterapia (amoxicilina, cefalexina e clindamicina são opções viáveis)
- Em casos mais graves, a mastite puerperal pode evoluir para abscesso mamário, uma condição que costuma requerer internação hospitalar, drenagem manual e antibioticoterapia parenteral.

Leitura complementar

Auerbach KG, Riordan J. Atlas clínicos da amamentação. Rio de Janeiro: Revinter; 2000.

Balogun OO, O'Sullivan EJ, McFadden A, Ota E, Gavine A, Garner CD, et al. Interventions for promoting the initiation of breastfeeding. Cochrane Database Syst Rev. 2016;11:CD001688.

Berens PD. Breast pain: engorgement, nipple pain, and mastitis. Clin Obstet Gynecol. 2015;58(4):902-14.

Brasil. Ministério da Saúde. Secretaria de Atenção à Saúde. Departamento de Atenção Básica. Saúde da criança: aleitamento materno e alimentação complementar. 2. ed. Brasília, DF: Ministério da Saúde; 2015.

Calil, VM, Falcão, MC. Composição do leite humano: o alimento ideal. Rev Med (São Paulo). 2003;82(1-4):1-10.

Cardoso EC, Fernandes RAQ. Situações maternas impeditivas do aleitamento materno: uma revisão bibliográfica. Rev Saúde. 2013;7(1-2):50-6.

Carvalho MR, Tamez RN. Amamentação: bases científicas para a prática profissional. Rio de Janeiro: Guanabara Koogan; 2002.

Del Ciampo LA, Ricco RG, Almeida CA. Aleitamento materno: passagens e transferências mãe-filho. São Paulo: Editora Atheneu; 2003.

Estudo Nacional de Alimentação e Nutrição Infantil. Aleitamento Materno. Prevalência e práticas de aleitamento materno em crianças brasileiras menores de 2 anos. Brasília, DF: ENANi; 2019.

Federação Brasileira das Associações de Ginecologia e Obstetrícia. Inibição da lactação: quando e como fazê-la? Rio de Janeiro: Febrasgo; 2018.

Kent JC, Ashton E, Hardwick CM, Rowan MK, Chia ES, Fairclough KA, et al. Nipple pain in breastfeeding mothers: incidence, causes and treatments. Int J Environ Res Public Health. 2015;12(10):12247-63.

Lamounier JA, Moulin ZS, Xavier CC. Recomedações quanto à amamentação na vigência de infecção materna. J Ped. 2004;80(5):S181-88.

Mitchell KB, Johnson HM, Rodríguez JM, Eglash A, Scherzinger C, Zakarija-Grkovic I, et al. Academy of Breastfeeding Medicine Clinical Protocol #36: The Mastitis Spectrum, Revised 2022. Breastfeed Med. 2022;17(5):360-76.

Nickel NC, Labbok MH, Hudgens MG, Daniels JL. The extent that noncompliance with the ten steps to successful breastfeeding influences breastfeeding duration. J Hum Lact. 2013;29(1):59-70.

Organização Mundial da Saúde e Fundo das Nações Unidas para a Infância. Dez passos para uma amamentação bem-sucedida: iniciativa Hospital Amigo da Criança; 2018.

Oraganização Pan-Americana da Saúde (OPAS). Quando o aleitamento materno deve ser suspenso e quais situações mais comuns? BVS Atenção Primária em Saúde. São Paulo: Opas; 2019.

Rego JD. Aleitamento materno. Rio de Janeiro: Atheneu; 2001.

Sankar MJ, Walker N. Breastfeeding in the 21st century: epidemiology, mechanisms, and lifelong effect. The Lancet. 2016;387(10017):475-90.

Silva LM. Determinantes maternos associados à composição nutricional do leite materno. Dissertação (Pós-graduação em Saúde da Criança e da Mulher) – Fundação Oswaldo Cruz, Rio de Janeiro; 2018.

Victora CG, Barros AJ, França GV, Bahl R, Rollins, Nigel C.; Horton S, et al. Lancet breastfeeding Series Group. Breastfeeding in the 21st century: epidemiology, mechanisms, and lifelong effect. Lancet. 2016;387(10017):475-90.

Wilson E, Woodd SL, Benova L. Incidence of and risk factors for lactational mastitis: a systematic review. J Hum Lact. 2020;36(4):673-86.

World Health Organization. WHO and UNICEF issue new guidance to promote breastfeeding in health facilities globally. Geneva: WHO; 2018.

Índice Alfabético

A

Abdome agudo, 225
- anamnese, 227
- aspectos clínicos, 227
- etiopatogenia, 226
- exame físico, 227
- exames complementares, 228
- fatores de risco, 226
- tratamento, 229
Abertura
- digital do peritônio parietal, 316
- do peritônio visceral segmentar uterino, 316
Abortamento(s), 338
- aspectos clínicos, 339
- completo, 338, 339
- critérios ultrassonográficos diagnósticos, 340
- espontâneo, 338
- - de repetição, 338
- etiopatogenia e fatores e risco, 338
- exames complementares, 339
- incompleto, 338, 339
- induzido, 338
- inevitável, 338, 339
- infectado(s), 338, 339
- retido, 338, 339
- tratamento, 340
- - conduta expectante, 340
- - esvaziamento uterino, 340
Aborto legal previsto por lei, 287
Abscesso(s)
- das glândulas de Bartholin, 73
- das glândulas de Skene, 74
- mamário, 463, 465
Acidentes do cordão umbilical, 378
Ácido
- acetilsalicílico, 417
- fólico, 63
- mefenâmico, 83
- tranexâmico, 83, 450
Acolhimento, 285
Acrocórdons, 72
Adenomiose, 79, 115
- aspectos clínicos, 81
- etiopatogenia e fatores de risco, 80
- exames complementares, 82
- sangramento uterino anormal, 105
- tratamento, 84
Adenose vaginal, 74, 75
- adquirida, 75
- associada à exposição intrauterina ao dietilestilbestrol, 75

Aderências pélvicas, 115
Adesivo anticoncepcional, 212
Agonistas de gonadotrofina (GnRH), 89, 176
Aleitamento materno, 462, 463
Alentecimento da deflexão, 296
Alfafetoproteína, 99
Alimentação e fluidos intravenosos, 295
Alterações
- articulares, 36
- cardiovasculares, 196
- cognitivas e de saúde mental, 197
- cutaneomucosas, 30
- da função renal, 35
- de fâneros, 197
- de pele, 197
- de saúde bucal, 197
- dermatológicas, 429
- do sistema genital feminino, 28
- endócrinas, 34
- fisiológicas da gestação, 28
- metabólicas, 34, 196
- na cavidade oral, 34
- na vagina e na vulva, 29
- nas mamas, 29, 197
- no aparelho
- - digestivo, 34
- - urinário, 35
- no colo uterino, 29
- no equilíbrio ácido-base e na gasometria, 32
- no fígado e nas vias biliares, 34
- no sistema
- - cardiovascular, 30, 196
- - coletor e na bexiga, 35
- - endócrino e metabólico, 33
- - hematopoiético, 31
- - musculoesquelético, 35
- - nervoso, 36
- - respiratório, 31
- no trânsito intestinal, 34
- no útero, 28
- nos hormônios
- - hipofisários, 33
- - tireoidianos, 33
- nos volumes e nas capacidades pulmonares, 31
- osteoarticulares, 196
- posturais e de marcha, 35
Amaduramento cervical, 325
- métodos
- - farmacológicos, 326
- - mecânicos, 326

Amamentação, 461, 463, 464
- queixas comuns, 464
- técnica correta, 463
Amastia, 155
Amazia, 155
Ameaça de aborto, 338, 339
Amenorreia, 167
- aspectos clínicos, 169
- causas, 168
- etiopatogenia, 168
- exames complementares, 169
- fatores de risco, 168
- investigação da amenorreia
- - primária, 169
- - secundária, 169
- lactacional, 206
- primária, 167
- secundária, 167
- tratamento, 170
Amitriptilina, 116
Amniotomia, 328
Analgesia, 294
Analgésicos tópicos, 116
Anamnese, 13, 15, 285
- especial, 15
Anastrozol, 165
Anel vaginal, 211
Anemia(s)
- de doenças crônicas, 421
- ferropriva, tratamento, 422
- hiporregenerativa, 421
- macrocríticas megaloblásticas, 421
- microcítica, 421
- na gestação, 419
- - aspectos clínicos, 421
- - etiopatogenia e fatores de risco, 420
- - exames complementares, 421
- - tratamento, 422, 424
- - - com transfusão de hemocomponentes, 424
- - - da anemia ferropriva, 422
- normocítica, 421
- regenerativa, 421
Anovulação, 105
Antecedentes
- contraceptivos, 15
- ginecológicos e obstétricos, 14
- obstétricos, 14
- sexuais, 14
Antibiótico para estreptococo do grupo B, 365
Anticoncepção no puerpério, 438
Antidepressivos e a amamentação, 437
Anti-inflamatórios não esteroidais, 116

Índice Alfabético

Aparelho
- digestivo, 34
- urinário, 35

Apresentação(ões)
- anômalas, 313
- cefálica, 44, 47
- - defletida
- - - de 1º grau, 55
- - - de 2º grau, 56
- - - de 3º grau, 56
- - fletida, 51
- córmica, 45, 48, 59
- dorsais, 45
- fetal, 51
- fletida, 44
- pélvica, 44, 45, 47, 58
- - completa, 45
- - incompleta modo
- - - de pé ou pélvica podálica, 45
- - - nádegas ou pélvica franca, 45

Aromatização, 8

Artéria cerebral média, 382

Aspiração sanguínea intrauterina, 453

Assinclitismo, 53
- anterior, 53
- posterior, 53
- transitório, 53

Assistência
- ao primeiro período do trabalho de parto, 293
- ao segundo período do trabalho de parto, 295
- ao terceiro período do trabalho de parto, 297
- no puerpério, 435
- obstétrica, 295
- pré-natal de risco habitual, 60

Astério, 44

Atendimento à mulher vítima de violência sexual, 284
- aborto legal previsto por lei, 287
- acolhimento, 285
- anamnese, 285
- exame(s)
- - médico pericial, 286
- - forenses, 286
- - laboratoriais, 286
- - protetivos, 286
- manejo de gestação decorrente de violência sexual, 287
- prevenção de gravidez, 287
- profilaxia para infecções sexualmente transmissíveis, 287
- seguimento da paciente vítima de violência sexual, 288

Atitude fetal, 42

Atividade miometrial, 321

Atonia uterina, 318, 442
- tratamento medicamentoso, 450

Atosibana, 365

Atrofia vulvovaginal, 196

Ausculta, 227

Avaliação
- complementar da puberdade
- - precoce, 189
- - tardia, 189
- da parturiente, 292
- da vitalidade fetal, 364
- do estado geral da paciente, 444
- dos linfonodos axilares, 164

B

Bacia
- do tipo ginecoide, 51
- óssea, 37

Bacteriúria assintomática, 405, 407

Bacteroides spp., 255

Balão
- de Cook, 326
- de tamponamento intrauterino, 450
- intrauterino de Bakri, 454

β-hCG, 99

Bexiga, 35

Biópsia
- cervical, 132
- endometrial, 108
- por congelação, 100
- vulvar, 68

Bremelanotida, 282

Bupropiona, 282

C

Cabeça fetal, 44

Cálcio, 63

Camada
- basal, 10
- funcional, 10

Canal de parto, 50, 51

Câncer
- colorretal, rastreamento, 198
- de colo uterino, 129
- - aspectos clínicos, 131
- - biópsia cervical, 132
- - citologia oncótica, 132
- - colposcopia, 132
- - estadiamento, 133
- - etiopatogenia, 130
- - exames complementares, 132
- - fatores de risco, 130
- - métodos diagnósticos, 132
- - rastreamento, 198
- - tratamento
- - - doença em estágio inicial, 133-135
- - - - avaliação do *status* linfonodal, 134
- - - - necessidade de tratamento adjuvante, 134
- - - - preservação da fertilidade, 135
- - - - tipo de cirurgia, 134
- - - - via de acesso, 134
- - - doença localmente avançada, 135, 136
- - - - doença metastática ou recidivada, 135
- - - - seguimento e controle pós-tratamento, 136
- de corpo do útero, 138
- - aspectos clínicos, 139
- - classificação, 140
- - - em subtipos histológicos, 140
- - - em subtipos moleculares, 140
- - - em tipos I e II, 140
- - estadiamento, 140-142
- - estratificação de risco, 143
- - etiopatogenia, 139
- - exames complementares, 140
- - fatores de risco, 139
- - terapia adjuvante, 143
- - tratamento, 143, 144
- - - cirúrgico, 143
- de mama, 159
- - aspectos clínicos, 161
- - avaliação dos linfonodos axilares, 164
- - categorias do BI-RADS, 163
- - cirurgia conservadora, 164
- - etiopatogenia, 160
- - exames complementares, 162
- - fatores de risco, 160
- - hormonioterapia, 165
- - terapia sistêmica, 164
- - tratamento, 163
- - - cirúrgico, 164
- de ovário, 146
- - aspectos clínicos, 149
- - carcinoma
- - - endometrioide e de células claras, 148
- - - mucinoso, 148
- - - seroso
- - - - de alto grau, 148
- - - - de baixo grau, 148
- - estadiamento, 150
- - - cirúrgico, 151
- - etiopatogenia, 147
- - exames complementares, 149
- - fatores de risco, 147
- - preservação da fertilidade, 152
- - quimioterapia
- - - adjuvante, 151
- - - neoadjuvante, 152
- - seguimento e controle pós-tratamento, 152
- - tipos histológicos, 148
- - tratamento, 150, 151
- - tumores *borderline* de ovário, 149
- de vagina, 124
- - aspectos clínicos, 125
- - estadiamento, 126, 127

Índice Alfabético

- - etiopatogenia, 125
- - exames complementares, 126
- - fatores de risco, 125
- - tratamento, 126, 127
- de vulva, 124
- - estadiamento, 127
- endometrial, 183
Cancroide
- aspectos clínicos, 247
- etiopatogenia e fatores de risco, 246
- exames complementares, 250
- tratamento, 251
Candidíase
- aspectos clínicos, 234
- etiopatogenia e fatores de risco, 232
- exames complementares, 235
- não complicada, 236
- tratamento, 236
Capacidades pulmonares, 31
Características gerais do feto, 42
Carcinogênese, 147
Carcinoma(s)
- de células transicionais, 148
- endometrioide e de células claras, 148
- mucinoso, 148
- seroso
- - de alto grau, 148
- - de baixo grau, 148
Cardiomiopatia periparto, 434
Cardiotocografia, 382
Categorias do BI-RADS, 163
Cateter vesical de demora, 314
Cavidade oral, 34
Células
- da granulosa, 8
- da teca, 8
Ceratose seborreica, 72
Cervicites, 239
- aspectos clínicos, 240
- etiopatogenia e fatores de risco, 240
- exames complementares, 241
- tratamento, 241
Cesárea prévia, 313
Cesariana, 312, 313
- indicações, 313
Chlamydia trachomatis, 239, 240,
246, 255
Cicatriz sorológica de sífilis, 250
Ciclo
- endometrial e implantação
embrionária, 10
- menstrual, 3, 4, 195
- sexual feminino, 278
Cintura
- escapular, 42
- pélvica, 42
Cirurgia de controle de danos, 456
Cistectomia pela técnica de stripping, 91
Cistite, 262
- aguda, 405-407
- recorrente, 405

Cisto(s), 155, 157
- das glândulas de Bartholin, 73
- das glândulas de Skene, 74
- de Gartner, 75
- de Naboth, 76
- hemorrágico, 98
- sebáceos, 74
- simples ovariano, 98
Citalopram, 437
Citocinas, 323
Citologia oncótica, 25, 126, 132
- cervical, 25
Citomegalovirose
- aspectos clínicos, 395
- rastreio, diagnóstico e tratamento, 397
Citomegalovírus, 393
Citrato de clomifeno, 221
Clampeamento do cordão umbilical,
297, 317
Classificação
- da doença inflamatória pélvica
(DIP), 255
- da OMS para o câncer
endometrial, 141
- de Richart, 120
- dos miomas uterinos (FIGO), 79
- POP-Q (pelvic organ prolapse
quantification), 271
- subjetiva de Baden-Walker, 271
Climatério, 192
- aspectos clínicos, 195-197
- - alterações
- - - cognitivas e de saúde mental, 197
- - - metabólicas e cardiovasculares, 196
- - - no ciclo menstrual, 195
- - - osteoarticulares, 196
- - sintomas
- - - geniturinários e sexuais, 196
- - - neurogênicos e vasomotores, 195
- exames complementares, 197
- interrupção da terapêutica
hormonal, 199
- rastreamento
- - de doenças cardiovasculares
e metabólicas, 197
- - de osteoporose, 198
- - de outras doenças, 198
- - do câncer
- - - colorretal, 198
- - - de colo uterino, 198
- - - de mama, 197
- terapêutica
- - hormonal, 198
- - não hormonal no climatério, 200
- tratamento, 198
Clitóris, 278, 279
Clomifeno, 184, 221
Coagulação intravascular
disseminada, 443
Coagulopatias, 443
- sangramento uterino anormal, 105

Cóccix, 37
Coito
- interrompido, 206
- programado, 221
Colo uterino, 29, 427
- lesões pré-invasivas, 118
Colposcopia, 126, 132
Componentes endócrinos no trabalho
de parto, 322
Composição do leite humano, 463
Conjugata
- diagonalis, 40
- vera anatômica, 38
- vera obstétrica, 38
Consulta
- ginecológica, 12
- pré-natal, 61
Contracepção, 203
- benefícios não contraceptivos, 209
- categorias e critérios de elegibilidade
para uso, 204
- contraindicações, 209
- efeitos adversos, 209
- interações medicamentosas, 209
- mecanismo de ação, 208
- métodos comportamentais, 204
- vias de administração e eficácia, 208
Contraceptivos
- hormonais
- - combinados, 208, 212
- - - injetáveis, 212
- - só de progestagênio, 212
- injetáveis só de progesterona, 214
- orais
- - combinados, 210
- - só de progestagênio, 213
Contrações, 295
Contraindicações maternas para o
aleitamento materno, 463
Coombs indireto, 62
Corioamnionites, 400
- aspectos clínicos, 402
- etiopatogenia e fatores de risco, 401
- exames complementares, 402
- tratamento, 403
Coriocarcinoma, 345
Corpo(s)
- do útero, doenças benignas, 78
- estranhos na vagina, 74
Correção glicêmica intraparto, 417
Corrimento vaginal, 15
Corticoterapia, 364
Crescimento intrauterino restrito
(CIUR), 313
Criopreservação de oócitos, 94
Criptomenorreia, 168
Crise hipertensiva, 387, 390
Critérios de Rotterdam, 178, 182
Cuidados durante o desprendimento
fetal, 296

D

Deflexão
- de primeiro grau, 44
- de segundo grau, 44
- de terceiro grau, 44
Depressão pós-parto, 435
Dermatite de contato, 71
Dermatoses vulvares, 69
Desacelerações
- precoces, 295
- tardias, 295
- variáveis, 295
Descida, 53
Descolamento prematuro de placenta
  (DPP), 313, 355
Desejo sexual, 278
Desprendimento
- cefálico, 54
- da cabeça derradeira, 58
- da cintura pélvica, 58
- das espáduas, 55, 58
- fetal, 296
Desvenlafaxina, 116
Dexametasona, 365
Diabetes e gestação, 411
- etiopatogenia e fatores de risco, 412
- exames complementares e
    rastreamento, 412
- repercussões, 412, 414
- - fetais, 414
- - maternas, 412
- tipo 2, 197
- tratamento, 414
- - correção glicêmica intraparto, 417
- - exercício físico para gestantes com
      diabetes, 415
- - insulinoterapia, 416
- - metformina, 417
- - monitorização glicêmica, 415
- - mudanças de estilo de vida, 415
- - terapia nutricional, 415
- - uso de ácido acetilsalicílico, 417
Diafragma, 207
Diâmetro(s)
- anteroposterior(es), 38
- - do estreito
- - - inferior, 39
- - - médio, 39
- bimalar, 42
- biparietal, 42
- bitemporal, 42
- oblíquos ou de insinuação, 38
- occipitofrontal, 42
- occipitomentoniano, 42
- submentobregmático, 42
- suboccipitobregmático, 42
- suboccipitofrontal, 42
- transverso, 38
- - do estreito inferior, 40
- - do estreito médio, 39

- - máximo, 38
- - médio, 38
Difteria, tétano e pertússis, 64
Dilatadores higroscópicos, 326
Dimenidrinato, 334
Dinoprostona, 327
Dipirona, 116
Disfunção(ões)
- da dor genital-pélvica feminina, 281
- da excitação sexual feminina, 280
- do desejo sexual hipoativo, 280
- endometriais, 106
- não orgânicas, 280
- orgásmica feminina, 281
- ovulatórias, 105
- sexuais, 278
- - abordagens psíquicas, 282
- - classificação, 279
- - na mulher, 280
- - terapia hormonal, 282
- - tratamento, 281, 282
- - - medicamentoso, 282
- sexual orgânica, 280
Dislipidemias, 197
Dismenorreia, 173
- intensa, 175
- leve, 175
- moderada, 175
Dispareunia, 280, 281
Dispositivo(s) intrauterino(s)
- de cobre, 208
- de controle hemorrágico induzido
    por vácuo, 453
- hormonal, 215
Distocias, 313
Distúrbios de coagulação, 443
Doença(s)
- benignas
- - da mama, 154, 156
- - - aspectos clínicos, 156
- - - etiopatogenia, 156
- - - exames complementares, 156
- - - fatores de risco, 156
- - do corpo do útero, 78
- - do trato genital inferior, 67, 68
- cardiovasculares e metabólicas, 197
- da tireoide, 198
- de von Willebrand, 105, 443
- gestacionais, 314
- hipertensivas na gestação, 384-386,
    388
- - aspectos clínicos, 386
- - etiopatogenia e fatores de risco, 385
- - exames complementares, 388
- - tratamento, 388
- inflamatória
- - intestinal, 115
- - pélvica, 254
- - - aspectos clínicos, 255
- - - critérios maiores e menores para o
      diagnóstico, 256

- - - etiopatogenia e fatores de
      risco, 255
- - - exames complementares, 257
- - - indicações de tratamento
      cirúrgico, 258
- - - seguimento do tratamento, 258
- - - tratamento, 257
- trofoblástica gestacional, 345-347, 349
- - aspectos clínicos, 347
- - etiopatogenia e fatores de risco, 346
- - exames complementares, 349
- - pré-esvaziamento uterino, 349
- - tratamento, 349
Donovanose
- aspectos clínicos, 248
- etiopatogenia e fatores de risco, 246
- exames complementares, 250
- tratamento, 251
Dopamina, 279
Doppler
- da(s) artéria(s)
- - umbilical, 382
- - uterinas, 382
- de ducto venoso, 382
Dopplervelocimetria, 382
Dor
- abdominal, 430
- pélvica crônica, 111-115
- - achados do exame físico, 114
- - aspectos clínicos, 113
- - causas
- - - ginecológicas, 112
- - - intestinais, 112
- - - musculoesqueléticas, 112
- - - urológicas, 112
- - - vasculares, 112
- - de causa confirmada, 115
- - etiopatogenia, 112
- - exames
- - - complementares, 113
- - - de imagem, 114
- - - laboratoriais, 114
- - fatores de risco, 112
- - laparoscopia diagnóstica, 114
- - manejo das principais causas, 115
- - outras causas, 113
- - sintomas e antecedentes
      pessoais, 113
- - tratamento, 114, 115
- referida, 226
- somática ou parietal, 226
- visceral, 226
Dose de insulina, 416
Drospirenona, 214
Duloxetina, 116

E

Eclâmpsia, 387, 389
Ectasia ductal, 155, 156
Ectrópio, 75

Índice Alfabético 471

Eczema areolar, 155, 156
Eflúvio telógeno, 30, 429
Eixo
- hipotálamo-hipófise-adrenal fetal, 323
- hipotálamo-hipófise-ovário, 3, 4, 6
Embebição gravídica, 36
Embolia por líquido amniótico, 434
Embolização das artérias uterinas ou
    das artérias ilíacas internas, 453
Emergência hipertensiva, 387, 390
Endométrio, 10
Endometrioma, 91, 92, 98
Endometriose, 86, 115
- aspectos clínicos, 88
- etiopatogenia, 87
- exames
- - complementares, 88
- - de imagem, 89
- - laboratoriais, 88
- fatores de risco, 87
- intestinal, 90
- laparoscopia diagnóstica, 89
- ovariana ou endometrioma, 87
- profunda ou infiltrativa, 87, 90
- superficial, 87, 90
- - ou peritoneal, 87
- tratamento, 89, 90, 93
- - cirúrgico, 90
- - clínico, 89
- - - com agonistas do GnRH, 89
- - da infertilidade relacionada à, 93
Episiotomia, 299
Equilíbrio ácido-base, 32
Equimose, 286
Escala de Tanner, 169, 187
Escherichia coli, 255, 406
Escitalopram, 437
Escore modificado de
    Ferriman-Gallwey, 181
Escoriação, 286
Espectro da placenta acreta, 354
Espermicidas, 207
Estadiamento do câncer de colo
    de útero, 133
Estado
- civil, 13
- hiperinsulinêmico, 179
Estática fetal, 37, 42
Esterase leucocitária, 262
Esteroides sexuais, 279
Esteroidogênese, 7-9
- na fase folicular, 8
- na fase lútea, 9
Estimativa da perda sanguínea, 444
Estimulação uterina, 321
Estímulo ovariano, 222
Estreito
- inferior, 38, 39
- médio, 38, 39
- superior, 38

Estrias, 30
Estrogênios, 196, 279, 322
Estrogenoterapia, 171
Estudo urodinâmico, 267
Esvaziamento uterino, 340
- por vacuoaspiração, 349
Exame(s)
- bimanual, 228
- clínico da bacia óssea, 41, 43
- das mamas, 16
- de pH da secreção vaginal, 369
- dos genitais externos, 18
- especular, 18, 227
- físico, 61, 68
- forenses, 286
- ginecológico, 16
- laboratoriais, 61
- médico pericial, 286
- pélvico, 17
- protetivos, 286
Excitação sexual, 278, 279
Exercício físico para gestantes com
    diabetes, 415
Extração fetal, 316

F

Fase
- folicular, 3, 4, 9
- lútea, 3, 4, 5
- menstrual, 10
- proliferativa, 10
- secretora, 10
Fator Rh, 62
Fatores de infertilidade, 220
- ovulatório, 220
- tubário, 220
- uterino, 220
Febre, 318, 430
- pós-operatória, 318
Fecundidade, 218
Ferida
- contusa, 286
- incisa, 286
- puntiforme, 286
Ferritina, 421
Ferro, 63
Fertilidade
- preservação, 152
- sem causa aparente, 219
Fertilização *in vitro*, 222
Fibrinogênio, 446
Fibroadenoma, 155, 157
Fibromas, 72
Fígado, 34
Finalização da anamnese, 16
Fisiologia
- do trabalho de parto, 320, 322
- - componentes endócrinos, 322
- menstrual, 3
Fisiopatologia do fogacho, 196

Fisioterapia pélvica, 275
Fissuras mamárias, 464
Fluoxetina, 437
Fogacho, 196
Folículo
- antral, 8
- pré-antral, 8
Foliculogênese, 7, 9
- na fase folicular, 7
- na fase lútea, 9
Folículos primários, 8
Fontanela, 42
- anterior, 44
- posterior, 44
Fórcipe
- baixo, 305
- de alívio, 305
- de Kielland, 302
- de Marelli, 302
- de Piper, 302
- de Simpson, 302
- médio, 305
- obstétrico, 305
Formação
- de estrias, 30
- dos folículos pré-antrais e antrais, 8
Função renal, 35
Futuro reprodutivo, 352

G

Gabapentina, 116
Gametas femininos, 6
Gardnerella vaginalis, 255
Gasometria, 32
Gestação(ões)
- alterações fisiológicas, 28
- diamniótica, 374
- dicoriônica, 374
- dizigótica ou bivitelina, 373
- gemelar(es), 313, 372
- - dizigóticas, 372
- - monozigóticas, 372
- monoamniótica, 374
- monocoriônica, 374
- monozigótica ou univitelina, 374
- múltipla, 223
- - acidentes do cordão umbilical, 378
- - etiopatogenia e fatores de risco, 373
- - exames
- - - complementares e rotinas de
        pré-natal, 374
- - - de ultrassonografia, 375
- - morte fetal única, 377
- - restrição do crescimento
        intrauterino seletivo, 375
- - sequência de
        anemia-policitemia, 377
- - síndrome da transfusão
        feto-fetal, 375
- - transfusão arterial reversa, 377

Índice Alfabético

- - tratamento, 375
- - via de parto e idade gestacional, 378
Glândulas
- de Bartholin, 73
- de Skene, 74
Glicemia em jejum, 62
Glicosúria fisiológica, 35
Gonadotrofina coriônica humana, 169, 221
Gravidez ectópica, 340-343
- aspectos clínicos, 341
- etiopatogenia e fatores de risco, 341
- exames complementares, 341
- tratamento, 342, 343
- - cirúrgico, 342
- - conduta expectante, 343
- - medicamentoso, 342

H

Haemophilus
- *ducreyi*, 246
- *influenzae*, 255
Helicobacter pylori, 331
Hematoma, 286
Hemoglobinopatias, 421
Hemograma, 61, 446
Hemorragia(s)
- da primeira metade da gestação, 337
- da segunda metade da gestação, 353
- pós-parto, 318
- - aspectos clínicos, 444
- - estimativa da perda sanguínea e avaliação do estado geral da paciente, 444
- - etiopatogenia, 442
- - exames complementares, 446
- - fatores
- - - de risco, 443
- - - obstétricos na gestação atual, 443
- - primária ou precoce, 441
- - ressuscitação volêmica e tratamento medicamentoso, 449
- - secundária ou tardia, 441
- - tratamento, 447, 455
- - - cirúrgico invasivo, 455
- - - medidas iniciais, 447
- puerperal, 431
Hemostasia, 317
Hemotransfusão, 457
Hepatite B, 64, 464
Herpes
- genital, 245, 313
- - aspectos clínicos, 246
- - etiopatogenia e fatores de risco, 245
- - exames complementares, 248
- - tratamento, 250
- simples, 393
- - aspectos clínicos, 395
- - rastreio, diagnóstico e tratamento, 398

Hidroadenoma papilífero, 72
Hipercifose toracocervical, 35
Hiperêmese gravídica, 330
- aspectos clínicos, 332
- diferenças entre náuseas e vômitos durante a gestação e, 332
- etiopatogenia e fatores de risco, 331
- exames complementares, 333
- tratamento, 333, 334
- - farmacológico, 334
Hiperlordose da coluna lombar, 35
Hiperpigmentação, 30
Hiperplasia de endométrio, 183
Hiperprolactinemia, 171
Hipertensão
- arterial
- - crônica, 384
- - sistêmica, 197
- do jaleco branco, 384
- mascarada, 384
Hipertrofia, 155
Hipoestrogenismo, 196
Hipogonadismo
- hipergonadotrófico, 188
- hipogonadotrófico, 188
Hipomastia, 155
Hipotireoidismo, 171
Hipóxia fetal, 295
Hirsutismo, 30, 178, 181
Histerectomia, 349, 456
Histerorrafia, 317
Histerotomia segmentar
- arciforme de cavo superior, 316
- transversa, 316
História
- clínica, 68
- da moléstia atual, 14
- familiar, 15, 265
- menstrual e desenvolvimento puberal, 14
- pregressa, 15
- psicossocial e hábitos de vida, 16
HIV, 313
Hormônio(s)
- antimülleriano, 92
- folículo-estimulante, 4
- hipofisários, 33
- liberador de gonadotrofinas, 4
- luteinizante, 4
- placentários, 33
- tireoidianos, 33
Hormonioterapia, 165

I

Ibuprofeno, 83
Idade, 13
Identificação, 13
Íleo pós-operatório, 319
Ílio, 37
Impacto fetal, 380

Implantação embrionária, 10
Implante contraceptivo, 214
Imunizações, 63
Incisão de Joel-Cohen, 315, 316
Incontinência urinária, 264
- aspectos clínicos, 266
- de esforço, 264
- - associada, 276
- - características, 266
- - etiopatogenia e fatores de risco, 265
- de urgência, 264
- - características, 266
- - etiopatogenia e fatores de risco, 265
- - exames complementares, 267
- funcional, 264
- - etiopatogenia e fatores de risco, 265
- mista, 264, 266
- - características, 266
- por transbordamento, 264-266
- - características, 266
- - etiopatogenia e fatores de risco, 265
- tratamento, 267
Índice
- de Bishop, 325
- de choque, 445
- de saturação de transferrina, 421
Indometacina, 365
Indução
- da ovulação, 221
- do trabalho de parto, 324, 325, 328
- - amadurecimento cervical, 325
- - aspectos clínicos, 324
- - métodos, 328
- - viabilidade do colo uterino, 325
Infecção(ões)
- de sítio cirúrgico
- - profunda/de órgãos e cavidades, 318
- - superficial, 318
- do trato urinário, 260
- - aspectos clínicos, 262
- - etiopatogenia e fatores de risco, 261
- - exames complementares, 262
- - na gestação, 405-408
- - - aspectos clínicos, 406
- - - etiopatogenia e fatores de risco, 406
- - - exames complementares, 407
- - - profilaxia, 408
- - - tratamento, 407
- - tratamento, 262
- herpética mamária, 463
- intra-amniótica, 400
- materna pela doença de Chagas, 463
- na gestação, 392
- - aspectos clínicos, 394
- - citomegalovírus, 393
- - etiopatogenia e fatores de risco, 394
- - herpes simples, 393
- - parvovirose, 394
- - rastreio, diagnóstico e tratamento, 396
- - rubéola, 394

- - sífilis, 393
- - toxoplasmose, 393
- - Zika vírus, 393
- - pelo HPV, 130
- pelo papilomavírus humano, 125
- por *E. coli*, 260
- por *Streptococcus* dos grupos A e B, 430
- puerperais, 430
- sexualmente transmissíveis, 287
Infertilidade
- aspectos clínicos, 219
- etiopatogenia, 219
- exames complementares, 220
- fatores, 220
- - ovulatório, 220
- - tubário, 220
- - uterino, 220
- fatores de risco, 219
- normas éticas, 223
- primária, 218
- relacionada à endometriose, 93
- secundária, 218
- técnicas de baixa complexidade, 221
- tratamento, 221
Ingurgitamento mamário, 464
Inibidores da aromatase, 165, 221
Inibina
- A, 6
- B, 6, 99
Inseminação intrauterina, 221
Insinuação, 52
Inspeção, 16, 17, 227
- dinâmica, 17
- estática, 16
Insuficiência ovariana prematura, 192
Insulinoterapia, 416
Involução, 322, 427
- do sítio placentário, 427
- uterina, 427
Ionograma, 447
Ísquio, 37

K

Klebsiella granulomatis, 246

L

Laceração(ões)
- perineal, 300
- vaginais, 299
Lactação, 461, 462
- fisiologia, 462
Lactato desidrogenase, 99
Lactogênese, 462
Lactopoese, 463
Laparoscopia diagnóstica, 89, 114
- dor pélvica crônica, 114
Laparotomia, 350
Laqueadura tubária, 216
Leiomiomas, 72, 78, 79, 105, 115
- cervicais, 79

- intramurais, 78
- sangramento uterino anormal, 105
- submucosos, 78
- subserosos, 78
Lesões
- cervicais, 75
- epidérmicas e dérmicas, 72
- perineais, 299, 300
- pré-invasivas
- - de colo do útero, 118
- - de vagina, 118
- - de vulva, 118
- vaginais, 74
Letrozol, 221
Libanserina, 282
Ligadura(s)
- bilateral das artérias ilíacas
    internas, 456
- vasculares, 455
Linfogranuloma venéreo
- aspectos clínicos, 247
- etiopatogenia e fatores de risco, 246
- exames complementares, 250
- tratamento, 251
Linfonodos axilares, 164
Lipoma, 73, 155, 157
Líquen
- escleroso, 70
- plano, 70, 71
- - erosivo, 71
- - hipertrófico, 71
- - papuloescamoso, 71
- - vulvar, 71
- simples crônico, 69
Lóquios, 427
- alterados, 430
- brancos, 427
- serosos ou amarelos, 427
- vermelhos, 427

M

Macrossomia fetal, 313
Malignidades e hiperplasia, 105
Mama(s), 29, 429
- câncer, 159
- - aspectos clínicos, 161
- - avaliação dos linfonodos
    axilares, 164
- - categorias do BI-RADS, 163
- - cirurgia conservadora, 164
- - etiopatogenia, 160
- - exames complementares, 162
- - fatores de risco, 160
- - hormonioterapia, 165
- - terapia sistêmica, 164
- - tratamento, 163
- - - cirúrgico, 164
- doenças benignas, 154, 156
- - aspectos clínicos, 156
- - etiopatogenia, 156

- - exames complementares, 156
- - fatores de risco, 156
- puerpério, 429
Mamilos
- planos ou evertidos, 464
- sensíveis e doloridos, 464
Mamogênese, 462
Mamografia, 24
Manejo de gestação decorrente de
    violência sexual, 287
Manipulação de oócitos e
    espermatozoides fora do aparelho
    genital feminino, 222
Manobra(s)
- de Brandt-Andrews, 298
- de Chantrapitak, 447
- de Geppert, 316
- de Hamilton, 447, 448
- de Jacob-Dublin, 298, 299
- de Kristeller, 296
- de Saxtorph-Pajot, 308
- de Valsalva, 271
- de versão cefálica externa, 57
Marcas de contenção, 286
Marcha, 35
Massas anexiais, 96
- aspectos clínicos, 98
- biópsia por congelação, 100
- estratificação de risco, 101
- etiopatogenia, 97
- exames complementares, 98
- fatores de risco, 97
- sinais e sintomas sugestivos
    de malignidade, 98
- suspeita intraoperatória
    de malignidade, 100
- tratamento, 99
- - cirúrgico, 100
Mastalgia, 155, 157
- acíclica, 157
- cíclica, 157
- tratamento, 157
Mastite
- aguda, 155, 156
- puerperal, 465
Mecanismo
- de duas células, 8
- de parto, 50-52, 55, 57, 59
- - na(s) apresentação(ões)
- - - anômalas, 55
- - - cefálica(s)
- - - - defletidas, 55
- - - - fletida, 52
- - - córmicas, 59
- - - pélvica, 57
Meclizina, 334
Melanocortinas, 279
Menarca, 187
Menopausa, 192
- aspectos clínicos, 195

- - alterações
- - - cognitivas e de saúde mental, 197
- - - metabólicas e cardiovasculares, 196
- - - no ciclo menstrual, 195
- - - osteoarticulares, 196
- - sintomas
- - - geniturinários e sexuais, 196
- - - neurogênicos e vasomotores, 195
- exames complementares, 197
- interrupção da terapêutica
    hormonal, 199
- rastreamento
- - de doenças cardiovasculares e
    metabólicas, 197
- - de osteoporose, 198
- - de outras doenças, 198
- - do câncer colorretal, 198
- - do câncer de colo uterino, 198
- - do câncer de mama, 197
- terapêutica
- - hormonal, 198
- - não hormonal no climatério, 200
- tratamento, 198
Metformina, 184, 221, 417
Metoclopramida, 334
Método(s)
- contraceptivos cirúrgicos, 215
- da temperatura basal, 205
- de barreira, 206
- de Billings (do muco cervical), 205
- de Ogino-Knaus, 204
- farmacológicos de amadurecimento
    cervical, 326
- mecânicos de amadurecimento
    cervical, 326
- sintotérmico, 205
Metotrexato, 343
Migração ascendente, 401
Miólise por ultrassom focalizado de
    alta intensidade (HIFU), 83
Miomas uterinos, 78
- aspectos clínicos, 80
- etiopatogenia e fatores de risco, 80
- exames complementares, 82
- tratamento, 82, 83
- - cirúrgico, 83
- - clínico, 83
- - outras modalidades, 83
Mirtazapina, 437
Misoprostol, 326, 327
Moduladores seletivos do receptor
    de estrogênio, 165
Mola
- hidatiforme, 345
- - completa, 345
- - parcial, 345
- - pré-esvaziamento uterino, 349
- - tratamento, 349
- invasora, 345
Monitorização glicêmica, 415

Morbidade febril puerperal, 429
Mordeduras, 286
Morte fetal única, 377
Motilidade gastroesofágica, 331
Mudanças de estilo de vida, 415
Mycoplasma genitalium, 255

N

Naproxeno, 83
Náuseas e vômitos durante a
    gestação, 332
Neisseria gonorrhoeae, 239, 240, 255
Neoplasia
- intraepitelial
- - cervical, 119
- - - aspectos clínicos e exames
    complementares, 121
- - - etiopatogenia e fatores de
    risco, 121
- - - tratamento, 122
- - vaginal, 119
- - - aspectos clínicos e exames
    complementares, 121
- - - etiopatogenia e fatores de
    risco, 120
- - - tratamento, 122, 123
- - - - das lesões de alto grau, 123
- - - - das lesões de baixo grau, 123
- - - - do adenocarcinoma *in situ*, 123
- - vulvar, 118
- - - aspectos clínicos e exames
    complementares, 121
- - - etiopatogenia e fatores de risco, 120
- - - tratamento, 122, 123
- - - - das lesões de alto grau, 123
- - - - das lesões de baixo grau, 123
- - - - do adenocarcinoma *in situ*, 123
- trofoblástica gestacional, 347, 349-351
- - de alto risco, 351
- - de baixo risco, 350
- - estadiamento e avaliação
    pré-tratamento, 349
- - tratamento, 350
- - - quimioterápico, 350
Neurossífilis, 248
- precoce, 248
- tardia, 248
Nifedipino, 365
Nitrito positivo, 262
Nódulo do sítio placentário, 345
Noraepinefrina, 279
Nortriptilina, 116, 437

O

Obesidade, 197, 265
Obliquidade
- de Litzmann, 53
- de Nagele, 53
Ocitocina, 279, 327

Oligomenorreia, 178
Oligo-ovulação, 105
Ondansetrona, 334
Ooforectomia, 92
Oogênese, 6
Orgasmo, 278, 279, 281
- doloroso, 281
- hipoedônico, 281
Orientação sexual, 13
Ossos da bacia, 37
Osteoporose, 198
Ovulação, 8

P

Pad-test, 267
Palpação
- das mamas, 17
- dos linfonodos
- - axilares, supra e infraclaviculares, 17
- - inguinais, 18
- superficial e profunda, 227
Papiloma intraductal, 155, 157
Paracetamol, 116
Parâmetros menstruais normais
    e anormais, 104
Parede abdominal, 428
Paridade/tipo de parto, 265
Paroxetina, 437
Parto
- cesariano
- - aspectos clínicos, 314, 315
- - - intraoperatório, 314
- - - pós-operatório, 315
- - - pré-operatório, 314
- - - técnica operatória, 315
- - complicações pós-operatórias, 318
- - indicações, 313
- - técnicas operatórias, 318
- mecanismo, 50
- - na(s) apresentação(ões)
- - - anômalas, 55
- - - cefálica(s)
- - - - defletidas, 55
- - - - fletida, 52
- - - córmicas, 59
- - - pélvica, 57
- pélvico vaginal, 58
- trabalho de
- - componentes endócrinos, 322
- - fisiologia, 320
- - - componentes endócrinos, 322
- - indução, 324
- - - amadurecimento cervical, 325
- - - aspectos clínicos, 324
- - - métodos, 328
- - - resultado, 328
- - - viabilidade do colo uterino, 325
- - pré-termo, 366
- - processo inflamatório, 323
- vaginal, 291

Índice Alfabético 475

- - alimentação e fluidos intravenosos, 295
- - analgesia, 294
- - assistência
- - - ao primeiro período do trabalho de parto, 293
- - - ao segundo período do trabalho de parto, 295
- - - ao terceiro período do trabalho de parto, 297
- - - obstétrica, 295
- - avaliação da parturiente, 292
- - clampeamento do cordão umbilical, 297
- - cuidados durante o desprendimento fetal, 296
- - exames físicos materno e fetal, 292
- - exames laboratoriais, 293
- - instrumentado, 301, 302, 304, 305, 307, 309
- - - aspectos clínicos, 304
- - - aspectos técnicos, 304
- - - complicações, 309
- - - fórcipe (fórceps) obstétrico, 305
- - - indicações e contraindicações, 302
- - - vácuo-extrator, 307
- - postura da parturiente, 293
- - sinais vitais maternos, 294
Parvovirose, 394, 396, 399
- aspectos clínicos, 396
- rastreio, diagnóstico e tratamento, 399
Pelve
- falsa, 37
- grande ou falsa, 37
- menor ou verdadeira, 38
- pequena, 37
- verdadeira, 38
Pelvigrafia, 41-43
- externa, 42, 43
- interna, 42, 43
Pelvimetria, 41-43
- externa, 42, 43
- interna, 42, 43
Percussão, 227
Perfil biofísico, 382
Perimenopausa, 192
Período
- de dequitação, 297
- de dilatação, 293
- de expulsão, 295
- expulsivo, 295
Pessários vaginais, 275
Pielonefrite, 262, 405-407
Pílulas anticoncepcionais, 176
Placenta
- de inserção baixa, 354
- prévia, 313, 354
Planos
- da bacia óssea, 40
- de De Lee, 40
- de Hodge, 41

Polimastia, 155
Pólipo(s), 105
- endocervicais, 75, 76
- endometriais, 79
- - aspectos clínicos, 81
- - etiopatogenia e fatores de risco, 80
- - exames complementares, 82
- - tratamento, 84
- sangramento uterino anormal, 105
Politelia, 155
Posição de litotomia, 18
Postura da parturiente, 293
Pré-eclâmpsia, 314, 380
- com sinais de deterioração clínica ou laboratorial, 389
- sem sinais de deterioração ou hipertensão gestacional, 388
Pregabalina, 116
Prematuridade, 314
- aspectos clínicos, 362
- avaliação da vitalidade fetal, 364
- classificação, 362
- etiopatogenia e fatores de risco, 362
- exames complementares, 363
- tratamento, 364
Preservação da fertilidade, 152
Preservativo
- feminino, 207
- masculino, 206
Prevenção de gravidez, 287
Primeiro oblíquo, 39
Processo inflamatório no trabalho de parto, 323
Profilaxia
- da HPP, 315
- de vômitos intraoperatórios, 315
- para infecções sexualmente transmissíveis, 287
Profissão e escolaridade, 13
Progesterona, 322
Prolapso
- do compartimento
- - anterior, 270, 275
- - apical, 270, 275
- - posterior, 270
- dos órgãos pélvicos, 270
- - aspectos clínicos, 274
- - etiopatogenia e fatores de risco, 272
- - exames complementares, 274
- - tratamento, 274, 275
- - - cirúrgico(s), 275
- - - - obliterativo, 275
- - - - reconstrutivos efetivos, 275
- - - - - para prolapso de compartimento anterior, 275
- - - conservador, 275
- genital, 270
Propedêutica ginecológica no rastreamento de câncer, 22

Prostaglandina(s), 322
- E1 (PGE1), 326
- E2 (PGE2), 327
Ptério, 44
Pubarca, 187
Puberdade
- normal, 186
- precoce, 186-190
- - aspectos clínicos, 189
- - avaliação complementar, 189
- - central, 187-190
- - - etiopatogenia e fatores de risco, 188
- - - sinais e sintomas, 189
- - - tratamento, 190
- - completa, 187
- - incompleta, 187
- - periférica, 187-190
- - - etiopatogenia e fatores de risco, 188
- - - sinais e sintomas, 189
- - - tratamento, 190
- tardia, 186, 188-190
- - aspectos clínicos, 189
- - avaliação complementar, 189
- - etiopatogenia e fatores de risco, 188
- - sinais e sintomas, 189
- - tratamento, 190
Púbis, 37
Puerpério, 426
- alterações dermatológicas, 429
- assistência, 435
- colo uterino, 427
- fisiologia e alterações anatômicas, 427
- involução
- - do sítio placentário, 427
- - uterina, 427
- parede abdominal, 428
- patológico, 429
- - anticoncepção no puerpério, 438
- - cardiomiopatia periparto, 434
- - depressão pós-parto, 435
- - embolia por líquido amniótico, 434
- - hemorragia puerperal, 431
- - internação, 435, 437, 438
- - - avaliação clínica e exame físico, 437
- - - manejo de dor e uso de medicamentos, 437
- - - tempo de alta e retorno, 438
- - morbidade febril puerperal, 429
- - tromboembolismo, 432
- sistema
- - cardiovascular, 428
- - endócrino, 429
- - gastrointestinal, 429
- - hematológico, 428
- - urinário, 428
- - tremores, 429
- vagina e musculatura pélvica, 428
Punção ovariana, 223

Q

Queixa(s)
- principal, 14

- respiratórias, 33
- vulvares, 68
Quimioterapia
- adjuvante, 151
- neoadjuvante, 152

R

Raça/etnia, 13
Rastreamento
- de câncer, 22
- de osteoporose, 198
- do câncer
- - colorretal, 198
- - de colo do útero, 25
- - de colo uterino, 198
- - de endométrio, 140
- - de mama, 23, 197
Rastreio
- de apneia obstrutiva do sono, 183
- infeccioso, 363
Reabilitação muscular do assoalho
  pélvico, 275
Reabsorção de água e sódio, 35
Recomendações para rastreamento na
  população
- de alto risco, 24
- de risco habitual, 23
Rede de Haller, 30
Relaxantes musculares, 116
Religião, 13
Reposição de ferro
- via oral, 423
- via parenteral, 423
Reprodução assistida, riscos
  e complicações, 222
Resíduo pós-miccional, 267
Resistência insulínica, 34
Resposta
- ao tratamento da sífilis, 250
- sexual feminina, 278
Resseção
- em disco, 90
- segmentar, 91
Ressuscitação volêmica, 449
Restrição de crescimento
  intrauterino, 375
- aspectos clínicos, 381
- etiopatogenia e fatores de risco, 380
- exames complementares, 381
- fatores fetais, maternos e
  placentários, 381
- precoce, 380
- seletivo, 375
- tardia, 380
- tratamento, 382
- ultrassonografia obstétrica, 381
Riscos e complicações de reprodução
  assistida, 222
Rotação
- externa, 54

- interna, 54
- manual, 307
Rotura
- de vasa prévia, 356
- do seio marginal, 358
- prematura de membranas, 367-370
- - aspectos clínicos, 369
- - conduta
- - - na gestação a termo, 370
- - - nas gestações entre 24 semanas até
      36 semanas e 6 dias, 370
- - - nas gestações prematuras com IG
      < 24 semanas, 370
- - etiopatogenia e fatores de
      risco, 368
- - exames
- - - complementares, 369
- - - de pH da secreção vaginal, 369
- - teste
- - - de cristalização ou arborização, 369
- - - de imunocromatografia, 370
- - tratamento, 370
- - ultrassonografia, 370
- uterina, 357
Rubefação, 286
Rubéola, 394, 396, 399
- aspectos clínicos, 396
- rastreio, diagnóstico e tratamento, 399

S

Sacro, 37
Salbutamol, 365
Salpingectomia, 342
Salpingostomia, 342
Sangramento uterino anormal (SUA), 81
- aspectos clínicos, 106
- avaliação clínica inicial, 107
- biópsia endometrial, 108
- causas
- - iatrogênicas, 106
- - não classificadas, 106
- determinação do impacto do
  sangramento, 106
- etiopatogenia, 104
- exames
- - complementares, 107
- - laboratoriais, 108
- fatores de risco, 104
- tratamento, 108, 109
- - cirúrgico do SUA crônico, 109
- - clínico do SUA crônico, 108
- - do sangramento uterino anormal
    agudo, 109
Saúde
- bucal, 197
- mental, 197
Seguimento pós-neoplasia trofoblástica
  gestacional, 351
Segundo oblíquo, 39
Seleção do folículo dominante, 8

Sequência
- de anemia-policitemia, 377
- TRAP, 377
Sertralina, 437
Shaving, 90
Sífilis, 245
- aspectos clínicos, 247, 394
- etiopatogenia e fatores de risco, 245
- exames complementares, 248
- primária, 248
- rastreio, diagnóstico e tratamento, 396
- secundária, 248
- terciária, 248
- tratamento, 251
Sinal(is)
- de Ahlfeld, 298
- de Blumberg, 227
- de Calman, 298
- de chandelier (candelabro), 227
- de Cullen, 227
- de Fabre, 298
- de Garber, 298
- de Goodell, 29
- de Hegar, 30
- de Hunter, 29, 30
- de Jacquemier-Chadwick, 30
- de Kluge, 30
- de Küstner, 298
- de Mikulicz-Radecki, 298
- de Nobile-Budin, 30
- de Osiander, 30
- de Piskacek, 30
- de presunção e de probabilidade, 30
- de Rovsing, 227
- de Schroeder, 298
- de Strassmann, 298
- do obturador, 227
- vitais maternos, 294
Síndrome
- da bexiga dolorosa, 115
- da doença pós-orgásmica, 281
- da dor pélvica miofascial, 115
- da transfusão feto-fetal, 375
- do hiperestímulo ovariano, 222
- do intestino irritável, 115
- dos ovários policísticos, 105, 178
- - aspectos clínicos, 180
- - critérios para diagnóstico, 182
- - etiopatogenia, 179
- - exames complementares, 182
- - fatores de risco, 179
- - tratamento, 183
- geniturinária da menopausa, 196
- HELLP, 387
- inflamatória, 226
- isquêmica, 226
- obstrutiva, 226
- perfurativa, 226
- pós-coito, 281
- pré-menstrual, 173

- - aspectos clínicos, 175
- - etiopatogenia, 174
- - exames complementares, 176
- - fatores de risco, 174
- - grupo
- - - A, 173
- - - C, 173
- - - D, 173
- - - H, 173
- - tratamento, 176
- - - conservador, 176
- - - medicamentoso, 176
Sintomas
- geniturinários e sexuais, 196
- neurogênicos, 195
- vasomotores, 195, 196
Siringomas, 72
Sistema(s)
- Bethesda, 120
- cardiovascular, 30, 428
- coletor, 35
- de Bokhman, 141
- de estadiamento do *Stages of Reproductive Aging Workshop* + 10, 194
- endócrino, 33, 429
- gastrointestinal, 429
- hematológico, 428
- hematopoiético, 31
- intrauterino liberador de levonorgestrel, 215
- Jada, 453
- metabólico, 33
- musculoesquelético, 35
- nervoso, 36
- PALM-COEIN, 105
- respiratório, 31
- urinário, 428
Sítio placentário exagerado, 345
Situação fetal, 42, 44
- longitudinal, 44
- oblíqua, 44
- transversa, 44
Sonda de foley, 314, 326
Sorologias, 61
Staphylococcus spp., 255
Streptococcus spp., 255
Sulfato
- de magnésio para neuroproteção fetal, 366
- ferroso, 423
Sutura(s), 42, 455
- de B-Lynch, 455
- uterinas compressivas, 455

T

Tabagismo, 265
Tamoxifeno, 165
Taxa de filtração glomerular, 35
Tecido e anormalidades placentárias, 442

Técnica(s)
- de alta complexidade, 222
- de Cho, 455
- de Hayman, 455
- de ligadura vascular, 457
- de reprodução assistida, 171
- de tração com o vácuo-extrator, 310
Telarca, 187
Teoria
- da indução metaplásica, 87
- da metaplasia celômica, 87
- da propagação vascular e linfática, 87
- de Sampson, 87
Terapia nutricional, 415
Teste(s)
- da fibronectina fetal, 363
- de cristalização ou arborização, 369
- de imunocromatografia (Amnisure® e Actimprom®), 370
- do coágulo, 447
- do psoas, 227
- hemostáticos viscoelásticos, 446
- oral de tolerância à glicose, 62
Testosterona, 279
Tipagem sanguínea e prova cruzada, 446
Tipo
- de bacia, 40
- - ginecoide, 41
- - antropoide, 41
- - androide, 41
- - platipeloide, 41
- de insulina, 416
- sanguíneo, 62
Tocólise, 364
Toque
- retal, 20, 228
- vaginal bimanual, 19
Toxoplasmose, 393, 395, 397
- aspectos clínicos, 395
- rastreio, diagnóstico e tratamento, 397
Trabalho de parto
- componentes endócrinos, 322
- fisiologia, 320
- - componentes endócrinos, 322
- indução, 324
- - amadurecimento cervical, 325
- - aspectos clínicos, 324
- - métodos, 328
- - resultado, 328
- - viabilidade do colo uterino, 325
- pré-termo, 366
- processo inflamatório, 323
Traje antichoque não pneumático, 453
Transfusão
- arterial reversa, 377
- de hemocomponentes, 424
- de sangue, 422
Trânsito intestinal, 34
Transtorno(s)
- de excitação sexual, 280

- disfórico pré-menstrual, 175
- do desejo sexual hipoativo, 280
- mentais graves, 464
- persistente da excitação genital, 281
- sexuais, 278
Tratamento da infertilidade relacionada à endometriose, 93
Trato genital inferior, doenças benignas, 67, 68
Trauma, 442
Trazodona, 282
Tremores, 429
Treponema pallidum, 244, 245
Tríade de Bumm, 430
Tricomoníase
- aspectos clínicos, 234
- etiopatogenia e fatores de risco, 232
- exames complementares, 235
- tratamento, 236
Triplo I, 401
Tromboelastograma, 446
Tromboelastometria rotacional, 446
Tromboembolismo, 432
Tubérculos de Montgomery, 30
Tumor(es)
- *borderline* de ovário, 149
- císticos da vulva, 73
- de células germinativas, 96
- de sítio placentário, 345
- epiteliais, 96
- epitelioide, 351
- estromais, 96
- metastáticos, 97
- sólidos da vulva, 72
- trofoblástico
- - de sítio placentário, 351
- - epitelioide, 345

U

Úlceras genitais, 244
- aspectos clínicos, 246
- etiopatogenia e fatores de risco, 245
- exames complementares, 248
- fatores de risco, 246
- tratamento, 250
Ultrassonografia, 24
- de vias urinárias, 262
- e ressonância magnética das mamas, 24
- gestacional, 63
- morfológica
- - do 1º trimestre, 62
- - do 2º trimestre, 62
- obstétrica, 63, 381
- - do 3º trimestre, 63
Urealyticum, 255
Ureaplasma, 255
Uretrites, 239
- aspectos clínicos, 240
- etiopatogenia e fatores de risco, 240

Índice Alfabético

- exames complementares, 241
- tratamento, 241
Urina tipo I, 62
Urinálise, 262
Urocultura, 62
Útero, 28, 321
Uterotônicos, 449

V

Vacina(s)
- atenuadas, 63
- dT e dTpa, 64
Vacinação para hepatite B, 64
Vácuo-extrator, 302, 307
Vagina, 29
- câncer, 124
- e musculatura pélvica, 428
- lesões pré-invasivas, 118
Vaginismo, 280, 281
Vaginite, 231
- aeróbica
- - aspectos clínicos, 234
- - etiopatogenia e fatores de risco, 233
- - exames complementares, 235
- - tratamento, 236
- inflamatória descamativa
- - aspectos clínicos, 234
- - etiopatogenia e fatores de risco, 233

- - exames complementares, 235
- - tratamento, 236
Vaginose, 231
- bacteriana
- - aspectos clínicos, 233
- - etiopatogenia e fatores de risco, 232
- - exames complementares, 235
- - tratamento, 235
- citolítica
- - aspectos clínicos, 234
- - etiopatogenia e fatores de risco, 233
- - exames complementares, 235
- - tratamento, 236
Variedade de posição, 46
Varizes pélvicas, 115
Vasa prévia, 313
Vasectomia, 216
Venlafaxina, 116, 437
Viabilidade do colo uterino, 325
Vias
- biliares, 34
- de transmissão da sífilis, 246
Violência sexual, 284, 288
- atendimento à mulher vítima, 284
- - aborto legal previsto por lei, 287
- - acolhimento, 285
- - anamnese, 285

- - exame(s)
- - - médico pericial, 286
- - - forenses, 286
- - - laboratoriais, 286
- - - protetivos, 286
- - manejo de gestação decorrente, 287
- - prevenção de gravidez, 287
- - profilaxia para infecções sexualmente transmissíveis, 287
- - seguimento da paciente vítima de violência sexual, 288
Volume
- corrente, 31
- de reserva expiratória, 31
- menstrual, 107
- residual pulmonar, 31
Vômitos perniciosos da gravidez, 330
Vulva, 29, 118, 124
- câncer, 124
- lesões pré-invasivas, 118

Z

Zika vírus, 393, 395, 398
- aspectos clínicos, 395
- rastreio, diagnóstico e tratamento, 398